内科系统
常见疾病诊断与治疗

主编 刘 丽 成晓明 马利然 张焕焕
　　　孙 恬 陈 鑫 崔 娜

黑龙江科学技术出版社
HEILONGJIANG SCIENCE AND TECHNOLOGY PRESS

图书在版编目(CIP)数据

内科系统常见疾病诊断与治疗 / 刘丽等主编. -- 哈尔滨：黑龙江科学技术出版社，2023.2
ISBN 978-7-5719-1772-2

Ⅰ．①内… Ⅱ．①刘… Ⅲ．①内科－常见病－诊疗
Ⅳ．①R5

中国国家版本馆CIP数据核字（2023）第025622号

内科系统常见疾病诊断与治疗
NEIKE XITONG CHANGJIAN JIBING ZHENDUAN YU ZHILIAO

主　　编	刘　丽　成晓明　马利然　张焕焕　孙　恬　陈　鑫　崔　娜
责任编辑	陈兆红
封面设计	宗　宁
出　　版	黑龙江科学技术出版社
	地址：哈尔滨市南岗区公安街70-2号　邮编：150007
	电话：（0451）53642106　传真：（0451）53642143
	网址：www.lkcbs.cn
发　　行	全国新华书店
印　　刷	黑龙江龙江传媒有限责任公司
开　　本	787 mm×1092 mm　1/16
印　　张	30.75
字　　数	778千字
版　　次	2023年2月第1版
印　　次	2023年2月第1次印刷
书　　号	ISBN 978-7-5719-1772-2
定　　价	198.00元

编委会

主　编

刘　丽（山东省公共卫生临床中心）

成晓明（兖矿新里程总医院）

马利然（惠民县中医院）

张焕焕（高唐县人民医院）

孙　恬（聊城市茌平区人民医院）

陈　鑫（乐陵市中医院）

崔　娜（兴安盟人民医院）

副主编

温照星（菏泽市牡丹人民医院）

刘　兵（中国人民解放军总医院第一医学中心）

吉冬华（故城县妇幼保健院）

王旭静（河北省邯郸市涉县中医院）

黄亚平（河南中医药大学人民医院/郑州人民医院）

谢　婷（河南中医药大学人民医院/郑州人民医院）

林　勇（襄阳市第一人民医院）

前　言

随着科学技术的日新月异、学术交流的日益频繁，现代医学逐渐发展，内科学作为其重要组成部分，也发生了翻天覆地的改变。传统的内科学逐渐从依靠经验诊断转变为借助新兴技术诊断。但无论现代医学如何变化，唯一不变的是理论与实践相结合的模式，因此如何做好理论联系实践，理论指导实践，实践反作用于理论，仍是医学领域的重要内容。现代临床工作者如何在庞杂的信息面前去伪存真，如何将循证医学的证据与日常临床观察紧密结合，如何将新兴的科学技术运用于临床，都将会影响到下一代医师的培养和未来医学的发展。因此，为满足临床诊疗需要，我们特组织多位工作于临床一线的专家，共同编写了《内科系统常见疾病诊断与治疗》，希望能帮助初涉临床工作的内科医师培养临床诊疗思维，提高疾病诊断与治疗水平。

本书以临床相关的基础理论、基本知识、基本技术为编写依据，对内科常见病与发多病的诊断方法与治疗措施进行了详细讨论。首先，本书重点介绍了呼吸内科、心内科、消化内科、神经内科、风湿免疫科等临床科室常见疾病的诊疗要点，围绕疾病的病因、发病机制、流行病学、临床表现、实验室检查、影像检查、鉴别诊断、诊断、治疗及预后等内容进行叙述；其次，介绍了内科常见危重症和内科疾病的中医治疗；最后，为保证体例的完整性，本书涉及内科护理的部分重点内容。本书资料新颖、结构合理、重点突出，结合内科学基础内容的同时，重视联系临床实践，根据循证医学证据为读者提供行之有效的诊疗方案，可供各级医院临床内科医师参考使用，同时适合医学院校在校学生了解内科发展动向。

由于内科学内容更新速度快，加之编者编写时间有限、编写经验不足，在编写过程中难免存在疏漏之处，恳请广大读者给予批评指正，以期再版时进一步完善。

《内科系统常见疾病诊断与治疗》编委会

2022 年 9 月

目　录

第一章

内科疾病常见症状

第一节　头　痛

狭义的头痛只是指颅顶部疼痛而言,广义的头痛可包括面、咽、颈部疼痛。对头痛的处理首先应找到产生头痛的原因。急性剧烈头痛与既往头痛无关,且以暴发起病或不断加重为特征者,提示有严重疾病存在,可带来不良后果。慢性或复发性头痛,成年累月久治不愈,多半属血管性或精神性头痛。临床上绝大部分患者是慢性或复发性头痛。

一、病因

(一)全身性疾病伴发的头痛

(1)高血压:头痛位于枕部或全头,跳痛性质,晨醒最重为高血压性头痛的特征,舒张压在17.3 kPa(130 mmHg)以上者较常见。

(2)肾上腺皮质功能亢进、原发性醛固酮增多症、嗜铬细胞瘤等,常引起持续性或发作性剧烈头痛,头痛与伴随儿茶酚胺释放时阵发性血压升高有关。

(3)颞动脉炎:50岁以上,女性居多,头痛剧烈,常突然发作,并呈持续跳动性,一般限于一侧颞部,常伴有皮肤感觉过敏;受累的颞动脉发硬增粗,如管壁病变严重,颞动脉搏动消失,常有触痛,头颅其他血管也可发生类似病变。其可怕的并发症是单眼或双眼失明。本病不少患者伴有原因不明的"风湿性肌肉-关节痛",可有夜汗、发热、血沉加速、白细胞计数增多。

(4)甲状腺功能减退或亢进。

(5)低血糖,当发生低血糖时通常有不同程度的头痛,尤其是儿童。

(6)慢性充血性心力衰竭、肺气肿。

(7)贫血和红细胞增多症。

(8)心脏瓣膜病变 如二尖瓣脱垂。

(9)传染性单核细胞增多症、亚急性细菌性心内膜炎、艾滋病所致的中枢神经系统感染或继发的概率性感染。

(10)头痛型癫痫:脑电图有癫痫样放电,抗癫痫治疗有效,多见于儿童的发作性剧烈头痛。

(11)绝经期头痛:头痛是妇女绝经期常见的症状,常伴有情绪不稳、心悸、失眠、周身不适等症状。

(12)变态反应性疾病引起的头痛：常从额部开始，呈弥漫性，双侧或一侧，每次发作都是接触变应原后而发生，伴有过敏症状。头痛持续几小时甚至几天。

(13)急慢性中毒后头痛。①慢性铅、汞、苯中毒：其特点类似功能性头痛，多伴有头晕、眩晕、乏力、食欲减退、情绪不稳及自主神经功能紊乱。慢性铅中毒可出现牙龈边缘蓝色铅线，慢性汞中毒可伴有口腔炎，牙龈边缘出现棕色汞线。慢性苯中毒伴有白细胞减少，血小板和红细胞计数也相继减少。②一氧化碳中毒。③有机磷农药中毒。④乙醇中毒，宿醉头痛是在大量饮酒后隔天早晨出现的持续性头痛，由于血管扩张所致。⑤颠茄碱类中毒，由于阿托品、东莨菪碱过量引起头痛。

(14)脑寄生虫病引起的头痛：如脑囊虫病通常是全头胀痛、跳痛，可伴恶心、呕吐，但无明显定位意义。脑室系统囊虫病头痛的显著特征：由于头位改变突然出现剧烈头痛发作，呈强迫头位伴眩晕及喷射性呕吐，称为 Bruns 征。流行病学史可以协助诊断。

(二)五官疾病伴发的头痛

1.眼

(1)眼疲劳，如隐斜、屈光不正尤其是未纠正的老视等。

(2)青光眼：眼深部疼痛，放射至前额。急性青光眼可有眼部剧烈疼痛，瞳孔常不对称，病侧角膜周围充血。

(3)视神经炎：除视物模糊外并有眼内、眼后或眼周疼痛，眼过分活动时产生疼痛，眼球有压痛。

2.耳、鼻、喉

(1)鼻源性头痛：指鼻腔、鼻窦病变引起的，多为前额深部头痛，呈钝痛和隐痛，无搏动性，上午痛较重，下午痛减轻，一般都有鼻病症状，如鼻塞、流脓涕等。

(2)鼻咽癌：除头痛外常有耳鼻症状如鼻衄、耳鸣、听力减退、鼻塞及脑神经损害(第Ⅴ、第Ⅵ、第Ⅸ、第Ⅻ对神经较常见)，以及颈淋巴结转移等。

3.齿

(1)龋病或牙根炎感染可引起第2、3支三叉神经痛。

(2)Costen 综合征：颞颌关节功能紊乱，患侧耳前疼痛，放射至颞、面或颈部，伴耳阻塞感。

(三)头面部神经痛

1.三叉神经痛

疼痛不超出三叉神经分布范围，常位于口-耳区(自下犬齿向后扩展至耳深部)或鼻-眶区(自鼻孔向上放射至眼眶内或外)，疼痛剧烈，来去急骤，数秒钟即过。可伴面肌抽搐，流涎流泪，结膜充血，发作常越来越频繁，间歇期正常。咀嚼、刷牙、说话、风吹颜面均可触发。须区别是原发性或症状性三叉神经痛，后者检查时往往有神经损害体征，如颜面感觉障碍、角膜反射消失、颞肌咬肌萎缩等。病因有小脑脑桥角病变、鼻咽癌侵蚀颅底等。

2.眶上神经痛

其位于一侧眼眶上部，眶上切迹处有持续性疼痛并有压痛，局部皮肤有感觉过敏或减退，常见于感冒后。

3.舌咽神经痛

累及舌咽神经和迷走神经的耳、咽支的感觉分布区域，疼痛剧烈并呈阵发性，但也可呈持续性,疼痛限于咽喉,或波及耳、腭甚至颈部,吞咽、伸舌均可促发。

4.枕神经痛

病变侵犯上颈神经感觉根或枕大神经或耳后神经,疼痛自枕部放射至头顶,也可放射至肩或同侧颞、额、眶后区域,疼痛剧烈,活动、咳嗽、喷嚏使疼痛加重,常为持续性痛,但可有阵发性痛,常有头皮感觉过敏,梳头时觉两侧头皮感觉不一样。病因不一,可见于受凉、感染、外伤、上颈椎类风湿病、寰枢椎畸形、Arnoid-Chiari 畸形(小脑扁桃体下疝畸形)、小脑或脊髓上部肿瘤。

5.其他

Tolosa-Hunt 综合征,带状疱疹性眼炎等。

(四)颈椎病伤引起的头痛

1.颈椎关节强硬及椎间盘病

头痛位于枕部或下枕部,多钝痛,单侧或双侧,严重时波及前额、眼或颞部,甚至同侧上臂,起初间歇发作,后呈持续性,多发生在早晨,颈转动及咳嗽和用力时头痛加重。除由于颈神经根病变或脊髓受压引起者外神经体征少见,头和颈可呈异常姿势,颈活动受限,几乎总有枕下部压痛和肌痉挛,头顶加压可再现头痛。

2.类风湿关节炎和关节强硬性脊椎炎

枕骨下深部的间歇或持续疼痛,头前屈时成锐痛和刀割样痛,头后仰或固定于两手间可暂时缓解,疼痛可放射至颜面部或眼。

3.枕颈部病变

寰枢椎脱位、寰枢关节脱位、寰椎枕化及颅底压迹均可产生枕骨下疼痛,屈颈或向前弯腰促发疼痛,平卧时减轻。小脑扁桃体疝、枕大孔脑膜瘤、上颈部神经纤维瘤、室管膜瘤、转移性瘤可牵拉神经根而产生枕骨下疼痛,向额部放射。头颅和脊柱本身病变诸如骨髓瘤、转移瘤、骨髓炎、脊椎结核、变形性骨炎引起骨膜痛,并产生反射性肌痉挛。

4.颈部外伤后

头痛剧烈,有时枕部一侧较重,持续性,颈活动时加重,运动受限,颈肌痉挛。

(五)颅内疾病所致头痛

1.脑膜刺激性头痛

自发性蛛网膜下腔出血,起病突然,多为全头痛,扩展至头、颈后部,呈"裂开样"痛,常有颈项强直。脑炎、脑膜炎时也为全面性头痛,伴有发热及颈项强直,脑脊液检查有助诊断。

2.牵引性头痛

由于脑膜与血管或脑神经的移位或过牵引产生。见于颅内占位病变、颅内高压症和颅内低压症。各种颅内占位病变如硬膜下血肿、脑瘤、脑脓肿等均可产生头痛。脑瘤头痛,起初常是阵发性,早晨最剧,其后变为持续性,可并发呕吐。阻塞性脑积水引起颅内压增高,头痛为主要症状,用力、咳嗽、排便时头痛加重,常并发喷射性呕吐、脉缓、血压高、呼吸不规则、意识模糊、癫痫、视盘水肿等。颅内低压症见于腰穿后、颅脑损伤、脱水等,腰穿后头痛于 48 小时内出现,于卧位坐起或站立后发生头痛,伴恶心、呕吐,平卧后头痛缓解,腰穿压力在 0.69 kPa 以下,严重时无脑脊液流出,可伴有颈部僵直感。良性高颅压性头痛具有颅压增高的症状,急性或发作性全头痛,有呕吐、眼底视乳盘水肿,腰穿压力增高,头颅 CT 或 MRI 无异常。

(六)偏头痛

偏头痛可有遗传因素,以反复发作性头痛为特征,头痛程度、频度及持续时间可有很大差别,多为单侧,常有厌食、恶心和呕吐,有些病例伴有情绪障碍。又可分为以下几种。

1.有先兆的偏头痛

其占 10%～20%,青春期发病,有家族史,劳累、情绪因素、月经期等易发。发作前常有先兆,如闪光、暗点、偏盲以及面、舌、肢体麻木等。继之以一侧或双侧头部剧烈搏动性跳痛或胀痛,多伴有恶心、呕吐、面色苍白、畏光或畏声。持续 2～72 小时恢复。间歇期自数天至十余年不等。

2.没有先兆的偏头痛

其最常见,无先兆或有不清楚的先兆,见于发作前数小时或数天,包括精神障碍、胃肠道症状和体液平衡变化,面色苍白、头晕、出汗、兴奋、局部或全身水肿则与典型偏头痛相同,头痛可双侧,持续时间较长,自十多小时至数天不等,随年龄增长头痛强度变轻。

3.眼肌瘫痪型偏头痛

其少见,头痛伴有动眼神经麻痹,常在持续性头痛 3～5 天,头痛强度减轻时麻痹变得明显,睑下垂最常见。若发作频繁动眼神经偶可永久损害。颅内动脉瘤可引起单侧头痛和动眼神经麻痹。

4.基底偏头痛

其少见。见于年轻女性,与月经周期明显有关。先兆症状包括失明、意识障碍和各种脑干症状如眩晕、共济失调、构音障碍和感觉异常,历时 20～40 分钟,继之剧烈搏动性枕部头痛和呕吐。

5.偏瘫型偏头痛

其以出现偏瘫为特征,头痛消失后神经体征可保留一段时期。

(七)丛集性头痛

丛集性头痛为与偏头痛密切相关的单侧型头痛,男多于女,常在 30～60 岁起病,其特点是一连串紧密发作后间歇数月甚至数年。发作突然,强烈头痛位于面上部、眶周和前额,常在夜间发作,密集的短阵头痛每次15～90 分钟;有明显的并发症状,包括球结膜充血、流泪、鼻充血,约 20%的患者同侧有 Horner 综合征(瞳孔缩小,但对光及调节反射正常,轻度上睑下垂,眼球内陷,患侧头面颈部无汗,颜面潮红,温度增高,是交感神经损害所致),发作通常持续 3～16 周。

(八)紧张型头痛

紧张型头痛包括发作性及慢性肌肉收缩性头痛或非肌肉收缩性痛(焦虑、抑郁)。患者叙述含糊的弥漫性钝痛和重压感、箍紧感,几乎总是双侧性。偏头痛的特征样单侧搏动性疼痛少见,无明显恶心、呕吐等伴随症状。慢性头痛可以持续数十年,导致焦虑、抑郁状态,失眠、噩梦、厌食、疲乏、便秘、体重减轻等。镇痛剂短时有效,但长期服用反而可能造成药物依赖性头痛,生物反馈是较好的治疗方法。

(九)脑外伤后头痛

脑外伤后头痛指外伤恢复期后的慢性头痛,主要起源于颅外因素,如头皮局部疤痕。可表现肌肉收缩性痛、偏头痛、功能性头痛。有时并发转头时眩晕、恶心、过敏和失眠。

二、诊断

(一)问诊

不少头痛病例的诊断(如偏头痛、精神性头痛等),主要是以病史为依据,特别要注意下列各点。

1.头痛的特点

(1)起病方式及病程 急、慢、长、短,发作性、持续性或在持续性基础上有发作性加重,注意发作时间长短及次数,以及头痛发作前后情况。

(2)头痛的性质及程度 压榨样痛、胀痛、钝痛、跳痛、闪电样痛、爆裂样痛、针刺样痛,加重或减轻因素,与体位的关系。

(3)头痛的部位 局部、弥散、固定、多变。

2.伴随症状

有无先兆(眼前闪光、黑蒙、口唇麻木及偏身麻木、无力),恶心、呕吐、头晕、眩晕、出汗、排便,五官症状(眼痛、视力减退、畏光、流泪、流涕、鼻塞、鼻出血、耳鸣、耳聋),神经症状(抽搐、瘫痪、感觉障碍),精神症状(失眠、多梦、记忆力减退、注意力不集中、淡漠、忧郁等),以及发热等。

3.常见病因

有无外伤、感染、中毒或精神因素、肿瘤病史。

(二)系统和重点检查

在一般检查、神经检查及精神检查中应着重以下几点。

(1)体温、脉搏、呼吸、血压的测量。

(2)眼、耳、鼻、鼻窦、咽、齿、下颌关节有无病变,特别注意有无鼻咽癌迹象。

(3)头、颈部检查:注意有无强迫头位,颈椎活动幅度如何;观察体位改变(直立、平卧、转头)对头痛的影响;头颈部有无损伤、肿块、压痛、肌肉紧张、淋巴结肿大,有无血管怒张、发硬、杂音、搏动消失等;有无脑膜刺激征。

(4)神经检查:注意瞳孔大小、视力、视野,视盘有无水肿,头面部及肢体有无瘫痪和感觉障碍。

(三)分析方法

根据病史和体检的发现,对照前述病因分类中各种头痛的临床特点,进行细致考虑。一般而论,首先考虑是官能性还是器质性头痛。若属后者,分析是全身性疾病,还是颅内占位性病变或非占位性病变引起的头痛,或颅外涉及眼、耳、鼻、喉、齿部疾病和头面部神经痛性头痛。对一时诊断不清者,应严密观察,定期复查,切忌"头痛医头",以免误诊。

(四)选择辅助检查

根据前述设想,推断头痛患者可能的病因,依照拟诊,选做针对性的辅助检查,如怀疑蛛网膜下腔出血,可检查脑脊液;怀疑脑瘤,可行头颅 CT 或 MRI;怀疑颅内感染,可行脑电图检查。

(温照星)

第二节 眩 晕

眩晕实际上是一种运动幻觉(幻动),发作时患者感到外界旋转而自身不动,或感环境静止而自身旋转,或两者并存,除旋转外有时则为身体来回摆动、上升下降、地面高低不平、走路晃动。多为阵发性,短暂,但也有持续数周月。除轻症外,通常均伴程度不等的恶心、呕吐、面色苍白、出汗、眼震、步态不稳,甚至不能坐立,严重时患者卧床不动,头稍转动症状加重。

一、病因

(一)外源性前庭障碍

前庭神经系统(自内耳至脑干前庭神经核、小脑、大脑额叶)以外的病变或环境影响所致。

1.全身性疾病

心脏病如充血性心力衰竭、心肌梗死、心律不齐、主动脉瓣狭窄、病态窦房结综合征等,高血压和低血压尤其是直立性低血压、颈动脉窦综合征,血管病如脉管炎、主动脉弓综合征,代谢病如糖尿病、低血糖,内分泌病如甲状腺及甲状旁腺功能不足、肾上腺皮质功能低下,月经、妊娠、绝经期或更年期等,以及贫血、真性红细胞增多症等。

2.药物中毒

耳毒性抗生素如链霉素、卡那霉素、庆大霉素等,其他如酒精、一氧化碳、铅、奎宁、水杨酸钠、苯妥英钠、卡马西平、镇静剂、三环类抗抑郁药等。

3.病灶感染

鼻窦炎、慢性咽炎、龋齿、耳带状疱疹等。

4.晕动病

晕船、晕车、晕飞机。

5.精神病

焦虑症、癔症、精神分裂症。

(二)周围性前庭障碍

前庭周围性、迷路性或耳源性眩晕,引起眩晕的直接病因在周围性前庭神经系统本身(半规管、椭圆囊、圆囊、前庭神经节、前庭神经)。

1.梅尼埃病

其或称膜迷路积水,主要有三大症状:眩晕、耳鸣、耳聋。多起病于中年,男女发生率相等,影响内耳耳蜗及前庭系统,多为单侧,10%～20%为双侧。起病突然,先有耳鸣、耳聋,随后出现眩晕,持续数分钟至数小时,伴恶心、呕吐等,发作后疲劳、无力、嗜睡;眩晕消失后,耳鸣亦消失,听力恢复。急性期过后,一切如常,或有数小时、数天的平衡失调,间歇期长短不一。起初耳鸣、耳聋可完全消失,但反复发作后,耳鸣持续,听力亦不再恢复,无其他神经症状。间歇期体检,只有听力与前庭功能障碍,眼震为急性发作期的唯一体征,发作过后眼震消失。

2.前庭神经元炎

前庭神经元炎起病于呼吸道或胃肠道病毒感染之后,为突然发作的视物旋转,严重眩晕伴恶心、呕吐及共济失调,但无耳鸣或耳聋。患者保持绝对静卧,头部活动后眩晕加重,持续数天数周,消退很慢,急性期有眼震,慢相向病灶侧,一侧或双侧前庭功能减退,见于青年,有时呈流行性。

3.位置性眩晕

其特点是患者转头至某一位置时出现眩晕,20～30秒后消失,伴恶心、呕吐、苍白,几乎都与位置有关,绝对不会自发,不论头和身体活动的快慢,仰卧时转头或站立时头后仰均能引起发作,听力及前庭功能正常,其症状与伴发的眼震可在位置试验时重现。

大多数位置性眩晕的病变在末梢器官,如圆囊自发变性、迷路震荡、中耳炎、镫骨手术后、前庭动脉闭塞等(位置试验时有一过性眼球震颤,易疲劳,而眩晕较重),故称良性阵发性位置性眩晕。部分位置性眩晕病变在中枢,如听神经、小脑、第四脑室及颞叶肿瘤、多发性硬化、后颅凹蛛网膜炎、脑脊液压力增高等。当头保持某一特定的位置时,眼震持续,但眩晕不明显。

4.迷路炎

迷路炎为中耳炎的并发症,按病情轻重可分为迷路周围炎、浆液性迷路炎和化脓性迷路炎三种,均有不同程度的眩晕。

5.流行性眩晕

在一段时期内,眩晕患者明显增加。其特点为起病突然,眩晕甚为严重,无耳蜗症状,痊愈后很少再发,以往无类似发作史。可能与病毒感染影响迷路之前庭部位有关。

(三)中枢性前庭障碍

前庭中枢性眩晕,任何病变累及前庭径路与小脑和大脑颞叶皮层连接的结构都可表现眩晕。

1.颅内肿瘤

肿瘤直接破坏前庭结构,或当颅内压增高时干扰前庭神经元的血液供应均可产生眩晕。成人以胶质瘤、脑膜瘤和转移性肿瘤居多,这些肿瘤除有中枢性位置性眼震外可无其他体征。儿童应考虑髓母细胞瘤。第四脑室囊肿可产生阵发性眩晕伴恶心和呕吐,称Bruns征(改变头位时突然出现眩晕、头痛、呕吐,甚至意识丧失,颈肌紧张收缩呈强迫头位)。

听神经瘤最先出现耳鸣,听力减弱,常缓慢进行。眩晕不严重,多为平衡失调而非旋转感,无眼震,前庭功能减退或消失。当肿瘤自内听道扩展至脑桥小脑角时出现角膜反射消失,同侧颜面麻木;当前庭神经核受压时出现眼震;压迫小脑时可有同侧肢体共济失调;压迫舌咽、迷走神经时则有声嘶、吞咽困难、同侧软腭瘫痪,视盘水肿,面瘫常为晚期症状。

2.脑血管病

(1)小脑后下动脉闭塞:引起延髓背外侧部梗死,可出现眩晕、恶心、呕吐及眼震;病侧舌咽、迷走神经麻痹,表现饮水呛咳、吞咽困难、声音嘶哑、软腭麻痹及咽反射消失,病侧小脑性共济失调及Horner征,病侧面部和对侧的躯肢痛觉减退或消失(交叉性感觉障碍),称Wallenberg综合征,此征常见于椎动脉血栓形成。

(2)迷路卒中:内听动脉分为耳蜗支和前庭支,前庭支受累产生眩晕、恶心、呕吐、虚脱,若耳蜗支同时受累则有耳鸣、耳聋,如为耳蜗支单独梗死则出现突发性耳聋。

(3)椎-基底动脉缺血综合征:典型症状为发作性眩晕和复视,常伴眼震,有时恶心、呕吐,眩晕发作可能是半规管或脑干前庭神经核供血不全影响所致。常见轻偏瘫、偏瘫伴脑神经麻痹,临床表现视脑干损害的不同平面而定,多为一侧下运动神经元型脑神经瘫痪,对侧轻偏瘫,为脑干病变的特征。可有"猝倒发作",突然丧失全身肌张力而倒地,意识清楚,下部脑干或上部脊髓发作性缺血影响皮质脊髓束或网状结构功能所致。可有枕部搏动性痛,在发作时或梗死进展期还可见到下列症状:①同向偏盲(枕叶缺血或梗死)。②幻听、幻视(与颞叶病变有关)。③意识障碍,无动性缄默或昏迷。④轻偏瘫,伴颅神经障碍,辨距不良,共济失调,言语、吞咽困难(继发于脑干损害)。⑤位置性眼震。⑥核间性眼肌瘫痪。⑦感觉障碍。眩晕作为首发症状时可不伴神经症状。若一次发作无神经症状,反复发作也无小脑、脑干体征时,那么缺血性椎-基底动脉病的诊断就不能成立。

(4)锁骨下动脉盗血综合征:指无名动脉或锁骨下动脉近端部分闭塞发生患侧椎动脉压力下降,血液反流以致产生椎-基底动脉供血不足症状。以眩晕和视力障碍最常见,其次为晕厥。患侧桡动脉搏动减弱,收缩压较对侧相差2.7 kPa(20 mmHg)以上。锁骨下可听到血管杂音。

(5)小脑、脑干梗死或出血。

3.颞叶癫痫

眩晕较常见,前庭中枢在颞叶,该处刺激时产生眩晕先兆,或为唯一的发作形式,发作严重时有旋转感、恶心、呕吐时间短暂。听觉中枢亦在颞叶,故同时可有幻听,也有其他幻觉,如幻嗅等。除先兆外常有其他发作症状,如失神、凝视、梦样状态,并有咀嚼、吮唇等自动症及行为异常。此外,有似曾相识,不真实感,视物变大,恐惧、愤怒、忧愁等精神症状。约2/3的患者有大发作。病因以继发于产伤、外伤、炎症、缺血最常见,其他如肿瘤、血管畸形、变性等。

4.头部外伤

颅底骨折,尤其颞骨横贯骨折,病情严重,昏迷醒后发现眩晕。多数外伤后眩晕并无颅底骨折,具体损害部位不明。无论有无骨折,临床多为头痛,头晕,平衡失调,转头时更明显。若有迷路或第八脑神经损害,则有自发性眩晕。若脑干损伤,则表现为瞳孔不等大、形状改变、光反应消失、复视、眼震,症状持续数周、数月甚至数年。有的颅脑伤患者,出现持久的头晕、头痛、神经过敏、性格改变等,则与躯体及精神因素有关,称脑外伤后综合征。

5.多发性硬化

眩晕作为最初出现的症状占25%,而在所有病例的病程中可占75%。耳鸣、耳聋少见。眼震呈水平或垂直型。核间性眼肌麻痹(眼球做水平运动时不能内收而外展正常),其他为肢体无力,感觉障碍,深反射亢进,有锥体束征及小脑损害体征等。以多灶性,反复发作,病情波动为特征,85%的患者脑脊液中IgG指数升高,头颅CT或MRI有助于诊断。

6.颈源性眩晕

眩晕伴颈枕痛,此外最显著的症状是颈项强直,有压痛,大多由颈椎关节强硬症骨刺压迫通过横突孔的椎动脉所致。

7.眼性眩晕

眼肌瘫痪复视时可产生轻度眩晕;屈光不正、先天性视力障碍、青光眼、视网膜色素变性等也可产生眩晕。

8.其他

延髓空洞症、遗传性共济失调等。

二、诊断

(一)明确是否为眩晕

应着重询问患者病史:发作时情况,有无自身或外界旋转感,发作与头位及运动的关系,起病缓急,程度轻重,持久或短暂等。鼓励患者详细描述,避免笼统地用头晕二字概括病情。伴随症状,有无恶心、呕吐、苍白、出汗,有无耳鸣、耳聋、面部和肢体麻木无力、头痛、发热,过去病史中应特别注意耳流脓、颅脑伤、高血压、动脉硬化、应用特殊药物等。根据病史,首先明确是否眩晕,还是头重足轻、头晕眼花等一般性头晕。重度贫血、肺气肿咳嗽、久病后或者老年人突然由卧位或蹲位立起,以及神经症患者常诉头晕,正常人过分劳累也头晕,等等,都不是真正眩晕,应加区别。

(二)区别周围性或中枢性眩晕

1.周围性(迷路性)眩晕

其特点是明确的发作性旋转感,伴恶心、呕吐、面色苍白、出汗、血压下降,并有眼震、共济失调等,眩晕与伴发症状的严重性成正比。前庭神经核发出的纤维与迷走神经运动背核等有广泛联系,因此病变时可引起反射性内脏功能紊乱。多突然开始,症状严重,数分钟到数小时症状消失,很少超过数天或数周(因中枢神经有代偿作用),发作时出现眼震,水平型或细微旋转型,眼球转向无病变的一侧时眼震加重。严重发作时患者卧床,头不敢转动,常保持固定姿势。因病变同时侵犯耳蜗,故伴发耳鸣和耳聋。本型眩晕见于梅尼埃病、迷路炎、内耳外伤等。

2.中枢性(脑性)眩晕

无严重旋转感,多为持续不平衡感,如步态不稳。不伴恶心、呕吐及其他自主神经症状,可有自发性眼震,若有位置性眼震则方向多变且不固定,眼震的方向及特征多无助于区别中枢或周围性眩晕,但垂直型眼震提示脑干病变,眼震持续时间较长。此外,常有其他脑神经损害症状及长束征。耳鸣、耳聋少见,听力多正常,冷热水反应(变温)试验亦多正常。眩晕持续时间长,数周、数月,甚至数年。其见于椎-基底动脉缺血、脑干或后颅凹肿瘤、脑外伤、癫痫等。

(三)检查

全面体检,着重前庭功能及听力检查,诸如错定物位试验、闭目难立征、变温试验等,测两臂及立、卧位血压,尤其查有无位置性眼震(患者仰卧,头悬垂于检查台沿之外 30°,头摆向左侧或右侧,每改变位置时维持 60 秒)。正常时无眼震。周围性病变时产生的眩晕感与患者主诉相同,眼震不超过 15 秒;中枢性位置性眼震无潜伏期。

此外,应有针对性地选择各项辅助检查,如听神经瘤患者腰椎穿刺约 2/3 病例脑脊液蛋白增高。可摄 Towne 位、Stenver 位 X 线片,头颅 CT 或 MRI 等。怀疑"颈性眩晕"时可摄颈椎 X 线片。癫痫患者可做脑电图检查。经颅多普勒超声(TCD)可了解颅内血管病变及血液循环情况。眼震电图、脑干诱发电位检查有助于前庭系统眩晕的定位诊断。

(温照星)

第三节 呼 吸 困 难

正常人平静呼吸时,其呼吸运动无须费力,也不易察觉。呼吸困难尚无公认的明确定义,通常是指伴随呼吸运动所出现的主观不适感,如感到空气不足、呼吸费劲等。体格检查时可见患者用力呼吸,辅助呼吸肌参加呼吸运动,如张口抬肩,并可出现呼吸频率、深度和节律的改变。严重呼吸困难时,可出现鼻翼翕动、发绀,患者被迫采取端坐位。许多疾病可引起呼吸困难,如呼吸系统疾病、心血管疾病、神经肌肉疾病、肾脏疾病、内分泌疾病(包括妊娠)、血液系统疾病、类风湿疾病及精神情绪改变等。正常人运动量大时也会出现呼吸困难。

一、呼吸困难的临床类型

(一)肺源性呼吸困难

肺源性呼吸困难的两个主要原因是肺或胸壁顺应性降低引起的限制性缺陷和气流阻力增加引起的阻塞性缺陷。限制性呼吸困难的患者(如肺纤维化或胸廓变形)在休息时可无呼吸困难,但当活动使肺通气接近其最大受限的呼吸能力时,就有明显的呼吸困难。阻塞性呼吸困难的患者(如阻塞性肺气肿或哮喘),即使在休息时,也可因努力增加通气而致呼吸困难,且呼吸费力而缓慢,尤其是在呼气时。尽管详细询问呼吸困难感觉的特性和类型有助于鉴别限制性和阻塞性呼吸困难,然而这些肺功能缺陷常是混合的,呼吸困难可显示出混合和过渡的特征。体格检查和肺功能测定可补充得之于病史的详细信息。体格检查有助于显示某些限制性呼吸困难的原因(如胸腔积液、气胸),肺气肿和哮喘的体征有助于确定其基础的阻塞性肺病的性质和严重程度。肺功能检查可提供限制性或气流阻塞存在的数据,可与正常值或同一患者不同时期的数据做比较。

(二)心源性呼吸困难

在心力衰竭早期,心排血量不能满足活动期间的代谢增加,因而组织和大脑酸中毒使呼吸运动大大增强,患者过度通气。各种反射因素,包括肺内牵张感受器,也可促成过度通气,患者气短,常伴有乏力、窒息感或胸骨压迫感。其特征是"劳力性呼吸困难",即在体力运动时发生或加重,休息或安静状态时缓解或减轻。

在心力衰竭后期,肺充血水肿,僵硬的肺脏通气量降低,通气用力增加。反射因素,特别是肺泡-毛细血管间隔内毛细血管旁感受器,有助于肺通气的过度增加。心力衰竭时,循环缓慢是主要原因,呼吸中枢酸中毒和低氧起重要作用。端坐呼吸是在患者卧位时发生的呼吸不舒畅,迫使患者取坐位。其原因是卧位时回流入左心的静脉血增加,而衰竭的左心不能承受这种增加的前负荷,其次是卧位时呼吸用力增加。端坐呼吸有时发生于其他心血管疾病,如心包积液。急性左心功能不全,患者常表现为阵发性呼吸困难。其特点是多在夜间熟睡时,因呼吸困难而突然憋醒,胸部有压迫感,被迫坐起,用力呼吸。轻者短时间后症状消失,称为夜间阵发性呼吸困难。病情严重者,除端坐呼吸外,尚可有冷汗、发绀、咳嗽、咳粉红色泡沫样痰,心率加快,两肺出现哮鸣音、湿啰音,称为心源性哮喘。其是由于各种心脏病发生急性左心功能不全,导致急性肺水肿所致。

(三)中毒性呼吸困难

糖尿病酸中毒产生一种特殊的深大呼吸类型,然而,由于呼吸能力储存完好,故患者很少主诉呼吸困难。尿毒症患者由于酸中毒、心力衰竭、肺水肿和贫血联合作用造成严重气喘,患者可主诉呼吸困难。急性感染时呼吸加快,是由于体温增高及血中毒性代谢产物刺激呼吸中枢引起的。吗啡、巴比妥类药物急性中毒时,呼吸中枢受抑制,使呼吸缓慢,严重时出现潮式呼吸或间停呼吸。

(四)血源性呼吸困难

由于红细胞携氧量减少,血含氧量减低,引起呼吸加快,常伴有心率加快。发生于大出血时的急性呼吸困难是一个需立即输血的严重指征。呼吸困难也可发生于慢性贫血,除非极度贫血,否则呼吸困难仅发生于活动期间。

(五)中枢性呼吸困难

颅脑疾病或损伤时,呼吸中枢受到压迫或供血减少,功能降低,可出现呼吸频率和节律的改变。如病损位于间脑及中脑上部时出现潮式呼吸;中脑下部与脑桥上部受累时出现深快均匀的中枢型呼吸;脑桥下部与延髓上部病损时出现间停呼吸;累及延髓时出现缓慢不规则的延髓型呼吸,这是中枢呼吸功能不全的晚期表现;叹气样呼吸或抽泣样呼吸常为呼吸停止的先兆。

(六)精神性呼吸困难

癔症时,其呼吸困难主要特征为呼吸浅表频速,患者常因过度通气而发生胸痛、呼吸性碱中毒,易出现手足搐搦症。

二、呼吸困难的诊断思维

根据呼吸困难多种多样的临床表现可引导出对某些疾病的诊断思维。以下可供参考。

（一）呼吸频率

每分钟呼吸超过 24 次称为呼吸频率加快，见于呼吸系统疾病、心血管疾病、贫血、发热等。每分钟呼吸少于 10 次称为呼吸频率减慢，是呼吸中枢受抑制的表现，见于麻醉安眠药物中毒、颅内压增高、尿毒症、肝性脑病等。

（二）呼吸深度

呼吸加深见于糖尿病及尿毒症酸中毒，呼吸变浅见于肺气肿、呼吸肌麻痹及镇静剂过量。

（三）呼吸节律

潮式呼吸和间停呼吸见于中枢神经系统疾病和脑部血液循环障碍如颅内压增高、脑炎、脑膜炎、颅脑损伤、尿毒症、糖尿病昏迷、心力衰竭、高山病等。

（四）年龄性别

儿童呼吸困难应多注意呼吸道异物、先天性疾病、急性感染等，青壮年则应想到胸膜疾病、风湿性心脏病、结核，老年人应多考虑冠心病、肺气肿、肿瘤等。癔症性呼吸困难较多见于年轻女性。

（五）呼吸时限

吸气性呼吸困难多见于上呼吸道不完全阻塞如异物、喉水肿、喉癌等，也见于肺顺应性降低的疾病如肺间质纤维化、广泛炎症、肺水肿等。呼气性呼吸困难多见于下呼吸道不完全阻塞，如慢性支气管炎、支气管哮喘、肺气肿等。大量胸腔积液、大量气胸、呼吸肌麻痹、胸廓限制性疾病则呼气、吸气均感困难。

（六）起病缓急

呼吸困难缓起者包括心肺慢性疾病，如肺结核、肺尘埃沉着病、肺气肿、肺肿瘤、肺纤维化、冠心病、先心病等。呼吸困难发生较急者有肺水肿、肺不张、呼吸系统急性感染、迅速增长的大量胸腔积液等。突然发生严重呼吸困难者有呼吸道异物、张力性气胸、大块肺梗死、成人呼吸窘迫综合征等。

（七）患者姿势

端坐呼吸见于充血性心力衰竭患者，一侧大量胸腔积液患者常喜卧向患侧，重度肺气肿患者常静坐而缓缓吹气，心肌梗死患者常叩胸作痛苦貌。

（八）劳力活动

劳力性呼吸困难是左心衰竭的早期症状，肺尘埃沉着症、肺气肿、肺间质纤维化、先天性心脏病往往也以劳力性呼吸困难为早期表现。

（九）职业环境

接触各类粉尘的职业是诊断肺尘埃沉着病的基础；饲鸽者、种蘑菇者发生呼吸困难时应考虑外源性过敏性肺泡炎。

（十）伴随症状

伴咳嗽、发热者考虑支气管-肺部感染，伴神经系统症状者注意脑及脑膜疾病或转移性肿瘤，伴何纳综合征者考虑肺尖瘤，伴上腔静脉综合征者考虑纵隔肿块，触及颈部皮下气肿时立即想到纵隔气肿。

（温照星）

第二章
内科疾病常用检查技术

第一节 胃液检查

胃液由胃黏膜各种细胞分泌的消化液及其他成分所组成,主要含有壁细胞分泌的盐酸,主细胞分泌的胃蛋白酶原,黏膜表面上皮细胞、贲门腺、胃底腺和幽门腺颈黏液细胞分泌的黏液等。胃分泌受神经、内分泌及食物和其他刺激因子等调节。胃、十二指肠及全身性疾病均可引起胃分泌功能异常,使胃液的量和成分发生变化。在其诸多成分中,胃酸分泌功能检查具一定实用价值,受到临床重视,而胃蛋白酶、黏液等检测很少应用。

一、胃液的收集

一般经插入胃管收集胃液。食管癌、食管狭窄、食管静脉曲张、心力衰竭、严重冠心病患者不宜插管。检查前停用一切对胃分泌功能有影响的药物,如抗胆碱能药物至少停用 48 小时,H_2 受体阻滞剂(H_2RA)、质子泵阻断剂(PPIS)需停用 24 小时。禁食 12~14 小时,患者清晨空腹取坐位或半卧位,经口插入消毒胃管。咽反射敏感者可改经鼻孔插入。操作应敏捷、轻柔,尽量避免诱发咽反射和呕吐。当胃管插至 45 cm 标记处时,提示管端已抵贲门下,可注入少量空气,使胃壁撑开,避免胃管在胃内打折。然后嘱患者改左侧卧位,继续插管至 52~55 cm 标记处,管端达大弯侧胃体中部,即胃最低部位。也可借助 X 线定位。嘱患者饮 20 mL 水后如能回抽出 16 mL 以上,说明胃管定位适当。用胶布将胃管固定于上唇部。在患者改变多种体位,如头低左侧卧位、俯卧位等过程中反复抽吸胃液,力求将空腹胃液抽尽;也可使用电动吸引器负压抽吸,压力维持在 4.0~6.7 kPa(30~50 mmHg)。然后根据临床需要,进行各种试验。此外,可应用胃液采集器获取微量胃液。方法:空腹时用温开水 10 mL 吞服胃液采集器。患者取右侧卧位。15 分钟后由牵引线拉出采集器,可挤出胃液 1.5~2.0 mL,足够用于生化检测。

二、检查内容

(一)一般性状检查

1.量

正常国人空腹 12 小时胃液量为 10~70 mL,不超过 100 mL。超过此值视为基础胃液增多,见于：①胃液分泌过多，如十二指肠溃疡、Zollinger-Ellison 综合征等；②胃排空延缓，如胃轻瘫、幽门梗阻等。胃液不足 10 mL 者为分泌减少，主要见于慢性萎缩性胃炎和胃排空亢进。

2.色

正常胃液或为清晰无色，或因混有黏液而呈浑浊的灰白色。如为黄色或绿色，为胆汁反流所致；咖啡色胃液提示上消化道出血。

3.气味

正常胃液有酸味。胃排空延缓时则有发酵味、腐臭味；晚期胃癌患者的胃液常有恶臭味；低位小肠梗阻时可有粪臭。

4.黏液

正常胃液中有少量黏液，分布均匀。慢性胃炎时黏液增多，使胃液稠度增大。

5.食物残渣

正常空腹胃液不含食物残渣，如其内混有之，提示机械性或功能性胃排空延缓。

(二)化学检查

1.胃酸分泌功能测定

(1)胃液酸度滴定和酸量计算法。胃液中游离酸即盐酸，正常人空腹时为 0～30 mmol/L，平均为18 mmol/L。结合酸指与蛋白质疏松结合的盐酸。总酸为游离酸、结合酸和各种有机酸之总和，正常值 10～50 mmol/L，平均为 30 mmol/L。用碱性溶液滴定胃液首先被中和的是游离酸，然后有机酸和结合酸相继离解，直至被完全中和。根据滴定所用碱性溶液的浓度和毫升数，计算出胃液的酸度。以往用两种不同阈值的 pH 指示剂，如 Topfer 试剂(0.5 g 二甲氨偶氮苯溶于 95％酒精 100 mL 中)在 pH 3.5 时由红色转变为黄色，此时酸度代表游离酸；酚酞 pH 8～10 时变为微红且不褪色，可表示总酸。目前，应用酚红作 pH 指示剂，pH 7.0 变红色；用碱性溶液一次滴定至中性，测定总酸。常用碱性液为 100 mmol/L 或50 mmol/L浓度的氢氧化钠溶液。用于滴定的胃液取 10 mL 即可，需预先滤去食物残渣。滴定后按下列公式计算酸度。

酸度(mmol/L)＝NaOH 浓度(mmol/L)×NaOH 消耗量(mL)÷被滴定胃液量(mL)。

胃酸分泌试验还常测定每小时酸量或连续 4 个 15 分钟酸量之和。每小时酸量的计算方法如下。

酸量(mmol/h)：酸度(mmol/L)×每小时胃液量(L/h)。

除上述滴定中和测定胃酸外，还可测定胃液中 Cl^- 浓度和 pH，然后查表求出酸分泌量。

(2)基础酸量、最大酸量和高峰酸量测定。胃酸分泌功能测定结果一般用下列术语来表示：①基础酸量(BAO)为刺激因子刺激前 1 小时分泌的酸量；②最大酸量(MAO)为刺激后 1 小时分泌的酸量；③高峰酸量(PAO)刺激后 2 个连续分泌最高 15 分钟酸量之和乘以 2，在同一患者 PAO＞MAO。刺激因子可选用磷酸组胺或 5 肽胃泌素。后者系生理性物质，所用剂量为 6 μg/kg体重时不良反应较小，故临床首选之。

五肽胃泌素胃酸分泌试验方法如下：在插入胃管后抽尽空腹胃液。收集 1 小时基础胃液，测定 BAO。然后皮下注射或肌内注射五肽胃泌素，剂量按 6 μg/kg 体重计算。再收集刺激后1小时胃液，一般每 15 分钟装1瓶，连续收集 4 瓶。计算每瓶的胃液量和酸量，求出 MAO 和 PAO。

临床意义：BAO 常受神经内分泌等因素影响，变异范围较大。如估计其对个别被测者有诊断价值，则需连续 2～3 小时测定 BAO。壁细胞对胃泌素刺激的敏感性及种族、年龄、性别、体重等因素也可影响 MAO 和 PAO。国内外资料表明，正常人和消化性溃疡患者所测得的胃酸值常有重选,故该项检查已不作常规应用。在下列情况下该指标有参考价值:①刺激后无酸,且胃液pH＞6,可诊断为真性胃酸缺乏,见于萎缩性胃炎、恶性贫血和胃癌患者。因此有助鉴别胃溃疡为良性抑或恶性。②排除或肯定胃泌素瘤,如果 BAO＞15 mmol/L,MAO＞60 mmol/L,BAO/MAO比值＞60%,提示有胃泌素瘤可能,应进一步测定血清促胃液素。③对比胃手术前后测定结果,如术后 MAO 较术前下降70%,＜3 mmol/L;提示迷走神经切断完全;术后 MAO＞19 mmol/L 则切除不完全;如术后 BAO、PAO 逐渐增高,可能发生了吻合口溃疡。④评定抗酸药物的疗效。

2.胰岛素试验

该试验用于迷走神经切断术后,估计迷走神经切断是否完全。原理:注射胰岛素诱发低血糖,可刺激大脑的迷走神经中枢,引起迷走神经介导的胃酸和胃蛋白酶原分泌增加。据报道,该试验阳性者2年以后溃疡发生率可达65%。

方法:本试验宜在手术6个月后进行。插胃管,收集1小时基础分泌胃液。然后静脉注射胰岛素20 U或 0.15 U/kg 体重。随后每15分钟收集一次胃液标本,连续收集8次;分别测定每个标本的量和酸量。另外在注射胰岛素前45分钟和注射后90分钟分别采血,测血糖,以证实注射后发生了低血糖。标准胰岛素试验可诱发严重低血糖,50%以上患者发生心律失常。因此原有心脏病、低血钾、年龄超过50岁的患者禁做此试验。试验过程中应密切注意患者出现的低血糖反应。

判断标准:出现下列情况为阳性结果。①注射胰岛素后任何一个标本的酸度较注射前最大酸度增加幅度超过20 mmol/L;或基础标本胃酸缺乏,而用药后酸度≥10 mmol/L。②在上述标准基础上,用药后第1小时呈现早期阳性结果。③注射后任何1小时胃液量较基础值增加。④基础酸量＞2 mmol/L。⑤注射后任何1小时酸量较注射前增加2 mmol/L。

目前已很少开展迷走神经切断术,而且胰岛素试验危险性较大,故已很少应用之。

3.胃液内因子检测

测定胃液内因子有助诊断恶性贫血。对具有一个或多个维生素 B12 吸收不良病因的患者及怀疑成年和青少年类型恶性贫血的患者,该试验是辅助诊断项目之一。

从刺激后抽出的胃液中取样:先将胃液滴定至 pH＝10,使胃蛋白酶失活20分钟;在检测或储存前再将其 pH 恢复到7。用放射免疫法或淀粉凝胶电泳法测其中内因子。正常人胃液中内因子＞200 单位/小时;恶性贫血患者一般低于此值,但有少数患者可在正常范围;而有些吸收维生素 B12 正常的胃酸缺乏患者却不足200 单位/小时。

恶性贫血在我国罕见,该试验很少开展。

4.隐血试验

正常人胃液中不含血液,隐血试验阴性。当胃液呈咖啡残渣样,怀疑上消化道出血时,常需做隐血试验加以证实。隐血试验方法较敏感,即使口腔少量出血或插胃管时损伤了黏膜也可产生阳性结果,临床判断时应加以注意。

5.胃液多胺检测

多胺是一类分子量很小的羟基胺类有机碱,主要有腐胺、精胺和精脒。多胺与恶性肿瘤的发生、消长和复发有一定内在联系,可视为一种恶性肿瘤标志物。胃癌患者胃液中的多胺水平显著升高,检测之对诊断胃癌,估计其临床分期及预后有一定价值,还可作为胃癌术后或其他治疗后随访的指标。

6.胃液表皮生长因子检测

表皮生长因子(EGF)具有抑制胃酸分泌和保护胃肠黏膜的功能。可用放射免疫法测定胃液中EGF。轻度浅表性胃炎患者基础胃液EGF浓度为(0.65±0.31)ng/mL,排出量为(31.48±7.12)ng/h;消化性溃疡患者基础胃液及五肽胃泌素刺激后胃液中EGF均明显降低。目前该检查尚在临床研究阶段,其意义有待进一步阐明。

7.胃液胆汁酸检测

胃液中混有胆汁酸是诊断胆汁反流性胃炎的依据之一。胆汁酸有去垢作用,可损害胃黏膜。采用高效液相色谱法、紫外分光光度法测定胃液中的二羟胆烷酸、三羟胆烷酸、总胆汁酸等。正常人胃液中胆汁酸的含量极微,胆汁反流、慢性浅表性胃炎、慢性萎缩性胃炎、十二指肠溃疡等患者胃液中胆汁酸明显升高。

8.胃液尿素氮检测

幽门螺杆菌含尿素酶,分解尿素。正常人胃液尿素氮以1.785 mmol/L为临界值,低于此值提示幽门螺杆菌感染;在治疗过程中随细菌被清除而逐步升高,故可作为观察疗效的指标之一。肾功能不全或其他原因引起血清尿素氮增高时可影响测定结果。

9.胃液CEA检测

检测胃液CEA可作为胃癌或癌前期疾病初筛或随访的指标。国内报道用胃液采集器取微量胃液,联合检测其中CEA、幽门螺杆菌抗体、氨基己糖、总酸、游离酸、胃泌素、pH和总蛋白等8项指标,结果用电子计算机程序进行分析判断,诊断胃癌的准确性达96.42%。

(三)显微镜检查

由于胃液中胃蛋白酶和盐酸能破坏细胞、细菌,即使标本抽取后立即送验,阳性率仍不高,且意义也不大。脱落细胞检查对诊断胃癌有一定帮助。

（孙　恬）

第二节　胃镜检查

消化内镜在临床应用已有悠久的历史,但它的迅速发展和广泛应用是近二三十年的事。尤其是微型CCD用于内镜以后,电子内镜使图像更加逼真地显示在电视屏幕上,为开展教学、会诊及内镜下手术创造了条件,使它在消化系管腔中几乎达到"无孔不入,无腔不进"的境界,在临床消化病学领域里发挥着越来越大的作用,消化内镜已成为消化专业的常规诊治工具。上消化道内镜检查包括食管、胃、十二指肠的检查,是应用最早、进展最快的内镜检查,通常亦称胃镜检查。

胃镜检查可清晰地观察食管、胃、十二指肠球部和降部的黏膜,用以诊断或排除上消化道炎症、溃疡、肿瘤、息肉、憩室、食管胃底静脉曲张、消化道狭窄、畸形或异物等。临床上,对胸骨后疼痛、烧灼感、咽下困难、中上腹胀痛、呕吐和上消化道出血的定性定位诊断、上消化道病变的术后随访都应行胃镜检查。尤其是对于上消化道出血者,有条件的应在出血后48小时内做紧急胃镜检查,否则急性胃黏膜病变易被漏诊。

一、检查前准备

(1)对患者做好解释工作,争取患者配合。

(2)检查当天需禁食至少 5 小时,在空腹时进行检查。

(3)术前常规使用咽部麻醉,一般采用吞服含有利多卡因的麻醉糊剂,必要时可服用去泡剂如二甲硅油。

(4)术前用药:一般均不必使用药物,但对于精神紧张显著者可在检查前 15 分钟肌内注射地西泮10 mg,为减少胃肠蠕动及痉挛,便于观察及利于内镜下手术,可术前使用阿托品 0.5 mg 或山莨菪碱10 mg肌内注射。

二、检查方法

(1)插入口咽部及食管:左手握住操纵部,右手扶持插入管的前端,沿舌根对向咽喉部,对准食管入口,轻轻推进入食管,沿食管腔缓慢进镜入胃。

(2)胃及十二指肠的观察:内镜通过齿状线即进入胃的贲门部,注气后沿胃小弯循腔进镜即可到达幽门,当幽门张开时,将内镜推入即可进入十二指肠球部,将内镜旋转 90°~180°,并将镜角向上,使前端对向降部的肠腔推进内镜即可进入十二指肠降部,并可视及乳头。由此退镜观察,逐段扫描,配合注气及抽吸,可逐一检查十二指肠、胃及食管各段病变。注意胃肠腔的大小形态、胃肠壁及皱襞情况、黏膜、黏膜下血管、分泌物性状及胃蠕动情况。在胃窦时注意观察胃角及其附近;再退镜时注意观察贲门及其附近病变;逐段仔细观察,应无盲区,注意勿遗漏胃角上份、胃体垂直部、后壁及贲门下病变。

(3)对有价值部位可摄像、活检、刷取细胞涂片及抽取胃液检查助诊。

(4)术毕尽量抽气,防止腹胀。取活检者嘱其勿立即进食热饮及粗糙食物。

三、适应证

适应证比较广泛。一般说来,一切食管、胃、十二指肠疾病诊断不清者,均可进行此项检查。主要适应证如下。

(1)上腹不适,疑是上消化道病变,临床又不能确诊者。

(2)不明原因的失血,特别是上消化道出血者,可行急诊胃镜检查。

(3)对 X 线钡餐透视检查不能确诊或疑有病变者。

(4)需要随诊的病变,如溃疡、萎缩性胃炎、胃癌前病变等。

(5)需要进行胃镜下治疗者。

四、禁忌证

随着器械的改良,技术的进步,禁忌证较过去减少。虽然多数情况下胃镜检查的禁忌证是相对的,但以下情况为绝对禁忌。

(1)严重心脏病:如严重心律失常、心肌梗死活动期、重度心力衰竭等。

(2)严重肺部疾病:如哮喘、呼吸衰竭不能平卧者。

(3)精神失常不能合作者。

(4)食管、胃、十二指肠穿孔的急性期。

(5)急性重症咽喉部疾病胃镜不能插入者。

(6)腐蚀性食管损伤的急性期。

五、并发症

内镜检查经过多年的临床实践及广泛应用,已证实有很高的安全性,但也会发生一些并发症,严重的甚至死亡。并发症的发生可能是患者不适宜做胃镜检查、患者不配合或是医师操作不当所致。我国全国内镜协作组总结的结果显示严重并发症的发生率约0.012%,主要包括以下一些情况。

(一)严重并发症

1.心脏意外

主要指心绞痛、心肌梗死、心律失常和心脏骤停。主要发生在原有缺血性心脏病、慢性肺疾病及老年患者。

2.低氧血症

主要与患者紧张憋气、胃镜对呼吸道的压迫、术前使用肌松药等有关。

3.穿孔

穿孔的原因往往是患者不合作,而检查者盲目插镜、粗暴操作所致,最易发生穿孔的部位是咽喉梨状窝和食管下段,最主要的症状是立即出现的胸、背部疼痛,纵隔气肿和颈部皮下气肿,继而出现胸膜渗出和纵隔炎。一旦确诊需行外科手术。

4.感染

比较严重的是吸入性肺炎。大多发生于应用了较大剂量的镇静药物。

(二)一般并发症

1.下颌关节脱臼

较多见,一般无危险,手法复位即可。

2.喉头痉挛

多发生于胃镜误插入气管所致,拔镜后很快即可缓解。

3.癔症

多发生于有癔病史者,检查前或检查时精神紧张不能自控所致,必要时可应用镇静剂。

4.食管贲门黏膜撕裂

常发生于患者在检查过程中剧烈呕吐,反应较大时。

5.咽喉部感染或脓肿

多由于插镜时损伤了咽部组织或梨状窝所致的感染。

6.腮腺肿大

由于检查过程中腮腺导管开口阻塞及腮腺分泌增加引起,常可自愈,必要时可给予抗感染治疗。

六、常见病的胃镜所见

(一)食管癌

1.早期食管癌

指癌肿仅侵犯黏膜及黏膜下层者。发生部位以食管中、下段居多。内镜下可分为3型:①隆起型(息肉样隆起、轻度隆起型);②平坦型;③凹陷型(糜烂型、溃疡型)。

2.中晚期(进展期)食管癌

指癌肿已侵及固有肌层或超过固有肌层者。一般直径在 3 cm 以上。内镜下可分为 5 型。

(1)Ⅰ型:肿块型,呈息肉样肿块突入食管腔内,周围黏膜浸润不明显。

(2)Ⅱ型:溃疡型,溃疡基底部污秽、表面不平,有出血,溃疡边缘不整齐,并有小结节状隆起,但范围较小。

(3)Ⅲ型:肿块浸润型,即Ⅰ型食管癌周围黏膜有较广泛的浸润,病灶处往往有出血及坏死,边界不清楚。

(4)Ⅳ型:溃疡浸润型,即Ⅱ型食管癌周围黏膜有广泛的浸润。

(5)Ⅴ型:狭窄型,食管四周由于癌肿浸润引起食管腔严重狭窄,在检查时,内镜无法通过病变处(图 2-1)。

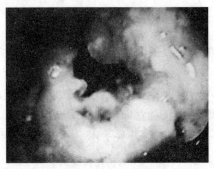

图 2-1　食管癌胃镜所见

无论早期或中晚期食管癌,在可疑病变处做活组织检查,诊断即可明确。食管的其他肿瘤如肉瘤、乳头状瘤等皆需依赖组织学检查确诊。

(二)慢性胃炎

1990 年 8 月在澳大利亚悉尼召开的国际胃肠病学学术交流会上,制定出了一整套慢性胃炎的分类和诊断方法,称为悉尼系统。该系统强调内镜与病理密切结合,胃炎的诊断包括组织学和内镜两部分。并尽可能找到病因或相关的病原,以及炎症的程度、活动性、萎缩程度、肠化生分级、有无幽门螺杆菌等。内镜要求明确炎症的部位(全胃炎、胃窦胃炎、胃体胃炎);对内镜下所见(图 2-2)之异常进行分级,并根据其异常表现将胃炎分成 7 种基本类型,即充血渗出型、平坦糜烂型、隆起糜烂型、萎缩型、出血型、反流型、皱襞增生型。每种类型均要注明程度、部位,还有混合型,加上组织学检查部分,因而全面而客观。

(三)胃溃疡

急性胃溃疡即所谓应激性溃疡,常有明显的诱因。内镜下可见多发性、较浅小的溃疡,表面常覆盖白色渗出物,周围黏膜充血。伴出血的急性胃溃疡表面常有血凝块,周围有时可见一圈白色渗出物,用水冲去血凝块后显示溃疡面(图 2-3)。

(四)胃肿瘤

胃肿瘤中胃癌发病率最高,按恶性肿瘤死亡顺序排位,胃癌为我国病死率最高的恶性肿瘤。自纤维胃镜广泛采用以来,胃癌的诊断水平明显提高,尤其是早期胃癌几乎皆依赖胃镜检查发现。胃的恶性肿瘤还有胃肉瘤、胃类癌、恶性黑色素瘤、卡波西肉瘤及低度恶性的血管内皮细胞瘤等。除内镜下表现各有特异外,诊断仍须依赖组织学检查。胃的良性肿瘤中较多见者为胃息肉、胃平滑肌瘤等,亦多依赖胃镜检查确诊。

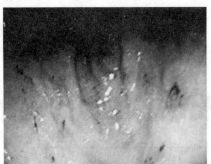

图 2-2 慢性胃炎胃镜所见

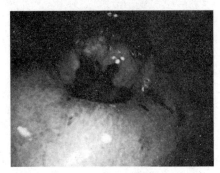

图 2-3 胃溃疡胃镜所见

(五)十二指肠炎

十二指肠炎的内镜表现可有多种,最常见的有黏膜充血、水肿、粗糙不平,点状出血、点状或斑片状糜烂,黏膜细颗粒状,血管显露或小结节状增生(图 2-4)。

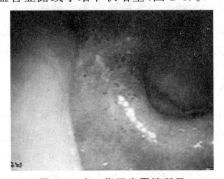

图 2-4 十二指肠炎胃镜所见

(六)十二指肠溃疡

内镜观察十二指肠溃疡需注意其部位、数目、大小、形态及病期等。十二指肠溃疡可为单发或多发,形态大致分为圆(或卵圆)形、不规则形、线形和霜斑样 4 种。球部恶性溃疡极罕见,因此对球部溃疡无须常规做活检。如溃疡污秽、巨大或周围有浸润疑为恶性时,则应做活检。

(孙 恬)

第三章

肿瘤的微创介入治疗

第一节 概　述

一、概念

介入放射学(interventional radiology,IVR)是在医学影像设备的引导下,以影像诊断学和临床诊断学为基础,结合临床治疗学原理,利用导管、导丝等器材对各种疾病进行诊断及治疗的一门学科。即在 X 线、超声、CT、MRI 等成像技术的引导下,通过经皮穿刺途径或人体生理腔道,将探针、导管或其他器械置于病变部位进行诊断和治疗。

介入放射学技术依据操作途径可分为血管性和非血管性介入技术;依据临床应用可分为肿瘤介入放射学、心血管介入放射学、神经介入放射学等。肿瘤介入治疗以其微创、高效、安全、可重复性强等优点为肿瘤治疗提供了一条新途径。在肿瘤的介入治疗中涉及了介入放射学的多项技术,包括经皮穿刺活检、经皮引流术、经导管灌注治疗、经导管栓塞治疗、管腔成形术等。

二、肿瘤介入治疗的发展简史

肿瘤的介入治疗是伴随着介入放射学的兴起而产生和发展的一门新兴的医学学科。它不仅是临床介入放射学中的一个重要组成部分,也是肿瘤治疗领域中最富活力和具有前途的分支学科之一。早在1886年Menetrier 对肺部肿块做肺穿刺,以求诊断肺癌,但是由于穿刺针粗、无影像学设备引导、细胞检查技术尚未发展等原因,结果成功率低、并发症率高。直至 20 世纪 50 年代后期,在 X 线、CT、MRI 等影像设备的精确导向下,穿刺活检的准确率可达 85%～95%,由于其安全、可靠、并发症少,已在临床中广泛应用。1953 年,瑞典放射学家 Seldinger 创立的经皮血管穿刺技术奠定了现代介入放射学的基础。1971 年,Ansfield 报道了经肝动脉灌注氟尿嘧啶治疗肝癌;到 20 世纪 70 年代中后期,已有肝脏、肾脏等脏器恶性肿瘤化学治疗(简称化疗)栓塞的报道;1979 年,日本介入放射学家 Nakakuma 等把碘油与抗癌药混合后注入肝癌供血动脉,再用吸收性明胶海绵栓塞肝动脉,使肝癌的介入治疗取得了突破性进展,已被医学界公认为是不能切除的肝癌和肝癌术后复发的首选治疗方法。腔内支架置入术是 20 世纪 90 年代肿瘤介入放射学发展的另一个重要内容。胆道、食管、胃肠道、气管等恶性肿瘤腔内支架置入术已成功应用并缓解晚期肿瘤患者梗阻和压迫所引起的并发症。经过二十多年的发展,目前国内外已研制出包括功能性支架在内的各种管腔内支架。射频消融、聚焦超声、微波、激光、冷冻消融、放射性粒子组织间近距离治疗等肿瘤介入治疗技术作为肿瘤综合治疗的一部分也广泛应用于临床。

我国自 20 世纪 70 年代末期开展的介入放射学就是以肿瘤的介入治疗为开端而起步的。30 余年来,肿瘤的介入治疗取得了令人瞩目的发展和进步,治疗技术和方法不断改进完善,治疗范围不断扩展延伸,疗效水平不断提高。目前,肿瘤的介入治疗已逐步具备了较为完整的理论体系,形成了独具特色的学科特点,它因其创伤性小而效果显著得到了医学界和患者的普遍认可。

(刘 丽)

第二节 肿瘤的血管性介入治疗技术

肿瘤血管性介入治疗是在诊断性血管造影的基础上,通过导管向病灶供血血管内注射药物或栓塞剂,以达到治疗肿瘤目的的方法,其技术包括经导管动脉灌注化疗术及经导管动脉化疗栓塞术。

一、介入的基础

(一)肿瘤血管性介入治疗原理

肿瘤生长很大程度上依赖血液供应营养,阻断肿瘤供血血管可明显抑制肿瘤生长、扩散。肿瘤的血管性介入治疗是在局麻下经皮穿刺,置导管于动脉腔内,在影像设备引导下,通过血管造影,高度精确确定肿瘤供血动脉后,将导管选择或超选择性置入各种实体肿瘤供血动脉,再将抗癌药物和/或栓塞剂的混合物直接注入肿瘤。众多的国内外实验研究和临床疗效观察显示,动脉介入灌注化疗或动脉栓塞可使肿瘤局部药物浓度大大提高,同时阻断血液供应,近远期疗效显著、全身不良反应小、安全系数高。

(二)肿瘤血管性介入治疗所需器械

1.穿刺针

穿刺针为肿瘤血管性介入治疗最基本的器材。穿刺针的主要目的在于建立通道,再通过导丝导入各种导管进行下一步操作,或直接经建立的通道注入药物等。穿刺针一般由锐利的针芯和外套管构成,而单纯用于血管穿刺的穿刺针一般为中空穿刺针。穿刺针的针长 2.5～7.0 cm,其外径是用 G(Gauge)表示,一般18～22 G等,数值越大,穿刺针越细(表3-1)。

表 3-1 常用穿刺针针径

针径(G)	外径(mm)	内径(mm)
14	2.1	1.6
16	1.6	1.4
18	1.2	1.0
19	1.0	0.8

续表

针径(G)	外径(mm)	内径(mm)
20	0.9	0.7
21	0.8	0.6
22	0.7	0.5
23	0.6	0.3
25	0.5	0.25

2.导管

介入放射学的主要器材,根据使用目的可分为造影导管、引流导管、球囊扩张导管等,分别用于造影、栓塞、引流、扩张狭窄管腔之用。导管由于使用部位和用途的不同,因而长短、粗细、形状均不同。一般导管直径用 F(French,1 French＝0.333 mm)表示。

3.导丝

可利用其交换送入导管,或利用导丝导向性能,将导管选择性或超选择性导入靶血管的重要器材。导丝头端分为直形、J 形等多种。根据使用物理特性不同可以分为超滑导丝、超硬导丝、超长的交换导丝、微导丝等。导丝的直径用英寸或毫米表示。

4.导管鞘

为了避免导管反复出入组织或管壁对局部造成损伤,尤其在血管操作时避免损伤血管壁而使用的一种器材。它由带反流阀的导管鞘、扩张器和引导导丝组成,用硅胶制成的反流阀在防止血液外溢同时,可以反复通过相应口径的导管,而血管壁不会受损。导管鞘的外套管的直径用 F 表示。

5.数字减影血管造影装置

将血管造影的影像通过数字化处理,把不需要的组织影像删除掉,只保留血管影像,这种技术叫作数字减影血管造影技术(digital subtraction angiography,DSA),其特点是图像清晰、分辨率高,为观察肿瘤血供情况及介入治疗提供了近似真实的图像,为各种介入治疗提供了必备条件。Nudelman 于 1977 年获得第一张 DSA 的图像,目前,在血管造影中这种技术应用已很普遍(图 3-1)。

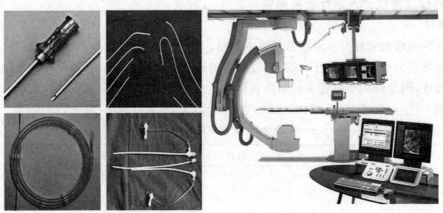

图 3-1　肿瘤血管性介入治疗基本器材及设备

(三)Seldinger 穿刺法

Seldinger 穿刺法为介入操作的基本穿刺法,是 1953 年瑞典放射学家 Seldinger 首先采用的经皮穿刺血管插管技术,取代了以前直接穿刺血管造影或切开暴露血管插管造影的方法。该穿刺插管方法操作简便、安全、并发症少,很快得到广泛应用并沿用至今。操作时用尖刀片在穿刺处沿皮纹方向挑开皮肤 2 mm,皮肤开口应位于血管的正前方血管穿刺点的下 1~2 cm 处,以便斜行穿入动脉,使以后的操作均在与血管同一斜面上进行。穿刺针穿刺时的斜面应始终向上,有利于导丝推进。用带针芯的穿刺针以 30°~40°经皮向血管快速穿刺,穿透血管前后壁,退出针芯,缓缓向外退针,至见血液从针尾射出,即引入导丝,退出穿刺针,通过导丝引入导管鞘,即可进行有关插管操作(图 3-2)。

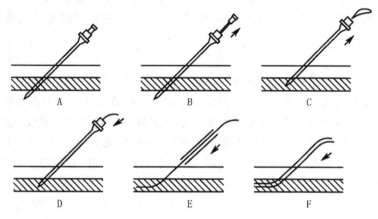

图 3-2　Seldinger 穿刺法

A:带针芯的穿刺针穿透血管前、后壁;B:退出针芯;C:后退穿刺针管至血喷出;D:引入导丝;E:退出穿刺针留下导丝后插入导管;F:导管顺导丝进入血管,退出导丝,留下导管

二、介入诊疗的方法

(一)经导管动脉灌注化疗术

经导管动脉灌注化疗术(transcatheter arterial infusion,TAI)即通过介入放射学方法,建立由体表到达靶动脉的通道(导管),再由该通道注入化疗药物达到局部治疗肿瘤的一种方法。

1.术前准备

术前准备包括穿刺针、导丝、导管鞘、导管等常规器材,及同轴导管系统、球囊阻塞导管、灌注导丝、灌注导管、全植入式导管药盒系统、药物注射泵等特殊器材。动脉内灌注常用的化疗药物根据肿瘤病种不同而异。

2.临床应用

TAI 目前在临床上常用于治疗肝癌、肺癌、盆腔肿瘤等恶性实体瘤。在行 TAI 时,先常规进行选择性动脉造影,了解病变的性质、大小、血供情况,必要时进行超选择性插管进行 TAI 治疗。TAI 的入路主要有股动脉、腋动脉及锁骨下动脉等。经股动脉插管操作方便,成功率高,主要用于短期的 TAI;经腋及锁骨下动脉穿刺难度大,技术要求高,但不影响行走,故可保留导管用于长期持续或间断性 TAI。

3.并发症

该法操作简单,对患者损伤小,术后恢复快,并发症较少。主要并发症包括以下几种。

(1)消化道反应:大剂量的化疗药物进入胃肠道动脉后可能造成胃肠道反应,主要为消化道黏膜苍白、水肿或点状糜烂,造成胃肠道出血、腹泻和呕吐等。

(2)骨髓抑制:抗癌药物大多数都有不同程度的骨髓抑制作用,受影响最大的是白细胞,以粒细胞减少较为严重。

(3)肝脏毒性:许多抗癌药物对肝脏有一定程度的损害作用,尤其是在肝脏本身疾病和有潜在疾病如原发性肝性肝癌、病毒性肝炎、肝硬化等情况下更容易发生肝脏毒性反应。

(4)肾脏毒性:临床上常用的化疗药如顺铂(DDP)、丝裂霉素(MMC)、亚硝尿素、甲氨蝶呤和链佐星等都可以发生肾脏毒性作用,其中 DDP 最容易出现。

(5)心脏毒性:对心脏有毒性的抗癌药物主要是蒽环类抗癌抗生素 ADM,它可以引起急性、亚急性和慢性心脏毒性。其他如大剂量的环磷酰胺和 5-FU 等也可引起心肌损伤、心绞痛和心电图异常。

4.疗效评价

动脉内药物灌注术使药物能高浓度进入病变区,从而提高对局灶性病变的治疗效果,减少药物的毒副作用。在治疗恶性肿瘤方面,对供血丰富肿瘤的疗效明显优于少血性肿瘤,但后者仍可延缓肿瘤生长速度和减少疼痛症状,提高患者的生存质量。支气管动脉灌注化疗治疗肺癌近期疗效显著,有效率为80%～97%。从组织学类型而言,小细胞未分化癌疗效最好,其次为鳞癌、腺癌。现认为,中央型、支气管动脉供血丰富的肿瘤疗效优于周围型、支气管动脉供血欠丰富的肿瘤。灌注且能行动脉栓塞,疗效可提高。合并放射治疗(简称放疗)、经皮穿刺药物或无水乙醇注射、肺动脉灌注化疗等也可提高疗效。术前行灌注化疗有利于提高手术切除的疗效。

(二)经导管动脉化疗栓塞术

经导管动脉化疗栓塞术(transcatheter arterial chemoembolization,TACE)指经导管向肿瘤供血血管内注入化疗药物及栓塞剂,即在阻断肿瘤血供的同时发挥化疗药物的作用,从而达到治疗肿瘤的目的。

1.栓塞剂

理想的栓塞剂应具备的条件:无毒、无抗原性、生物相容性好、易获取、易消毒、不透 X 线、易经导管注入等。栓塞剂种类较多,按物理性状分固体性、液体性;按栓塞血管部位分为外围性(末梢栓塞剂)和中央性(近端栓塞剂);按能否被机体吸收,分为可吸收性和不可吸收性;按栓塞血管时间的长短,分为长期(1 个月以上)、中期(48 小时至 1 个月)、短期(48 小时以内)。目前肿瘤介入临床治疗常用的有以下几种栓塞剂。

(1)碘化油:属于末梢栓塞剂,对肿瘤有趋向性(可能与肿瘤血管的虹吸作用、缺乏清除碘油的单核细胞或淋巴系统有关),长时间栓塞 50 μm 以上的肿瘤血管,而在正常肝组织内易于清除,也可作为化疗药物载体和示踪剂,主要用于肝癌的栓塞治疗。

(2)吸收性明胶海绵:是一种无毒、无抗原性的蛋白胶类物质,是目前肿瘤介入应用最广的栓塞剂。按需剪成条状或颗粒状,可机械性阻塞血管,并可造成继发性血栓形成,栓塞血管时间为2～4 周。

(3)其他:聚乙烯醇(polyvinyl alcohol,PVA 颗粒)、含化疗药或放射性物质的微囊或微球主要用于肿瘤的化学性、放射性栓塞治疗。另外,不锈钢圈、白及、无水乙醇等都属于永久性栓塞剂,均可用于肿瘤栓塞治疗。

2.临床应用

(1)手术前辅助性栓塞:适应于富血供肿瘤如脑膜瘤、鼻咽血管纤维瘤、富血供肾癌和盆腔肿瘤等。有利于减少术中出血、肿块完整切除及避免或减少术中转移。

(2)姑息性栓塞治疗:适于不能手术切除的恶性富血供肿瘤,可改善患者生存质量及延长患者生存期。部分肿瘤行栓塞术后,病情改善,肿块缩小,再行二期手术切除。

(3)相对根治性栓塞治疗:适于少数良性富血供肿瘤如子宫肌瘤、肝血管瘤和极少数恶性肿瘤。肝癌化疗性栓塞的临床效果可与手术切除效果媲美,且微创,适应证广。

3.并发症

(1)组织缺血:其发生和血流动力学的变化,以及选择栓塞材料不合适有关。例如,如果门静脉阻塞和肝硬化门脉高压时门静脉血流减少,栓塞肝动脉可导致肝梗死,甚至肝功能衰竭。

(2)意外栓塞:主要发生于插管不到位,栓塞剂的选择和释放不适当,操作者经验不足等情况。其严重程度视误栓的程度和具体器官而定。可发生神经、肺、胆管、胃肠道、脾、肢体末端、皮肤等的梗死,严重者可致残或致死。

(3)脊髓损伤:虽然罕见,但它是栓塞后的最严重的并发症之一。如肺癌行选择性支气管动脉灌注化疗和栓塞术时误栓脊髓动脉。

(4)栓塞后综合征:与肿瘤及组织缺血坏死有关,可发生在大多数栓塞术后的病例。表现为恶心、呕吐、疼痛、发热、反射性肠郁张或麻痹性肠梗阻等症状。对症处理后1周左右逐渐减轻、消失。

4.疗效评价

良、恶性肿瘤手术前行供血动脉栓塞治疗,不仅可以使肿瘤发生缺血萎缩,便于手术中分离切除,而且可以减少术中出血。对于晚期恶性肿瘤行供血动脉栓塞,可以促使肿瘤变性坏死,是姑息性治疗的重要措施。也常常是中晚期恶性肿瘤的唯一治疗手段。恶性肿瘤栓塞后还有提高免疫功能的作用。

（刘　丽）

第三节　肿瘤的非血管性介入治疗技术

非血管性介入放射学是研究在医学影像设备引导下对非心血管部位做介入性诊疗的学科。经皮非血管介入技术对肿瘤的诊断和治疗具有安全、有效、并发症少等优点。

非血管肿瘤介入诊疗技术众多,如穿刺活检、管腔成形术、引流术、造瘘术、肿瘤局部灭活等。管腔成形术包括球囊导管扩张及支架置入,如气管、食管、胆道等恶性狭窄的支架治疗;引流术如肝囊肿、脓肿及恶性梗阻等的引流。肿瘤的局部灭活治疗方法很多,近几年国内外应用超声、CT、MRI引导下经皮穿刺肿瘤的射频、微波、冷凝治疗技术比较热门,利用体外超声聚焦对肿瘤治疗,以及组织间近距离^{125}I粒子内照射也都取得了不错的效果。

一、介入的基础

(一)肿瘤非血管性介入治疗原理

肿瘤非血管介入诊疗是在医学影像设备(如 X 线、CT、超声、MRI)的导引下,利用各种器械,通过血管以外的途径,如经人体生理腔道或直接穿刺脏器,对诸多良、恶性肿瘤进行诊断和治疗的技术。

(二)肿瘤非血管性介入治疗所需器械

肿瘤非血管性介入所使用的器械较多,各有特色,各个系统有各种不同的引流管及导管,穿刺针也不同,有时也可互相通用,本节就通用的器械进行简述。

1.穿刺针

肿瘤的非血管性介入治疗所用穿刺针的主要目的同样在于建立通道,经建立的通道采集病理组织、抽吸内容物、注入药物等。现用穿刺针均为薄壁的金属针,其长度一般比血管性介入治疗所需穿刺针长,且带有刻度,通常 5～20 cm 不等,针的粗细亦用 G 表示。

2.引流管

引流管根据插入的部位与引流内容不同而外形不同,同一外形也有粗细大小不同,术者可根据情况选用,常用引流管有囊腔引流管、胆道引流管、肾盂引流管等。

3.导丝、导管

凡能用于血管的导丝、导管大都可用于非血管性操作,不再赘述。

4.引导装置

B 超、X 线透视、CT、MRI、DSA 等影像学设备可以根据病情需要用于非血管介入治疗的过程中,使治疗可视化,大大提高了治疗的成功率。

5.支架

用于对狭窄管腔支撑以达到恢复管腔流通功能之用。狭义的支架,仅指金属支架,广义上可以分为内涵管和金属支架。金属支架根据其扩张的特性可分为自膨式和球囊扩张式两种。

二、介入诊疗的方法

(一)经皮穿刺活检

恶性肿瘤是严重危害人类健康及生命的疾病,近年来发病率逐渐上升,且发病年龄逐渐下降,早期发现、正确的诊断、及时的治疗对预后有重要的影响。其中病理诊断对治疗方案的选择起着关键作用。经皮穿刺活检(percutaneous needle biopsy,PNB)是获取病理诊断的主要途径。使用穿刺针经皮直接穿刺身体各部位病变区,利用针头特殊装置取出病变的活检标本。也可用细针直接抽吸病变的组织碎块,再做活检。

1.活检穿刺针的种类

目前活检针种类很多,但大致可分为 3 种。①抽吸针:针的口径较细,对组织损伤小,只能获得细胞学标本,如千叶(Chiba)针。②切割针:口径较粗,针尖具有不同形状,活检时可得到组织条或组织碎块,可行病理学诊断。这类针很多,如 Turner 针、Rotex 针等。③环钻针:主要用于骨组织病变的活检,针尖有尖锐的切割齿,便于穿过较硬的骨、软骨组织,取得组织学标本,如 Franseen 针等(图 3-3)。

2.穿刺活检导向方法

经皮穿刺活检既不同于盲目穿刺活检,也不同于开放式活检,而是应用影像技术引导穿刺针,精确刺中欲检病灶。目前常用的导向手段为 X 线透视、超声、CT、MRI 等。

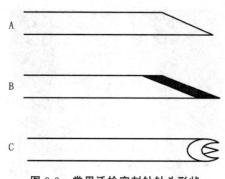

图 3-3　常用活检穿刺针针头形状

A.Chiba 针；B.Turner 针；C.Franseen 针

3.并发症

穿刺活检术的并发症发生率很低，常见并发症有以下几种。

（1）气胸：较常见，与穿刺针在肺内走行的距离、病灶大小、穿刺针的粗细及穿刺路径的选择有关，少量气胸可自行吸收，严重者需插管排气。

（2）出血：亦较常见，若出凝血机制正常，可自行停止。

（3）其他并发症：如胆汁性腹膜炎、肉眼血尿、一过性瘫痪等，主要是由于操作过程中损伤邻近组织器官、血管及神经所致。

（二）非血管管腔狭窄扩张成形术

当恶性肿瘤侵及体内的消化道、气道、胆管、尿道等器官，造成管腔发生狭窄或阻塞时，可通过球囊成形术及内支架置入术来重建管腔，缓解症状，改善患者的生存质量，从而得到肿瘤治疗的宝贵时间。

1.器材

非血管管腔成形术及内支架置入术常用的器材有球囊导管和支架。球囊的直径及大小有不同的规格，并选用不同规格的导管鞘。支架的使用依据不同病变而异，主要包括 Z 形支架及网状支架两种。

2.操作

术前明确病变的部位、范围及程度。入路的选择应根据管腔而定，开放性管腔如消化道、气道、尿道等，可经体外管腔口进行介入操作；封闭管腔如胆道，需经皮肝穿胆管或术后遗留 T 形管进入操作。在操作时，先进行管腔造影确认导管位于管腔之内，然后置换球囊导管将球囊置于狭窄的中心部位或当狭窄段较长时，置于远侧狭窄部位，逐步向近心端扩张。扩张时球囊充胀程度应根据病变部位、性质而定。扩张后重复进行造影，结果满意时可撤出球囊（图 3-4、图 3-5）。

若必要时可进一步在病变处置入支架，支撑已扩张的管腔。支架选择的主要原则：①支架大小、支撑力合适，能撑开管腔，保持管腔通畅。②支架能较牢固地贴附于管腔壁上，减少移位的可能性。③尽可能防止肿瘤组织通过支架网眼长入支架腔内。④支架材料能耐受消化液、胆汁、尿液的浸泡及内容物沉积，可保持长期通畅性。对于有管腔瘘的患者可选用大小和类型合适的覆膜支架。

3.并发症

因实施成形术的器官不同并发症亦不尽相同。

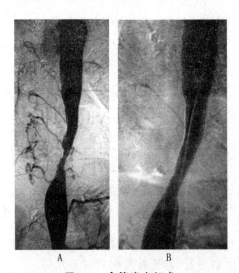

图 3-4　食管癌支架术

A.食管癌病变区管腔变窄,对比剂通过受阻;B.食管支架术后对比剂顺畅通过管腔

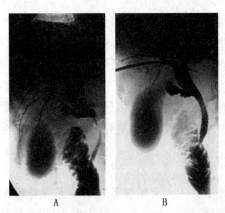

图 3-5　胆管癌支架术

A.胆管癌支架术前胆总管下段变窄,肝总管、肝内胆

管扩张;B.胆道支架术后对比剂顺畅通过胆总管下段

(1)消化道:包括胸骨后疼痛、胃肠道穿孔、反流性食管炎及术后再狭窄等。

(2)气道:早期并发症包括异物感、咳嗽、胸痛、支架移位等;晚期包括复发性阻塞、气管-食管瘘、支架上皮化等。

(3)胆道:包括胆汁瘘、胆道感染、菌血症、败血症、支架移位和再狭窄等。

(4)泌尿道:包括泌尿系统感染、输尿管穿孔、金属内支架阻塞等。

(三)经皮穿刺内外引流术

1.经皮肝穿胆道引流

由于恶性肿瘤(如胆管癌、胰头癌),造成肝外胆道梗阻,临床出现黄疸。经皮肝穿胆道引流(percutaneous transhepatic cholangial drainage,PTCD 或 percutaneous transhepatic cholangiography,PTC)可行胆道内或胆道外胆汁引流,从而缓解梗阻,减轻黄疸,为根治手术提供有利条件。行 PTCD 前需先做经皮肝穿胆管造影,确定胆管梗阻的部位、程度、范围与性质。PTCD 有内外引流之分,通过穿刺针引入引导钢丝,而后拔出穿刺针,沿引导钢丝送进末段有多个侧孔的导管,导管在梗阻段上方的胆管内,其内口亦在该处,胆汁经导管外口连续引流,称为外引流;若导管通过梗阻区,留置于梗阻远端的胆管内或进入十二指肠,则胆汁沿导管侧孔流入梗阻下方的胆管或十二指肠,称为内引流(图 3-6)。

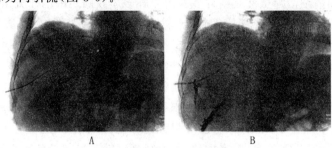

图 3-6 经皮肝穿胆道引流术

A.胆管癌 PTCD 引流术前造影示右肝管对比剂截断,右肝管闭塞;B.PTCD 引流术后

2.经皮肾穿肾盂造瘘术

若恶性肿瘤侵及尿道引起尿路梗阻,此术可用于梗阻的引流。使用细针经皮穿肾,进入肾盂,先做经皮顺行肾盂造影观察尿路形态、狭窄或梗阻部位及其程度,而后沿穿刺针送进引导钢丝,再将导管插入,留置于肾盂内。

3.囊肿、脓肿经皮抽吸引流术

在影像设备导向下,对脏器及其周围腔隙的脓肿或积液经皮穿刺抽吸引流的技术。适应证比较广泛,包括肝、肾、脾、胰等腹部实质脏器脓肿或囊肿,以及周围腔隙的积脓、积液、胃肠道周围积脓或积液等。单房脓肿疗效较好,但多房脓肿也可放置多个引流管。常用导向设备包括 X 线透视、CT、超声等,穿刺针一般选用 18～20 G。其他器械有导丝、引流导管等。穿刺途径一般越短越好,以不穿过大血管或胃肠道为原则,当穿刺成功后先做诊断性抽吸,当抽出液体或脓液时即穿刺成功。然后经导丝导管技术放置引流导管。对脓肿内脓液应尽可能抽尽,并注入抗生素,必要时盐水冲洗。一般每 12 小时抽吸、注药一次。

(四)经皮肿瘤消融术

经皮肿瘤消融是指在明确肿瘤的部位和性质后,在 CT 或 B 超的导向之下,准确穿刺命中靶点——肿瘤,利用物理或化学的方法直接消灭或溶解癌组织。消融又分为物理消融和化学消融。物理消融是进行肿瘤穿刺后放入微波天线或者射频电极,利用电磁波在组织内进行加热的原理,使癌组织凝固坏死,包括经皮射频消融治疗、经皮微波高温治疗、经皮激光热治疗、氩氦靶向冷冻消融(argon-helium cryosurgical ablation,CSA,又称氩氦刀);化学消融,即经皮瘤内注射药物(乙醇、醋酸、化疗药物)通过穿刺针将蛋白凝固剂直接注射到肿瘤中心,利用化学药物的蛋白凝固作用使癌组织凝固坏死。

1.经皮射频消融治疗

(1)操作:局麻后经皮穿刺,精确定位、准确穿刺、适形治疗。将电极针置入肿瘤中心,在肿瘤内部打开 10 根很细的伞状电极针,将射频脉冲电波传送到肿瘤组织内,利用射频电流使癌组织升温到 60～95 ℃,直接杀死肿瘤细胞,精确测温、控温,灭活癌肿。治疗 10～30 分钟,可以杀灭 2～5 cm 的肿瘤,延长治疗时间,最大可以杀灭 10～12 cm 的肿瘤,消融后局部注射强化治疗。肿瘤吸收消融后可以产生免疫作用。

(2)应用:射频消融适用于肝癌、肺癌、胰腺癌、肾癌、肾上腺癌、盆腔肿瘤、肢体肿瘤和脑瘤等实体肿瘤,无论原发肿瘤还是转移性肿瘤,初治病例还是常规治疗失败病例,射频治疗不分肿瘤的病理类型均能够杀死,其微创、高效、安全,大大提高了肿瘤治疗的效果。

(3)并发症:射频消融治疗虽然是新开展的治疗肿瘤疗效确切的治疗方法,但也存在并发症,最常见的为术后发热、多汗及治疗部位疼痛;严重并发症为空腔脏器穿孔,腹腔内出血及心血管意外等,但发生率较低。规范术前准备和手术操作及合理的术后处理是避免并发症发生的关键。

2.经皮无水乙醇注射治疗(percutaneous ethanol injection,PEI)

1983 年杉浦等对实验性小鼠肝癌灶注射无水乙醇治疗获得成功,1983 年 Livraghi 报道了临床应用无水乙醇治疗小肝癌后,这一方法逐步得到推广。PEI 理想适应证是肿瘤直径≤3 cm,不超过 3 个结节。对直径>5 cm 的肝癌也可配合经导管介入治疗使用。由于受乙醇在肿瘤组织内浸润范围的限制,因此需要多点、多方位、多次穿刺注射适当剂量的无水乙醇。据报道,无水乙醇的肿瘤灭活率可达 70%～75%,直径小于 3 cm 肝癌的 1 年、5 年存活率可分别达90%、36%。

与此法类同的为经皮注射醋酸(percutaneous acetic acid injection therapy,PAI)。醋酸的杀死肿瘤细胞的能力比乙醇强 3 倍以上,且能透过肿瘤内的间隔,在肿瘤内均匀弥散,从而达到较好的治疗效果。

(五)放射性粒子组织间近距离治疗肿瘤

1.放射性粒子组织间近距离治疗肿瘤发展简史

放射性粒子组织间近距离治疗肿瘤有近百年的历史。1901 年 Pierre Curie 首先提出近距离治疗术语,其定义为将具有包壳的放射性核素埋入组织间进行放疗。Grossman 于 1982 年首次报道 100 例前列腺癌^{125}I 粒子组织间插植治疗结果,5 年全组生存率 83% 和 9 年生存率 52%。近 20 年来,由于新型、低能核素,如碘-125、钯-103 相继研制成功、计算机三维治疗计划系统的出现和超声、CT 引导定位系统的发展使放射性粒子治疗肿瘤的技术获得了新的活力。放射性粒子组织间近距离治疗肿瘤具有精度高、对正常组织创伤小等优势,临床应用显示了广阔的前景。

2.放射性粒子组织间近距离治疗肿瘤的设备

放射性粒子治疗肿瘤需要三大基本条件:①放射性粒子。②三维治疗计划系统与质量验证系统。③粒子治疗的相关辅助设备,如粒子植入引导系统、粒子装载设备、消毒设备、粒子植入针和固定架等。

3.放射性粒子组织间近距离治疗肿瘤的临床应用

适宜粒子植入治疗的病种十分广泛,包括脑胶质瘤、脑转移瘤、鼻咽、口咽癌、舌癌、肺癌、胸膜间皮瘤、乳腺癌、胆管癌、肝癌、前列腺癌,妇科肿瘤、软组织和骨肿瘤等。在美国,早期前列腺癌的放射性粒子组织间治疗已成为标准治疗手段,在头颈部复发肿瘤的治疗中,粒子植入也显示了其独特的优势。其并发症包括出血、血肿、疼痛、气胸、感染、粒子植入后移位造成非肿瘤组织放射性损伤等。目前,放射性粒子组织间肿瘤治疗在其适应证、禁忌证、规范化操作、疗效评价等方面仍存在颇多争议,相信随着研究的逐渐深入,完善放射性粒子组织间治疗肿瘤这一微创组织间内照射技术,必将提升肿瘤综合治疗水平。

(刘　丽)

第四章

呼吸内科常见疾病

第一节　支气管哮喘

支气管哮喘是由嗜酸性粒细胞、肥大细胞和 T 细胞等多种炎症细胞参与的气道慢性炎症。这种炎症使易感者产生气道高反应性和气道缩窄。临床上表现为发作性的带有哮鸣音的呼气性呼吸困难、胸闷或咳嗽。本病可发生于任何年龄，但半数以上在 12 岁前发病。约 40%的患者有家族史。

一、病因和发病机制

（一）病因

哮喘的病因目前还不十分清楚，大多认为与多基因遗传及环境因素有关。

1.遗传因素

许多调查资料表明，哮喘患者亲属发病率高于群体发病率，亲缘关系越近发病率越高。一些学者认为气道高反应性、IgE 调节和特异性反应相关的基因在哮喘发病中起着重要作用。

2.激发因素

尘螨、花粉、真菌、动物毛屑、二氧化硫、氨气等特异和非特异吸入物，细菌、病毒、支原体等的感染，食用鱼虾、鸡蛋、奶制品等异种蛋白，阿司匹林、青霉素等药物，气候变化、运动、妇女的月经期、妊娠等都可能是哮喘的激发因素。

（二）发病机制

哮喘的发病机制目前仍不完全清楚，多数人认为哮喘与变态反应、气道炎症、气道反应性增高及神经等因素相互作用有关。

1.变态反应

当有过敏体质的人接触到某种变应原后，可刺激机体通过 T 细胞的传递，由 B 细胞合成特异性 IgE，后者结合于肥大细胞和嗜碱性粒细胞上，当变应原再次进入体内，抗原抗体相结合，使该细胞合成并释放多种活性物质如组胺、缓激肽、嗜酸性粒细胞趋化因子、慢反应物质等，导致支气管平滑肌收缩、黏液分泌增加、血管通透性增高和炎细胞浸润等。

接触变应原后立即发生哮喘称为速发型哮喘。而更常见的是接触变应原后数小时乃至数十小时后发作的哮喘,称为迟发型哮喘。现在认为迟发型哮喘是由于多种炎症细胞相互作用,许多介质和细胞因子参与的一种慢性炎症反应。

2.气道炎症

目前认为哮喘与气道的慢性炎症有密切的关系,气道内多种炎症细胞如肥大细胞、嗜酸性粒细胞、巨噬细胞、中性粒细胞等浸润、聚集和相互作用,分泌出大量炎症介质和细胞因子,如白三烯(LT)、前列腺素(PG)、血小板活化因子(PAF)、血栓素(TX)等,引起气道反应性增高,气道收缩,腺体分泌增加,微血管通透性增加。

3.气道高反应性(AHR)

AHR 表现为气道对物理、化学、生物等各种刺激因子出现过强、过早的收缩反应,是哮喘发生发展的一个重要因素。目前普遍认为气道炎症是导致气道高反应性的重要原因,当气道受到变应原或其他刺激后,由于多种炎症细胞、炎症介质和细胞因子的参与,气道上皮和上皮内神经的损害均可导致气道高反应性。

4.神经因素

支气管受自主神经支配,除了胆碱能神经、肾上腺素能神经,目前研究还有非肾上腺素能非胆碱能(NANC)神经。β肾上腺素受体功能低下和迷走神经功能亢进可导致支气管哮喘。NANC 能释放舒张支气管平滑肌的神经递质如血管活性肠肽(VIP)、一氧化氮(NO)及收缩支气管平滑肌的递质如 P 物质、神经激肽,两者平衡失调,则可引起支气管平滑肌收缩。

二、病理

肺膨胀,支气管及细支气管内有大量黏稠痰液及黏液栓。组织学检查见支气管平滑肌肥厚、黏膜及黏膜下血管增生、血管扩张和微血管渗漏、黏膜水肿、上皮脱落、基底膜显著增厚,支气管壁有嗜酸性粒细胞、中性粒细胞和淋巴细胞浸润。

三、临床表现

(一)症状

发作性的伴有哮鸣音的呼气性呼吸困难或发作性胸闷和咳嗽,有时咳嗽可为唯一的症状(咳嗽变异性哮喘)。严重者被迫采取端坐位,口唇发绀,大汗淋漓。发作持续数小时至数天,可自行缓解或用支气管舒张药缓解。在夜间及凌晨发作和加重是哮喘的特征之一。缓解期无任何症状或异常体征。

(二)体征

哮喘发作时,患者胸廓饱满呈吸气状态,呼吸动度减弱,两肺有广泛哮鸣音。但在严重哮喘时,也可听不到哮鸣音。在严重哮喘时还可出现奇脉、胸腹反常运动、发绀等。

四、并发症

哮喘发作时可并发气胸、纵隔气肿等。长期反复发作和感染易并发慢性支气管炎、肺气肿、肺心病。

五、实验室及其他辅助检查

血液检查嗜酸性粒细胞增高,合并感染时,白细胞总数及中性粒细胞增多。

(一)痰液检查

痰液中可见较多嗜酸性粒细胞,还可见到夏科-莱登结晶及库什曼螺旋体。如合并呼吸道感染痰涂片镜检,细菌培养及药敏试验有助于指导治疗。

(二)胸部 X 线检查

检查哮喘发作时,两肺透光度增强,肋间隙增宽,膈平坦。缓解期可无异常。如合并感染可有肺纹理增强或炎性浸润阴影。同时要注意肺不张、气胸或纵隔气肿等并发症的存在。

(三)肺功能检查

哮喘发作时呼气流速各项指标均显著下降:1秒钟用力呼气量(FEV$_1$)、1秒钟用力呼气量占用力肺活量比值(FEV$_1$/FVC%)、最大呼气中期流速(MMER)、25%与50%肺活量时的最大呼气流量(MEF$_{25\%}$与 MEF$_{50\%}$)及呼气流量峰值(PEF)均减少。在缓解期或使用支气管扩张剂后上述指标可好转。

(四)血气分析

哮喘发作时,如有缺氧可有 PaO$_2$ 降低,由于过度通气可使 PaCO$_2$ 下降,pH 上升,表现呼吸性碱中毒。重症哮喘时,气道阻塞严重,可使二氧化碳潴留,PaCO$_2$ 上升,表现呼吸性酸中毒。如缺氧明显,可合并代谢性酸中毒。

(五)特异性变应原检测

可用放射性变应原吸附试验(RAST)测定特异性 IgE,过敏性哮喘患者血清 IgE 可较正常人高 2~6 倍。在缓解期用来判断变应原,但应防止发生变态反应。也可做皮肤变应原测试,需根据病史和当地生活环境选择可疑的变应原通过皮肤点刺等方法进行,皮试阳性提示患者对该变应原过敏。

六、诊断

(一)诊断标准

(1)反复发作性喘息、呼吸困难、胸闷或咳嗽,多与接触变应原、冷空气、物理或化学性刺激、病毒性上呼吸道感染、运动有关。

(2)发作时在双肺可闻及散在或弥漫性以呼气相为主的哮鸣音,呼气相延长。

(3)上述症状可经治疗缓解或自行缓解。

(4)除外其他疾病引起的喘息、胸闷、咳嗽,如慢性支气管炎、阻塞性肺气肿、支气管扩张、肺间质纤维化、急性左心衰竭等。

(5)症状不典型者(如无明显喘息或体征)至少以下一项试验阳性:支气管舒张试验阳性(FEV$_1$ 增加 15%以上);支气管激发试验或运动试验阳性;PEF 日内变异率或昼夜波动率≥20%。

符合(1)~(4)条或(4)、(5)条者,即可诊断为支气管哮喘。

(二)哮喘控制水平评估

为了指导临床治疗,世界各国哮喘防治专家共同起草,并不断更新了《全球哮喘防治创议》(GINA)。《GINA》建议根据哮喘的临床控制情况对其严重程度进行分级(表4-1,表4-2)。

表 4-1 哮喘控制水平分级

临床特征	控制 (满足以下所有表现)	部分控制 (任意 1 周出现以下 1 种表现)	未控制
白天症状	无(或≤2 次/周)	>2 次/周	任意 1 周出现部分控制表现≥3 项
活动受限	无	任何 1 次	
夜间症状和/或憋醒	无	任何 1 次	
需接受缓解药物治疗和/或急救治疗	无(或≤2 次/周)	>2 次/周	
肺功能(PEE 和 FEV₁)	正常	<80%预计值或个人最佳值(若已知)	
急性加重	没有	≥1 次/年	任意 1 周出现 1 次

表 4-2 哮喘发作严重程度的评价

临床特点	轻度	中度	重度	危重
气短	步行、上楼时	稍事活动	休息时	
体位	可平卧	多为坐位	端坐呼吸	
讲话方式	连续成句	常有中断	单字	不能讲话
精神状态	尚安静	时有焦虑或烦躁	常焦虑、烦躁	意识障碍
出汗	无	有	大汗淋漓	
呼吸频率	轻度增加	增加	常>30 次/分	
三凹征	无	可有	常有	胸腹矛盾运动
哮鸣音	散在	弥漫	弥漫	可无
脉率	<100 次/分	100~120 次/分	>120 次/分	缓慢
奇脉	无	可有	常有	
使用 β₂ 肾上腺素受体激动剂后 PEF 占正常预计或本人平素最高值%	>80%	60%~80%	<60%	
PaO₂	正常	8.0~10.7 kPa	<8.0 kPa	
PaCO₂	<6.0 kPa	≤6.0 kPa	>6.0 kPa	
SaO₂	>95%	91%~95%	≤90%	
pH			降低	

推荐用于哮喘临床控制水平评估的工具包括哮喘控制测试(ACT)、哮喘控制问卷(ACQ)、哮喘疗效评估问卷(ATAQ)和哮喘控制记分系统。这些工具有助于改善哮喘的控制,逐周或逐月提供可重复的客观指标,改善医护人员和患者之间的交流与沟通。

七、鉴别诊断

(一)心源性哮喘

心源性哮喘常见于左心衰竭,发作时的症状与哮喘相似,但心源性哮喘常有高血压、冠心病、风心病等病史,常有阵发性咳嗽、咳大量粉红色泡沫痰,两肺布满湿啰音及哮鸣音,心界扩大,心尖部可闻及奔马律,胸部 X 线检查可见心脏增大,肺淤血征。

(二)慢性喘息型支气管炎

现认为是慢性支气管炎合并哮喘,多见于老年人,有慢性咳嗽、咳痰病史,多于冬季加重,两肺可闻及湿啰音。

(三)支气管肺癌

中央型肺癌导致支气管狭窄或伴有感染或有类癌综合征时,可出现喘鸣或类似哮喘样呼吸困难,肺部可闻及哮鸣音。但肺癌常有咯血,呼吸困难及哮鸣症状常进行性加重,用支气管扩张剂效果差。胸部 X 线、CT 或纤维支气管镜检查有助于诊断。

(四)变态反应性肺浸润

致病原因为寄生虫、原虫、花粉、化学药品、职业粉尘等,多有接触史,症状轻,多有发热,胸部 X 线表现为多发的此起彼伏的淡片状浸润阴影,可自行消失或再发。

八、治疗

哮喘的防治原则是消除病因、控制发作、防止复发。根据病情,因人而异采取相应综合措施。

(一)去除病因

尽量避免或消除引起哮喘发作的各种诱发因素。

(二)药物治疗

治疗哮喘的药物主要分两类:支气管舒张药和抗炎药。

1.支气管舒张药

(1)β_2 肾上腺素受体激动剂(简称 β_2 受体激动剂):为目前常用的支气管扩张剂,主要是通过激动呼吸道的 β_2 受体,激活腺苷酸环化酶,使细胞内环磷酸腺苷(cAMP)含量增高,从而松弛支气管平滑肌。常用药物有沙丁胺醇、特布他林、非诺特罗等,属短效 β_2 受体激动剂,作用时间为4～6 小时。新一代长效 β_2 受体激动剂如福莫特罗、丙卡特罗、沙美特罗、班布特罗等,作用时间达 12～24 小时。

β_2 受体激动剂的用药方法可采用吸入、口服或静脉注射。首选吸入法,因药物吸入气道直接作用于呼吸道,局部浓度高且作用迅速,全身不良反应少。使用方法为沙丁胺醇或特布他林气雾剂,每天3～4 次,每次 1～2 喷,长效 β_2 受体激动剂如福莫特罗 4.5 μg,每天 2 次,每次 1 喷。沙丁胺醇或特布他林一般口服用法为 2.4～2.5 mg,每天 3 次。注射用药多用于重症哮喘。

(2)茶碱类:也是临床常用的平喘药物之一。除了抑制磷酸二酯酶,提高平滑肌细胞内的cAMP 浓度外,还具有拮抗腺苷受体、刺激肾上腺分泌肾上腺素、增强呼吸肌收缩、增强气道纤毛消除功能和抗炎作用。

轻度哮喘可口服给药,氨茶碱每次 0.1～0.2 g,每天 3 次,茶碱控释片 200～600 mg/d。中度以上哮喘静脉给药,静脉注射首次剂量 4～6 mg/kg。缓慢注射,静脉滴注维持量为0.8～1.0 mg/kg,每天总量不超过 1.0 g。也可选用喘定 0.25 g 肌内注射,或 0.5～1.0 g 加入 5% 葡萄糖注射液静脉滴注。

氨茶碱的不良反应有胃肠道症状(恶心、呕吐),心血管反应(心动过速、心律失常、血压下降),严重者可引起抽搐甚至死亡。故老年人、妊娠、有心肝肾功能障碍、甲亢患者应慎用,合用西咪替丁、大环内酯类、喹诺酮类等药物可影响茶碱代谢而使其排泄减慢,最好进行血药浓度监测。

(3)抗胆碱药:可减少 cGMP 浓度,从而减少活性物质的释放,使支气管平滑肌松弛。由于全身用药不良反应大,现多用吸入抗胆碱药如异丙托溴铵,一次 20～80 μg,每天 3～4 次。

2.抗炎药

主要治疗哮喘的气道炎症。

(1)糖皮质激素:由于气道慢性非特异性炎症是哮喘的病理基础,糖皮质激素是治疗哮喘最有效的药物。其作用机制是抑制炎症细胞的迁移和活化;抑制细胞因子的生成;抑制炎症介质的释放;增强平滑肌细胞 β_2 受体的反应性,可吸入、口服和静脉使用。

吸入剂是目前推荐长期抗感染治疗哮喘的最常用药,具有用量小、局部高效、不良反应少等优点。目前常用的有倍氯米松、布地奈德、氟替卡松等,根据病情,吸入剂量 200～1 000 μg/d。不良反应为口咽部念珠菌感染、声音嘶哑或呼吸道不适,喷药后用清水漱口可减轻局部反应和胃肠吸收。与长效 β_2 受体激动剂合用增加其抗炎作用,减少吸入激素用量。

常用的口服剂有泼尼松和泼尼松龙。用于吸入糖皮质激素无效或需要短期加强的患者。30～40 mg/d,症状缓解后逐渐减量,然后停用或改用吸入剂。

重度及危重哮喘发作应静脉给药,如氢化可的松 100～400 mg/d,或地塞米松 10～30 mg/d,或甲泼尼龙 80～160 mg/d,症状缓解后逐渐减量,然后改为口服或吸入维持。

(2)色苷酸钠:能抑制肥大细胞释放递质,还能直接抑制神经反射性支气管痉挛。主要用于预防哮喘发作,雾化吸入 3.5～7.0 mg,或干粉吸入 20 mg,每天 3～4 次。

(3)酮替酚:是 H_1 受体拮抗剂,具有抑制肥大细胞和嗜碱性粒细胞释放生物活性物质的作用。对过敏性、运动性哮喘均有效。每次 1 mg,日服 2 次。也可选用新一代 H_1 受体拮抗剂如阿司咪唑、曲尼斯特、氯雷他定等。不良反应可有倦怠、胃肠道反应、嗜睡、眩晕等。

(4)白三烯拮抗剂:白三烯在气道炎症中起重要作用,它不仅能使气道平滑肌收缩,还能促进嗜酸性粒细胞积聚,使黏液分泌增加,气道血浆渗出。白三烯拮抗剂可减少哮喘的发作,减少支气管扩张剂的应用,与糖皮质激素合用具有协同抗炎效应。临床常用的有扎鲁司特 20 mg,每天 2 次,或孟鲁司特 10 mg,每天 1 次。

(三)重度及危重哮喘的处理

哮喘不能控制,进行性加重往往有下列因素存在,如变应原持续存在、呼吸道感染未能控制、痰栓阻塞气道、酸碱平衡失调和电解质紊乱、并发肺不张或自发性气胸等,应详细分析分别对症处理,同时采取综合治疗措施。

(1)氧疗注意气道湿化。

(2)迅速解除支气管痉挛,静脉滴注氨茶碱、糖皮质激素,雾化吸入 β_2 受体激动剂,也可配合雾化吸入抗胆碱药,口服白三烯拮抗剂。

(3)积极控制感染,选用有效抗菌药物。

(4)补液、纠正酸碱失衡及电解质紊乱。

(5)如有并发症如气胸、纵隔气肿、肺不张等,采取相应措施处理。

（6）上述措施仍不能纠正缺氧加重时，进行机械通气。

（四）缓解期治疗

制止哮喘发作最好的办法就是预防，因此在缓解期应根据病情程度制订长期控制计划。

（1）间歇性哮喘患者在运动前或暴露于变应原前吸入 β_2 受体激动剂或色苷酸钠，或者用吸入型抗胆碱能药物或短效茶碱作为吸入型短效 β_2 受体激动剂的替代药物。

（2）轻度哮喘患者需长期每天用药。基本的治疗是抗感染治疗。每天定量吸入小剂量糖皮质激素（$\leqslant 500 \ \mu g/d$），也可加用缓释茶碱或 β_2 受体激动剂。

（3）中度哮喘患者吸入型糖皮质激素量应该每天 $500 \sim 1\ 000 \ \mu g$，同时加用缓释茶碱、长效 β_2 受体激动剂。效果不佳时可改为口服糖皮质激素，哮喘控制后改为吸入。

（4）重度哮喘发作患者治疗需要每天使用多种长期预防药物。糖皮质激素每天 $>1\ 000 \ \mu g$，联合吸入长效口服 β_2 受体激动剂、茶碱缓释片、白三烯拮抗剂或吸入型抗胆碱药。症状不能控制者加用糖皮质激素片剂。

以上方案为基本原则，还应根据每个地区和个人不同情况制订治疗方案。每 $3 \sim 6$ 个月对病情进行一次评估，然后再根据病情调整治疗方案，或升级或降级治疗。

九、哮喘的教育与管理

实践表明，哮喘患者的教育和管理是哮喘防治工作中十分重要的组成部分。通过哮喘教育可以显著地提高哮喘患者对于疾病的认识，更好地配合治疗和预防，提高患者防治依从性，达到减少哮喘发作，维持长期稳定，提高生活质量，并减少医疗经费开支的目的。通过教育使患者了解或掌握以下内容：①相信通过长期、规范的治疗，可以有效地控制哮喘；②了解诱发哮喘的各种因素，结合每位患者的具体情况，找出具体的促（诱）发因素以及避免诱因的方法，如减少变应原吸入，避免剧烈运动，忌用可以诱发哮喘的药物等；③初步了解哮喘的本质和发病机制；④熟悉哮喘发作先兆表现及相应处理办法；⑤了解峰流速仪的测定和记录方法，并鼓励记录哮喘日记；⑥学会在哮喘发作时进行简单的紧急自我处理办法；⑦初步了解常用的治疗哮喘药物的作用特点、正确用法，并了解各种药物的不良反应及如何减少、避免这些不良反应；⑧正确掌握使用各种定量雾化吸入器的技术；⑨根据病情程度医患双方联合制订初步治疗方案；⑩认识哮喘加重恶化的征象以及知道此时应采取的相应行动；⑪知道什么情况下应去医院就诊或看急诊；⑫了解心理因素在哮喘发病和治疗中的作用，掌握必要的心理调适技术。

在此基础上采取一切必要措施对患者进行长期系统管理，定期强化有关哮喘规范治疗的内容，提高哮喘患者对哮喘的认识水平和防治哮喘的技能，重点是定量气雾剂吸入技术以及落实环境控制措施，定期评估病情和治疗效果。提高哮喘患者对医护人员的信任度，改善哮喘患者防治疾病的依从性。

根据 2006 版《GINA 指南》，成功的哮喘管理目标：①达到并维持哮喘症状的控制；②保持正常活动，包括运动；③保持肺功能尽可能接近正常水平；④预防哮喘急性发作；⑤避免药物不良反应；⑥预防哮喘导致的死亡。

（张焕焕）

第二节 慢性支气管炎

慢性支气管炎是由于感染或非感染因素引起气管、支气管黏膜及其周围组织的慢性非特异性炎症。临床上以慢性咳嗽、咳痰或气喘为主要症状。疾病不断进展,可并发阻塞性肺气肿、肺源性心脏病,严重影响劳动和健康。

一、病因和发病机制

病因尚未完全清楚,一般认为是多种因素长期相互作用的结果,这些因素可分为外因和内因两个方面。

(一)吸烟

大量研究证明吸烟与慢性支气管炎的发生有密切关系。吸烟时间越长,量越多,患病率也越高。戒烟可使症状减轻或消失,病情缓解,甚至痊愈。

(二)理化因素

包括刺激性烟雾、粉尘、大气污染(如二氧化硫、二氧化氮、氯气、臭氧等)的慢性刺激。这些有害气体的接触者慢性支气管炎患病率远较不接触者为高。

(三)感染因素

感染是慢性支气管炎发生、发展的重要因素,病毒感染以鼻病毒、黏液病毒、腺病毒和呼吸道合胞病毒为多见。细菌感染常继发于病毒感染之后,如肺炎链球菌、流感嗜血杆菌等。这些感染因素造成气管、支气管黏膜的损伤和慢性炎症。感染虽与慢性支气管炎的发病有密切关系,但目前尚无足够证据说明为首发病因。只认为是慢性支气管炎的继发感染和加剧病变发展的重要因素。

(四)气候

慢性支气管炎发病及急性加重常见于冬天寒冷季节,尤其是在气候突然变化时。寒冷空气可以刺激腺体,增加黏液分泌,使纤毛运动减弱,黏膜血管收缩,有利于继发感染。

(五)过敏因素

主要与喘息性支气管炎的发生有关。在患者痰液中嗜酸性粒细胞数量与组胺含量都有增高倾向,说明部分患者与过敏因素有关。尘埃、尘螨、细菌、真菌、寄生虫、花粉及化学气体等,都可以成为过敏因素而致病。

(六)呼吸道局部免疫功能减低及自主神经功能失调

其为慢性支气管炎发病提供内在的条件。老年人常因呼吸道的免疫功能减退,免疫球蛋白的减少,呼吸道防御功能退化等导致患病率较高。副交感神经反应增高时,微弱刺激即可引起支气管收缩痉挛,分泌物增多,而产生咳嗽、咳痰、气喘等症状。

综上所述,当机体抵抗力减弱时,呼吸道在不同程度易感性的基础上,有一种或多种外因的存在,长期反复作用,可发展成为慢性支气管炎。如长期吸烟损害呼吸道黏膜,加上微生物的反复感染,可发生慢性支气管炎。

二、病理

由于炎症反复发作,引起上皮细胞变性、坏死和鳞状上皮化生,纤毛变短、参差不齐或稀疏脱落。黏液腺泡明显增多,腺管扩张,杯状细胞也明显增生。支气管壁有各种炎性细胞浸润、充血、水肿和纤维增生。支气管黏膜发生溃疡,肉芽组织增生,严重者支气管平滑肌和弹性纤维也遭破坏以致机化,引起管腔狭窄。

三、临床表现

(一)症状

起病缓慢,病程长,常反复急性发作而逐渐加重。主要表现为慢性咳嗽、咳痰、喘息。开始症状轻微,气候变冷或感冒时,则引起急性发作,这时患者咳嗽、咳痰、喘息等症状加重。

1.咳嗽

主要由支气管黏膜充血、水肿或分泌物积聚于支气管腔内而引起咳嗽。咳嗽严重程度视病情而定,一般晨间和晚间睡前咳嗽较重,有阵咳或排痰,白天则较轻。

2.咳痰

痰液一般为白色黏液或浆液泡沫性,偶可带血。起床后或体位变动可刺激排痰,因此,常以清晨排痰较多。急性发作伴有细菌感染时,则变为黏液脓性,咳嗽和痰量也随之增加。

3.喘息或气急

喘息性慢性支气管炎可有喘息,常伴有哮鸣音。早期无气急;反复发作数年,并发阻塞性肺气肿时,可伴有轻重程度不等的气急,严重时生活难以自理。

(二)体征

早期可无任何异常体征。急性发作期可有散在的干、湿啰音,多在背部及肺底部,咳嗽后可减少或消失。喘息型可听到哮鸣音及呼气延长,而且不易完全消失。并发肺气肿时有肺气肿体征。

四、实验室和其他检查

(一)X线检查

早期可无异常。病变反复发作,可见两肺纹理增粗、紊乱,呈网状或条索状、斑点状阴影,以下肺野较明显。

(二)呼吸功能检查

早期常无异常。如有小呼吸道阻塞时,最大呼气流速-容积曲线在75%和50%肺容量时,流量明显降低,它比第1秒用力呼气容积更为敏感。发展到呼吸道狭窄或有阻塞时,常有阻塞性通气功能障碍的肺功能表现,如第1秒用力呼气量占用力肺活量的比值减少(<70%),最大通气量减少(低于预计值的80%);流速-容量曲线减低更为明显。

(三)血液检查

慢性支气管炎急性发作期或并发肺部感染时,可见白细胞及中性粒细胞计数增多。喘息型者嗜酸性粒细胞计数可增多。缓解期多无变化。

(四)痰液检查

涂片或培养可见致病菌。涂片中可见大量中性粒细胞,已破坏的杯状细胞,喘息型者常见较多的嗜酸性粒细胞。

五、诊断和鉴别诊断

(一)诊断标准

根据咳嗽、咳痰或伴喘息,每年发病持续3个月,连续2年或以上,并排除其他引起慢性咳嗽的心肺疾病,可作出诊断。如每年发病持续不足3个月,而有明确的客观检查依据(如X线片、呼吸功能等)也可诊断。

(二)分型、分期

1.分型

可分为单纯型和喘息型两型。单纯型的主要表现为咳嗽、咳痰;喘息型者除有咳嗽、咳痰外尚有喘息,伴有哮鸣音,喘鸣在阵咳时加剧,睡眠时明显。

2.分期

按病情进展可分为3期。急性发作期是指"咳""痰""喘"等症状任何一项明显加剧,痰量明显增加并出现脓性或黏液脓性痰,或伴有发热等炎症表现1周之内。慢性迁延期是指有不同程度的"咳""痰""喘"症状迁延1个月以上者。临床缓解期是指经治疗或临床缓解,症状基本消失或偶有轻微咳嗽、少量痰液,保持2个月以上者。

(三)鉴别诊断

慢性支气管炎需与下列疾病相鉴别。

1.支气管哮喘

常于幼年或青年突然起病,一般无慢性咳嗽、咳痰史,以发作性、呼气性呼吸困难为特征。发作时两肺布满哮鸣音,缓解后可无症状。常有个人或家族过敏性疾病史。喘息型慢性支气管炎多见于中老年患者,一般以咳嗽、咳痰伴发喘息及哮鸣音为主要症状,感染控制后症状多可缓解,但肺部可听到哮鸣音。典型病例不难区别,但哮喘并发慢性支气管炎和/或肺气肿则难以区别。

2.咳嗽变异性哮喘

以刺激性咳嗽为特征,常由于受到灰尘、油烟、冷空气等刺激而诱发,多有家族史或过敏史。抗生素治疗无效,支气管激发试验阳性。

3.支气管扩张

具有咳嗽、咳痰反复发作的特点,合并感染时有大量脓痰,或反复咯血。肺部以湿啰音为主,可有杵状指(趾)。X线检查常见下肺纹理粗乱或呈卷发状。支气管造影或CT检查可以鉴别。

4.肺结核

多有发热、乏力、盗汗、消瘦等结核中毒症状,咳嗽、咯血等以及局部症状。经X线检查和痰结核菌检查可以明确诊断。

5.肺癌

患者年龄常在40岁以上,特别是有多年吸烟史,发生刺激性咳嗽,常有反复发生或持续的血痰,或者慢性咳嗽性质发生改变。X线检查可发现有块状阴影或结节状影或阻塞性肺炎。用抗生素治疗,未能完全消散,应考虑肺癌的可能,痰脱落细胞检查或经纤维支气管镜活检一般可明确诊断。

6.肺尘埃沉着病(尘肺)

有粉尘等职业接触史。X线检查肺部可见硅结节,肺门阴影扩大及网状纹理增多,可作出诊断。

六、治疗

在急性发作期和慢性迁延期应以控制感染和祛痰、镇咳为主。伴发喘息时,应予解痉平喘治疗。对临床缓解期宜加强锻炼,增强体质,提高机体抵抗力,预防复发为主。

(一)急性发作期的治疗

1.控制感染

根据致病菌和感染严重程度或药敏试验选择抗生素。轻者可口服,较重患者用肌内注射或静脉滴注抗生素。常用的有喹诺酮类、头孢菌素类、大环内酯类、β内酰胺类或磺胺类口服,如左氧氟沙星 0.4 g,1 次/天;罗红霉素 0.3 g,2 次/天;阿莫西林 2～4 g/d,分 2～4 次口服;头孢呋辛 1.0 g/d,分 2 次口服;复方磺胺甲噁唑 2 片,2 次/天。能单独应用窄谱抗生素应尽量避免使用广谱抗生素,以免二重感染或产生耐药菌株。

2.祛痰、镇咳

可改善患者症状,迁延期仍应坚持用药。可选用氯化铵合剂 10 mL,每天 3 次;也可加用溴己新 8～16 mg,每天 3 次;盐酸氨溴索 30 mg,每天 3 次。干咳则可选用镇咳药,如右美沙芬、那可丁等。中成药镇咳也有一定效果。对年老体弱无力咳痰者或痰量较多者,更应以祛痰为主,协助排痰,畅通呼吸道。应避免应用强的镇咳药,如可待因等,以免抑制中枢,加重呼吸道阻塞和炎症,导致病情恶化。

3.解痉、平喘

主要用于喘息明显的患者,常选用氨茶碱 0.1 g,每天 3 次,或用茶碱控释药;也可用特布他林、沙丁胺醇等 β2 激动药加糖皮质激素吸入。

4.气雾疗法

对于痰液黏稠不易咳出的患者,雾化吸入可稀释气管内的分泌物,有利排痰。目前主要用超声雾化吸入,吸入液中可加入抗生素及痰液稀释药。

(二)缓解期治疗

(1)加强锻炼,增强体质,提高免疫功能,加强个人卫生,注意预防呼吸道感染,如感冒流行季节避免到拥挤的公共场所,出门戴口罩等。

(2)避免各种诱发因素的接触和吸入,如戒烟、脱离接触有害气体的工作岗位等。

(3)反复呼吸道感染者可试用免疫调节药或中医中药治疗,如卡介苗、多糖核酸、胸腺肽等。

(张焕焕)

第三节 慢性阻塞性肺疾病

一、慢性阻塞性肺疾病概述

(一)定义

慢性阻塞性肺疾病(chronic obstructive pulmonary disease,COPD)是一种以气流受限为特

征的可以预防和治疗的疾病,气流受限不完全可逆,呈进行性发展,与肺部对香烟烟雾等有害气体或颗粒的异常炎症反应有关,COPD主要累及肺脏,但也可以引起全身(或称肺外)的不良反应。

COPD是指具有气流受限的慢性支气管炎(慢支)和/或肺气肿。慢支或肺气肿可单独存在,但在绝大多数情况下是合并存在,无论是单独或合并存在,只要有气流受限,均可以称为COPD,当其合并存在时,各自所占的比重则因人而异。

慢支的定义为"慢性咳嗽、咳痰,每年至少3个月,连续2年以上,并能除外其他肺部疾病者"。

肺气肿的定义为"终末细支气管远侧气腔异常而持久的扩大,并伴有气腔壁的破坏,而无明显的纤维化"。

以上慢支和肺气肿的定义中都没有提到气流受限,而COPD是以气流受限为特征的疾病,因此现在国内外均逐渐以COPD这一名称取代具有气流受限的慢支和/或肺气肿。如果一个患者,具有COPD的危险因素,又有长期咳嗽、咳痰的症状,但肺功能检查正常,则只能视为COPD的高危对象,其中一部分患者在以后的随访过程中,可出现气流受限,但也有些患者肺功能始终正常,当其出现气流受限时,才能称为COPD。

以往有些学者认为支气管哮喘,甚至支气管扩张都应包括在COPD之内,但支气管哮喘在发病机制上与COPD完全不同,虽然也有慢性气流受限,但其程度完全可逆或可逆性比较大,支气管扩张相对来说是一种局限性病变,二者均不应包括在COPD之内。

COPD不仅累及肺,对全身也有影响,COPD晚期常有体重下降,营养不良,骨骼肌无力,精神抑郁,由于呼吸衰竭,可并发肺源性心脏病,肺性脑病,还可伴发心肌梗死、骨质疏松等。因此COPD不仅是一种呼吸系统疾病,还是一种全身性疾病,在评定COPD的严重程度时,不仅要看肺功能,还要看全身的状况。

(二)流行病学

COPD是呼吸系统最常见的疾病之一,据世界卫生组织(World Health Organization,WHO)调查,1990年全球COPD病死率占各种疾病病死率的第6位,到2020年将上升至第3位,据2003年文献报道,亚太地区12国根据其流行病学调查推算,30岁以上人群中重度COPD的平均患病率为6.3%,近期对我国7个地区20 245个成年进行调查,COPD患病率占40岁以上人群的8.2%,患病率之高,十分惊人。另外流行病学调查还表明COPD患病率在吸烟者、戒烟者中比不吸烟者明显高,男性比女性高,40岁以上者比40岁以下者明显高。

二、慢性阻塞性肺疾病的病因病理

(一)病因

COPD的病因至今仍不十分清楚,但已知与某些危险因素有关,吸烟是最主要的危险因素,但吸烟者中也只有15%~20%发生COPD,因此个体的易感性也是重要原因,环境因素与个体的易感因素相结合导致发病。

1.环境因素

(1)吸烟:已知吸烟为COPD最主要的危险因素,大多数患者均有吸烟史,吸烟数量越大,年限越长,则发病率越高。被动吸烟能够增加吸入有害气体和颗粒的总量,也可以导致COPD的发生。

(2)职业性粉尘和化学物质:包括有机或无机粉尘,化学物质和烟雾,如二氧化硅、煤尘、棉尘、蔗尘、盐酸、硫酸、氯气。

(3)室内空气污染:用生物燃料如木材、畜粪等或煤炭做饭或取暖,通风不良,在不发达国家,是不吸烟而发生 COPD 的重要原因。

(4)室外空气污染:在城市里汽车、工厂排放的废气,如一氧化氮、二氧化氮、二氧化硫、二氧化碳,其他如臭氧等,在 COPD 的发生上,作为独立的因素,可能起的作用较小,但可以引起 COPD 的急性加重。

2.易感性

包括易感基因和后天获得的易感性。

(1)易感基因:比较明确的是表达先天性 α_1-抗胰蛋白酶缺乏的基因,是 COPD 的一个致病原因,但这种病在我国还未见报道,有报道 COPD 在一个家庭中多发,但迄今尚未发现明确的基因,COPD 的表型较多,很可能是一种多基因疾病,流行病学调查发现吸烟者与早期慢支患者,其 FEV_1 逐年下降率与气道反应性有关,气道反应性高者,其 FEV_1 下降率加速,因此认为气道高反应性也是 COPD 发病的危险因素,某些研究资料表明气道高反应性与基因有关,总之基因与 COPD 的关系,尚待深入研究。

(2)出生低体重:学龄儿童调查发现出生低体重者肺功能较差,这些儿童以后若吸烟,可能是 COPD 的一个易感因素。

(3)儿童时期下呼吸道感染:许多调查报告表明儿童时期下呼吸道感染与成年后 COPD 的发病有关,如果这些患病的儿童以后吸烟,则 COPD 的发病率显著增加,如果不吸烟,则对 COPD 的发生无明显影响,上述结果提示儿童时期下呼吸道感染可能是吸烟者发生 COPD 的易感因素,因儿童时期肺组织尚在发育,下呼吸道感染对肺组织的结构与功能均会发生不利影响,如果再吸烟,气道就更容易受到损害而发生 COPD,这种因果关系尚有待今后更多的研究资料证实。

(4)气道高反应性:气道高反应性是 COPD 的一个危险因素。气道高反应性除与基因有关外也可以是后天获得,继发于环境因素,例如氧化应激反应,可使气道反应性增高。

(二)病理

1.病理变化

COPD 特征性的病理变化见于中央气道、周围气道、肺实质和肺血管,存在着慢性炎症,在普通的吸烟者,也可以看到这种慢性炎症,是对吸入的有害物质的正常防御反应,但在 COPD 患者,这种炎症反应被放大而且持久,这种异常的炎症反应可能是由易感基因决定的。COPD 在不同的部位,有不同的炎症细胞,气道腔内中性粒细胞增多,气道腔、气道壁、肺实质巨噬细胞增加,气道壁和肺实质 $CD8^+$ T 淋巴细胞增加,反复的组织损伤和修复导致气道结构的重塑和狭窄。

(1)中央气道(气管和内径 >2 mm 的支气管)。①炎症细胞:巨噬细胞增多,$CD8^+$(细胞毒)T 淋巴细胞增多,气腔内中性粒细胞增多。②结构变化:杯状细胞增多,黏膜下腺体增大(二者致黏液分泌增多),上皮鳞状化生。

(2)周围气道(细支气管内径 <2 mm)。①炎症细胞:巨噬细胞增多,T 淋巴细胞($CD8^+$ $>CD4^+$)增多,B 淋巴细胞,淋巴滤泡,成纤维细胞增多,气腔内中性粒细胞增多。②结构变化:气道壁增厚,支气管壁纤维化,腔内炎性渗出,气道狭窄(阻塞性细支气管炎)炎性反应和渗出随病情加重而加重。

（3）肺实质（呼吸性细支气管和肺泡）。①炎症细胞：巨噬细胞增多，CD8$^+$T淋巴细胞增多，肺泡腔内中性粒细胞增多。②结构变化：肺泡壁破坏，上皮细胞和内皮细胞凋亡。

（4）肺血管。①炎症细胞：巨噬细胞增多，T淋巴细胞增多。②结构变化：内膜增厚，内皮细胞功能不全。平滑肌增厚导致肺动脉高压。

2.病理分类

（1）小叶中心型肺气肿：呼吸性细支气管的破坏和扩张，常见于吸烟者和肺上部。

（2）全小叶型肺气肿：肺泡囊与呼吸性细支气管的破坏和融合，常见于先天性α$_1$-抗胰蛋白酶缺乏者，也可见于吸烟者。

（3）隔旁肺气肿：为小叶远端肺泡导管、肺泡囊、肺泡的破坏与融合，位于肺内叶间隔或靠近胸壁的胸膜旁，常与以上两种肺气肿并存。

（4）肺大疱：肺气肿可伴有肺大疱，为直径>1 cm的扩张的肺气肿气腔。肺气肿应与其他肺泡过度充气相鉴别，支气管哮喘由于支气管痉挛狭窄，远端肺泡腔残气增加，肺泡扩张，但并无肺泡壁的破坏，并非肺气肿。

（5）代偿性肺气肿也是正常的肺泡过度扩张，不同于COPD中的肺气肿。

（6）老年性肺气肿，部分老年患者也可见到肺泡腔扩张，肺容量增加，主要是肺泡壁的弹性组织退行性变，肺泡弹性降低所致，并无肺泡壁的破坏，也无明显的症状。

三、慢性阻塞性肺疾病的发病机制

近年来对COPD的研究已有了很大进展，但对其发病机制至今尚不完全明了。

（一）气道炎症

香烟的烟雾与大气中的有害物质能激活气道内的肺泡巨噬细胞，巨噬细胞处在COPD慢性炎症的关键位置，它被激活后释放各种细胞因子，包括白介素-8（IL-8）、肿瘤坏死因子-α（TNF-α）、干扰素诱导性蛋白-10（IP-10）、单核细胞趋化肽-1（MCP-1）与白三烯B$_4$（LTB$_4$）。IL-8与LTB$_4$是中性粒细胞的趋化因子，MCP-1是巨噬细胞的趋化因子，IP-10是CD8$^+$T淋巴细胞的趋化因子，这些炎症细胞被募集至气道后，在其与组织细胞相互作用下，发生了慢性炎症。TNF-α能上调血管内皮细胞间黏附分子-1（ICAM-1）的表达，使中性粒细胞黏附于血管壁并移行至血管外并向气道内聚集，巨噬细胞与中性粒细胞释放的弹性蛋白酶与TNF-α均能损伤气道上皮细胞，使其释放更多的IL-8，进一步加剧了气道炎症，蛋白酶还可刺激黏液腺增生肥大，使黏液分泌增多，上皮细胞损伤后脱纤毛以及免疫球蛋白受到蛋白酶的破坏，都能削弱气道的防御功能，容易继发感染，气道潜在的腺病毒感染，可以激活上皮细胞内的核因子NF-κB的转录，产生IL-8与ICAM-1，吸引更多的中性粒细胞，使炎症持久不愈，这也可以解释为何COPD患者在戒烟以后，病情仍持续进展。CD8$^+$T淋巴细胞也是重要的炎症细胞，其释放的TNF-α、穿孔素等能使肺泡细胞溶解和凋亡，导致肺气肿。

气道炎症引起的分泌物增多，使气道狭窄，炎症细胞释放的介质可引起气道平滑肌的收缩，使其增生肥厚，上皮细胞与黏膜下组织损伤后的修复过程可导致气道壁的纤维化与气道重塑，以上的病理改变共同导致阻塞性通气障碍。

（二）蛋白酶与抗蛋白酶的失平衡

香烟等有害气体与颗粒除了引起支气管、细支气管的炎症以外，还可引起肺泡的慢性炎症，肺泡腔内有多量的巨噬细胞与中性粒细胞聚集，前者可产生半胱氨酸蛋白酶与基质金属蛋白酶

(matrix metallo proteinase,MMP),后者可产生丝氨酸蛋白酶与基质金属蛋白酶,它们可水解肺泡壁中的弹性蛋白与胶原蛋白,使肺泡壁溶解破裂,许多小的肺泡腔融合成大的肺泡腔,产生肺气肿,在呼吸性细支气管,则可引起呼吸性细支气管的破坏、融合,产生小叶中心型肺气肿。

在正常情况下,由于抗蛋白酶的存在,可与蛋白酶保持平衡,使其不致对组织产生过度的破坏,血浆中的 α_2 巨球蛋白、α_1-抗胰蛋白酶能与中性粒细胞释放的丝氨酸蛋白酶结合而使其失去活性,此外气道的黏液细胞、上皮细胞尚可分泌低分子的分泌型白细胞蛋白酶抑制药(secretory leuco protease inhibitor,SLPI),能够抑制中性粒细胞释放的弹性蛋白酶的活性。许多组织能产生半胱氨酸蛋白酶抑制药与组织基质金属蛋白酶抑制药(tissue inhibitors of matrix metalloproteinases,TIMPs)使这两种蛋白酶失活,但在 COPD 患者,可能由于基因的多态性,影响了某些抗蛋白酶的产量或功能,使其不足以对抗蛋白酶的破坏作用而发生肺气肿。

(三)氧化与抗氧化的不平衡

香烟的烟雾中含有许多活泼的氧化物,包括氮氧化物、氧自由基等,此外炎症细胞如巨噬细胞与中性粒细胞均可产生氧自由基,它们可氧化抗蛋白酶,使其失去活性,氧化物还可激活上皮细胞中的 NF-κB,促使其进入细胞核,加强了某些炎前因子的转录,如 IL-8 与 TNF-α 等,加重了气道的炎症。中性粒细胞释放的活性氧还可以上调黏附分子的表达和增加气道的反应性,放大慢性炎症。

四、慢性阻塞性肺疾病的病理生理

COPD 的主要病理生理变化是气流受限,肺泡过度充气和通气灌注比例(V/Q)不平衡。

(一)气流受限

支气管炎症导致黏膜水肿增厚,分泌物增多,支气管痉挛,平滑肌肥厚和气管壁的纤维化使支气管狭窄,阻力增加,流速变慢。

肺气肿时由于肺泡壁的弹性蛋白减少,弹性压降低,呼气时驱动压降低,故流速变慢,此外由于细支气管壁上,均有许多肺泡附着,肺泡壁的弹力纤维对其有牵拉扩张作用,当弹性蛋白减少时,扩张作用减弱,故细支气管壁萎陷,气流受限。

在 COPD 患者,由于肺泡弹性压的降低,支气管阻力的增加,最大呼气流速(maximal expiratory flow rates,V_{max})也明显受限。

正常人在用力呼气时的流速容积曲线,同样也显示,开始 1/3 是用力依赖性的,后 2/3 是非用力依赖性的,但在 COPD 患者,由于肺泡弹性压降低,气道阻力增加,等压点向上游移位,比正常人更靠近肺泡侧,常常在小气道,在用力呼气时,气道容易过早地陷闭,使 RV 加大,而且在相同肺容积情况下,其 V_{max} 比正常人为小,在 MEFV 曲线上,表现为降支呈勺状向内凹陷。

(二)肺泡过度充气

在 COPD 患者常有 RV 和功能残气量(functional residual capacity,FRC)的增加,由于肺泡弹性压的降低和气道阻力的增加,呼气时间延长,在用力呼气末,肺泡气往往残留较多,因而 RV 增加,前述用力呼气时,小气道过早地陷闭,也是 RV 增加的原因,FRC 是潮气呼气末的肺容积,此时向外的胸壁弹性压和向内的肺泡弹性压保持平衡,肺气肿时,肺泡弹性压降低,向外扩张的力强,因而 FRC 增加,COPD 患者在潮气呼吸(平静呼吸)时,由于气道阻力的增加和呼吸频率的增快,呼气时间不够长,往往不足以排出过多的肺泡气,就要开始下一次吸气,因此 FRC 越来越高,这种情况称为动态性过度充气,随着 FRC 的增加,肺泡弹性压也增加,在呼气末,肺泡压可大于人气压,所增加的压力称为内源性呼气末正压(intrinsic postive end expiratory pressure, PEEPi),在下一次吸气时,胸膜腔的负压必须先抵消 PEEPi 后,才能有空气吸入,因而增加了呼吸功。

由于肺容积增加,横膈低平,在吸气开始时,横膈肌的肌纤维缩短,不在原始位置,因而收缩力减弱,容易发生呼吸肌疲劳。

由以上的病理生理可见,中重度 COPD 患者由于动态性肺泡过度充气,肺泡内源性 PEEP,吸气时对膈肌不利的几何学位置,在吸气时均会加重呼吸功,因此感到呼吸困难,特别是体力活动时,需要增加通气量,更感呼吸困难,最后导致呼吸肌疲劳和呼吸衰竭。

COPD 患者,呼气的时间常数延长,时间常数=肺顺应性×气道阻力,COPD 患者常有肺顺应性与气道阻力的增加,所以时间常数延长,呼气时间常常不足以排出过多的肺泡气,使肺容积增加,肺容积过高时,肺顺应性反而降低,以致呼吸功增加,肺泡通气量(alveolar ventilation,VA)减少,但若肺泡的血流灌注量更少,肺气肿区仍然是通气大于灌注,存在无效腔通气,无效腔通气是无效通气,徒然增加呼吸功。

(三)通气灌注比例不平衡

COPD 患者的各个肺区肺泡顺应性和气道阻力常有差异,因而时间常数也不一致,造成肺泡通气不均,有的肺泡区通气高于血流灌注(高 V/Q 区),有的肺泡区通气低于血流灌注(低 V/Q 区),高 V/Q 区有部分气体是无效通气(无效腔通气),低 V/Q 区则流经肺泡的血液得不到充分的氧合,即进入左心,产生低氧血症,这种低氧血症发生的机制是由于 V/Q 比例不平衡所致。慢性低氧血症会引起肺血管收缩,血管内皮、平滑肌增生和管壁重塑与继发性红细胞增多,产生肺动脉高压和肺源性心脏病。

五、慢性阻塞性肺疾病的临床表现

早期患者,即使肺功能持续下降,可毫无症状,及至中晚期,出现咳嗽、咳痰、气短等症状,痰量因人而异,为白色黏液痰,合并细菌感染后则变为黏液脓性。在长期患病过程中,反复急性加重和缓解是本病的特点,病毒或细菌感染常常是急性加重的重要诱因,常发生于冬季,咯血不常见,但痰中可带血丝,如咯血量较多,则应进一步检查,以除外肺癌和支气管扩张,晚期患者气短症状常非常明显,即使是轻微的活动,都不能耐受。进行性的气短,提示肺气肿的存在。

晚期患者可见缩唇呼吸,呼气时嘴唇呈吹口哨状,以增加气道内压,使肺泡气缓慢地呼出,避免小气道过早地萎陷,以减少 RV。患者常采取上身前倾,两手支撑在椅上的特殊体位,此种姿势,可固定肩胛带,使胸大肌和背阔肌活动度增加,以协助肋骨的运动。患者胸廓前后径增加,肺底下移,呈桶状胸,呼吸运动减弱,叩诊为过清音,呼吸音减弱,肺底可有少量湿啰音,如湿啰音较多,则应考虑合并支气管扩张,肺炎,左心衰竭等。COPD 在急性加重期,肺部可听到哮鸣音,表示支气管痉挛或黏膜水肿,黏液堵塞,但其程度常不如支气管哮喘那样严重而广泛。患者缺氧时,可出现发绀,如果有杵状指,则应考虑其他原因所致,如合并肺癌或支气管扩张等,因 COPD 或缺氧本身,并不会发生杵状指。合并肺源性心脏病时,可见颈静脉怒张,伴三尖瓣收缩期反流杂音,肝大、下肢水肿等,但水肿并不一定表示都有肺源性心脏病,因 COPD 呼吸衰竭伴低氧血症和高碳酸血症时,肾小球滤过率减少也可发生水肿。单纯肺源性心脏病心衰时,很少有胸腔积液,如有胸腔积液则应进一步检查,以除外其他原因所致,如合并左心衰竭或肿瘤等,呼吸衰竭伴膈肌疲劳时可出现胸腹矛盾呼吸运动,即在吸气时,胸廓向外,腹部内陷,呼气时相反。并发肺性脑病时,患者可出现嗜睡,神志障碍,与严重的低氧血症和高碳酸血症有关。

COPD 可分两型,即慢支型和肺气肿型。慢支型又称紫肿型(blue bloater,BB),因缺氧发绀较重,常常合并肺源性心脏病,水肿明显;肺气肿型又称红喘型(pink puffer,PP),因缺氧相对较轻,发绀不明显,而呼吸困难、气喘较重。大多数患者,兼具这两型的特点,但临床上以某型的表现为主,确可见到。两型的特点见表 4-3。

表 4-3 COPD 慢支型与肺气肿型临床特点的比较

鉴别点	慢支型	肺气肿型
气短	轻	重
咳痰	多	少
支气管感染	频繁	少
呼吸衰竭	反复出现	终末期表现
胸部 X 线	纹理增重,心脏大	肺透光度增加、肺大疱、心界小
PaO_2(mmHg)	<60	>60
$PaCO_2$(mmHg)	>50	<45
血细胞比容	高	正常
肺源性心脏病	常见	少见或终末期表现
气道阻力	高	正常至轻度
弥散能力	正常	降低

六、慢性阻塞性肺疾病的实验室检查

(一)胸部 X 线与 CT 检查

慢支可见肺纹理增多;如果病变以肺气肿为主,可见肺透光度增加,肺纹理稀少,肋间隙增宽,横膈低平,有时可见肺大疱,普通 X 线对肺气肿的诊断阳性率不高,即使在中重度肺气肿,其阳性率也只有 40%。薄层(1.0~1.5 mm)高分辨 CT 阳性率比较高,与病理表现高度相关,CT 上可见到低密度的肺泡腔、肺大疱与肺血管减少,并可区别小叶中心型肺气肿,全小叶型肺气肿或隔旁肺气肿。胸部 X 线检查的另一重要功能在于发现其他肺疾病或心脏疾病,有助于 COPD 的鉴别诊断和并发症的诊断。

(二)肺功能

COPD 的特点是慢性气流受限,要证实有无气流受限,只能依靠肺功能检查,最常用的指标是一秒钟用力呼气容积(forced expiratory volume in one second,FEV_1)占其预计值的百分比(FEV_1%预计值)和 FEV_1 与其用力肺活量(forced vital capacity,FVC)之比(FEV_1/FVC)。后者是检出早期 COPD 一项敏感的指标,而 FEV_1%预计值对中晚期 COPD 的检查比较可靠,因中晚期 COPD,FVC 的降低比 FEV_1 的降低可相对更多,如果以 FEV_1/FVC 作为检测指标,则其比值可以不低或高。在诊断 COPD 时,必须以使用支气管舒张药以后测定的 FEV_1 为准,FEV_1 <80%预计值,和/或 FEV_1/FVC<70% 可认为存在气流受限,FEV_1 值要求是使用支气管舒张药以后测定的,是为了去除可逆因素的影响,反映的是基础 FEV_1 值,如果基础值低于正常,则证明该气流受限不完全可逆。因 FEV_1 可反映大小气道功能,且其重复性好,最为常用,呼气峰流速(PEF)的重复性比 FEV_1 差,一般不常用。

中晚期 COPD 患者常有 TLC、FRC、RV 与 RV/TLC 比例的增加,但这些改变均非特异性的,不能区别慢支和肺气肿。

肺气肿时由于肺泡壁破坏,肺血管床面积减少,因此肺一氧化碳弥散量(carbon monooxide diffusing capacity of lung,DL_{CO})降低,降低的程度与肺气肿的严重程度大致平行,如果有 DL_{CO} 的降低,则提示有肺气肿存在,但无 DL_{CO} 的降低,不能排除有肺气肿,因 DL_{CO} 不是一项敏感的指标。

肺顺应性(CL)可以用肺泡弹性压(Pel)与肺容积(V)相对应的变化表示,即 CL＝△V/△Pel(L/cmH_2O),肺气肿时,Pel 降低,CL 增加,可作为肺气肿的一个标志,但测定 Pel,需先测定胸膜腔内压,需放置食管气囊,实际工作中不易实行。

中重度 COPD 患者,常常伴有明显的气短和活动耐力的降低,但气短症状与 FEV_1、FVC 的降低常常不平行,因此许多学者认为现在 COPD 轻重程度的分级,仅根据肺功能是不全面的,还应参考呼吸困难程度(分级)、营养状况[体质指数＝体重(kg)/身高²(m²)]、运动耐力(6 分钟步行试验)等指标,但也应指出,现在的肺功能分级,仅根据 FEV_1、FVC 的改变也是不全面的,COPD 的气短常常与肺泡的动态性过度充气,内源性 PEEP 等有关,而 FEV_1、FVC 并不是反映肺泡动态性过度充气的指标,深吸气量(inspiratory capacity,IC)＝TLC-FRC,因 TLC 在短期内变化不大,IC 与 FRC 成反比,IC 能间接反映 FRC 的大小,而 FRC 代表肺泡的充气程度,当肺泡过度充气时,FRC 增加,IC 减少,过度充气改善时,FRC 减少,IC 增加,它是反映气短和活动耐力程度较好的指标,当 IC 降至 40％正常预计值以下时,常有明显的气短和活动耐力的下降,IC 的改变也可作为评价 COPD 治疗反应和预后的重要指标。

(三)动脉血气

测定的指标包括动脉氧分压(arterial oxygen partial pressure,PaO_2)、二氧化碳分压(arterial carbon dioxide partial pressure,$PaCO_2$)、酸碱度(hydrogen ion concentration,pH)。平静时在海平面吸空气情况下,PaO_2<8.0 kPa(60 mmHg),$PaCO_2$≤6.0 kPa(45 mmHg),表示 COPD 伴有 Ⅰ 型呼吸衰竭;PaO_2<8.0 kPa(60 mmHg),$PaCO_2$>6.7 kPa(50 mmHg),表示伴有 Ⅱ 型呼吸衰竭,pH 的正常范围为7.35～7.45,其测定可帮助判断有无酸碱失衡。

当 PaO_2 低于正常值时,FEV_1 常在 50％预计值以下,肺源性心脏病时,FEV_1 常在 30％预计值以下,PaO_2 常在 7.3 kPa(55 mmHg)以下,慢性呼吸衰竭可导致肺源性心脏病的发生,当有肺源性心脏病的临床表现时,即使 FEV_1>30％预计值,也提示属于第Ⅳ级极重度 COPD。

(四)血红蛋白

当 PaO_2<7.3 kPa(55 mmHg)时,常伴有红细胞的增多与血红蛋白浓度的增加,因此血红蛋白浓度高时,提示有慢性缺氧的存在。

七、慢性阻塞性肺疾病的诊断与鉴别诊断

(一)诊断

COPD 是一种渐进性疾病,经过多年的发展才发生症状,因此发病年龄多在 40 岁以后,大多数患者有吸烟史或有害气体粉尘接触史,晚期患者根据其年龄、病史、症状、体征、胸部 X 线、肺功能、血气检查结果不难做出诊断,但在诊断上应注意以下几点。

(1)COPD 患者早期可无任何症状,要做到早期诊断,必须做肺功能检查,正常人自 25 岁以后,肺功能呈自然下降趋势,FEV_1 每年下降 20～30 mL,但 COPD 患者每年下降 40～80 mL,甚

至更多,如果一个吸烟者经随访数年(3～4年),FEV_1逐年下降明显,即应认为是在向COPD发展,应劝患者戒烟。FEV_1/FVC对早期COPD的诊断是一个较敏感的指标。在20世纪70年代至80年代早期,小气道功能检查曾风靡一时,如闭合容积/N活量%(CV/VC%),50%肺活量时最大呼气流速(V_{50}),25%肺活量时最大呼气流速(V_{25}),Ⅲ相斜率(AN2/L)等,当时认为这些指标的异常是早期COPD的表现,但经多年的观察,这些指标的异常并不能预测COPD的发生,而应以使用支气管舒张药后FEV_1/FVC,FEV_1%预计值异常作为COPD早期诊断的指标,如果$FEV_1/FVC<70\%$,而$FEV_1\geqslant80\%$预计值,则是早期气流受限的指征。

(2)慢支的诊断标准是每年咳嗽、咳痰时间>3个月,连续2年以上,并能除外其他心肺疾病,但这个时间标准是为做流行病学调查而人为制订的,对个体患者,要了解有无慢性气流受限及其程度,则必须做肺功能检查,如果已有肺功能异常,虽然咳嗽、咳痰时间未达到上述标准,亦应诊断为COPD,反之,咳嗽、咳痰时间虽然达到了上述标准,但肺功能正常,亦不能诊断为COPD,而应随访观察。

(3)COPD患者中,绝大多数慢支与肺气肿并存,但二者的严重程度各异,肺气肿的诊断实际上是一个解剖学诊断,因根据其定义,必须有广泛的气腔壁的破坏,但在实际工作中,要求解剖诊断是不可能的,而慢支与肺气肿都可引起慢性气流受限,二者在肺功能上较难区别,如果DL_{CO}减少,肺顺应性增加,则有助于肺气肿的诊断,胸部薄层高分辨率CT对肺气肿的诊断也有帮助。但应注意吸烟者中有相当一部分人胸部高分辨率CT可见肺气肿的影像,只有在肺功能检查时出现气流受限,才能诊断为COPD。

(4)COPD轻重程度肺功能的分级(表4-4)。

表4-4 COPD轻重程度肺功能的分级(FEV_1:吸入支气管舒张药后值)

级别	肺功能
Ⅰ级(轻度)	$FEV_1/FVC<70\%$,$FEV_1\geqslant80\%$预计值
Ⅱ级(中度)	$FEV_1/FVC<70\%$,$50\%\leqslant FEV_1<80\%$预计值
Ⅲ级(重度)	$FEV_1/FVC<70\%$,$30\%\leqslant FEV_1<50\%$预计值
Ⅳ级(极重度)	$FEV_1/FVC<70\%$,$FEV_1<30\%$预计值或$30\%\leqslant FEV_1<50\%$预计值,伴有慢性呼吸衰竭

(5)COPD发展过程中,根据病情可分为急性加重期和稳定期。急性加重期是指患者在其自然病程中咳嗽、咳痰、气短急性加重,超越了平常日与日间的变化,需要改变经常性治疗者。急性加重的诱因,主要是支气管病毒或细菌的感染和空气污染,但也有1/3原因不明,急性加重时,痰量增加,变为脓性或黏液脓性,肺部可出现哮鸣音或伴发热等,合并肺炎时,虽然也可诱发急性加重,但肺炎本身并不属于急性加重的范畴;稳定期患者咳嗽、咳痰、气短等症状稳定或症状轻微。

(6)晚期支气管哮喘和支气管扩张患者,肺功能可类似COPD,不应诊断为COPD,但可合并有COPD。在诊断COPD时必须除外其他可能引起气流受限的疾病。

(二)鉴别诊断

COPD应注意与支气管扩张、肺结核、支气管哮喘、特发性间质性肺炎等鉴别。前二者根据其临床表现和胸部X线不难鉴别,而COPD与支气管哮喘的鉴别有时比较困难,二者均有FEV_1的降低,通常是以慢性气流受限的可逆程度协助诊断,具体方法如下。

支气管舒张试验:①试验时患者应处于临床稳定期,无呼吸道感染。试验前6小时、12小时分别停用短效与长效β_2受体激动药,试验前24小时停用茶碱制剂。②试验前休息15分钟,然后测定 FEV$_1$ 共 3 次，取其最高值，吸入沙丁胺醇，或特布他林 2～4 喷，10～15 分钟后再测定 FEV$_1$3 次，取其最高值。③计算 FEV$_1$ 改善值，如果，且 FEV$_1$ 绝对值在吸药后增加 200 mL 以上，为支气管舒张试验阳性，表示气流受限可逆性较大，支持支气管哮喘的诊断；如吸药后 FEV$_1$ 改善率＜15％则支持 COPD 的诊断。本试验在吸药后 FEV$_1$ 改善率越大，则对阳性的判断可靠性越大，如果吸药后 FEV$_1$ 绝对值的改善＞400 mL，则更有意义。

因有 10％～20％的 COPD 患者支气管舒张试验也可出现阳性，故单纯根据这一项检查来鉴别是哮喘或 COPD 是不可取的，还应结合临床表现，综合判断才比较可靠。

在临床工作中经常遇到的是关于慢性喘息型支气管炎（慢喘支）的鉴别诊断问题，慢喘支与支气管哮喘很难区别，所谓慢喘支可能包括两种情况，一种是 COPD 合并了支气管哮喘，另一种是 COPD 急性加重期时，肺部出现了哮鸣音。如果一个 COPD 患者，出现了典型的支气管哮喘症状，例如接触某些变应原或刺激性气体后，肺部出现广泛的哮鸣音，过敏性体质，皮肤变应原试验阳性，支气管舒张试验阳性，对皮质激素治疗反应良好，则应诊断为 COPD 合并支气管哮喘。哮鸣音并非支气管哮喘所独有，某些 COPD 患者在急性加重时亦可出现哮鸣音，如果不具备以上哮喘发作的特点，则不应诊断为 COPD 合并哮喘，而应诊断为单纯的 COPD。慢性喘息型支气管炎这一名词以不用为宜，因应用这一名词，容易与 COPD 合并支气管哮喘发生混淆。

COPD 还应与特发性间质性肺炎相鉴别，因二者均有慢性咳嗽，气短等症状，后者胸部 X 线上的网状纹理容易误认为是慢支，但如果注意到其他特点则不难鉴别，COPD 的肺容积增加而特发性间质性肺炎肺容积减小，前者肺功能为阻塞性通气障碍而后者为限制性通气障碍，胸部高分辨率 CT 更容易将二者区别开来。应当注意的是 COPD 合并特发性间质性肺炎或其他限制性肺疾病时，其肺功能则兼具阻塞性通气障碍和限制性通气障碍的特点，因二者 FEV$_1$、FVC 都可以降低，此时诊断阻塞性通气障碍主要是根据 FEV$_1$/FVC 的降低，而限制性通气障碍主要是根据 TLC 的减少。

八、慢性阻塞性肺疾病的治疗

治疗原则：①缓解症状；②预防疾病进展；③改善活动的耐受性；④改善全身状况；⑤预防治疗并发症；⑥预防治疗急性加重；⑦降低病死率。

(一)稳定期的治疗

1.戒烟

COPD 与吸烟的关系十分密切，应尽一切努力劝患者戒烟，戒烟以后，咳嗽、咳痰可有很大程度的好转，对已有肺功能损害的患者，即使肺功能不能逆转，但戒烟后也可以明显延缓病情的发展，提高生存率，对每一个 COPD 患者，劝其戒烟是医师应尽的职责，也是一项重要的治疗，据调查经医师 3 分钟的谈话，可使 5％～10％的患者终身戒烟，其效果是可观的。

2.预防治疗感染

病毒与细菌感染常是病情加重的诱因，因寄生于 COPD 患者下呼吸道的细菌经常为肺炎链球菌与流感嗜血杆菌，如痰色变黄，提示细菌感染，可选用阿莫西林、羟氨苄青霉素/克拉维酸、头孢克洛、头孢呋辛等，重症患者可根据痰培养结果，给予抗生素治疗。为预防流感与肺炎，可行流感疫苗与肺炎链球菌疫苗的预防注射，流感疫苗能减少 COPD 的重症和病死率 50％左右，效果显著；肺炎链球菌疫苗可减少肺炎的发生，对 65 岁以上的老年人或肺功能较差者推荐应用。

3.排痰

COPD 患者的咳嗽是因痰多引起,因此应助其排痰而不是单纯镇咳,有些患者痰液黏稠,不易咳出,不仅影响通气功能,还会增加感染机会,可口服沐舒坦、氯化铵或中药祛痰药等,也可超声雾化吸入,注意补充液体,入量过少则会使痰液干燥黏稠,不易咳出。

4.抗胆碱能药物

COPD 患者的迷走神经张力较高,而支气管基础口径是由迷走神经张力决定的,迷走神经张力越高,则支气管基础口径越窄。此外各种刺激,均能刺激迷走神经末梢,反射性地引起支气管痉挛,抗胆碱能药物可与迷走神经末梢释放的乙酰胆碱竞争性地与平滑肌细胞表面的胆碱能受体相结合,因而可阻断乙酰胆碱所致的支气管平滑肌收缩,对 COPD 患者有舒张支气管的作用,并可与 β_2 受体激动药合用,比单一制剂作用更强。

抗胆碱能药物吸入剂有溴化异丙托品,它是阿托品的四胺衍生物,难溶于脂质,因此与阿托品不同,经呼吸道或胃肠道黏膜吸收的量很少,从而可避免吸入后类似阿托品的一些不良反应。用定量吸入器(MDI)每天喷 3~4 次,每次 2 喷,每喷 20 μg,必要时每次可喷 40~80 μg,水溶液用雾化器雾化吸入,每次剂量可用 0.025% 水溶液 2 mL(0.5 mg),用生理盐水 1 mL 稀释,吸入后起效时间为 5 分钟,30~60 分钟达高峰,维持 4~6 小时,由于此药不良反应较少,可长期吸入,但溴化异丙托品的作用时间短,疗效也不是很理想。

新近研制的长效抗胆碱能药噻托溴铵,一次吸入后,其作用>24 小时。胆碱能的受体为毒蕈碱受体,在人体主要有 M_1、M_2、M_3 3 种亚型,M_1 存在于副交感神经节,能介导乙酰胆碱的传递,M_3 分布在气道平滑肌细胞上,可能还分布在黏膜下腺体细胞上,能介导乙酰胆碱的作用,故 M_1、M_3 能促进气道平滑肌收缩和黏液腺分泌,M_2 分布在胆碱能神经末梢上,能反馈性地抑制乙酰胆碱的释放,故能部分地抵消 M_1、M_3 的作用。噻托溴铵能够竞争性地阻断乙酰胆碱与以上受体的结合,其对 M_1、M_3 的亲和力,比溴化异丙托晶强 10 倍,而其解离速度则慢 100 倍,对 M_2 的亲和力,虽然噻托溴铵也比溴化异丙托品强 10 倍,但二者与 M_2 的解离速度都比与 M_1、M_3 的解离速度快得多,因此噻托溴铵对 M 受体具有选择性,对乙酰胆碱的阻断作用比溴化异丙托品强而且持久,每天吸入 18 μg,作用持续>24 小时,能够有效地舒张支气管,减少肺泡动态性过度充气,缓解呼吸困难,其治疗作用 6 周达到高峰,能够减少 COPD 的急性加重和住院率。噻托溴铵的缺点是起效时间稍慢,约为 30 分钟,吸入后 3 小时作用达高峰,因此在急性加重期,不宜于单独用药,其口干的不良反应较溴化异丙托品常见,但并不严重,多数患者可以耐受。

5.β_2 受体激动药

其能舒张支气管,并有刺激支气管上皮细胞纤毛运动以利排痰的作用,可以预防各种刺激引起的支气管痉挛。常用的气雾剂有沙丁胺醇、特布他林等。前者每次吸入 100~200 μg(即喷吸 1~2 次),每天 3~4 次,后者每次吸入 250~500 μg,每天 3~4 次,吸入后起效时间为 5 分钟,1 小时作用达高峰,维持 4~6 小时。

6.氨茶碱

其有舒张支气管,加强支气管上皮细胞纤毛运动,改善膈肌收缩力的作用,根据病情缓急,可口服或静脉滴注,但后者可使心率增快,宜慎用,目前有长效茶碱控释片,每天 2 次,一次 1 片,可维持疗效 24 小时。茶碱血浓度监测对估计疗效和不良反应有一定意义,>5 mg/L 即有治疗作用,>15 mg/L 时,不良反应明显增加。

7.糖皮质激素

长期吸入皮质激素并不能改变 COPD 患者 FEV_1 下降的趋势,但对 $FEV_1 < 50\%$ 预计值并有症状和反复发生急性加重的 COPD 患者,规则地每天吸入布地奈德/福莫特罗,或沙美特罗/氟地卡松联合制剂可减少急性加重的发作。前者干粉每吸的剂量为 $160~\mu g/4.5~\mu g$,后者干粉每吸的剂量为 $50~\mu g/250~\mu g$,每次 1~2 吸,每天 2 次。

8.氧疗

氧疗的指征:①$PaO_2 \leqslant 7.3$ kPa(55 mmHg)或动脉血氧饱和度(SaO_2)$\leqslant 88\%$,有或无高碳酸血症;②PaO_2 7.3~8.0 kPa(55~60 mmHg),或 $SaO_2 < 89\%$,并有肺动脉高压、心力衰竭水肿或红细胞增多症(血细胞比容 $> 55\%$)。COPD 呼吸衰竭患者除低氧血症外,常伴有二氧化碳潴留,吸入氧浓度(FiO_2)过高,会加重二氧化碳潴留,对呼吸衰竭患者应控制性给氧,氧流量 1~2 L/min。呼吸衰竭患者最大的威胁为低氧血症,因会造成脑缺氧的不可逆性损害,因此对 COPD 合并明显的低氧血症患者,应首先给氧,但氧疗的目标是在静息状态下,将 PaO_2 提高到 8.0~10.0 kPa(60~75 mmHg),或使 SaO_2 升至 90%~92%,如果要求更高,则需加大 FiO_2,容易发生二氧化碳麻醉。

对 COPD 所致的慢性低氧血症患者,使用长期的家庭氧疗,每天吸氧 $\geqslant 15$ 小时,生存率有所改善。长期吸氧可以缓解患者的呼吸困难,改善生活质量,树立生活信心,对肺源性心脏病患者可以降低肺动脉压,改善心功能,因此应作为一个重要的治疗手段。

9.强心药与血管扩张药

对肺源性心脏病患者除伴有左心衰竭或室上性快速心律失常需用洋地黄外,一般不宜用,因缺氧时容易发生洋地黄中毒,对肺源性心脏病的治疗主要依靠纠正低氧血症和高碳酸血症,改善通气,控制感染,适当利尿等。近年来使用血管扩张药以降低肺动脉压的报道很多,其目的是减少右心室的后负荷,增加心排血量,改善氧合和组织的供氧,但使用血管扩张药后,有些患者的 PaO_2 反而下降,因 COPD 患者缺氧的主要原因,是肺内的 V/Q 比例不平衡,低 V/Q 区因为流经肺泡的血液不能充分氧合,势必降低 PaO_2,出于机体的自我保护机制,低 V/Q 区的供血小动脉发生反射性痉挛,以维持 V/Q 比例的平衡,使用血管扩张药后,低 V/Q 区的供血增加,又恢复了 V/Q 比例的不平衡,故 PaO_2 下降,而这部分增加的供血,则是由正常 V/Q 区或高 V/Q 区转来,使这两个区域的 V>Q,增加了无效腔通气,使 $PaCO_2$ 增加。一氧化碳吸入是选择性肺血管扩张药,但对 COPD 的缺氧治疗同样无效,还会增加 V/Q 比例的不平衡,而对急性呼吸窘迫综合征(ARDS)治疗有效,是因后者的缺氧机制是肺内分流,而前者的缺氧机制是 V/Q 比例不平衡,故吸入一氧化碳对 COPD 不宜。

10.肺减容手术(lung volume reduction surgery,LVRS)

对非均匀性肺气肿,上叶气肿较重而活动耐力下降的患者,切除过度扩张的部分,保留较轻的部分,可以减少 TLC、FRC,改善肺的弹性压与呼吸肌功能,改善生活质量,但由于费用昂贵,又是一种姑息手术,只能有选择地用于某些患者。

11.肺移植

对晚期 COPD 患者,经过适当的选择,肺移植可改善肺功能和生活质量,但肺移植的并发症多,成功率低,费用高,目前很难推广。

12.呼吸锻炼

对 COPD 患者应鼓励其做缓慢的深吸气深呼气运动,胸腹动作要协调,深呼气时要缩唇,以增加呼气时的阻力,防止气道萎陷,每天要有适合于自身体力的运动,以增加活动的耐力。

13.营养支持

重度 COPD 患者常有营养不良表现,可影响呼吸肌功能和呼吸道的防御功能,因此饮食中应含足够的热量和营养成分,接受呼吸机治疗的 COPD 患者,如果输入碳水化合物过多,会加重高碳酸血症,但对非呼吸机治疗患者则不必过多地限制碳水化合物,因减少碳水化合物,必然要增加脂肪含量,会引起患者厌食,营养支持是否能减少重症的发作和病死率,尚有待进一步的研究。

总之,稳定期 COPD 的治疗应根据病情而异,其分级治疗,表 4-5 可供参考。

表 4-5 稳定期 COPD 患者的推荐治疗

分期	特征	治疗方案
Ⅰ级(轻度)	$FEV_1/FVC<70\%$,$FEV_1\geqslant80\%$预计值	避免危险因素;接种流感疫苗;按需使用支气管扩张药
Ⅱ级(中度)	$FEV_1/FVC<70\%$,$50\%\leqslant FEV_1<80\%$预计值	在上一级治疗的基础上,规律应用一种或多种长效支气管扩张药,康复治疗
Ⅲ级(重度)	$FEV_1/FVC<70\%$,$30\%\leqslant FEV_1<50\%$预计值	在上一级治疗的基础上,反复急性发作,可吸入糖皮质激素
Ⅳ级(极重度)	$FEV_1/FVC<70\%$,$FEV_1<30\%$预计值或$30\%\leqslant FEV_1<50\%$预计值,伴有慢性呼吸衰竭	在上一级治疗的基础上,如有呼吸衰竭、长期氧疗,可考虑外科治疗

(二)急性加重期的治疗

(1)重症患者应测动脉血气,如果 pH 失代偿,说明患者的病情是近期内加重,肾脏还未来得及代偿。应当详细了解过去急性加重的诱因、频率和治疗情况,稳定期和加重期的血气情况,以作为此次治疗的参考。

(2)去除诱因:COPD 急性加重的诱因常见的有呼吸道感染(病毒或细菌)、空气污染,其他如使用镇静药、吸氧浓度过高或其他并发症,也可使病情加重,其中吸氧浓度过高,可抑制呼吸,$PaCO_2$上升,以致发生神志障碍,甚为常见,必须仔细询问病史,当 $PaCO_2$ 在 12.0 kPa(90 mmHg)以上,又有吸氧史,常常提示吸氧浓度过高,应采用控制性给氧。肺源性心脏病患者因使用利尿药或皮质激素,均容易造成低钾、低氯性代谢性碱中毒,代谢性碱中毒可抑制呼吸,脑血管收缩和氧解离曲线左移,加重缺氧,去除诱因后,病情自然会有所好转。其他肺炎、肺血栓栓塞、左心衰竭、自发性气胸等所产生的症状也很类似 COPD 急性加重,必须仔细鉴别,予以相应的治疗。

(3)低流量氧吸入,每分钟氧流量不大于 2 L,氧疗的目标是保持 PaO_2 在 8.0~10.0 kPa(60~75 mmHg),或 SaO_2 90%~92%,吸氧后 30~60 分钟应再测血气,如果 PaO_2 上升且 pH 下降不明显,或病情好转,说明给氧适当,如果 $PaO_2>10.0$ kPa(75 mmHg),就有可能加重二氧化碳潴留和酸中毒。

(4)重症患者可经雾化器吸入支气管舒张药,0.025%溴化异丙托品水溶液 2 mL(0.5 mg)加生理盐水 1 mL 和/或 0.5%沙丁胺醇 0.5 mL 加生理盐水 2 mL 吸入,4~6 小时一次,雾化器的气源应使用压缩空气,而避免用氧气,因使用雾化器时,气源的流量近 5~7 L/min,可使 $PaCO_2$ 急剧升高,但在用雾化器时,应同时给予低流量氧吸入。在急性加重期也可联合糖皮质激素和 β_2 受体激动药治疗,或短效支气管舒张药,加用噻托溴铵。

(5)酌情静脉滴注氨茶碱 $500\sim750$ mg/d,速度宜慢,在可能条件下应动态监测氨茶碱血清浓度,使其保持在 $10\sim15$ $\mu g/mL$。

(6)应用广谱抗生素和祛痰药。

(7)如无糖尿病、溃疡、高血压等禁忌证,可口服强的松 $30\sim40$ mg/d,或静脉滴注其他相当剂量的糖皮质激素,共 $7\sim10$ 天。延长疗程并不会增加疗效,反而增加不良反应。

(8)如有肺源性心脏病心衰体征,可适当应用利尿药。

(9)机械通气治疗:目的是通过机械通气,支持生命,降低病死率,缓解症状,同时争取时间,通过药物等其他治疗使病情得到逆转。机械通气包括有创或无创,近年来通过随机对照研究,证明无创通气治疗急性呼吸衰竭的成功率,能达 $80\%\sim85\%$,能够降低 $PaCO_2$,改善呼吸性酸中毒,减少呼吸频率和呼吸困难,缩短住院时间,因为减少了插管有创通气,避免了并发症,也就降低了病死率,但无创通气并非适合所有患者,其适应证和禁忌证见表 4-6。有创性机械通气的适应证见表 4-7。

表 4-6　无创性正压通气在 COPD 加重期的应用指征

适应证(至少符合其中两项)

中至重度呼吸困难,伴辅助呼吸肌参与呼吸并出现胸腹矛盾呼吸运动

中至重度酸中毒(pH $7.30\sim7.35$)和高碳酸血症[$PaCO_2$ $6.0\sim8.0$ kPa($45\sim60$ mmHg)]

呼吸频率 $>25/min$

禁忌证(符合下列条件之一)

呼吸抑制或停止

心血管系统功能不稳定(低血压、心律失常、心肌梗死)

嗜睡、意识障碍或不合作者

易误吸者(吞咽反射异常、严重上消化道出血)

痰液黏稠或有大量气道分泌物

近期曾行面部或胃食管手术

头面部外伤,固有的鼻咽部异常

极度肥胖

严重的胃肠胀气

表 4-7　有创性机械通气在 COPD 加重期的应用指征

严重呼吸困难,辅助呼吸肌参与呼吸,并出现胸腹矛盾呼吸运动

呼吸频率,每分钟 >35 次

危及生命的低氧血症[$PaO_2<5.3$ kPa(40 mmHg)或 $PaO_2/FiO_2<26.7$ kPa(200 mmHg)]

严重的呼吸性酸中毒(pH<7.25)及高碳酸血症

呼吸抑制或停止

嗜睡、意识障碍

严重心血管系统并发症(低血压、休克、心力衰竭)

其他并发症(代谢紊乱、脓毒血症、肺炎、肺血栓栓塞、气压伤、大量胸腔积液)

无创性正压通气治疗失败或存在无创性正压通气的使用禁忌证

机械通气的目标是使 PaO_2 维持在 $8.0\sim10.0$ kPa($60\sim75$ mmHg),或 SaO_2 $90\%\sim92\%$,$PaCO_2$ 也不必降至正常范围,而是使其恢复至稳定期水平,pH 保持正常即可,如果要使 $PaCO_2$ 降至正常,则会增加脱机的困难,同时 $PaCO_2$ 下降过快,肾脏没有足够的时间代偿,排出体内过多的 HCO_3 由呼吸性酸中毒转为代谢性碱中毒,对机体极为不利。

(10)呼吸兴奋药:COPD 呼吸衰竭急性加重期患者,是否应使用呼吸兴奋药,尚有不同意见,呼吸衰竭患者大多有呼吸中枢兴奋性增高,对这类患者使用呼吸兴奋药,徒然增加全身的氧耗,弊多利少。

(三)预后

影响预后的因素很多,但据观察,与预后关系最为密切的是患者的年龄与初始 FEV_1 值,年龄越大、初始 FEV_1 值越低,则预后越差,长期家庭氧疗已被证明可改善预后。COPD 的预后,在个体间的差异较大,因此对一个具体患者,预言其生存时间的长短是不明智的。

九、慢性阻塞性肺疾病合并急性呼吸衰竭

慢性阻塞性肺疾病(COPD)是一种常见的呼吸系统疾病,由于其患病人数多,病死率高,社会经济负担重,已成为一个重要的公共卫生问题。在世界,COPD 居当前死亡原因的第四位。在我国,COPD 同样是严重危害人民群体健康的重要慢性呼吸系统疾病,近来对我国北部及中部地区农村 102 230 成年人群调查,COPD 约占 15 岁以上人口的 3%,患病率之高是十分惊人的。

为了促使对 COPD 这一疾病的关注,降低 COPD 的患病率和病死率,继欧、美等各国制定 COPD 诊治指南以后,2001 年 4 月美国国立心、肺、血液研究所(NHLBI)和世界卫生组织(WHO)共同发表了《慢性阻塞性肺疾病全球倡议》(Global Initiative for Chronic Obstructive Lung Disease,GOLD)。

(一)定义

慢性阻塞性肺疾病(COPD)是一种具有气流受限特征的疾病,气流受限不完全可逆、呈进行性发展,与肺部对有害气体或有害颗粒的异常炎症反应有关。目前 COPD 合并急性呼吸衰竭(ARF)尚无确切定义,其特征为慢性呼吸困难急性加重,常伴有喘息、胸闷、咳嗽加剧、痰量增多、痰液颜色和/或黏度改变、发热以及气体交换受损,气体交换受损表现为静息时动脉二氧化碳分压升高伴呼吸性酸中毒和低氧血症。通常情况下,ARF 患者的血气分析提示:PaO_2 低于 8.0 kPa(60 mmHg)和/或 $PaCO_2$ 高于 6.7 kPa(50 mmHg)。

(二)发病机制

COPD 合并 ARF 的发病机制尚未完全明了。目前普遍认为与 COPD 的发病机制密切相关,以气道、肺实质和肺血管的慢性炎症为特征,在肺的不同部位有肺泡巨噬细胞、T 淋巴细胞(尤其是 $CD8^+$)和中性粒细胞增加。激活的炎症细胞释放多种介质,包括白三烯 B_4(LTB_4)、白介素 8(IL-8)、肿瘤坏死因子 α(TNF-α)和其他介质。这些介质能破坏肺的结构和/或促进中性粒细胞炎症反应。除炎症外,肺部的蛋白酶和抗蛋白酶失衡及氧化与抗氧化失衡也在 COPD 发病中起重要作用。吸入有害颗粒或气体可导致肺部炎症;吸烟能诱导炎症并直接损害肺脏;COPD 的各种危险因素都可产生类似的炎症过程,从而导致 COPD 的发生。

COPD 合并 ARF 时存在缺氧和二氧化碳潴留,其发病机制考虑与以下因素有关。

1.通气不足

健康成人呼吸空气时,约需 4 L/min 肺泡通气量,才能保持有效氧和二氧化碳通过血气屏障进行气体交换的气体分压差。肺泡通气量不足,肺泡氧分压下降,二氧化碳分压增加,肺泡-毛细血管分压差减少,都可诱发呼吸衰竭。

2.弥散障碍

弥散是氧和二氧化碳通过呼吸膜进行气体交换的过程。二氧化碳弥散能力是氧的 20 倍,故在病理情况下弥散障碍主要影响氧的交换,产生单纯缺氧。在临床上肺的气体弥散面积减少(如肺实质病变、肺气肿等)和弥散膜增厚(如肺间质纤维化、肺水肿等)均可引起氧的弥散障碍而导致低氧。

3.通气/血流比例失调

肺泡通气量与灌注周围毛细血管血流的比例必须协调,才能保证有效的气体交换。一般肺泡通气为 4 L/min,肺毛细血管血流量为 5 L/min,二者的比例为 0.8。当通气/血流比值大于 0.8 时,则形成生理无效腔增加;当通气/血流比值小于 0.8 时,造成右向左分流。通气血流比例失调通常仅产生缺氧,并无二氧化碳潴留。这是由于:①静-动脉血二氧化碳分压差较小,仅 0.8 kPa(6 mmHg)。二氧化碳弥散能力大,约为氧气的 20 倍,可借健全的肺泡过度通气,排出较多的二氧化碳,不致出现二氧化碳潴留。然而,严重的通气/血流比例失调亦可导致二氧化碳潴留。②氧解离曲线呈 S 形,健全肺泡毛细血管血氧饱和度已处于曲线的平坦段,吸空气时肺泡氧分压虽有所增加,但血氧饱和度上升极少,因此,借健全的通气过度的肺泡不能代偿通气不足的肺泡所致的摄氧不足,发生缺氧。

4.动-静脉分流

肺动静脉瘘或由于肺部病变如肺泡萎陷、肺不张、肺炎和肺水肿,均可导致肺内分流量增加,使静脉血没有接触肺泡气进行气体交换的机会,直接流入肺静脉。故提高吸氧浓度并不能增加动脉血氧分压。如分流量超过 30% 以上,吸氧对血氧分压的影响有限。

5.氧耗量

氧耗量增加是呼吸功能不全时加重缺氧的原因之一。发热、寒战、呼吸困难和抽搐均增加氧耗量。

(三)病理及病理生理

COPD 合并 ARF 的病理学改变是在 COPD 的基础上形成的,特征性的病理学改变存在于中央气道、外周气道、肺实质和肺的血管系统。在中央气道-气管、支气管及内径>2 mm 的细支气管,炎症细胞浸润表层上皮,黏液分泌腺增大和杯状细胞增多使黏液分泌增加。在外周气道内径小于 2 mm 的小支气管和细支气管内,慢性炎症导致气道壁损伤和修复过程反复循环发生。修复过程导致气道壁结构重构,胶原含量增加及瘢痕组织形成,这些病理改变造成气腔狭窄,引起固定性气道阻塞。

典型的肺实质破坏表现为小叶中央型肺气肿,涉及呼吸性细支气管的扩张和破坏。病情较轻时,这些破坏常发生于肺的上部区域,但病情发展可弥漫分布于全肺,并有肺毛细血管床的破坏。由于遗传因素或炎症细胞和介质的作用,肺内源性蛋白酶和抗蛋白酶失衡,为肺气肿性肺破坏的主要机制,氧化作用和其他炎症后果也起作用。

肺血管的改变以血管壁的增厚为特征,这种增厚始于疾病的早期。内膜增厚是最早的结构改变,接着出现平滑肌增加和血管壁炎症细胞浸润。COPD 合并急性呼吸衰竭,由于低氧导致肺动脉广泛收缩,进一步增加右心负荷。

在COPD肺部病理学改变的基础上出现相应COPD特征性病理生理学改变,包括黏液高分泌、纤毛功能失调、气流受限、肺过度充气、气体交换异常、肺动脉高压和肺源性心脏病。黏液高分泌和纤毛功能失调导致慢性咳嗽及多痰,这些症状可出现在其他症状和病理生理异常发生之前。呼气气流受限是COPD病理生理改变的标志,是疾病诊断的关键,主要是由气道固定性阻塞及随之发生的气道阻力增加所致。肺泡附着的破坏,使小气道维持开放的能力受损,但这在气流受限中所起的作用较小。

随着COPD的进展,外周气道阻塞、肺实质破坏及肺血管的异常等减少了肺气体交换容量,产生低氧血症,以后可出现高碳酸血症。长期慢性缺氧可导致肺血管广泛收缩和肺动脉高压,常伴有血管内膜增生,某些血管发生纤维化和闭塞,造成肺循环的结构重组。在肺血管结构重组的过程中可能涉及血管内皮生长因子、成纤维生成因子以及内皮素-1(ET-1)。慢性缺氧所致的肺动脉高压患者,肺血管内皮的ET-1表达显著增加。在COPD后期产生的肺动脉高压中ET-1具有一定作用。COPD晚期出现的肺动脉高压是COPD重要的心血管并发症,并进而产生慢性肺源性心脏病及右心衰竭,提示预后不良。

(四)诱因

1.降低通气驱动力

过量使用镇静药、安眠药和麻醉药,甲状腺功能减退和脑干损伤等。

2.呼吸肌群功能降低

营养不良、休克、肌病、低磷血症、低镁血症、低钙血症、低钾血症、重症肌无力、中枢和外周神经损伤、药物(氨基糖苷类、类固醇药物)和心律失常等。

3.减少胸壁弹性

肋骨骨折、胸腔积液、气胸、肠梗阻、腹胀和腹水等。

4.降低肺弹性或气体交换容积

肺不张、肺水肿和肺炎等。

5.增加气道阻力

支气管痉挛(吸入变应原等)、气道炎症(病毒、细菌感染、环境污染、吸烟等)、上呼吸道阻塞(阻塞性睡眠呼吸暂停低通气综合征等)等。

6.增加机体代谢需氧量

全身感染、甲状腺功能亢进等。

(五)临床表现

1.病史

COPD患病过程应有以下特征。①吸烟史:多有长期较大量吸烟史。②职业性或环境有害物质接触史:如较长期粉尘、烟雾、有害颗粒或有害气体接触史。③家族史:COPD有家族聚集倾向。④发病年龄及好发季节:多于中年以后发病,症状好发于秋冬寒冷季节,常有反复呼吸道感染及急性加重史。随病情进展,急性加重愈渐频繁。⑤慢性肺源性心脏病史:COPD后期出现低氧血症和/或高碳酸血症,可并发慢性肺源性心脏病和右心衰竭。

2.症状

(1)呼吸系统症状。①咳嗽、咳痰:在慢性咳嗽、咳痰的基础上痰量明显增加,呈黄绿色或脓痰。②气急、胸闷:COPD加重时呼吸困难加重,严重者不能平卧,被迫取坐位,辅助呼吸肌参与呼吸。③胸痛。④呼吸衰竭：缺氧、二氧化碳潴留及酸中毒的表现，呼吸节律、频率与强度都可异常。$PaCO_2$超过8.0 kPa(60 mmHg)或急剧上升时，可出现二氧化碳麻醉(肺性脑病)。表现为睡眠倒错，即白天思睡而夜间失眠，晨起因夜间二氧化碳潴留而出现头痛，后出现精神症状，如嗜睡、蒙眬或不同程度的昏迷，亦可为兴奋性的，如烦躁不安、抽搐以致惊厥。

(2)心血管系统症状。主要是右心衰竭，可伴有左心衰竭。右心衰竭早期可表现为咳嗽、气急、心悸、下肢轻度水肿等，加重时可出现气急加重、上腹胀痛、食欲缺乏、尿少、腹水等。

3.体征

COPD早期体征可不明显，随疾病进展常有以下体征：①视诊及触诊，胸廓形态异常，呈桶状胸，包括胸部过度膨胀、前后径增大、剑突下胸骨下角(腹上角)增宽及腹部膨凸等；常见呼吸变浅、频率增快、辅助呼吸肌如斜角肌及胸锁乳突肌参加呼吸运动，重症可出现胸腹矛盾运动；呼吸困难加重时常采取前倾坐位；低氧血症者可出现黏膜及皮肤发绀，伴右心衰者可见颈静脉充盈或怒张、肝脏增大、下肢水肿。②叩诊，由于肺过度充气使心浊音界缩小，肺肝浊音界下移，肺叩诊可呈过度清音。③听诊，两肺呼吸音可减低，呼气延长，平静呼吸时可闻及干啰音，两肺底或其他肺野可闻及湿啰音；心音遥远，剑突部心音较清晰响亮。

当合并急性呼吸衰竭时可有以下表现：①发热，急性感染时体温可急剧升高。②发绀，常有口唇、舌、鼻尖和指甲的发绀。③肺部体征，多数患者有肺气肿征象、心浊音界多缩小甚至消失。呼吸显著减弱，呼气时间延长，肺底可有干、湿啰音，有时可有哮鸣音和广泛的湿啰音。④心脏体征，当有肺动脉高压、右心室肥厚时可出现肺动脉第二音亢进和三尖瓣区收缩期杂音。右心衰竭时可出现心率增快、胸骨左下缘和剑突下闻及收缩期吹风样杂音和舒张期奔马律。常有颈静脉怒张、肝大压痛、肝颈静脉回流征阳性、下肢甚至全身皮下水肿，少数病例腹部有移动性浊音。

(六)实验室检查及特殊检查

1.血常规

长期缺氧可使血红蛋白和红细胞增多。合并呼吸道感染时白细胞大于10.0×10^9/L，中性粒细胞大于7.5×10^9/L。

2.肺功能检查

肺功能检查是判断气流受限且重复性好的客观指标，对COPD的诊断、严重度评价、疾病进展、预后及治疗反应等均有重要意义。气流受限是以第1秒用力呼气量(FEV_1)和FEV_1与用力肺活量(FVC)之比(FEV_1/FVC)降低来确定的。FEV_1/FVC是COPD的一项敏感指标，可检出轻度气流受限。FEV_1占预计值的百分比是中、重度气流受限的良好指标，它变异性小，易于操作，应作为COPD肺功能检查的基本项目。吸入支气管舒张剂后$FEV_1 < 80\%$预计值且$FEV_1/FVC < 70\%$者，可确定为不能完全可逆的气流受限。呼气峰流速(PEF)及最大呼气流量-容积曲线($MEFV$)也可作为气流受限的参考指标，但COPD时PEF与FEV_1的相关性不够强，PEF有可能低估气流阻塞的程度。气流受限可导致肺过度充气，使肺总量(TLC)、功能残气量(FRC)和残气容积(RV)增高，肺活量(VC)减低。TLC增加不及RV增加的程度大，故RV/TLC增高。肺泡隔破坏及肺毛细血管床丧失可使弥散功能受损，一氧化碳弥散量(DL_{CO})降低，DL_{CO}与肺泡通气量(V_A)之比(DL_{CO}/V_A)比单纯DL_{CO}更敏感。作为辅助检查，支气管舒张试验有一定价值，因为：①有利于鉴别COPD与支气管哮喘。②可获知患者能达到的最佳肺功能状态。③与预后有更好的相关性。④可预测患者对支气管舒张剂和吸入皮质激素的治疗反应。

3.胸部 X 线检查

X 线检查对确定肺部并发症及与其他疾病(如肺间质纤维化、肺结核等)鉴别有重要意义。COPD 早期胸片可无明显变化,以后出现肺纹理增多、紊乱等非特征性改变。主要 X 线征为肺过度充气,肺容积增大,胸腔前后径增长,肋骨走向变平,肺野透亮度增高,横膈位置低平,心脏悬垂狭长,肺门血管纹理呈残根状,肺野外周血管纹理纤细稀少等,有时可见肺大疱形成。并发肺动脉高压和肺源性心脏病时,除右心增大的 X 线征外,还有肺动脉圆锥膨隆,肺门血管影扩大及右下肺动脉增宽等。

4.胸部 CT 检查

CT 检查一般不作为常规检查,但当诊断有疑问时高分辨率 CT(HRCT)有助于鉴别诊断。另外,HRCT 对辨别小叶中央型或全小叶型肺气肿及确定肺大疱的大小和数量有很高的敏感性和特异性,对预计肺大疱切除或外科减容手术等的效果有一定价值。

5.血气检查

血气检查对晚期患者十分重要。FEV_1<40% 预计值者及具有呼吸衰竭或右心衰竭临床征象者均应做血气检查。血气异常首先表现为轻、中度低氧血症。随疾病进展,低氧血症逐渐加重,并出现高碳酸血症。呼吸衰竭的血气诊断标准为海平面吸空气时动脉血氧分压(PaO_2)降低[<8.0 kPa(60 mmHg)]伴或不伴动脉血二氧化碳分压($PaCO_2$)增高[≥6.7 kPa(60 mmHg)]。

6.其他化验检查

(1)肝、肾功能:急性加重期尿中可出现少量蛋白、管型和白细胞。血尿素氮可高于正常。少数患者可并发肾衰竭和肝功能损害。

(2)血电解质和酸碱平衡。①酸碱平衡紊乱:呼吸性酸中毒多见,$PaCO_2$ 升高,碳酸氢盐(HCO_3^-)相对减少,剩余碱(BE)呈负值,pH 低于 7.35。复合性酸碱失衡中以呼吸性酸中毒合并代谢性碱中毒多见,此时 pH 及 HCO_3^- 显著降低,BE 呈负值。少数患者可有呼吸性碱中毒,这是由于机械通气时通气过量,使 $PaCO_2$ 下降至正常值以下所致。②电解质紊乱:有低氯、低钾、低钠、高钾,也可有高钠、低镁、低钙等情况。

(3)痰液检查:并发感染时痰涂片可见大量白细胞,痰培养可检出各种病原菌,常见者为肺炎链球菌、流感嗜血杆菌、卡他摩拉菌、肺炎克雷伯杆菌等。

7.诊断

根据 COPD 患病史,在慢性咳嗽、咳痰的基础上痰量明显增加,呈黄绿色或脓痰;体温可急剧升高;呼吸困难加重,严重者不能平卧,被迫取坐位,辅助呼吸肌参与呼吸;胸痛;出现缺氧、二氧化碳潴留及酸中毒的表现:呼吸节律、频率与强度都可异常,$PaCO_2$ 超过 8.0 kPa(60 mmHg)或急剧上升时可表现为睡眠倒错,即白天思睡而夜间失眠,晨起出现头痛、嗜睡、蒙眬或不同程度的昏迷,或烦躁不安、抽搐以至惊厥。合并右心力衰竭时,早期可表现为咳嗽、气急、心悸、下肢轻度水肿等,加重时可出现气急加重、上腹胀痛、食欲缺乏、尿少、腹水等。常有口唇、舌、鼻尖和指甲的发绀。多数患者有肺气肿征象,心浊音界多缩小甚至消失。呼吸显著减弱,呼气时间延长,肺底可有干、湿啰音,有时可有哮鸣音和广泛的湿啰音。当有肺动脉高压、右心室肥厚时可出现肺动脉第二音亢进和三尖瓣区收缩期杂音。右心衰竭时可出现心率增快、胸骨左下缘和剑突下闻及收缩期吹风样杂音和舒张期奔马律。常有颈静脉怒张、肝大压痛、肝颈静脉回流征阳性、下肢甚至全身皮下水肿,少数病例腹部有移动性浊音等临床症状、体征,结合实验室检查等资料,综合分析确定。存在不完全可逆性气流受限是诊断 COPD 的必备条件。肺功能检查是诊断

COPD 的金标准。用支气管舒张剂后 $FEV_1 < 80\%$ 预计值及 $FEV_1/FVC < 70\%$ 可确定为不完全可逆性气流受限。COPD 早期轻度气流受限时可有或无临床症状。胸部 X 线检查有助于确定肺过度充气的程度及与其他肺部疾病鉴别。

(八)鉴别诊断

1.支气管哮喘

多在儿童或青少年期起病,常伴过敏体质、过敏性鼻炎和/或湿疹等,部分患者有哮喘家族史。以发作性哮喘为特征,血嗜酸性粒细胞可升高,血免疫球蛋白 E(IgE)增高,支气管激发或舒张试验阳性。

2.充血性心力衰竭

多有高血压、冠状动脉粥样硬化、二尖瓣狭窄等病史,发作以夜间较重,稍咳,可伴有血性泡沫痰,双肺底有湿啰音,胸片显示心脏扩大、肺水肿。

3.支气管扩张

多数患者有大量脓性痰或反复大量咯血史。胸部 X 线或高分辨 CT 显示支气管扩张、支气管壁增厚。

4.气胸

常有突发胸部锐痛、刺激性干咳、患侧叩诊呈鼓音、呼吸音明显减弱或消失。胸部 X 线上显示无肺纹理的均匀透亮区,其内侧有呈弧形的线状肺压缩边缘。

5.胸腔积液

患侧液平面以下叩诊浊音,呼吸音明显减弱或消失,胸片可见肋膈角变钝,中等量积液时可见密度均匀阴影,其上缘呈下凹的弧形影。

6.肺栓塞

有栓子来源的基础病,$PaCO_2$ 降低,$P(A-a)$ 增高,肺 V/Q 显像、肺动脉造影可确诊。

(九)治疗

COPD 患者发生 ARF 的治疗原则:①纠正威胁生命的低氧血症,使动脉血氧饱和度(SaO_2)大于 90%。②纠正威胁生命的呼吸性酸中毒,使 pH>7.2。③治疗原发病。④防止和治疗并发症,营养支持治疗。具体措施如下。

1.评估病情的严重性

根据症状、血气、胸部 X 线等评估病情的严重性。

2.低氧血症的治疗

予控制性氧疗,30 分钟后复查血气,以确认氧合满意而未引起二氧化碳潴留或酸中毒。如果胸部 X 线片未显示肺浸润,吸室内空气时 $PaCO_2$ 在 $5.3\sim6.7$ kPa($40\sim50$ mmHg),可用鼻导管或鼻塞供氧,氧流量由 $1\sim2$ L/min 开始,以后根据动脉血气调整。如果患者存在肺炎或充血性心力衰竭,胸部 X 线上有新出现的肺浸润,则开始治疗时应增加供氧量(如吸氧浓度在 $35\%\sim40\%$),$PaCO_2>8.0$ kPa(60 mmHg)或 $SaO_2>90\%$ 是合理的氧疗指标。若低浓度氧疗不能使 SaO_2 达适当水平,应提高吸氧浓度。常用的吸氧方法有以下几种。

(1)鼻导管或鼻塞给氧:此为常用的氧疗方法,吸入氧浓度(FiO_2)与吸入氧流量大致呈如下关系:$FiO_2 = [21+4 \times 吸入氧流量(L/min)] \times 100\%$。这只是粗略的估计值。在同样吸氧流量下,$FiO_2$ 还与潮气量、呼吸频率、分钟通气量和吸呼比等因素有关。总的来说每分通气量较小时,实际 FiO_2 要比计算值高;相反则较计算值低。张口呼吸时的计算值亦低。

(2)简易开放面罩:面罩两侧有气孔,呼出气可经气孔排出,当氧流量大于 4 L/min 时不会产生重复呼吸现象。增大氧流量最高 FiO_2 可达 $50\%\sim60\%$。这种面罩封闭不好,FiO_2 不稳定是其主要缺点。

(3)空气稀释面罩:文丘里面罩是通过文丘里原理,利用氧流量产生负压,吸入空气以稀释氧,调节空气进量,可控制吸入氧浓度在 $25\%\sim50\%$ 范围内,面罩内氧浓度相对稳定,其缺点是进食、咳痰不便。氧疗中的注意事项有以下几种。①重视病因及综合治疗:氧疗不能代替病因及其他综合治疗。如对感染和呼吸困难的患者适当应用抗生素和平喘药物,控制感染、消除气道痉挛,注意调节水、电解质平衡等。②加强氧疗监护:要观察患者的意识、发绀、呼吸、心率变化。如意识清楚、发绀好转、心率减少 10 次/分以上说明氧疗有效。对高浓度氧疗特别是正压机械通气,要防止氧中毒。氧中毒对肺和全身组织细胞都能引起损伤,引起组织细胞损伤的原因是氧化基团和过氧化氢相互作用侵犯 DNA 和细胞膜的后果。症状为头晕、疲倦乏力、全身麻木、面部肢体肌肉抽搐、顽固性咳嗽、心率增快、心律失常等。③吸入氧气湿化:应用安全加热装置,将湿化瓶内水持续加热 $50\sim70$ ℃,输出氧温度与体温接近。水蒸气含量高有利于痰咳出。④氧疗用具消毒:鼻塞、面罩、湿化瓶、气管套管等应严格消毒或更换,预防交叉感染及继发感染。⑤严防火源靠近:氧能助燃,氧疗时要严防火源靠近,不能在其附近吸烟。

3.呼吸性酸中毒的治疗

酸中毒较轻时,通过改善低氧、纠正二氧化碳潴留,酸中毒可纠正;酸中毒严重时(pH<7.2)可静脉内应用少量碳酸氢钠。

4.原发病的治疗

(1)急性诱因的治疗:当有细菌感染时应根据患者所在地常见病原菌类型及药敏情况积极选用抗生素。长期应用广谱抗生素和激素者易继发真菌感染,宜采取预防和抗真菌措施。①单药治疗:随着广谱β-内酰胺和氟喹诺酮类药的问世,临床开始单用亚胺培南、头孢哌酮舒巴坦、头孢他啶、替卡西林/克拉维酸等治疗下呼吸道感染,临床治愈率常可达 80% 以上。单药疗法的明显缺点是抗菌谱不可能覆盖所有致病菌,而呼吸道感染特别是院内呼吸道感染,常由多种细菌混合感染所致。氟喹诺酮类药对肠杆菌科和流感嗜血杆菌有较强杀菌作用,但对肺炎球菌和厌氧菌作用较弱。第二代头孢菌素和氟喹诺酮类药对金黄色葡萄球菌有效,而第三代头孢菌素如头孢他啶等对其作用甚弱。头孢噻肟对铜绿假单胞菌作用较弱等。单药疗法还易出现耐药菌株和重复感染,有单用亚胺培南或氟喹诺酮类药后出现耐药金黄色葡萄球菌、铜绿假单胞菌等报道。②联合用药:应选用针对常见致呼吸道感染的革兰阳性或阴性病原菌的抗生素。常用方案:β-内酰胺类+氨基糖苷类;β-内酰胺类+氟喹诺酮类;氨基糖苷类+氟喹诺酮类药;β-内酰胺类+β-内酰胺类;克林霉素+氨基糖苷类。联合用药的优点是拓宽抗菌谱、减少重复感染概率、延缓耐药菌株的出现。选用抗生素时应考虑既往用药、基础病、发病过程及治疗反应等因素。如慢性支气管炎患者易受流感嗜血杆菌感染;接受激素治疗的神经外科患者以金黄色葡萄球菌感染常见、肺囊性纤维化和接受机械通气治疗者常有铜绿假单胞菌感染;治疗术后呼吸道感染应兼顾抗厌氧菌等。因此,临床上必须根据药物的作用特点及抗菌范围,并参照本地区细菌耐药情况,选择有效的抗生素治疗呼吸道感染。目前肺炎链球菌对青霉素仍相当敏感,有报道对耐药菌株大剂量青霉素仍有效,故对肺炎链球菌感染仍首选青霉素。对于金黄色葡萄球菌感染,90% 菌株对青霉素耐药,50% 菌株对苯唑西林耐药,临床上常选苯唑西林、头孢唑啉、头孢美唑、氟喹诺酮类等加一种氨基糖苷类药联用。亚胺培南、头孢哌酮/舒巴坦及第四代头孢菌素如头孢吡肟等也可选用。对于耐甲氧苯青霉素的金黄色葡萄球菌(MR-SA)感染,一般首选万古霉素。对于铜绿假单胞菌感染,可选择哌拉西林、头孢哌酮、头孢他啶、环丙沙星等与氨基糖苷类联用。第三代头孢菌素中以头孢他啶抗铜绿假单胞菌活性最强。亚胺培南、第四代头孢菌素、单环菌素类如氨曲南等也可选用。近年来,国内报道革兰阴性菌产生超广谱 β-内酰胺酶(ESBL)日益增多,以克雷伯菌属及大肠埃希菌等肠杆菌科细菌为多见,对第三代头孢菌素普遍耐药,已引起临床高度重视。当怀疑细菌产生 ESBL 时,应考虑使用碳青霉烯类抗生素和 ESBL 抑制剂治疗。③抗厌氧菌治疗:厌氧菌所致的呼吸道感染常有下列特征:痰液呈臭味;标本涂片革兰染色有大量形态较一致的细菌,但普通细菌培养呈阴性;多有原发疾病和诱发因素如肺癌、支气管扩张症、意识障碍、胃肠道或生殖道手术后、长期应用免疫抑制剂或氨基糖苷类药等。目前常选用的抗厌氧菌药为青霉素、甲硝唑、克林霉素、替硝唑等。替硝唑为咪唑类药,对大多数厌氧菌有效,其中对脆弱拟杆菌和梭杆菌属的活性较甲硝唑强,常用剂量为 800 mg 静脉滴注,每天 1 次,连用 5~7 天。④抗真菌治疗:呼吸道感染经多种抗生素治疗无效,可能存在下列因素:长期应用广谱抗生素或抗生素,导致菌群失调;应用肾上腺皮质激素、免疫抑制剂、抗癌药物、放疗;恶性肿瘤、糖尿病、尿毒症、大面积烧伤、COPD 等,需高度怀疑真菌感染。应及时行痰找真菌丝或孢子、真菌培养及相关血清学检查。临床常用氟康唑、伊曲康唑、大蒜素、两性霉素 B 等。此外,青霉素为治疗放线菌病的首选药,磺胺药(复方 SMZ)为治疗奴卡菌病的首选药。部分慢性呼吸衰竭患者因年老体弱、机体反应性差,当出现呼吸道感染时常仅有咳嗽和咳痰或气道分泌物增加(机械通气时)的表现,或呼吸频率增快、PaO_2 降低。而较少有发热及外周血白细胞的升高,胸部 X 线检查可缺乏特征性改变。此时,观察咳嗽和咳痰或气道分泌物的变化常成为判断抗感染治疗是否有效的重要指标。

(2)慢性气流阻塞的治疗。①支气管舒张剂:COPD 患者发生 ARF 时首选短效、吸入性 β_2 受体激动剂。疗效不显著者加用抗胆碱能药物。以使用贮雾器或气动雾化器吸入比较合适。对于较为严重的 COPD 患者可考虑静脉滴注茶碱类药物;监测血茶碱浓度对估计疗效和不良反应有一定意义。口服茶碱缓释片,100 mg,每天 2 次,或静脉滴注氨茶碱,一般每天总量不超过1 g。氨茶碱除松弛支气管平滑肌外,尚有抗炎、兴奋呼吸中枢、增强膈肌收缩力的作用。因茶碱可使患者出现心慌甚至心律失常,静脉使用时输液速度不宜过快。近年来,国内使用定量气雾器(MDI)和雾化器吸入 β_2 受体激动剂(常用沙丁胺醇或特布他林)治疗,效果较好,临床使用时需注意心脏的不良反应。国外将吸入抗胆碱能药物作为治疗 COPD 患者的首选治疗药物,常用溴化异丙托品(爱全乐)气雾剂,该药吸入后5~10 分钟起效,30~90 分钟时达血峰值,持续 4~6 小时。患者宜在应用支气管舒张剂基础上加服或静脉使用糖皮质激素。激素的剂量要权衡疗效及安全性,建议口服泼尼松龙每天 30~40 mg,连续 10~14 天。也可静脉给予甲泼尼龙。延长给药时间不能增加疗效,反而使不良反应增加。②增加分泌物的排出:咳嗽是清除支气管分泌物的最有效方法。坐位咳嗽及应用支气管扩张剂后立即咳嗽可增加咳嗽的有效性。叩击背部及体位引流对痰量超过 25 mL/d 的患者或有肺叶不张的患者可能有效。对于痰多黏稠难以咳出的患者可用祛痰药使痰液稀释,常选用溴己新(必嗽平)16 mg,每天 3 次,或溴环己胺醇(沐舒坦)30 mg,每天 3 次。溴环己胺醇的祛痰作用较前者强,它不仅降低痰液黏度,而且增强黏膜纤毛运动,促进痰液排出。另外可选用中药鲜竹沥液,或使用 α-糜蛋白酶雾化吸入。对于神志清楚的患者应鼓励咳嗽,多翻身拍背,促进痰液排出。对于无力咳嗽的患者可间断经鼻气管吸引痰液。对于建立人工气道的患者应定时吸引气道内分泌物,定期湿化气道。

5.呼吸兴奋剂的应用

对呼吸衰竭患者是否应使用呼吸兴奋剂,学者们一直有争议。由于其使用简单、经济,且有一定疗效,故仍较广泛使用于临床。呼吸兴奋剂刺激呼吸中枢或周围化学感受器通过增强呼吸中枢驱动,增加呼吸频率和潮气量,改善肺泡通气。与此同时,患者的氧耗量和二氧化碳产生量亦相应增加,且与通气量呈正相关。故应掌握好其临床适应证。

在慢性二氧化碳潴留患者,呼吸中枢对二氧化碳的敏感性已降低,吸氧后缺氧的刺激被消除,呼吸中枢受限制,$PaCO_2$ 升高,应用呼吸兴奋剂可降低 $PaCO_2$,增加氧合作用,促使患者清醒,有利于咳嗽、排痰。呼吸兴奋剂需与支气管扩张剂、抗感染、增强呼吸肌收缩力药物并用,使潮气量加大,方能发挥作用。常用的呼吸兴奋剂为尼可刹米,在 $PaCO_2$ 显著增高伴意识障碍者,先用0.75 g静脉注射,继以 1.875～3.750 g加入 5％葡萄糖液中持续静脉滴注,可使呼吸深度及频率增加而改善通气,有利于二氧化碳排出,同时可促进神志恢复,提高咳嗽反射和改善排痰能力。少数患者可出现皮肤瘙痒、烦躁不安,此时可减慢滴速或降低药物浓度。个别还出现肌肉颤动及抽搐,则应停用。纳洛酮是阿片受体阻滞药,有兴奋呼吸中枢作用,可行肌内注射或静脉注射,每次 0.4～0.8 mg或 1.2～2.8 mg加入 5％葡萄糖液 250 mL 中静脉滴注。

因呼吸兴奋剂能引起烦躁不安、肌肉颤动、心悸等不良反应。因此,在应用呼吸兴奋剂的同时必须采取措施减轻通气阻力,如控制感染、吸痰、应用支气管解痉剂等,并密切随访动脉血气,如动脉血气无改善应立即停药。

6.呼吸肌疲劳的防治

应采取措施纠正诱发呼吸肌疲劳的原因,如痰液湿化引流、支气管解痉剂的应用、控制肺部感染、改善营养状态、纠正水和电解质失衡,发热患者应用退热药物。经鼻面罩机械通气,使呼吸肌得到适当休息。

辅酶 Q_{10} 能改善心肌和呼吸肌氧的利用,从而提高其收缩力,每天 60 mg 可使最大吸气力上升。茶碱类药物能增加细胞质内的钙离子浓度,提高呼吸肌的储备能力,可用于防治膈肌疲劳。咖啡因增加膈肌收缩力,优于氨茶碱,长期口服可延缓呼吸肌疲劳的发生。洋地黄类药物亦有增加膈肌收缩力的作用,对呼吸衰竭患者有一定危险性,宜慎用。由于缺氧、营养不良、呼吸负荷过重可造成呼吸肌损伤、膈肌萎缩,因此对慢阻肺患者纠正缺氧、补充营养、保证能量供应至关重要。糖类过多会产生大量二氧化碳,糖的呼吸商为1,过多的糖分解,呼吸商增大,呼吸肌负荷加重;脂肪的呼吸商为 0.7,在饮食和静脉营养中,增加脂肪与蛋白质,可减少二氧化碳的产生。呼吸肌训练,采用腹式呼吸,可增加潮气量,减少无效腔通气,提高通气效率。

7.机械通气

(1)无创性机械通气(NIPPV):可用于 COPD 慢性呼吸衰竭急性加重,还可用于有效撤机,作为从机械通气向自主呼吸过渡的桥梁。

COPD 急性加重期患者应用无创性正压通气(NIPPV)可以降低 $PaCO_2$,减轻呼吸困难,从而降低气管插管和有创机械通气的使用,缩短住院天数,降低患者的病死率。使用 NIPPV 要注意掌握合理的操作方法,避免漏气,从低压力开始逐渐增加辅助吸气压和采用有利于降低 $PaCO_2$ 的方法,从而提高 NIPPV 的效果。NIPPV 的应用指征目前尚不统一,表 4-8 所列标准可作为参考。

表 4-8　NIPPV 在 COPD 合并急性呼吸衰竭时选用和排除标准

选用标准(至少符合其中 2 项)

- 中至重度呼吸困难,伴辅助呼吸肌参与呼吸并出现胸腹矛盾运动
- 中至重度酸中毒(pH7.30~7.35)和高碳酸血症($PaCO_2$ 6~8 kPa)
- 呼吸频率超过 25 次/分

排除标准(符合下列条件之一)

- 呼吸抑制或停止
- 心血管系统功能不稳定(低血压、心律失常、心肌梗死)
- 嗜睡、神志障碍及不合作者
- 易误吸者(吞咽反射异常,严重上消化道出血)
- 痰液黏稠或有大量气道分泌物
- 近期曾行面部或胃食管手术
- 头面部外伤,固有的鼻咽部异常
- 极度肥胖
- 严重的胃肠胀气

辅助通气应从低压力开始,吸气压力从 0.4~0.8 kPa(4~8 cmH_2O)开始,呼气压力从 0.1~0.3 kPa(2~3 cmH_2O)开始,经过 5~20 分钟逐渐增加到合适的治疗水平。为了避免胃胀气,应在保证疗效的前提下避免吸气压力过高。另外应避免饱餐后应用 NIPPV,适当的头高位或半坐卧位和应用促进胃动力的药物有利于减少误吸。

使用无创通气可明显降低气管插管率。如果无创通气后患者的临床及血气无改善[$PaCO_2$ 下降至小于 16%,pH<7.30,$PaCO_2 \leqslant$ 5.3 kPa(40 mmHg)],应尽快调整治疗方案或改为气管插管和常规有创机械通气。

(2)有创性(常规)机械通气:在积极药物治疗的条件下,患者呼吸衰竭仍进行性恶化,出现危及生命的酸碱异常和/或神志改变时宜用有创性机械通气治疗。有创性机械通气具体应用指征见表 4-9。

表 4-9　有创性机械通气在 COPD 合并急性呼吸衰竭的应用指征

- 严重呼吸困难,辅助呼吸肌参与呼吸,并出现胸腹矛盾呼吸
- 呼吸频率超过 35 次/分
- 危及生命的低氧血症(PaO_2<5.3 kPa 或 PaO_2/FiO_2<200)
- 严重的呼吸性酸中毒(pH<7.25)及高碳酸血症
- 呼吸抑制或停止
- 嗜睡、神志障碍
- 严重心血管系统并发症(低血压、休克、心力衰竭)
- 其他并发症(代谢紊乱、脓毒血症、肺炎、肺血栓栓塞症、气压伤、大量胸腔积液)
- NIPPV 失败或存在 NIPPV 的排除指征

在决定患者是否使用机械通气时还需参考病情好转的可能性,患者自身意愿及强化治疗的条件。

使用最广泛的 3 种通气模式包括辅助-控制通气(A-CMV)、压力支持通气(PSV)或同步间歇强制通气(SIMV)与 PSV 联合模式(SIMV+PSV)。因 COPD 患者广泛存在内源性呼气末正压(PEEPi),为减少因 PEEPi 所致吸气功耗增加和人-机不协调,可常规加用-适度水平(为 PEEPi 的 70%~80%)的外源性呼气末正压(PEEP)。

COPD 病例的撤机可能会遇到困难,需设计和实施一周密的方案。解决呼吸机撤离困难的原则是尽早撤机,避免有害并发症的发生。需引起重视的 3 个因素:首先应避免碱血症,碱血症存在时不能撤机;呼吸性酸中毒和 HCO_3^- 潴留可在低 V_A 时撤机。避免使用过量镇静剂。撤机过程中呼吸功一定要减小。给予患者足够的潮气量,保持充足的通气支持,以使患者的呼吸频率低于 30~35 次/分。

8.并发症的治疗

(1)肺性脑病:COPD Ⅱ 型呼吸衰竭,严重的缺氧和二氧化碳潴留[$PaCO_2$≤5.3 kPa(40 mmHg),$PaCO_2$>8.0 kPa(60 mmHg),pH<7.30],常出现脑水肿、脑血管扩张、颅内压升高甚至并发脑疝。患者可出现意识丧失、昏迷、抽搐、呼吸节律及频率异常,进而发生呼吸心搏骤停。

治疗上应积极改善呼吸衰竭,当患者意识障碍进行性恶化时,出现缓脉、呕吐、视盘水肿、脑脊液压力升高时应给予脱水治疗,可给予甘露醇、清蛋白、地塞米松、利尿剂以减轻脑疝、降低颅内压。出现神经精神症状和颅内高压的表现,原则上以改善呼吸功能、纠正缺氧和二氧化碳潴留为主,仅当脑水肿症状明显或有脑疝时可短期使用 20%甘露醇,按每次 0.5~1.0 g/kg 快速静脉滴注,每天 1~2 次,心功能不好的患者用量宜少。使用脱水剂时应注意电解质的变化,并防止痰液变黏稠不易排出。

(2)心力衰竭(简称心衰):慢性肺动脉高压,使右心负荷加重,左心室肥大,严重或长期缺氧招致心肌收缩力减弱,心搏量减少,最后导致心力衰竭。

治疗:①减轻右心前后负荷,早期肺源性心脏病应降低肺动脉高压,减轻右室后负荷。已有心衰者给予硝酸异山梨酯、硝苯地平、卡托普利等,减轻右心前后负荷,改善左心功能,从而降低肺动脉压,使右心室功能得到改善。②利尿剂的应用,给予氢氯噻嗪或呋塞米,并用氨苯蝶啶或螺内酯,小剂量,短疗程,注意电解质紊乱,及时纠正。例如,氢氯噻嗪 25 mg,每天 1~3 次,螺内酯 40 mg,每天 1~2 次。对肺性脑病出现脑水肿或重度水肿者可选用呋塞米 20 mg 缓慢静脉注射。应注意利尿剂可引起低血钾、低血氯,诱发或加重代谢性碱中毒;利尿过多可致血液浓缩、痰液黏稠加重气道阻塞。③强心剂的应用,洋地黄制剂可直接作用于心肌,增加心排血量,减慢心率,增加膈肌收缩力及利尿效果,对并发左心衰竭者疗效明显。由于在缺氧、电解质紊乱等情况下易出现中毒症状,一般选用速效制剂,剂量为正常的 1/2~2/3,长期应用时宜定期监测血药浓度。对难治性心衰可并用辅酶 Q_{10}、多巴胺等,能增加心排血量,加强利尿。④血管扩张剂的应用,血管扩张剂可降低肺血管阻力和肺动脉压,减轻右心负荷,减轻右心衰竭的发作和加剧,是治疗 COPD 急性发作期右心衰竭的重要措施。目前临床常用的有 α 受体阻滞剂、血管紧张素转换酶抑制剂、钙通道阻滞剂、磷酸二酯酶抑制剂、氮气吸入等。血管扩张剂在降低肺动脉压力和肺血管阻力的同时也降低体循环血压,应引起注意。

(3)心律失常:患者常因传导系统和心肌损害,或因缺氧、酸碱失衡、电解质紊乱和应用药物发生各种心律失常,严重者可发生猝死。主要是识别和治疗引起心律失常的代谢原因,如低氧血症、低钾血症、低镁血症、呼吸性酸中毒或碱中毒及治疗原发病。纠正上述原因心律失常多可消失。当诱因不能去除或纠正上述原因后仍有心律失常,可考虑应用抗心律失常药物。如未用过洋地黄类药物,可考虑以毛花苷 C 0.2~0.4 mg 或毒毛花苷 K 0.125~0.25 mg 加入葡萄糖液 20 mL 内缓慢静脉注射(20 分钟)。应注意纠正缺氧、防治低血钾,不宜依据心率的快慢观察疗效。如患者血压稳定可考虑使用血管紧张素转换酶抑制剂治疗。也可选用维拉帕米 5 mg 缓慢静脉注射,或口服 40~80 mg,每天 3 次;出现室性异位心律时可用利多卡因 50~100 mg 静脉注射,必要时 15 分钟再注射 1 次,亦可应用其他抗心律失常药物。

(4)消化道出血:患者常并发消化道出血,低氧导致胃肠道黏膜糜烂,广泛渗血。由于严重缺氧,胃肠道血管收缩,微循环障碍,黏膜防御功能减低,高碳酸血症又使氢离子增多,胃酸分泌增加,以及胃肠道淤血、药物刺激、DIC 等招致应激性溃疡、黏膜糜烂,患者先有进行性腹胀,相继发生大出血。

治疗:①制酸剂,给予质子泵抑制剂奥美拉唑(洛赛克)或新 H_2 受体阻滞剂西咪替丁/法莫替丁等,山莨菪碱能抑制胃酸,改善微循环,兴奋呼吸中枢,可以并用。②黏膜保护剂,枸橼酸铋钾(得乐)可保护胃黏膜、减少出血。③止血剂,如无 DIC 并存,可给酚磺乙胺、6-氨基己酸等;局部止血采用冰盐水加去甲肾上腺素洗胃后给予黏膜保护剂,亦可用凝血酶口服。

(5)休克:并发休克常由于急性严重感染、消化道大出血、严重心律失常或心衰、低血容量等,或综合因素所引起,进行血流动力学监测,有助于诊断。低血容量休克患者,血压、中心静脉压、心排血量均降低,心率快,体循环阻力升高;继发感染休克时,心率快,血压、体循环阻力下降,而中心静脉压不降低,心排血量上升或下降;心源性休克时,血压、心排血量下降,肺小动脉楔压升高,中心静脉压、体循环阻力多上升。

治疗:找出病因,采取相应措施。低血容量或感染性休克可给予平衡液,增加有效细胞外液量,纠正酸中毒,改善微循环;血浆、清蛋白可提高胶体渗透压,增加有效循环血量,降低颅内压、利尿;右旋糖酐-40、羟乙基淀粉除扩容外,可降低血黏度,改善微循环。失血性休克应及时输新鲜全血,纠正电解质紊乱与酸碱失衡。休克患者当血容量补足后血压仍低时,可给予血管活性药物多巴胺或并用间羟胺静脉滴注,维持血压在 10.7~12.0 kPa(80~90 mmHg),脉压大于 2.7 kPa(20 mmHg),尿量大于 25 mL/h。心源性休克、心功能不全者可给多巴酚丁胺、洋地黄等增强心肌收缩力。感染性休克时大剂量激素可改善中毒症状,减少毛细血管通透性,阻滞 α 受体使血管扩张,稳定溶酶体膜,保护细胞,防止细胞自溶。

(6)DIC:肺源性心脏病患者由于感染、缺氧、酸中毒、休克等可激活凝血因子,引起内源系统的凝血连锁反应,使患者进入高凝状态,微血管内发生广泛血栓,致使血小板、纤维蛋白原等凝血因子大量消耗,继而引起纤维蛋白溶解。临床表现为皮肤、黏膜、脏器的栓塞出血,血小板进行性减少,凝血酶原时间较正常对照延长 3 秒以上,纤维蛋白原小于 1.5 g/L,3P 试验阳性或 FDP >20 mg/L。

治疗:①控制原发病。②肝素,抗凝治疗是阻断 DIC 病理过程的重要措施,早期给予肝素 50 mg,每天 2 次,缓慢静脉滴注,或以 10~15 U/(kg·h)静脉滴注,使凝血时间维持在 20 分钟左右。有局部大出血者如溃疡病、支气管扩张、脑出血患者禁用。③抗血小板凝聚药,双嘧达莫每天400 mg,右旋糖酐-40 500 mL,每天 1~2 次静脉滴注,用于高凝状态期。④补充凝血因子,输新鲜血、新鲜冰冻血浆、纤维蛋白原等均应与肝素同时使用。⑤抗纤溶药物,DIC 晚期,纤溶亢进已占主要地位,可在肝素化的基础上给氨甲苯酸或 6-氨基己酸等。

(7)高黏血症:慢性缺氧继发红细胞增多,血黏度增加,招致微循环障碍,影响组织供氧,加重多脏器衰竭。

治疗:给予右旋糖酐-40及肝素治疗。右旋糖酐-40可抑制红细胞聚集,改善微循环,每次500 mL静脉滴注;肝素能降低血黏度,促进肺循环,并可阻止血小板释放5-羟色胺等介质,缓解支气管痉挛,每天50 mg静脉滴注。血细胞比容大于0.60时采用血液稀释疗法,每次放血300 mL,输入右旋糖酐-40 500 mL。

(8)肝损害:严重心衰、缺氧可致淤血性肝大,肝小叶中心坏死和退变,$PaO_2 < 5.3$ kPa(40 mmHg),可使谷丙转氨酶、谷草转氨酶、胆红素上升,凝血酶原时间延长,缺氧纠正后肝功能恢复者称为功能性肝损伤。

治疗:纠正缺氧,心衰患者给予利尿剂,多巴胺静脉滴注可增加肝血流量,高渗葡萄糖和氨基酸静脉滴注能提高血中支链/芳氨基酸比例,避免或慎用对肝功能可能损害的药物,加强护肝药物治疗,还原型谷胱甘肽每天0.6 g静脉给药。肝性脑病者可行人工肝治疗。

(9)肾衰竭:严重缺氧、心衰可导致肾功能损害,$PaO_2 < 5.3$ kPa(40 mmHg)时,肾血流量降低,尿量减少,血肌酐、尿素氮升高,心力衰竭时肾脏可有淤血变性。随着病情好转肾功能恢复者,称为功能性肾损害。

治疗:①避免肾毒性药物;②纠正缺氧,改善心功能,给予利尿、强心剂,增加肾血流量;右旋糖酐-40可改善肾循环;③纠正水、电解质平衡失调,控制蛋白质摄入;④使用利尿剂;⑤透析治疗,当血尿素氮大于29 mmol/L,血肌酐大于707 μmol/L,血钾大于6.5 mmol/L时,应行腹膜或血液透析。

(10)肺源性心脏病合并肺栓塞:肺源性心脏病心衰患者长期卧床,血黏稠度增高,易引起深部静脉血栓形成,血栓脱落可造成肺栓塞,或肺内炎症侵蚀,使肺动脉分支闭塞。患者表现为呼吸困难突然加重、胸痛、胸闷、烦躁不安,进行性右心衰竭,氧分压、二氧化碳分压下降等。

(张焕焕)

第四节　流行性感冒

一、概述

流行性感冒(简称流感)是由流行性感冒病毒引起的急性呼吸道传染病,是人类面临的主要公共健康问题之一。1918年,第一次流感世界大流行死亡人数达2 000万,比第一次世界大战死亡人数还多,以后陆续在1957年(H_2N_2)、1968年(H_1N_1)、1977年(H_1N_1)均有大流行。而近年来禽流感病毒H_5N_1连续在亚洲多个国家造成人类感染,形成了对公共卫生的严重威胁,同时也一再提醒人们,一次新的流感大流行随时可能发生。

二、病原学与致病性

流感病毒呈多形性,其中球形直径为80~120 nm,有囊膜。流感病毒属正黏病毒科,流感病毒属,基因组为分节段、单股、负链RNA。根据病毒颗粒核蛋白(NP)和基质蛋白(M_1)抗原及其基因特性的不同,流感病毒分为甲、乙、丙3型。

甲型流感病毒基因组由 8 个节段的单链 RNA 组成,负责编码病毒所有结构蛋白和非结构蛋白。甲型流感病毒囊膜上有 3 种突起:H、N 和 M_2 蛋白,血凝素(H)和神经氨酸酶(N)为 2 种穿膜糖蛋白,它们突出于脂质包膜表面,分别与病毒吸附于敏感细胞和从受染细胞释放有关。第 3 种穿膜蛋白是 M_2 蛋白,这是一种离子通道蛋白,为病毒进入细胞后脱衣壳所必需。根据其表面 H 和 N 抗原的不同,甲型流感病毒又分成许多亚型。甲型流感病毒的血凝素共有 16 个亚型($H_{1\sim16}$)。神经氨酸酶则有 9 个亚型($N_{1\sim9}$)。所有 16 个亚型的血凝素和 9 个亚型的神经氨酸酶都在禽类中检测出,但只有 H_1、H_2、H_3、H_5、H_7、H_9、N_1、N_2、N_3、N_7,可能还有 N_8 亚型引起人类流感流行。

流感病毒表面抗原特别是 H 抗原具有高度易变性,以此逃脱机体免疫系统对它的记忆、识别和清除。流感病毒抗原性变异形式有两种:抗原性飘移和抗原性转变。抗原性飘移主要是由于编码 H 或 N 蛋白基因点突变导致 H 或 N 蛋白分子上抗原位点氨基酸的替换,并由于人群选择压力使得小变异逐步积累。抗原性转变只发生于甲型流感病毒,当 2 种不同的甲型流感病毒同时感染同一宿主细胞时,其基因组的各节段可能会重新分配或组合,导致新的血凝素和/或神经氨酸酶的出现,或者是 H、N 之间新的组合,从而产生一种新的甲型流感的亚型。

流感病毒在进入宿主细胞之后,其血凝素蛋白需先经宿主细胞的蛋白酶消化,成为 2 个由二硫键相连的多肽,这一过程病毒的致病性密切相关。在人类呼吸道和禽类胃肠道中有一种胰酶样的蛋白酶能够酶切流感病毒的血凝素,因此流感病毒往往引起人类呼吸道感染和禽类胃肠道感染。宿主细胞表面对病毒血凝素的受体在人和禽类之间是不同的,因此通常多数禽流感病毒不感染人类,但是已经有越来越多的证据表明,某些禽流感病毒可越过种属界限而感染人类。当两种分别来源于人和禽的流感同时感染同一例患者时,或另一种可能的中间宿主猪(因为猪对禽流感和人流感都敏感,而且与禽类和人都可能有密切接触),2 种病毒就有可能在复制自身的过程中发生基因成分的交换,产生新的"杂交"病毒。由于人类对其缺乏免疫力,因此患者往往病情严重,死亡率极高。

三、流行病学

流感传染源主要为流感患者和隐性感染者。人禽流感主要是患禽流感或携带禽流感病毒的鸡、鸭、鹅等家禽及其排泄物,特别是鸡传播。流感病毒主要是通过空气飞沫和直接接触传播。人禽流感是否还可通过消化道或伤口传播,至今尚缺乏证据。人对流感病毒普遍易感,新生儿对流感及其病毒的敏感性与成年人相同。青少年发病率高,儿童病情较重。流感流行具有一定的季节性。我国北方常发生于冬季,而南方多发生在冬夏两季,然而流感大流行可发生在任何季节。

根据发生特点不同流感发生可分为散发、暴发、流行和大流行。散发一般在非流行期间,病例在人群中呈散在零星分布,各病例在发病时间及地点上没有明显的联系。暴发是指一个集体或小地区在相当短时间内突然发生很多流感病例。流行是指在较大地区内流感发病率明显超出当地同期发病率水平,流感流行时发病率一般为 5%~20%。大流行的发生是由于新亚型毒株出现,由于人群普遍地缺乏免疫力,疾病传播迅速,流行范围超出国界和洲界,发病率可超过50%。世界性流感大流行间隔 10 年左右,常有2~3个波,通常第一波持续时间短,发病率高,第二波持续时间长,发病率低,有时还有第三波,第一波主要发生在城市和交通便利的地方,第二波主要发生在农村及交通闭塞地区。

四、临床表现

流感的潜伏期一般为 1～3 天。起病多急骤,症状变化较多,主要以全身中毒症状为主,呼吸道症状轻微或不明显。季节性流感多发于青少年,临床表现和轻重程度差异颇大,病死率通常不高,一般恢复快,不留后遗症,死者多为年迈体衰、年幼体弱或合并有慢性疾病的患者。最近在亚洲国家发生的人感染 H_5N_1 禽流感病毒有别于常见的季节性流感。感染后的临床症状往往比较严重,死亡率高达 50%,并且常常累及多种器官。流感根据临床表现可分为单纯型、肺炎型、中毒型、胃肠型。

(一)单纯型

本型最为常见,先有畏寒或寒战,发热,继之全身不适,腰背发酸、四肢疼痛,头晕、头痛。大部分患者有轻重不同的打喷嚏、鼻塞、流涕、咽痛、干咳或伴有少量黏液痰,有时有胸骨后烧灼感、紧压感或疼痛。发热可高达 39～40 ℃,一般持续 2～3 天渐降。部分患者可出现食欲缺乏、恶心、便秘等消化道症状。年老体弱的患者,症状消失后体力恢复慢,常感软弱无力、多汗,咳嗽可持续1～2周或更长。体格检查:患者可呈重病容,衰弱无力,面部潮红,皮肤上偶有类似麻疹、猩红热、荨麻疹样皮疹,软腭上有时有点状红斑,鼻咽部充血水肿。本型中较轻者病情似一般感冒,全身和呼吸道症状均不显著,病程仅 1～2 天,单从临床表现难以确诊。

(二)肺炎型

本型常发生在 2 岁以下的小儿,或原有慢性基础疾病,如二尖瓣狭窄、肺源性心脏病、免疫力低下,以及孕妇、年老体弱者。特点:在发病后 24 小时内可出现高热、烦躁、呼吸困难、咳血痰和明显发绀。全肺可有呼吸音减低、湿啰音或哮鸣音,但无肺实变体征。胸部 X 线可见双肺广泛小结节性浸润,近肺门较多,肺周围较少。上述症状可进行性加重,抗生素无效。病程 1 周至2 个月,大部分患者可逐渐恢复,也可因呼吸循环衰竭在 5～10 天死亡。

(三)中毒型

本型较少见。肺部体征不明显,具有全身血管系统和神经系统损害,有时可有脑炎或脑膜炎表现。临床表现为高热不退、昏迷,成人常有谵妄,儿童可发生抽搐。少数患者由于血管神经系统紊乱或肾上腺出血,导致血压下降或休克。

(四)胃肠型

本型主要表现为恶心、呕吐和严重腹泻,病程 2～3 天,恢复迅速。

五、诊断

流感的诊断主要依据流行病学资料,并结合典型临床表现确定,但在流行初期,散发或轻型的病例诊断比较困难,确诊往往需要实验室检查。流感常用辅助检查。

(一)一般辅助检查

1.外周血常规

白细胞总数不高或偏低,淋巴细胞相对增加,重症患者多有白细胞总数及淋巴细胞下降。

2.胸部影像学检查

单纯型患者胸部 X 线检查可正常,但重症尤其肺炎型患者胸部 X 线检查可显示单侧或双侧肺炎,少数可伴有胸腔积液等。

（二）流感病毒病原学检测及分型

流感病毒病原学检测及分型对确诊流感及与其他疾病如严重急性呼吸综合征（SARS）等鉴别十分重要，常用病毒学检测方法主要有以下几种。

1.病毒培养分离

病毒培养分离是诊断流感最常用和最可靠的方法之一。目前分离流感病毒主要应用马达犬肾细胞（MDCK）为宿主系统。培养过程中观察细胞病变效应，并可应用血清学实验来进行鉴定和分型。传统的培养方法对于流感病毒的检测因需要时间较长（一般需要 4～5 天），不利于早期诊断和治疗。近年来新出现了一种快速流感病毒实验室培养技术——离心培养技术（SVC），在流感病毒的快速培养分离上发挥了很大作用。离心培养法是在标本接种后进行长时间的低速离心，使标本中含病毒的颗粒在外力作用下被挤压吸附于培养细胞上，从而大大缩短了培养时间。

2.血清学诊断

血清学诊断主要是检测患者血清中的抗体水平，即用已知的流感病毒抗原来检测血清中的抗体，此法简便易行、结果可信。血清标本应包括急性期和恢复期双份血清。急性期血样应在发病后 7 天内采集，恢复期血样应在发病后 2～4 周采集。双份血清进行抗体测定，恢复期抗体滴度较急性期有 4 倍或以上升高，有助于确诊和回顾性诊断，单份血清一般不能用作诊断。

3.病毒抗原检测

对于病毒抗原的检测的方法主要有两类：直接荧光抗体检测（DFA）和快速酶（光）免法。DFA 用抗流感病毒的单克隆抗体直接检测临床标本中的病毒抗原，应用亚型特异性的单抗能够快速和直接地检测标本中的病毒抗原，并且可以进一步进行病毒的分型，不仅可用于诊断，还可以用于流行病学的调查。目前快速酶免、光免法主要有 Directigen FluA、Directigen Flu A plus B、Binax Now Flu A and B、Biostar FLU OIA、Quidel Quick vue 和 Zstat Flu test 等。值得注意的是，上述几种检测方法对于乙型流感病毒的检测效果不如甲型。

4.病毒核酸检测

以聚合酶链反应（PCR）技术为基础发展出了各种各样的病毒核酸检测方法，在流感病毒鉴定和分型方面发挥着越来越大的作用，不仅可以快速诊断流感，并且可以根据所分离病毒核酸序列的不同对病毒进行准确分型。常用的方法有核酸杂交、逆转录-聚合酶链反应、多重逆转录-聚合酶链反应、酶联免疫 PCR、实时定量 PCR、依赖性核酸序列扩增、荧光 PCR 等方法。以上述各种检测方法为基础，很多生物制品公司开发出多种试剂盒供临床快速检测应用。近年来，应用基因芯片对流感病毒进行检测和分型是研究的一大热点，基因芯片灵敏度极高，并且可以同时检测多种病毒，尤其适用于流感多亚型、易变异的特点。目前多种基因芯片技术已应用到流感病毒的检测和分型中。

六、鉴别诊断

流行性感冒主要与除流感病毒的多种病毒、细菌等病原体引起的流感样疾病（ILI）相鉴别。确诊需依据实验室检查，如病原体分离、血清学检查和核酸检测。

（一）普通感冒

通感冒可由多种呼吸道病毒感染引起。除注意收集流行病学资料以外，通常流感全身症状比普通感冒重，而普通感冒呼吸道局部症状更突出。

(二)严重急性呼吸综合征(SARS)

SARS 是由 SARS 冠状病毒引起的一种具有明显传染性,可累及多个脏器、系统的特殊肺炎,临床上以发热、乏力、头痛、肌肉关节疼痛等全身症状和干咳、胸闷、呼吸困难等呼吸道症状为主要表现。临床表现类似肺炎型流感。根据流行病学史,临床症状和体征,一般实验室检查,胸部 X 线影像学变化,配合 SARS 病原学检测阳性,排除其他疾病,可做出 SARS 的诊断。

(三)肺炎支原体感染

发热、头痛、肌肉疼痛等全身症状较流感轻,呛咳症状较明显,或伴少量黏痰。胸部 X 线检查可见两肺纹理增深,并发肺炎时可见肺部斑片状阴影等间质肺炎表现。痰及咽拭子标本分离肺炎支原体可确诊。血清学检查对诊断有一定帮助,核酸探针或 PCR 有助于早期快速诊断。

(四)衣原体感染

发热、头痛、肌肉疼痛等全身症状较流感轻,可引起鼻窦炎、咽喉炎、中耳炎、气管-支气管炎和肺炎。实验室检查可帮助鉴别诊断,包括病原体分离、血清学检查和 PCR 检测。

(五)嗜肺军团菌感染

夏秋季发病较多,并常与空调系统及水源污染有关。起病较急,畏寒、发热、头痛等,全身症状较明显,呼吸道症状表现为咳嗽、黏痰、痰血、胸闷、气促,少数可发展为 ARDS;呼吸道以外的症状亦常见,如腹泻、精神症状及心功能和肾功能障碍,胸部 X 线检查示炎症浸润影。呼吸道分泌物、痰、血培养阳性可确定诊断,但检出率低。对呼吸道分泌物用直接荧光抗体法(DFA)检测抗原或用 PCR 检查核酸,对早期诊断有帮助。血清、尿间接免疫荧光抗体测定,亦具诊断意义。

七、治疗

隔离患者,流行期间对公共场所加强通风和空气消毒,避免传染他人。

合理应用对症治疗药物,可对症应用解热药、缓解鼻黏膜充血药物、止咳祛痰药物等。

尽早应用抗流感病毒药物治疗:抗流感病毒药物治疗只有早期(起病 2 天内)使用,才能取得最佳疗效。抗流感病毒化疗药物现有离子通道 M_2 阻滞剂(表 4-10)和神经氨酸酶抑制剂两类,前者包括金刚烷胺和金刚乙胺;后者包括奥司他韦和扎那米韦。

表 4-10　金刚烷胺和金刚乙胺用法和剂量

药名	年龄(岁)			
	1～9	10～12	13～16	≥65
金刚烷胺	5 mg/(kg·d) (最高 150 mg/d)分 2 次	100 mg 每天 2 次	100 mg 每天 2 次	≤100 mg/d
金刚乙胺	不推荐使用	不推荐使用	100 mg 每天 2 次	100 mg 或 200 mg/d

(一)离子通道 M_2 阻滞剂

金刚烷胺和金刚乙胺。对甲型流感病毒有活性,抑制其在细胞内的复制。在发病48小时内使用,可减轻发热和全身症状,减少病毒排出,防止病毒扩散。金刚烷胺在肌酐清除率≤50 mL/min时酌情减少用量,并密切观察其不良反应,必要时停药。血透对金刚烷胺清除的影响不大。肌酐清除率<10 mL/min时金刚乙胺应减为 100 mg/d;对老年和肾功能减退患者应监测不良反应。不良反应主要有:中枢神经系统有神经质、焦虑、注意力不集中和轻微头痛等,其发生率金刚烷胺高于金刚乙胺;胃肠道反应主要表现为恶心和呕吐。这些不良反应一般较轻,停药

后大多可迅速消失。

(二)神经氨酸酶抑制剂

神经氨酸酶抑制剂对甲、乙两型流感病毒都是有效的,目前有 2 个品种,即奥司他韦和扎那米韦,我国临床目前只有奥司他韦。

1.用法和剂量

奥司他韦为成人 75 mg,每天 2 次,连服 5 天,应在症状出现 2 天内开始用药。儿童用法见表 4-11,1 岁以内不推荐使用。扎那米韦为 6 岁以上儿童及成人剂量均为每次吸入 10 mg,每天 2 次,连用 5 天,应在症状出现 2 天内开始用药。6 岁以下儿童不推荐使用。

表 4-11　儿童奥司他韦用量

药名	体重(kg)			
	≤15	16~23	24~40	>40
奥司他韦(mg)	30	45	60	75

2.不良反应

奥司他韦不良反应少,一般为恶心、呕吐等消化道症状,也有腹痛、头痛、头晕、失眠、咳嗽、乏力等不良反应的报道。扎那米韦吸入后最常见的不良反应有头痛、恶心、咽部不适、眩晕、鼻出血等。个别哮喘和慢性阻塞性肺疾病(COPD)患者使用后可出现支气管痉挛和肺功能恶化。

肾功能不全的患者无须调整扎那米韦的吸入剂量。对肌酐清除率<30 mL/min 的患者,奥司他韦减量至 75 mg,每天 1 次。

需要注意的是,因神经氨酸酶抑制剂对甲、乙两型流感病毒均有效且耐药发生率低,不会引起支气管痉挛,而 M_2 阻滞剂都只对甲型流感病毒有效且在美国耐药率较高,因此美国目前推荐使用抗流感病毒药物仅有奥司他韦和扎那米韦,只有有证据表明流行的流感病毒对金刚烷胺或金刚乙胺敏感才用于治疗和预防流感。对于那些非卧床的流感患者,早期吸入扎那米韦或口服奥司他韦能够降低发生下呼吸道并发症的可能性。另外自 2004 年以来,绝大多数 H_5N_1 病毒株对神经氨酸酶抑制剂敏感,而对金刚烷胺类耐药,因此确诊为 H_5N_1 禽流感病毒感染的患者或疑似患者推荐用奥司他韦治疗。

(三)并发症治疗

肺炎型流感常见并且最重要的并发症为细菌的二重感染,尤其是细菌性肺炎,其治疗详见相关章节。肺炎型流感尤其重症患者往往有严重呼吸窘迫、缺氧,严重者可发生急性呼吸窘迫综合征(ARDS),应给予患者氧疗,必要时行无创或有创机械通气治疗。对于中毒型或胃肠型流感患者,应注意纠正患者水电解质平衡,维持血流动力学稳定。

八、预防

隔离患者,流行期间对公共场所加强通风和空气消毒,切断传染链,终止流感流行。流行期间减少大型集会及集体活动,接触者应戴口罩。

目前接种流感病毒疫苗是当今预防流感疾病发生、流行的最有效手段。当疫苗和流行病毒抗原匹配良好时,流感疫苗在<65 岁的健康人群中可预防 70%~90% 的疾病发生。由于免疫系统对接种疫苗需要 6~8 周才起反应,所以疫苗必须在流感季节到来之前接种,最佳时间为 10 月中旬至 11 月中旬。由于流感病毒抗原性变异较快,所以人类无法获得持久的免疫力,进行流感

疫苗接种后人体可产生免疫力,但对新的变异病毒株无保护作用。因此在每年流感疫苗生产之前,都要根据当时所流行病毒的抗原变化来调整疫苗的组成,以求最大的保护效果。

流感疫苗包括减毒活疫苗和灭活疫苗。至今对于病毒快速有效的减毒方法和准确的减毒标准仍存在许多不确定因素,因此减毒疫苗仍不能广泛应用。现在世界范围内广泛使用的流感病毒疫苗以纯化、多价的灭活疫苗为主。

美国疾病预防控制中心制定的流感疫苗和抗病毒剂使用指南推荐,每年接受一次流感疫苗接种的人员包括学龄儿童;6个月至4岁的儿童;50岁以上的成年人;6个月至18岁的高危Reye综合征(因长期使用阿司匹林治疗)患者;将在流感季节怀孕的妇女;慢性肺炎(包括哮喘)患者;心脏血管(高血压除外)疾病患者,肾、肝、血液或代谢疾病(包括糖尿病)患者;免疫抑制人员;在某些条件下危及呼吸功能人员;居住在养老院的人员和其他慢性疾病患者的护理人员;卫生保健人员;接触年龄小于5岁和年龄大于50岁的健康人员和爱心志愿者(特别是接触小于6个月婴儿的人员);感染流感可引发严重并发症的人员。

流感疫苗接种的不良反应主要为注射部位疼痛,偶见发热和全身不适,大多可自行恢复。

应用抗流感病毒药物。明确或怀疑某部门流感暴发时,对所有非流感者和未进行疫苗接种的医务人员可给予金刚烷胺、金刚乙胺或奥司他韦进行预防性治疗,时间持续2周或流感暴发结束后1周。

(刘 丽)

第五节 肺炎球菌肺炎

一、定义

肺炎球菌肺炎是由肺炎链球菌感染引起的急性肺部炎症,为社区获得性肺炎中最常见的细菌性肺炎。起病急骤,临床以高热、寒战、咳嗽、血痰及胸痛为特征,病理为肺叶或肺段的急性表现。近年来,因抗生素的广泛应用,典型临床和病理表现已不多见。

二、病因

致病菌为肺炎球菌,革兰阳性,有荚膜,复合多聚糖荚膜共有86个血清型。成人致病菌多为1型、5型。为口咽部定植菌,不产生毒素(除Ⅲ型),主要靠荚膜对组织的侵袭作用而引起组织的炎性反应,通常在机体免疫功能低下时致病。冬春季因带菌率较高(40%～70%)为本病多发季节。青壮年男性或老幼多见。长期卧床、心力衰竭、昏迷和手术后等易发生肺炎球菌性肺炎。常间诱因有病毒性上呼吸道感染史或受寒、酗酒、疲劳等。

三、诊断

(一)临床表现

因患者年龄、基础疾病及有无并发症,就诊是否使用过抗生素等影响因素,临床表现差别较大。

(1)起病:多急骤,短时寒战继之出现高热,呈稽留热型,肌肉酸痛及全身不适,部分患者体温低于正常。

(2)呼吸道症状:起病数小时即可出现,初起为干咳,继之咳嗽,咳黏性痰,典型者痰呈铁锈色,累及胸膜可有针刺样胸痛,下叶肺炎累及膈胸膜时疼痛可放射至上腹部。

(3)其他系统症状:食欲缺乏、恶心、呕吐及急腹症消化道状。老年人精神萎靡、头痛,意识蒙眬等。部分严重感染的患者可发生周围循环衰竭,甚至早期出现休克。

(4)体检:急性病容,呼吸急促,体温达39~40 ℃,口唇单纯疱疹,可有发绀及巩膜黄染,肺部听诊为实变体征或可听到啰音,累及胸膜时可有胸膜摩擦音甚至胸腔积液体征。

(5)并发症及肺外感染表现:①脓胸(5%~10%),治疗过程中又出现体温升高、白细胞计数增高时,要警惕并发脓胸和肺脓肿的可能。②脑膜炎,可出现神经症状或神志改变。③心肌炎或心内膜炎,心率快,出现各种心律失常或心脏杂音,脾大,心力衰竭。

(6)败血症或毒血症(15%~75%):可出现皮肤、黏膜出血点,巩膜黄染。

(7)感染性休克:表现为周围循环衰竭,如血压降低、四肢厥冷、心动过速等,个别患者起病既表现为休克而呼吸道症状并不明显。

(8)麻痹性肠梗阻。

(9)罕见 DIC、ARDS。

(二)实验室检查

(1)血常规:白细胞数为(10~30)×10^9/L,中型粒细胞计数增多80%以上,分类核左移并可见中毒颗粒。酒精中毒、免疫力低下及年老体弱者白细胞总数可正常或减少,提示预后较差。

(2)病原体检查:①痰涂片及荚膜染色镜检,可见革兰染色阳性双球菌,2~3 次痰检为同一细菌有意义。②痰培养加药敏可助确定菌属并指导有效抗生素的使用,干咳无痰者可做高渗盐水雾化吸入导痰。③血培养致病菌阳性者可做药敏试验。④脓胸者应做胸腔积液菌培养。⑤对重症或疑难病例,有条件时可采用下呼吸道直接采样法做病原学诊断。如防污染毛刷采样(PSB)、防污染支气管-肺泡灌洗(PBAL)、经胸壁穿刺肺吸引(LA)、环甲膜穿刺经气管引(TTA)。

(三)胸部 X 线

(1)早期病变肺段纹理增粗、稍模糊。

(2)典型表现为大叶性、肺段或亚肺段分布的浸润、实变阴影,可见支气管气道征及肋膈角变钝。

(3)病变吸收较快时可出现浓淡不均假空洞征。

(4)吸收较慢时可出现机化性肺炎。

(5)老年人、婴儿多表现为支气管肺炎。

四、鉴别诊断

(1)干酪样肺炎:常有结核中毒症状,胸部 X 线表现肺实变、消散慢,病灶多在肺尖或锁骨下、下叶后段或下叶背段,新旧不一、有钙化点、易形成空洞并肺内播散。痰抗酸菌染色可发现结核菌,PPD 试验常阳性,青霉素 G 治疗无效。

(2)其他病原体所致肺炎:①多为院内感染,金黄色葡萄球菌肺炎和克雷伯杆菌肺炎的病情通常较重。②多有基础疾病。③痰或血的细菌培养阳性可鉴别。

（3）急性肺脓肿：早期临床症状相似，病情进展可出现可大量脓臭痰，查痰菌多为金黄色葡萄球菌、克雷伯杆菌、革兰阴性杆菌、厌氧菌等。胸部X线可见空洞及液平。

（4）肺癌伴阻塞性肺炎：常有长期吸烟史、刺激性干咳和痰中带血史，无明显急性感染中毒症状；痰脱落细胞可阳性；症状反复出现；可发现肺肿块、肺不张或肿大的肺门淋巴结；胸部CT及支气管镜检查可帮助鉴别。

（5）其他：ARDS、肺梗死、放射性肺炎和胸膜炎等。

五、治疗

（一）抗菌药物治疗

首先应给予经验性抗生素治疗，然后根据细菌培养结果进行调整。经治疗不好转者，应再次复查病原学及药物敏感试验进一步调整治疗方案。

1.轻症患者

（1）首选青霉素：青霉素每天$240×10^4$ U，分3次肌内注射。或普鲁卡因青霉素每天$120×10^4$ U，分2次肌内注射，疗程5～7天。

（2）青霉素过敏者：可选用大环内酯类，如红霉素每天2 g，分4次口服，或红霉素每天1.5 g分次静脉滴注；或罗红霉素每天0.3 g，分2次口服或林可霉素每天2 g，肌内注射或静脉滴注；或克林霉素每天0.6～1.8 g，分2次肌内注射，或克林霉素每天1.8～2.4 g分次静脉滴注。

2.较重症患者

青霉素每天$120×10^4$ U，分2次肌内注射，加用丁胺卡那每天0.4 g分次肌内注射；或红霉素每天1.0～2.0 g，分2～3次静脉滴注；或克林霉素每天0.6～1.8 g，分3～4次静脉滴注；或头孢塞吩钠（先锋霉素Ⅰ）每天2～4 g，分3次静脉注射。

疗程2周或体温下降3天后改口服。老人、有基础疾病者可适当延长。8％～15％青霉素过敏者对头孢菌素类有交叉过敏应慎用。如为青霉素速发性变态反应则禁用头孢菌素。如青霉素皮试阳性而头孢菌素皮试阴性者可用。

3.重症或有并发症患者（如胸膜炎）

青霉素每天$1 000×10^4$～$3 000×10^4$ U，分4次静脉滴注；头孢唑啉钠（先锋霉素Ⅴ），每天2～4 g，分2次静脉滴注。

4.极重症者如并发脑膜炎

头孢曲松每天1～2 g分次静脉滴注；碳青霉烯类如亚胺培南-西司他丁每天2 g，分次静脉滴注；或万古霉素每天1～2 g，分次静脉滴注并加用第3代头孢菌素；或亚胺培南加第3代头孢菌素。

5.耐青霉素肺炎链球菌感染者

近年来，耐青霉素肺炎链球菌感染不断增多，通常最小抑制浓度（MIC）≥1.0 mg/L为中度耐药，MIC≥2.0 mg/L为高度耐药。临床上可选用以下抗生素：克林霉素每天0.6～1.8 g分次静脉滴注；或万古霉素每天1～2 g分次静脉滴注；或头孢曲松每天1～2 g分次静脉滴注；或头孢噻肟每天2～6 g分次静脉滴注；或氨苄西林/舒巴坦、替卡西林/克拉维酸、阿莫西林/克拉维酸。

（二）支持疗法

包括卧床休息、维持液体和电解质平衡等。应根据病情及检查结果决定补液种类。给予足够热量以及蛋白和维生素。

(三)对症治疗

胸痛者止痛;刺激性咳嗽可给予可待因,止咳祛痰可用氯化铵或棕色合剂,痰多者禁用止咳剂;发热物理降温,不用解热药;呼吸困难者鼻导管吸氧。烦躁、谵妄者服用地西泮 5 mg 或水合氯醛 1~1.5 g 灌肠,慎用巴比妥类。鼓肠者给予缸管排气,胃扩张给予胃肠减压。

(四)并发症的处理

(1)呼吸衰竭:机械通气、支持治疗(面罩、气管插管、气管切开)。

(2)脓胸:穿刺抽液必要时肋间引流。

(五)感染性休克的治疗

(1)补充血容量:右旋糖酐-40 和平衡盐液静脉滴注,以维持收缩压 12.0~13.3 kPa(90~100 mmHg)。脉压>4.0 kPa(30 mmHg),尿量>30 mL/h,中心静脉压 0.6~1.0 kPa(4.4~7.4 mmHg)。

(2)血管活性药物的应用:输液中加入血管活性药物以维持收缩压 12.0~13.3 kPa(90~100 mmHg)以上。为升高血压的同时保证和调节组织血流灌注,近年来主张血管活性药物为主,配合收缩性药物,常用的有多巴胺、间羟胺、去甲肾上腺素和山莨菪碱等。

(3)控制感染:及时、有效地控制感染是治疗中的关键。要及时选择足量、有效的抗生素静脉并联合给药。

(4)糖皮质激素的应用:病情或中毒症状重及上述治疗血压不恢复者,在使用足量抗生素的基础上可给予氢化可的松 100~200 mg 或地塞米松 5~10 mg 静脉滴注,病情好转立即停药。

(5)纠正水、电解质和酸碱平衡紊乱:严密监测血压、心率、中心静脉压、血气、水电解质变化,及时纠正。

(6)纠正心力衰竭:严密监测血压、心率、中心静脉压、意识及外周循环状态,及时给予利尿及强心药物,并改善冠状动脉供血。

(刘　丽)

第六节　克雷伯杆菌肺炎

一、概述

肺炎克雷伯杆菌肺炎(旧称肺炎杆菌肺炎),是最早被认识的革兰阴性杆菌肺炎,并且仍居当今社区获得性革兰阴性杆菌肺炎的首位,医院获得性革兰阴性杆菌肺炎的第二或第三位。肺炎克雷伯杆菌是克雷伯菌属最常见菌种,约占临床分离株的 95%。肺炎克雷伯杆菌又分肺炎、臭鼻和鼻硬结 3 个亚种,其中又以肺炎克雷伯杆菌肺炎亚种最常见。根据荚膜抗原成分的不同,肺炎克雷伯杆菌分 78 个血清型,肺炎者以 1~6 型为多。由于抗生素的广泛应用,20 世纪 80 年代以来肺炎克雷伯杆菌耐药率明显增加,特别是它产生超广谱 β-内酰胺酶(ESBLs),能水解所有第 3 代头孢菌素和单酰胺类抗生素。目前不少报道肺炎克雷伯杆菌中产 ESBLs 比率高达

30％～40％,并可引起医院感染暴发流行,正受到密切关注。该病好发于原有慢性肺部疾病、糖尿病、手术后和酒精中毒者,以中老年为多见。

二、诊断

(一)临床表现

多数患者起病突然,部分患者可有上呼吸道感染的前驱症状,主要症状为寒战、高热、咳嗽、咳痰、胸痛、呼吸困难和全身衰弱。痰色如砖红色,被认为是该病的特征性表现,可惜临床上甚为少见;有的患者咳痰呈铁锈色,或痰带血丝,或伴明显咯血。体检患者呈急性病容,常有呼吸困难和发绀,严重者有全身衰竭、休克和黄疸。肺叶实变期可发生相应实变体征,并常闻及湿啰音。

(二)辅助检查

1.一般实验室检查

周围血白细胞总数和中性粒细胞比例增加,核型左移。若白细胞不高或反见减少,提示预后不良。

2.细菌学检查

经筛选的合格痰标本(鳞状上皮细胞<10 个/低倍视野或白细胞>25 个/低倍视野),或下呼吸道防污染标本培养分离到肺炎克雷伯杆菌,且达到规定浓度(痰培养菌量≥10^6 cfu/mL、防污染样本毛刷标本菌是≥10^3 cfu/mL),可以确诊。据报道 20％～60％病例血培养阳性,更具有诊断价值。

3.影像学检查

X 线征象,包括大叶实变、小叶浸润和脓肿形成。右上叶实变时重而黏稠的炎性渗出物,使叶间裂呈弧形下坠是肺炎克雷伯菌肺炎具有诊断价值的征象,但是并不常见。在慢性肺部疾病和免疫功能受损患者,患该病时大多表现为支气管肺炎。

三、鉴别诊断

该病应与各类肺炎包括肺结核相鉴别,主要依据病原体检查,并结合临床做出判别。

四、治疗

(一)一般治疗

与其他细菌性肺炎治疗相同。

(二)抗菌治疗

轻、中症患者最初经验性抗菌治疗,应选用 β-内酰胺类联合氨基糖苷类抗生素,然后根据药敏试验结果进行调整。若属产 ESBLs 菌株,或既往常应用第 3 代头孢菌素治疗或在 ESBLs 菌株流行率高的病区(包括 ICU)或临床重症患者最初经验性治疗应选择碳青霉烯类抗生素(亚胺培南或美罗培南),因为目前仅有该类抗生素对 ESBLs 保持高度稳定,没有耐药。哌拉西林/三唑巴坦、头孢吡肟对部分 ESBLs 菌株体外有效,还有待积累更多经验。

(刘 丽)

第七节 葡萄球菌肺炎

一、定义

葡萄球菌肺炎是致病性葡萄球菌引起的急性化脓性肺部炎症,主要为原发性(吸入性)金黄色葡萄球菌肺炎和继发性(血源性)金黄色葡萄球菌肺炎。临床上化脓坏死倾向明显,病情严重,细菌耐药率高,预后多较凶险。

二、易感人群和传播途径

多见于儿童和年老体弱者,尤其是长期应用皮质激素、抗肿瘤药物及其他免疫抑制剂者,慢性消耗性疾病患者,如糖尿病、恶性肿瘤、再生障碍性贫血、严重肝病、急性呼吸道感染和长期应用抗生素的患者。金黄色葡萄球菌肺炎的传染源主要有葡萄球菌感染病灶,特别是感染医院内耐药菌株的患者,其次为带菌者。主要通过接触和空气传播,医务人员的手、诊疗器械、患者的生物用品及铺床、换被褥都可能是院内交叉感染的主要途径。细菌可以通过呼吸道吸入或血源播散导致肺炎。目前因介入治疗的广泛开展和各种导管的应用,为表皮葡萄球菌的入侵提供了更多的机会,其在院内感染性肺炎中的比例也在提高。

三、病因

葡萄球菌为革兰阳性球菌,兼性厌氧,分为金黄色葡萄球菌、表皮葡萄球菌、腐生葡萄球菌,其中金黄色葡萄球菌致病性最强。血浆凝固酶可以使纤维蛋白原转变成纤维蛋白,后者包绕于菌体表面,从而逃避白细胞的吞噬,与细菌的致病性密切相关。凝固酶阳性的细菌,如金黄色葡萄球菌,凝固酶阴性的细菌,如表皮葡萄球菌、腐生葡萄球菌。但抗甲氧西林金黄色葡萄球菌(MRSA)和抗甲氧西林凝固酶阴性葡萄球菌(MRSCN)的感染日益增多,同时对多种抗生素耐药,包括喹诺酮类、大环内酯类、四环素类、氨基糖苷类等。近年来,国外还出现了耐万古霉素金黄色葡萄球菌(VRSA)的报道。目前 MRSA 分为两类,分别是医院获得性 MRSA(HA-MRSA)和社区获得性 MRSA(CA-MRSA)。

四、诊断

(一)临床表现

(1)多数急性起病,血行播散者常有皮肤疖痈史,皮肤黏膜烧伤、裂伤、破损,一些患者有金黄色葡萄球菌败血症病史,部分患者找不到原发灶。

(2)通常全身中毒症状突出,衰弱、乏力、大汗、全身关节肌肉酸痛、急起高热、寒战、咳嗽、由咳黄脓痰演变为脓血痰或粉红色乳样痰、无臭味儿、胸痛和呼吸困难进行性加重、发绀,重者甚至出现呼吸窘迫及血压下降、少尿等外周循环衰竭的表现。少部分患者肺炎症状不典型,可亚急性起病。

（3）血行播散引起者早期以中毒性表现为主,呼吸道症状不明显。有时虽无严重的呼吸系统症状和高热,而患者已发生中毒性休克,出现少尿、血压下降。

（4）早期呼吸道体征轻微与其严重的全身中毒症状不相称是其特点之一,不同病情及病期体征不同,典型大片实变少见,如有则病侧呼吸运动减弱,局部叩诊浊音,可闻及管样呼吸音。有时可闻及湿啰音,双侧或单侧。合并脓胸、脓气胸时,视程度不同可有相应的体征。部分患者可有肺外感染灶、皮疹等。

（5）社区获得性肺炎中,若出现以下情况需要高度怀疑 CA-MRSA 的可能:流感样前驱症状;严重的呼吸道症状伴迅速进展的肺炎,并发展为 ARDS;体温超过 39 ℃;咯血;低血压;白细胞计数降低;X 线显示多叶浸润阴影伴空洞;近期接触 CA-MRSA 的患者;属于 CA-MRSA 寄殖群体;近 6 个月来家庭成员中有皮肤脓肿或疖肿的病史。

（二）实验室及辅助检查

外周血白细胞在 $20 \times 10^9 / L$ 左右,可高达 $50 \times 10^9 / L$,重症者白细胞可低于正常。中性粒细胞数增高,有中毒颗粒、核左移现象。血行播散者血培养阳性率可达 50%。原发吸入者阳性率低。痰涂片革兰染色可见大量成堆的葡萄球菌和脓细胞,白细胞内见到球菌有诊断价值。普通痰培养阳性有助于诊断,但有假阳性,通过保护性毛刷采样定量培养,细菌数量 $> 10^3$ cfu/mL 时几乎没有假阳性。

血清胞壁酸抗体测定对早期诊断有帮助,血清滴度 $\geq 1:4$ 为阳性,特异性较高。

（三）影像学检查

肺浸润、肺脓肿、肺气囊肿和脓胸、脓气胸是金黄色葡萄球菌感染的四大 X 线征象,在不同类型和不同病期以不同的组合表现。早期病变发展,金黄色葡萄球菌最常见的胸片异常是支气管肺炎伴或不伴脓肿形成或胸腔积液。原发性感染者早期胸部 X 线表现为大片絮状、密度不均的阴影,可呈节段或大叶分布,也呈小叶样浸润,病变短期内变化大,可出现空洞或蜂窝状透亮区,或在阴影周围出现大小不等的气肿大泡。血源性感染者的胸部 X 线表现呈两肺多发斑片状或团块状阴影或多发性小液平空洞。

五、鉴别诊断

（一）其他细菌性肺炎

如流感嗜血杆菌、克雷伯杆菌、肺炎链球菌引起的肺炎,典型者可通过发病年龄、起病急缓、痰的颜色、痰涂片、胸部 X 线等检查加以初步鉴别。各型不典型肺炎的临床鉴别较困难,最终的鉴别均需病原学检查。

（二）肺结核

上叶金黄色葡萄球菌肺炎易与肺结核混淆,尤其是干酪性肺炎,也有高热、畏寒、大汗、咳嗽、胸痛,胸部 X 线片也有相似之处,还应与发生在下叶的不典型肺结核鉴别,通过仔细询问病史及相关的实验室检查大多可以区别,还可以观察治疗反应帮助诊断。

六、治疗

（一）对症治疗

休息、祛痰、吸氧、物理或化学降温、合理饮食、防止脱水和电解质紊乱,保护重要脏器功能。

(二)抗菌治疗

1.经验性治疗

治疗的关键是尽早选用敏感有效的抗生素,防止并发症。可根据金黄色葡萄球菌感染的来源(社区还是医院)和本地区近期药敏资料选择抗生素。社区获得性感染考虑为金黄色葡萄球菌感染,不宜选用青霉素,应选用苯唑西林和头孢唑林等第一代头孢菌素,若效果欠佳,在进一步病原学检查时可换用糖肽类抗生素治疗。怀疑医院获得性金黄色葡萄球菌肺炎,则首选糖肽类抗生素。经验性治疗中,尽可能获得病原学结果,根据药敏结果修改治疗方案。

2.针对病原菌治疗

治疗应依据痰培养及药物敏感试验结果选择抗生素。对青霉素敏感株,首选大剂量青霉素治疗,过敏者,可选大环内酯类、克林霉素、半合成四环素类、SMZco 或第一代头孢菌素。甲氧西林敏感的产青霉素酶菌仍以耐酶半合成青霉素治疗为主,如甲氧西林、苯唑西林、氯唑西林,也可选头孢菌素(第一代或第二代头孢菌素)。对 MRSA 和 MRSCN 首选糖肽类抗生素:①万古霉素,1～2 g/d,(或去甲万古霉素1.6 g/d),但要将其血药浓度控制在 20 μg/mL 以下,防止其耳、肾毒性的发生。②替考拉宁,0.4 g,首3剂每12小时 1 次,以后维持剂量为 0.4 g/d,肾功能不全者应调整剂量。疗程不少于 3 周。MRSA、MRSCN 还可选择利奈唑胺(静脉或口服),一次600 mg,每 12 小时 1 次,疗程10～14 天。

(三)治疗并发症

如并发脓胸或脓气胸时可行闭式引流,抗感染时间可延至 8～12 周。合并脑膜炎时,最好选用脂溶性强的抗生素,如头孢他啶、头孢哌酮、万古霉素及阿米卡星等,疗程要长。

(四)其他治疗

避免应用可导致白细胞计数减少的药物和糖皮质激素。

七、临床路径

(1)详细询问近期有无皮肤感染、中耳炎、进行介入性检查或治疗,有无慢性肝肾疾病、糖尿病病史,是否接受放化疗或免疫抑制剂治疗。了解起病急缓、痰的性状及演变,有无胸痛、呼吸困难、程度及全身中毒症状,尤应注意高热、全身中毒症状明显与呼吸系统症状不匹配者。

(2)体检要注意生命体征,皮肤黏膜有无感染灶和皮疹,肺部是否有实变体征,还要仔细检查心脏有无新的杂音。

(3)进行必要的辅助检查,包括血常规、血培养(发热时)、痰的涂片和培养(用抗生素之前)、胸部X线检查,并动态观察胸部影像学变化,必要时可行纤维支气管镜检查及局部灌洗。

(4)处理:应用有效的抗感染治疗,加强对症支持,防止并积极治疗并发症。

(5)预防:增强体质,防止流感,可进行疫苗注射。彻底治疗皮肤及深部组织的感染,加强年老体弱者的营养支持,隔离患者和易感者,严格抗生素的使用规则,规范院内各项操作及消毒制度,减少交叉感染。

(刘 丽)

第八节 支原体肺炎

一、定义

肺炎支原体肺炎是由肺炎支原体引起的急性呼吸道感染和肺部炎症,即"原发性非典型肺炎",占社区获得性肺炎的 15%～30%。

二、病因

支原体是介于细菌与病毒之间能独立生活的最小微生物,无细胞壁,仅有 3 层膜组成细胞膜,共有30余种,部分可寄生于人体,但不致病,至目前为止,仅肯定肺炎支原体能引起呼吸道病变。当其进入下呼吸道后,一般并不侵入肺泡内,当存在超免疫反应时,可导致肺炎和神经系统、心脏损害。

三、诊断

(一)临床表现

1.病史

本病潜伏期2～3周,儿童、青年发病率高,以秋冬季为多发,以散发为主,多由患者急性期飞沫经呼吸道吸入而感染。

2.症状

起病较细菌性肺炎和病毒性肺炎缓慢,约半数患者并无症状。典型肺炎表现者仅占10%,还可以咽炎、支气管炎、大泡性耳鼓膜炎形式出现。开始表现为上呼喊道感染症状,咳嗽、头痛、咽痛、低热继之出现中度发热,顽固的刺激性咳嗽常为突出表现,也可有少量黏痰或少量脓性痰。

3.体征

胸部体检可无胸部体征或仅有少许湿啰音。其临床症状轻,体征轻于胸片X线表现是其特点之一。

4.肺外表现

极少数患者可伴发肺外其他系统的病变,出现胃肠炎、溶血性贫血、心肌炎、心包炎、肝炎。少数还伴发围神经炎、脑膜炎及小脑共济失调等神经系统症状。

本病的症状一般较轻,发热持续1～3周,咳嗽可延长至4周或更久始消失。极少数伴有肺外严重并发症时可能引起死亡。

(二)胸部 X 线表现

胸片表现多样化,但无特异性,肺部浸润多呈斑片状或均匀的模糊阴影,中、下肺野明显,有时呈网状、云雾状、粟粒状或间质浸润,严重者中、下肺结节影,少数病例可有胸腔积液。

(三)实验室检查

血常规显示白细胞总数正常或轻度增加,以淋巴细胞为主。血沉加快。痰、鼻分泌物和咽拭子培养可获肺炎支原体,但检出率较低。目前诊断主要靠血清学检查。可通过补体结合试验、免疫荧光试验、酶联免疫吸附试验测定血清中特异性抗体。补体结合抗体于起病 10 天后出现,在恢复期滴度高于 1∶64,抗体滴度呈 4 倍增长对诊断有意义。应用免疫荧光技术、核酸探针及 PCR 技术直接检测抗原有更高的敏感性、特异性及快速性。

(四)诊断依据

肺炎支原体肺炎的诊断需结合临床症状、胸部影像学检查和实验室资料确诊。

四、鉴别诊断

(一)病毒性肺炎

发病以冬春季节多见。免疫力低下的儿童和老年人是易感人群。不同病毒可有其特征性表现。麻疹病毒所致口腔黏膜斑,从耳后开始逐渐波及全身的皮疹。疱疹病毒性肺炎可同时伴发有皮肤疱疹。巨细胞病毒所致伴有迁移性关节痛,肌肉痛的发热。本病肺实变体征少见,这种症状重而体征少胸部 X 线表现轻不对称性是病毒性肺炎的特点之一。用抗生素治疗无效。确诊有赖于病原学和血清学检查。

(二)肺炎球菌肺炎

起病急骤,先有寒战,继之高热,体温可达 39～41 ℃,多为稽留热,早期有干咳,渐有少量黏痰、脓性痰或典型的铁锈色痰。常有肺实变体征或胸部 X 线改变,痰中可查到肺炎链球菌。

(三)军团菌肺炎

本病多发生在夏秋季,中老年发病多,暴发性流行,持续性高热,发热约半数超过 40 ℃,1/3 有相对缓脉。呼吸系统症状相对较少,而精神神经系统症状较多,约 1/3 的患者出现嗜睡、神志模糊、谵语、昏迷、痴呆、焦虑、惊厥、定向障碍、抑郁、幻觉、失眠、健忘、言语障碍、步态失常等。早期部分患者有早期消化道症状,尤其是水样腹泻。从痰、胸液、血液中可直接分离出军团菌,血清学检查有助于诊断。

(四)肺结核

起病缓慢,有结核接触史,病变位于上肺野,短期内不消失,痰中可查到结核杆菌,红霉素治疗无效。

五、治疗

(1)抗感染治疗:支原体肺炎主要应用大环内酯类抗生素,红霉素为首选,剂量为 1.5～2.0 g/d,分 3～4 次服用,或用交沙霉素 1.2～1.8 g/d,克拉霉素每次 0.5 g,2 次/天,疗程 10～14 天。新型大环内酯类抗生素,如克拉霉素和阿奇霉素对肺炎支原体感染效果良好。克拉霉素 0.5 g,2 次/天;阿奇霉素第 1 天 0.5 g,后 4 天每次 0.25 g,1 次/天。也可应用氟喹诺酮类抗菌药物,如氧氟沙星、环丙沙星或左氧氟沙星等;病情重者可静脉给药,但不宜用于 18 岁以下的患者和孕妇。

(2)对症和支持:如镇咳和雾化吸入治疗。

(3)出现严重肺外并发症,应给予相应处理。

(刘　丽)

第九节 衣原体肺炎

衣原体是一组专性细胞内寄生物。目前已发现衣原体有 4 个种:沙眼衣原体、鹦鹉热衣原体、肺炎衣原体和牲畜衣原体。其中与肺部感染关系最大的是鹦鹉热衣原体和肺炎衣原体,下面分别介绍由这两种衣原体引起的肺炎。

一、鹦鹉热肺炎

鹦鹉热是由鹦鹉热衣原体引起的急性传染病。这种衣原体寄生于鹦鹉、鸽、鸡、野鸡、火鸡、鸭、鹅、孔雀等百余种鸟类体内。由于最先是在鹦鹉体内发现的,并且是最常见的宿主,故得此名。

病原体吸入后首先在呼吸道局部的单核、巨噬细胞系统中繁殖,之后经血液循环播散到肺内及其他器官。肺内病变常位于肺门,并向外周扩散引起小叶性和间质性肺炎,以下垂部位的肺叶、肺段为主。早期肺泡内充满中性粒细胞及渗出液,其后为单核细胞。病变部位可发生突变、小量出血,严重时发生肺组织坏死,或者黏稠的明胶样黏液分泌物阻塞支气管引起严重缺氧。此外本病也可累及肝、脾、心、肾、消化道和脑、脑膜。

(一)临床表现

本病潜伏期多为 7～15 天。起病多隐袭。少数无症状,起病轻者如流感样,中重度者急性起病,寒战、高热,第 1 周体温可高达 40 ℃。头痛、乏力、肌肉痛、关节痛、畏光、鼻出血。1 周之后咳嗽、少量黏痰,重症者出现精神症状,如嗜睡、谵妄、木僵、抽搐,并出现缺氧、呼吸窘迫。此外还可出现一些消化道症状,如食欲下降、恶心、呕吐、腹痛。主要体征:轻症者只有咽部充血;中、重度者出现类似伤寒的玫瑰疹,相对缓脉,肺部可闻及湿啰音;重症者可出现肺实变体征,此外还可出现黄疸、肝脾大、浅表淋巴结肿大。

(二)辅助检查

血白细胞数多正常,血沉增快。将患者血及支气管分泌物接种到鸡胚、小白鼠或组织培养液中,可分离到衣原体。特异性补体结合试验或凝集试验呈阳性,急性期与恢复期(发病后 2～3 周)双份血清补体试验滴度增加 4 倍有诊断意义。X 线检查显示从肺门向外周放射状浸润病灶,下叶为多,呈弥漫性支气管肺炎或间质性肺炎表现,偶见粟粒样结节或实变影,偶有少量胸腔积液。

(三)诊断与鉴别诊断

参照禽类接触史、症状、体征、辅助检查结果进行诊断。由于本病临床表现、胸部 X 线检查无特异性,故应注意与各种病毒性肺炎、细菌性肺炎、真菌性肺炎以及伤寒、布氏杆菌病、传染性单核细胞增多症区别。

(四)治疗

四环素 2～3 g/d,分 4～6 次口服,连服 2 周,或退热后再继续服 10 天。必要时采取吸氧及其他对症处理,重症者可给予支持疗法。如发生急性呼吸窘迫综合征(ARDS),应迅速采取相应措施。

（五）预后

轻者可自愈。重症未经治疗者病死率可达20%～40%，近年来应用抗生素治疗后病死率明显下降到1%。

二、肺炎衣原体肺炎

肺炎衣原体目前已经成为社区获得性肺炎的第3或第4位最常见的致病菌，在社区获得性肺炎住院患者中由肺炎衣原体致病的占6%～10%。研究发现肺炎衣原体感染流行未找到鸟类引起传播的证据，提示肺炎衣原体是一种人类致病原，属于人-人传播，可能主要是通过呼吸道的飞沫传染，无症状携带者和长期排菌状态者（有时可长达1年）可促进传播。该病潜伏期10～65天。年老体弱、营养不良、COPD、免疫功能低下者易被感染。据报道，近一半的人一生中感染过肺炎衣原体。肺炎衣原体易感性与年龄有关，儿童抗体检出率较低，5岁者抗体检出率<5%，10岁时<10%，而青少年时期迅速升高达30%～40%，中老年检出率仍高达50%。有人报道肺炎衣原体感染分布呈双峰型，第1峰在8～9岁，第2峰从70岁开始。感染的性别差异在儿童时期不明显，但进入成年期则男性高于女性，到老年期更明显。肺炎衣原体感染一年四季均可发生，通常持续5～8个月。感染在热带国家多见，既可散发也可呈暴发流行（社区或家庭内）。感染后免疫力很弱，易于复发，每隔3～4年可有一次流行高峰，持续2年左右。

（一）临床表现

肺炎衣原体主要引起急性呼吸道感染，包括肺炎、支气管炎、鼻旁窦炎、咽炎、喉炎、扁桃体炎，临床上以肺炎为主。起病多隐袭，早期表现为上呼吸道感染症状，与支原体肺炎颇为相似，通常症状较轻，发热、寒战、肌痛、咳嗽、肺部可听到湿啰音。发生咽喉炎者表现为咽喉痛、声音嘶哑，有些患者可表现为两阶段病程：开始表现为咽炎，经对症处理好转，1～3周后又发生肺炎或支气管炎，此时咳嗽加重。少数患者可无症状。肺炎衣原体也可使患有其他疾病的老年住院患者、大手术后患者、严重外伤者罹患肺炎，往往为重症感染。原有COPD、心力衰竭患者感染肺炎衣原体时症状较重、咳脓痰、呼吸困难，甚或引起死亡。肺炎衣原体感染时也可伴有肺外表现，如中耳炎、结节性红斑、心内膜炎、急性心肌梗死、关节炎、甲状腺炎、脑炎、吉兰-巴雷综合征等。

（二）辅助检查

血白细胞正常或稍高，血沉加快，由于本病临床表现缺乏特异性，所以其诊断主要依据是有关病因的特殊实验室检查，包括病原体分离和血清学检测。

1.病原体分离培养

可从痰、咽拭子、扁桃体隐窝拭子、咽喉分泌物、支气管肺泡灌洗液中直接分离肺炎衣原体。采集标本后立即置于转运保存液中，在4℃下送到实验室进行分离培养。肺炎衣原体培养较困难，培养基包括鸡胚卵黄囊、HeLa229细胞、HL细胞等。最近认为HEP-2细胞株可以促进肺炎衣原体生长，使临床标本容易分离。

2.酶联免疫吸附法（ELISA）

测定痰标本中肺炎衣原体抗原。其原理是用属特异性脂多糖单克隆抗体对衣原体抗原进行特异性检测，然后用沙眼衣原体种特异性主要外膜蛋白（MOMP）的单克隆抗体对沙眼衣原体进行直接衣原体显像。如果特异性衣原体抗原检测阳性，而沙眼衣原体种特异性检测阴性，则该微生物为肺炎衣原体或鹦鹉热衣原体；如标本对所有检测均呈阳性，则为沙眼衣原体。

3.应用 PCR 技术检测肺炎衣原体

按照 MOMP 基因保守区序列设计的引物可检测各种衣原体,按可变区肺炎衣原体种特异性的核酸序列设计的引物可以特异性地检测肺炎衣原体。PCR 检测需要注意质量控制,避免出现较多假阳性。

4.血清学实验

有两种,即 TWAR 株原体抗原的微量免疫荧光(MIF)抗体试验和补体结合(CF)抗体试验。前者是一种特异性检查方法,可用于鉴别 3 种衣原体;后一种试验属于非特异性,对所有衣原体均可发生反应。MIF 抗体包括特异性 IgG 和 IgM,可以鉴别新近感染或既往感染,初次感染或再感染。IgG 抗体阳性但效价不高,提示为既往感染。因为 IgM 和 CF 抗体通常在感染后 2～6 个月逐渐消失,而 IgG 抗体可持续存在。所以 IgG 抗体可用来普查肺炎衣原体感染。急性感染的抗体反应有两种形式:①初次感染或原发感染后免疫反应,多见于年轻人,早期衣原体 CF 抗体迅速升高,而 MIF 抗体出现较慢。其中 IgM 发病后 3 周才出现,IgG 发病后 6～8 周才出现;②再次感染或重复感染后免疫反应,多见于年龄较大的成年人,IgG 抗体常在 1～2 周出现,效价可以很高,往往没有衣原体 CF 抗体及 IgM 抗体出现,或其效价很低。目前制定的血清学阳性反应诊断标准是:MIF 抗体急性感染期双份血清效价升高 4 倍以上,或单次血清标本 IgM ≥1:16,和/或单次血清标本 IgG≥1:512。既往感染史时 IgG<1:512,但是≥1:16,衣原体 CF 抗体效价升高 4 倍以上,或≥1:64。重复感染者多有 CF 抗体和 IgM 抗体。大多数老年人多为再次感染,常无 CF 抗体反应。如果 CF 抗体效价升高,常提示为肺炎支原体感染。

5.X 线胸片

多显示肺叶或肺部浸润病灶,可见于双肺任何部位,但多见于下叶。

(三)诊断和鉴别诊断

当肺炎患者应用 β-内酰胺类抗生素治疗无效,患者仍旧干咳时应警惕肺炎衣原体感染。由于目前临床上缺乏特异性诊断肺炎衣原体感染的方法,所以确诊主要依靠实验室检查。应注意与肺炎支原体肺炎相鉴别。

(四)治疗

对于肺炎衣原体有效的抗生素有米诺环素、多西环素(强力霉素)、红霉素。另外,利福平、罗比霉素(RKM)、罗红霉素(RXM)、克拉霉素(CAM)等效果也很好。喹诺酮类如氧氟沙星、妥舒沙星也有效。通常成人首选四环素,孕妇和儿童首选红霉素。剂量稍大,疗程应充分,如四环素或红霉素 2 g/d,10～14 天,或 1 g/d 连用 21 天。

(刘　丽)

第十节　肺　脓　肿

肺脓肿是由化脓性病原体引起肺组织坏死和化脓,导致肺实质局部区域破坏的化脓性感染。通常早期呈肺实质炎症。后期出现坏死和化脓。如病变区和支气管交通则有空洞形成(通常直径>2 cm),内含由微生物感染导致的坏死碎片或液体,其外周环绕炎症肺组织。和一般肺炎相比,其特点是引致的微生物负荷量多(如急性吸入),局部清除微生物能力下降(如气道阻塞),以及受肺部邻近器官感染的侵及。如肺内形成多发的较小脓肿(直径<2 cm)则称为坏死性肺炎。肺脓肿和坏死性肺炎病理机制相同,其分界是人为的。

肺脓肿通常由厌氧、需氧和兼性厌氧菌引起,也可由非细菌性病原体,如真菌、寄生虫等所致。应注意类似的影像学表现也可由其他病理改变产生,如肺肿瘤坏死后空洞形成或肺囊肿内感染等。

在抗生素出现前,肺脓肿自然病程常表现为进行性恶化,死亡率曾达50%,患者存活后也往往遗留明显的临床症状,需要手术治疗,预后不理想。自有效抗生素应用后,肺脓肿的疾病过程得到显著改善。但近年来随着肾上腺皮质激素、免疫抑制药及化疗药物的应用增加,造成口咽部内环境的改变,条件致病的肺脓肿发病率又有增多的趋势。

一、病因和发病机制

化脓性病原体进入肺内可有几种途径,最主要的途径是口咽部内容物的误吸。

(一)呼吸道误吸

口腔、鼻腔、口咽和鼻咽部隐匿着复杂的菌群,形成口咽微生态环境。健康人唾液中的细菌含量约 $10^8/mL$,半数为厌氧菌。在患有牙病或牙周病的人群中厌氧菌可增加 1 000 倍,易感个体中还可有多种需氧菌株定植。采用放射活性物质技术显示,45%健康人睡眠时可有少量唾液吸入气道。在各种因素引起的不同程度神智改变的人群中,约75%在睡眠时会有唾液吸入。

临床上特别易于吸入口咽分泌物的因素有全身麻醉、过度饮酒或使用镇静药物、头部损伤、脑血管意外、癫痫、咽部神经功能障碍、糖尿病昏迷或其他重症疾病,包括使用机械通气者。呼吸机治疗时,虽然人工气道上有气囊保护,但在气囊上方的积液库内容物常有机会吸入到下呼吸道。当患者神智状态进一步受到影响时,胃内容物也可吸入,酸性液体可引起化学性肺炎,促进细菌性感染。

牙周脓肿和牙龈炎时,因有高浓度的厌氧菌进入唾液可增加吸入性肺炎和肺脓肿的发病。相反,仅10%~15%的厌氧菌肺脓肿可无明显的牙周疾病或其他促使吸入的因素。没有吸入因素者常需排除肺部肿瘤的可能性。

误吸后肺脓肿形成的可能性取决于吸入量、细菌数量、吸入物的 pH 和患者的防御机制。

(二)血液循环途径

通常由在体内其他部位的感染灶,经血液循环播散到肺内,如腹腔或盆腔以及牙周脓肿的厌氧菌感染可通过血液循环播散到肺。

感染栓子也可起自于下肢和盆腔的深静脉的血栓性静脉炎或表皮蜂窝织炎,或感染的静脉内导管,吸毒者静脉用药也可引起。感染性栓子可含金黄色葡萄球菌、化脓性链球菌或厌氧菌。

(三)其他途径

其他途径比较少见。

(1)慢性肺部疾病者,可在下呼吸道有化脓性病原菌定植,如支气管扩张症、囊性纤维化,而并发症肺脓肿。

(2)在肺内原有空洞基础上(肿胀或陈旧性结核空洞)合并感染,不需要有组织的坏死,空洞壁可由再生上皮覆盖。局部阻塞可在周围肺组织产生支扩或肺脓肿。

(3)邻近器官播散,如胃肠道。

(4)污染的呼吸道装置,如雾化器有可能携带化脓性病原体进入易感染着肺内。

（5）先天性肺异常的继发感染，如肺隔离症、支气管囊肿。

二、病原学

肺脓肿可由多种病原菌引起，多为混合感染.厌氧菌和需氧菌混合感染占90％。社区获得性感染和院内获得性感染的细菌出现频率不同。社区获得性感染中，厌氧菌为70％，而在院内获得性感染中，厌氧菌和铜绿假单胞菌起重要作用。

（一）厌氧菌

厌氧菌是正常菌群的主要组成部分，但可引起身体任何器官和组织感染。近年来由于厌氧菌培养技术的改进，可以及时得到分离和鉴定。在肺脓肿感染时，厌氧菌是常见的病原体。

引起肺脓肿感染的致病性厌氧菌主要指专性厌氧菌。专性厌氧菌只能在无氧或低于正常大气氧分压条件下才能生存或生长。厌氧菌分为革兰阳性厌氧球菌、革兰阴性厌氧球菌、革兰阳性厌氧杆菌、革兰阴性厌氧杆菌。其中革兰阴性厌氧杆菌包括类杆菌属和梭杆菌属，类杆菌属是最主要的病原菌，以脆弱类杆菌和产黑素类杆菌最常见。革兰阳性厌氧球菌主要为消化球菌属和消化链球菌属。革兰阴性厌氧球菌主要为产碱韦荣球菌。革兰阳性厌氧杆菌中产芽孢的有梭状芽孢杆菌属和产气荚膜杆菌；不产芽孢的为放线菌属、真杆菌属、丙酸杆菌属、乳酸杆菌属和双歧杆菌属。外源性厌氧菌肺炎较少见。

（二）需氧菌

需氧菌常形成坏死性肺炎，部分区域发展成肺脓肿，因而其在影像学上比典型的厌氧菌引起的肺脓肿病变分布弥散。

金黄色葡萄球菌是引起肺脓肿的主要革兰阳性需氧菌，是社区获得的呼吸道病原菌之一。通常健康人在流感后可引起严重的金黄色葡萄球菌肺炎，导致肺脓肿形成，并伴薄壁囊性气腔和肺大疱，后者多见于儿童。金黄色葡萄球菌是儿童肺脓肿的主要原因，也是老年人在基础疾病上并发院内获得性感染的主要病原菌。金黄色葡萄球菌也可由体内其他部位的感染灶经血液循环播散，在肺内引起多个病灶，形成血源性肺脓肿，有时很像是肿瘤转移。其他可引起肺脓肿的革兰阳性菌是化脓性链球菌（甲型链球菌、乙型B溶血性链球菌）。

最常引起坏死性肺炎伴肺脓肿的革兰阴性需氧菌为肺炎克雷伯杆菌，这种肺炎形成一到多个脓肿者占25％，同时常伴菌血症。但需注意有时痰培养结果可能是口咽定植菌，该病病死率高，多见于老年人和化疗患者，肾上腺皮质激素应用者，糖尿病患者也多见。铜绿假单胞菌也影响类似的人群，如免疫功能低下患者、有严重并发症者。铜绿假单胞菌在坏死性过程中形成多发小脓肿。

其他由流感嗜血杆菌、大肠埃希菌、鲍曼不动杆菌、变形杆菌、军团菌等所致坏死性肺炎引起脓肿则少见。

三、病理

肺脓肿时，细支气管受感染物阻塞，病原菌在相应区域形成肺组织化脓性炎症，局部小血管炎性血栓形成、血供障碍，在实变肺中出现小区域散在坏死，中心逐渐液化，坏死的白细胞及死亡细菌积聚，形成脓液，并融合形成1个或多个脓肿。当液化坏死物质通过支气管排出，形成空洞、形成有液平的脓腔，空洞壁表面残留坏死组织。当脓肿腔直径达到2 cm，则称为肺脓肿。炎症累及胸膜可发生局限性胸膜炎。如果在早期及时给予适当抗生素治疗，空洞可完全愈合，胸X线检查可不留下破坏残余或纤维条索影。但如治疗不恰当,引流不畅,炎症进展,则进入慢性阶段。脓肿腔有肉芽组织和纤维组织形成,空洞壁可有血管瘤。脓肿外周细支气管变形和扩张。

四、分类

肺脓肿可按病程分为急性和慢性,或按发生途径分为原发性和继发性。急性肺脓肿通常少于4～6周,病程迁延3个月以上则为慢性肺脓肿。大多数肺脓肿是原发性,通常有促使误吸的因素,或由正常宿主肺炎感染后在肺实质炎症的坏死过程演变而来。而继发性肺脓肿则为原有局部病灶基础上出现的并发症,如支气管内肿瘤、异物或全身性疾病引起免疫功能低下所致。细菌性栓子通过血液循环引致的肺脓肿也为继发性。膈下感染经横膈直接通过淋巴管或膈缺陷进入胸腔或肺实质,也可引起肺脓肿。

五、临床表现

肺脓肿患者的临床表现差异较大。由需氧菌(金黄色葡萄球菌或肺炎克雷伯菌)所致的坏死性肺炎形成的肺脓肿病情急骤、严重,患者有寒战、高热、咳嗽、胸痛等症状。儿童在金黄色葡萄球菌肺炎后发生的肺脓肿也多呈急性过程。一般原发性肺脓肿患者首先表现吸入性肺炎症状,有间歇发热、畏寒、咳嗽、咳痰、胸痛、体重减轻、全身乏力、夜间盗汗等,和一般细菌性肺炎相似,但病程相对慢性化,症状较轻,可能和其吸入物质所含病原体致病力较弱有关。甚至有的起病隐匿,到病程后期多发性肺坏死、脓肿形成,与支气管相交通,则可出现大量脓性痰,如为厌氧菌感染则伴有臭味。但痰无臭味并不能完全排除厌氧菌感染的可能性,因为有些厌氧菌并不产生导致臭味的代谢终端产物,也可能是病灶尚未和气管支气管交通。咯血常见,偶尔可为致死性的。

继发性肺脓肿先有肺外感染症状(如菌血症、心内膜炎、感染性血栓静脉炎、膈下感染),然后出现肺部症状。在原有慢性气道疾病和支气管扩张的患者则可见痰量显著改变。

体格检查无特异性,阳性体征出现与脓肿大小和部位有关。如脓肿较大或接近肺的表面,则可有叩诊浊音,呼吸音降低等实变体征,如涉及胸膜则可闻胸膜摩擦音或胸腔积液体征。

六、诊断

肺脓肿诊断的确立有赖于特征性临床表现及影像学和细菌学检查结果。

(一)病史

原发性肺脓肿有促使误吸因素或口咽部炎症和鼻实炎的相关病史。继发性肺脓肿则有肺内原发病变或其他部位感染病史。

(二)症状与体征

由需氧菌等引起的原发性肺脓肿呈急性起病,如以厌氧菌感染为主者则呈亚急性或慢性化过程,脓肿破溃与支气管相交通后则痰量增多,出现脓痰或脓性痰,可有臭味,此时临床诊断可成立。体征则无特异性。

(三)实验室检查

1.血常规检查

血白细胞和中性粒细胞计数升高,慢性肺脓肿可有血红蛋白和红细胞计数减少。

2.胸部影像学检查

影像学异常开始表现为肺大片密度增深、边界模糊的浸润影,随后产生1个或多个比较均匀低密度阴影的圆形区。当与支气管交通时,出现空腔,并有气液交界面(液平),形成典型的肺脓肿。有时仅在肺炎症渗出区出现多个小的低密度区,表现为坏死性肺炎。需氧菌引起的肺脓肿周围常有较多的浓密炎性浸润影,而以厌氧菌为主的肺脓肿外周肺组织则较少见浸润影。

病变多位于肺的低垂部位和发病时的体位有关,侧位胸 X 线片可帮助定位。在平卧位时吸入者 75% 病变见于下中位背段及后基底段,侧卧位时则位于上叶后外段(由上叶前段和后段分支形成,又称腋段)。右肺多于左肺,这是受重力影响吸入物最易进入的部位。在涉及的肺叶中,病变多分布于近肺胸膜处,室间隔鼓出常是肺炎克雷伯杆菌感染的特征。病变也可引起胸膜反应、脓胸或气胸。

当肺脓肿愈合时,肺炎性渗出影开始吸收,同时脓腔壁变薄,脓腔逐渐缩小,最后消失。在 71 例肺脓肿系列观察中,经适当抗生素治疗,13% 脓腔在 2 周消失,44% 为 4 周,59% 为 6 周,3 个月内脓腔消失可达 70%,当有广泛纤维化发生时,可遗留纤维条索影。慢性肺脓肿脓腔周围有纤维组织增生,脓腔壁增厚,周围细支气管受累,继发变形或扩张。

血源性肺脓肿则见两肺多发炎性阴影,边缘较清晰,有时类似转移性肿瘤,其中可见透亮区和空洞形成。

胸部 CT 检查对病变定位,坏死性肺炎时肺实质的坏死、液化的判断,特别是对引起继发性肺脓肿的病因诊断均有很大的帮助。

3.微生物学监测

微生物学监测的标本包括痰液、气管吸引物、经皮肺穿刺吸引物和血液等。

(1)痰液及气管分泌物培养:在肺脓肿感染中,需氧菌所占比例正在逐渐增加,特别是在院内感染中。虽然有口咽菌污染的机会,但重复培养对确认致病菌还是有意义的。由于口咽部厌氧菌内环境,痰液培养厌氧菌无意义,但脓肿性痰标本培养阳性,而革兰染色却见到大量细菌,且形态较一致,则可能提示厌氧菌感染。

(2)应用防污染技术对下呼吸道分泌物标本采集:是推荐的方法,必要时可采用。厌氧菌培养标本不能接触空气,接种后应放入厌氧培养装置和仪器以维持厌氧环境。气相色谱法检查厌氧菌的挥发脂肪酸,迅速简便,可用于临床用药选择的初步参考。

(3)血液标本培养:因为在血源性肺脓肿时常可有阳性结果,需要进行血培养,但厌氧菌血培养阳性率仅 5%。

4.其他

(1)CT 引导下经胸壁脓肿穿刺吸引物厌氧菌及需氧菌培养,以及其他无菌体腔标本采集及培养。

(2)纤维支气管镜检查,除通过支气管镜进行下呼吸道标本采集外,也可用于鉴别诊断,排除支气管肺癌、异物等。

七、鉴别诊断

(一)细菌性肺炎

肺脓肿早期表现和细菌性肺炎相似,但除由一些需氧菌所致的肺脓肿外,症状相对较轻,病程相对慢性化。后期脓肿破溃与支气管相交通后则痰量增多,出现脓痰或脓性痰,可有臭味,此时临床诊断则可成立。胸部影像学检查,特别是 CT 检查,容易发现在肺炎症渗出区出现多个小的低密度区。当与支气管交通时,出现空腔,肝有气液交界面(液平),形成典型的肺脓肿。

(二)支气管肺癌

在 50 岁以上男性出现肺空洞性病变时,肺癌(通常为鳞癌)和肺脓肿的鉴别常需考虑。由支气管肺癌引起的空洞性病变(癌性空洞),无吸入病史,其病灶也不一定发生在肺的低垂部位。而肺脓肿则常伴有发热、全身不适、脓性痰、血白细胞和中性粒细胞计数升高,对抗生素治疗反应好。影像学上显示偏心空洞,空洞壁厚,内壁不规则,则常提示恶性病变。痰液或支气管吸引物的细胞学检查及微生物学涂片和培养对鉴别诊断也有帮助。如对于病灶的诊断持续存在疑问,情况允许时,也可考虑手术切除病灶及相应肺叶。其他肺内恶性病变,包括转移性肺癌和淋巴瘤也可形成空洞病变。

需注意的是肺癌和肺脓肿可能共存,特别在老年人中。因为支气管肿瘤可使其远端引流不畅,分泌物潴留。引起阻塞性肺炎和肺脓肿。一般病程较长,有反复感染史,脓痰量较少。纤维支气管镜检查对确定诊断很有帮助。

(三)肺结核

空洞继发感染肺结核常伴空洞形成,胸部 X 线检查空洞壁较厚,病灶周围有密度不等的散在结节病灶。合并感染时空洞内可有少量液平,临床出现黄痰,但整个病程长,起病缓慢,常有午后低热、乏力、盗汗、慢性咳嗽、食欲缺乏等慢性症状,经治疗后痰中常可找到结核杆菌。

(四)局限性脓胸

局限性脓胸常伴支气管胸膜漏和肺脓肿有时在影像学上不易区别。典型的脓胸在侧位胸片呈"D"字阴影,从后胸壁向前方鼓出。CT 对疑难病例有帮助,可显示脓肿壁有不同厚度,内壁边缘和外表面不规则;而脓胸腔壁则非常光滑,液性密度将增厚的壁层胸膜和受压肺组织下的脏层胸膜分开。

(五)大疱内感染

患者全身症状较胸 X 线片显示状态要轻。在平片和 CT 上常可见细而光滑的大疱边缘,和肺脓肿相比其周围肺组织清晰。以往胸片将有助于诊断。大疱内感染后有时可引起大疱消失,但很少见。

(六)先天性肺病变继发感染

支气管脓肿及其他先天性肺囊肿可能无法和肺脓肿鉴别,除非有以往胸部 X 线片进行比较。支气管囊肿未感染时,也不和气管支气管交通,但囊肿最后会出现感染,形成和气管支气管的交通,气体进入囊肿,形成含气囊肿,可呈单发或多发含气空腔,壁薄而均一;合并感染时,其中可见气液平面。如果患者一开始就表现为感染性支气管囊肿,通常清晰的边界就会被周围肺实质炎症和实变所遮掩。囊肿的真正本质只有在周围炎症或渗血消散吸收后才能显示出来。

先天性肺隔离症感染也会同样出现鉴别诊断困难,可通过其所在部位(多位于下叶)及胸部 CT 扫描和磁共振成像(MRI)及造影剂增强帮助诊断,并可确定异常血管供应来源,对手术治疗有帮助。

(七)肺挫伤血肿和肺撕裂

胸部刺伤或挤压伤后,影像学可出现空洞样改变,临床无典型肺脓肿表现,有类似的创伤病史常提示此诊断。

(八)膈疝

通常在后前位胸 X 线片可显示"双重心影",在侧位上在心影后可见典型的胃泡,并常有液平。如有疑问可进行钡剂及胃镜检查。

(九)包囊肿和其他肺寄生虫病

包囊肿可穿破,引起复合感染,曾在羊群牧羊分布的区域居住者需考虑此诊断。乳胶凝聚试验,补体结合和酶联免疫吸附试验,也可检测血清抗体,帮助诊断。寄生虫中如肺吸虫也可有类似症状。

(十)真菌和放线菌感染

肺脓肿并不全由厌氧菌和需氧菌所致,真菌、放线菌也可引起肺脓肿。临床鉴别诊断时也需考虑。

(十一)其他

易和肺脓肿混淆的还有空洞型肺栓塞、Wegener 肉芽肿、结节病等,偶尔也会形成空洞。

八、治疗

肺脓肿的治疗应根据感染的微生物种类以及促使产生感染的有关基础或伴随疾病而确定。

(一)抗感染治疗

抗生素应用已有半个世纪,肺脓肿在有效抗生素合理应用下,加上脓液通过和支气管交通向体外排出,因而大多数对抗感染治疗有效。

近年来,某些厌氧菌已产生 β-内酰胺酶,在体外或临床上对青霉素耐药,故应结合细菌培养及药敏结果,及时合理选择药物。但由于肺脓肿患者很难及时得到微生物学的阳性结果,故可根据临床表现,感染部位和涂片染色结果分析可能性最大的致病菌种类,进行经验治疗。由于大多数和误吸相关,厌氧菌感染起重要作用,因而青霉素仍是主要治疗药物,但近年来情况已有改变,特别是院内获得感染的肺脓肿。常为多种病原菌的混合感染,故应联合应用对需氧菌有效的药物。

1.青霉素 G

为首选药物,对厌氧菌和革兰阳性球菌等需氧菌有效。

用法:240×10⁴ U/d 肌内注射或静脉滴注;严重病例可加量至 1 000×10⁴ U/d 静脉滴注,分次使用。

2.克林霉素

克林霉素是林可霉素的半合成衍生物,但优于林可霉素,对大多数厌氧菌有效,如消化球菌、消化链球菌、类杆菌梭形杆菌、放线菌等。目前有 10%~20%脆弱类杆菌及某些梭形杆菌对克林霉素耐药。主要不良反应是假膜性肠炎。

用法:0.6~1.8/d,分 2~3 次静脉滴注,然后序贯改口服。

3.甲硝唑

该药是杀菌药,对厌氧菌,如脆弱类杆菌有作用。多为联合应用,不单独使用。通常和青霉素、克林霉素联合用于厌氧菌感染。对微需氧菌及部分链球菌如密勒链球菌效果不佳。

用法:根据病情,一般 6~12 g/d,可加量到 24 g/d。

4.β-内酰胺类抗生素

某些厌氧菌如脆弱类杆菌可产生 β-内酰胺酶,故青霉素、羧苄西林、三代头孢中的头孢噻肟、头孢哌酮效果不佳。对其活性强的药物有碳青霉烯类,替卡西林克拉维酸、头孢西丁等,加酶联合制剂作用也强,如阿莫西林克拉维酸或联合舒巴坦等。

院内获得性感染形成的肺脓肿,多数为需氧菌,并行耐药菌株出现,故需选用 β-内酰胺抗生素的第二代、第三代头孢菌素,必要时联合氨基糖苷类。

血源性肺脓肿致病菌多为金黄色葡萄球菌,且多数对青霉素耐药,应选用耐青霉素酶的半合成青霉素的药物,对耐甲氧西林的金黄色葡萄球菌(MRSA),则应选用糖肽类及利奈唑胺等。

给药途径及疗程尚未有大规模的循证医学证据,但一般先以静脉途径给药。

和非化脓性肺炎相比,其发热呈逐渐下降,7 天达到正常。如 1 周未能控制体温,则需再新评估。影像学改变时间长,有时达数周,并有残余纤维化改变。

治疗成功率与治疗开始时症状、存在的时间以及空洞大小有关。对治疗反应不好者,还需注意有无恶性病变存在。总的疗程要 4~6 周,可能需要 3 个月,以防止反复。

(二)引流

(1)痰液引流对于治疗肺脓肿非常重要,体位,引流有助于痰液排出。纤维支气管镜除作为诊断手段,确定继发性脓肿原因外,还可用来经气道内吸引及冲洗,促进引流,利于愈合。有时脓肿大、脓液量多时,需要硬质支气管镜进行引流,以便于保证气道通畅。

(2)合并脓胸时,除全身使用抗生素外,应局部胸腔抽脓或肋间置入导管水封并引流。

(三)外科手术处理

内科治疗无效,或疑有肿瘤者为外科手术适应证。包括治疗 4~6 周后脓肿不关闭、大出血、合并气胸、支气管胸膜瘘。在免疫功能低下、脓肿进行性扩大时也需考虑手术处理。有效抗生素应用后,目前需外科处理病例已减少,<15%,手术时要防止脓液进入对侧,麻醉时要置入双腔导管,否则可引起对侧肺脓肿和 ARDS。

九、预后

取决于基础病变或继发的病理改变,治疗及时、恰当者,预后良好。厌氧菌和革兰杆菌引起的坏死性肺炎,多表现为脓腔大(直径>6 cm),多发性脓肿,临床多发于有免疫功能缺陷,年龄大的患者。并发症主要为脓胸、脑脓肿、大咯血等。

十、预防

应注意加强个人卫生,保持口咽内环境稳定,预防各种促使误吸的因素。

（刘　丽）

第十一节　肺　不　张

肺不张不是一个独立的疾病,而是多种胸部疾病的并发症。肺不张分为先天性和后天获得性两类。先天性肺不张是指胎儿出生时肺泡内无气体充盈,临床表现有不同程度呼吸困难、发绀。X 线胸片中双侧肺野呈弥散的粟粒状模糊阴影,有如磨玻璃状,胎儿可因严重缺氧死亡。后天获得性肺不张是指在生命的不同时期,由于各种不同原因引起肺萎陷,肺泡内无气体填充而形成的肺不张。本节主要论述后天获得性肺不张。

一、定义

肺不张系指肺脏部分的或局限于一侧的完全无气而导致的肺萎陷。肺不张可发生在肺的一侧、一大叶、一段或亚段。

二、病因和发病机制

根据累及的范围,肺不张可分为段、小叶、叶或整个肺的不张,也可根据其发病机制分为阻塞性和非阻塞性,后者包括粘连性、被动性、压迫性、瘢痕性和坠积性肺不张。大多数肺不张由叶或段的支气管内源性或外源性的阻塞所致。阻塞远段的肺段或肺叶内的气体吸收,使肺组织皱缩,在胸片上表现为不透光区域,一般无支气管空气征,又称吸收性肺不张。若为多发性或周边型阻塞,可出现支气管空气征。非阻塞性肺不张通常由瘢痕或粘连引起,表现为肺容量的下降,多有透光度下降,一般有支气管空气征。瘢痕性肺不张来自慢性炎症,常伴有肺实质不同程度的纤维化。此种肺不张通常继发于支气管扩张、结核、真菌感染或机化性肺炎。

粘连性肺不张有周围气道与肺泡的塌陷,可为弥散性、多灶性或叶、段肺不张,其机制尚未完全明确,可能与缺乏表面活性物质有关。

压迫性肺不张系因肺组织受邻近的扩张性病变的推压所致,如肿瘤、肺气囊、肺大疱,而松弛性(被动性)肺不张由胸腔内积气、积液所致,常表现为圆形肺不张。盘状肺不张较为少见,其发生与横膈运动减弱或呼吸运动减弱有关。

(一)气道腔内堵塞

气管或支气管腔内梗阻为肺不张最常见的直接原因。梗阻的远侧肺组织气体被吸收,肺泡萎陷。梗阻物多为支气管癌或良性肿瘤、误吸的异物、痰栓、肉芽肿或结石等。

1.支气管管腔内肿瘤

除肺泡细胞癌外,支气管肺癌是引起肺不张最常见的原因。以鳞癌为最多见,也可见于大细胞癌、小细胞癌,少见于腺癌。其他肿瘤,如类癌、支气管腺瘤、多形性腺瘤等也可引起支气管腔内堵塞。造成肺不张的范围取决于堵塞的部位和发展速度,可由一个肺叶至一侧全肺不张。结节状或块状的肿瘤除引起远端肺不张外,常并发阻塞性肺炎。

2.吸入异物

吸入异物引起的肺不张最常见于婴幼儿,或带牙托的迟钝老人,或见于口含钉、针、麦秆之类物体工作的成年人。异物大多为食物,如花生米、瓜子、鱼刺或碎骨等;其他如假牙等物。其停留的部位常依异物的大小、形状和气道内气流的速度而定。较大的异物或在腔内存留较久的异物,使空气不能进入相应的肺内,当原有残气逐渐被吸收后,导致肺不张。误吸异物后引起突然的呛咳可为肺不张早期临床诊断的线索。但有时患者不能提供明确的吸入史,无症状期可以长短不一。当因阻塞引起继发性感染时,出现发烧、咳痰,往往被误诊为气管炎或肺炎,而误漏异物吸入的诊断。异物吸入引起的体征变化不一。当其在管腔内呈瓣膜状时,出现哮鸣音,吸气时,气流通过,呼气时阻塞远端肺泡内的气体不能呼出,引起过度充气的局限性肺气肿,受损的肺过度充气,呼吸音降低,气管和心脏移向健侧。另一方面,当异物的瓣膜作用使气体易出而不易进时,肺不张很快形成,气管移向病侧。临床上见到的肺不张多属后一种情况。

胸部 X 线透视或摄片有助于异物吸入的诊断。有些异物可随体位变动,因此,X 线片呈不同定位征象。有时不张的肺掩盖了支气管内异物影像,需加深曝光摄片进行观察。

3.痰栓

支气管分泌的黏液不能及时排出而在腔内浓缩成块状将管腔堵塞,出现肺叶或肺段不张。如支气管哮喘急性发作,气管切开,手术时过长时间的麻醉,术后卧床未保持适当的引流体位,特别是原有慢性呼吸道疾病、重度吸烟史或急性呼吸道感染者,这些因素均可促使肺不张发生。当患者于术后24～48小时出现发热、气促、无效咳嗽时应警惕肺不张发生。不张的肺区叩诊呈浊音,呼吸音低钝。当有效地排除痰栓后,不张肺可很快复张。

4.肉芽肿

有些肉芽肿性疾病在支气管腔内生长,形似肿块,引起管腔堵塞,其中以结核性肉芽肿最为常见。这类干酪性肉芽肿愈合后形成支气管内结石为肺不张少见的原因。

(二)压迫性肺不张

肺门、纵隔肿大的淋巴结,肺组织邻近的囊性或恶性肿瘤、血管瘤、心包积液等均可引起肺不张;如果正常胸腔的负压因胸腔内大量积液、积气而消失,则肺被压缩而导致压缩性肺不张,当这些压缩因素很快消失后,肺组织可以重新复张。

(三)肺组织弹性降低

肺组织非特异性炎症,引起支气管或肺结构破坏,支气管收缩狭窄。肺泡无气,皱缩,失去弹性,体积缩小,呈长期肺不张。例如右肺中叶综合征常为非特异性感染导致肺不张的结果。

(四)胸壁病变引起的肺不张

外伤引起多发性肋骨骨折,或因神经、呼吸肌麻痹无力引起呼吸障碍,也常为肺不张的原因。继发的呼吸道感染是其促进因素。一般为局限性,多发生于病侧的下叶,或呈盘状不张。

(五)肺组织代谢紊乱引起的肺不张

表面活性物质降低的各种因素均可导致肺不张,如成人呼吸窘迫综合征。

三、临床表现

肺不张的临床表现轻重不一,取决于不同的病因、肺不张的部位或范围及有无并发症等。急性大面积的肺不张,或合并感染时,可出现咳嗽、喘鸣、咯血、脓痰、畏寒和发热,或因缺氧出现口唇、甲床发绀。病肺区叩诊浊音,呼吸音降低。吸气时,如果有少量空气进入肺不张区,可以听到干或湿啰音。上叶肺不张因邻近气管有时听到支气管肺泡呼吸音。过大的心脏或动脉瘤压迫引起的肺不张往往听到血管杂音。缓慢发生的肺不张,在无继发感染时,往往无临床症状或阳性体征,特别是当肺受累的范围小,或周围肺组织能有效地代偿膨胀时尤其如此。一般常见于右肺中叶不张。

四、X线检查主要征象

X线胸片检查对肺不张具有非常重要的诊断价值。表现为肺不张的直接X线征象和间接X线征象如下。

(一)肺不张的直接X线征象

1.密度增高

不张的肺组织透亮度降低,呈均匀致密的磨玻璃状。若肺叶不完全塌陷,尚有部分气体充盈于内时,其影像可能正常,或仅有密度增高。在肺不张的恢复期或伴有支气管扩张时,X线影像欠均匀。

2.体积缩小

肺不张时一般在 X 线影像中可见到相应的肺叶体积缩小。但有时在亚段以下存在侧支通气,肺体积的缩小并不明显。

3.形态、轮廓或位置的改变

叶段肺不张一般呈钝三角形,宽而钝的面朝向肋膈胸膜面,尖端指向肺门,有扇形、三角形、带形、圆形等。

(二)肺不张的间接 X 线征象

(1)叶间裂向不张的肺侧移位。

(2)肺纹理的分布异常:由于肺体积缩小,病变区的支气管与血管纹理聚拢,而邻近肺代偿性膨胀,致使血管纹理稀疏,并向不张的肺叶弓形移位。

(3)肺门影缩小和消失,向不张的病侧移位,或与肺不张的致密影像融合。

(4)纵隔、心脏、气管向患侧移位。有时健侧肺疝向患侧,而出现纵隔疝。

(5)横膈升高,胸廓缩小,肋间变窄。除了上述的肺不张直接或间接 X 线征象,有时肺不张在 X 线胸片上呈现的某些特征也可作为病原学诊断的参考。

五、诊断

(一)肺不张的诊断

主要靠胸部 X 线所见。病因需结合病史。由于痰栓或手术后排痰困难所导致的肺不张,在临床密切观察下即可发现。

(二)病因诊断

由于肺不张不是一个独立的疾病,而是多种胸部疾病的并发症。因此,不能仅满足于做出肺不张的诊断,而应力求明确病因。尤其应该首先排除肿瘤引起的肺不张。纤维支气管镜检查和选择性支气管造影有助于病因的诊断:①右上肺叶不张的肺裂呈反"S"形时常是肺癌的指征。②如纵隔向有大量胸腔积液的一侧移位,说明该侧存在着肺不张,这往往是肺癌的指征。③如不张的肺叶经支气管造影、体层像、CT 或纤维支气管镜等检查证明并无支气管阻塞,则肿瘤引起的肺不张基本上可以排除。④如果同时有多肺叶或多肺段发生不张,且这些不张的肺叶肺段的支气管开口并不是彼此相邻的,则肺不张由肺癌引起的可能性很小。

(三)各种类型的 X 线表现

诊断肺不张采用标准的后前位胸片和侧位胸片为重要的手段。断层胸片可显示支气管腔内堵塞的部位。

1.右侧肺、叶、段不张的 X 线表现

(1)右侧全肺不张:有主支气管堵塞引起右侧全肺不张,右肺密度均匀增高,致密呈毛玻璃样,体积缩小移向肺门。气管、纵隔、心脏移向病侧,横膈升高,胸廓内陷,肋间变窄。对侧肺呈代偿性肺气肿。如堵塞为异物或痰栓引起,去除异物或痰栓后,不张的肺可以完全复张。如堵塞物为肿瘤或肿大的淋巴结压迫,常因纤维化改变,肺的复张较缓慢,或完全不能复张。胸腔内积聚大量气体、液体引起同侧胸内肺萎陷,其程度往往较支气管堵塞引起的肺不张轻,气管、纵隔和心脏移向对侧,肋间隙变宽,横膈下降,或上述改变不明显。

(2)右肺上叶不张:正位胸片即可显示,不张的肺向前上内侧收缩,呈折扇形致密影,尖端于肺门,基底贴胸壁,外缘呈斜直状由肺门伸向胸廓上方,常误认为纵隔增宽。肺门向上向外移位,水平裂向上收缩,有时上叶被压成扁平状类似胸膜顶尖帽。中叶和下叶代偿性肺气肿,血管纹理分散,肺动脉影由下斜位变为横位,横膈改变不明显。侧位观察:水平裂弓形上移,斜裂向前向上移位,右肺上叶不张常见于结核和肺癌。结核病变多引起上叶后段不张,而上叶前段不张应考虑肺癌。有时,因病变与周围胸膜粘连,使肺叶不能完全向上和向内收缩,呈凹面向下的弧形,右肺上叶不张的 X 线胸片,有时呈邻近横膈峰征,表现为边缘清晰的小尖峰,居横膈表面,或接近横膈圆顶的最高点。

(3)右肺中叶不张:中叶体积缩小,上下径变短,肺叶内缩,邻近的上下肺叶呈代偿性肺气肿。正位观察:有肺门下移,右心缘不清楚,水平叶间裂移向内下,纵隔、心脏、横膈一般无移位。前弓位观察:可见由肺门向外伸展的狭窄的三角形致密影,尖端达胸壁,基底向肺门,上下边缘锐利。侧位观察:自肺门区向前下斜行的带状致密影,基底宽,接近剑突与胸骨交界处。上缘为向下移位的水平裂,下缘为向前、向上移位的斜裂下部,尖端位于水平裂与斜裂交界处,形似三角。

(4)右肺下叶不张:正位观察,右肺下心缘旁呈一三角形向上的阴影,尖端指向肺门,基底与横膈内侧相贴,上窄下宽的狭长三角形致密影,向后向内收缩至胸椎旁,肺门向内下移位,横膈上升,心脏移向病侧,有时不张的下叶肺隐于其后。侧位相:右侧横膈部分闭塞,有一模糊的三角形楔状影,其前缘为后移的向后凸的斜裂,此征象可与向前凸的包裹性积液鉴别。右肺下叶不张除了前述的一般特征,有时在胸腔的上方内侧呈现三角形的影像,与纵隔相连接,尖端指向肺门。基底位于锁骨影之上。该三角形为正常纵隔软组织,包括前纵隔胸膜左右边界及锁骨上区。当右下叶肺不张发生后,体积缩小,该三角形由正常的部位拉向病侧。此征象具有重要的诊断意义,因为当下叶不张的肺隐蔽于心后时,或右下肺不张伴有胸腔积液时,不张的右肺下叶往往不易被发现,而肺上部三角形影像可作为其诊断的依据。当下叶肺不张与胸腔积液并存时,单以胸片鉴别有一定困难,可结合 B 超识别胸腔积液的存在。右肺下叶基底段不张后前位观察:右基底段浓密影。右侧位观察:横膈面仅见斜裂的小部分,基底段塌陷类似积液阴影,背段呈代偿性膨胀,充气的背段与不张的基底段之间边界不规整。

(5)右肺上叶和中叶不张:右纵隔旁和右心缘旁浓密影,周边渐淡,斜裂向前移位,类似左上肺叶不张。前纵隔可出现左肺疝。

(6)右肺中叶不张合并右肺下叶不张:根据右肺中叶合并右肺下叶不张的程度不同其表现也不一样,或为水平叶间裂下移,外侧下移更明显,充气的肺与不张的肺之间在侧位片上缺乏明显边界,类似胸腔积液;或为水平叶间裂稍向上凸起,类似膈肌升高或肺下积液。

2.左侧肺、叶、段不张的 X 线表现

(1)左肺上叶不张:左肺上叶不张常伴下叶代偿性肺气肿。不张的上叶呈翼状向前内收缩至纵隔,常与纵隔肿瘤混淆。下叶背段呈代偿性膨胀可达肺尖区。由于上叶肺组织较宽厚而舌叶较薄,从正位观察,上叶肺的内中带密度较高,下肺野相对透亮。左肺舌叶不张使左心缘模糊,显示不清。左侧位观察:斜裂向前移位,不张的肺叶体积缩小。

(2)左肺下叶不张:正位 X 线胸片呈平腰征,左心缘的正常凹面消失,心脏左缘呈平直状,不张的下叶呈三角形隐蔽于心后,使心影密度增高,左肺门下移,同侧横膈升高。左肺下叶基底段不张:正位胸片显示左基底弥漫性稠密影,横膈升高。侧位片观察:斜裂下部分起始于横膈,边界清晰。充气的背段与不张的基底段之间的界限不锐利。

3.其他类型肺不张

(1)圆形肺不张:多见于有胸腔积液存在时,其形态和部位有时不易确认,甚至被误认为肿瘤。所以,认识圆形肺不张很重要,可以避免不必要的创伤性检查和治疗。圆形肺不张一般局限于胸膜下,呈圆形或椭圆形,直径 2.5~5 cm,其下方有血管或支气管连接影,形似彗星尾。不张的肺叶体积缩小,不张区底部有支气管气道影,周围组织呈代偿性气肿,损伤区邻近的胸膜增厚。

(2)盘状肺不张:从 X 线胸片观察,肺底部呈 2~6 cm 长的盘状或条形阴影,位于横膈上方,随呼吸上下移动。其发生与横膈运动减弱有关,常见于腹腔内积液,或因胸膜炎造成疼痛使呼吸运动幅度减弱。

(3)癌性肺不张:当癌组织向支气管腔外蔓延或局部淋巴结肿大时,X 线胸片可见肿块和叶间裂移位同时出现,在右肺上叶的病变可呈不同程度的"S"形,或肺不张边缘呈"波浪形"。

(4)结核性肺不张:其特点是支气管梗阻部位多发生在 2~4 级支气管,支气管扭曲变形,或伴支气管播散病灶;其他肺野有时可见结核灶,或有明显的胸膜肥厚粘连。

六、鉴别诊断

(一)肺实变

X 线表现仅示肺叶或肺段的密度增高影,主要为实变而非萎陷,体积不缩小;无叶间裂、纵隔或肺门移位表现;邻近肺组织无代偿性肺气肿,实变阴影中可见气管充气相。

(二)包裹性胸腔积液

位于胸膜腔下后方和内侧的包裹性积液有时和下叶不张相似,位于横裂或斜裂下部的积液有时和右中叶或舌叶不张相似。进行不同体位的 X 线检查,注意有无胸膜增厚存在及阴影和肺裂的关系对鉴别诊断有一定的帮助。如叶间包裹性积液,侧位片见叶间裂部位的梭形致密影,密度均匀,梭形影的两尖端与叶间裂相连。胸部 B 超检查有助于区别不张与积液。

(三)右中叶炎症

侧位相中叶体积不缩小,横膈和斜裂不移位。

七、治疗

肺不张的治疗依其不同的病因而采取不同的治疗手段。痰栓引起的肺不张,首先要有效地湿化呼吸道,在化痰的条件下,配合体位引流、拍背、深呼吸,加强肺叶的扩张,促使分泌物排出。如果 24 小时仍无效果,可行纤维支气管镜吸引。异物引起的肺不张,通过气管镜取出异物,如果异物在肺内存留过久,或因慢性炎症反应很难取出,必要时手术治疗。肿瘤引起的肺不张,依其细胞类型进行化疗、放疗或手术切除。由于支气管结核而引起的肺不张的治疗,除全身用抗结核治疗外,可配合局部喷吸抗结核药物。

(刘 丽)

第十二节 肺 结 节 病

一、概述

肺结节病是一种病因未明的以非干酪性类上皮肉芽肿为特征的多系统多器官疾病,常侵犯肺、双侧肺门淋巴结,眼、皮肤等器官也常受累,也可累及浅表淋巴结、扁桃体、肝、脾、骨髓、心脏等,几乎全身每个脏器均可受累。多见于青中年人,男性多见于 20～30 岁,女性 50～60 岁多见,女性发病率大约为男性的 1.5 倍。此病可呈自限性,大多预后良好,有自然缓解的趋势。

二、发病机制

发病原因目前尚不清楚,可能与 Ⅳ 型细胞免疫反应有关,在病变组织和呼吸道分泌物中可见 IgM 和 IgG 增高。现多数人认为细胞免疫功能和体液免疫功能紊乱是结节病的重要发病机制。

三、症状及体征

症状和体征视其起病的缓急和累及器官的多少而不同。

(1)胸内结节病早期常无明显症状和体征。病变广泛时可出现胸闷、气急,甚至发绀。结节病后期,因纤维化及上叶肺容量减少引起支气管扭曲变形,有时可导致支气管阻塞。但有些病例,因支气管内肉芽肿形成或肿大的肺门、纵隔淋巴结压迫支气管,从而在病程早期发生支气管狭窄,早期即可出现呼吸困难及喘息的表现,肺功能检查示阻塞性通气功能障碍,支气管扩张剂治疗无效。结节病引起的支气管狭窄一般累及肺段或段以上支气管,行支气管镜或支气管造影时可发现。

(2)如结节病同时累及其他器官,可发生相应的症状和体征,如皮肤最常见者为结节性红斑,多见于面颈部、肩部或四肢;也有冻疮样狼疮、斑疹、丘疹等;有时发现皮下结节;侵犯头皮可引起脱发;大约有 30% 的患者可出现皮肤损害。

(3)眼部受损者约有 15% 的病例,可有虹膜睫状体炎、急性色素层炎、角膜-结膜炎等。可出现眼痛、视物模糊、睫状体充血等表现。

(4)有部分患者有肝和/或脾大,可见胆红素轻度增高和碱性磷酸酶升高,或有肝功能损害。

(5)纵隔及浅表淋巴结常受侵犯而肿大。

(6)如累及关节、骨骼、肌肉等,可有多发性关节炎、X 线检查可见四肢、手足的短骨多发性小囊性骨质缺损(骨囊肿)。肌肉肉芽肿可引起局部肿胀、疼痛等。

(7)约有 50% 的病例累及神经系统,其症状变化多端。可有脑神经瘫痪、神经肌病、脑内占位性病变、脑膜炎等临床表现。

(8)结节病累及心肌时,可有心律失常,甚至心力衰竭表现,约有 5% 的病例累及心脏。

(9)结节病可干扰钙的代谢,导致血钙、尿钙增高,引起肾钙盐沉积和肾结石。

(10)累及垂体时可引起尿崩症,下丘脑受累时可发生乳汁过多和血清乳泌素升高。

(11)腮腺、扁桃体、喉、甲状腺、肾上腺、胰、胃、生殖系统等受累时,可引起有关的症状和体征,但较少见。

四、影像学及支气管镜下表现

(一)影像学表现

1.胸片表现

胸片分期:1983 年 Deremee 总结出一个较为简便的分期系统,已为多数学者所接受。国内目前的分期系统与 Deremee 分期系统大致相同。Deremee 的分期标准如下。

0 期:肺部 X 线检查阴性,肺部清晰,约占 9%。

Ⅰ期:两侧肺门和/或纵隔淋巴结肿大,常伴右气管旁淋巴结肿大,约占 51%。经支气管肺活检(TBLB)检查 50%～80%的病例能证明肉芽肿的存在,且上叶和中叶阳性率高。

Ⅱ期:肺门淋巴结肿大,伴肺浸润。肺部病变广泛对称地分布于两侧,呈 1～3 mm 的结节状、点状或絮状阴影。少数病例可分布在一侧肺或某些肺段。病灶可在一年逐渐吸收,或发展成肺间质纤维化,约占 25%。ⅡA 期:肺部弥漫性病变,同时有肺门淋巴结肿大;ⅡB 期:肺部弥漫性病变,不伴肺门淋巴结肿大。

Ⅲ期:仅见肺间质纤维化,而无肺门淋巴结肿大,约占 15%。

以上分期的表现并不说明结节病发展的顺序规律,Ⅲ期不一定从Ⅱ期发展而来。

肺结节病胸片分期的主要作用是用于判断预后。Jame 等对 9 个国家 3 676 例肺结节病患者的调查表明:初诊时 51%的患者表现为Ⅰ期,8%的患者胸片正常。29%的患者表现为Ⅱ期,12%为Ⅲ期。Ⅰ期患者转归良好,65%的Ⅰ期患者胸片有望恢复正常。Ⅱ期患者转归稍差,病愈率为 49%。Ⅲ期患者可出现严重的肺纤维化、肺大疱及右心衰竭,此期患者预后差,病愈率仅为 20%。

肺结节病胸片分期的另一作用是预测 TBLB 结果。Ⅱ期和Ⅲ期肺结节病患者 TBLB 阳性率为 96%,而 0 期或Ⅰ期仅 44%。

Garland 曾描述了一种肺结节病的三联征:右肺门淋巴结肿大、左肺门淋巴结肿大及右气管旁淋巴结肿大。Bein 等发现结节病患者胸内淋巴结肿大最常见的组合为双侧肺门、右气管旁及主肺动脉窗淋巴结肿大。隆突下淋巴结肿大较少见,约为 21%;前纵隔淋巴结肿大占 16%,但总是伴有右气管旁、肺门或主肺动脉窗淋巴结肿大;后纵隔淋巴结肿大占 2%～20%。

40%肺结节病患者初诊时胸片上可有肺实质病变,而 63%患者在病程的某个阶段出现肺实质病变。最常见的胸片表现为弥漫性网状结节病灶,以上叶为主。

2.胸部 CT 表现

胸部 CT 扫描提高了纵隔及肺门淋巴结肿大的检出率。

结节病的典型结节直径为 1～5 mm,也可大至 5～10 mm,多位于胸膜下,但亦可分布于支气管血管束周围,导致支气管或血管壁的不规则增厚。在胸片正常的患者,通过胸部 CT 检查常可发现肺实质的小结节病灶。

某些结节病患者胸部 CT 表现为局灶性毛玻璃样改变,可累及一至数个肺小叶,这种表现可能反映了局灶性的肺泡炎,是结节形成的先兆。

慢性结节病患者大多有肺实质纤维化,导致肺结构的扭曲变形,肺裂回缩。重度纤维化时,可能有肉芽肿团块聚集于不张的上肺叶,导致肺门上提。由于气管壁受到牵拉,可出现气管扩张或支气管扩张。在胸片未显示纤维化病变之前,胸部 CT 即有阳性表现。

3.磁共振成像(MRI)

MRI 对纵隔淋巴结肿大的检出率高于胸片。而且 MRI 在区分肺门淋巴结肿大和肺血管方面较为优越。胸片和胸部 CT 在显示肺间质病变方面均优于 MRI。

(二)支气管镜表现

1.主要表现

支气管镜检查在肺部结节病的诊断中十分重要。支气管镜下所见包括程度轻重不一的黏膜改变,表现为黏膜苍白、充血、水肿、糜烂,纵行皱襞形成,黏膜可见弥漫性小结节,这些急性炎症反应是结节病活动期支气管黏膜的主要表现。黏膜活检可多部位取材,其活检阳性率为 71.4%,其中结节活检阳性率最高。

2.其他表现

包括支气管黏膜增厚、因肿大淋巴结压迫导致受累部位分嵴增宽甚至管腔狭窄、腔内肿物,此时需与气管内其他占位性病变相鉴别。

五、辅助检查

(一)实验室检查

1.血液检查

活动进展期可有白细胞数减少、贫血、血沉增快。有 1/2 左右的患者血清球蛋白部分增高,以 IgG 增高者多见。血浆清蛋白减少。血钙增高,血清尿酸增加,血清碱性磷酸酶增高。血清血管紧张素转化酶(SACE)活性在急性期增加(正常值为 17.6~34 U/mL),对诊断有参考意义。

2.结核菌素试验

约 2/3 的结节病患者对 100 U 结核菌素的皮肤试验无反应或极弱反应。

3.经支气管镜行支气管肺泡灌洗(BAL)

结节病患者 BAL 检查在肺泡炎阶段淋巴细胞和多核白细胞明显升高,正常人 BALF 中淋巴细胞数不应超过 10%,在肺结节病主要是 T 淋巴细胞增多,$CD4^+$、$CD4^+/CD8^+$ 比值明显增高,正常人 BALF 中 $CD4^+/CD8^+$ 比值为(1.5~1.8):1,结节病活动期 $CD4^+/CD8^+$ 比值可达正常的 5~10 倍,而外周血中 $CD4^+/CD8^+$ 比值 1:2,与 BALF 中 $CD4^+/CD8^+$ 比值呈高度分离现象。此外 B 细胞的功能亦明显增强。BALF 中 IgG、IgA 升高,特别是 IgG1、IgG3 升高更为突出。有报道若淋巴细胞在整个肺效应细胞中的百分比大于 28% 时,也有报道大于 20.5% 即提示病变活动。

4.活体组织检查

活体组织检查是确诊肺结节病最重要的检查。取皮肤病灶、淋巴结、前斜角肌脂肪垫、肌肉等组织做病理检查可助诊断。在不同部位摘取多处组织活检,可提高诊断阳性率。

(1)经支气管镜肺活检(TBLB),是一种简单、安全的获取肺组织的方法。TBLB 可在无透视下进行,一般情况下可取 2~4 块组织进行活检。结节病 TBLB 阳性率可达 63%~97%,Ⅰ期 50% 以上可获阳性,Ⅱ、Ⅲ期阳性率较高。对病理中的上皮样结节需了解有无坏死和抗酸染色阳性,以除外结核。需要注意的是,结节病患者即使没有明显的支气管黏膜结节和肺内结节样改变,支气管黏膜和肺的活检也常可获得阳性结果。

(2)经电子支气管镜下针吸活检术(TBNA)。在肺部 CT 检查显示肺门、纵隔多组淋巴结肿大,而肺内未见明确浸润病变的情况下,采用 TBNA 可提高肺结节病的诊断率。

(3)支气管内超声引导下经支气管针抽吸活检术(EBUS-TBNA)的应用提高了 TBNA 的诊断率。

(二)肺功能检查

早期肺功能可正常,以后可发生弥散功能障碍、通气功能障碍,至肺纤维化时因肺容量进一步减少则可出现限制性通气功能障碍。当有严重弥散功能及通气功能障碍时可发生低氧血症。

(三)^{67}镓(^{67}Ga)肺扫描检查

肉芽肿活性巨噬细胞摄取^{67}Ga 明显增加,肺内结节病肉芽肿性病变和肺门淋巴结可被^{67}Ga 所显示,可协助诊断,但无特异性。

(四)PET-CT 检查

在鉴别肺内良恶性结节方面具有重要的应用价值。结节病肺内结节样病灶、淋巴结肿大是常见的影像学改变,需要与恶性病变及其引起的淋巴结转移相鉴别。PET-CT 检测淋巴结的敏感性、特异性和准确性分别是 100%、92% 和 91%。

六、诊断与鉴别诊断

(一)临床诊断

(1)X 线胸片示双侧肺门及纵隔淋巴结对称性肿大(偶见单侧肺门淋巴结肿大),伴或不伴有肺内网状、结节状、片状阴影。必要时参考胸部 CT 进行分期。

(2)活体组织病理检查证实或符合结节病(取材部位可为表浅肿大的淋巴结、纵隔肿大淋巴结、支气管内膜的结节、前斜角肌脂肪垫淋巴结,肝脏穿刺或肺活检等)。

(3)SACE 活性升高(接受激素治疗或无活动性的结节病患者可在正常范围)。

(4)结核菌素试验为阴性或弱阳性反应。

(5)高血钙、高尿钙,血碱性磷酸酶增高,血浆免疫球蛋白增高,支气管肺泡灌洗液中 T 淋巴细胞及其亚群的检查结果,可作为诊断结节病活动性的参考指标。有条件时可作 ^{67}Ga 扫描、SPECT 显像或 γ 照相,了解病变侵犯的程度和范围。

具有 1、2 条可诊断为结节病;第 3、4、5 条为重要的参考指标,本病应结合临床综合诊断、动态观察,排除结核病、淋巴系统肿瘤或其他肉芽肿性疾病。

结节病活动性的判定。①活动性:病情进展,sACE 活性增高,免疫球蛋白增高或血沉增快。BALF 中的淋巴细胞百分数和 $CD4^+/CD8^+$ 的比值增高,或作 ^{67}Ga 扫描来判定活动性。②无活动性:sACE、免疫球蛋白、$CD4^+/CD8^+$ 客观指标基本正常,病情处稳定状态。

(二)鉴别诊断

临床上需与肺门淋巴结结核、淋巴瘤、肺门转移性肿瘤及其他肉芽肿性疾病相鉴别。

七、治疗

(一)一般治疗

本病因多数患者可自行缓解,病情稳定、无症状的患者不需治疗。凡症状明显的Ⅱ、Ⅲ期患者及胸外结节病如眼部结节病、神经系统有结节病侵犯、皮肤或心肌受累、血钙和尿钙持续增高、sACE 水平明显增高情况下可考虑使用激素治疗。常用泼尼松每天 30～60 mg,一次口服(或分次服用),用 4 周后逐渐减量为每天 15～30 mg,维持量为每天 5～10 mg,用一年或更长。长期服用糖皮质激素应严密观察激素的不良反应,其次可选用小剂量羟氯喹、甲氨蝶呤、硫唑嘌呤等免疫抑制剂治疗。

凡能引起血钙、尿钙增高的药物如维生素 D,列为禁忌。

(二)气管镜下治疗

支气管镜除了用于肺结节病的诊断外,目前也应用于其治疗。气道内结节样病变引起的气道内狭窄,气管镜下氩气刀或冷冻治疗病变部位,可以达到满意的临床效果。

八、预后

与结节病的病情有关。急性起病者,经治疗或自行缓解,预后较好;而慢性进行性,侵犯多个器官,引起功能损害,肺广泛纤维化或急性感染等则预后较差。死亡原因常为肺源性心脏病或心肌、脑受侵犯所致。有报道平均 5 年随访中 34% 病例完全恢复,30% 改善,20% 不变,病情恶化和死亡各占8%。

总之,在结节病的诊断中,组织病理学检查是可靠而重要的,但在诊断疾病的活动性和疗效观察方面则需要血液生化、支气管肺泡灌洗液细胞成分的分析和免疫学检查。

(刘 丽)

第十三节 原发性支气管肺癌

原发性支气管肺癌的肿瘤细胞多源于支气管黏膜或腺体,但临床上常简称为肺癌,早期常有刺激性咳嗽、痰中带血等呼吸道症状,易发生区域性淋巴结转移和血行传播,病情进展速度与病理类型及细胞生物特性有关。肺癌是当前世界上最常见的恶性肿瘤之一,是一种严重威胁人民健康和生命的疾病。新发病数男性肺癌占肿瘤的首位,女性仅次于乳腺癌,但死亡数均居肿瘤的首位。

一、病因

(一)吸烟

吸烟已被公认是肺癌最重要的危险因素,吸烟是人们常见的一种生活习惯。在有些发达国家和地区,由于控烟工作开展良好,人群吸烟率已明显下降,但还有很多国家特别是发展中国家,吸烟率仍维持很高水平,甚至还在增长。

1.影响肺癌危险性的吸烟因素

(1)吸烟年限、吸烟强度:吸烟年限长短是影响肺癌危险性的最主要的吸烟因素。吸烟年限由吸烟者开始吸烟的年龄与吸烟者目前的年龄或者开始吸烟的年龄与戒烟时的年龄确定。吸烟年限越长,则肺癌的危险性越高,肺癌危险性也随每天吸烟支数增加而上升。吸烟强度不仅取决于每天吸烟支数,还受吸入深度、每支烟吸入次数等影响。

(2)戒烟:与持续吸烟者比较,戒烟者随戒烟年数增加,肺癌危险性会明显下降,但由吸烟引起的致肺癌效应不会完全消失。

(3)烟草的不同制品、卷烟的不同类型:不少流行病学研究报道,吸不同烟草制品所致肺癌危险性不同,吸卷烟者肺癌危险性最高,仅抽雪茄或烟斗者危险性较低。长期吸带过滤嘴或低焦油卷烟者其肺癌危险性比长期吸不带过滤嘴或高焦油卷烟者低。自20世纪中叶起卷烟生产方法有所变化,采用混合烟叶,生产带过滤嘴的卷烟,以及应用能降低卷烟的尼古丁和焦油含量的其他各种方法,但这些生产上的变化对吸烟者暴露于致癌物的实际变化情况的影响殊难评定。原因是采用混合烟叶可以增加烟草特有的亚硝胺;吸烟者为了保持其惯有的尼古丁吸入水平,在吸带过滤嘴或低焦油卷烟时会代偿性地改变其原来的吸烟行为,如深吸或增加每支卷烟的吸入次数;特别是大多数吸烟者在其一生中不是只吸一种类型的卷烟,使得难以评价这些变化的后果。同时吸带过滤嘴香烟导致肺癌病例类型发生变化:鳞癌、小细胞癌的发病率下降而腺癌的发病率上升。

2.与其他危险因素的协同作用

当吸烟者暴露于其他的职业或环境因素时,吸烟与其他危险因素的联合致癌效应可能大于吸烟与其他因素各自单独作用时合并的效应,这时可认为吸烟和其他因素有致癌的协同作用。认识因素间致癌的协同作用对肿瘤预防是很重要的。

迄今还仅对吸烟和少数几个职业危险因素的致肺癌协同作用进行了比较系统的研究和评价。对石棉暴露、吸烟和肺癌间关系的流行病学研究先后曾多次进行评述,结果都认为吸烟与石棉暴露两个危险因素间的作用不是单纯相加的,即两个因素的作用不是相互独立的,两者间有一定的协同作用,但仍不能确定其协同作用是否符合相乘模型。曾对工作在金属冶炼厂和金属矿山暴露于砷的六个职业人群资料评价砷暴露、吸烟与肺癌间的关系,结果发现砷暴露和吸烟的致肺癌联合效应始终大于两个因素的作用相互独立时用相加模型所表明的效应。上述职业因素与吸烟间存在致肺癌协同作用,即职业因素暴露者同时吸烟可使致肺癌效应明显放大,大于两个因素单独作用时合并的效应,说明在吸烟人群中预防职业性肺癌时不能仅限于采取职业防护措施,同时还要加强控制吸烟的措施。

(二)空气污染

1.室内空气污染

室内空气污染的来源和种类甚多,目前研究较多且与人群生活关系较密切的有环境烟草烟雾、固体燃料(煤、木柴、秸秆等生物燃料)燃烧产生的烟气、高温下的食用油油烟、室内氡气等与肺癌的关系。

(1)环境烟草烟雾:环境烟草烟雾是由吸烟者呼出的主流香烟烟雾,以及香烟熏烧时释放的、且为周围空气稀释的侧流烟雾所组成的混合物,它含有尼古丁、致癌物和毒素。香烟侧流烟雾的组成成分与主流烟雾相似,但侧流烟雾中各成分的相对含量和绝对量与主流烟雾中有所不同。侧流烟雾中许多成分已知是有遗传毒性和致癌性的化学物质,其中包括国际癌症研究中心认定的一类致癌物(苯、镉、2-萘胺、镍、铬、砷和4-联苯胺),以及2A类致癌物(甲醛、丁二烯和苯并芘)和2B类致癌物(乙醛、异戊二烯、邻苯二酚、丙烯腈、苯乙烯、NNN、NNK、铅)。

国际癌症研究中心在其1986年出版的《吸烟》中就已提出,根据已知主流烟雾和侧流烟雾的成分、被动吸烟时吸入的物质的组成,以及在暴露于致癌物时观察到的剂量效应关系,可以得出被动吸烟能使人类恶性肿瘤危险性有一定程度升高的结论。在《吸烟》专集发表后的30余年中,在许多国家又发表了大量关于从不吸烟者暴露于吸烟配偶的二手烟雾与肺癌危险性关系的流行病学研究,其中大多数研究都报道肺癌危险性增加,尤其是在暴露较严重的情况下。对这些研究进行的综合分析发现,不吸烟妻子暴露于吸烟丈夫的二手烟雾与其肺癌危险性间存在统计上显著且一致的联系性,危险性随暴露程度增加而升高,肺癌超额危险性约为20%,调整各种混杂因素后也是如此。除了在家中暴露于吸烟配偶的二手烟雾外,在工作场所也存在暴露的情况。暴露于环境烟草烟雾的年限与肺癌危险性间存在很强的相关关系。

可的宁是尼古丁的代谢产物,是目前测定环境烟草烟雾近期暴露状况的最合适的生物标志物。在二手烟雾暴露者的尿中可的宁的水平往往升高。在暴露者中还发现芳香胺血红蛋白加合物和多环芳烃清蛋白加合物的浓度比不暴露者高。吸烟母亲的胎儿脐带血中蛋白加合物的浓度与母亲血中的浓度有关,前者的浓度低一些。检测尿的生物标志物时,发现环境烟草烟雾暴露者中烟草特有的致癌物NNK的代谢产物的水平总是升高的,尿中这些代谢产物的水平为吸烟者的1%～5%。非吸烟者摄入烟草特有的致癌物NNK的资料是反映二手烟雾与肺癌发生间有因果联系的辅助证明。此外,在人群中还发现被动吸烟与尿内致变物的浓度有联系,有些研究发现尿致变性与尿可的宁浓度有相关关系。曾发现暴露于二手烟雾的儿童中姐妹染色单体交换水平升高。暴露于环境烟草烟雾的非吸烟者发生的肺肿瘤含有 $P53$ 和 K-ras 突变,与吸烟者肿瘤中发现的情况相似。在体外和体内实验系统中都发现侧流烟雾、环境烟草烟雾或其凝聚物具有遗传毒性。根据上述种种证据,都足以做出环境烟草烟雾对人类具有致癌性的结论。

(2)固体燃料烟气:全球(主要是发展中国家和地区)有许多人在使用固体燃料作为家庭烹饪或取暖的燃料,因而使人群经常暴露于燃烧这些燃料时产生的烟气,家庭中妇女和儿童的暴露状况往往尤为严重。人群的暴露水平受燃料的种类、炉灶状况、房屋结构、室内通风状况,以及当地气候条件等多种因素的影响,因此,在不同条件下取得的研究结果是可能不同的,推论时宜谨慎。

家庭燃烧煤和木柴时一般有 $10\% \sim 30\%$ 的燃料碳转化成燃烧不完全的气相和固相产物,这些产物中已发现有数百种化合物,包括已知对人类可能有致癌性的苯、甲醛、苯并芘等在内的半挥发和不挥发的有机化合物。煤比木柴含有更多的硫、砷、矽、氟、铅等污染物,燃烧时这些污染物及其氧化物释放出来污染空气。在大多数使用固体燃料的地方,微细颗粒物的污染水平每立方米一般可达数百微克,在烹饪时每立方米甚至可达数千微克。

高温下用食用油炒、煎、炸食物是中国和世界华人中常见的烹调方法。已知吸烟是肺癌发生的主要原因,但在非吸烟的中国妇女中肺癌发病率比较高,在被食用油油烟污染的空气中存在可能使人类致癌的物质。肺癌危险性还随烹饪时室内油烟严重程度上升,也随眼睛刺激的频度升高。在多因素分析中,经调整通风状况变量后,烹饪时厨房内烟雾程度、食用油种类、煎炒频度均对肺癌危险性有独立的效应。肺癌危险性随每月炒菜次数增加而升高。肺癌危险性还随开始烹饪年龄提前、每天烹饪餐数增加,以及烹饪年限增加而上升。

铀矿井下职业暴露于氡及其子体已知是致肺癌的,当累计暴露达 $50 \sim 100$ 个工作水平月时,此时肺癌超额危险性是显著的。然而,居室内由建筑材料、高本底等引起的氡及其子体的浓度通常远低于铀矿井下,这时与肺癌的关系并不十分明确。

2.室外大气污染

在人口稠密的城市空气中发现含有多种已知对人类的致癌物,如苯并芘和苯等有机化合物、砷和铬等无机化合物等放射性核素,这些物质以能吸附有机化合物的碳粒、氧化剂、气溶胶状的硫酸等极为复杂的混合物的形式存在。燃烧煤、石油等矿物燃料生产能源或应用于交通运输是产生上述各种物质污染城市空气的主要来源。居住在排放污染物的局部污染点源附近的居民经常暴露于已知或可疑的致癌物,如燃烧矿物燃料的发电厂排放苯并芘等多环有机物、铬和镍等金属、氡和铀等放射性核素,非铁金属冶炼厂排放无机砷、其他金属,以及二氧化硫,城市固体废物焚烧炉排放铅和镉等重金属、多环芳烃、二噁英等有机化合物,以及酸性气体等。

(三)职业因素

肺癌是职业癌中最重要的一种。据估计,美国男性肺癌的 15% 和女性肺癌的 5% 可由职业因素解释。已有充分的证据认为是致肺癌的职业因素有石棉、氯甲甲醚和二氯甲醚、砷的无机化合物、铬化合物、镍及其化合物、铍及其化合物、镉及其化合物、煤炼焦过程(煤焦炉、煤气干流甑、煤气发生炉)、煤焦油沥青挥发物(涂屋顶材料、铝还原厂、烟囱清扫物)、铸造工人、赤铁矿、芥子气、油漆工人、电离辐射(放射性矿或氡)、硫酸烟雾等。可能致肺癌的工业材料有氯乙烯、氯甲苯、硫代甲烷、丙烯腈、切削油、柴油烟气、甲醛、玻璃纤维及其他人造纤维、滑石粉、镭、二氧化硅(结晶体)。还有一些职业致肺癌的因果关系尚不肯定,需要进一步查明这些职业中的致癌物,并通过前瞻性研究判定可能存在的剂量效应关系。这些职业包括农业工人、暴露于农药的工人、氯苯甲酰生产厂、水泥工人、化学师或化学工人、煤矿工、暴露于干洗溶剂的工人、屠宰和肉品加工工人、油漆生产工人、电焊工、铅管工、印刷工、橡胶企业工作区、炼钢工人、面包师傅等。

然而与吸烟相比,职业因素对整个人群肺癌发病率的作用很小,但值得我们警惕的是,职业因素与吸烟等一些非职业危险因素有很强的协同致肺癌作用。如吸烟与暴露于石棉的协同作用近似于相乘模型或介于相加与相乘模型之间。铀矿工电离辐射暴露与吸烟间存在相乘或弱于相乘的协同作用。氡子体照射与吸烟的联合作用与相乘模型一致,但是联合作用的相对危险度最大可能是介于相乘和相加之间。吸烟与砷对肺癌的发生显示联合效应,其强度介于相加与相乘之间。我国云锡矿工肺癌,职业暴露如氡子体、砷、粉尘等与一些非职业危险因素,如吸烟、慢性支气管炎、文化程度,以及部分营养素摄入不足也有一定的协同作用。由此可见,在职业性肺癌的调查研究和防治实践中,不能只重视职业因素而忽略吸烟等生活方式在肺癌发生中的重要作用。

(四)电离辐射

大剂量电离辐射可引起肺癌,不同射线产生的效应也不相同,如日本广岛释放的是中子和 α 射线,前者患肺癌的危险性高于后者。美国 1978 年报道一般人群中和电离辐射的来源 49.6％来自自然界,44.6％为医疗照射,来自 X 线诊断的电离辐射可占 36.7％。

(五)饮食与营养

动物实验证明维生素 A 及其衍生物 β-胡萝卜素能够抑制化学致癌物诱发的肿瘤。有研究表明摄取食物中维生素 A 能作为抗氧化剂直接抑制甲基胆蒽、苯并芘、亚硝酸铵的致癌作用和抑制某些致癌物和 DNA 的结合,拮抗促癌物的作用,因此可直接干扰癌变过程。美国纽约和芝加哥开展的前瞻性人群观察结果表明食物中天然维生素 A 类、β-胡萝卜素的摄入量与十几年后癌症的发生呈负相关,其中与肺癌的相关性最为明显。

(六)其他

美国癌症学会将结核列为肺癌发病因素之一。有结核病史,尤其是结核瘢痕者,男性患肺癌的危险是正常人群的 5 倍,女性患肺癌的危险是正常人群的 10 倍。有结核病史肺癌的主要组织学类型是腺癌。

二、临床表现

肺癌的临床表现与其发生的部位、大小、类型、发展的阶段、有无并发症或转移有密切关系。有 5％～15％的患者于发现肺癌时无症状。主要症状包括以下几个方面。

(一)由原发肿瘤引起的症状

1.咳嗽

咳嗽为常见的早期现象,肿瘤在气管内可有刺激性干咳或少量黏液痰。肺泡癌可有大量黏液痰。肿瘤引起远端支气管狭窄,咳嗽加重,多为持续性,且呈高音调金属音,是一种特征性的阻塞性咳嗽。当有继发感染时,痰量增加,且呈黏液脓性。

2.咯血

由于癌组织血管丰富常引起咯血。以中央型肺癌多见,多为痰中带血或间断血痰,常不易引起患者重视而延误早期诊断。如侵蚀大血管,可引起大咯血。

3.喘鸣

由于肿瘤引起支气管部分阻塞,约有 2％的患者可引起局限性喘鸣。

4.胸闷、气急

肿瘤引起支气管狭窄,特别是中央型肺癌;或肿瘤转移到肺门淋巴结,肿大的淋巴结压迫支气管或隆突;或转移至胸膜,发生大量胸腔积液;或转移至心包,发生胸闷、气促。如果原有慢性阻塞性肺疾病,或合并有自发性气胸,胸闷、气促更为严重。

5.体重下降、消瘦

体重下降为肿瘤的常见症状之一,肿瘤发展到晚期,由于肿瘤和消耗的原因,并有感染、疼痛所致的食欲减退,可表现为消瘦或恶病质。

6.发热

一般肿瘤可因坏死引起发热,多数发热的原因是由于肿瘤引起的继发性肺炎所致,抗生素药物治疗疗效不佳。

(二)肿瘤局部扩散引起的症状

1.胸痛

约有30%的肿瘤直接侵犯胸膜、肋骨和胸壁,可引起不同程度的胸痛。若肿瘤位于胸膜附近时,则产生不规律的钝痛或隐痛,疼痛于呼吸、咳嗽时加重。肋骨、脊柱受侵犯时,则有压痛点,而与呼吸、咳嗽无关。肿瘤压迫肋间神经,胸痛可累及其分布区。

2.呼吸困难

肿瘤压迫大气道,可出现吸气性呼吸困难。

3.咽下困难

癌侵犯或压迫食管可引起咽下困难,尚可引起支气管-食管瘘,出现进食或饮水时呛咳,并可导致肺部感染。

4.声音嘶哑

癌直接压迫或转移至纵隔的淋巴结肿大后压迫喉返神经(多见于左侧),可发生声音嘶哑。

5.上腔静脉压迫综合征

癌侵犯纵隔,压迫上腔静脉时,上腔静脉回流受阻,产生头面部、颈部和上肢水肿及胸前部淤血和静脉曲张,可引起头痛和头昏或眩晕。

6.Horner综合征

位于肺尖部的肺癌称肺上沟癌(Pancoast癌),可压迫颈部交感神经,引起病侧眼睑下垂、瞳孔缩小、眼球内陷,同侧额部与胸壁无汗或少汗。也常有肿瘤压迫臂丛造成以腋下为主、向上肢内侧放射的烧灼样疼痛,在夜间尤甚。

(三)转移引起的症状

1.肺癌转移至脑、中枢神经系统

可发生头痛、呕吐、眩晕、复视、共济失调、脑神经麻痹、一侧肢体无力甚至偏瘫等神经系统症状。严重时可出现颅内压增高的症状。

2.肺癌转移至骨骼

肺癌转移至骨骼,特别是肋骨、脊柱骨、骨盆时,则有局部疼痛和压痛。

3.肺癌转移至肝

肺癌转移至肝时,可有厌食、肝区疼痛、肝大、黄疸和腹水等。

4.肺癌转移至淋巴结

锁骨上淋巴结常是肺癌转移的部位,可以毫无症状,患者自己发现而来就诊。典型的多位于前斜角肌区,固定而坚硬,逐渐增大、增多,可以融合,多无痛感。皮下转移时可触及皮下结节。

(四)肺外表现

肺外表现包括内分泌、神经肌肉、结缔组织、血液系统和血管的异常改变,又称副癌综合征。有下列集中表现。

1.肥大性肺性骨关节病

常见于肺癌,也见于局限性胸膜间皮瘤和肺转移癌(胸腺、子宫、前列腺的转移)。多侵犯上下肢长骨远端,发生杵状指(趾)和肥大性骨关节病。前者具有发生快、指端疼痛、甲床周围环绕红晕的特点。两者常同时存在,多见于鳞癌。切除肺癌后,症状可减轻或消失,肿瘤复发又可出现。

2.分泌促性腺激素

可引起男性乳房发育,常伴有肥大性肺性骨关节病。

3.分泌促肾上腺皮质激素样物

可引起 Cushing 综合征,表现为肌力减弱、水肿、高血压、尿糖增高等。

4.分泌抗利尿激素

可引起稀释性低钠血症,表现为食欲不佳、恶心、呕吐、乏力、嗜睡、定向障碍等水中毒症状,称抗利尿激素分泌失调综合征。

5.神经肌肉综合征

其包括小脑皮质变性、脊髓小脑变性、周围神经病变、重症肌无力和肌病等。发生原因不明确。这些症状与肿瘤的部位和有无转移有关。它可以发生于肿瘤出现前数年,也可作为一症状与肿瘤同时发生;在手术切除后仍可发生,或原有的症状无改变。它可发生于各型肺癌,但多见于小细胞未分化癌。

6.高钙血症

肺癌可因转移而致骨骼破坏,或由异生性甲状腺样激素引起。高血钙可与呕吐、恶心、嗜睡、烦渴、多尿和精神紊乱等症状同时发生,多见于鳞癌。肺癌手术切除,血钙可恢复正常,肿瘤复发又可引起血钙增高。

此外,在燕麦细胞癌和腺癌中还可见因 5-羟色胺的分泌过多造成的类癌综合征,表现为伴哮鸣的支气管痉挛、阵发性心动过速、水样腹泻、皮肤潮红等。还可有黑色棘皮症及皮肌炎、掌跖皮肤过度角化症、硬皮症,以及栓塞性静脉炎、非细菌性栓塞性心内膜炎、血小板减少性紫癜、毛细血管病性渗血性贫血等肺外表现。

三、诊断与分期

(一)诊断

1.病史和体格检查

明确患者的病史,并进行全面的体格检查。

2.无创性检查

(1)胸部 X 线:胸片因其简便易行、经济有效,目前仍是肺癌初诊时最基本的检查方法,是早期发现肺癌的一个重要手段,也是术后随访的方法之一。

(2)胸部 CT:目前已成为估计肺癌胸内侵犯程度及范围的常规检查方法,尤其在肺癌的分期上更有其无可替代的作用。低剂量螺旋胸部 CT 可以有效地发现早期肺癌,CT 引导下经胸肺肿物穿刺活检是重要的获取细胞学、组织学诊断的技术。

(3)B超:因为含气肺组织不是超声的理想介质,且超声对肺部肿块的良恶性鉴别缺乏特异性,故超声检查在肺癌诊断中较少应用。主要用于诊断腹部重要器官,以及腹腔、腹膜后淋巴结有无转移,也用于双侧锁骨上窝淋巴结的检查;对于邻近胸壁的肺内病变或胸壁病变,可鉴别其囊、实性及进行超声引导下穿刺活检;超声还常用于胸腔积液抽取定位。

(4)MRI:较 CT 检查更容易鉴别实质性肿块与血管的关系,MRI 检查对肺癌的临床分期有一定价值,特别适用于判断脊柱、肋骨,以及颅脑有无转移。

(5)骨扫描:是判断肺癌骨转移的常规检查。当骨扫描检查提示骨可疑转移时,应对可疑部位进行 MRI、骨 X 线检查加以验证。

(6)PET-CT:主要用于排除纵隔淋巴结和远处转移,但因价格昂贵,且约有 20% 的假阴性和假阳性,目前还不能广泛应用。

3.内镜检查

(1)纤维支气管镜:纤维支气管镜检查技术是诊断肺癌最常用的方法,包括纤维支气管镜直视下刷检、活检,以及支气管灌洗获取细胞学和组织学诊断。上述几种方法联合应用可以提高检出的阳性率。

(2)经纤维支气管镜引导透壁穿刺纵隔淋巴结活检术和纤维超声支气管镜引导透壁淋巴结穿刺活检术:TBNA 有助于治疗前肺癌 TNM 分期的精确 N_2 分期。但不作为常规推荐的检查方法,有条件的医院应当积极开展。EBUS-TBNA 更能就肺癌 N_1 和 N_2 的精确病理诊断提供安全可靠的支持。

(3)纵隔镜:作为确诊肺癌和评估 N 分期的有效方法,纵隔镜是目前临床评价肺癌纵隔淋巴结状态的金标准。尽管 CT、MRI,以及近年应用于临床的 PET-CT 能够对肺癌治疗前的 N 分期提供极有价值的证据,但仍然不能取代纵隔镜的诊断价值。

(4)胸腔镜:胸腔镜可以准确地进行肺癌的诊断和分期,对于经纤维支气管镜和经胸壁肺肿物穿刺针吸活检术等检查方法无法取得病理标本的早期肺癌,尤其是肺部微小结节病变行胸腔镜下病灶切除,可以明确诊断。对于中晚期肺癌,胸腔镜下可以行淋巴结、胸膜和心包的活检,胸腔积液及心包积液的细胞学检查,为制定治疗方案提供可靠依据。

4.肿瘤标志物

肺癌相关的血清肿瘤标志物包括 CEA、CA125、Cyfra21-1、CA153、SCC 等,SCLC 具有神经内分泌特点,与促胃液素释放肽前体(ProGRP)、神经元特异性烯醇化酶(NSE)、肌酸激酶 BB(CK-BB),以及嗜铬蛋白 A(CGA)等相关。但这些标志物的敏感性和特异性均不高,因此在肺癌的筛查、诊断中的价值有限,目前主要是作为监测治疗反应和早期复发的辅助指标。

5.其他检查技术

(1)痰细胞学:痰细胞学检查是目前诊断肺癌简单方便的无创伤性诊断方法之一,连续 3 天留取清晨深咳后的痰液进行痰细胞学涂片检查可以获得细胞学诊断。60%～80% 的中央型肺癌和 15%～20% 的外周型肺癌患者,可以通过重复的痰细胞学检查得到阳性结果。

(2)经胸壁肺内肿物穿刺针吸活检术(trans thoracic needle aspiration,TTNA):TTNA 可以在 CT 或 B 超引导下进行,在诊断周围型肺癌的敏感度和特异性上均较高。

(3)胸腔穿刺术:当胸腔积液原因不明时,可以进行胸腔穿刺以获得细胞学诊断,并可以明确肺癌的分期。

(4)胸膜活检术:当胸腔积液穿刺未发现细胞学阳性结果时,胸膜活检可以提高阳性检出率。

(5)浅表淋巴结活检术:对于肺部占位病变或已明确诊断为肺癌的患者,如果伴有浅表淋巴结肿大,应当常规进行浅表淋巴结活检,以获得病理学诊断、明确分期并指导治疗。

(二)分期

1.非小细胞肺癌

目前非小细胞肺癌(non-small cell lung cancer,NSCLC)的 TNM 分期采用国际肺癌研究协会2009 年第七版分期标准(表 4-12、表 4-13)。

表 4-12　肺癌 TNM 分期中 T、N、M 的定义

原发肿瘤(T)		
T_x		原发肿瘤不能评价;或痰、支气管灌洗液找到肿瘤细胞,但影像学或支气管镜没有可视肿瘤
T_0		没有原发性肿瘤的证据
T_{is}		原位癌
T_1		肿瘤最大径≤3 cm,周围为肺或脏层胸膜包绕,气管镜检查肿瘤没有累及叶支气管近端以上位置(即没有累及主支气管)
	T_{1a}	肿瘤最大径≤2 cm
	T_{1b}	肿瘤最大径>2 cm 但≤3 cm
T_2		肿瘤>3 cm 但≤7 cm 或符合以下任何一点:累及主支气管,但距隆突≥2 cm;侵犯脏层胸膜;伴有扩展到肺门的伴肺不张或阻塞性肺炎,但未累及全肺
	T_{2a}	肿瘤最大径>3 cm 但≤5 cm
	T_{2b}	肿瘤最大径>5 cm 但≤7 cm
T_3		肿瘤>7 cm 或肿瘤直接侵犯了下述部位之一者:胸壁(包括上沟瘤)、膈肌、膈神经、纵隔胸膜、壁层心包;肿瘤位于距隆突 2 cm 以内的主支气管,但未侵及隆突;或伴有累及全肺的肺不张或阻塞性炎症,或同一肺叶内出现分散的单个或多个卫星结节
T_4		任何大小的肿瘤直接侵犯了下述部位之一者:纵隔、心脏、大血管、气管、食管、喉返神经、椎体、隆突;同侧非原发肿瘤所在肺叶的其他肺叶内出现单个或多个肿瘤结节
区域淋巴结(N)		
N_x		区域淋巴结不能评价
N_0		没有区域淋巴结转移
N_1		转移至同侧支气管旁淋巴结和/或同侧肺门淋巴结;和肺内淋巴结,包括直接侵犯
N_2		转移至同侧纵隔和/或隆突下淋巴结
N_3		转移至对侧纵隔、肺门淋巴结,同侧或对侧斜角肌或锁骨上淋巴结转移
M_x		远处转移不能评价
M_0		没有远处转移
M_1		有远处转移
	M_{1a}	对侧肺叶内出现分散的单个或多个肿瘤结节,胸膜结节或恶性胸腔(或心包)积液
	M_{1b}	远处转移

注:①任何大小的、少见的表浅性肿瘤,只要局限于支气管壁,即使累及主支气管,也定义为 T_{1a};②肿瘤大小≤5 cm 或者大小无法确定的 T_2 肿瘤定义为 T_{2a},肿瘤>5 cm 但≤7 cm 的肿瘤定义为 T_{2b};③绝大多数肺癌患者的胸腔积液及心包积液是由肿瘤引起的,但有极少数患者的胸腔积液/心包积液经多次细胞学检查未能查到肿瘤细胞,而积液又是非血性和非渗出性的,临床判断积液与肿瘤无关,积液不影响分期,应被定义为 M_0。

表 4-13　2009 年国际肺癌研究协会肺癌第七版 TNM 分期

分期		TNM
隐性肺癌		$T_x N_0 M_0$
原位癌(0 期)		$T_{is} N_0 M_0$
Ⅰ期	Ⅰ$_A$期	$T_{1a}、_b N_0 M_0$
	Ⅰ$_B$期	$T_{2a} N_0 M_0$
Ⅱ期	Ⅱ$_A$期	$T_{2b} N_0 M_0$
		$T_{1a,b} N_1 M_0$
		$T_{2a} N_1 M_0$
	Ⅱ$_B$期	$T_{2b} N_1 M_0$
		$T_3 N_0 M_0$
Ⅲ期	Ⅲ$_A$期	$T_3 N_1 M_0$
		$T_{1a,b} N_2 M_0$
		$T_{2a,b} N_2 M_0$
		$T_3 N_2 M_0$
		$T_4 N_0 M_0$
		$T_4 N_1 M_0$
	Ⅲ$_B$期	$T_4 N_2 M_0$
		$T_4 N_3 M_0$
		任何 T,N_3,M_0
Ⅳ期		任何 T,任何 $N,M_{1a,b}$

2.小细胞肺癌

对于接受非手术治疗的小细胞肺癌(small cell lung cancer,SCLC)患者采用美国退伍军人肺癌协会(Veterans Administration Lung Study Group,VALG)的局限期(limited disease,LD)和广泛期(extensive disease,ED)分期方法,对于接受外科手术的患者采用国际肺癌研究协会2009 年第七版分期标准。VALG 将局限期定义为病变局限于一侧胸腔、可被包括于单个可耐受的放射野里,广泛期为病变超出同一侧胸腔,包括恶性胸腔、心包积液及远处转移。目前国内常用的局限期定义为病变局限于一侧胸腔、纵隔、前斜角肌及锁骨上淋巴结,但不能有明显的上腔静脉压迫、声带麻痹和胸腔积液。

四、肺癌治疗的现况

肺癌是一个长在肺内又是全身性的肿瘤,按肿瘤发展的规律,可向周围组织、器官侵犯,又有存在于血道、淋巴道内的微转移和在远道器官形成的转移灶。因此治疗时不仅需要针对肺脏局部,而且必须兼顾全身。肺癌发病时由于病变范围的不同,疾病分期不同,治疗方案也随之有变。如Ⅰ~Ⅲ期病变属于局部,无全身扩散证据,所以适合局部结合全身治疗,而一旦有转移到全身器官的证据,就应该采取有全身作用的治疗方法。

肺癌的综合治疗应根据患者的身心状况,肿瘤的具体部位、病理类型、侵犯范围(病期)和发展趋向,结合细胞分子生物学的改变,有计划地、合理地应用现有的多学科各种有效治疗手段,以最适当的经济费用取得最好的治疗效果,同时最大限度地改善患者的生活质量。

治疗肺癌的几种常用手段是外科治疗、放疗、化疗、靶向治疗。根据病变范围,这些手段可以单独或联合应用。

(一)外科治疗

对于肺癌外科治疗必须遵循的处理原则如下。

(1)无论如何要尽可能地将肿瘤和肺内淋巴结完全性切除,至少是解剖性肺叶切除。

(2)术中要小心谨慎,不要挤压或弄破肿瘤,以防转移。

(3)贴近肿瘤或受累的组织,应与肿瘤一起完整地大块切除,比分别切除要好。

(4)术中尽可能用冷冻切片证实切缘无肿瘤残留,包括支气管、血管残端,以及肿瘤周围组织。一旦切缘肿瘤残留,就不能达到完全性切除的要求。

(5)所有能够见到的纵隔淋巴结包括被覆胸膜、周围脂肪组织及淋巴管应当全部予以切除并行病理检查,切除后纵隔结构应达到"骨骼化"标准。最好是按分组进行解剖,确切辨认淋巴结并予以标记。

最适宜进行手术治疗的肺癌是Ⅰ、Ⅱ期和部分经过选择的ⅢA期肺癌,如 $T_3N_1M_0$ 的非小细胞肺癌。影像学上已有明确纵隔淋巴结转移的 N_2 患者,不宜马上进行手术切除。至于ⅢB、Ⅳ期肺癌,手术不应列为主要的治疗手段。国内非小细胞肺癌手术治疗的 5 年生存率为 $31.8\%\sim42.4\%$。Ⅰ期 SCLC 先行手术切除已得到国内外共识,Ⅱ期 SCLC 术前化疗的观点有所不同,仍处于研究中,而对期别较晚的Ⅲ期 SCLC 应以化疗为主,如化疗疗效较好,病员年龄较轻、全身情况良好,可考虑继以手术治疗。

(二)放疗

对有纵隔淋巴结转移的肺癌来说,放疗是主要的治疗手段,对有远处转移的肺癌而言,放疗是有效的姑息治疗方法。在一些早期肺癌,因高龄或内科原因不能手术或拒绝手术的病例,放疗可作为一种根治性治疗手段;手术后放疗用于处理术后的阳性切缘、局部晚期的 N_2 或 T_4 病例。放疗也可用于控制肺癌的症状。

现代的三维适形放疗技术(3DCRT)和调强放疗技术(IM-RT)是目前最先进的放疗技术。已经建立了 3DCRT 技术的医院,应该把它们用于所有的肺癌患者,并用 CT 或 CT/PET 来进行放疗计划的设计。对还没有上述先进技术的医院,可采用常规的放疗技术,但是必须非常注意对肺、心脏和脊髓的保护,以避免对它们的放射性损伤。

近期研究表明,立体定向全身放疗(SBRT)和射频消融(RFA)可以作为拒绝手术或不能耐受手术的淋巴结阴性患者的治疗选择。最适合进行 SBRT 的患者肿瘤应≤5 cm 且远离一级或二级支气管。最适合进行 RFA 的患者为外周孤立病灶小于 3 cm,RFA 可用于既往照射过的组织,以及用于姑息治疗。

对于医学上不能手术切除肿瘤但身体状况良好、预期寿命较长的Ⅰ期和Ⅱ期 NSCLC 患者,放疗应作为一种有可能治愈的手段提供给患者。然而,最近一项在 4 357 例未手术切除的Ⅰ期或Ⅱ期 NSCLC 患者中进行的研究发现,与未放疗的患者相比,接受放疗的患者中位生存期延长,但 5 年生存率没有明显差异。

(三)化疗

肺癌化疗可分为根治性化疗、姑息性化疗、新辅助化疗、辅助化疗、局部化疗和增敏的化疗。根治性化疗主要用于 SCLC 的治疗,其特点是足量足程的联合化疗,以争取达到长期生存或治愈的最终目的。姑息性化疗主要用于晚期肺癌,其特点是延迟病变的发展,减少患者症状,提高生存质量、延长存活时间。新辅助化疗指术前化疗,通过化疗使病变转变为可手术,同时期望通过减少微转移而提高长期生存率。辅助化疗指完全性切除术后的化疗,期望通过减少微转移来提高生存率,特别是提高无瘤生存时间。局部化疗指在影像介导下经支气管动脉内或病灶供血血管直接注入化疗药物,形成瘤内药物高浓度以达到提高疗效的目的。增敏化疗是在放疗的同时所进行的目的为增进肿瘤细胞对放疗敏感性的化疗。

对于局限期小细胞肺癌,目前联合化疗方案的总缓解率可达 80%~90%,完全缓解率 40%~50%,中位生存期可达 20 个月。与未接受治疗的患者相比,有效的联合化疗能提高患者的中位生存期 4~5 倍。对于广泛期小细胞肺癌,联合化疗方案的有效率大约为 60%,中位生存期为 7~9 个月,有效率和生存期均低于局限期小细胞肺癌患者。

化疗对非小细胞肺癌的治疗效果近年虽有提高,但尚不能令人满意,目前是Ⅳ期非小细胞肺癌主要的治疗手段。肺癌对化疗的有效反应,包括了完全缓解和部分缓解两种情况,但绝大部分患者所表现的仅是部分缓解。肿瘤的缓解并不等于生存期的延长,目前顺铂是公认为唯一可以提高Ⅲb期非小细胞肺癌 10%一年生存率的化疗药物,铂类是 NSCLC 有效联合化疗方案的基础。非小细胞肺癌的二线化疗方案中多西紫杉醇优于最佳支持治疗,能改善生存期和生活质量,培美曲塞与多西紫杉醇疗效相近,但血液毒性较小。

(四)靶向治疗

靶向治疗包括具有靶向性的表皮生长因子受体阻滞剂,针对某些特定细胞标志物的单克隆抗体,针对某些癌基因和癌的细胞遗传学标志的药物,抗肿瘤新生血管和针对血管生长因子的药物,抗肿瘤疫苗及基因治疗等。

五、肺癌的化疗

(一)肺癌化疗的药物代谢特点

1.药动学

肿瘤治疗中所使用的药物对正常组织和肿瘤组织均有杀伤,因此,了解其毒性和反应是治疗环节中最基础的,这主要是药动学和药效学。前者是探讨药物与其血浆浓度间的关系,这涉及药物的代谢和排泄,是指机体对药物的作用。临床判断药动学结果时还需要了解血浆药物浓度(或剂量)与效应间的关系或称药效学,这说明药物对机体的作用。

典型的药动学研究包括 4 个方面,即吸收、分布、代谢和排泄。肺癌化疗药物在体内的吸收、分布、代谢和排泄各不相同,但从总的体内代谢规律看,应注意以下特点。

(1)吸收:药物透过肠黏膜被利用的过程,一般用生物利用度来表示,生物利用度是由口服的曲线下面积(AUC)与静脉注射后的 AUC 之比测定的。吸收不良或首关代谢增强均可降低生物利用度。一般情况下给药途径不同,吸收速度亦不同,其吸收速度一般顺序:静脉>吸入>肌肉>皮下>直肠>黏膜>口服>皮肤。口服和肌内注射符合一级动力学过程,静脉滴注多采用恒速输入,符合零级动力学。占大多数的肺癌化疗药物通过静脉给药,而通常认为皮下或肌肉给药的生物利用度常接近 100%。化疗药物吸收的速度和程度则决定了药理效应起始的快慢和强度。血管外给药生物利用度较低,同时药物进入血液循环的时间有不同程度的延迟。为获得预期的血浆药物浓度,需快速静脉注射,对于肺部肿瘤,采用静脉给药,药物首先经右心进入肺脏,肺组织受药量最大。理论上通过动脉给药可选择性地把药物直接导入肿瘤组织内,其所得血液药物浓度应高于同剂量静脉给药的浓度,从而产生更好的抗肿瘤效应,减少毒副反应,然而动脉内注射的危险性也相对增大。局部动脉插管灌注化疗治疗肺癌的效果目前尚未得到循证医学的证实。新的方便于患者的口服抗肿瘤药物也将成为一种趋势,然而医师生在用口服药时必须了解新近手术、既往的化疗都可影响吸收。同时服用影响胃肠动力性的药物,如吗啡类药物和盐酸甲氧氯普胺也可能是一种影响抗肿瘤药物吸收的原因。还应该认识到细胞毒性化疗可以改变长期服用的其他药物的血浆浓度,如苯妥英或盐酸维拉帕米。即使是皮下或肌肉内给药,由于局部药物降解或其他因素亦可以降低生物利用度。

(2)分布:药物在吸收并进入循环后向肌体的组织、器官或体液转运的过程称为分布。分布是十分复杂的,可用单个或多个相互连接的房室描述一个药物的药动学,从中央室向周边室运动称为分布。中央室通常是血浆,而药物作用的部位可能是周边室(如细胞内液),有必要强调的是,房室仅是一种数学模型,是数学上假想的空间概念,并非特指任何解剖学位置。虽然血药浓度常用于代表中央室的浓度,但实际上中央室容积并不等于血浆容积。分布到周边室的药物,最终经再分布返回血浆或中央室。广泛分布的药物通常有长的终末半衰期,在线性药代学模型中,药物从一个房室转运到另一个房室的速率与药物在第一个房室内的药量成正比,所谓线性是指这种比例因子是一个恒定的常数(即系统不会饱和)。对于三室模型,药物从房室1(中央室)向房室2的转运速率等于速率常数 K_{12} 与房室1中的药量的乘积,而药物从房室2向房室1的转运速率则是另外一个不同的速率常数 K_{21} 与房室2中的药物量的乘积,药物从房室1向房室2转运的净速率为这两项乘积的差,其他房室间的转运速率依此类推。

效应室由 Hul 和 Sheinner 等提出,用来解释药物峰效应滞后于血浆峰浓度的临床现象,主要是因为药物的作用部位不是血浆(中央室),一般意义上的效应室浓度均意指"表观"浓度。效应室"表观"浓度定义为产生同样药物效应时的血浆稳态浓度,血浆浓度和效应室浓度之间有不平衡现象,这种不平衡与药物在血浆和效应室之间转运速率及给药速度有关,单次注射时,效应室滞后现象明显,而持续输注时血浆浓度和效应室浓度几乎同时达到峰值。

抗肿瘤药物的分布受器官的血流量、脂肪含量、药物的理化性质的影响。脂溶性强的药物在脂肪组织中分布量较多,而水溶性药物则主要分布在血液。多数抗癌药在体内分布广泛,在迅速增殖的组织(骨髓、血细胞等)含量较高,在肿瘤中的含量也较高,但总体来讲缺乏分布的特异性。目前,正处于广泛研究阶段的导向治疗,就是提高肿瘤局部药物浓度的有效方法。化疗药物通过与瘤细胞有亲和性的药物载体结合成复合物,将药物高度特异而且十分准确的导向靶目标瘤细胞,增强了化学药物对瘤细胞的杀灭作用,这类载体有脂质体、单克隆抗体、某些高分子物质等。虽然导向治疗在理论上和实践中均取得了突破性进展,但是临床上常常由于抗体的专一性不强或体内存在交叉抗原而出现非特异性导向,尚需要进一步研究完善。体内的屏障结构也影响了药物的分布,如血-脑屏障是阻止外源性物质进入脑组织的重要屏障,但在脑膜炎、肿瘤脑转移、脑放疗后,这种作用会降低。替尼泊苷分子量小、脂溶性高,易通过血-脑屏障,脑原发肿瘤、脑转移瘤中浓度较高,而脑脊液中浓度较低,相当于血浆浓度的 10%,用于中枢神经原发性和转移性肿瘤。

(3)代谢:化疗药物进入机体后,在体内酶系统、体液的 pH 或肠道菌丛的作用下,发生结构转化或称"生物转化"的过程。药物经过代谢一般都失去活性,称为"灭活",为药物在体内消除的主要途径之一。但有些前提药物本身在体外无生理活性,需在体内被代谢为活性物质后发挥药效,此过程称为"赋活",如环磷酰胺只有在体内代谢生成磷酰胺氮芥才具有抗肿瘤作用。

肝脏是药物代谢最重要的部位,代谢可分为Ⅰ相和Ⅱ相反应。Ⅰ相反应为氧化或还原反应,包括 P450 系统，Ⅱ相反应是结合反应，如乙酰化和葡萄糖醛酸化。Ⅰ相反应常使药物对Ⅱ相反应更敏感。通过此反应一般产生容易从胆汁或肾排泄的物质。这些代谢反应的目的是使药物解毒，但也能导致药物的活化。

药物代谢酶的遗传变异性是一个越来越重要的领域，这种变异如损坏了解毒作用则导致毒性增加。如活化作用发生障碍，则能增加或丧失预期的药效。此外，遗传变异性可能是致癌的危险因子，有一些过去认为是不同的药物代谢酶，最后证明它们是多态性的。

个体代谢能力还受其他不同因素的影响，如肝功能不良、营养状况和其他药物影响等。肝功能不良对Ⅰ相代谢（如 P450）的影响大于Ⅱ相酶（如葡萄糖醛酸化），在化疗期间监测肝功能，常用血清胆红素作量度指标，但是此量度对判断血浆药物的清除率很不灵敏。营养不良同肝功能不良一样，可引起药物代谢酶的合成减少，清除率降低，而毒性增加，因此化疗中要考虑患者的全身状况。

能与化疗相互作用的潜在药物：由于酮康唑、伊曲康唑、红霉素、克拉霉素或柚汁抑制 CYP3A4，可导致依托泊苷或长春新碱清除率降低。相反，皮质类固醇激素类、苯妥英、苯巴比妥、环磷酰胺或异环磷酰胺诱导 CYP3A4，使依托泊苷或长春新碱清除率增强或异环磷酰胺的活性增强。葡萄糖醛酸糖基转移酶由于丙戊酸或布洛芬的抑制，可使表柔比星或伊立替康的活性代谢物的清除率降低。

（4）排泄：肾和肠道是两个主要排泄途径，两者都是由多个环节组成的复杂过程，任何环节都受疾病或药物的调节。药物从肾小球到输尿管的途径中要经过滤过分泌和重吸收等环节，肌酐清除率常用于代表肾小球滤过率（GFR），肌酐清除率可用一定时间内的尿标本测定，也可根据不同公式计算。肌酐清除率可以用来说明一个人总的肾功能，如果某药主要是从肾清除的话，肾功能降低的患者要考虑减少其剂量。

肾小管的重吸收和分泌作用在药物排泄过程中也很重要。例如，顺铂的重吸收具有可饱和性，当输注给药时重吸收按比例增加，这就导致毒性增加。甲氨蝶呤在肾小管也经历分泌和重吸收，且尿的 pH 对这些作用的影响很大，尿碱性化可增加其排泄。

肠道排泄的药物多数是进入胆汁后经肠道由粪便排出，少数药物直接进入消化道排泄。血清胆红素常用于调整被肝清除的药物的剂量，不过血清胆红素仅是排泄障碍的一种标志，与肝代谢障碍的关系不大，血清蛋白常用以衡量肝脏的合成功能。

2.药效学

药物效应动力学简称药效学，是研究药物对人体及病原体产生药物效应动态变化规律的科学，包括药物的作用及作用机制、药物的不良反应，影响药物作用的因素等，是药理学的核心内容之一，也是正确评价药物在防治疾病中，有效性和安全性的基本依据，以解决临床合理用药的问题，并为临床用药提供理论依据。研究的基本目标是了解效应的变化性，在Ⅰ期临床试验中，目的是了解作为剂量函数效应（毒性）的变化性，研究者还可以了解药动学参数（AUC）和效应间的关系。

因为Ⅰ期试验是多种剂量，而剂量又与 AUC（和其他参数）有关，如果剂量的范围过宽，则 AUC 与效应之间的相关性将混淆不清，在Ⅱ期试验时，所有患者用固定剂量的同一种药，这为研究药动学参数（仅是药动学变化性）和效应（包括毒性和反应性）的关系提供了一个重要机会。

药效学研究的方法学应利用一般公认的成果，历来用血细胞计数最低点，尽管此法有某些局限性。按定义，血细胞计数最低点是测定过程中见到的最低血细胞计数，这与观察的数量有很大关系,另外,血细胞计数最低点在大剂量化疗时不适用,因此希望组合全部血细胞计数,并利用一种方法可以正确分析遗漏的数据。

非血液学毒性常是分级的,而不是连续的,是主观的,而不是客观的。需要用适合这种终点的统计学方法,如 Logistic 回归与其变式。

3.药物代谢的临床应用

(1)清除率:药动学资料的获取较容易,但分析解释这些数据很复杂,最好从估算总血浆清除率着手,清除率可用下述两种方法之一计算出:测量(或估计)单剂给药后的量时曲线下的面积(AUC),或测定持续输注时的稳态浓度(Css)。

$$清除率 = 剂量/AUC$$
$$清除率 = 剂量速度/Css$$

药理学家可能对清除率的绝对值感兴趣,但临床医师生首先关心的应该是清除率的变异性。变异性最好用变异系数(CV)表示,它是标准差(非标准误)与平均值的比值。低变异性的药物 CV 值可低达 $10\%\sim20\%$,变异性大的药物 CV 值可达 $75\%\sim100\%$,大多数药物的 CV 值在 $20\%\sim40\%$。

在了解变异程度之后,下一个问题是对其解释,特别是 CV 值十分大时。这对清除率低、中毒危险性增加的患者尤其重要,对于高 CV 的药物应仔细研究其主要代谢系统的遗传决定多态性。变异的另一个重要原因是,主要的代谢或排泄部位的饱和程度。如果在与临床相关浓度时发生饱和,在高剂量时其清除率将急骤降低,可能这种药具有非线性药动学。这类药的最佳用法需要充分了解相关的复杂性,以及疾病和其他药物的潜在作用。

在评价 AUC 或清除率变异时,药物与蛋白结合也是重要因素之一,蛋白结合的范围可能从忽略不计一直大到 99%,只有游离的(未结合的)药物有活性,而常用的分析方法所测定的是药物的总量(游离的加结合的)。对于一个高度结合的药物,如果蛋白结合有明显变异,而又未直接测定游离的药物或蛋白结合的范围,那就很难解释血浆浓度。某些药如依托泊苷,可根据简单的参数如血清蛋白、胆红素和年龄等估算其蛋白结合数。

(2)半衰期:对高度程序化依赖药物来说,半衰期的变异性比清除率的变异性更为重要,虽然半衰期与清除率一般呈反比关系,但半衰期增加也可能是分布体积增加的结果,由于甲氨蝶呤可分布到腹水及胸腔积液中,所以能明确显示这种因果关系。

半衰期的变异可影响特定血浆浓度上时间的变异,这是毒性和有效性的一个重要因素,日益被人们所认识。半衰期的认识对拟订方案尤其重要,如半衰期短的程序化依赖药物(如阿糖胞苷、氟尿嘧啶)最好持续输注或多次给药。知道半衰期后,可以估计何时血浆内的细胞毒性药物已低到可忽略水平,以便输注外周血干细胞或给予集落刺激因子。

(3)活性代谢物:虽然代谢的结果通常是解毒,但某些药物经过代谢也可以产生活性循环代谢物。在这类药物中包括本无细胞毒性的真正的前体药物,和其代谢物的细胞毒性与母体药相似或加大的药物。了解活化过程的途径也很重要,因为活性代谢物与母体药的治疗指数(有益的与有害的效应之比)不同,所以增加或抑制活性代谢物的形成均有理论意义。为此可选用特异的药物代谢酶系抑制剂(如酮康唑)或诱导剂(如皮质类固醇)。最后,在活化作用中,遗传基础可能不同,从而在一定的患者群体中产生不同的效应。

(4)清除途径:肿瘤学家一般都能充分意识到末端器官功能不良患者的药物清除潜力遭破坏,即使医师生在给药前知道了患者个体的清除率,仍难预测其中毒的程度。这是因为药物可能有一段长时间的低浓度期(由于程序依赖药)或同时存在其他药效学影响因素(如营养不良而增加敏感性)。

(二)肺癌化疗的细胞动力学

1.组织中细胞成分

细胞动力学是研究细胞周期中的动态变化状况。细胞从一次分裂结束起到另下一次分裂完成为止,即为一个细胞增殖周期。这一过程中细胞内发生的主要变化为 DNA 的复制、染色体形成并将其分配到两个子细胞中,为分裂增殖做准备。人体组织中的细胞基本上可以分为三大类群,如下。

(1)增殖细胞群,在细胞周期中连续运转因而又称为周期细胞,如表皮生发层细胞、部分骨髓细胞。

(2)静止细胞群暂不分裂,但在适当的刺激下可重新进入细胞周期,称 G_0 期细胞,如淋巴细胞、肝、肾细胞等。

(3)不分裂细胞,指不可逆地脱离细胞周期,不再分裂的细胞,又称终端细胞,如神经、肌肉、多形核细胞等。肿瘤的增长与增殖细胞群有直接关系,若肿瘤细胞的增殖速率超过细胞的丢失速率,则肿瘤不断增加体积;若细胞的增殖速率等于细胞的丢失速率,则肿瘤大小趋于稳定;若细胞的增殖速率小于丢失速率,则肿瘤不断缩小。

处于静止细胞群的静止细胞(G_0),当受到一定内外因素的刺激,会成为增殖细胞,进入增殖细胞群,此为肿瘤复发的主要根源。

2.细胞增殖周期特点

近年来采用放射性核素标记技术等检测手段,将细胞增殖周期大致分为以下 4 个阶段。

(1)G_1 期:即 DNA 合成前期,由上次细胞分裂终了至开始 DNA 合成,此期主要合成信使核糖核酸(mRNA)和蛋白质等,为向 S 期过渡做物质上的准备。此期的时间较长,可占细胞增殖周期的 1/2,在不同的肿瘤细胞间差异较大,可以由数小时到数天。

(2)S 期:即 DNA 合成期,是进行 DNA 复制的时期,此期之末 DNA 含量增加 1 倍,除合成 DNA 外,也合成其他一些成分,如组蛋白、非组蛋白,以及与核酸合成有关的酶类和 RNA 等。值得注意的是,微管蛋白的合成在此期已经开始。S 期占全周期的 1/4~1/3,时间波动在 2~30 小时,多数为十几个小时。

(3)G_2 期:即 DNA 合成后期或分裂前期。此期 DNA 合成已结束,正进行细胞分裂的准备工作,继续合成与细胞分裂有关的蛋白质和微管蛋白,约占细胞周期的 1/5,时间为 2~3 小时。

(4)M 期:即有丝分裂期。此期细胞的合成功能极低或停止,细胞核或细胞质平均地分到两个子细胞内,最终分为两个子细胞。此期相当短,所占时间为 1~2 小时。

3.抗癌药物对细胞增殖动力学的影响

根据抗肿瘤药物的剂量-反应曲线,对增殖细胞和非增殖细胞敏感性的差别,以及在分子水平上的作用,将抗癌药物分成两种类型。

(1)细胞周期非特异性药物(CCNSA):其作用与药物的浓度有关。作用较强而快,能迅速作用于癌细胞,剂量-反应曲线为直线,其剂量增加 1 倍,杀伤力增加 10~100 倍,它们的疗效与一次给药量的大小成正比,在集体能耐受的毒性范围内,大剂量冲击疗法效果最佳,而小剂量分次给药则效果差。

(2)细胞周期特异性药物(CCSA):其作用在低剂量时随剂量的增加而增加,但达到一定剂量后,即使剂量再增加,其杀伤癌细胞的能力不再增加。其作用与敏感和时相有关,用药需达到一定的血浓度并维持一定时间。

(三)肺癌合理用药的一般原则与策略

1.治疗前必须要有明确的病理学诊断和临床分期

化疗药物有较明显的毒副作用,包括致癌、致畸、致突变("三致")的潜在可能性,因此治疗前首先应明确患者的诊断,通常应取得组织学或病理学诊断。组织学诊断不仅仅是为了化疗诊断,组织学分型对于决定化疗药物的选择,预测治疗结果及制订整个综合治疗方案都有决定性意义。

临床分期也是合理化疗的重要根据,确定肺癌侵犯的范围,才能综合考虑治疗的整体方案,与手术、放疗、分子靶向治疗结合进行多学科治疗。

2.根据化疗在肺癌综合治疗中的作用加以选择

近30年来的临床实践已经证明,肺癌是一种全身性疾病,多学科综合治疗可以明显提高疗效,延长生存。化疗在肺癌的综合治疗中发挥着重要作用。根据肺癌病理类型、病期早晚的不同,确定不同的治疗方针并制定相应的化疗策略。原则上应选用已经过足够病例数的Ⅲ期临床研究,疗效已得到充分证实并且可以重复出相似的效果,得到普遍承认,且经"循证医学"所证实的治疗方案。

(1)根治性化疗:以化疗为主或者说化疗是其决定性的治疗。如小细胞肺癌对化放疗敏感,有可能治愈,应尽早开始规范、足量、足疗程的化疗,局限期小细胞肺癌早期放化疗。随意减低化疗剂量,随意延长化疗的间隔时间,在临床取得完全缓解后就终止治疗,都将导致治疗失败。必须完成原计划的全程化疗,并结合放疗等多学科治疗。这种根治性的治疗往往伴有严重的毒副作用,应积极给予辅助性措施。

(2)晚期肺癌的姑息性化疗:主要针对Ⅲb期和Ⅳ期的非小细胞肺癌,化疗对肿瘤并不能达到治愈的目的,但循证医学的结果证实可延长生存期、改善症状、提高生活质量。多以第三代药物联合铂类的二药化疗,辅以姑息性放疗。

(3)辅助化疗和新辅助化疗:指手术或放疗前后给予的化疗,其目的是消灭亚临床的微小转移,减少复发和远道转移,提高生存率,或对局限性病变因范围较大估计不能手术切除或放疗野较大者,先采用化疗作为诱导治疗。

非小细胞肺癌的术后辅助治疗已得到循证医学依据,而新辅助化疗因影响因素众多,尚无结果,但临床应用上有以下优点:①减少肿瘤体积或负荷,缩小肿瘤侵犯的范围,降低肿瘤分期,有利于手术切除,或使原来不能手术的肿瘤变为可手术。②对放疗而言,由于体积减小,其血供可以改善,减少了乏氧细胞的存在,增加了放疗敏感性,而且随着放射野的缩小,正常组织得以更多的保护。③控制或杀灭手术野或放疗野以外的微小病灶,及早控制远处转移。④减低肿瘤细胞的生物活性,减少手术种植的可能性。⑤新辅助化疗可作为化疗是否敏感的最好体内实验,为术后或放疗后的进一步化疗的有效性提供最客观的证据。⑥放疗前应用化疗药物可起到放疗增敏作用。

(4)同期化放疗:随着支持治疗的改善、有效保护骨髓和制止化放疗不良反应药物在看、临床上的广泛应用而形成的一种治疗模式。在局限晚期的小细胞肺癌和非小细胞肺癌的治疗上已经取得了一些进展,不仅加强了局部控制,也提高了远期生存率。治疗中应注意其不良反应是否能耐受。

(5)研究性化疗:由于科学的进步,新的化疗药物和治疗方法不断涌现,需要进行临床试验。

现有方法治疗无效的患者可进入临床研究。临床试验的病例选择应有严格的伦理学及科学原则,并符合公认的医疗道德准则,签署知情同意书。

3.全面了解患者对化疗的耐受性

化疗要根据患者的机体状况决定。评价患者全身情况的一项指标是其活动状态。活动状态是通过患者的体力来了解其一般健康状况和衰弱程度的指标。国际上采用 Karnofsky 评分表,60 分以下,治疗反应常不佳,也难以忍受化疗的毒副反应。美国东部肿瘤协作组(ECOG)制定了一个比较简单的 PS 评分表,将患者的活动状态分为 0～4 分,3 分及以上一般不宜化疗。

了解患者以往的治疗史对估计本次化疗的疗效及决定用药十分重要。初治的患者往往对化疗更敏感,一般选用一线化疗方案,小细胞肺癌(SCLC)如一线化疗方案在 3 个月以上复发,可考虑重复原方案,但疗效一般比首次治疗差。了解患者是否患有其他疾病也十分重要,特别是糖尿病、冠心病、高血压、结核病等对全身影响较大的疾病,并了解患者的肝、肾、心等功能有无受损,从而决定是否化疗,化疗药物和化疗剂量。

4.充分利用联合化疗优势

不同化疗药物作用于细胞周期不同的时相。在一个肿瘤细胞群中,细胞处于不同时相,单一药物很难达到完全杀灭,联合使用作用于不同时相的药物,如细胞周期非特异性药物与周期特异性药物配合,有望一次大量杀灭更多的癌细胞,并可使 G_0 期的细胞进入增殖周期,提高化疗敏感性。选药时尽可能使各药的毒性不重复,以提高正常组织的耐受性。联合化疗一般以 2 种药为好。

5.达到有效的剂量强度

剂量强度指每周药物按体表面积每平方米的剂量[$mg/(m^2 \cdot w)$]。相对剂量强度(RDI)是使用的剂量与标准剂量之比。抗肿瘤药物多为一级动力学模型,剂量-疗效曲线为线性关系,对于敏感肿瘤,剂量越高则疗效越大,在小细胞肺癌中量效关系明显,非小细胞肺癌为化疗低敏感肿瘤,达到一定剂量后增加剂量不再提高疗效,在最大耐受剂量强度中增大有时不失为提高疗效的有效途径。临床上要根据患者的全身情况,按循证医学推荐的剂量应用,任意降低剂量,都将给远期效果带来隐患。

6.个体化用药

已经循证医学证实有效的药物并不适合全部患者,化疗有无效果与肺癌分子生物学行为、病理病期、个体状况有关。ERCC1 是核苷酸剪切修复途径中的关键因子与铂类药物治疗的敏感性有关,ERCC1 明显变异或 ERCC1 水平升高者铂类化疗后生存时间明显缩短。RRM1 的高表达导致吉西他滨耐药,同时 RRM1 能影响 DNA 的损伤和修复,预测它对其他药物的活性也有影响,特别是铂类药物。β_2-微管蛋白Ⅲ表达水平与 NSCLC 细胞系中的紫杉类药物抵抗有关。微管不稳定蛋白 Stathmin 的过表达可干扰紫杉醇与微管的结合,但增加长春碱类药物与微管的结合能力。

对于既往已做过化疗的患者,要计算某些药物的累积剂量,另外要关注是否存在耐药。营养状况直接影响患者的人体能和对化疗的耐受性,要纠正因营养不佳而对患者带来的不利影响,确实不能纠正又急需化疗者,也应达到最低有效剂量。活动功能状况低下的患者对化疗的耐受也差,毒性会相应增大。

7.合理的给药方法和间隔时间

肺癌作为一种全身性肿瘤,化疗的最常见途径是静脉给药,口服药物目前尚较少,局部给药在肺癌治疗中的地位尚有待探索,如支气管动脉化疗。腔内治疗,包括胸腔和心包腔内化疗对于控制积液效果理想。

细胞周期非特异性药物(CCNSA)对肿瘤细胞的作用较强而快,剂量-反应曲线接近直线,在浓度(C)和时间(T)的关系中 C 是主要因素。而细胞周期特异性药物(CCSA)作用一般较慢而弱,需要一定时间才能发挥作用,其剂量-反应曲线是一条渐近线,达到一定剂量后疗效不再提高、出现平台,在影响疗效的因素中 T 是主要的。因此,需根据这些特点,选择给药途径、给药间隔时间和持续时间。

联合用药的顺序也会影响化疗的疗效和毒性,要注意第二次给药时间,若第二次给药的时间不当,如提前或错后,都会错过瘤细胞积聚的高峰时间而影响疗效。卡铂和健择的联合化疗以卡铂给药 4 小时后再给予健择疗效最好;顺铂和健择的联合应用,则顺铂第 8 天用,不良反应会减轻。联合化疗导致瘤细胞同步化,也会发生正常的骨髓细胞同步化,细胞同步化是指在自然过程中发生或经人为处理造成的细胞周期同步化,前者称自然同步化,后者称为人工同步化。若第二次给药时间不当,会过多地杀伤正常的骨髓细胞,增加化疗毒性。这一点可利用正常骨髓细胞周期较短,而在同步化阻滞作用消失后,先进入 S 期,当瘤细胞进入 S 期时,骨髓细胞已经完成DNA 合成,此时使用 S 期特异性药物,即可消灭瘤细胞并能减少对正常骨髓细胞的损害。

8.及时处理化疗药物的毒性反应

化疗的成功与否,很大程度取决于如何解决好疗效和毒性反应之间的关系,在取得最大疗效的同时,尽可能使毒性反应限制在可恢复与可耐受的水平,使用适宜的剂量、疗程间隔和疗程数,密切的临床观察与监测,以及及时的处理是化疗有效和安全的保障。

(四)肺癌常用化疗药物

1.肺癌化疗药物分类

根据药物的来源、化学结构和作用机制,肺癌化疗药物可分为 6 类。

(1)烷化剂:烷化剂类药物具有活泼的烷化基团,在生理条件下能形成正碳离子的亲电子基团,以攻击生物大分子中富电子位点的物质,结果与各种亲核基团包括生物学上有重要功能的磷酸基、氨基、疏基和咪唑基等形成共价键。烷化剂的细胞毒作用主要通过其直接与 DNA 分子内鸟嘌呤碱基上 N_7 或腺嘌呤 N_3 的分子形成交叉联结或在 DNA 分子和蛋白质之间形成交联,导致细胞结构破坏而死亡。烷化剂为细胞周期非特异性药物,一般对 M 期和 G_1 期细胞杀伤作用较强,小剂量时可抑制细胞由S 期进入 M 期。G_2 期细胞较不敏感,增大剂量时可杀伤各期的增殖细胞和非增殖细胞,具有广谱抗癌作用。用于肺癌的烷化剂有环磷酰胺(CTX)、异环磷酰胺(IFO)、卡莫司汀(BCNU)、洛莫司汀(CCNU)、司莫司汀(Me-CCNU)。

(2)铂类:铂类药物与 DNA 双链形成义矛状的交叉联结,作用与烷化剂相似,常用的有顺铂(DDP)、卡铂、草酸铂。

(3)抗代谢类:抗代谢类药物是能干扰细胞正常代谢过程的药物,这类药物与正常代谢物质相似,在同一系统酶中互相竞争,与其特异酶相结合,使酶反应不能完成,从而阻断代谢过程,阻止核酸合成,抑制肿瘤细胞的生长与增殖。常用的抗代谢药物有三类:叶酸拮抗物、嘌呤类似物和嘧啶类似物。抗代谢类药物为细胞周期特异性药物,主要抑制细胞 DNA 合成,S 期细胞对其最敏感,有时也能抑制 RNA 和蛋白质的合成,故对 G_1 期或 G_2 期细胞也有一定作用。常用于肺癌的抗代谢类药物有吉西他滨、培美曲塞。

(4)抗生素类:抗肿瘤抗生素是由微生物产生的具有抗肿瘤活性的化学物质,能抑制肿瘤细胞的蛋白或核糖核酸合成,或直接作用于染色体。抗肿瘤抗生素为细胞周期非特异性药物,对增殖和非增殖细胞均有杀伤作用。用于肺癌的抗生素类药物有多柔比星(ADR)、表柔比星(EPI)、丝裂霉素(MMC)。

(5)微管蛋白抑制剂:微管蛋白抑制剂主要由植物中提取,作用于肿瘤细胞核的微管蛋白,促进或阻止微管的聚合和形成,使有丝分裂时纺锤体形成的关键步骤受抑制,细胞有丝分裂停止于M期,干扰细胞的增殖。用于肺癌的微管蛋白抑制剂有长春碱类如长春地辛(VDS)、长春瑞滨(NVB),紫杉类如紫杉醇、多西紫杉醇。

(6)拓扑异构酶抑制剂:该类药物抑制拓扑异构酶Ⅰ或Ⅱ,阻止 DNA 复制时双链解旋后的重新接合,造成 DNA 双链断裂,干扰 DNA 合成和复制,为细胞周期特异性药物。用于肺癌的有拓扑异构酶Ⅰ抑制剂伊立替康(CPT-11)、拓扑替康及拓扑异构酶Ⅱ抑制剂依托泊苷(VP-16)、替尼泊苷(VM-26)。

2.肺癌常用的化疗药物

肺癌常用的化疗药物介绍见表 4-14。

表 4-14　肺癌常用的化疗药物

类别	名称	主要给药途径	常用剂量	主要限制性毒性	其他毒性	主要用途	附注
烷化剂类	环磷酰胺(CTX)	静脉注射	600~1 200 mg/m²,每3~4 周重复	骨髓抑制	恶心、呕吐、脱发、出血性膀胱炎	小细胞肺癌	不宜局部使用
	异环磷酰胺(IFO)	静脉注射	1.0~1.5 g/m²,连用5天/4周	骨髓抑制	出血性膀胱炎、恶心、呕吐、脱发	小细胞肺癌	同时使用 Mesna,每次剂量为 IFO 的 20%~30%,每天用3次(0小时,4小时,8小时)
	洛莫司汀(CCNU)	口服	100 mg/m²,每4~6周重复	同上	呕吐	小细胞肺癌	同上
	卡莫司汀(BCNU)	静脉注射	200 mg/m²,每4~6周重复	延迟性骨髓抑制,尤其血小板下降	恶心、呕吐	小细胞肺癌	可透过血-脑屏障,迟发性骨髓毒性,一般不宜联合应用
	司莫司汀(Me-CCNU)	口服	175 mg/m²,(单药)每4~6周重复	同上	呕吐	小细胞肺癌	同上
铂类	顺铂(DDP)	静脉注射	75 mg/m² 或20 mg/m²,每天1次,连用5天,每3~4周重复	肾小管损害、听神经损害	恶心、呕吐、骨髓抑制	小细胞肺癌和非小细胞肺癌	应溶于生理盐水中静脉点滴,需水化、利尿以减轻肾毒性
	卡铂(CBP)	静脉注射	0.3~0.4 g/m²,每3~4周重复	骨髓抑制	恶心、呕吐、肾毒性	小细胞肺癌	不能用盐水稀释
	草酸铂(L-OHP)	静脉注射	130 mg/m²,每3~4周重复	外周感觉神经损害(感觉减退、遇冷痉挛)	恶心、呕吐、骨髓抑制、过敏	非小细胞肺癌	避免冷饮和四肢接触冷水,总剂量应小于 800 mg/m²,不能用盐水稀释
	奈达铂	静脉注射	75 mg/m²,每3~4周重复	骨髓抑制	恶心、呕吐、肾毒性	小细胞肺癌和非小细胞肺癌	应溶于生理盐水中静脉点滴,输注结束后应再补液1 000~1 500 mL

续表

类别	名称	主要给药途径	常用剂量	主要限制性毒性	其他毒性	主要用途	附注
抗代谢类	双氟脱氧胞苷（吉西他滨）	静脉注射	$1\,000 \sim 1\,250$ mg/m^2，每3～4周重复	骨髓抑制	恶心、呕吐、过敏	非小细胞肺癌	注意血小板减少
抗生素类	培美曲塞	静脉注射	500 mg/m^2，每 3～4 周重复	骨髓抑制	恶心、呕吐、皮疹	非小细胞肺癌	第一次用药开始前 7 天至少服用 5 次日剂量 $400\ \mu$g 的叶酸，直至整个治疗周期结束后 21 天；第一次给药前 7 天肌内注射维生素 B$_{12}$ $1\,000\ \mu$g，以后每 3 个周期肌内注射一次；地塞米松 4 mg 口服，每天 2 次，给药前 1 天、给药当天和给药后 1 天连服 3 天
	多柔比星（ADR）	静脉注射	$40 \sim 50$ mg/m^2，每 3 周重复	骨髓抑制、心脏毒性	脱发、恶心、呕吐	小细胞肺癌	心脏毒性与剂量累积有关，总量不宜超过 450 mg/m^2
	表柔比星（EPI）	静脉注射	$60 \sim 70$ mg/m^2，每 3 周重复	同上，心脏毒性较小	同上	小细胞肺癌	毒性比多柔比星低，特别是心脏毒性，累积量小于 900 mg/m^2
	丝裂霉素（MMC）	静脉注射	10 mg/m^2，每 3～4 周重复	骨髓抑制	恶心、呕吐、静脉炎	非小细胞肺癌	注意避免漏出静脉外
抗微管类	长春新碱（VCR）	静脉注射	1.4 mg/m^2，每周 1 次	末梢神经炎	便秘	小细胞肺癌	漏出血管外可致组织坏死
	长春地辛（VDS）	静脉注射	3 mg/m^2，每周 1 次	骨髓抑制	末梢神经炎	小细胞肺癌	同上
	长春瑞滨（NVB）	静脉注射	25 mg/m^2，每周 1 次，连用 2 周，每 3 周重复	骨髓抑制	神经炎、静脉炎	非小细胞肺癌	同上
	紫杉醇	静脉注射	175 mg/m^2，每 3 周重复	骨髓抑制	变态反应（对本品或聚氧乙基蓖麻油配制的药物过敏者禁用）、脱发、肌肉酸痛、外周神经炎	非小细胞肺癌和小细胞肺癌	用药前常规用下列抗过敏药，包括地塞米松 20 mg（用药前 12 小时、6 小时）、苯海拉明 50 mg、西咪替丁 300 mg（用药前 30～60 分钟），并用带 0.22 微孔膜的聚乙烯类给药设备滴注
	多西紫杉醇	静脉注射	75 mg/m^2，每 3 周重复	中性粒细胞减少	过敏（同紫杉醇）、脱发、水钠潴留、指（趾）甲变化	非小细胞肺癌	为减轻水钠潴留，给药前 1 天开始口服地塞米松 8 mg，每天 2 次，至给药后 1 天，连服 3 天

类别	名称	主要给药途径	常用剂量	主要限制性毒性	其他毒性	主要用途	附注
拓扑异构酶抑制剂	伊立替康(CPT-11)	静脉注射	60 mg/m²,每周1次,连用3周,每4周重复	延迟性腹泻,中性粒细胞减少	恶心、呕吐、脱发	小细胞肺癌和非小细胞肺癌	用药前30分钟阿托品0.25 mg皮下注射可预防急性乙酰胆碱能综合征;大剂量洛哌丁胺(2 mg,每小时2次)可控制延迟性腹泻
	拓扑替康	静脉注射	1.25 mg/(m²·d),连用5天,每3周重复	骨髓抑制	恶心、呕吐、脱发	小细胞肺癌	不可与碱性药同时输注,勿外漏
	依托泊苷(VP-16)	静脉注射;口服	静脉注射:60 mg/(m²·d),连用4~5天,每3~4周重复;口服:100 mg,每天1次,连用10~14天,每3~4周重复	骨髓抑制	脱发、恶心、呕吐	小细胞肺癌	
	替尼泊苷(VM-26)	静脉注射	70 mg/(m²·d),连用3~5天,每3周重复	骨髓抑制	输注过快可发生支气管痉挛、低血压、脱发、变态反应	小细胞肺癌	脂溶性比VP-16高,可通过血-脑屏障,注意变态反应

(五)肺癌常用的化疗方案

1.联合化疗的目的

联合化疗可获得单药治疗无法达到的3个目的:一为在机体可耐受的每一种药物的毒性范围内及不减量的前提下,杀死的肿瘤细胞最多;二为在异质性肿瘤细胞群中杀死更多的耐药细胞株;三为预防或减慢新耐药细胞株的产生。

2.联合化疗的用药原则

(1)单药化疗疗效肯定:小细胞肺癌单药化疗的有效率须大于或等于30%,主要有VP-16、VM26、DDP、CBP、CTX、IFO,非小细胞肺癌的单药有效率需大于或等于15%,常见药物为DDP、长春瑞滨、吉西他滨、紫杉醇、多西紫杉醇、培美曲塞。

(2)选择药物应分别作用于细胞增殖的不同时期,一个相对合理的化疗方案应包括细胞周期非特异性药物和细胞周期特异性药物。烷化剂和抗生素类药物为细胞周期非特异性药物,作用于S期的药物有吉西他滨、培美曲塞,作用于M期的药物有长春碱类、紫杉类。

(3)化疗药物间有增效、协同作用。

(4)毒性作用于不同的靶器官,或者虽然作用于同一靶器官,但是作用的时间不同,不产生叠加反应。

(5)各种药物之间无交叉耐药性。

(6)肺癌化疗方案的选择必须遵循循证医学的原则,达到一定病例数的随机、多中心的临床试验结果可作为新方案的依据。

(7)基于生物标记物的化疗方案选择:肺癌药物基因组学发现了ERCC1和顺铂、RRM1和吉西他滨、TS 酶和培美曲塞,BRCA1 和紫杉类药物之间的关系。Rosel 报道了第一个基于分子标记物分型选择化疗方案的前瞻性临床随机对照研究,ERCC1 低表达组给予顺铂/多西紫杉醇方案,客观缓解率达 53.2%,对照组未检测 ERCC1 水平,顺铂/多西紫杉醇方案的客观缓解率仅37.7%。肿瘤细胞 RRM1 高表达的 NSCLC 患者使用吉西他滨治疗效果较差,BRCA1 阳性则紫杉类药物的效果较好。

3.联合化疗的应用方法

(1)序贯化疗:临床上根据肿瘤生长快慢的不同,序贯应用细胞周期非特异性药物和细胞周期特异性药物,以杀死处于细胞各时相的细胞。对增殖较慢的肿瘤(G_0 期细胞较多),化疗效果较差,可先用大剂量细胞周期非特异性药物冲击,以杀灭大量的增殖细胞和 G_0 期细胞,剩余的G_0 期细胞可部分地进入增殖周期,接着再用周期特异性药物予以杀伤。而对增殖较快的肿瘤可先用细胞周期特异性的药物杀灭,剩余的 G_0 期细胞及其他各期细胞,再用细胞周期非特异性药物。

(2)同步化疗:在肿瘤组织中有处于增殖周期中各个时相的瘤细胞,也有处于非增殖期时相的瘤细胞。细胞周期特异性药物除能杀灭特定的某一期增殖细胞外,有的药物还能延缓周期时相的过程,使细胞堆积于某一时相,当该药作用解除,细胞将同时进入下一时相。这种现象称为同步化作用。在细胞同步化作用以后,选择对细胞积聚的时相或其下一时相的特异性药物,使抗癌药物更多、更有效地杀灭瘤细胞,提高化疗的疗效。

(3)给药顺序:在同步化疗时要注意第二次给药时间,如第二次给药的时间不当,如提前或错后,都会错过肿瘤细胞积聚的高峰时间而影响疗效。此外,在瘤细胞同步化的同时,正常的骨髓细胞也会发生同步化。若第二次给药时间不当,也会过多地杀伤正常的骨髓细胞,增加化疗毒性。这一点可利用正常骨髓细胞周期较短,而在同步化阻滞作用消失后,先进入 S 期,当瘤细胞进入 S 期时,骨髓细胞已经完成 DNA 合成,此时使用 S 期特异性药物,即可消灭瘤细胞并能减少对正常骨髓细胞的损害。

肺癌常用联合化疗方案中需注意的给药顺序:IFO 与 DDP 联用时应先用 IFO;紫杉醇与DDP/CBP 联用时应先用紫杉醇;NVB 与 GEM 联用时应先用 NVB;GEM 与 DDP 联用时应先用 GEM;VP-16 与 DDP 联用时应先用 VP-16。

4.NSCLC 常用的联合化疗方案

NSCLC 的联合化疗方案有 NP 方案、GP 方案、TP 方案、DP 方案。

(1)NP 方案:长春瑞滨(NVB)25 mg/m²,10 分钟内快速静脉推注或静脉滴注,第 1 天、第 8 天;顺铂(DDP)75 mg/m²,静脉滴注,第 1 天。每 3 周重复 1 次。

注意事项:①该方案的主要毒副作用为骨髓抑制、恶心呕吐、手足麻木等。②NVB 有较强的局部刺激作用,使用时注意防止药物外渗,并建议在使用后沿静脉冲入地塞米松 5 mg,再加生理盐水静脉滴注,以减轻对血管的刺激。③方案中的 DDP 用量较大,因此要采用水化、利尿措施以保护肾功能。水化,在使用 DDP 当天及使用后第 2 天、第 3 天均应给予 2 000 mL 以上的静脉补液。使用 DDP 当天及使用后第 2 天、第 3 天均应给予 2 000 mL 以上的静脉补液。使用 DDP 当天应先给予 1 000 mL 补液后再给 DDP 化疗。利尿,DDP 滴注前后各给予 20% 的甘露醇125 mL 静脉滴注,DDP 滴注结束后给予呋塞米 20 mg。并记录24 小时的尿量 3 天。④由于DDP 剂量较大,止吐方面应注意加强。建议化疗前常规给予 5-HT3 受体拮抗剂的同时加用地塞米松 10 mg 静脉推注,以加强止吐作用。对每天呕吐超过 5 次的可以增加 5-HT3 受体拮抗剂

1次。

(2)GP方案:吉西他滨1 g/m²,30分钟内静脉滴注,第1天、第8天;顺铂75 mg/m²(或卡铂,AUC=5～6),静脉滴注,第1天。每3周重复1次。

注意事项:①该方案的主要毒副作用为骨髓抑制(尤其是吉西他滨所致的血小板减少必须引起注意)、恶心呕吐。②吉西他滨的滴注时间为30分钟。③该方案中的DDP用量较大,建议参考NP方案中的有关水化、利尿及止吐等注意事项。

(3)TP方案:紫杉醇(PTX)175 mg/m²,静脉滴注3小时,第1天;顺铂75 mg/m²(或卡铂,AUC=5～6),静脉滴注,第1天。每3周重复。

注意事项:①该方案的主要毒副作用为变态反应、骨髓抑制、恶心呕吐、手足麻木等。②PTX应使用专用输液管和金属针头,滴注时间为3小时。在给药期间及用药后的第1小时应做心电监护。其溶剂蓖麻油可引起人体变态反应,因此该药使用前应常规给予预防过敏的药物,包括:口服地塞米松20 mg(给药前12小时、6小时各1次),肌内注射苯海拉明40 mg,静脉推注西咪替丁400 mg(给药前30～60分钟)。③CBP配制禁用含氯的溶液,一般使用葡萄糖溶液,其使用应在PTX后进行。④该方案中的DDP用量较大,建议参考NP方案中的有关水化、利尿及止吐等注意事项。

(4)DP方案:多西紫杉醇(DOC)75 mg/m²,静脉滴注(1小时),第1天;顺铂(DDP)75 mg/m²,静脉滴注,第1天。每3周重复1次。

注意事项:①该方案的主要毒副作用为变态反应、骨髓抑制、恶心呕吐、液体潴留等。②用DOC前应先询问患者有无过敏史,并查看WBC和PLT的数据。有过敏史者及WBC/PLT低下者慎用;在给药前1天开始口服地塞米松7.5 mg,每天2次,连续3天;DOC溶于生理盐水或5%葡萄糖液250～500 mL中;滴注开始后10分钟内密切观察血压、心率、呼吸及有无变态反应;滴注时间为1小时左右。③该方案中的DDP用量较大,建议参考NP方案中的有关水化、利尿及止吐等注意事项。

5. SCLC常用的联合化疗方案

SCLC的联合化疗方案有EP方案、CAV方案、CDE方案、VIP方案、ICE方案、IP方案。

(1)EP方案:依托泊苷(VP-16)80 mg/m²,静脉滴注,第1～5天;顺铂(DDP)75 mg/m²,静脉滴注,第1天。每3周重复1次。

注意事项:①该方案的主要毒副作用为骨髓抑制、恶心呕吐。②方案中的DDP用量较大,建议参考NSCLC化疗NP方案中的有关水化、利尿及止吐等注意事项。

(2)CAV方案:环磷酰胺(CTX)1 000 mg/m²,静脉滴注,第1天;多柔比星(ADM)50 mg/m²,静脉推注,第1天;长春新碱(VCR)1 mg/m²,静脉推注,第1天。每3周重复1次。

注意事项:①该方案的主要毒副作用为骨髓抑制、恶心呕吐、手足麻木等。②ADM、VCR有较强的局部刺激作用,因此建议该药应静脉缓慢推注并在推注时注意防止药物外渗。③ADM多次使用时可能引起心脏的损害,建议在每次用药前常规检查心电图,ADM总剂量不宜超过450 mg/m²。

(3)CDE方案:环磷酰胺(CTX)1 000 mg/m²,静脉滴注,第1天;表柔比星(EPI)60 mg/m²,静脉推注,第1天;依托泊苷(VP-16)100 mg/m²,静脉滴注,第1～4天。每3周重复1次。

注意事项:①该方案的主要毒副作用为骨髓抑制、恶心呕吐、手足麻木等。②EPI有较强的局部刺激作用,因此建议该药应静脉缓慢推注并在推注时注意防止药物外渗。③EPI多次使用时可能引起心脏的损害,建议在每次用药前常规检查心电图,EPI 总剂量不宜超过 550 mg/m²。

(4)VIP 方案:异环磷酰胺(IFO)1.2 g/m²,静脉滴注,第 1~4 天;美司钠,IFO 总量的 60%,分 3 次分别于 IFO 使用后的 0、4、8 小时静脉注射,第 1~4 天;依托泊苷(VP-16)75 mg/m²,静脉滴注,第 1~4 天;顺铂(DDP)20 mg/m²,静脉滴注,第 1~4 天。每 3~4 周重复 1 次。

注意事项:①该方案的主要毒副作用为骨髓抑制、恶心呕吐、出血性膀胱炎。②该方案中 IFO 加入生理盐水或林格液中静脉滴注。IFO 的毒副作用是出血性膀胱炎,应同时采用美司钠解毒进行预防,如出现出血性膀胱炎,应增加液体输注、补碱和增加美司钠解救的次数和剂量。

(5)ICE 方案:异环磷酰胺(IFO)5 g/m²(24 小时),静脉滴注,第 1 天;美司钠,IFO 总量的 60%,分 3 次分别于 IFO 使用后的 0、4、8 小时静脉注射,第 1 天;卡铂(CBP)400 mg/m²,静脉滴注,第 1 天;依托泊苷(VP-16)100 mg/m²,静脉滴注,第 1~3 天。每 3~4 周重复 1 次。

注意事项:①该方案的主要毒副作用为骨髓抑制、恶心呕吐、出血性膀胱炎。②该方案中 IFO 加入生理盐水或林格液中静脉滴注。IFO 的毒副作用是出血性膀胱炎,应同时采用美司钠解毒进行预防,如出现出血性膀胱炎,应增加液体输注、补碱和增加美司钠解救的次数和剂量。

(6)IP 方案:伊立替康(CPT-11)60 mg/m²,静脉滴注,第 1、8、15 天;顺铂(DDP)75 mg/m²,静脉滴注,第 1 天。每 4 周重复 1 次。

注意事项:①该方案的主要毒副作用为骨髓抑制、恶心呕吐、腹泻等。②CPT-11 所致乙酰胆碱综合征的预防:乙酰胆碱综合征是指用药后出现流泪、出汗、唾液分泌过度、视物模糊、腹痛、24 小时之内的腹泻(早期腹泻)等症状。如出现严重的乙酰胆碱症状,包括早期腹泻,可治疗性给予阿托品 0.25 mg 皮下注射,同时应注意阿托品的常见并发症。③迟发性腹泻的治疗:用药 24 小时后一旦出现稀便或异常肠蠕动,必须立即开始洛哌丁胺治疗,首次口服 2 片,然后每 2 小时口服 1 片,至少 12 小时,且应一直用至腹泻停止后 12 小时为止,但总用药时间不超过 48 小时。同时口服补充大量水、电解质。如按上述治疗腹泻仍持续超过 48 小时,则应开始预防性口服广谱抗生素喹诺酮类药物,疗程 7 天,且患者应住院接受胃肠外支持治疗。停用洛哌丁胺,改用其他抗腹泻治疗,如生长抑素八肽。④如患者腹泻同时合并呕吐或发热或体力状况 >2 级,应立即住院补液。如门诊患者接受 CPT-11 治疗后,离开医院时应发给洛哌丁胺或喹诺酮类药物,且应口头和书面告知药物的用法。

(刘 丽)

第五章

心内科常见疾病

第一节　原发性高血压

原发性高血压是以体循环动脉血压升高为主要临床表现,引起心、脑、肾、血管等器官结构、功能异常并导致心脑血管事件或死亡的心血管综合征,占高血压的绝大多数,通常简称为"高血压"。

一、流行病学

高血压是最常见的慢性病,就全球范围来看,高血压患病率和发病率在不同国家、地区或种族之间有差别;发达国家较发展中国家高;无论男女,随着年龄增长,高血压患病率日益上升;男女之间患病率差别不大,青年期男性稍高于女性,中年后女性稍高于男性。

根据调查数据,我国18岁以上成人高血压患病率为18.8%,估计目前我国约有2亿多高血压患者,每年新增高血压患者约1 000万人。高血压患病率北方高于南方,华北及东北属于高发地区;沿海高于内地;城市高于农村;高原少数民族地区患病率较高。近年来,经过全社会的共同努力,高血压知晓率、治疗率及控制率有所提高,但仍很低。

二、病因

(一)遗传因素

60%的高血压患者有阳性家族史,患病率在具有亲缘关系的个体中较非亲缘关系的个体高,同卵双生子较异卵双生子高,而在同一家庭环境下具有血缘关系的兄妹较无血缘关系的兄妹高;大部分研究提示,遗传因素占高血压发病机制35%~50%;已有研究报告过多种罕见的单基因型高血压。可能存在主要基因显性遗传和多基因关联遗传两种方式;高血压多数是多基因功能异常,其中每个基因对血压都有一小部分作用(微效基因),这些微效基因的综合作用最终导致了血压的升高。动物试验研究已成功地建立了遗传性高血压大鼠模型,繁殖几代后几乎100%发生高血压。不同个体的血压在高盐膳食和低盐膳食中也表现出一定的差异性,这也提示可能有遗传因素的影响。

(二)非遗传因素

近年来,非遗传因素的作用越来越受到重视,在大多数原发性高血压患者中,很容易发现环境(行为)对血压的影响。重要的非遗传因素如下。

1.膳食因素

日常饮食习惯明显影响高血压患病风险。高钠、低钾膳食是大多数高血压患者发病最主要的危险因素。人群中,钠盐摄入量与血压水平和高血压患病率呈正相关,而钾盐摄入量与血压水平呈负相关。我国人群研究表明,膳食钠盐摄入量平均每天增加 2 g,收缩压和舒张压分别增高 0.3 kPa(2 mmHg)和 0.1 kPa(1.2 mmHg)。进食较少新鲜蔬菜水果会增加高血压患病风险,可能与钾盐及柠檬酸的低摄入量有关。重度饮酒人群中高血压风险升高;咖啡因可引起瞬时血压升高。

2.超重和肥胖

体重指数(BMI)及腰围是反映超重及肥胖的常用临床指标。人群中体重指数与血压水平呈正相关:体重指数每增加 3 kg/m^2,高血压风险在男性增加 50%,女性增加 57%。身体脂肪的分布与高血压发生也相关:腰围男性≥90 cm 或女性≥85 cm,发生高血压的风险是腰围正常者的 4 倍以上。目前认为超过 50% 的高血压患者可能是肥胖所致。

3.其他

长期精神过度紧张、缺乏体育运动、睡眠呼吸暂停及服用避孕药物等也是高血压发病的重要危险因素。

三、发病机制

遗传因素与非遗传因素通过什么途径和环节升高血压,尚不完全清楚。已知影响动脉血压形成的因素包括心脏射血功能、循环系统内的血液充盈及外周动脉血管阻力。目前主要从以下几个方面阐述高血压的机制。

(一)交感神经系统活性亢进

各种因素使大脑皮质下神经中枢功能发生变化,各种神经递质浓度异常,最终导致交感神经系统活性亢进,血浆儿茶酚胺浓度升高。交感神经系统活性亢进可能通过多种途径升高血压,如儿茶酚胺单独的作用与儿茶酚胺对肾素释放刺激的协同作用,最终导致心排血量增加或改变正常的肾脏压力-容积关系。另外,交感神经系统分布异常在高血压发病机制方面也有重要作用,这些现象在年轻患者中更明显,越来越多的证据表明,交感神经系统亢进与心脑血管病发病率和病死率呈正相关。它可能导致了高血压患者在晨间的血压增高,引起了晨间心血管病事件的升高。

(二)肾素-血管紧张素-醛固酮系统

肾素-血管紧张素-醛固酮系统(RAAS)在调节血管张力、水电解质平衡和心血管重塑等方面都起着重要的作用。经典的 RAAS 肾小球入球动脉的球旁细胞分泌肾素,激活从肝脏产生的血管紧张素原,生成血管紧张Ⅰ(AngⅠ),然后经过血管紧张素转换酶(ACE)生成血管紧张素Ⅱ(AngⅡ)。AngⅡ是 RAAS 的主要效应物质,可以作用于血管紧张素Ⅱ受体,使小动脉收缩;并可刺激醛固酮的分泌,而醛固酮分泌增加可导致水钠潴留。另外,还可以通过交感神经末梢突触前膜的正反馈使去甲肾上腺素分泌增加。这些作用均可导致血压升高,从而参与了高血压的发病及维持。目前,针对该系统研制的降压药在高血压的治疗中发挥着重要作用。此外,该系统除上述作用外,还可能与动脉粥样硬化、心肌肥厚、血管中层硬化、细胞凋亡及心力衰竭等密切相关。

(三)肾脏钠潴留

相当多的详细证据支持钠盐在高血压发生中的作用。目前研究表明,血压随年龄升高直接与钠盐摄入水平的增加有关。给某些人短期内大量钠负荷,血管阻力和血压会上升,而限钠至100 mmol/d,多数人血压会下降,而利尿剂的降压作用需要一个初始的排钠过程。在大多数高血压患者中,血管组织和血细胞内钠浓度升高;对有遗传倾向的动物给予钠负荷,会出现高血压。

过多的钠盐必须在肾脏被重吸收后才能引起高血压,因此肾脏在调节钠盐方面起着重要作用,研究表明老年高血压患者中盐敏感性增加,推测可能与肾小球滤钠作用下降及肾小管重吸收钠异常增高有关。另外,其他一些原因也可干扰肾单位对过多钠盐的代偿能力,进而可导致血压升高,如获得性钠泵抑制剂或其他影响钠盐转运物质的失调;一部分人群由于各种原因导致入球小动脉收缩或腔内固有狭窄而导致肾单位缺血,这些肾单位分泌的肾素明显增多,增多的肾素干扰了正常肾单位对过多钠盐的代偿能力,从而扰乱了整个血压的自身稳定性。

(四)高胰岛素血症和/或胰岛素抵抗

高血压与高胰岛素血症之间的关系已被认识了很多年,高血压患者中约有一半存在不同程度的胰岛素抵抗(IR),尤其是伴有肥胖者。近年来的一些观点认为胰岛素抵抗是2型糖尿病和高血压发生的共同病理生理基础。大多观点认为血压的升高继发于高胰岛素血症。高胰岛素血症导致的升压效应机制:一方面导致交感神经活性的增加、血管壁增厚和肾脏钠盐重吸收增加等;另一方面高胰岛素血症也可导致一氧化氮扩血管作用的缺陷,从而升高血压。

(五)其他可能的机制

(1)内皮细胞功能失调:血管内皮细胞可以产生多种调节血管收缩舒张的递质,如一氧化氮、前列环素、内皮素-1及内皮依赖性收缩因子等。当这些介质分泌失调时,可能导致血管的收缩舒张功能异常,如高血压患者对不同刺激引起的一氧化氮释放减少而导致的舒血管反应减弱;内皮素-1,可引起强烈而持久的血管收缩,阻滞其受体后则引起血管舒张,但内皮素在高血压中的作用仍然需要更多研究。

(2)细胞间离子转运失调及多种血管降压激素缺陷等也可能影响血压。

四、病理

高血压的主要病理改变是小动脉的病变和靶器官损害。长期高血压引起全身小动脉病变,主要表现为小动脉中层平滑肌细胞增生和纤维化,管壁增厚和管腔狭窄,导致心、脑、肾等重要靶器官缺血及相关的结构和功能改变。长期高血压可促进大、中动脉粥样硬化的发生和发展。

(一)心脏

左心室肥厚是高血压所致心脏特征性的改变。长期压力超负荷和神经内分泌异常,可导致心肌细胞肥大、心肌结构异常、间质增生、左心室体积和重量增加。早期左心室以向心性肥厚为主,长期病变时心肌出现退行性改变,心肌细胞萎缩伴间质纤维化,心室壁可由厚变薄,左心室腔扩大。左心室肥厚将引起一系列功能失调,包括冠状动脉血管舒张储备功能降低、左心室壁机械力减弱及左心室舒张充盈方式异常等;随着血流动力学变化,早期可出现舒张功能变化,晚期可演变为舒张或收缩功能障碍,发展为不同类型的充血性心力衰竭。高血压在导致心脏肥厚或扩大的同时,常可合并冠状动脉粥样硬化和微血管病变,最终可导致心力衰竭或严重心律失常,甚至猝死。

（二）肾

长期持续性高血压可导致肾动脉硬化及肾小球囊内压升高,造成肾实质缺血、肾小球纤维化及肾小管萎缩,并有间质纤维化;相对正常的肾单位可代偿性肥大。早期患者肾脏外观无改变,病变进展到一定程度时肾表面呈颗粒状,肾体积可随病情的发展逐渐萎缩变小,最终导致肾衰竭。

（三）脑

高血压可造成脑血管从痉挛到硬化的一系列改变,但脑血管结构较薄弱,发生硬化后更为脆弱,加之长期高血压时脑小动脉易形成微动脉瘤,易在血管痉挛、血管腔内压力波动时破裂出血;高血压易促使脑动脉粥样硬化、粥样斑块破裂可并发脑血栓形成。高血压的脑血管病变特别容易发生在大脑中动脉的豆纹动脉、基底动脉的旁正中动脉和小脑齿状核动脉,这些血管直接来自压力较高的大动脉,血管细长而且垂直穿透,容易形成微动脉瘤或闭塞性病变。此外,颅内外动脉粥样硬化的粥样斑块脱落可造成脑栓塞。

（四）视网膜

视网膜小动脉在本病初期发生痉挛,以后逐渐出现硬化,严重时发生视网膜出血和渗出及视神经盘水肿。高血压视网膜病变分为4期(图5-1):Ⅰ期和Ⅱ期是视网膜病变早期,Ⅲ和Ⅳ期是严重高血压视网膜病变,对心血管病死率有很高的预测价值。

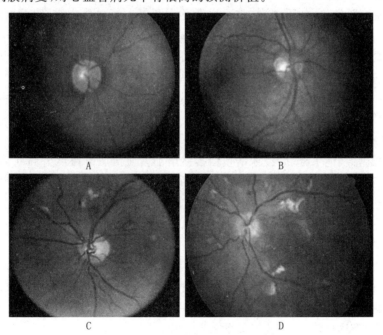

图5-1 高血压视网膜病变分期
A.Ⅰ期(小动脉局灶性或普遍性狭窄);B.Ⅱ期(动静脉缩窄);C.Ⅲ期(出血、严重渗出);D.Ⅳ期(视盘水肿)

五、临床表现

（一）症状

高血压被称作沉默杀手,大多数高血压患者起病隐匿、缓慢,缺乏特殊的临床表现。有的仅在健康体检或因其他疾病就医或在发生明显的心、脑、肾等靶器官损害时才被发现。临床常见症状有头痛、头晕、头胀、失眠、健忘、注意力不集中、易怒及颈项僵直等,症状与血压升高程度可不一致,上述症状在血压控制后可减轻或消失。疾病后期,患者出现高血压相关靶器官损害或并发症时,可出现相应的症状,如胸闷、气短、口渴、多尿、视野缺损、短暂性脑缺血发作等。

(二)体征

高血压体征较少,除血压升高外,体格检查听诊可有主动脉瓣区第二心音亢进、收缩期杂音或收缩早期喀喇音等。有些体征常提示继发性高血压可能:若触诊肾脏增大,同时有家族史,提示多囊肾可能;腹部听诊收缩性杂音,向腹两侧传导,提示肾动脉狭窄;心律失常、严重低钾及肌无力的患者,常考虑原发性醛固酮增多症。

(三)并发症

1.心力衰竭

长期持续性高血压使左心室超负荷,发生左心室肥厚。早期心功能改变是舒张功能降低,压力负荷增大,可演变为收缩和/或舒张功能障碍,出现不同类型的心力衰竭。同时高血压可加速动脉粥样硬化的发展,增大了心肌缺血的可能性,使高血压患者心肌梗死、猝死及心律失常发生率较高。

2.脑血管疾病

脑血管并发症是我国高血压患者最常见的并发症,也是最主要死因;主要包括短暂性脑缺血发作(TIA)、脑血栓形成、高血压脑病、脑出血及脑梗死等。高血压占脑卒中病因的50%以上,是导致脑卒中和痴呆的主要危险因素。在中老年高血压患者中,磁共振成像(MRI)上无症状脑白质病变(白质高密度)提示脑萎缩和血管性痴呆。

3.大血管疾病

高血压患者可合并主动脉夹层(远端多于近端)、腹主动脉瘤和外周血管疾病等;其中,大多数腹主动脉瘤起源肾动脉分支以下。

4.慢性肾脏疾病

高血压可引起肾功能下降和/或尿清蛋白排泄增加。血清肌酐浓度升高或估算的肾小球滤过率(eGFR)降低表明肾脏功能减退;尿清蛋白和尿清蛋白排泄率增加则意味着肾小球滤过屏障的紊乱。高血压合并肾脏损害大大增加了心血管事件的风险。大多数高血压相关性慢性肾脏病患者在肾脏功能全面恶化需要透析前,常死于心脏病发作或者脑卒中。

六、诊断与鉴别诊断

高血压患者的诊断:①确定高血压的诊断;②排除继发性高血压的原因;③根据患者心血管危险因素、靶器官损害和伴随的临床情况评估患者的心血管风险。需要正确测量血压、仔细询问病史(包括家族史)及体格检查,安排必要的实验室检查。

1.高血压的定义

在未使用降压药物的情况下,非同日3次测量血压,收缩压(SBP)≥18.7 kPa(140 mmHg)和/或舒张压(DBP)≥12.0 kPa(90 mmHg)[SBP≥18.7 kPa(140 mmHg)和DBP<12.0 kPa(90 mmHg)为单纯性收缩期高血压];患者既往有高血压,目前正在使用降压药物,血压虽然低于18.7/12.0 kPa(140/90 mmHg),也应诊断为高血压。根据血压升高水平,又进一步将高血压分为1级、2级和3级(表5-1)。

表 5-1　血压水平分类和分级

分类	收缩压（mmHg）	舒张压（mmHg）
正常血压	＜120	＜80
正常高值血压	120～139	80～89
高血压	≥140	≥90
1 级高血压	140～159	90～99
2 级高血压	160～179	100～109
3 级高血压	≥180	≥110
单纯收缩期高血压	≥140	＜90

注：当收缩压和舒张压分属于不同级别时，以较高的分级为准。

2.心血管疾病风险分层的指标

血压水平、心血管疾病危险因素、靶器官损害、临床并发症和糖尿病，根据这些指标，可以将患者进一步分为低危、中危、高危和很高危 4 个层次，它有助于确定启动降压治疗的时机，确立合适的血压控制目标，采用适宜的降压治疗方案，实施危险因素的综合管理等。表 5-2 为高血压患者心血管疾病风险分层标准。

表 5-2　高血压患者心血管疾病风险分层

其他危险因素和病史	高血压		
	1 级	2 级	3 级
无	低危	中危	高危
1～2 个其他危险因素	中危	中危	很高危
≥3 个其他危险因素，或靶器官损伤	高危	高危	很高危
临床并发症或合并糖尿病	很高危	很高危	很高危

七、实验室检查

（一）血压测量

1.诊室血压测量

诊室血压是指由医护人员在标准状态下测量得到的血压，是目前诊断、治疗、评估高血压常用的标准方法，准确性好。正确的诊室血压测量规范：测定前患者应坐位休息 3～5 分钟；至少测定 2 次，间隔 1～2 分钟，如果 2 次测量数值相差很大，应增加测量次数；合并心律失常，尤其是心房颤动的患者，应重复测量以改善精确度；使用标准气囊（宽 12～13 cm，长 35 cm），上臂围＞32 cm 应使用大号袖带，上臂较瘦的应使用小号的袖带；无论患者体位如何，袖带应与心脏同水平；采用听诊法时，使用柯氏第Ⅰ音和第Ⅴ音（消失音）分别作为收缩压和舒张压。第 1 次应测量双侧上臂血压以发现不同，以后测量血压较高一侧；在老年人、合并糖尿病或其他可能易发生直立性低血压者第 1 次测量血压时，应测定站立后 1 分钟和 3 分钟的血压。

2.诊室外血压测量

诊室外血压通常指动态血压监测或家庭自测血压。诊室外血压是传统诊室血压的重要补充，最大的优势在于提供大量医疗环境以外的血压值，较诊室血压代表更真实的血压。

（1）家庭自测血压：可监测常态下白天血压，获得短期和长期血压信息，用于评估血压变化和降压疗效。适用于老年人、妊娠妇女、糖尿病、可疑白大衣性高血压、隐蔽性高血压和难治性高血压等；有助于提高患者治疗的依从性。

测量方法：目前推荐国际标准认证的上臂式电子血压计，一般不推荐指式、手腕式电子血压计，肥胖患者或寒冷地区可用手腕式电子血压计。测量方法为每天早晨和晚上检测血压，测量后马上将结果记录在标准的日记上，连续 3～4 天，最好连续监测 7 天，在医师的指导下，剔除第 1 天监测的血压值后，取其他读数的平均值解读结果。

（2）24 小时动态血压：可监测日常生活状态下全天血压，获得多个血压参数，不仅可用于评估血压升高程度、血压晨峰、短时血压变异和昼夜节律，还有助于评估降压疗效鉴别白大衣性高血压和隐蔽性高血压，识别真性或假性顽固性高血压等。患者可通过佩戴动态血压计进行动态血压监测，通常佩戴在非优势臂上，持续 24～25 小时，以获得白天活动时和夜间睡眠时的血压值。医师指导患者动态血压测量方法及注意事项，设置定时测量，日间一般每 15～30 分钟测 1 次，夜间睡眠时 30～60 分钟测 1 次。袖带充气时，患者尽量保持安静，尤其佩带袖带的上肢。嘱咐患者提供日常活动的日记，除了服药时间，还包括饮食及夜间睡眠的时间和质量。表 5-3 为不同血压测量方法对于高血压的参考定义。

表 5-3　不同血压测量方法对于高血压的定义

分类	收缩压（mmHg）	舒张压（mmHg）
诊室血压	≥140	≥90
动态血压		
白昼血压	≥135	≥85
夜间血压	≥120	≥70
全天血压	≥130	≥80
家测血压	≥135	≥85

（二）心电图（ECG）

可诊断高血压患者是否合并左心室肥厚、左心房负荷过重及心律失常等。心电图诊断左心室肥厚的敏感性不如超声心动图，但对评估预后有帮助。心电图提示有左心室肥厚的患者病死率较对照组增高 2 倍以上；左心室肥厚并伴有复极异常图形者心血管病死率和病残率更高。心电图上出现左心房负荷过重亦提示左心受累，还可作为左心室舒张顺应性降低的间接证据。

（三）X 线胸片

心胸比率＞0.5 提示心脏受累，多由于左心室肥厚和扩大，胸片上可显示为靴型心。主动脉夹层、胸主动脉及腹主动脉缩窄亦可从 X 线胸片中找到线索。

（四）超声心动图

超声心动图（UCG）能评估左右心房室结构及心脏收缩舒张功能。更为可靠地诊断左心室肥厚，其敏感性较心电图高。测定计算所得的左心室质量指数（LVMI），是一项反映左心室肥厚及其程度的较为准确的指标，与病理解剖的符合率和相关性好。如疑有颈动脉、股动脉、其他外周动脉和主动脉病变，应做血管超声检查；疑有肾脏疾病者，应做肾脏超声。

（五）脉搏波传导速度

大动脉变硬及波反射现象已被确认为是单纯收缩性高血压和老龄化脉压增加的最重要病理

生理影响因素。颈动脉-股动脉脉搏波传导速度(PWV)是检查主动脉僵硬度的"金标准",主动脉僵硬对高血压患者中的致死性和非致死性心血管事件具有独立预测价值。

(六)踝肱指数

踝肱指数(ABI)可采用自动化设备或连续波多普勒超声和血压测量计测量。踝肱指数低(即≤0.9)可提示外周动脉疾病,是影响高血压患者心血管预后的重要因素。

八、治疗

(一)治疗目的

大量的临床研究证据表明,抗高血压治疗可降低高血压患者心脑血管事件,尤其在高危患者中获益更大。高血压患者发生心脑血管并发症往往与血压严重程度有密切关系,因此降压治疗应该确立控制的血压目标值,同时高血压患者合并的多种危险因素也需要给予综合干预措施降低心血管风险。高血压治疗的最终目的是降低高血压患者心、脑血管事件的发生率和病死率。

(二)治疗原则

(1)治疗前应全面评估患者的总体心血管风险,并在风险分层的基础上做出治疗决策。①低危患者:对患者进行数月的治疗性生活方式改变观察,测量血压不能达标者,决定是否开始药物治疗。②中危患者:进行数周治疗性生活方式的改变观察,然后决定是否开始药物治疗。③高危、很高危患者:立即开始对高血压及并存的危险因素和临床情况进行药物治疗。

(2)降压治疗应该确立控制的血压目标值,通常在<60岁的一般人群中,包括糖尿病或慢性肾脏病合并高血压患者,血压控制目标值<18.7/12.0 kPa(140/90 mmHg);≥60岁人群中血压控制目标水平<20.0/12.0 kPa(150/90 mmHg),80岁以下老年人如果能够耐受血压可进一步降至18.7/12.0 kPa(140/90 mmHg)以下。

(3)大多数患者需长期甚至终生坚持治疗。所有的高血压患者都需要非药物治疗,在非药物治疗基础上若血压未达标可进一步药物治疗,大多数患者需要药物治疗才能达标。

(三)高血压治疗方法

1.非药物治疗

非药物治疗主要指治疗性生活方式干预,即去除不利于身体和心理健康的行为和习惯。它不仅可以预防或延迟高血压的发生,而且还可以降低血压,提高降压药物的疗效及患者依从性,从而降低心血管风险。

(1)限盐:钠盐可显著升高血压及高血压的发病风险,所有高血压患者应尽可能减少钠盐的摄入量,建议摄盐<6 g/d。主要措施:尽可能减少烹调用盐;减少味精、酱油等含钠盐的调味品用量;少食或不食含钠盐量较高的各类加工食品。

(2)增加钙和钾盐的摄入:多食用蔬菜、低乳制品和可溶性纤维、全谷类剂植物源性蛋白(减少饱和脂肪酸和胆固醇),同时也推荐摄入水果,因为其中含有大量钙及钾盐。

(3)控制体重:超重和肥胖是导致血压升高的重要原因之一。最有效的减重措施是控制能量摄入和增加体力活动:在饮食方面要遵循平衡膳食的原则,控制高热量食物的摄入,适当控制主食用量;在运动方面,规律的、中等强度的有氧运动是控制体重的有效方法。

(4)戒烟:吸烟可引起血压和心率的骤升,血浆儿茶酚胺和血压同步改变,以及压力感受器受损都与吸烟有关。长期吸烟还可导致血管内皮损害,显著增加高血压患者发生动脉粥样硬化性疾病的风险。因此,除了对血压值的影响外,吸烟还是一个动脉粥样硬化性心血管疾病重要危险因素,戒烟是预防心脑血管疾病(包括卒中、心肌梗死和外周血管疾病)有效措施;戒烟的益处十分肯定,而且任何年龄戒烟均能获益。

(5)限制饮酒:饮酒、血压水平和高血压患病率之间呈线性相关。长期大量饮酒可导致血压升高,限制饮酒量则可显著降低高血压的发病风险。每天酒精摄入量男性不应超过 25 g;女性不应超过 15 g。不提倡高血压患者饮酒,饮酒则应少量:白酒、葡萄酒(或米酒)与啤酒的量分别少于 50 mL、100 mL、300 mL。

(6)体育锻炼:定期的体育锻炼可产生重要的治疗作用,可降低血压及改善糖代谢等。因此,建议进行规律的体育锻炼,即每周多于 4 天且每天至少 30 分钟的中等强度有氧锻炼,如步行、慢跑、骑车、游泳、做健美操、跳舞和非比赛性划船等。

2.药物治疗

(1)常用降压药物的种类和作用特点:常用降压药物包括钙通道阻滞剂(CCB)、血管紧张素转换酶抑制剂(ACEI)、血管紧张素Ⅱ受体阻滞剂(ARB)、β受体阻滞剂及利尿剂 5 类,以及由上述药物组成的固定配比复方制剂。5 类降压药物及其固定复方制剂均可作为降压治疗的初始用药或长期维持用药。

1)钙通道阻滞剂(CCB):主要包括二氢吡啶类及非二氢吡啶类,临床上常用于降压的 CCB 主要是二氢吡啶类。二氢吡啶类钙通道阻滞剂有明显的周围血管舒张作用,而对心脏自律性、传导或收缩性几乎没有影响。根据药物作用持续时间,该类药物又可分为短效和长效。长效包括长半衰期药物,如氨氯地平、左旋氨氯地平;脂溶性膜控型药物,如拉西地平和乐卡地平;缓释或控释制剂,如非洛地平缓释片、硝苯地平控释片。已发现该类药物对老年高血压患者卒中的预防特别有效,在延缓颈动脉粥样硬化和降低左心室肥厚方面优于β受体阻滞剂,但心动过速与心力衰竭患者应慎用。常见不良反应包括血管扩张导致头疼、面部潮红及脚踝部水肿等。

非二氢吡啶类钙通道阻滞剂主要有维拉帕米和地尔硫草,主要影响心肌收缩和传导功能,不宜在心力衰竭、窦房结传导功能低下或心脏传导阻滞患者中使用,同样是有效的抗高血压药物,它们很少引起与血管扩张有关的不良反应,如潮红和踝部水肿。

2)血管紧张素转化酶抑制剂(ACEI):作用机制是抑制血管紧张素转化酶从而阻断肾素血管紧张素系统发挥降压作用。尤其适用于伴慢性心力衰竭、冠状动脉缺血、糖尿病或非糖尿病肾病、蛋白尿或微量白蛋白尿患者。干咳是其中一个主要不良反应,可在中断 ACEI 数周后仍存在,可用 ARB 取代;皮疹、味觉异常和白细胞减少等罕见。肾功能不全或服用钾或保钾制剂的患者有可能发生高钾血症。禁忌证为双侧肾动脉狭窄、高钾血症及妊娠妇女等。

3)血管紧张素Ⅱ受体抑制剂(ARB):作用机制是阻断血管紧张素Ⅱ(1 型)受体与血管紧张素受体(T_1)结合,发挥降压作用。尤其适用于应该接受 ACEI,但通常因为干咳不能耐受的患者。禁忌证同 ACEI。

4)β受体阻滞剂:该类药物可抑制过度激活的交感活性,尤其适用于伴快速性心律失常、冠心病(尤其是心肌梗死后)、慢性心力衰竭、交感神经活性增高及高动力状态的高血压患者。常见的不良反应是疲乏,可能增加糖尿病发病率并常伴有脂代谢紊乱。β受体阻滞剂预防卒中的效果略差,可能归因于其降低中心收缩压和脉压能力较小。老年、慢性阻塞性肺疾病、运动员、周围血管病或糖耐量异常者慎用;高度心脏传导阻滞、哮喘为禁忌证,长期应用者突然停药可发生反跳现象。β_1 受体阻滞剂具有高心脏选择性,且脂类和糖类代谢紊乱较小及患者治疗依从性较好。

5)利尿剂:主要有噻嗪类利尿剂、襻利尿剂和保钾利尿剂等。起始降压均通过增加尿钠的排泄,并通过降低血浆容量、细胞外液容量和心排血量而发挥降压作用。低剂量的噻嗪类利尿剂对于大多数高血压患者应是药物治疗的初始选择之一。噻嗪类利尿剂常和保钾利尿剂联用,保钾利尿剂中醛固酮受体拮抗剂是比较理想的选择,后者主要用于原发性醛固酮增多症、难治性高血压。襻利尿剂用于肾功能不全或难治性高血压患者,其不良反应与剂量密切相关,故通常应采用小剂量。此外,噻嗪类利尿剂可引起尿酸升高,痛风及高尿酸血症患者慎用。

6)其他类型降压药物:包括交感神经抑制剂,如利血平、可乐定;直接血管扩张剂,如肼屈嗪;α_1受体阻滞剂,如哌唑嗪、特拉唑嗪;中药制剂等。这些药物一般情况下不作为降压治疗的首选,但在某些复方制剂或特殊情况下可以使用。

(2)降压药物选择:应根据药物作用机制及适应证,并结合患者具体情况选药。推荐参照以下原则对降压药物进行优先考虑。①一般人群(包括糖尿病患者):初始降压治疗可选择噻嗪类利尿剂、CCB、ACEI或ARB。②一般黑人(包括糖尿病患者):初始降压治疗包括噻嗪类利尿剂或CCB。③≥18岁的慢性肾脏疾病患者(无论其人种及是否伴糖尿病):初始(或增加)降压治疗应包括ACEI或ARB,以改善肾脏预后。④高血压合并稳定性心绞痛患者:首选β受体阻滞剂,也可选用长效CCB;急性冠状动脉综合征的患者,应优先使用β受体阻滞剂和ACEI;陈旧性心肌梗死患者,推荐使用ACEI、β受体阻滞剂和醛固酮拮抗剂。⑤无症状但有心功能不全的患者:建议使用ACEI和β受体阻滞剂。

(3)药物滴定方法及联合用药推荐:药物滴定方法。以下3种药物治疗策略均可考虑:①在初始治疗高血压时,先选用一种降压药物,逐渐增加至最大剂量,如果血压仍不能达标则加用第二种药物。②在初始治疗高血压时,先选用一种降压药物,血压不达标时不增加该种降压药物的剂量,而是联合应用第2种降压药物。③若基线血压≥21.3/13.3 kPa(160/100 mmHg),或患者血压超过目标2.7/1.3 kPa(20/10 mmHg),可直接启用两种药物联合治疗(自由处方联合或单片固定剂量复方制剂)。

若经上述治疗血压未能达标,应指导患者继续强化生活方式改善,同时视患者情况尝试增加药物剂量或种类(仅限于噻嗪类利尿剂、ACEI、ARB和CCB 4种药物,但不建议ACEI与ARB联合应用)。经上述调整血压仍不达标时,可考虑增加其他药物(如β受体阻滞剂、醛固酮受体拮抗剂等)。

1)联合用药的意义:采用单一药物的明显优点是能够将疗效和不良反应都归因于那种药物。但任何两类高血压药物的联用可增加血压的降低幅度,并远大于增加一种药物剂量所降压的幅度。初始联合疗法的优点是,对血压值较高的患者实现目标血压的可能性更大,以及因多种治疗改变而影响患者依从性的可能性较低,其他优点包括不同种类的药物间具有生理学和药理学的协同作用,不仅有较大的血压降幅,还可能不良反应更少,并且可能提供大于单一药物所提供的益处。

2)利尿剂加ACEI或ARB:长期使用利尿剂会可能导致交感神经系统及RAAS激活,联合使用ACEI或ARB后可抵消这种不良反应,增强降压效果。此外,ACEI和ARB由于可使血钾水平稍上升,从而能防止利尿剂长期应用所致的电解质紊乱,尤其低血钾等不良反应。

3)CCB加ACEI或ARB:前者具有直接扩张动脉的作用,后者通过阻断RAAS和降低交感活性,既扩张动脉,又扩张静脉,故两药在扩张血管上有协调降压作用;二氢吡啶类CCB常见产生的踝部水肿可被ACEI或ARB消除;两药在心肾和血管保护,在抗增殖和减少蛋白尿上亦有协同作用。此外,ACEI或ARB可阻断CCB所致反射性交感神经张力增加和心率加快的不良反应。

4)CCB 加 β 受体阻滞剂：前者具有扩张血管和轻度增加心排血量作用，正好抵消 β 受体阻滞剂的缩血管及降低心排血量作用；两药对心率的相反作用可使患者心率不受影响。不推荐两种 RAAS 拮抗剂的联合使用。

（马利然）

第二节　继发性高血压

继发性高血压是病因明确的高血压，当查出病因并有效去除或控制病因后，作为继发症状的高血压可被治愈或明显缓解。其在高血压人群中占 5%～10%。临床常见病因为肾性、内分泌性、主动脉缩窄、阻塞性睡眠呼吸暂停低通气综合征及药物性等，由于精神心理问题而引发的高血压也时常可以见到。提高对继发性高血压的认识，以及时明确病因并积极针对病因治疗将会大大降低因高血压及并发症造成的高致死及致残率。

一、肾性高血压

（一）肾实质性
肾实质性疾病是继发性高血压常见的病因，占 2%～5%。由于慢性肾小球肾炎已不太常见，高血压性肾硬化和糖尿病肾病已成为慢性肾病中最常见的原因。病因为原发或继发性肾脏实质病变，是最常见的继发性高血压之一。常见的肾脏实质性疾病包括急慢性肾小球肾炎、多囊肾、慢性肾小管间质病变、痛风性肾病、糖尿病肾病及狼疮性肾炎等；也少见于遗传性肾脏疾病（Liddle 综合征）、肾脏肿瘤等。

临床有时鉴别肾实质性高血压与高血压引起的肾脏损害较为困难。一般情况下，前者肾脏病变的发生常先于高血压或与其同时出现，血压水平较高且较难控制，易进展为恶性高血压，蛋白尿/血尿发生早、程度重、肾脏功能受损明显。常用的实验室检查：血尿常规、血电解质、肌酐、尿酸、血糖、血脂的测定，24 小时尿蛋白定量或尿白蛋白/肌酐比值、12 小时尿沉渣检查，肾脏 B 超：了解肾脏大小、形态及有无肿瘤，如发现肾脏体积及形态异常，或发现肿物，则需进一步做肾脏计算机断层/磁共振以确诊并查病因；必要时应在有条件的医院行肾脏穿刺及病理学检查，这是诊断肾实质性疾病的"金标准"。

肾实质性高血压应低盐饮食（<6 g/d）；大量蛋白尿及肾功能不全者，宜选择摄入高生物效价蛋白；在针对原发病进行有效的治疗同时，积极控制血压在 <18.7/12.0 kPa（140/90 mmHg），有蛋白尿的患者应首选 ACEI 或 ARB 作为降压药物，必要时联合其他药物。透析及肾移植用于终末期肾病。

（二）肾血管性
肾血管性高血压是继发性高血压最常见的病因。引起肾动脉狭窄的主要原因包括动脉粥样硬化（90%），主要是出现了其他系统性动脉硬化相关临床症状的老年患者；肌纤维发育不良（不到 10%）（图 5-2），主要是健康状况较好的年轻女性，常有吸烟史；还有比较少见的多发性大动脉炎。单侧肾动脉狭窄时，患侧肾分泌肾素，激活 RAAS，导致水钠潴留。另外，健侧肾高灌注，产生压力性利尿,进一步导致 RAAS 激活,形成肾素依赖性高血压的恶性循环。双侧肾动脉狭窄时,同样存在 RAAS 激活,但无压力性利尿,因而血容量扩张使得肾素分泌抑制,因此产生容量依赖性高血压。当血容量减少时,容量依赖性高血压可再转变为肾素依赖性高血压,比如使用利尿剂治疗后容量减少,肾素再次分泌增多,可导致利尿剂抵抗性高血压。

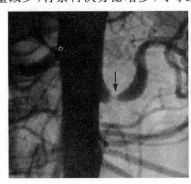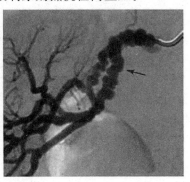

图 5-2　肾血管狭窄

左侧为动脉粥样硬化(箭头所示);右侧为肌纤维发育不良(箭头所示)

以下临床证据有助于肾血管性高血压的诊断:所有需要住院治疗的急性高血压;反复发作的"瞬时"肺水肿;腹部或肋脊角处闻及血管杂音;血压长期控制良好的高血压患者病情在近期加重;年轻患者或 50 岁以后出现的恶性高血压;不明原因低钾血症;使用 ACEI 或 ARB 类药物后产生的急进性肾衰竭;左右肾脏大小不等;全身性动脉粥样硬化疾病。

彩色多普勒超声检查是一种无创检查,为诊断肾动脉狭窄的首选方法。造影剂增强性计算机断层 X 线照相术(CTA)及磁共振血管造影(MRA)亦常用于肾动脉狭窄的检查。肌纤维发育异常产生的肾动脉狭窄往往会在肾动脉中部形成一个"串珠样"改变;而动脉硬化导致的肾动脉狭窄其病变一般在动脉近端,且不连续。侵入性肾血管造影是肾动脉狭窄诊断的金标准。

治疗方法包括药物治疗、介入治疗和手术治疗,应根据病因来选择。肌纤维发育不良性肾动脉狭窄常选用球囊血管成形术(PTCA),总体来说预后较好。对于动脉硬化性肾动脉狭窄来说,控制血压及相关动脉硬化危险因素是首选治疗手段,推荐 AECI/ARB 作为首选,但双侧肾动脉狭窄,肾功能已受损或非狭窄侧肾功能较差者禁用,此外 CCB、β 受体阻滞剂及噻嗪类利尿剂等也能用于治疗。目前,进行球囊血管成形术的指征仅包括真性药物抵抗性高血压及进行性肾衰竭(缺血性肾病)。大多数动脉硬化造成的肾血管损伤并不会导致高血压或进行性肾衰竭,而肾脏血运重建(球囊血管成形术或支架术)对于多数患者来说并无益处,反而存在一些潜在的并发症风险。

二、内分泌性高血压

内分泌组织增生或肿瘤所致的多种内分泌疾病,由于其相应激素如醛固酮、儿茶酚胺及皮质醇等分泌过度增多,导致机体血流动力学改变而使血压升高。这种由内分泌激素分泌增多而致的高血压称为内分泌性高血压,也是较常见的继发性高血压,如能切除肿瘤,去除病因,高血压可被治愈或缓解。临床常见继发性高血压如下(表 5-4)。

(一)原发性醛固酮增多症

原发性醛固酮增多症(PHA),通常简称原醛症,是由于肾上腺自主分泌过多醛固酮,而导致水钠潴留、高血压、低血钾和血浆肾素活性受抑制的临床综合征,常见原因是肾上腺腺瘤、单侧或双侧肾上腺增生,少见原因为腺癌和糖皮质激素可调节性醛固酮增多症。近年的报告显示该病在高血压中占5%～15%,在难治性高血压中接近20%。

表5-4　常见内分泌性高血压鉴别

病因	病史	查体	实验室检查	筛查	确诊试验
库欣综合征	快速的体重增加,多尿、多饮、心理障碍	典型的身体特征:向心性肥胖、满月脸、水牛背、多毛症、紫纹	高胆固醇血症、高血糖	24小时尿游离皮质醇	小剂量地塞米松抑制试验
嗜铬细胞瘤	阵发性高血压或持续性高血压,头痛、出汗、心悸和面色苍白,嗜铬细胞瘤的阳性家族史	多发性纤维瘤可出现皮肤红斑	偶然发现肾上腺肿块	尿分离测量肾上腺素类物质或血浆游离肾上腺类物质	腹、盆部CT和MRI,^{123}I标记的间碘苄胍,突变基因筛查
原发性醛固酮增多症	肌无力,有早发性高血压和早发脑血管事件(<40岁)的家族史	心律失常(严重低钾血症时发生)	低钾血症(自发或利尿剂引起),偶然发现的肾上腺肿块	醛固酮/肾素比(纠正低钾血症、停用影像RAA系统的药物)	定性试验(盐负荷试验、地塞米松抑制试验)肾上腺CT,肾上腺静脉取血

诊断原发性醛固酮增多症的步骤分3步:筛查、盐负荷试验及肾上腺静脉取血(图5-3)。筛查包括测量血浆肾素和醛固酮水平。尽管用醛固酮/肾素比率测定法来筛选所有高血压患者的前景乐观,但这种方法的应用还是有很多局限性,比率升高完全可能仅由低肾素引起。阳性结果应该基于血浆醛固酮水平升高(>15 ng/dL)和被抑制的低肾素水平。因此,筛查仅被推荐用于以下高度可能患有原发性醛固酮增多症的高血压患者:①没有原因的难以解释的低血钾;②由利尿剂引发的严重的低钾血症,但对保钾药有抵抗;③有原发性醛固酮增多症的家族史;④对合适的治疗有抵抗,而这种抵抗又难以解释;⑤高血压患者中偶然发现的肾上腺腺瘤。

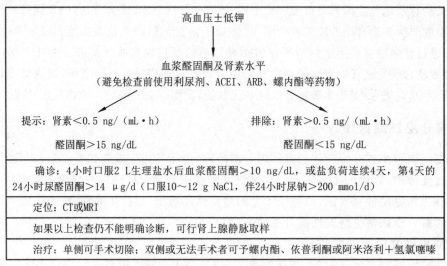

图5-3　原发性醛固酮增多症患者的诊断及治疗流程

如果需检测血浆醛固酮和肾素水平的话,无论是口服还是静脉都应进行盐抑制试验以明确自主性醛固酮增多症。如果存在,则应行肾上腺静脉取样,区分单侧性的腺瘤和双侧增生,并确定需经腹腔镜手术切除的腺体。CT 或 MRI 影像学可以帮助鉴别肾上腺腺瘤和双侧肾上腺增生症(图 5-4)。

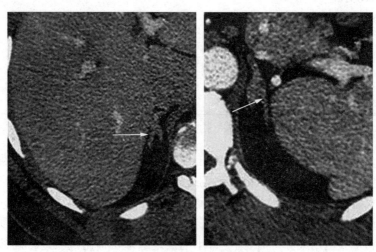

图 5-4 CT 提示的肾上腺肿块

CT 显示的左肾上腺肿块(右侧图片箭头处)与右侧肾上腺对比(左侧图片箭头处)

一旦诊断原发性醛固酮增多症并确立病理类型,治疗方法的选择就相当明确:单发腺瘤应通过腹腔镜行肿瘤切除术;双侧肾上腺增生的患者可予以醛固酮受体拮抗剂治疗,螺内酯或依普利酮,必要时还可给予噻嗪类利尿剂和其他降压药。腺瘤切除后,约有半数患者血压会恢复正常,而另一些尽管有所改善但仍是高血压状态,这可能与原来就存在的原发性高血压或长期继发性高血压损害引起的肾脏有关。

(二)库欣综合征

库欣综合征又称皮质醇增多症,是由于多种病因引起肾上腺皮质长期分泌过量皮质醇所产生的一组综合征(表 5-5)。80%的库欣综合征患者均有高血压,如不治疗,可引起左心室肥厚和充血性心力衰竭等,其存在时间越长,即使病因去除后血压恢复正常的可能性也越小。

表 5-5 库欣综合征的病因分类及相对患病率

病因分类	患病率
一、内源性库欣综合征	
1.ACTH 依赖性库欣综合征	
垂体性库欣综合征(库欣病)	60%～70%
异位 ACTH 综合征	15%～20%
异位 CRH 综合征	罕见
2.ACTH 非依赖性库欣综合征	
肾上腺皮质腺瘤	10%～20%
肾上腺皮质腺癌	2%～3%
ACTH 非依赖性大结节增生	2%～3%

病因分类	患病率
原发性色素结节性肾上腺病	罕见
二、外源性库欣综合征	
1.假库欣综合征	
大量饮酒	
抑郁症	
肥胖症	
2.药物源性库欣综合征	

注:ACTH,促肾上腺皮质激素;CRH,促皮质素释放激素。

推荐对以下人群进行库欣综合征的筛查:①年轻患者出现骨质疏松、高血压等与年龄不相称的临床表现;②具有库欣综合征的临床表现,且进行性加重,特别是有典型的症状如肌病、多血质、紫纹、瘀斑和皮肤变薄的患者;③体重增加而身高百分位下降,生长停滞的肥胖儿童;④肾上腺意外瘤患者。如果临床特点符合,则通过测定 24 小时尿游离皮质醇或血清皮质醇昼夜节律检测进行筛查。当初步检测结果异常时,则应行小剂量地塞米松抑制试验进行确诊。当存在有异常筛查结果时,多数学者建议行另一项额外的大剂量地塞米松抑制试验,即每 6 小时口服 2 mg 地塞米松共服 2 天,然后测定尿液中游离皮质醇和血浆皮质醇水平。如果库欣综合征是由垂体 ACTH 过度分泌所致双侧肾上腺增生,那么尿游离皮质醇与对照组 2 mg 剂量相对比将被抑制到 50% 以下,而异位 ACTH 综合征对此负反馈机制不敏感。血浆 ACTH 测定有助于区分 ACTH 依赖性和 ACTH 非依赖性库欣综合征。肾上腺影像学包括 B 超、CT、MRI 检查。推荐首选双侧肾上腺 CT 薄层(2~3 mm)增强扫描。对促皮质激素释放激素的反应及下颞骨岩下窦取样可用来确定库欣综合征的垂体病因。治疗主要采用手术、放疗及药物方法治疗基础疾病,降压治疗可采用利尿剂或与其他降压药物联用。

(三)嗜铬细胞瘤

嗜铬细胞瘤是一种少见的由肾上腺嗜铬细胞组成的分泌儿茶酚胺的肿瘤,副神经节瘤是更加罕见的发生于交感神经和迷走神经神经节细胞的一种肾上腺外肿瘤。在临床上,嗜铬细胞瘤泛指分泌儿茶酚胺的肿瘤,包括了肾上腺嗜铬细胞瘤和功能性的肾上腺外的副神经节瘤。嗜铬细胞瘤大部分是良性肿瘤。嗜铬细胞瘤可发生在所有年龄段,主要沿交感神经链分布,较少发生在迷走区域。约 15% 的嗜铬细胞瘤是肾上腺外的,即副神经节瘤。

剧烈的血压波动及发作性的临床症状,常提示嗜铬细胞瘤的可能。然而在 50% 的患者中,高血压可能是持续性的。高血压可能合并头痛、出汗、心悸等症状。在以分泌肾上腺素为主的嗜铬细胞瘤患者中,由于血容量的下降和交感反射减弱易发生直立性低血压。如果在弯腰、运动、腹部触诊、吸烟或深吸气时引起血压反复骤升并在数分钟内骤降,应高度怀疑嗜铬细胞瘤。在发作期间可测定血或尿儿茶酚胺或血、尿间羟肾上腺素类似物,主要包括血浆甲氧基肾上腺素、血浆甲氧基去甲肾上腺素和尿甲氧基肾上腺素、尿甲氧基去甲肾上腺素。应用 CT 或 MRI 进行肿瘤定位。

嗜铬细胞瘤多数为良性肿瘤,约 10% 的嗜铬细胞瘤为恶性。手术切除效果较好,手术前应使用 α 受体阻滞剂,手术后血压多能恢复正常。手术前或恶性病变已多处转移无法手术者,可选用α和β受体阻滞剂联合治疗。

三、主动脉缩窄

主动脉缩窄多数为先天性,少数由多发性大动脉炎所致。先天性主动脉缩窄可发生在胸主动脉或腹主动脉,常起源于左锁骨下动脉起始段远端或动脉导管韧带的远端。主动脉缩窄的典型特征有上臂高血压、股动脉搏动微弱或消失、背部有响亮杂音。二维超声可检测到病变,诊断需依靠主动脉造影(图5-5)。治疗主要为介入扩张支架置入或血管手术。病变纠正后患者可能仍然有高血压,应该仔细监测并治疗。

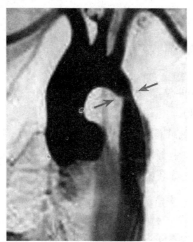

图 5-5 主动脉造影提示降主动脉缩窄

降主动脉缩窄(箭头示)

四、妊娠期高血压

妊娠合并高血压的患病率占孕妇的 5%～10%,妊娠合并高血压分为慢性高血压、妊娠期高血压和先兆子痫/子痫 3 类。慢性高血压指的是妊娠前即证实存在或在妊娠的前 20 周即出现的高血压;妊娠期高血压为妊娠 20 周以后发生的高血压,不伴有明显蛋白尿,妊娠结束后血压可以恢复正常;先兆子痫定义为发生在妊娠 20 周后首次出现高血压和蛋白尿,常伴有水肿与高尿酸血症,可分为轻、重度,如出现抽搐可诊断为子痫。对于妊娠高血压,非药物措施(限盐、富钾饮食、适当活动、情绪放松)是安全有效的,应作为药物治疗的基础。由于所有降压药物对胎儿的安全性均缺乏严格的临床验证,而且动物试验中发现一些药物具有致畸作用,因此,药物选择和应用受到限制。妊娠期间的降压用药不宜过于积极,治疗的主要目的是保证母子安全和妊娠的顺利进行。必要时谨慎使用降压药,常用的静脉降压药物有甲基多巴、拉贝洛尔和硫酸镁等;口服药物包括β受体阻滞剂或钙通道阻滞剂。妊娠期间禁用 ACEI 或 ARB。

五、神经源性高血压

神经系统与血压调控密切相关。多种中枢和周围神经系统病变可以导致高血压。其机制主要与颅内压增高使血管舒缩中心的交感神经系统冲动增加及自主神经功能障碍有关。当今世界,社会压力大,精神心理疾病患病率大大提高,而精神心理异常可通过多种渠道导致血压升高,成为双心医学探讨的主要内容。

(一)颅内压增高与高血压

正常成人颅腔是由颅底骨和颅盖骨组成的腔体,有容纳和保护其内容物的作用。除了出入颅腔的血管系统(特别是颈静脉)及颅底孔(特别是枕骨大孔)与颅外相通外,可以把颅腔看作一个完全密闭的容器,而且由于组成颅腔的颅骨坚硬而不能扩张,所以每个人的颅腔容积是恒定的。

1.病因

(1)脑血管疾病:包括脑出血、蛛网膜下腔出血、大面积脑血栓形成、脑栓塞和颅内静脉窦血栓形成等。

(2)颅内感染性疾病:如病毒、细菌、结核、真菌等引起的脑膜炎、脑炎、脑脓肿等。

(3)颅脑损伤:如脑挫裂伤、颅内血肿、手术创伤、广泛性颅骨骨折、颅脑火器伤、外伤性蛛网膜下腔出血等。

(4)颅内占位性病变:包括各种癌瘤、脓肿、血肿、肉芽肿、囊肿、脑寄生虫等。

(5)各种原因引起的交通性和非交通性脑积水。

(6)各种原因引起的缺血缺氧代谢性脑病:如呼吸道梗阻、窒息、心搏骤停、肝性脑病、酸中毒、一氧化碳中毒、铅中毒、急性水中毒和低血糖等。

(7)未得到有效控制的癫痫持续状态。

(8)良性颅内压增高。

(9)先天性异常:如导水管的发育畸形、颅底凹陷和先天性小脑扁桃体下疝畸形等,可以造成脑脊液回流受阻,从而继发脑积水和颅内压增高狭颅症,由于颅腔狭小,限制了脑的正常发育,也常发生颅内压增高。

2.临床表现

(1)头痛:由颅内有痛觉的组织(如脑膜、血管和神经)受到压力的牵张所引起。颅内压增高引起的头痛的特点:头痛常是持续性的,伴有阵发性的加剧,常因咳嗽或打喷嚏等用力动作而加重。头痛的部位以额、颞、枕部明显;头痛的性质呈胀痛或搏动性疼痛;急性颅内压增高的患者,头痛常非常剧烈,伴烦躁不安,并常进入昏迷状态。儿童及老年人的头痛相对较成年人为少。

(2)呕吐:头痛的伴发症状,典型表现为喷射性呕吐,一般与饮食无关,但较易发生于进食后,因此患者常常拒食,可导致失水和体重锐减。也可见非喷射性呕吐。恶心、呕吐可因肿瘤直接压迫迷走神经核或第四脑室底部而引起。有人认为是因为迷走神经核团或其神经根受到刺激所引起。脑干肿瘤起源于迷走神经核团附近者,呕吐有时是其早期唯一的症状,可造成诊断上的困难,有时可误诊为"功能性呕吐"。

(3)视盘水肿:颅内压增高的特征性体征之一。它是因颅内压增高使眼底静脉回流受阻所致。与颅内压增高发生发展的时间、速度和程度有关。颅内压增高早期或急性颅内压增高时,视盘水肿可不明显,对视力影响不大。而慢性颅内压增高的患者,70%以上均有视盘水肿,如视盘边界模糊,生理凹陷不清,静脉充盈、迂曲,视盘周围火焰状出血等。此时,视力减退。随着视盘水肿的加重,可继发视神经萎缩,常伴不可逆视力减退甚至失明。

(4)意识障碍:意识障碍的病理解剖学基础是颅内压增高导致的全脑严重缺血缺氧和脑干网状结构功能受累。患者可呈谵妄、呆木、昏沉甚至昏迷。

(5)库欣反应:指在严重颅内压增高时出现的血压上升、心率缓慢和呼吸减慢等现象。其结果是确保一定的脑灌注压,使肺泡氧和二氧化碳充分交换,增加脑供氧,是机体总动员和积极代偿的表现。

(6)复视:因展神经在颅底走行较长,极易受到颅内压增高的损伤,出现单侧或双侧展神经麻痹,早期表现为复视。颅内压增高持续较久的病例,眼球外展受限,甚至使眼球完全内斜。

(7)抽搐及去大脑强直:抽搐及去大脑强直多由脑干受压所致,表现为突然意识丧失、四肢强直、颈和背部后屈,呈角弓反张状。

(8)视野缺损:系后颅窝病变引起的脑室积水,第三脑室扩大压迫视交叉后部并引起蝶鞍的扩大所致。常可误诊为垂体瘤。

(9)脑疝的表现:颅内压升高到一定程度,部分脑组织发生移位,挤入硬脑膜的裂隙或枕骨大孔,压迫附近的神经、血管和脑干,产生一系列症状和体征。幕上的脑组织(颞叶的海马回、钩回)通过小脑幕切迹被挤向幕下,称为小脑幕切迹疝或颞叶钩回疝或海马沟回疝。幕下的小脑扁桃体及延髓经枕骨大孔被挤向椎管内,称为枕骨大孔疝或小脑扁桃体疝。一侧大脑半球的扣带回经镰下孔被挤入对侧分腔,称为大脑镰下疝或扣带回疝。

小脑幕切迹疝(颞叶钩回疝):同侧动眼神经麻痹,表现为眼睑下垂,瞳孔扩大,对光反射迟钝或消失,不同程度的意识障碍,生命体征变化,对侧肢体瘫痪和出现病理反射。小脑幕切迹疝的临床表现如下。①颅内压增高:表现为头痛加重,呕吐频繁,躁动不安,提示病情加重。②意识障碍:患者逐渐出现意识障碍,由嗜睡、蒙眬到浅昏迷、昏迷,对外界的刺激反应迟钝或消失,系脑干网状结构上行激活系统受累的结果。③瞳孔变化:最初可有时间短暂的患侧瞳孔缩小,但多不易被发现。以后该侧瞳孔逐渐散大,对光发射迟钝、消失,说明动眼神经背侧部的副交感神经纤维已受损。晚期则双侧瞳孔散大,对光反射消失,眼球固定不动。④锥体束征:由于患侧大脑脚受压,出现对侧肢体力弱或瘫痪,肌张力增高,腱反射亢进,病理反射阳性。有时由于脑干被推向对侧,使对侧大脑脚与小脑幕游离缘相挤,造成脑疝同侧的锥体束征,需注意分析,以免导致病变定侧的错误。⑤生命体征改变:表现为血压升高,脉缓有力,呼吸深慢,体温上升。到晚期,生命中枢逐渐衰竭,出现潮式或叹息样呼吸,脉频弱,血压和体温下降;最后呼吸停止,继而心跳亦停止。

枕骨大孔疝(小脑扁桃体疝):①枕下疼痛、项强或强迫头位:疝出组织压迫颈上部神经根,或因枕骨大孔区脑膜或血管壁的敏感神经末梢受牵拉,可引起枕下疼痛。为避免延髓受压加重,机体发生保护性或反射性颈肌痉挛,患者头部维持在适当位置。②颅内压增高:表现为头痛剧烈,呕吐频繁,慢性脑疝患者多有视盘水肿。③后组脑神经受累:由于脑干下移,后组脑神经受牵拉,或因脑干受压,出现眩晕、听力减退等症状。④生命体征改变:慢性疝出者生命体征变化不明显;急性疝出者生命体征改变显著,迅速发生呼吸和循环障碍,先呼吸减慢,脉搏细速,血压下降,很快出现潮式呼吸和呼吸停止,如不采取措施,不久心跳也停止。与小脑幕切迹疝相比枕骨大孔疝的特点:生命体征变化出现较早,瞳孔改变和意识障碍出现较晚。

大脑镰下疝:引起病侧大脑半球内侧面受压部的脑组织软化坏死,出现对侧下肢轻瘫、排尿障碍等症状。一般活体不易诊断。

(10)与颅内原发病变相关的症状体征:主要是与病变部位相关的神经功能刺激症状或局灶体征,如癫痫、失语、智能障碍、运动障碍、感觉障碍和自主神经功能障碍等。

(11)心血管舒缩中枢障碍症状体征:可表现为血压忽高忽低,最高可在 29.3/18.7 kPa(220/140 mmHg)以上,最低在 12.0/8.0 kPa(90/60 mmHg)以下;伴心动过速、心动过缓或心律不齐。心率或心律、血压具有波动幅度大、不稳定及对药物干预敏感等特点。

(12)与血压增高相关的症状体征:头痛、头晕、心悸、气短、耳鸣、乏力等,甚至出现高血压所致的心、脑、肾、眼等靶器官损害的表现。

3.治疗

颅内原发疾病的治疗是解除颅内压增高所致高血压的根本,而降低颅内压治疗是降低血压的直接手段,如手术清除颅内血肿、脓肿、肉芽肿、肿瘤等颅内占位病变;脑室穿刺引流或脑脊液分流,改善脑脊液循环;脑静脉血栓局部溶栓,促进脑静脉回流等。多数情况下,随着颅内压的下降,血压恢复或接近正常。所以对血压的调控应持谨慎的态度,不能盲目地予以降压药物干预。降颅内压治疗应当是一个平衡的、逐步的过程。从简单的措施开始,降颅内压治疗需同步监测颅内压和血压,以维持脑灌注压>9.3 kPa(70 mmHg)。具体措施如下。

(1)抬高头位:床头抬高30°,可减少脑血流容积,增加颈静脉回流,降低脑静脉压和颅内压,且安全有效。理想的头位角度应依据患者ICP监测的个体反应而定,枕部过高或颈部过紧可导致ICP增加,应予以避免。

(2)止痛和镇静:当颅内压顺应性降低时,躁动、对抗束缚、行气管插管或其他侵入性操作等均可使胸腔内压和颈静脉压增高,颅内压增高;另焦虑或恐惧使交感神经系统功能亢进,导致心动过速,血压增高,脑代谢率增高,脑血流增加,颅内压增高。因此,积极进行镇静治疗尤为重要。胃肠外镇静剂有呼吸抑制和血压降低的危险,所以必须先行气管插管和动脉血压监测,然后再用药。异丙酚是一种理想的静脉注射镇静药,其半衰期很短,且不影响患者的神经系统临床评估,还有抗癫痫及清除自由基作用,通常剂量为0.3~4 mg/(kg·h)。应避免使用麻痹性神经肌肉阻滞剂,因其影响神经系统功能的正确评估。

(3)补液:颅内压增高患者只能输注等渗液如0.9%生理盐水,禁用低渗液如5%右旋糖酐或0.45%盐水。应积极纠正机体低渗状态(<280 mOsm/L),轻度高渗状态(>300 mOsm/L)对病情是有利的。CPP降低可使ICP反射性增加,可输注等渗液纠正低血容量。不应使用5%或10%葡萄糖溶液,禁忌使用50%高渗葡萄糖溶液。因为会增加脑组织内乳酸堆积,加重脑水肿和神经元损害。当然,临床医师应根据患者血糖和血浆电解质含量动态监测及时调整补液种类和补液量。

(4)降颅内压。①渗透性利尿剂:如甘露醇、甘油、高渗盐水等;②人血清蛋白:应用人血清蛋白可明显地增加血浆胶体渗透压,使组织间水分向血管中转移,从而减轻脑水肿,降低颅内压,尤其适用于血容量不足、低蛋白血症的颅内高压、脑水肿患者;③髓襻利尿剂:主要为呋塞米,作用于髓襻升支髓质部腔面的细胞膜,抑制Na^+和Cl^-重吸收;④糖皮质激素:主要是利用糖皮质激素具有稳定膜结构的作用减少了因自由基引发的脂质过氧化反应,从而降低脑血管通透性、恢复血管屏障功能、增加损伤区血流量及改善Na^+-K^+-ATP酶的功能,使脑水肿得到改善。

(5)巴比妥类药物:巴比妥类药物具有收缩脑血管、降低脑代谢率、抑制脑脊液分泌、减低脑耗氧量和脑血流量及抑制自由基介导的脂质过氧化作用。大剂量巴比妥可使颅内压降低。临床试验证实,输入戊巴比妥负荷剂量5~20 mg/kg,维持量1~4 mg/(kg·h),可改善难治性颅内压增高。美国和欧洲脑卒中治疗指南推荐可用大剂量巴比妥类药物治疗顽固性高颅内压,但心血管疾病患者不宜使用。

(6)过度通气:过度换气可使肺泡和血中的二氧化碳分压降低,导致低碳酸血症,低碳酸血症使脑阻力血管收缩和脑血流减少,从而缩小脑容积和降低颅内压。也有认为是增加呼吸的负压使中心静脉压下降,脑静脉血易于回流至心脏。因而使脑血容量减少。但当$PaCO_2$低于4.0 kPa

(30 mmHg)时,会引起脑血管痉挛,导致脑缺血缺氧,加重颅内高压。以往认为采用短时程(<24 小时)轻度过度通气[$PaCO_2$ 4.0～4.7 kPa(30～35 mmHg)],这样不但可以降低颅内压,而且不会导致和加重脑缺血。近年来随着脑组织氧含量直接测定技术的问世,研究发现短时程轻度过度通气亦不能提高脑组织氧含量,相反会降低脑组织氧含量。所以,国内外学者已不主张采用任何形式过度通气治疗颅内高压,而采用正常辅助呼吸,维持动脉血 $PaCO_2$ 在正常范围为宜。

(7)亚低温治疗:动物试验证实,温度升高使脑的氧代谢率增加,脑血流量增加,颅内压增高,尤其是缺血缺氧性损伤恶化。通常每降低 1 ℃,脑耗氧量与血流量即下降 6.7%,有资料表明当体温降至 30 ℃时,脑耗氧量为正常时的 50%～55%,脑脊液压力较降温前低 56%。因此,首先应对体温增高的患者进行降温治疗(应用对乙酰氨基酚、降温毯、吲哚美辛等)。近年来,随着现代重症监护技术的发展,亚低温降颅内压治疗的研究发展很快。无论是一般性颅内压增高还是难治性颅内压增高,亚低温治疗都是有效的,且全身降温比孤立的头部降温更有效。降温深度依病情而定,以 32～34 ℃为宜,过高达不到降温目的,过低有发生心室颤动的危险。降温过程中切忌发生寒战、冻伤及水电解质失调,一般持续 3～5 天即可停止物理降温,使患者自然复温,逐渐减少用药乃至停药。在欧洲、美国、日本等国家已推广使用。但由于亚低温治疗需要使用肌松剂和持续使用呼吸机,目前国内中小医院尚难以开展此项技术。

(8)减少脑脊液:以迅速降低颅内压,缓解病情。也是常用的颅脑手术前的辅助性抢救措施之一。①脑脊液外引流:是抢救脑疝危象患者的重要措施。控制性持续性闭式脑室引流,既可使脑脊液缓慢流出以将颅内压控制在正常范围,从而避免突然压力下降而导致脑室塌陷、小脑上疝、脑充血、脑水肿加重或颅内压动力学平衡的紊乱,而且有利于保持引流的通畅。关闭式引流有利于预防感染。②脑脊液分流术:不论何种原因引起的阻塞性或交通性脑积水,凡不能除去病因者均可行脑脊液分流术。根据阻塞的不同部位,可使脑脊液绕过阻塞处到达大脑表面,再经过蛛网膜颗粒吸收,以达到降低颅内压的目的。或将脑脊液引流到右心房或腹腔等部位而被吸收。若分流术成功,效果是比较肯定的。常用的脑脊液分流方法有侧脑室-枕大池分流术、侧脑室-右心房分流术、侧脑室-腹腔引流术、腰椎蛛网膜下腔-腹腔分流术。目前临床最常用的是侧脑室-腹腔引流术。③乙酰唑胺:一种碳酸酐酶抑制剂,它能使脑脊液产生减少 50%,从而降低颅内压。常用剂量是每次 0.25 g,每天 3 次。

(9)颅内占位病变:如肿瘤、脑脓肿等颅内占位性病变应手术切除,若不能切除可考虑脑室引流或行颅骨切开去骨瓣减压,可迅速降低颅内压。有学者认为,通过各种降颅压措施,如脱水、过度换气、巴比妥昏迷、亚低温等治疗不能控制的颅内高压,应考虑标准大骨瓣开颅术。

(10)去大骨瓣减压术:能使脑组织向减压窗方向膨出,以减轻颅内高压对重要脑结构的压迫,尤其是脑干和下丘脑,以挽救患者生命。但越来越多的临床实践证明去大骨瓣减压术不但没有降低重型颅脑伤者死残率,而且可能会增加重型颅脑伤患者残死率。原因:①去大骨瓣减压术会导致膨出的脑组织在减压窗处嵌顿、嵌出的脑组织静脉回流受阻、脑组织缺血水肿坏死,久之形成脑穿通畸形;②去大骨瓣减压术不缝合硬脑膜会增加术后癫痫发作;③去大骨瓣减压术会导致脑室脑脊液向减压窗方向流动,形成间质性脑水肿;④去骨瓣减压术不缝合硬脑膜,使手术创面渗血进入脑池和脑室系统,容易引起脑积水;⑤去大骨瓣减压术不缝合硬脑膜会导致脑在颅腔内不稳定,会引起再损伤;⑥去大骨瓣减压术不缝合硬脑膜会增加颅内感染、切口裂开机会等。

(11)预防性抗癫痫治疗:越来越多的临床研究表明使用预防性抗癫痫药不但不会降低颅脑损伤后癫痫发生率,而且会加重脑损害和引起严重毒副作用。严重脑挫裂伤脑内血肿清除术后是否常规服用预防性抗癫痫治疗仍有争议,也无任何大规模临床研究证据。国外学者不提倡预防性抗癫痫治疗。但若颅脑损伤患者一旦发生癫痫,则应该正规使用抗癫痫药。

(12)高压氧治疗:当动脉二氧化碳分压正常而氧分压增高时,也可使脑血管收缩,脑体积缩小,从而达到降颅内压的目的。在两个大气压下吸氧,可使动脉氧分压增加到 133.3 kPa(1 000 mmHg)以上,使增高的颅内压下降 30%,然而这种治疗作用只是在氧分压维持时才存在。如血管已处于麻痹状态,高压氧则不能起作用。有文献报道高压氧吸入后因肺泡与肺静脉氧分压差的增大,血氧弥散量可增加近 20 倍,从而大大提高组织氧含量,可中断因为脑缺血缺氧导致的脑水肿,可促进昏迷患者的觉醒,减少住院天数,能显著改善脑损伤患者的认知功能障碍,有利于机体功能的恢复,对抢救生命和提高生存质量有较好的疗效。绝对禁忌证:未经处理的气胸、纵隔气肿,肺大疱,活动性内出血及出血性疾病,结核性空洞形成并咯血,心脏二度以上房室传导阻滞。相对禁忌证:重症上呼吸道感染,重症肺气肿,支气管扩张症,重度鼻窦炎,血压高于 21.3/13.3 kPa(160/100 mmHg),心动过缓<50 次/分,未做处理的恶性肿瘤,视网膜脱离,早期妊娠(3 个月内)。

(13)调控血压:调控血压时应考虑系统动脉血压与颅内压和脑灌注压的关系。尤其是脑卒中急性期的血压管理,脑卒中急性期降压治疗目前仍无定论。由于病灶周边脑组织的充分血液供应对挽救缺血半暗带区濒危脑细胞至关重要,而这时 CBF 自我调节机制受损,CPP 严重依赖 MAP,但血压过高也会引起血-脑屏障破坏及其他相关脏器功能损伤。大量研究结果表明,75%以上的脑卒中患者急性期血压升高,尤其是那些既往有高血压病史的患者。在脑卒中发生后的 1 周内,血压有自行下降的趋势,有些患者数小时内即可看到血压明显降低。因此,对脑卒中急性期的血压,要持慎重的态度,而非简单的降低血压。

(二)自主神经功能障碍与高血压

自主神经主要分布于内脏、心血管和腺体。由于内脏反射通常是不能随意控制,故名自主神经。自主神经系统的功能在于调节心肌、平滑肌和腺体的活动,交感和副交感神经对内脏的调节具有对立统一作用。血管运动中枢位于脑干,它通过胸腰段交感神经元及第 IX、X 对脑神经(副交感神经)对主动脉弓、窦房结、颈动脉压力感受器的控制,调节和维持交感神经和副交感神经的相对平衡,保持心血管系统的稳定性。因此,凡累及自主神经系统的病变大多可引起血压的变化。

1.脊髓损伤后自主神经反射不良

自主神经反射不良(AD)或称自主神经反射亢进,是指脊髓 T_6 或以上平面的脊髓损伤(SCI)而引发的以血压阵发性骤然升高为特征的一组临床综合征。常见的 SCI 的病因有外伤、肿痛、感染等。

2.致死性家族性失眠症

致死性家族性失眠症(FFI)是罕见的家族性人类朊蛋白(PrP)疾病,是常染色体显性遗传性疾病,也是近年来备受关注的人类可传播性海绵样脑病(TSH)之一。1986 年,意大利 Bologna 大学医学院 Lugaresi 等首先报道并详细描述了本病的第一个病例,以进行性睡眠障碍和自主神经失调为主要表现,尸检证实丘脑神经细胞大量脱失,命名为致死性家族性失眠症。随着基因监测技术的发展和对朊蛋白疾病认识的深入,全世界 FFI 散发病例及家系报道逐渐增多。因 FFI 是罕见病,目前为止尚无流行病学资料。FFI 由于自主神经失调可表现出高血压征象;同时可因严重睡眠障碍导致血压昼夜节律异常。

3.吉兰-巴雷综合征与高血压

吉兰-巴雷综合征(GBS)是一类免疫介导的急性炎性周围神经病。临床特征为急性起病,症状多在 2 周左右达到高峰,主要表现为多发神经根及周围神经损害,常有脑脊液蛋白-细胞分离现象,多呈单时相自限性病程,静脉注射免疫球蛋白和血浆置换治疗有效。该病还包括急性炎性脱髓鞘性多发神经根神经病(AIDP)、急性运动轴索性神经病(AMAN)、急性运动感觉轴索性神经病(AMSAN)、Miller Fisher 综合征(MFS)、急性泛自主神经病(ASN)等亚型。其中 AIDP 和 ASN 常损害自主神经,引起包括血压波动在内的诸多自主神经功能障碍的症状体征。国外报道 GBS 自主神经损害发生率 65%,国内杨清成报道 54%,鹿寒冰等报道 39.4%,略低于国外。因自主神经的损害与 GBS 预后直接相关,临床上应引起足够的重视。

4.自主神经性癫痫

自主神经性癫痫又称间脑癫痫、内脏性癫痫等。间脑位于中脑之上,尾状核和内囊的内侧,可分为五个部分,即丘脑、丘脑上部、丘脑底部、丘脑后部、丘脑下部,后者是自主神经中枢。间脑癫痫是指这个部位病变引起的发作性症状,实际上病变并非累及整个间脑。但由于这一名称应用已久,所以至今仍被临床上沿用。1925 年 Heko 报道首例间脑癫痫,至 1929 年 Penfield 提出间脑性癫痫的概念。这是一种不同病因引起的下丘脑病变导致的周期性发作性自主神经功能紊乱综合征。同其他自主神经病变一样,此类癫痫可致阵发性血压的升高,临床表现复杂多样,且缺乏特异性,易误诊。

(马利然)

第三节 急性冠状动脉综合征

急性冠状动脉综合征(ACS)指心血管疾病中急性发病的临床类型,包括 ST 段抬高型心肌梗死(STEMI)、非 ST 段抬高型心肌梗死(NSTEMI)和不稳定型心绞痛(UA)。近年又将前者称为 ST 段抬高型 ACS,约占 1/4(包括小部分变异型心绞痛),后两者合称为非 ST 段抬高型 ACS,约占 3/4。它们主要涵盖了以往分类中的 Q 波型急性心肌梗死(AMI)、非 Q 波型 AMI 和不稳定型心绞痛。

一、不稳定型心绞痛和非 ST 段抬高型心肌梗死

UA 指介于稳定型心绞痛和急性心肌梗死之间的临床状态,包括了除稳定型劳力性心绞痛以外的初发型、恶化型劳力性心绞痛和各型自发性心绞痛。它是在粥样硬化病变的基础上,发生了冠状动脉内膜下出血、斑块破裂、破损处血小板与纤维蛋白凝集形成血栓、冠状动脉痉挛及远端小血管栓塞引起的急性或亚急性心肌供氧减少所致。它是 ACS 中的常见类型。若 UA 伴有血清心肌坏死标志物明显升高,此时可确立 NSTEMI 的诊断。

(一)发病机制

ACS 有着共同的病理生理学基础,即在冠状动脉粥样硬化的基础上,粥样斑块松动、裂纹或破裂,使斑块内高度致血栓形成的物质暴露于血流中,引起血小板在受损表面黏附、活化、聚集,形成血栓,导致病变血管完全性或非完全性闭塞。冠状动脉病变的严重程度,主要取决于斑块的

稳定性,与斑块的大小无直接关系。不稳定斑块具有如下特征:脂质核较大,纤维帽较薄,含大量的巨噬细胞和 T 淋巴细胞,血管平滑肌细胞含量较少。UA/NSTEMI 的特征是心肌供氧和需氧之间平衡失调,目前发现其最常见病因是心肌血流灌注减少,这是由于粥样硬化斑块破裂发生的非阻塞性血栓导致冠状动脉狭窄所致。血小板聚集和破裂斑块碎片导致的微血管栓塞,使得许多患者的心肌标志物释放。其他原因包括动力性阻塞(冠状动脉痉挛或收缩)、进行性机械性阻塞、炎症和/或感染、继发性 UA 即心肌氧耗增加或氧输送障碍的情况(包括贫血、感染、甲状腺功能亢进、心律失常、血液高黏滞状态或低血压等),实际上这 5 种病因相互关联。

(二)病理解剖

冠状动脉病变或粥样硬化斑块的慢性进展,即使可导致冠状动脉严重狭窄甚至完全闭塞,由于侧支循环的逐渐形成,通常不一定产生心肌梗死。若冠状动脉管腔未完全闭塞,仍有血供,临床上表现为 NSTEMI 即非 Q 波型心肌梗死或 UA,心电图仅出现 ST 段持续压低或 T 波倒置。如果冠状动脉闭塞时间短,累计心肌缺血<20 分钟,组织学上无心肌坏死,也无心肌酶或其他标志物的释出,心电图呈一过性心肌缺血改变,临床上就表现为 UA;如果冠状动脉严重阻塞时间较长,累计心肌缺血>20 分钟,组织学上有心肌坏死,血清心肌坏死标志物也会异常升高,心电图上呈持续性心肌缺血改变而无 ST 段抬高和病理性Q 波出现,临床上即可诊断为 NSTEMI 或非 Q 波型心肌梗死。NSTEMI 虽然心肌坏死面积不大,但心肌缺血范围往往不小,临床上依然很高危;这可以是冠状动脉血栓性闭塞已有早期再通,或痉挛性闭塞反复发作,或严重狭窄的基础上急性闭塞后已有充分的侧支循环建立的结果。NSTEMI 时的冠状动脉内附壁血栓多为白血栓;也可能是由斑块成分或血小板血栓向远端栓塞所致。

(三)临床表现

(1)静息时或夜间发生心绞痛常持续 20 分钟以上。

(2)新近发生的心绞痛(病程在 2 个月内)且程度严重。

(3)近期心绞痛逐渐加重(包括发作的频度、持续时间、严重程度和疼痛放射到新的部位)。发作时可有出汗、皮肤苍白湿冷、恶心、呕吐、心动过速、呼吸困难、出现第三心音或第四心音等表现。而原来可以缓解心绞痛的措施此时变得无效或不完全有效。UA 患者中约 20% 发生 NSTEMI 需通过肌钙蛋白和心肌酶检查来判定。UA 和 NSTEMI 患者中很少有严重的左心室功能不全所致的低血压(心源性休克)发生。

(四)危险分层

由于不同的发病机制,造成不同类型 ACS 的近、远期预后有较大的差别,因此正确识别ACS 的高危人群并给予及时和有效的治疗可明显改善其预后,这具有重要的临床意义。对于ACS 的危险性评估遵循以下原则:首先是明确诊断,然后进行临床分类和危险分层,最终确定治疗方案。

1.高危非 ST 段抬高型 ACS 患者的评判标准

美国心脏病学会/美国心脏病协会(ACC/AHA)将具有以下临床或心电图情况中的 1 条作为高危非 ST 段抬高型 ACS 患者的评判标准。

(1)缺血症状在 48 小时内恶化。

(2)长时间进行性静息性胸痛(>20 分钟)。

(3)低血压,新出现杂音或杂音突然变化、心力衰竭,心动过缓或心动过速,年龄>75 岁。

(4)心电图改变:静息性心绞痛伴一过性 ST 段改变(>0.05 mV),新出现的束支传导阻滞,持续性室性心动过速。

(5)心肌标志物(TnI、TnT)明显增高(>0.1 μg/L)。

2.中度危险性 ACS 患者的评判标准

中度危险为无高度危险特征但具备下列中的 1 条。

(1)既往心肌梗死、周围或脑血管疾病,或冠状动脉搭桥,既往使用阿司匹林。

(2)长时间(>20 分钟)静息性胸痛已缓解,或过去 2 周内新发 CCS 分级 Ⅲ 级或 Ⅳ 级心绞痛,但无长时间(>20 分钟)静息性胸痛,并有高度或中度冠状动脉疾病可能;夜间心绞痛。

(3)年龄>70 岁。

(4)心电图改变:T 波倒置>0.2 mV,病理性 Q 波或多个导联静息 ST 段压低<0.1 mV。

(5)TnI 或 TnT 轻度升高(即<0.1 μg/L,但>0.01 μg/L)。

3.低度危险性 ACS 患者的评判标准

低度危险性为无上述高度、中度危险特征,但有下列特征。

(1)心绞痛的频率、程度和持续时间延长,诱发胸痛阈值降低,2 周至 2 个月内新发心绞痛。

(2)胸痛期间心电图正常或无变化。

(3)心脏标志物正常。近年来,在结合上述指标的基础上,将更为敏感和特异的心肌生化标志物用于危险分层,其中最具代表性的是心肌特异性肌钙蛋白、C 反应蛋白、高敏 C 反应蛋白(HsCRP)、脑钠肽(BNP)和纤维蛋白原。

(五)实验室检查和辅助检查

1.心电图检查

应在症状出现 10 分钟内进行。UA 发作时心电图有一过性 ST 段偏移和/或波倒置;如心电图变化持续 12 小时以上,则提示发生 NSTEMI。NSTEMI 时不出现病理性 Q 波,但有持续性 ST 段压低≥0.1 mV(aVR 导联有时还有 V₁ 导联则 ST 段抬高),或伴对称性 T 波倒置,相应导联的 R 波电压进行性降低,ST 段和 T 波的这种改变常持续存在。

2.心脏标志物检查

UA 时,心脏标志物一般无异常增高;NSTEMI 时,血 CK-MB 或肌钙蛋白常有明显升高。TnT 或 TnI 及 C 反应蛋白升高是协助诊断和提示预后较差的指标。

3.其他

需施行各种介入性治疗时,可先行选择性冠状动脉造影,必要时行血管内超声或血管镜检查,明确病变情况。

(六)诊断

对年龄>30 岁的男性和>40 岁的女性(糖尿病患者更年轻)主诉符合上述临床表现的心绞痛时应考虑 ACS,但须先与其他原因引起的疼痛相鉴别。随即进行一系列的心电图和心脏标志物的检测,以判别为 UA、NSTEMI 抑或是 STEMI。

(七)鉴别诊断

1.急性心包炎

尤其是急性非特异性心包炎,可有较剧烈而持久的心前区疼痛,心电图有 ST 段和 T 波变化。但心包炎患者在疼痛的同时或以前已有发热和血白细胞计数增高,疼痛常于深呼吸和咳嗽时加重,坐位前倾时减轻。体检可发现心包摩擦音。

2.急性肺动脉栓塞

肺动脉大块栓塞常可引起胸痛、咯血、气急和休克,但有右心负荷急剧增加的表现,如发绀、肺动脉瓣区第二心音亢进、三尖瓣区出现收缩期杂音、颈静脉充盈、肝大、下肢水肿等。发热和白细胞增多出现也较早,多在 24 小时内。心电图示电轴右偏,Ⅰ 导联出现 S 波或原有的 S 波加深,Ⅲ 导联出现 Q 波和 T 波倒置,aVR 导联出现高 R 波,胸导联过渡区向左移,右胸导联 T 波倒置等。血乳酸脱氢酶总值增高,但其同工酶和肌酸磷酸激酶不增高,D-二聚体可升高,其敏感性高但特异性差。肺部 X 线检查、放射性核素肺通气-灌注扫描、CT 和必要时选择性肺动脉造影有助于诊断。

3.急腹症

急性胰腺炎、消化性溃疡穿孔、急性胆囊炎、胆石症等,患者可有上腹部疼痛及休克,可能与 ACS 患者疼痛波及上腹部者混淆。但仔细询问病史和体格检查,不难作出鉴别。心电图检查和血清肌钙蛋白、心肌酶等测定有助于明确诊断。

4.主动脉夹层分离

以剧烈胸痛起病,颇似 ACS。但疼痛一开始即达高峰,常放射到背、肋、腹、腰和下肢,两上肢血压及脉搏可有明显差别,少数有主动脉瓣关闭不全,可有下肢暂时性瘫痪或偏瘫。X 线胸片示主动脉增宽,CT 或 MRI 主动脉断层显像及超声心动图探测到主动脉壁夹层内的液体,可确立诊断。

5.其他疾病

急性胸膜炎、自发性气胸、带状疱疹等心脏以外疾病引起的胸痛,依据特异性体征、X 线胸片和心电图特征不难鉴别。

(八)治疗

ACS 是内科急症,治疗结局主要受是否迅速诊断和治疗的影响,因此应及早发现和及早住院,并加强住院前的就地处理。UA 或 NSTEMI 的治疗目标是稳定斑块、治疗残余心肌缺血、进行长期的二级预防。溶栓治疗不宜用于 UA 或 NSTEMI。

1.一般治疗

UA 或 NSTEMI 患者应住入冠心病监护病室,卧床休息 12～24 小时,给予持续心电监护。病情稳定或血运重建后症状控制,应鼓励患者早期活动。下肢做被动运动可防止静脉血栓形成。活动量的增加应循序渐进。应尽量对患者进行必要的解释和鼓励,使其能积极配合治疗而又解除焦虑和紧张,可以应用小剂量的镇静剂和抗焦虑药物,使患者得到充分休息和减轻心脏负担。保持大便通畅,便时避免用力,如便秘可给予缓泻剂。有明确低氧血症或存在左心室功能衰竭时才需补充氧气。在最初 2～3 天,饮食应以流质食物为主,以后随着症状减轻而逐渐增加粥、面条等及其他容易消化的半流质食物,宜少量多餐,钠盐和液体的摄入量应根据汗量、尿量、呕吐量及有无心力衰竭而做适当调节。

2.抗栓治疗

抗栓治疗可预防冠状动脉进一步血栓形成、促进内源性纤溶活性溶解血栓和减少冠状动脉狭窄程度,从而可减少事件进展的风险和预防冠状动脉完全阻塞的进程。

(1)抗血小板治疗:主要药物包括以下几种。

1)环氧化酶抑制剂:阿司匹林可降低 ACS 患者的短期和长期病死率。若无禁忌证,ACS 患者入院时都应接受阿司匹林治疗,起始负荷剂量为 160～325 mg(非肠溶制剂),首剂应嚼碎,加快其吸收,以便迅速抑制血小板激活状态,以后改用小剂量维持治疗。除非对阿司匹林过敏或有其他禁忌证外,主张长期服用小剂量75～100 mg/d维持。

2)二磷酸腺苷(ADP)受体拮抗剂:氯吡格雷和噻氯匹定能拮抗血小板ADP受体,从而抑制血小板聚集,可用于对阿司匹林不能耐受患者的长期口服治疗。氯吡格雷起始负荷剂量为300 mg,以后75 mg/d维持;噻氯匹定起效较慢,不良反应较多,已少用。对于非ST段抬高型ACS患者不论是否行介入治疗,阿司匹林加氯吡格雷均为常规治疗,应联合应用12个月,对于放置药物支架的患者这种联合治疗时间应更长。

3)血小板膜糖蛋白Ⅱb/Ⅲa(GPⅡb/Ⅲa)受体拮抗剂:激活的GPⅡb/Ⅲa受体与纤维蛋白原结合,形成在激活血小板之间的桥梁,导致血小板血栓形成。阿昔单抗是直接抑制GPⅡb/Ⅲa受体的单克隆抗体,在血小板激活起重要作用的情况下,特别是患者进行介入治疗时,该药多能有效地与血小板表面的GPⅡb/Ⅲa受体结合,从而抑制血小板的聚集;一般使用方法是先静脉注射冲击量0.25 mg/kg,然后10 μg/(kg·h)静脉滴注12～24小时。合成的该类药物还包括替罗非班和依替巴肽。以上3种GPⅡb/Ⅲa受体拮抗剂静脉制剂均适用于ACS患者急诊PCI(首选阿昔单抗,因目前其安全性证据最多),可明显降低急性和亚急性血栓形成的发生率,如果在PCI前6小时内开始应用该类药物,疗效更好。若未行PCI,GPⅡb/Ⅲa受体拮抗剂可用于高危患者,尤其是心脏标志物升高或尽管接受合适的药物治疗症状仍持续存在或两者兼而有之的患者。GPⅡb/Ⅲa受体拮抗剂应持续应用24～36小时,静脉滴注结束之前进行血管造影。

(2)抗凝治疗:除非有禁忌证(如活动性出血或已应用链激酶或复合纤溶酶链激酶),所有患者应在抗血小板治疗的基础上常规接受抗凝治疗,抗凝治疗药物的选择应根据治疗策略及缺血和出血事件的风险。常用抗凝药包括普通肝素、低分子肝素、磺达肝癸钠和比伐芦定。

3.抗心肌缺血治疗

(1)硝酸酯类药物:硝酸酯类药物可选择口服,舌下含服,经皮肤或经静脉给药。硝酸甘油为短效硝酸酯类,对有持续性胸部不适、高血压、急性左心衰竭的患者,在最初24～48小时的治疗中,静脉内应用有利于控制心肌缺血发作。先给予舌下含服0.3～0.6 mg,继以静脉点滴,开始5～10 μg/min,每5～10分钟增加5～10 μg,直至症状缓解或平均压降低10%但收缩压不低于12.0 kPa(90 mmHg)。目前推荐静脉应用硝酸甘油的患者症状消失24小时后,就改用口服制剂或应用皮肤贴剂。药物耐受现象可能在持续静脉应用硝酸甘油24～48小时内出现。由于在NSTEMI患者中未观察到硝酸酯类药物具有减少病死率的临床益处,因此在长期治疗中此类药物应逐渐减量至停用。

(2)镇痛剂:如硝酸酯类药物不能使疼痛迅速缓解,应立即给予吗啡,10 mg稀释成10 mL,每次2～3 mL静脉注射。哌替啶50～100 mg肌内注射,必要时1～2小时后再注射1次,以后每4～6小时可重复应用,注意呼吸功能的抑制。给予吗啡后如出现低血压,可仰卧或静脉滴注生理盐水来维持血压,很少需要用升压药。如出现呼吸抑制,应给予纳洛酮0.4～0.8 mg。有使用吗啡禁忌证(低血压和既往过敏史)者,可选用哌替啶替代。疼痛较轻者可用罂粟碱,30～60 mg肌内注射或口服。

(3)β受体阻滞剂:β受体阻滞剂可用于所有无禁忌证(如心动过缓、心脏传导阻滞、低血压或哮喘)的UA和NSTEMI患者,可减少心肌缺血发作和心肌梗死的发展。使用β受体阻滞剂的方案如下:①首先排除有心力衰竭、低血压[收缩压<12.0 kPa(90 mmHg)]、心动过缓(心率<60次/分)或有房室传导阻滞(P-R间期>0.24秒)的患者;②给予美托洛尔,静脉推注每次

5 mg,共 3 次;③每次推注后观察 2～5 分钟,如果心率<60 次/分或收缩压<13.3 kPa(100 mmHg),则停止给药,静脉注射美托洛尔的总量为 15 mg;④如血流动力学稳定,末次静脉注射后 15 分钟,开始改为口服给药,每 6 小时 50 mg,持续 2 天,以后渐增为 100 mg,2 次/天。作用极短的 β 受体阻滞剂艾司洛尔静脉注射 50～250 μg/(kg・min),安全而有效,甚至可用于左心功能减退的患者,药物作用在停药后 20 分钟内消失,用于有 β 受体阻滞剂相对禁忌证,而又希望减慢心率的患者。β 受体阻滞剂的剂量应调整到患者安静时,心率为 50～60 次/分。

(4)钙通道阻滞剂:钙通道阻滞剂与 β 受体阻滞剂一样能有效地减轻症状。但所有的大规模临床试验表明,钙通道阻滞剂应用于 UA,不能预防急性心肌梗死的发生或降低病死率,目前仅推荐用于全量硝酸酯和 β 受体阻滞剂之后仍有持续性心肌缺血的患者或对 β 受体阻滞剂有禁忌的患者,应选用心率减慢型的非二氢吡啶类钙通道阻滞剂。对心功能不全的患者,应用 β 受体阻滞剂后再加用钙通道阻滞剂应特别谨慎。

(5)血管紧张素转换酶抑制剂(ACEI):近年来一些临床研究显示,对 UA 和 NSTEMI 患者,短期应用 ACEI 并不能获得更多的临床益处。但长期应用对预防再发缺血事件和死亡有益。因此除非有禁忌证(如低血压、肾衰竭、双侧肾动脉狭窄和已知的过敏),所有 UA 和 NSTEMI 患者都可选用 ACEI。

(6)调脂治疗:所有 ACS 患者应在入院 24 小时之内评估空腹血脂谱。近年的研究表明,他汀类药物可以稳定斑块,改善内皮细胞功能,因此如无禁忌证,无论血基线 LDL-C 水平和饮食控制情况如何,均建议早期应用他汀类药物,使 LDL-C 水平降至<800 g/L。常用的他汀类药物有辛伐他汀 20～40 mg/d、普伐他汀 10～40 mg/d、氟伐他汀 40～80 mg/d、阿托伐他汀 10～80 mg/d或瑞舒伐他汀 10～20 mg/d。

4.血运重建治疗

(1)经皮冠状动脉介入术(PCI):UA 和 NSTEMI 的高危患者,尤其是血流动力学不稳定、心脏标志物显著升高、顽固性或反复发作心绞痛伴有动态 ST 段改变、有心力衰竭或危及生命的心律失常者,应早期行血管造影术和 PCI。PCI 能改善预后,尤其是同时应用 GPⅡb/Ⅲa 受体拮抗剂时。对中危患者及有持续性心肌缺血证据的患者,PCI 可以识别致病的病变、评估其他病变的范围和左心室功能。对中高危患者,PCI 或 CABG 具有明确的潜在益处。但对低危患者,不建议进行常规的介入性检查。

(2)冠状动脉旁路移植术(CABG):对经积极药物治疗而症状控制不满意及高危患者(包括持续 ST 段压低、cTnT 升高等),应尽早(72 小时内)进行冠状动脉造影,根据下列情况选择治疗措施:①严重左冠状动脉主干病变(狭窄>50%),应及时行外科手术治疗。②有多支血管病变,且有左心室功能不全(LVEF<50%)或伴有糖尿病者,应进行 CABG。③有两支血管病变合并左前降支近段严重狭窄和左心室功能不全(LVEF<50%)或无创性检查显示心肌缺血的患者,建议施行 CABG。④对 PCI 效果不佳或强化药物治疗后仍有缺血的患者,建议施行 CABG。⑤弥漫性冠状动脉远端病变的患者,不适合行 PCI 或 CABG。

二、ST 段抬高型心肌梗死

(一)病理解剖

若冠状动脉管腔急性完全闭塞,血供完全停止,导致所供区域心室壁心肌透壁性坏死,临床上表现为典型的 STEMI,即传统的 Q 波型心肌梗死。在冠状动脉闭塞后 20～30 分钟,受其供血的心肌即有少数坏死,开始了 AMI 的病理过程。1~2 小时后绝大部分心肌呈凝固性坏死,心肌间质则充血、水肿,伴多量炎性细胞浸润。以后,坏死的心肌纤维逐渐溶解,形成肌溶灶,随后渐有肉芽组织形成。坏死组织 1~2 周后开始吸收,并逐渐纤维化,在 6~8 周后进入慢性期形成瘢痕而愈合,称为陈旧性或愈合性心肌梗死。瘢痕大者可逐渐向外凸出而形成室壁膨胀瘤。梗死附近心肌的血供随侧支循环的建立而逐渐恢复。病变可波及心包出现反应性心包炎,波及心内膜引起附壁血栓形成。在心腔内压力的作用下,坏死的心壁可破裂(心脏破裂),破裂可发生在心室游离壁、乳头肌或心室间隔处。

心肌梗死时冠状动脉内血栓既有白血栓(富含血小板),又有红血栓(富含纤维蛋白和红细胞)。STEMI 的闭塞性血栓是白、红血栓的混合物,从堵塞处向近端延伸部分为红血栓。

(二)病理生理

1.左心室功能

冠状动脉急性闭塞时相关心肌依次发生 4 种异常收缩形式:①运动同步失调,即相邻心肌节段收缩时相不一致;②收缩减弱,即心肌缩短幅度减小;③无收缩;④反常收缩,即矛盾运动,收缩期膨出。于梗死部位发生功能异常同时,正常心肌在早期出现收缩增强。由于非梗死节段发生收缩加强,使梗死区产生矛盾运动。然而,非梗死节段出现代偿性收缩运动增强,对维持左心室整体收缩功能的稳定有重要意义。若非梗死区有心肌缺血,即"远处缺血"存在,则收缩功能也可降低,主要见于非梗死区域冠状动脉早已闭塞,供血主要依靠此次心肌梗死相关冠状动脉者。同样,若心肌梗死区心肌在此次冠状动脉闭塞以前就已有冠状动脉侧支循环形成,则对于心肌梗死区乃至左心室整体收缩功能的保护也有重要意义。

2.心室重构

心肌梗死致左心室节段和整体收缩、舒张功能降低的同时,机体启动了交感神经系统兴奋、肾素血管紧张素-醛固酮系统激活和 Frank-Starling 等代偿机制,一方面通过增强非梗死节段的收缩功能、增快心率、代偿性增加已降低的心搏量(SV)和心排血量(CO),并通过左心室壁伸展和肥厚增加左心室舒张末容积(LVEDV)进一步恢复 SV 和 CO,降低升高的左心室舒张末期压(LVEDP);但另一方面,也同时开启了左心室重构的过程。

心肌梗死发生后,左心室腔大小、形态和厚度发生变化,总称为心室重构。重构过程反过来影响左心室功能和患者的预后。重构是左心室扩张和非梗死心肌肥厚等因素的综合结果,使心室变形(球形变)。除了梗死范围以外,另两个影响左心室扩张的重要因素是左心室负荷状态和梗死相关动脉的通畅程度。左心室压力升高有导致室壁张力增加和梗死扩张的危险,而通畅的梗死区相关动脉可加快瘢痕形成,增加梗死区组织的修复,减少梗死的扩展和心室扩张的危险。

(三)临床表现

1.诱发因素

本病在春、冬季发病较多,与气候寒冷、气温变化大有关,常在安静或睡眠时发病,以清晨 6 时至午间 12 时发病最多。大约有 1/2 的患者能查明诱发因素,如剧烈运动、过重的体力劳动、创伤、情绪激动、精神紧张或饱餐、急性失血、出血性或感染性休克,主动脉瓣狭窄、发热、心动过速等引起的心肌耗氧增加、血供减少都可能是心肌梗死的诱因。在变异型心绞痛患者中,反复发作的冠状动脉痉挛也可发展为 AMI。

2.先兆

半数以上患者在发病前数天有乏力、胸部不适,活动时心悸、气急、烦躁、心绞痛等前驱症状,其中以新发生心绞痛(初发型心绞痛)或原有心绞痛加重(恶化型心绞痛)为最突出。心绞痛发作较以往频繁、性质较剧、持续较久、硝酸甘油疗效差、诱发因素不明显;疼痛时伴有恶心、呕吐、大汗和心动过速,或伴有心功能不全、严重心律失常、血压大幅度波动等;同时心电图示 ST 段一过性明显抬高(变异型心绞痛)或压低,T 波倒置或增高,应警惕近期内发生心肌梗死的可能。发现先兆及时积极治疗,有可能使部分患者避免发生心肌梗死。

3.症状

(1)疼痛:最先出现的症状,疼痛部位和性质与心绞痛相同,但常发生于安静或睡眠时,疼痛程度较重,范围较广,持续时间可长达数小时或数天,休息或含用硝酸甘油片多不能缓解,患者常烦躁不安、出汗、恐惧,有濒死之感。在我国,1/6~1/3 的患者疼痛的性质及部位不典型,如位于上腹部,常被误认为胃溃疡穿孔或急性胰腺炎等急腹症;位于下颌或颈部,常被误认为牙病或骨关节病。部分患者无疼痛,多为糖尿病患者或老年人,一开始即表现为休克或急性心力衰竭;少数患者在整个病程中都无疼痛或其他症状,而事后才发现患过 MI。

(2)全身症状:主要是发热,伴有心动过速、白细胞增高和血细胞沉降率增快等,由坏死物质吸收所引起。一般在疼痛发生后 24~48 小时出现,程度与梗死范围常呈正相关,体温一般在38 ℃上下,很少超过 39 ℃,持续 1 周左右。

(3)胃肠道症状:约 1/3 有疼痛的患者,在发病早期伴有恶心、呕吐和上腹胀痛,与迷走神经受坏死心肌刺激和心排血量降低组织灌注不足等有关;肠胀气也不少见;重症者可发生呃逆(以下壁心肌梗死多见)。

(4)心律失常:见于 75%~95% 的患者,多发生于起病后 2 周内,尤以24 小时内最多见。各种心律失常中以室性心律失常为最多,尤其是室性期前收缩;如室性期前收缩频发(每分钟5 次以上),成对出现,心电图上表现为多源性或落在前一心搏的易损期时,常预示即将发生室性心动过速或心室颤动。冠状动脉再灌注后可能出现加速性室性自主心律与室性心动过速,多数历时短暂,自行消失。室上性心律失常则较少,阵发性心房颤动比心房扑动和室上性心动过速更多见,多发生在心力衰竭患者中。窦性心动过速的发生率为 30%~40%,发病初期出现的窦性心动过速多为暂时性,持续性窦性心动过速是梗死面积大、心排血量降低或左心功能不全的反映。各种程度的房室传导阻滞和束支传导阻滞也较多,严重者发生完全性房室传导阻滞。发生完全性左束支传导阻滞时 MI 的心电图表现可被掩盖。前壁 MI 易发生室性心律失常。下壁(膈面)MI 易发生房室传导阻滞,其阻滞部位多在房室束以上,预后较好。前壁 MI 而发生房室传导阻滞时,往往是多个束支同时发生传导阻滞的结果,其阻滞部位在房室束以下,且常伴有休克或心力衰竭,预后较差。

(5)低血压和休克:疼痛期血压下降常见,可持续数周后再上升,但常不能恢复以往的水平,未必是休克。如疼痛缓解而收缩压低于 10.7 kPa(80 mmHg),患者烦躁不安、面色苍白、皮肤湿冷、脉细而快、大汗淋漓、尿量减少(<20 mL/h)、神志迟钝,甚至昏厥者,则为休克的表现。休克多在起病后数小时至 1 周内发生,见于 20% 的患者,主要是心源性,为心肌广泛(40%以上)坏死、心排血量急剧下降所致,神经反射引起的周围血管扩张为次要的因素,有些患者还有血容量不足的因素参与。严重的休克可在数小时内致死,一般持续数小时至数天,可反复出现。

(6)心力衰竭:主要是急性左心衰竭,可在起病最初数天内发生或在疼痛、休克好转阶段出现,为梗死后心脏舒缩力显著减弱或不协调所致,发生率为20%~48%。患者出现呼吸困难、咳嗽、发绀、烦躁等,严重者可发生肺水肿或进而发生右心衰竭的表现,出现颈静脉怒张、肝肿痛和水肿等。右心室 MI 者,一开始即可出现右心衰竭的表现。

4.体征

AMI 时心脏体征可在正常范围内,体征异常者大多数无特征性;心脏可有轻至中度增大;心率增快或减慢;心尖区第一心音减弱,可出现第三心音或第四心音奔马律。前壁心肌梗死的早期,可能在心尖区和胸骨左缘之间扣及迟缓的收缩期膨出,是由心室壁反常运动所致,常在几天至几周内消失。有 10%～20% 的患者在发病后 2～3 天出现心包摩擦音,多在 1～2 天消失,少数持续 1 周以上。发生二尖瓣乳头肌功能失调者,心尖区可出现粗糙的收缩期杂音;发生心室间隔穿孔者,胸骨下缘出现响亮的收缩期杂音,常伴震颤。右心室梗死较重者可出现颈静脉怒张,深吸气时更为明显。除发病极早期可出现一过性血压增高外,几乎所有患者在病程中都会有血压降低,起病前有高血压者,血压可降至正常;起病前无高血压者,血压可降至正常以下,且可能不再恢复到起病之前的水平。

(四)并发症

并发症可分为机械性、缺血性、栓塞性和炎症性。

1.机械性并发症

(1)心室游离壁破裂:3% 的 MI 患者可发生心室游离壁破裂,是心脏破裂最常见的一种,占 MI 患者死亡的 10%。心室游离壁破裂常在发病 1 周内出现,早高峰在 MI 后 24 小时内,晚高峰在 MI 后 3～5 天。早期破裂与胶原沉积前的梗死扩展有关,晚期破裂与梗死相关室壁的扩展有关。心脏破裂多发生在第一次 MI、前壁梗死、老年和女性患者中。其他危险因素包括 MI 急性期的高血压、既往无心绞痛和心肌梗死、缺乏侧支循环、心电图上有 Q 波、应用糖皮质激素或非甾体抗炎药、MI 症状出现后 14 小时以后的溶栓治疗。心室游离壁破裂的典型表现包括持续性心前区疼痛、心电图 ST-T 改变、迅速进展的血流动力学衰竭、急性心包压塞和电机械分离。心室游离壁破裂也可为亚急性,即心肌梗死区不完全或逐渐破裂,形成包裹性心包积液或假性室壁瘤,患者能存活数月。

(2)室间隔穿孔:比心室游离壁破裂少见,有 0.5%～2% 的 MI 患者会发生室间隔穿孔,常发生于 AMI 后 3～7 天。AMI 后,胸骨左缘突然出现粗糙的全收缩期杂音或可触及收缩期震颤,或伴有心源性休克和心力衰竭,应高度怀疑室间隔穿孔,此时应进一步作 Swan-Ganz 导管检查与超声心动图检查。

(3)乳头肌功能失调或断裂:乳头肌功能失调总发生率可高达 50%,二尖瓣乳头肌因缺血、坏死等使收缩功能发生障碍,造成不同程度的二尖瓣脱垂或关闭不全,心尖区出现收缩中晚期喀喇音和吹风样收缩期杂音,第二心音可不减弱,可引起心力衰竭。轻症者可以恢复,其杂音可以消失。乳头肌断裂极少见,多发生在二尖瓣后内乳头肌,故在下壁 MI 中较为常见。后内乳头肌大多是部分断裂,可导致严重二尖瓣反流伴有明显的心力衰竭;少数完全断裂者则发生急性二尖瓣大量反流,造成严重的急性肺水肿,约 1/3 的患者迅速死亡。

(4)室壁膨胀瘤:或称室壁瘤。绝大多数并发于 STEMI,多累及左心室心尖部,发生率为 5%～20%。为在心室腔内压力影响下,梗死部位的心室壁向外膨出而形成。见于 MI 范围较大的患者,常于起病数周后才被发现。发生较小室壁瘤的患者可无症状与体征;但发生较大室壁瘤的患者,可出现顽固性充血性心力衰竭及复发性、难治的致命性心律失常。体检可发现心浊音界扩大,心脏搏动范围较广泛或心尖抬举样搏动,可有收缩期杂音。

2.缺血性并发症

(1)梗死延展:指同一梗死相关冠状动脉供血部位的 MI 范围的扩大,可表现为心内膜下 MI 转变为透壁性 MI 或 MI 范围扩大到邻近心肌,多有梗死后心绞痛和缺血范围的扩大。梗死延展多发生在 AMI 后的 2~3 周,多数原梗死区相应导联的心电图有新的梗死性改变且 CK 或肌钙蛋白升高时间延长。

(2)再梗死:指 AMI 4 周后再次发生的 MI,既可发生在原来梗死的部位,也可发生在任何其他心肌部位。如果再梗死发生在 AMI 后 4 周内,则其心肌坏死区一定受另一支有病变的冠状动脉所支配。通常再梗死发生在与原梗死区不同的部位,诊断多无困难;若再梗死发生在与原梗死区相同的部位,尤其是 NSTEM 的再梗死、反复多次的灶性梗死,常无明显的或特征性的心电图改变,可使诊断发生困难,此时迅速上升且又迅速下降的酶学指标如 CK-MB 比肌钙蛋白更有价值。CK-MB 恢复正常后又升高或超过原先水平的 50% 对再梗死具有重要的诊断价值。

3.栓塞性并发症

MI 并发血栓栓塞主要是指心室附壁血栓或下肢静脉血栓破碎脱落所致的体循环栓塞或肺动脉栓塞。左心室附壁血栓形成在 AMI 患者中较多见,尤其在急性大面积前壁 MI 累及心尖部时,其发生率可高达 60% 左右,而体循环栓塞并不常见,国外一般发生率在 10% 左右,我国一般在 2% 以下。附壁血栓的形成和血栓栓塞多发生在梗死后的第 1 周内。最常见的体循环栓塞为脑卒中,也可产生肾、脾或四肢等动脉栓塞;如栓子来自下肢深部静脉,则可产生肺动脉栓塞。

4.炎症性并发症

(1)早期心包炎:发生于 MI 后 1~4 天,发生率约为 10%。早期心包炎常发生在透壁性 MI 患者中,是梗死区域心肌表面心包并发纤维素性炎症所致。临床上可出现一过性的心包摩擦音,伴有进行性加重的胸痛,疼痛随体位而改变。

(2)后期心包炎(心肌梗死后综合征或 Dressier 综合征)发病率为 1%~3%,于 MI 后数周至数月内出现,并可反复发生。其发病机制迄今尚不明确,推测为自身免疫反应所致;而 Dressier 认为它是一种变态反应,是肌体对心肌坏死物质所形成的自身抗原的变态反应。临床上可表现为突然起病,发热,胸膜性胸痛,白细胞计数升高和血沉增快,心包或胸膜摩擦音可持续 2 周以上,超声心动图常可发现心包积液,少数患者可伴有少量胸腔积液或肺部浸润。

(五)实验室和辅助检查

1.心电图检查

(1)特征性改变。在面向透壁心肌坏死区的导联上出现以下特征性改变:①宽而深的 Q 波(病理性Q波)。②ST 段抬高呈弓背向上型。③T 波倒置,往往宽而深,两支对称;在背向梗死区的导联上则出现相反的改变,即 R 波增高,ST 段压低,T 波直立并增高。

(2)动态性改变:①起病数小时内,可尚无异常,或出现异常高大、两支不对称的 T 波。②数小时后,ST 段明显抬高,弓背向上,与直立的 T 波连接,形成单向曲线。数小时到 2 天内出现病理性 Q 波(又称Q波型 MI),同时 R 波减低,为急性期改变。Q 波在 3~4 天稳定不变,以后 70%~80% 永久存在。③如不进行治疗干预,ST 段抬高持续数天至 2 周左右,逐渐回到基线水平,T 波则变为平坦或倒置,是为亚急性期改变。④数周至数月以后,T 波呈 V 形倒置,两支对称,波谷尖锐,为慢性期改变,T 波倒置可永久存在,也可在数月到数年内逐渐恢复。

2.心脏标志物测定

(1)血清酶学检查。以往用于临床诊断 MI 的血清酶学指标包括肌酸磷酸激酶(CK 或

CPK）及其同工酶 CK-MB、天门冬酸氨基转移酶（AST,曾称 GOT）、乳酸脱氢酶（LDH）及其同工酶,但因 AST 和 IDH 分布于全身许多器官,对 MI 的诊断特异性较差,目前临床已不推荐应用。MI 发病后,血清酶活性随时相而变化。CK 在起病 6 小时内增高,24 小时内达高峰,3～4 天恢复正常。

（2）心肌损伤标志物测定:在心肌坏死时,除了血清心肌酶活性的变化外,心肌内含有的一些蛋白质类物质也会从心肌组织内释放出来,并出现在外周循环血液中,因此可作为心肌损伤的判定指标。这些物质主要包括肌钙蛋白和肌红蛋白。肌钙蛋白(Tn)是肌肉组织收缩的调节蛋白,心肌肌钙蛋白(cTn)与骨骼肌中的 Tn 在分子结构和免疫学上是不同的,因此它是心肌所独有的,具有很高的特异性。

3.放射性核素心肌显影

利用坏死心肌细胞中的钙离子能结合放射性锝焦磷酸盐或坏死心肌细胞的肌凝蛋白可与其特异性抗体结合的特点,静脉注射^{99m}Tc-焦磷酸盐或^{111}In-抗肌凝蛋白单克隆抗体进行"热点"显像;利用坏死心肌血供断绝和瘢痕组织中无血管以至^{201}Tl 或^{99m}Tc-MIBI 不能进入细胞的特点,静脉注射这些放射性核素进行"冷点"显像;均可显示 MI 的部位和范围。前者主要用于急性期,后者用于慢性期。用门电路 γ 闪烁显像法进行放射性核素心腔造影(常用^{99m}Tc 标记的红细胞或清蛋白),可观察心室壁的运动和左心室的射血分数。有助于判断心室功能,判断梗死后造成的室壁运动失调和室壁瘤。

（六）诊断

WHO 的 AMI 诊断标准依据典型的临床表现、特征性的心电图改变、血清心肌坏死标志物水平动态改变,3 项中具备 2 项特别是后 2 项即可确诊,一般并不困难。无症状的患者,诊断较困难。凡年老患者突然发生休克、严重心律失常、心力衰竭、上腹胀痛或呕吐等表现而原因未明者,或原有高血压而血压突然降低且无原因可寻者,都应想到 AMI 的可能。此外有较重而持续较久的胸闷或胸痛者,即使心电图无特征性改变,也应考虑本病的可能,都宜先按 AMI 处理,并在短期内反复进行心电图观察和血清肌钙蛋白或心肌酶等测定,以确定诊断。当存在左束支传导阻滞图形时,MI 的心电图诊断较困难,因它与 STEMI 的心电图变化相类似,此时,与 QRS 波同向的 ST 段抬高和至少 2 个胸导联 ST 段抬高＞5 mm,强烈提示 MI。一般来说,有疑似症状并新出现的左束支传导阻滞应按 STEMI 来治疗。无病理性 Q 波的心内膜下 MI 和小的透壁性或非透壁性或微型 MI。

（七）预后

STEMI 的预后与梗死范围的大小、侧支循环产生的情况、有无其他疾病并存及治疗是否及时有关。总病死率约为 30％,住院病死率约为 10％,发生严重心律失常、休克或心力衰竭者病死率尤高,其中休克患者病死率可高达 80％。死亡多在第 1 周内,尤其是在数小时内。出院前或出院 6 周内进行负荷心电图检查,运动耐量好不伴有心电图异常者预后良好,运动耐量差者预后不良。MI 长期预后的影响因素中主要为患者的心功能状况、梗死后心肌缺血及心律失常、梗死的次数和部位及患者的年龄、是否合并高血压和糖尿病等。AMI 再灌注治疗后梗死相关冠状动脉再通与否是影响 MI 急性期良好预后和长期预后的重要独立因素。

（八）治疗

1.再灌注治疗

及早再通闭塞的冠状动脉,使心肌得到再灌注,挽救濒死的心肌或缩小心肌梗死的范围,是一种关键的治疗措施。它还可极有效地解除疼痛。

(1)溶栓治疗:纤维蛋白溶解(纤溶)药物被证明能减小冠状动脉内血栓,早期静脉应用溶栓药物能提高 STEAMI 患者的生存率,其临床疗效已被公认,故明确诊断后应尽早用药,来院至开始用药时间应＜30 分钟。而对于非 ST 段抬高型 ACS,溶栓治疗不仅无益反而有增加 AMI 的倾向,因此标准溶栓治疗目前仅用于 STEAMI 患者。

(2)介入治疗:直接经皮冠状动脉介入术(PCI)是指 AMI 的患者未经溶栓治疗直接进行冠状动脉血管成形术,其中支架植入术的效果优于单纯球囊扩张术。近年试用冠状动脉内注射自体干细胞希望有助于心肌的修复。目前直接 PCI 已被公认为首选的最安全有效的恢复心肌再灌注的治疗手段,梗死相关血管的开通率高于药物溶栓治疗,尽早应用可恢复心肌再灌注,降低近期病死率,预防远期的心力衰竭发生,尤其对来院时发病时间已超过 3 小时或对溶栓治疗有禁忌的患者。一般要求患者到达医院至球囊扩张时间＜90 分钟。在适宜于做 PCI 的患者中,PCI 之前应给予抗血小板药和抗凝治疗。

(3)冠状动脉旁路移植术(CABG)。下列患者可考虑进行急诊 CABG:①实行了溶栓治疗或 PCI 后仍有持续的或反复的胸痛;②冠状动脉造影显示高危冠状动脉病变(左冠状动脉主干病变);③有 MI 并发症如室间隔穿孔或乳头肌功能不全所引起的严重二尖瓣反流。

2.其他药物治疗

(1)抗血小板治疗:抗血小板治疗能减少 STEMI 患者的主要心血管事件(死亡、再发致死性或非致死性 MI 和卒中)的发生,因此除非有禁忌证,所有患者应给予本项治疗。

(2)抗凝治疗:除非有禁忌证,所有 STEMI 患者无论是否采用溶栓治疗,都应在抗血小板治疗的基础上常规接受抗凝治疗。抗凝治疗能建立和维持梗死相关动脉的通畅,并能预防深静脉血栓形成、肺动脉栓塞及心室内血栓形成。

(3)硝酸酯类药物:对于有持续性胸部不适、高血压、大面积前壁 MI、急性左心衰竭的患者,在最初24～48 小时的治疗中,静脉内应用硝酸甘油有利于控制心肌缺血发作,缩小梗死面积,降低短期甚至可能长期病死率。

(4)β受体阻滞剂:MI 发生后最初数小时内静脉注射 β受体阻滞剂可通过缩小梗死面积、降低再梗死率、降低室颤的发生率和病死率而改善预后。无禁忌证的 STEMI 患者应在 MI 发病的12 小时内开始β受体阻滞剂治疗。

(5)血管紧张素转换酶抑制剂(ACEI):近来大规模临床研究发现,ACEI 如卡托普利、雷米普利、群多普利等有助于改善恢复期心肌的重构,减少 AMI 的病死率,减少充血性心力衰竭的发生,特别是对前壁 MI 或心力衰竭或心动过速的患者。因此,除非有禁忌证,所有 STEMI 患者都可选用 ACEI。

(6)钙通道阻滞剂:非二氢吡啶类钙通道阻滞剂维拉帕米或地尔硫䓬用于急性期 STEMI,除了能控制室上性心律失常,对减少梗死范围或心血管事件并无益处。因此不建议对 STEMI 患者常规应用非二氢吡啶类钙通道阻滞剂。但非二氢吡啶类钙通道阻滞剂可用于硝酸酯和 β受体阻滞剂之后仍有持续性心肌缺血或心房颤动伴心室率过快的患者。血流动力学表现在 Killip Ⅱ级以上的 MI 患者应避免应用非二氢吡啶类钙通道阻滞剂。

3.心力衰竭治疗

治疗取决于病情的严重性。病情较轻者,给予襻利尿剂(如静脉注射呋塞米 20～40 mg,每天 1 次或2 次),它可降低左心室充盈压,一般即可见效。病情严重者,可应用血管扩张剂(如静脉注射硝酸甘油)以降低心脏前负荷和后负荷。治疗期间,常通过带球囊的右心导管(Swan-Ganz导管)监测肺动脉楔压。只要体动脉收缩压持续＞13.3 kPa(100 mmHg),即可用ACEI。开始治疗最好给予小剂量卡托普利3.125～6.250 mg,每4～6小时一次;如能耐受,则逐渐增加剂量。一旦达到最大剂量(卡托普利的最大剂量为50 mg,每天3次),即用长效ACEI(如福辛普利、赖诺普利、雷米普利)取代作为长期应用。如心力衰竭持续在NYHA心功能分级Ⅱ级或Ⅱ级以上,应加用醛固酮拮抗剂。

4.并发症治疗

对于有附壁血栓形成者,抗凝治疗可减少栓塞的危险,如无禁忌证,治疗开始即静脉应用足量肝素,随后给予华法林3～6个月,使INR维持在2～3。当左心室扩张伴弥漫性收缩活动减弱、存在室壁膨胀瘤或慢性心房颤动时,应长期应用抗凝药和阿司匹林。室壁膨胀瘤形成伴左心室衰竭或心律失常时可行外科切除术。AMI时ACEI的应用可减轻左心室重构和降低室壁膨胀瘤的发生率。并发心室间隔穿孔、急性二尖瓣关闭不全都可导致严重的血流动力改变或心律失常,宜积极采用手术治疗,但手术应延迟至AMI后6周以上,因此时梗死心肌可得到最大程度的愈合。如血流动力学不稳定持续存在,尽管手术死亡危险很高,也宜早期进行。急性的心室游离壁破裂外科手术的成功率极低,几乎都是致命的。假性室壁瘤是左心室游离壁的不完全破裂,可通过外科手术修补。心肌梗死后综合征严重病例必须用其他非甾体抗炎药(NSAIDs)或皮质类固醇短程冲击治疗,但大剂量NSAIDs或皮质类固醇的应用不宜超过数天,因它们可能干扰AMI后心室肌的早期愈合。肩手综合征可用理疗或体疗。

5.康复和出院后治疗

出院后最初3～6周体力活动应逐渐增加。鼓励患者恢复中等量的体力活动(步行、体操、太极拳等)。如AMI后6周仍能保持较好的心功能,则绝大多数患者都能恢复其所有正常的活动。与生活方式、年龄和心脏状况相适应的有规律的运动计划可降低缺血事件发生的风险,增强总体健康状况。对患者的生活方式提出建议,进一步控制危险因素,可改善患者的预后。

(马利然)

第四节　房室传导阻滞

房室间的传导障碍统称房室传导阻滞,是指冲动从心房传到心室的过程中异常延迟,传导被部分阻断或完全阻断。

房室传导过程中(即心房内、房室结、房室束及束支-普肯耶系统),任何部位的传导阻滞都可以引起房室传导阻滞。从解剖生理的角度看,房室结、房室束与束支的近端为传导阻滞的好发部位。房室结的结区传导速度慢而且不均匀,房室束的主干(或称穿入部分)位于两个房室瓣的瓣环间,手术损伤、先天性缺损或瓣环钙化均可累及这个部分,并且房室束的主干、分支、终末部分及左束支前后分支与右束支的近端均呈小束支状,范围不大的病变可以累及全支,甚至同时累及二、三支。

来自心房的冲动经房室束及三分支快速地同时传导至左右心室。三分支的一支或两支传导阻滞并不引起房室传导阻滞,当三分支同时发生同等或不同程度的传导阻滞时,可以形成不同程度的房室传导阻滞合并束支传导阻滞。

房室传导阻滞的分类如下。①按照阻滞程度分类:分为不全性与完全性房室传导阻滞;②按照阻滞部位分类:分为房室束分支以上与房室束分支以下阻滞两类,其病因、临床表现、发病规律和治疗各不相同;③按照病程分类:分为急性和慢性房室传导阻滞,慢性还可以分为间断发作型与持续发作型;④按照病因分类:分为先天性与后天性房室传导阻滞。从临床角度看,按阻滞程度和阻滞部位分类不但有利于估计阻滞的病因、病变范围和发展规律,还能指导治疗,比较切合临床实际。

一、病因

(一)先天性房室传导阻滞

主要见于孤立性先天性房室传导阻滞、合并其他心脏畸形的先天性心脏传导系统缺损、Kearns-Sayre综合征。

(二)原发性房室传导阻滞

主要见于特发性双束支纤维化、特发性心脏支架退行性变。

(三)继发性房室传导阻滞

主要见于各种急性心肌炎性病变(如急性风湿热、细菌性和病毒性心肌炎)、急性心肌缺血或坏死性病变(如急性心肌梗死)、迷走神经功能亢进、缺氧、电解质紊乱(如高血钾)、药物作用(如洋地黄、奎尼丁、普鲁卡因胺等)、损伤性病变(心脏外科手术及射频消融术)及传导系统钙化等原因导致的房室传导阻滞。

儿童及青少年房室传导阻滞的主要原因为急性心肌炎和炎症所致的纤维性病变,少数为先天性。老年人持续房室传导阻滞的病因以原因不明的传导系统退行性变较为多见。

二、病理

一度及二度Ⅰ型房室传导阻滞,其阻滞部位多在房室结(或房室束),病理改变多不明显或为暂时性的房室结缺血、缺氧、水肿或轻度炎症;二度Ⅱ型房室传导阻滞部位多在两侧束支;三度房室传导阻滞部位多在两侧束支,病理改变较广泛而严重,且持久存在,包括传导系统的炎症或局限性纤维化。急性大面积心肌梗死时,累及房室束、左右束支,引起坏死的病理改变。如果病理改变为可逆的,则阻滞可以在短期内恢复,否则呈持续性。此外,先天性房室传导阻滞患者中可见房室结或房室束的传导组织完全中断或缺如。

三、分型

房室传导阻滞可以发生在窦性心律或房性、交界性、室性异位心律中。冲动自心房向心室方向发生传导阻滞(前向传导或下传阻滞)时,心电图表现为 P-R 间期延长,或部分甚至全部 P 波后无 QRS 波群。

(一)一度房室传导阻滞

一度房室传导阻滞(A-VB)是指激动从窦房结发出后,可以经心房传导到心室,并产生规则的心室律,仅传导时间延长。心电图上 P-R 间期在成人超过 0.20 秒,老年人超过 0.21 秒,儿童超过0.18 秒。一度房室传导阻滞可以发生于心房、房室结、房室束、左右束支及末梢纤维的传导系统中的任何部位。据统计发生在房室结的阻滞约占 90%,因为房室结的传导纤维呈网状交错,激动在传导中相互干扰,易使传导延迟。在房室束中,由于传导纤维呈纵行排列,所以传导速度较快,正常不易受到阻滞,但在房室束发生病变时,也可使房室传导延迟。发生在束支及末梢部位的阻滞约占 6%,发生机制多为传导系统相对不应期的病理性延长。心房率的加速或颈动脉窦按摩引起的迷走神经张力增高可导致一度房室传导阻滞转化为二度Ⅰ型房室传导阻滞,反之,二度Ⅰ型房室传导阻滞在窦性心率减慢时可以演变为一度房室传导阻滞。

1.心电图特点

P-R 间期大于 0.20 秒,每次窦性激动都能传到心室,即每个 P 波后都有一个下传的 QRS 波(图 5-6)。P-R 间期显著延长时,P 波可以隐伏在前一个心搏的 T 波内,引起 T 波增高、畸形、切迹,或延长超过 P-P 间距,而形成一个 P 波越过另一个 P 波传导。后者多见于快速房性异位心律。显著窦性心律不齐伴二度Ⅰ型房室传导阻滞时,P-R 间期可以随着其前面的 R-P 间期的长或短而相应地缩短或延长。如果体表心电图显示 QRS 波群的时间与形态正常,则房室传导延迟几乎均发生于房室结,而非希氏束本身;如果 QRS 波群呈现束支阻滞图形,传导延迟可能发生于房室结和/或希浦系统,希氏束电图有助于后一类型的传导阻滞的正确定位。

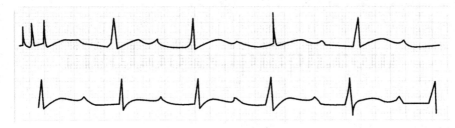

图 5-6　一度房室传导阻滞

2.希氏束电图特点

希氏束电图可反映阻滞部位。①心房内阻滞:P-A 间期>60 毫秒,而 A-H 和 H-V 间期都正常;②房室结传导阻滞(最常见):A-H 间期延长(>140 毫秒),而 P-A、H-V 间期正常;③希氏束内阻滞:H-H′间期延长(>20 毫秒);④束支阻滞:H-V 间期延长>60 毫秒。

3.鉴别希氏束近端阻滞与希氏束远端阻滞的临床意义

绝大多数一度房室传导阻滞属于希氏束近端阻滞,见于各种感染性心肌炎、风心病和冠心病患者,或迷走神经张力亢进的正常人,表现为 A-H 间期延长而 H-V 间期正常,预后良好。而当希氏束电图示 H-V 间期延长,则提示希氏束远端阻滞,预后较前者差。

(二)二度房室传导阻滞

二度房室传导阻滞是激动自心房至心室的传导有中断,即一部分室上性激动因阻滞而发生 QRS 波群脱漏,同时也可伴有房室传导的现象,属于不完全性房室传导阻滞中最常见的一种类型。P 波与 QRS 波群可成规则的比例(如 3∶1,5∶4 等)或不规则比例。二度房室传导阻滞的心电图表现可以分为两型,即莫氏Ⅰ型(MobitzⅠ型)和莫氏Ⅱ型(MobitzⅡ型)。

1.莫氏Ⅰ型房室传导阻滞

该型又称文氏阻滞。心电图的基本特点:P-R 间期逐渐延长,以致出现一个 P 波后的 QRS 波脱漏,其后的 P-R 间期重新回到最短(可以正常,也可不正常)。从 P-R 间期最短的心动周期开始到出现 QRS 波脱漏的心动周期为止,称为一个文氏周期。这种文氏周期反复出现,称为文氏现象。

(1)心电图特点:P 波和下传的 QRS 波的比例可以用数字表示,如 4∶3 阻滞,表示每 4 个 P 波有 3 个下传,脱漏 1 个。其特征可归纳如下:①P-R 间期逐渐延长,直至脱漏一次,脱漏前 P-R间期最长,脱漏后的 PR 间期最短;②P-R 间期逐渐延长的增加量逐次减少,由此出现 R-R 间期逐渐缩短的现象;③含有未下传的 QRS 波的 R-R 间期小于最短的 R-R 间期的 2 倍(图 5-7)。

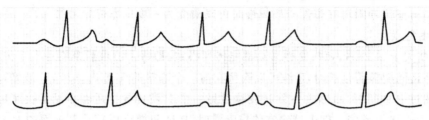

图 5-7　二度Ⅰ型房室传导阻滞

(2)希氏束电图特点:莫氏Ⅰ型房室传导阻滞的部位约 80% 在希氏束的近端,表现为 A-H 间期进行性延长,直至完全阻滞,而 H-V 间期正常。少数患者也可以在希氏束本身或希氏束远端阻滞,H-H' 间期或 H-V 逐渐延长直至完全阻滞。

(3)临床意义:注意鉴别不典型的文氏阻滞。对于 P-R 间期不是逐渐延长而是相对稳定的文氏阻滞,易误诊为莫氏Ⅱ型房室传导阻滞,此时应仔细测量 QRS 波脱落前的一个 P-R 间期与脱落后的一个 P-R 间期,如果后者短于前者,应属于莫氏Ⅰ型房室传导阻滞。莫氏Ⅰ型房室传导阻滞一般预后良好,只需针对病因治疗而不需要特殊处理。对于远端阻滞而伴有晕厥等临床症状者,应引起重视,随访观察。

2.莫氏Ⅱ型房室传导阻滞

房、室呈比例的传导中断,多发生于房室结以下的传导系统病变时,其次为房室结,主要由于心脏的传导系统绝对不应期呈病理性延长,少数的相对不应期也有延长,致使 P-R 间期延长。如房室呈 3∶1 或 3∶1 以上阻滞,称为高度房室传导阻滞。

(1)心电图特点:P-R 间期固定(多数情况下 P-R 间期正常,但也可以延长),若干个心动周期后出现一个 QRS 波脱漏,长 R-R 间期等于短 R-R 间期的 2 倍。房室传导比例可固定,如 3∶1 或 3∶2,也可不定,如 3∶2 到 5∶4 等。下传的 QRS 波可正常或宽大畸形(图 5-8)。

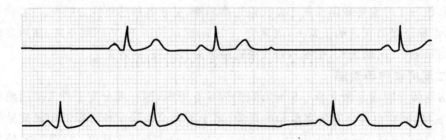

图 5-8　二度Ⅱ型房室传导阻滞

(2)希氏束电图特点:莫氏Ⅱ型阻滞部位大多在希氏束远端,约占 70%。①希氏束近端阻滞的特点:A-H 间期延长,但下传的 H-V 间期正常,QRS 波也正常,说明冲动可下传,在房室结呈不完全阻滞,而QRS 波不能下传时 A 波后无 V 波。②希氏束远端阻滞:A-H 间期正常,H-V 间期延长,冲动不能下传时,心搏的 H 波后无 V 波。

(3)临床意义:莫氏Ⅱ型房室传导阻滞多发生在希氏束远端,常为广泛的不可逆性病变所致,易发展为持续的高度或完全性房室传导阻滞。预后较莫氏Ⅰ型房室传导阻滞差,有晕厥者需安装心脏起搏器治疗。

莫氏Ⅰ型和莫氏Ⅱ型房室传导阻滞需进行鉴别,尽管两者都属于二度房室传导阻滞,但是由于阻滞部位多不相同,前者大部分在房室结,而后者几乎都在希氏束-浦肯野系统,因而,两者的治疗和预后显著不同。在心电图中的鉴别关键是有下传的 QRS 波的 P-R 间期是否恒定。在 P-P 间期恒定的情况下,凡P-R 间期固定不变者,可判断为莫氏Ⅱ型房室传导阻滞。如果 P-R 间期不恒定,P-R 间期在莫氏Ⅱ型房室传导阻滞中的变化也不会超过 5 毫秒。具体鉴别见表5-6。

表 5-6 二度房室传导阻滞Ⅰ型和Ⅱ型的比较

	Ⅰ型	Ⅱ型
病变性质	多见于功能改变、炎症、水肿	多见于坏死、纤维化、钙化、退行性病变
病因	下壁心肌梗死、心肌炎、药物、迷走神经功能亢进	前间壁心肌梗死、原发性传导系统疾病、心肌病
P-R 间期	脱漏前 P-R 间期逐渐延长,至少脱漏前 P-R 间期比脱漏后的第一次 P-R 间期延长	下传搏动的 P-R 间期固定
QRS 波群	多正常	长宽大畸形(可呈束支阻滞图形)
对血流动力学影响	较少,症状不明显	较严重,可出现晕厥、黑蒙、阿-斯综合征
治疗	病因治疗,一般不需人工起搏器	病因治疗和对症治疗,必要时考虑人工起搏
预后	常为一过性,多能恢复,预后较好	多为永久性并进行性加重,预后较差

(三)近乎完全性房室传导阻滞

绝大多数 P 波后无 QRS 波群,心室基本由房室交界处或心室自主心律控制,QRS 波群形态正常或呈束支传导阻滞型畸形增宽。在少数 P 波后有 QRS 波群,形成一个较交界处或心室自主心律提早的心搏,称为心室夺获。心室夺获的 QRS 波群形态与交界处的自主心律相同,而与心室自主心律不同。

(四)三度房室传导阻滞

三度房室传导阻滞又称完全性房室传导阻滞。心房的冲动完全不能下传到心室,因此心房受窦房结或房颤、房扑、房速控制而独自搏动,心室则受阻滞部位以下的逸搏点控制,形成缓慢而匀齐的搏动,在心电图表现为 P 波与 QRS 波完全无关,各自搏动的现象,即房室分离。

三度房室传导阻滞多发生在房室交界部,房室束分叉以上(高位)约占 28%,房室束分叉以下(低位)约占 72%。三度房室传导阻滞多为严重的传导系统病变,少数为暂时性的完全性房室传导阻滞,多为高位阻滞,即 QRS 波群不增宽,可由传导系统暂时缺血引起。而低位的完全性房室传导阻滞 QRS 波群增宽畸形,且心室频率缓慢,几乎都是持久性的完全性房室传导阻滞。常见于冠心病、心肌炎后心肌病变、心脏手术后或其他器质性心脏病等。

1.心电图特点

心房激动完全不能下传到心室。即全部 P 波不能下传,P 波和 QRS 波没有固定关系,P-P 间距和RR 间距基本规则,心房频率较快,PP 间期较短,而心室由低位起搏点激动,心室频率缓慢,每分钟30～50 次。心室自主心律的 QRS 波群形态与心室起搏部位有关。如果完全阻滞在房室结内,则起搏点在希氏束附近,心电图特点是 QRS 波不宽,心室率在 40 次/分以上。如果完全阻滞在希氏束以下或三束支处,则起搏点低,QRS 波增宽畸形,心室率在 40 次/分以下,且易伴发室性心律失常(图 5-9,图 5-10)。如起搏点位于左束支,QRS 波群呈右束支传导阻滞型;如起搏点位于右束支,QRS 波群呈左束支传导阻滞型。心室起搏点不稳定时,QRS 波形态和 RR 间距可多变。心室起搏点自律功能暂停则引起心室停搏,心电图上仅表现为一系列 P 波。在房颤的心电图中,如果出现全部导联中 R-R 间期都相等,则应考虑有三度房室传导阻滞的存在。完全性房室传导阻滞时偶有短暂的超常传导表现。心电图表现为一次交界处或心室逸搏后出现一次或数次 P 波下传至心室的现象,称为韦金斯基现象。发生机制为逸搏作为对房室传导阻滞部位的刺激,可使该处心肌细胞的阈电位降低,应激性增高,传导功能短暂改善。

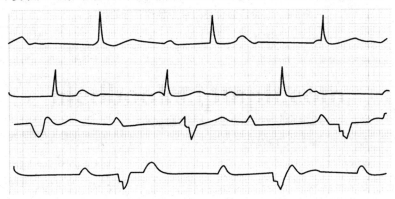

图 5-9　三度房室传导阻滞

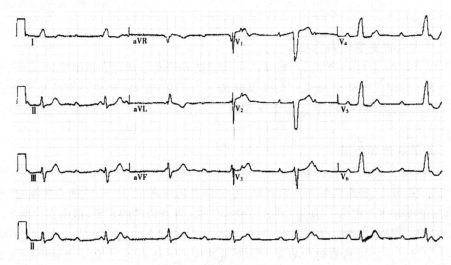

图 5-10　心电图诊断
1.窦性心律不齐;2.三度房室传导阻滞,室性逸搏心律

2.希氏束电图特点

完全性房室传导阻滞的希氏束电图可以确定阻滞的具体部位,分为希氏束近端、希氏束内和希氏束远端。

(1)希氏束近端阻滞:少见,多为先天性疾病引起。希氏束电图表现为 AH 阻滞(房室结内阻滞),A 波后无 H 波,而 V 波前有 H 波,HV 固定,A 波与 V 波无固定关系。

(2)希氏束内阻滞:A 波后有 H 波,AH 固定且正常,A 波与 V 波无关,HH' 中断,每个 V 波前有H' 波,V 波可以正常。

(3)希氏束远端阻滞:表现为 HV 阻滞,绝大多数为完全性房室传导阻滞。特征为 A 波后无 V 波,AH 固定,但 H 波不能下传,其后无 V 波,完全阻滞于 HV 之间。

3.鉴别诊断

希氏束近端阻滞和远端阻滞的鉴别如下。①临床症状:有晕厥或阿-斯综合征者,多为希氏束远端阻滞;长期稳定,症状轻的多为希氏束近端阻滞。②心电图 QRS 波宽大畸形者多为远端阻滞,而 QRS 波<0.11 秒多为近端阻滞。③室性逸搏心率>45 次/分多为近端阻滞,而心率在 40 次/分左右或以下者多为远端阻滞。三度房室传导阻滞还应与干扰性房室分离相鉴别,后者是一种生理性传导阻滞。二者的鉴别要点在于前者的心房率大于心室率,而后者的心房率小于心室率。

四、临床表现

一度房室传导阻滞很少有症状,听诊第一心音可略减弱。二度房室传导阻滞可有心脏停顿或心悸感,听诊可有心音脱漏,脉搏也相应脱漏,心室率缓慢时可有头晕、乏力、易疲倦、活动后气促,甚至短暂晕厥。三度房室传导阻滞时症状较明显,除上述症状外,还可以进一步出现心脑供血不足的表现,如智力减退、心力衰竭等。三度房室传导阻滞造成血流动力学的影响取决于心室逸搏频率的快慢。在希氏束分支以上的三度房室传导阻滞起搏点频率较快,可达 60 次/分,且心室除极顺序正常,对血流动力学影响较小,患者多不出现晕厥。而在希氏束分支以下的三度房室传导阻滞,逸搏心率缓慢,20~40 次/分,甚至更低,且心室收缩协调性差,血流动力学影响显著,患者出现晕厥、阿-斯综合征,甚至猝死,此外尚可有收缩压增高、脉压增宽、颈静脉搏动、心音不一致,以及心脏增大等体征,偶可闻及心房音。三度房室传导阻滞的特异性体征是心室率缓慢且规则,并伴有第一心音强弱不等,特别是突然出现的增强的第一心音,即"大炮音",是由于房室收缩不同步造成的,当房室收缩相距较近时(P-R 间期 0.04~0.10 秒),第一心音明显增强。

心室率过慢、心室起搏点不稳定或心室停搏时,可有短暂的意识丧失。当心室停搏较长时间,可出现晕厥、抽搐和发绀,即所谓的阿-斯综合征发作。迅速恢复心室自主心率可立即终止发作,神志也可立即恢复,否则将导致死亡。

五、治疗

房室传导阻滞的治疗方法原则上取决于房室传导阻滞发生的原因(病因是否能消除)、病程(急性还是慢性)、阻滞的程度(完全性阻滞还是不完全性阻滞)及伴随症状。房室束分支以上阻滞形成的一度至二度房室传导阻滞并不影响血流动力学状态,主要针对病因治疗。房室束分支以下阻滞者,不论是否引起房室传导阻滞,均必须结合临床表现和阻滞的发展情况慎重考虑电起搏治疗。

急性房室传导阻滞的病因常为急性下壁心肌梗死,急性心肌炎或其他心外因素,如药物影响或电解质紊乱等。多数情况传导系统的损伤是可以恢复的。因此,对于无明显血流动力学障碍的一度或二度Ⅰ型房室传导阻滞可以不必处理。二度Ⅱ型和三度房室传导阻滞应根据阻滞部位和心室率采取相应的措施。如果心率能达到 50 次/分、QRS 波正常者,可以给予阿托品,每 4 小时口服 0.3 mg,尤其适于迷走神经张力过高引起的阻滞,必要时肌内或静脉注射,每 4~6 小时 0.5~1.0 mg;对于血压偏低的患者可以选用异丙肾上腺素滴注;对于心室率不足 40 次/分、QRS 波宽大畸形者,房室传导阻滞部位在希氏束以下的,对药物反应差,应考虑临时起搏器治疗。预防或治疗房室传导阻滞引起的阿-斯综合征发作,宜用异丙肾上腺素溶液静脉滴注,使心率控制在60～70次/分。

慢性房室传导阻滞的治疗,主要视阻滞部位、阻滞程度及伴随症状而定,无症状的一度或二度Ⅰ型房室传导阻滞一般不需治疗。若下传的 QRS 波宽大,不能排除有双束支阻滞的,应加强观察,定期随访,必要时进行心电生理检查,特别是已经发生晕厥的患者。慢性二度Ⅱ型房室传导阻滞,因阻滞部位多在希氏束分支以下,心室率缓慢,常伴有头晕、乏力等症状,当发展为三度房室传导阻滞时,易发生阿-斯综合征,故应早期植入永久起搏器治疗。慢性三度房室传导阻滞,心室率不超过 60 次/分,在希氏束分支以下者心率仅为 20～40 次/分,可频繁发生晕厥,应尽快安装永久心脏起搏器治疗。

(马利然)

第五节　扩张型心肌病

扩张型心肌病(dilated cardiomyopathy,DCM)以左心室或双心室扩张并伴收缩功能受损为特征。可以是特发性、家族性或遗传性、病毒性和/或免疫性、乙醇性或中毒性,或虽伴有已知的心血管疾病但其心肌功能失调程度不能用异常负荷状况或心肌缺血程度来解释。组织学检查无特异性。常表现为进行性心力衰竭、心律失常、血栓栓塞、猝死,且可发生于任何阶段。以中年男性多见,男:女为 2.5:1,年发病率为(6～10)/10 万。

一、病因与发病机制

大多数患者病因不明。扩张型心肌病可能代表着由各种迄今尚未确定的因素所导致心肌损害的一种共同表现。尽管病因尚未阐明,但主要的可能机制包括有家族遗传性、病毒感染及免疫异常。另外,心肌能量代谢紊乱、交感-肾上腺素能系统及肾素-血管紧张素系统功能紊乱等可能都与扩张型心肌病的发生发展有关。病毒感染在扩张型心肌病的发生机制中占有较重要地位,业已发现病毒性心肌炎可以演变为扩张型心肌病。1/5 的患者在 DCM 发生之前患过严重的流感综合征,并在部分患者心肌活检标本中检测到病毒颗粒,同时发现该组患者柯萨奇病毒抗体滴度明显高于健康人。在动物试验中,以肠道病毒感染小鼠引起病毒性心肌炎伴有持久的免疫功能异常,最后发展形成 DCM。急性病毒性心肌炎患者经长期随访,有 6%～48% 可转变为 DCM。不少临床诊断 DCM 患者,心内膜心肌活检发现心肌炎的证据。由病毒性心肌炎发展为 DCM 的过程是一个心肌重塑的过程,涉及多种细胞膜蛋白、胞质钙超载和核蛋白的调节失控。有作者认为,在病毒性心肌炎向 DCM 发展的过程中,微循环痉挛发挥了重要作用,内皮细胞感染或免疫损伤导致微血管功能异常,反复的微循环痉挛引起心肌骨架蛋白的溶解,心肌细胞减少,最终导致心力衰竭。病毒性心肌炎向 DCM 发展的确切机制尚未阐明。也有学者认为,DCM和病毒性心肌炎是同一病理过程中的不同阶段。

(1)病毒感染:在扩张型心肌病患者中已发现体液免疫和细胞免疫功能异常。自身抗体介导的免疫反应在分子水平引起心肌细胞功能紊乱,可能是扩张型心肌病发生、发展的重要机制。扩张型心肌病患者体内可以检出多种自身抗体。

（2）免疫异常：目前，能在患者血清中检测到与 DCM 相关的自身抗体有抗肌凝蛋白抗体、抗线粒体腺苷载体（ATP/ADP 载体）抗体、抗 M_7 抗原抗体、抗 α 酮戊二酸脱氢酶支链复合物抗体、抗 β 受体（β-AR）抗体、抗 M_2 受体（M_2R）抗体等，抗内皮细胞抗体、抗核抗体和抗心肌纤维抗体也与 DCM 有关。细胞免疫紊乱可能也参与扩张型心肌病的发病过程。有研究显示，扩张型心肌病患者存在细胞毒性 T 细胞、抑制性 T 淋巴细胞和自然杀伤细胞等各种 T 细胞功能异常。流行病学调查发现扩张型心肌病有家族聚集性，但比肥厚型心肌病少见。Abelmann 等根据多个家族性 DCM 的研究认为 DCM 遗传方式有以下三种：①常染色体显性遗传，其特点是有近 50% 的外显率，家族中可能有一半成员患 DCM，男女患病率相似；②常染色体隐性遗传，特点是家族成员中很少或没有人患 DCM，发病可能与环境因素如病毒感染关系密切；③X-染色体伴性遗传，特点是家族中女性成员携带 DCM 相关基因但不发病，患病者均为男性。目前应用分子遗传学技术发现 DCM 发病与基因异常密切相关。应用免疫组化技术检测 DCM 患者的心肌组织，发现有胎儿型肌凝蛋白重链的重新表达，提示胎儿型肌凝蛋白的重新表达与 DCM 发病有关。心肌病动物模型中某些原癌基因如 *c-myc* 表达增加，可能与心肌病发病有关。线粒体 DNA（mtDNA）是人体内唯一的核外 DNA，编码呼吸链的 13 种酶的亚单位。DCM 时 mtDNA 异常，心肌内 ATP 酶含量及活性下降，导致能量代谢障碍，从而引发心功能不全。

与疾病关联的特定人类白细胞抗原（HLA）型别作为遗传易感性标志，可反应特定个体对疾病的易感状态。近年来，人白细胞抗原（HLA）多态性被认为是 DCM 发生发展的独立危险因素。已有报道 DCM 患者 $HLA-B_{27}$、$HLA-A_2$、$HLADR_4$、$HLA-DQ_4$、$HLA-DQW_4$、$HLA-DQ_8$ 表达增加，而 $HLADRW_6$ 表达明显减低。

（3）遗传因素：能量代谢是维持心肌细胞结构完整和功能正常的重要支柱。心肌细胞在病理状态下线粒体内 Ca^{2+} 超载及氧自由基产生过多，导致线粒体损伤，从而损害氧化磷酸化过程，ATP 生成障碍。近来报道，心肌病心肌线粒体 DNA 缺失和突变，其编译相应氧化还原酶的结构和功能异常导致心肌能量代谢紊乱。

（4）心肌能量代谢紊乱。

（5）交感-肾上腺素能系统、肾素-血管紧张素系统及其受体、受体后信号通路的改变可能也参与 DCM 的发病过程。

二、诊断

（一）临床表现特点

本病起病缓慢，多在临床症状明显时方就诊。最突出的症状是左心衰竭的症状，如胸闷、气促，甚至端坐呼吸。疲乏、无力也很常见。右心衰竭属晚期表现，可能提示更差的预后。部分患者有胸痛症状，可能提示合并有缺血性心脏病，也可能与 DCM 时冠状微血管扩张储备能力降低有关。胸痛也可继发于肺栓塞。

体格检查可有心尖冲动外移、心脏浊音界扩大、心音低钝。第二心音往往呈正常分裂，但当存在左束支传导阻滞时，第二心音也可呈逆分裂。若有肺动脉高压，则第二心音的肺动脉成分增强。收缩期前奔马律（S_4）几乎普遍存在，且往往在明显的充血性心力衰竭之前就已出现。心脏功能一旦失代偿，则通常都会存在室性奔马律（S_3）。如同时伴有心动过速，则可闻及重叠性奔马律。收缩期杂音常见，多为二尖瓣反流引起，也可见于三尖瓣反流。收缩压通常正常或偏低，脉压小。左心衰竭严重时可出现交替脉。右心衰竭时可见颈静脉怒张、肝脏充血性肿大并有搏动、下肢水肿,严重时可出现腹水。来自左心房、左心室的血栓脱落所造成的体循环栓塞及由下肢静脉系统来源的血栓所造成的肺栓塞可出现相应的症状与体征。约有10%的患者心力衰竭时血压升高,心力衰竭控制后血压可正常。

(二)辅助检查

1.超声心动图(UCG)

UCG可提供形态学和血流动力学信息,对DCM的诊断和鉴别具有重要价值,可排除心包疾病、瓣膜病、先天性心脏病和肺源性心脏病等。DCM超声心动图的典型特征可以概括为"一大、一小、一薄、一弱",即心脏扩大、二尖瓣开放幅度小、心室壁变薄、心室壁运动普遍减弱。心脏扩大可以表现为全心扩大,尤以左心室、左心房扩大最为常见,并伴心室收缩功能普遍减弱,收缩或舒张期心室容量增加,室壁厚度可正常、增厚或变薄,但其增厚率降低,二、三尖瓣可因心室显著扩大、瓣环扩张和乳头肌移位而发生相对性关闭不全伴反流。另外也可见心腔内附壁血栓,多发生于左室心尖部。UCG还可以测定左室射血分数(LVEF)、左心室内径缩短率、左心室舒张功能及肺动脉高压等。收缩期末室壁厚度、LVEF与预后有关,室壁越薄、LVEF越低,预后越差。UCG也有助于扩张型心肌病与缺血性心肌病的鉴别诊断。年龄>50岁,室壁局限性变薄及节段性运动异常,并伴有主动脉瓣区退行性病变,有利于缺血性心肌病的诊断;而年龄较轻,心脏普遍增大,伴多瓣膜反流、右心增大、室壁运动弥漫性减弱则有利于DCM诊断。DCM左心室呈"球形"改变,心尖部心肌不变薄,收缩期可见内缩运动,室壁运动弥漫性减低,二尖瓣与室间隔之间的间距明显增大;而缺血性心肌病则左心室呈"圆拱门形"改变,心尖圆钝变薄且搏动明显减弱,室壁节段性运动减弱及主动脉内径增宽为其特征表现。

2.放射性核素显像

其主要包括心血池动态显影和心肌血流灌注显像。心血池动态显影可测定心室腔大小、心室收缩功能、射血分数和局部射血分数,也可观察室壁运动情况。心肌血流灌注显像可用以了解心肌局部血流灌注情况和缺血程度,判断心肌病变部位的形态、范围和程度。DCM放射性核素心血池显影主要特征:心腔明显扩大,尤以左心室腔扩大显著;心腔容量增加,心腔扩大呈舒张状态,形成球形或椭圆形;室壁运动普遍减弱,整体射血分数及各节段局部射血分数均下降,心室相角程增大;DCM放射性核素心肌血流灌注显像则可见多节段性花斑状改变或节段性减低。

3.心电图

DCM的心电图表现以多样性、复杂性而又缺乏特异性为特征。可有左心室、右心室或双侧心室肥大,也可有左心房、右心房或双侧心房肥大,可有QRS低电压、ST段压低及T波低平或倒置,少数病例有病理性Q波。DCM患者出现病理性Q波提示病情较重,病死率明显高于无病理性Q波者。可见各种心律失常,以室性心律失常、房颤、房室传导阻滞及束支传导阻滞多见。动态心电图监测可发现90%的患者有复杂性心律失常,如多源性室性期前收缩、成对室性期前收缩或短阵室速。

4.X线检查

病程早期可无变化,随着病情的发展,显示不同程度的心影扩大,心胸比例大于0.5,心脏搏动减弱,肺淤血征。也可见胸腔积液、心包积液。

5.CT检查

可见左心室、室间隔和游离壁均变薄,左心室腔明显扩张,致使室间隔凸出向右心室流出道而表现出右心室梗阻,即 Bernheim 综合征。少数情况以左心房或右心室增大为主。有时也可见到心脏内有充盈缺损的附壁血栓。也可测出心肌重量和左心室容量增加。亦可见到胸腔积液、心包积液及肺栓塞的表现。

6.磁共振成像(MRI)

MRI 可对心肌病患者的心脏结构提出可靠的、可重复的定量信息。DCM 患者行 MRI 检查可见左、右心室扩大,左心室壁厚度通常正常且均匀一致,左心室重量增加。MRI 对心室容量、心室壁厚度及重量的定量检查准确,重复性好,可用于治疗效果的评价。

7.心导管和心血管造影检查

只对经过选择的扩张型心肌病患者(如主诉有胸痛并怀疑有缺血性心脏病可能的患者)行心导管检查,常可显示左心室舒张末压、左心房压及肺动脉楔压增高。中等程度的肺动脉高压常见。重症病例可出现右心室扩张、右心衰竭,心导管检查可见右心室舒张末压、右心房压及中心静脉压升高。左心室造影可证实左心室腔扩大,伴有室壁运动弥漫性减弱,射血分数降低,收缩末期容积增大。有时可见左心室腔内附壁血栓,表现为左心室腔内充盈缺损。二尖瓣反流也可见到。冠状动脉造影常呈现正常血管影像,但是冠状动脉扩张能力可以受损,这可能与某些病例左心室充盈压显著升高有关。对于心电图显示有病理性 Q 波的患者或在非侵入性检查中发现局限性或节段性室壁运动异常的患者,冠状动脉造影有助于区分病理性 Q 波及局限性或节段性室壁运动异常究竟是由心肌梗死所致,还是继发于 DCM 广泛局灶性心肌纤维化。

8.心内膜心肌活检(EMB)

EMB 可见心肌细胞肥大、变性、间质纤维化等。目前认为,由于 DCM 的心肌组织病理改变缺乏特异性,EMB 对 DCM 的诊断价值有限。但 EMB 仍具有组织形态学诊断价值,有助于与特异性(继发性)心肌病和急性或慢性心肌炎的鉴别诊断。对 EMB 标本行免疫组化、多聚酶链式反应(PCR)或原位杂交等分子生物学检测,有助于感染病因的诊断及特异性细胞异常的基因分析。

9.抗体检测

EMB 的有创性及至今尚未找出可用于建立 DCM 诊断或明确其病因的免疫组化、形态结构或生物学标志,均使其应用于临床受到限制而难以推广。以 ELISA 法检测 DCM 患者血清中抗心肌抗体,如抗心肌线粒体 ADP/ATP 载体抗体、抗肌球蛋白抗体、抗 β_1 受体抗体、抗 M_2 胆碱能受体抗体对扩张型心肌病的诊断具有较高的特异性和敏感性。抗 ADP/ATP 载体抗体敏感性 52%~95%、特异性 95%~100%,抗肌球蛋白重链抗体敏感性 44.4%、特异性 96.4%,抗 β 肾上腺素受体抗体敏感性 30%~64%、特异性 88%,抗 M_2 胆碱能受体抗体敏感性 38.8%、特异性 92.5%。检测 T 淋巴细胞亚群和细胞因子,如 IL-1、IL-2、IL-6、INF-γ、TNF,了解患者的免疫调节功能。Th/Ts 比值上升,提示易患自身免疫疾病。检测淋巴细胞 HLA 表型,了解患者的免疫基因和遗传易感性。

10.血清肌钙蛋白

另外,血清肌钙蛋白是诊断心肌损伤的高敏感性、高特异性心肌损伤指标。已有研究表明,DCM 病程中血清肌钙蛋白(cTn)T 或 I、CK-MB 增高常提示预后不良。也有研究显示,DCM 患者血清 cTnT、cTnI 值均明显高于正常人,表明对疑诊 DCM 患者测定血清 cTnT、cTnI 有助于 DCM 的临床诊断。

(三)诊断注意事项

特发性(原发性)DCM是一种原因不明的心肌病,其主要特征是心脏扩大和心肌收缩功能减低。起病隐匿,早期可表现为心室扩大,可有心律失常,静态时射血分数正常,运动后射血分数降低,然后逐渐发展为充血性心力衰竭。

中青年人出现心力衰竭、心律失常或心脏扩大者应考虑有心肌病的可能,通过病史、体检和有关的辅助检查等方法,若无风湿性、高血压性、先天性、冠状动脉性、肺源性心脏病或心包疾病证据,应考虑为心肌病。诊断时须仔细与下列心脏病进行鉴别。心肌病亦可有二尖瓣或三尖瓣区收缩期杂音,但一般不伴舒张期杂音,且在心力衰竭时较响,心力衰竭控制后减轻或消失,风湿性心脏病则与此相反。心肌病时常有多心腔同时扩大,不像风湿性心脏病以左心房、左心室或右心室为主。超声心动图检查有助于区别。

1.风湿性心脏病

心肌病时心尖冲动向左下方移位,与心浊音界的左外缘相符;心包积液时心尖冲动常不明显或处于心浊音界左外缘之内侧。二尖瓣或三尖瓣区收缩期杂音,心电图上心室肥大、异常 Q 波、各种复杂的心律失常,均提示心肌病。超声心动图有助于鉴别。

2.心包积液

心肌病可有暂时性高血压,但舒张压多不超过 14.7 kPa(110 mmHg),且出现于急性心力衰竭时,心力衰竭好转后血压下降。眼底、尿常规、肾功能正常。

3.高血压性心脏病

中年以上患者,有高血压、高血脂或糖尿病等易患因素,室壁活动呈节段性异常者有助于冠心病的诊断。冠状动脉造影可确诊。

4.冠心病

多数具有明显的体征,心导管检查和超声心动图检查可明确诊断。

5.先天性心脏病

全身性疾病如系统性红斑狼疮、硬皮病、血色病、淀粉样变性、糖原累积症、神经肌肉疾病等都有其原发病的表现可资区别。

6.特异性心肌病

中华医学会心血管病学分会、中国心肌病诊断与治疗建议工作组提出的扩张型心肌病的诊断参考标准如下。

(1)临床表现为以左心室、右心室或双心腔扩大和收缩功能障碍等为特征,导致左心室收缩功能降低、进行性心力衰竭、室性和室上性心律失常、传导系统异常、血栓栓塞和猝死。DCM 是心肌疾病的常见类型,是心力衰竭的第三位原因。

(2)DCM 的诊断标准:①临床常用左心室舒张期末内径(LVEDd)＞50 mm(女性)和＞55 mm(男性);②LVEF＜45%(或)左心室缩短速率(FS)＜25%;③更为科学的是 LVEDd＞27 mm/m²,体表面积(m²)=0.0061×身高(cm)+0.0128×体重(kg)−0.1529,更为保守的评价方法是 LVEDd 大于年龄和体表面积预测值的 117%,即预测值的 2 倍标准差(SD)+5%。临床上主要以超声心动图作为诊断依据,X 线胸片、心脏同位素、心脏计算机断层扫描有助于诊断,磁共振检查对于一些心脏局限性肥厚的患者,具有确诊意义。

(3)在进行 DCM 诊断时需要排除引起心肌损害的其他疾病,如高血压、冠心病、心脏瓣膜病、先天性心脏病、酒精性心肌病、心动过速性心肌病、心包疾病、系统性疾病、肺源性心脏病和神经-肌肉性疾病等。

三、治疗

目前对 DCM 尚缺乏有效而特异的治疗手段,因而临床上对其治疗的主要目标即在于改善症状、预防并发症和阻止或延缓病情进展、提高生存率,包括抗心力衰竭、抗心律失常及预防血栓栓塞的抗凝治疗等并发症的治疗。对积极的内科治疗无效者,可考虑非药物治疗。

(一)一般治疗

适当休息可减轻心脏负荷,改善重要脏器的供血,有利于水肿消退和心功能改善。休息的方式和时间应视病情而定。重度心力衰竭患者应完全卧床休息,心功能改善后应及早开始活动,以不加重症状为前提逐渐增加活动量。患者的饮食以高蛋白、富含维生素并且容易消化的食物为主。水肿的患者应适当限制钠盐的摄入。适当控制体重也可以减轻心脏的负荷,戒烟酒、防治呼吸道感染均是重要的基础治疗措施。

(二)控制心力衰竭

心力衰竭是 DCM 的主要临床表现。近年来,慢性充血性心力衰竭治疗的主要进展就体现在对扩张型心肌病心力衰竭的治疗。迄今为止,已有 39 个应用治疗的临床试验结果证明可以提高患者生活质量,并可使死亡危险性下降 24%,同时还发现不管何种病因所导致的心功能改变,不论轻、中、重,也无论年龄、性别均因而受益。临床实践中,慢性心功能不全患者不论是收缩性抑或舒张性心功能不全均应使用,有或无症状心功能不全,除非患者不能耐受或存在禁忌证;使用时小剂量开始,逐步增量,达到合适剂量,长期维持治疗。一般每隔 3~7 天剂量倍增 1 次,剂量调整的快慢取决于每个患者的临床情况。对 ACEI 曾有致命性不良反应的患者(如有血管神经性水肿)、无尿性肾衰竭患者或妊娠妇女绝对禁用 ACEI。以下情况

1.血管紧张素转化酶抑制剂(ACEI)

须慎用 ACEI:①双侧肾动脉狭窄;②血肌酐水平显著升高[>225.2 μmol/L(3 mg/dL)];③高血钾(>5.5 mmol/L);④低血压[收缩压<12.0 kPa(90 mmHg)],低血压患者须经其他处理,待血流动力学稳定后再决定是否应用 ACEI。β 受体阻滞剂是治疗 DCM 慢性心力衰竭的标准用药之一。大型临床试验如美托洛尔控释剂/缓释剂干预充血性心力衰竭试验(MERIT-HF)、比索洛尔心功能不全研究Ⅱ(CIBISⅡ)、美国卡维地洛治疗心力衰竭研究(US carvedilol heart failure study)、卡维地洛前瞻性随机累积生存试验(COPERNICUS)均证明,β 受体阻滞剂是治疗慢性心力衰竭的有效药物。β 受体阻滞剂成功地用于慢性心力衰竭的治疗正是心力衰竭的治疗从短期的血流动力学措施转为长期的修复性策略的具体体现。目前,用于治疗慢性心力衰竭的 β 受体阻滞剂有美托洛尔、比索洛尔、卡维地洛等。

β 受体阻滞剂治疗慢性心力衰竭的可能机制:①上调心肌 β 受体密度与活性;②防止儿茶酚胺的毒性作用;③抑制肾素-血管紧张素-醛固酮系统的激活;④抗心律失常作用;⑤扩张冠状动脉,增加冠状动脉血流量;⑥减慢心率,延长舒张期时间,改善心内膜供血;⑦防止或减轻心室重塑;⑧抗氧化;⑨促使心肌能量代谢由游离脂肪酸代谢向糖代谢转化等。

所有慢性收缩性心力衰竭,NYHA 心功能Ⅱ~Ⅲ级患者,LVEF<40%,病情稳定者,均必须应用 β 受体阻滞剂,除非有禁忌证或不能耐受。NYHA 心功能Ⅳ级患者,需病情稳定(4 天内未静脉用药、已无液体潴留、体重恒定)后,在严密监护下应用。一般在血管紧张素转换酶抑制和利尿剂应用基础上加用 β 受体阻滞剂,从小剂量开始(美托洛尔 12.5 mg/d,比索洛尔 1.25 mg/d,卡

维地洛 3.125 mg/d,每天 2 次),2~4 周剂量倍增,达最大耐受剂量或目标剂量后长期维持。症状改善常在治疗 2~3 个月才出现,即使症状不改善,亦能防止疾病的进展。β 受体阻滞剂的禁忌证有支气管痉挛性疾病,心动过缓(心率<60 次/分),二度及二度以上房室传导阻滞(除非已安装起搏器),明显液体潴留、需大剂量利尿者。

2.β 受体阻滞剂

与 ACEI 不同,可阻断经 ACE 和非 ACE 途径产生的 Ⅱ 与 1 受体 Ang Ⅱ 结合。因此,理论上此类药物对 Ang Ⅱ 不良作用的阻断比 ACEI 更直接、更完全。应用 ARB 后,血清 Ang Ⅱ 水平上升与 2 型 Ang Ⅱ 受体结合增加,可能发挥有利的效应。ARB 对缓激肽的代谢无影响,因此不能通过提高血清缓激肽浓度发挥可能对心力衰竭有利的作用,但也不会产生可能与之有关的咳嗽不良反应。大型临床试验如 ELITE、ELITE Ⅱ、Val-HeFT、CHARM 等证实了 ARB 治疗慢性心力衰竭的有效性,但其效应是否相当于或是优于 ACEI 尚未定论,当前仍不宜以 ARB 取代 ACEI 广泛用于心力衰竭治疗。未应用过 ACEI 和能耐受 ACEI 的心力衰竭患者,仍以 ACEI 为首选。ARB 可用于不能耐受 ACEI 不良反应的心力衰竭患者,如有咳嗽、血管神经性水肿时。ARB 和 ACEI 相同,亦能引起低血压、高血钾及肾功能恶化,应用时仍需小心。心力衰竭患者对 β 受体阻滞剂有禁忌证时,可 ARB 与 ACEI 合用。

3.醛固酮拮抗剂

醛固酮(Ald)除引起低镁、低钾外,可激活交感神经,增加 ACE 活性,升高 Ang Ⅱ 水平,并降低副交感神经活性。更重要的是,Ald 有独立于 Ang Ⅱ 和相加于 Ang Ⅱ 的对心脏结构和功能的不良作用。人类发生心力衰竭时,心室醛固酮生成及活化增加,且与心力衰竭严重程度呈正比。因而,Ald 促进心室重塑,从而促进心力衰竭的发展。心力衰竭患者短期应用 ACEI 时,可降低 Ald 水平,但长期应用时,血 Ald 水平却不能保持稳定、持续的降低,即所谓"醛固酮逃逸现象"。因此如能在 ACEI 应用基础上加用 Ald 拮抗剂,能进一步抑制 Ald 的有害作用,获益可能更大。RALES(randomized aldactone evaluation study)试验显示,对于缺血性或非缺血性心肌病伴重度心力衰竭(近期或目前为 NYHA 心功能Ⅳ级)患者,在常规治疗基础上加用螺内酯(最大剂量 25 mg/d),可以降低心力衰竭住院率和总死亡率。根据上述结果建议,对近期或目前为 NYHA 心功能Ⅳ级心力衰竭患者,可考虑应用小剂量的螺内酯 20 mg/d。EPHESUS 实验证明,新型 Ald 拮抗剂依普利酮对心肌梗死后心力衰竭安全有效。如恰当使用,利尿剂仍是治疗心力衰竭的基石。所有心力衰竭患者,有液体潴留的证据或原先有过液体潴留者,均应给予利尿剂。NYHA 心功能Ⅰ级患者一般不需应用利尿剂。应用利尿剂后心力衰竭症状得到控制,临床状态稳定,亦不能将利尿剂作为单一治疗。一般应与 ACEI 和 β 受体阻滞剂联合应用。氯噻嗪适用于轻度液体潴留、肾功能正常的心力衰竭患者,如有显著液体潴留,特别当有肾功能损害时,宜选用襻利尿剂如呋塞米。利尿剂通常从小剂量开始(氢氯噻嗪 25 mg/d,呋塞米 20 mg/d)逐渐加量,氯噻嗪 100 mg/d 已达最大效应,呋塞米剂量不受限制。一旦病情控制(肺部啰音消失,水肿消退,体重稳定),即可以最小有效量长期维持,一般无须限期使用。在长期维持期间,仍应根据液体潴留情况随时调整剂量。每天体重的变化是最可靠的监测利尿剂效果和调整利尿剂剂量的指标。利尿剂用量不当有可能改变其他治疗心力衰竭药物的疗效和不良反应。如利尿剂用量不足致液体潴留可减 AECI 的疗效和增加 β 受体阻滞剂治疗的危险。反之,剂量过大引起血容量减少,可增加 ACEI 和血管扩张剂的低血压反应及 ACEI 和 Ang Ⅱ 受体阻滞剂出现肾功能不全的危险。在应用利尿剂过程中,如出现低血压和氮质血症而患者已无液体潴留,则可能是利尿过量、血容量减少所致,应减少利尿剂剂量。如患者有持续液体潴留,则低血压和氮质血症很可能是心力衰竭恶化,终末器官灌注不足的表现,应继续利尿,并短期使用能增加肾灌注的药物如多巴胺或多巴酚丁胺。出现利尿剂抵抗时(常伴有心力衰竭恶化),可用以下方法:①静脉给予利尿剂,如呋塞米持续静脉滴注。②2种或2种以上利尿剂联合应用。③应用增加肾血流的药物,如短期应用小剂量的多巴胺或多巴酚丁胺[2~5 μg/(kg·min)]。

4.利尿剂

大型临床试验(digitalis investigation group trial,DIG)证实,地高辛能够改善心力衰竭患者的运动耐量和左心室功能,降低心力衰竭住院率,对死亡率的影响是中性的,是正性肌力药中唯一的长期治疗不增加死亡率的药物。DCM心力衰竭时地高辛使用剂量宜适当减小。

非洋地黄正性肌力药物不改善患者的远期预后,不主张对慢性心力衰竭患者长期、间歇静脉滴注此类正性肌力药。

5.洋地黄

在DCM心力衰竭病情危重期间、心脏移植前的终末期心力衰竭、心脏手术后心肌抑制所致的急性心力衰竭及难治性心力衰竭可考虑短期使用非洋地黄正性肌力药物如多巴酚丁胺或米力农支持3~5天,渡过危重期。推荐剂量:多巴酚丁胺2~5 μg/(kg·min)静脉滴注,米力农50 μg/kg负荷量静脉推注,继以0.375~0.750 μg/(kg·min)静脉滴注。

(三)钙通道阻滞剂

由于缺乏支持钙通道阻滞剂有效性的证据,这类药物不宜用于心力衰竭的治疗。有部分研究提示,地尔硫草能够改善DCM患者的心功能和运动耐力,可能适合于DCM的早期干预治疗。然而,有关钙通道阻滞剂用于治疗扩张型心肌病的问题仍属探索的范畴。

(四)抗心律失常治疗

在采用抗心律失常治疗之前,首先应加强对心力衰竭的治疗,消除引起心律失常的一些诱因,如缺氧、心肌缺血、水电解质酸碱平衡紊乱(尤其是低血钾、低血镁)、交感神经和肾素-血管紧张素-醛固酮系统的激活等。DCM心律失常的治疗应认真权衡利弊,大部分抗心律失常药物并不能提高患者的生存率,相反有致心律失常的危险,并有负性肌力作用。因此在选用抗心律失常药物时应充分注意药物对生存率的影响,不宜把心律失常的抑制作为治疗的最终目标。

Ⅱ类抗心律失常药物β受体阻滞剂、Ⅲ类抗心律失常药物胺碘酮可降低心律失常死亡率,可以选用于各种快速性心律失常如房性心动过速、心房颤动、频发室性期前收缩及室速。而Ⅰ类抗心律失常药物可增加死亡率,尽量避免使用。尽管对于短阵室速患者可以短期静脉应用Ⅰ类抗心律失常药物中的利多卡因,但仍以选用胺碘酮为佳。对于顽固性室速患者,应选用胺碘酮或采用射频消融治疗。新型Ⅲ抗心律失常药物如伊布利特、多非利特的疗效并不优于胺碘酮。室性心律失常引起明显血流动力学障碍时,必须立即予以电复律。发作持续性室速、室颤引起晕厥或心搏骤停的患者需要考虑安装ICD。DCM患者同时有左心室功能降低和频繁发作的非持续性室速的患者,猝死危险增大。对于具有室速或室颤的左心室功能受损患者,植入ICD可能是可取的。在一项大规模的前瞻性研究中,左心室功能降低和频繁发作非持续性室速者占研究人群的10%,植入ICD者的生存率高于经验性胺碘酮治疗者。

(五)抗凝治疗

DCM伴心力衰竭时,心室内血流淤滞,易发生周围动脉栓塞及肺栓塞。尽管抗凝剂对DCM伴心力衰竭者的实际效果尚缺乏临床对照试验的证实,但对这类患者仍推荐使用抗凝剂。对于

DCM 合并心房颤动或以前有缺血性卒中的患者,如无特殊的抗凝剂使用禁忌证,即使从临床或超声心动图上均未发现血栓形成的直接证据,也应进行抗凝治疗。一般选用华法林 1～3 mg,每天 1 次,使凝血酶原时间延长 1～1.5 倍,国际标准化比值(INR)在 2.0～3.0。

(六)改善心肌代谢

有的 DCM 发病与心肌能量代谢障碍有关,DCM 发生后也存在一定程度的心肌能量代谢紊乱。适当应用改善心肌能量代谢的药物,可能有助于 DCM 病情的稳定和改善。根据临床情况可以选用辅酶 Q_{10}、辅酶 A、三磷酸腺苷(ATP)、肌苷、维生素 C、极化液、1,6-二磷酸果糖(FDP)、磷酸肌酸、曲美他嗪等。

(七)肾上腺皮质激素

肾上腺皮质激素不宜常规应用。有人认为,心肌活检或核素心肌扫描证实心肌有炎性渗出改变者,应用肾上腺皮质激素可使炎性病灶减轻或消退,有利于改善心功能;合并急性左心衰竭者,短时间使用大剂量肾上腺皮质激素,有利于控制心力衰竭。

(八)免疫调节治疗及中医药治疗

近年来,国内外有学者应用免疫调节剂如干扰素治疗 DCM 取得了良好效果,可使患者血清肠道病毒 RNA、抗 β 受体抗体、抗 M_2 受体抗体明显下降,提高 LVEF,改善心功能,降低顽固室性心律失常和反复心力衰竭的发生率。然而其确切疗效尚有待更多临床试验的验证。

黄芪、牛磺酸、生脉制剂具有抗病毒、调节机体免疫、改善心脏功能的作用。我国完成的一项多中心中西医结合治疗 DCM 的临床研究显示,采用中西医结合治疗(黄芪、生脉、牛磺酸、泛癸利酮及强心、利尿、扩血管等)能够提高患者的 LVEF,改善心功能。中西医结合治疗 DCM 不失为一种可取的药物治疗手段。

(九)其他药物

包括钙离子增敏剂、重组人生长激素(rhGH)、甲状腺素、利钠利尿肽等。已有几项临床试验证明钙离子增敏剂如左西孟旦、利钠利尿肽对充血性心力衰竭有效。由于这些制剂在临床上使用的时间很短,还需要更深入的研究。

(十)其他治疗措施

其他包括心室再同步化治疗、外科治疗(心脏移植、动力性心肌成形术、部分左心室切除术、心室辅助系统和人工心脏)、心肌干细胞移植等。

DCM 的病程长短各异,一旦发生充血性心力衰竭则预后不良。死亡原因多为心力衰竭、严重心律失常和血栓栓塞,不少患者猝死。以往认为症状出现后 5 年生存率在 40% 左右,近年来,随着治疗手段的进步,存活率有明显提高。对预后影响不良的因素:①年龄>55 岁;②心胸比例>0.55;③明显心力衰竭,心脏指数<2.5 L/(min·m²),左心室舒张末压>2.7 kPa(20 mmHg),LVEF<0.30,肺动脉楔压(PCWP)>2.7 kPa(20 mmHg);④心脏重量/容积比减少;⑤血浆肾上腺素、心房利钠肽、肾素水平增高,心肌活检示有明显的组织学异常;⑥左心室内传导阻滞、复杂性室性心律失常。

(温照星)

第六节　肥厚型心肌病

肥厚型心肌病（HCM）是最常见的遗传性心血管病，目前发现引起 HCM 的致病基因有 13 个，均为编码肌原纤维粗、细肌丝蛋白的基因，这些蛋白参与心脏的结构、收缩或调节功能。美国调查显示年轻人的发病率达 0.2％，阜外心血管病医院的研究调查发现成年人群的发病率达 0.08％，HCM 是一种原发于心肌的疾病，有猝死的危险性，猝死原因主要是心室颤动。45％的 HCM 患者存在猝死危险因素。在美国 HCM 是运动相关性猝死的最常见的原因。常发生于平素健康的年轻人（包括运动员）。

一、临床特点

从毫无症状到心脏性猝死跨度很大。HCM 的症状大多开始于 30 岁以前，见于各个年龄段：婴儿期、儿童期、成年期等，偶见于老年患者，男女患病比例无明显差异。年轻的患者多无或者仅有轻微的临床症状，然而已经出现明显的左心室肥厚。主要临床症状有呼吸困难、胸痛、心慌、乏力、头晕，甚至晕厥，15％～25％的 HCM 至少发生过一次晕厥。

心源性猝死（SCD）：SCD 是 HCM 最为严重的并发症，并有可能是其第一临床表现。HCM 是青少年和运动员猝死的主要原因。SCD 常见于 10～35 岁年轻、无其他异常的患者和运动员，相反心力衰竭死亡多发生于中老年患者，HCM 有关的房颤导致的中风则几乎都见于老年患者。SCD 的危险性随年龄增长而逐渐下降，但不会消失，直至晚年仍会出现。到三级医疗中心就诊的患者年死亡率为 2％～4％，儿童患者甚至高达 6％。心肌缺血、心律失常、流出道梗阻等是其可能机制之一。

HCM 扩张相：为 HCM 终末阶段表现之一，10％～15％的患者出现左心室的扩张，肌肉组织缺失和纤维替代是其机制之一，后者是由供应心肌的小动脉的病变而引起的心肌缺血所致。HCM 进展为扩张相其他机制：透壁心肌梗死、酗酒和乙醇消融术后左心室几何形状扭曲等，遗传因素也可能参与其中。有人认为 HCM 扩张相是 HCM 合并 DCM，也有人认为这种观点不正确，应该是 HCM 的不同发展阶段。

大多数 HCM 患者无明显的体征。约 1/4 的患者可出现由于左心室流出道梗阻引发的收缩期杂音，该杂音出现于胸骨左缘，此杂音的一个典型特征是它依赖于心室容积，降低后负荷及静脉回流的生理学和药理学措施能增强杂音的程度（如 Valsalva 动作的站立位、吸入亚硝酸异戊酯），而增强后负荷及静脉回流的干预则能减低杂音（如 Valsalva 动作的下蹲位、应用肾上腺素）。这对梗阻性肥厚型心肌病的用药有重要意义。大多数存在明显左心室流出道压力阶差的患者还出现二尖瓣反流。极少数情况下，在肺部可闻及收缩期杂音，这是由于右心室流出道梗阻所致。

根据血流动力学和心肌肥厚的部位等不同，HCM 可分为不同的类型。

（一）根据血流动力学的不同分型

根据血流动力学的不同，临床上将 HCM 分两型。

1.非梗阻性 HCM

无论是在静息时还是在受激惹时,左心室流出道(LVOT)均无压力阶差出现[超声心动图检查 LVOT 压力阶差不超过 4.0 kPa(30 mmHg)]。

2.梗阻性 HCM(HOCM)

主要表现为 LVOT 梗阻和左心室中腔的梗阻,可能主要与肥厚的部位有关。一般情况下所说的梗阻性 HCM 主要指 LVOT 梗阻。另外根据左心室流出道梗阻的变化情况,可分为静息梗阻型——该型患者静息时即存在左心室流出道压力阶差[超声心动图检查 LVOT 压力阶差超过 4.0 kPa(30 mmHg)];隐匿梗阻型——该型患者在静息时不存在 LVOT 压力阶差,但在受激惹后,如吸入亚硝酸异戊酯、期前收缩后等即出现 LVOT 压力阶差[超声心动图检查 LVOT 压力阶差超过 4.0 kPa(30 mmHg)]。这是临床上最常用的分型,有利于指导治疗措施的选择。

(二)根据肥厚的部位分型

根据肥厚的部位,HCM 分为以下三型。

1.心室间隔肥厚

此型最多见,其中 1/3 累及心室间隔基底部,构成主动脉瓣下狭窄,1/3 为整个心室间隔肥厚,1/3 肥厚的室间隔延长至乳头肌。心室间隔常与左心室后壁厚度之比>1.3,称为"不对称性 HCM"。

2.心尖肥厚

肥厚主要局限于左心室的心尖部,这种类型的肥厚多见于亚洲尤其是日本和中国香港,占所有 HCM 患者的 25~40%,而欧美人群少见。

3.全心肥厚

约 5% 的 HCM 表现为心室的弥漫性肥厚,这种类型的肥厚难以与继发性心肌肥厚鉴别。

其他非常少见的还有腱索或乳头肌 HCM、单心室或者单心房 HCM。

(三)根据家族史和遗传学规律分型

根据家族史和遗传学规律,HCM 可分为两种类型。

1.家族性 HCM(FHCM)

60~70% 的 HCM 患者呈家族性聚集,我们称之为 FHCM,绝大部分的家族性 HCM 为常染色体显性遗传性疾病,父母双方有一方携带致病的遗传缺陷,后代就有 50% 的机会继承这个遗传缺陷。

2.散发性 HCM

对于无家族性聚集的 HCM 患者我们称之为散发性 HCM。该分型有利于指导遗传学分析。

HCM 的诊断和分型主要依靠以下几种检查方法。

(1)超声心动图:超声心动图是诊断 HCM 极为重要的无创性方法,更重要的是可以根据各种测量数据,将 HCM 做进一步的分型,以利于临床诊治。超声心动图对于心尖部和非典型部位的诊断灵敏度差。

(2)心电图:80% 以上的 HCM 患者的心电图有 ST-T 改变,大多数患者冠状动脉正常,少数心尖部局限性心肌肥厚的患者由于冠状动脉异常而有巨大倒置的 T 波;约 60% 的患者有左心室肥大;有异常 Q 波的存在于 I、aVL、V_5、V_6 导联,大多是深而不宽的 Q 波,反映不对称性室间隔肥厚;部分患者合并预激综合征。心电图变化较早,且较为灵敏,但特异性差。

(3)动态心电图:24 小时动态心电图能够明确心律失常,尤其是室性心动过速,指导 HCM 的危险分层。

（4）运动试验：根据运动中血压的变化有助于危险分层。

（5）X线检查：X线检查没有明显的特点，可能见到左心室增大，也可能在正常范围。可见肺部淤血，但严重肺水肿少见。

（6）心脏磁共振：其敏感性高于超声心动图，但费用较高，对于诊断特殊部位的肥厚和不典型的肥厚最为灵敏。尤其近年来发现延迟显像可以明确心肌纤维化。

（7）基因诊断：基因诊断有望成为新的诊断标准的重要依据。但目前仅在大的医疗中心中开展，临床上尚未大规模应用。

（8）其他检查：核素心肌扫描可显示心肌肥厚的部位和程度。心肌活检是诊断HCM的金标准之一，但目前我国临床中少有开展。

二、诊断标准——不断在完善但仍有缺陷

美国心脏病基金会（ACCF）和美国心脏学会（AHA）发表了肥厚型心肌病诊断与治疗指南，进一步明确了肥厚型心肌病是一种不明原因的以左心室肥厚为特征的疾病，且不伴有心室腔扩大，除外了其他引起心脏肥厚的心血管或全身疾病。基因型阳性而表型为阴性者（无明显的心肌肥厚）应高度警惕。临床上，通常认为超声提示最大左心室壁厚度≥15 mm（修订了此前国际卫生组织≥13 mm的标准）可诊断为肥厚型心肌病，13 mm至14 mm为临界值，特别是伴有其他危险因素（如HCM家族史）。

中华心血管病杂志发表的我国心肌病诊断与治疗建议制订了HCM详细的诊断标准。

（一）HCM诊断标准

临床诊断HCM的主要标准：①超声心动图提示左心室壁和/或室间隔厚度超过15 mm；②组织多普勒、磁共振发现心尖、近心尖室间隔部位肥厚，心肌致密或间质排列紊乱。

次要标准：①35岁以内患者，12导联心电图 I、aVL、V4-V6导联ST下移，深对称性倒置T波；②二维超声室间隔和左心室壁厚11～14 mm；③基因筛查发现已知基因突变，或新的突变位点，与HCM连锁。

排除标准：①系统疾病，如高血压病、风湿性心脏病二尖瓣病、先天性心脏病（房间隔、室间隔缺损）及代谢性疾病伴发心肌肥厚；②运动员心脏肥厚。

临床确诊HCM标准：符合以下任何一项者：1项主要标准＋排除标准；1项主要标准＋次要标准3即阳性基因突变；1项主要标准＋排除标准2；次要标准2和3；次要标准1和3。

（二）FHCM诊断标准

除发病就诊的先证者以外，三代直系亲属中有两个或以上成员诊断HCM或存在相同DNA位点变异。

诊断FHCM依据如下：①依据临床表现、超声诊断的HCM患者，除本人（先证者）以外，三代直系亲属中有两个或以上被确定为HCM或HCM致猝死患者；②HCM患者家族中，两个或以上的成员发现同一基因，同一位点突变，室间隔或左心室壁超过13 mm，青少年成员11～14 mm；③HCM患者及三代亲属中有与先证者相同基因突变位点，伴或不伴心电图、超声心动图异常者。符合三条中任何一条均诊断为FHCM，该家族为FHCM家系。

心电图诊断标准：①在至少2个导联上出现Q波时间＞0.04秒或深度超过其同一导联R波的1/3；②Romhilt-Estes计分方法判断为左心室肥厚≥4分。

诊断标准如下。

(1)QRS 波幅:①肢体导联最大的 R 波或 S 波>2.0 mV;②V_1 或者 V_2 导联的 S 波>3.0 mV;③V_5 或 V_6 导联 R 波>3.0 mV。具有以上任何一项者记 3 分。

(2)出现典型的 ST-T 左心室劳损征象:ST-T 向量与 QRS 波平均向量相反:①在未合并应用洋地黄类制剂时出现记 3 分;②在合并应用洋地黄类制剂时出现记 1 分。

(3)出现左心房扩大(Vl 导联 P 波终末负电位>0.1 mV,时限>0.04 秒)时记 3 分。

(4)电轴左偏>−30°时记 2 分。

(5)QRS 波群间期>0.09 秒时记 1 分。

(6)V_5 或 V_6 内转折时间>0.05 秒时记 1 分。

在不存在束支传导阻滞的情况下,至少 2 个导联出现复极的异常,即 T 波的倒置。

绝大部分的 HCM 为家族性,因此患者在临床就诊时,医师一般建议患者的亲属也要到医院进行检查。肥厚型心肌病诊断与治疗:美国心脏病学会/欧洲心脏病学会专家共识中提倡对 HCM 患者的一级亲属(父母和子女)和其他的家族成员进行基因突变筛查,如果当地医院不具备基因诊断技术,也应该每年对有血缘关系的青春期的家系成员(12~18 岁)进行体格检查、12 导联心电图和超声心动图检查。而对 18 岁以上的成年家系成员即使临床表现正常,也应该每 5 年进行一次检查,因为有些基因突变所导致的 HCM 在成年后发病,也就是说呈年龄依赖性。而对 12 岁以下的儿童不建议进行常规检查,除非其家族患者危险性较高或者本人从事竞技性的体育运动。通过家族筛查发现的 HCM 患者,应该每 1~1.5 年进行一次临床检查,评定其危险性,有任何不适时应随时就诊。

原发性 HCM 的临床诊断并不难,凡是原因不明的心肌肥厚,不论是全心肥大还是局限性肥大,经超声心动图、心电图、心室造影等检查证实的患者,符合上述诊断标准可诊断。心室间隔增厚与左心室游离壁的厚度之比>1.3 的患者,并不一定为原发性非对称性 HCM 的必需条件。临床中可见有些高血压性心脏病患者比值>1.3,所以有人提出室间隔增厚与左心室游离壁的厚度之比>1.5,甚至>1.8 时才能诊断 HCM。HCM 应和以下几种疾病相鉴别。

高血压病引起的心肌肥厚:有长期的高血压病史,常伴有眼底、肾功能等动脉硬化的临床指征。心脏超声检查没有 HCM 的特征表现,尽管有少部分患者可能有心室间隔增厚与左心室游离壁的厚度之比>1.3,但不伴有其他 HCM 的超声特点。目前指南认为对于 HCM 合并高血压的患者,认为有肌小节基因突变或左心室的厚度显著增厚大于 25 mm 或伴有 SAM 现象、左心室流出道梗阻(LVOT)者可协助诊断肥厚型心肌病。

冠心病:冠心病患者年龄多 40 岁以上,有冠心病的易患因素,如高血压病、高脂血症、长期吸烟、糖尿病等。冠心病患者的心室间隔可以增厚,很少见,但可能有室壁阶段性运动异常而且也没有 HCM 的超声心动图特征。

主动脉瓣狭窄:该病为瓣膜本身受累,继发出现心肌肥厚,超声心动图可以明确病变特点及部位。

心肌淀粉样变性:心肌淀粉样变性导致的心肌肥厚从传统的检查手段难以与 HCM 鉴别,但一般情况下淀粉样变性患者除心肌受累外,心外器官或者组织受累更为常见,心肌或者腹壁脂肪活检是最为可靠的确诊手段。

此外,在肥厚型心肌病的终末期,需要与扩张型心肌病相鉴别。其他如先天性心室间隔缺损、动脉导管未闭等疾病都各有特点,借助超声心动图、心电图、心导管等技术,可以和 HCM 相鉴别。

三、危险分层

预防猝死是关键。尽管 HCM 的猝死易发生于年轻人(<30 岁),但也可以发生于中年或更大年龄的患者,因此,年龄较大的患者并不能排除猝死的可能性。对所有 HCM 患者,特别是<60 岁的患者应该进行完善的、动态的危险分层评估,包括详细询问病史和家族史及体格检查、12 导联 ECG、二维超声心动图、Holter ECG 监测及运动试验。危险分层应该根据时间和临床变化动态分析。HCM 的表现如左心室流出道梗阻、诱发性心肌缺血、心房颤动尽管队列分析不是猝死的独立危险因素,但可能增加某些患者的危险性。电生理检查心室程序刺激不作为 HCM 的常规检查,因为,其诱发的室性心动过速为非特异性的。实验室基因分型对患者进行危险分层,目前还未常规用于临床,在研究中心也受到很大限制。

2013 年 O'Mahony 等评估了 2003 年美国心脏病学会和欧洲心脏病学会及 2011 年美国心脏病学会和美国心脏学会关于肥厚性心脏病危险分层和猝死预防策略,发现非持续性室性心动过速、左心室极度肥厚、猝死家族史、不明原因的晕厥和运动时出现血压异常反应 5 个危险因素中,危险因素越多,猝死风险越大。

四、治疗注意事项

HCM 治疗的目标是降低疾病的危险性,缓解症状,控制并发症。

应避免劳累、情绪波动等,禁止参加竞技性的体育运动和突然的剧烈的活动,许多患者在登楼梯或者赶公共汽车时突然晕厥或猝死,这时应宜加慎。建议戒烟戒酒,饮酒往往能够使流出道梗阻加重或者激惹静息状态下没有流出道梗阻的患者出现梗阻。体形肥胖的患者应该减肥。禁止使用加强心肌收缩力的药如洋地黄类、异丙肾上腺素及减轻心脏负荷的药物如硝酸甘油等,因能使左心室流出道梗阻加重。

非梗阻型 HCM 的治疗没有特异性,晚期心脏移植是有效的手段之一。而梗阻型的 HCM 可选择的治疗方法较多。对无症状的 HCM 患者是否用药存在分歧,部分学者主张无症状不用药。

(一)药物治疗

1.β 受体阻滞剂

β 受体阻滞剂是治疗 HOCM 的一线药物,该类药物能使心肌收缩力减弱,减缓收缩期二尖瓣前向运动和减轻流出道梗阻,减少心肌氧耗,增加舒张期心室扩张,而且能减慢心率,延长舒张期,增加心搏出量和心肌有效灌注时间,同时本身有抗心律失常作用。初始用药有效率达60%～80%。使用 β 受体阻滞剂通常从小剂量开始,根据心率、左心室流出道压差逐渐调整剂量至最大耐受剂量,以能最大限度改善临床症状而又不引起心率过慢、血压过低为原则。常用的有普萘洛尔、美托洛尔等。

2.钙通道阻滞剂

钙通道阻滞剂是 β 受体阻滞剂的替代用药,该药阻断钙通道,减少钙内流,降低心肌收缩力,改善心肌的顺应性有利于心脏的舒张。代表药物维拉帕米。常用维拉帕米 240～480 mg/d,顿服或分次口服,可使症状长期缓解;近年来还常用硫氮䓬酮 30～60 mg,每天 3 次口服,有良好的效果。但对于严重流出道梗阻的患者使用钙通道阻滞剂需要慎重。

3.抗心律失常药

主要用于控制快速室性心律失常与心房颤动,常用胺碘酮治疗,不仅能减少恶性心律失常,还可以缓解症状,使心绞痛发作减少。开始从 200 毫克/次,每天 3~4 次口服,5~7 天后心率减慢后,改为每天100~200 mg维持。另外胺碘酮也能和普萘洛尔联合使用,具有缓解心绞痛的优点,但剂量宜适当减少。

4.丙吡胺

丙吡胺为 Ia 类抗心律失常的药物,用于梗阻型 HCM 能够有效地降低流出道的压差,缓解梗阻,减轻患者的不适。日用量 300~600 mg。对于不能耐受 β 受体阻滞剂或者维拉帕米的患者,丙吡胺是有效的选择之一。在 HCM 合并房颤时,丙吡胺可与 β 受体阻滞剂合用。使用此药物时注意监测 QT 间期。丙吡胺具有较强的负性肌力作用,合并心力衰竭时慎用。HCM 患者伴前列腺肥大者不用或慎用。

5.其他

螺内酯、辛伐他汀等药物能够逆转 HCM 心肌纤维化和心肌肥厚,改善心脏功能,有可能成为治疗 HCM 的有效药物,但目前尚缺乏一定规模的临床试验支持。

(二)外科手术治疗

外科手术是治疗内科治疗无效的梗阻型 HCM 的“金”方法,治疗效果较好,病死率较低1%~2%。适应证:药物治疗无效、症状明显、LVOT 压差静息时≥4.0 kPa(30 mmHg)或应激时≥6.7 kPa(50 mmHg),且室间隔心肌极度肥厚、能够耐受手术。手术目的是使 LVOT 增宽,消除二尖瓣收缩期前移和间隔与二尖瓣的接触(SAM 征),手术有效率为 70%~80%。最常用的手术方式是经主动脉途径的室间隔心肌切开或部分切除术(Morrow 术),对于二尖瓣前叶明显冗长的患者可同时行二尖瓣前叶缝折术,以减少术后 SAM 征持续存在的可能。目前,外科治疗已经进展为“RPR”修复式即切除-折叠-松解,对一些前室间隔上段厚度≤18 mm、手术切除易于导致室间隔穿孔或不适当的血流动力学改变者,心室腔中部梗阻、Morrow 术后仍持续有严重症状和 LVOT 梗阻者及二尖瓣本身病变伴严重二尖瓣反流(如二尖瓣脱垂)者,则需行二尖瓣置换术。手术可明显减少 LVOT 压差及二尖瓣关闭不全症状。主要并发症包括完全性房室传导阻滞、室间隔缺损和主动脉瓣反流等。

(三)经皮经腔间隔心肌消融术(PTSMA)

经皮经腔间隔心肌消融术是通过导管将乙醇注入前降支的一条或多条间隔支中,造成相应肥厚部分的心肌梗死,使室间隔基底部变薄,减轻左心室流出道压差和梗阻的方法,又称乙醇消融术。开展到目前为止,全世界超过 3 000 例的患者接受了这种治疗措施,中短期的研究显示该方法能够有效地降低流出道压差,改善症状和增加活动耐量,但是,效果不及外科手术。我国目前有 10 数家医院能够开展此类治疗。

1.适应证

超声心动图证实符合 HOCM 的诊断标准,梗阻位于主动脉瓣下而非心室中部或其他部位,室间隔厚度≥15 mm;有明显的临床症状,如明显劳累性气短、心绞痛、晕厥等;药物治疗效果不佳,或不能耐受药物不良反应;导管测压显示 LVOT 压力阶差静息时≥6.7 kPa(50 mmHg),或LVOTG 静息时在 4.0~6.7 kPa(30~50 mmHg),应激时≥9.3 kPa(70 mmHg)。若有明显晕厥(需除外其他原因)等临床症状,压差可适当放宽;心脏血管解剖适于行 PTSMA。

2.非适应证

非梗阻型肥厚性心肌病;合并必须进行心脏外科手术的疾病,如严重二尖瓣病变、冠状动脉三支病交等;无或仅有轻微临床症状,即使 LVOT 压差高亦不应进行 PTSMA 治疗;不能确定靶间隔支或球囊在间隔支固定不确切。年龄虽无限制,但原则上对年幼及高龄患者应更慎重,权衡利弊后再决定是否行 PTSMA 治疗。

PTSMA 并发症:①治疗相关死亡率在 2%～4%;②高度或三度房室传导阻,需要安装起搏器治疗,占 2%～10%;③束支传导阻滞:发生率可达 50%,以右束支为主;④非控制性心肌梗死:与前降支撕裂、乙醇泄漏、注入部位不当等有关;⑤急性二尖瓣关闭不全,需要急诊外科手术治疗。

PTSMA 虽是很有潜力的治疗方法,但有关经验和长期安全性随访资料均有限。因为毕竟是造成了局部的心肌瘢痕,所以术中、术后均会有室性心律失常发生的可能,建议最好局限于一些有经验的医院和专家,以便将治疗危险性降到最低,避免造成不必要的心肌损伤和医源性心律失常。

(四)安置 DDD 型永久起搏器

植入双腔 DDD 起搏器对有严重症状的梗阻型 HCM 可能有用,但其确切的疗效仍有待证实。美国心脏病学会/欧洲心脏病学会专家共识中仍建议把安置 DDD 型永久起搏器作为外科手术的替代措施。缓解梗阻的机制推测与心室电极放置于右心室心尖部,左心室壁收缩方式发生变化,收缩时二尖瓣向室间隔移位减少所致。有研究发现,永久起搏缓解梗阻的效果与安慰组相同。因此不鼓励置入双腔起搏器作为药物难治性 HCM 患者的首选方案。

(五)心源性猝死的预防

埋藏式心脏复律除颤器(ICD)是预防 HCM 猝死最有效的治疗措施。有几项研究支持这种观点,包括一个 HCM 高危患者多中心前瞻性研究。3 年中 ICDs 在近 25% 的患者中有效终止了致命性心律失常,无论左心室肥厚的特点如何。置入 ICD 每年有 11% 用于二级预防,约 5% 用于一级预防。初次适时放电的平均年龄为 40 岁,为较年轻的 HCM 患者,有 1/4 发生于致命性心律失常。临床上推荐有一个或多个危险因素的患者预防性安装 ICD(如有猝死家族史的患者),作为一级预防。有些调查(大多在欧洲)存在局限性,在考虑安装 ICD 前,患者需要具备2个或2个以上危险因素。然而,许多尚不够安装 ICD 指征的仅有一个危险因素的 HCM 患者但仍然存在猝死的危险性。如 LV 显著肥厚(≥30 mm),即使没有严重心律失常,仍是未来发生猝死的独立危险因素。对于这样的患者临床上需要慎重考虑。

目前发现 β 受体阻滞剂、钙通道阻滞剂和 I-A 类抗心律失常药(如奎尼丁、普鲁卡因胺)对预防猝死无效。小剂量胺碘酮能有效改善 HCM 患者的生存率,但是应该监测药物的毒性作用。

(温照星)

第七节 病毒性心肌炎

病毒性心肌炎是指由病毒直接或与病毒感染有关的心肌炎症反应。心肌的损伤可以由病毒直接引起,也可由细胞介导的免疫过程所致。病毒性心肌炎不一定限于心肌组织也可累及心包及心内膜。临床可呈暴发性、急性和慢性过程。大多数患者预后良好,少数患者可由急性病毒性心肌炎转成慢性,个别患者发展成扩张性心肌病。

一、病因

许多病毒可引起病毒性心肌炎,最常见的是肠道萨柯奇 A(CVA)和 B 型病毒(CVB)、埃可病毒（ECHO）、骨髓灰质炎病毒和呼吸道流感病毒、副流感病毒、腺病毒、风疹病毒、流行性腮腺炎病毒及全身性感染的 EB 病毒等。其中 CVB 为最常见的病毒，约占心肌炎病毒的 50%，以 CVB3 最常见，CVB3 中有对心肌有特殊亲和的亲细胞株。近年来轮状病毒所致心肌炎报道也很多。近年来由于细胞毒性药物的应用，致命性巨细胞（CMV）时有报道，特别是在白血病及肿瘤化疗期间常并发此致命性 CMV 心肌炎。丙肝病毒（HCV）不但可引起病毒性心肌炎，也可引起扩张性心肌病。更重要的是以上两种病毒性心肌炎血中特异性病毒抗体常为阴性，临床诊断困难，均经尸体解剖及心内膜活检发现病毒 RNA 得以确诊。

二、发病机制

病毒性心肌炎的发病机制目前尚未完全明了。多数学者认为其发病机制主要包括两个方面，即病毒直接损害感染的心肌细胞和多种因素，包括病毒本身触发的继发性免疫反应引起的心肌损伤。

（一）病毒直接损害心肌

对病毒性心肌炎动物模型的研究显示，柯萨奇 B3 病毒感染小鼠 3 天，就可产生心肌坏死病灶，出现心肌细胞纤维断裂、溶解和坏死，1 周之内有明显的细胞浸润和心肌坏死。利用无免疫功能的动物模型（如裸鼠或去胸腺小鼠）研究显示，感染萨柯奇病毒后，细胞浸润等心肌炎症可以减轻或消失，但心肌细胞坏死仍然存在表明病毒对心肌可以产生直接损害。既往因检测方法的限制，心肌组织不容易分离出病毒，但近年来分子生物学技术的发展，使病毒性心肌炎心肌病毒检出率明显增高。有研究显示，通过心肌活检证实为急性心肌炎的患者，利用原位杂交和 PCR 技术，发现患者心肌几乎均能检测出肠道病毒 mRNA；对那些免疫组织学阴性而临床考虑急性或慢性的心肌炎患者，也有 30% 可检测出肠道病毒 mRNA。目前认为，病毒性心肌炎的急性期可能与病毒直接损害心肌有关。病毒感染后对心肌的损伤可能与细胞受体有关，病毒作用于受体，引起病毒复制和细胞病变，最终细胞功能丧失，细胞溶解。

（二）自身免疫对心肌细胞的损伤

病毒性心肌炎急性期由于病毒的直接侵袭和在心肌细胞的大量复制，对心肌细胞产生直接损害，此时心肌的损害和心脏功能降低程度取决于病毒的毒力。急性期过后机体的体液和细胞免疫开始发挥作用，这既可能局限心肌的损害程度和损伤范围，也可能引起心肌的持续损害。在这一过程中，可产生抗心肌抗体、细胞因子的释放、体液和细胞毒性反应及细胞浸润。对轻度的病毒性心肌炎进行免疫组织学分析发现，心肌组织首先出现活化的巨噬细胞，提示免疫反应的初期过程。

三、病理解剖

病毒性心肌炎早期表现为感染细胞肿胀，细胞纹理不清，细胞核固缩和碎裂。随着病情进展，前述病变发展可形成大小不一的炎症病灶和散在、小灶性的心肌坏死及细胞浸润，浸润的炎性细胞主要为单核细胞和淋巴细胞。疾病晚期纤维细胞逐渐增加，胶原纤维渗出增多，直至瘢痕形成。组织病理学分析是诊断病毒性心肌炎尤其是急性心肌炎的重要手段。根据美国心脏病学会制定的 Dallas，标准病毒性心肌炎急性期组织学检查应有淋巴细胞的浸润和心肌细胞的坏死，慢性心肌炎则应有淋巴细胞的浸润，而无其他心肌组织损伤的形态学改变。

四、临床表现

(一)症状

起病前1～4周有上呼吸道和消化道感染病史,暴发性和隐匿性起病者,前驱感染史可不明显。乏力、活动耐力下降、面色苍白、心悸、心前区不适和胸痛为常见症状。重症患者出现充血性心力衰竭和心源性休克时可有呼吸急促、呼吸困难、四肢发凉和厥冷等。有三度房室传导阻滞时,可出现意识丧失和阿-斯综合征。

(二)体征

心脏可增大;窦性心动过速,与体温和运动没有明确的关系;第一心音低钝,偶可听到第三心音。出现充血性心力衰竭时,有心脏增大、肺底部可听到细湿啰音、心动过速、奔马律、呼吸急促和发绀等;出现心源性休克时有脉搏细弱、血压下降和面色青灰等。病毒性心肌炎心力衰竭和心源性休克除心脏泵功能本身衰竭外,也可继发于合并的心律失常(如室上性心动过速和室性心动过速)导致的血流动力学改变。

新生儿病毒性心肌炎可在宫内和分娩时感染,也可在出生后感染。前者多在出生后3～4天起病,后者在出生后1～2周起病。部分患者起病前可有发热和腹泻等。病情进展,可出现高热、食欲缺乏、嗜睡、呼吸困难、皮肤苍白和发绀等,严重者可很快发展为心力衰竭和心源性休克。由于新生儿免疫功能发育不完善,病毒除侵犯心肌外,尚可累及到神经系统引起惊厥和昏迷,累及肝脏引起肝功能损害,累及肺脏引起肺炎等。

五、辅助检查

(一)X线检查

心脏大小正常或不同程度的增大。有心力衰竭时心脏明显增大,肺静脉淤血。透视下可见心脏搏动减弱。

(二)心电图

心电图可见:①窦性心动过速。②ST-T改变,QRS波低电压,异常Q波(类似心肌梗死QRS波型),QT间期延长。③心律失常包括各种期前收缩(房性、室性和房室交界性)、室上性和室性阵发性心动过速、心房颤动、心房扑动及各种传导阻滞(窦房、房室及束支阻滞)等,其中以室性和房性期前收缩多见,24小时动态心电图可显示上述各种心律失常。病毒性心肌炎心律失常的发生机制可能与心肌细胞膜的完整性、流动性和通透性等性质改变有关。病毒性心肌炎心电图改变缺乏特异性,如能在病程中和治疗过程中动态观察心电图变化,将有助于判断心肌炎的存在和心肌炎症的变化过程。

(三)心肌血生化指标

1.心肌酶谱

心肌酶谱包括乳酸脱氢酶(LDH)、门冬氨酸氨基转移酶(AST)、肌酸激酶(CK)及其同工酶(CK-MB)、α-羟丁酸脱氢酶(α-HBDH),心肌炎早期主要是CK和CK-MB增高,其高峰时间一般在起病1周内,以2～3天最明显,1周后基本恢复正常;晚期主要是LDH和α-HBDH增高为主。由于影响心肌酶谱的因素较多,儿童正常值变异较大,在将其作为心肌炎诊断依据时,应结合临床表现和其他辅助检查。

(1)LDH:由M、H两种亚基按不同比例组成四聚体,形成5种不同的同工酶$LDH_{1\sim5}$,这

5 种同工酶在各种组织中分布各异,大致分为 3 类。第一类为 LDH 含 H 亚基丰富的组织,如心脏、肾脏、红细胞、脑等,同工酶的形式主要为 LDH_1 和 LDH_2。第二类为 LDH 含 H、M 亚基大致相同的组织,如胰、脾、肺、淋巴结等,同工酶主要为 LDH_3、LDH_4,LDH_2;第三类为 LDH 含 M 亚基丰富的组织,如肝脏、皮肤、骨骼肌等,同工酶形式主要为 LDH_5,由此可以看出,LDH 广泛分布在人体的多种脏器、组织中,能引起各脏器损伤的许多疾病都可导致血清中 LDH 总活性增高,而其同工酶在各种组织中的分布却显著不同,具有较高的组织特异性。健康小儿血清中 LDH 同工酶以 LDH_2 为多,其次为 LDH_1、LDH_3、LDH_4、LDH_5。心肌的 LDH 同工酶主要由 LDH_1、LDH_2 组成,且以 LDH_1 占优势,当发生心肌损伤时,LDH_1、LDH_2 从心肌细胞中逸出,使血清 LDH_1、LDH_2 明显增高,并接近心肌组织酶谱的型式,一般认为,若 $LDH_1 \geqslant 40\%$,$LDH_1/LDH_2 > 1.0$ 提示多存在心肌损伤。当血清 LDH_1、LDH_2 都明显增高时,区别是来源于心肌还是红细胞可用 LDH/AST 比值来判断,若比值 <20,一般情况下表明主要来源于病损的心肌细胞。

(2)CK:CK 为由 M 亚基、N 亚基组成的二聚体并进一步形成 3 种异构同工酶,即 CK-MM、CK-MB、CK-BB。骨骼肌中主要含 CK-MM;心肌中 70% 为 CK-MM,20~30% 为 CK-MB;脑组织、胃肠、肺及泌尿生殖系统主要含 CK-BB。就 CK-MB 来说,主要分布在心肌内,在骨骼肌、脑等组织中也有少量。检测 CK 同工酶可以区分增高的 CK 究竟来源于哪种病变组织。正常人血清中 CK 几乎全是 CK-MM,占 94%~96%,CK-MB 约在 5% 以下。若血清中 CK-MB 明显增高,则多提示心肌受累,与 CK 总活性增高相比,对判断心肌损伤有较高的特异性和敏感性。目前 CK 同工酶检测方法较多,一般认为血清 $CK \geqslant 6\%$(即 MB 占 CK 总活性的 6% 以上)是心肌损伤的特异性指标。骨骼肌病变时 CK-MB 虽可增高,但通常 $<5\%$。

CK-MM 同工酶的亚型:近年来发现 CK-MM 有 3 种亚型,即 CK-MM1、$CK-MM_2$、$CK-MM_3$。人体心肌、骨骼肌中的 CK-MM 均以 $CK-MM_3$ 的型式存在,又称组织型或纯基因型。当心肌损伤时 $CK-MM_3$ 从心肌细胞中逸出,入血后在羧肽酶-N 的作用下,其中一个 M 亚基 C 末端肽链上的赖氨酸被水解下来而转变为 $CK-MM_2$,随后另一个赖氨酸又从 $CK-MM_2$ 的 M 亚基 C 末端被水解下来,$CK-MM_2$ 转变成 $CK-MM_1$。正常血清中以 $CK-MM_1$ 为主,$CK-MM_2$ 和 $CK-MM_3$ 较少。当心肌损伤时 $CK-MM_3$ 释放入血,使 $CK-MM_3/CK-MM_1$ 比值迅速升高。若比值 >1,常提示心肌损伤且为早期。

(3)AST:AST 广泛分布于人体的心、肝、脑、肾、胰腺和红细胞等组织中,对心肌损伤的敏感性低于 CK,且特异性较差。目前已知 AST 有两种同工酶:S-GOT 存在于细胞质中,m-GOT 存在于线粒体中。正常血清中仅有 S-GOT,一般无 m-GOT。当心肌损伤,尤其心肌细胞发生坏死时,血清 m-GOT 含量增高。若 m-GOT 含量/T-GOT 含量 >0.25,并除外其他组织病变时则提示已发生心肌细胞坏死。

(4)α-HBDH:本检测实际上是用 α-羟丁酸代替乳酸或丙酮酸作为底物,测定 LDH 总活性。用本法测定的 LDH_1、LDH_2 的活性比 LDH_5 大得多,因此等于间接测定 LDH_1、LDH_2,然而其特异性低于由电泳等方法分离的 LDH 同工酶。

(5)丙酮酸激酶(PK):近年来国内外学者的研究表明,血清丙酮酸激酶对判断心肌损伤是一项比较敏感而特异的指标,与 CK-MB 具有相同的诊断价值。

(6)糖原磷酸化酶(GAPP):国外已有人把 GAPP 作为判断心肌急性损伤的早期诊断指标,由于目前没有商品化试剂供应,故临床应用受到限制。

2.心肌肌钙蛋白(cTn)

心肌肌钙蛋白是心肌收缩单位的组成成分之一,主要对心肌收缩和舒张起调节作用。cTn有3个亚单位,分别为cTnT、cTnI和cTnC,目前认为cTn是反映心肌损伤的高敏感和特异性的标志物,常用的指标是cTnT和cTnI。

(1)心肌肌钙蛋白T(cTnT):Katus于1989年首先建立一种夹心酶免疫分析法来测定cTnT。近10年的临床研究表明它是一种高度敏感、高度特异反映心肌损伤的非酶类蛋白标志物。cTnT是心肌细胞特有的一种抗原,与骨骼肌中的TnT几乎没有交叉反应,而心肌细胞中的CK-MB与骨骼肌中的CK-MB却有12%的同源性,存在一定的交叉反应,也就是说血清CK-MB增高对判断心肌损伤可有假阳性,所以cTnT的特异性高于CK-MB。心肌细胞内的TnT 94%呈复合体状态,6%游离在胞质中且为可溶性。在心肌细胞膜完整的情况下不能透过。正常人血清中cTnT含量很少(0~0.3 μg/L,一般低于0.1 μg/L),几乎测不到。当心肌细胞受损时,cTnT分子量较小容易透过细胞膜释放入血,使血清中cTnT迅速增高。有资料表明若心肌发生急性重度损伤(如心肌梗死),血清cTnT可明显升高,常达正常参考值上限的40倍左右(15~200倍),而CK、CK-MB的增高幅度多为正常参考值上限的数据。在心肌损伤急性期血清cTnT浓度均高于正常上限,敏感性可达100%。也有资料显示发生心肌轻度损伤时血清cTnT就明显升高,而CK-MB活性仍可正常,因此它对检测心肌微小病变的敏感性高于CK-MB,这一点对诊断心肌炎有重要意义。cTnT半衰期为120分钟。在急性重度损伤时发病后2~3小时血清cTnT开始升高,1~4天达高峰,2/3的病例持续2周左右才降至正常,约1/3的病例可持续3周以上。cTnT与CK-MB、LDH相比持续时间长,存在一个"长时间诊断窗"。

(2)心肌肌钙蛋白I(cTnI):cTnI与cTnT一样是心肌肌钙蛋白的一个亚单位,属抑制性蛋白。它有自己独立的基因编码,为心肌所特有,仅存在于心房肌和心室肌中。在心肌细胞膜受损前cTnI不能透过胞膜进入血液中,只有当心肌细胞发生变性、坏死时cTnI才能被释放入血。正常人血清中cTnI含量很少,用不同检测方法测得的正常值上限也有差异,0.03~0.5 μg/L。较常用的方法有放射免疫法(RIA)、酶免疫测定法(EIA)、酶免疫化学发光法(CLIA)等。在急性重度心肌损伤时,多呈阳性或强阳性,发病2周后开始转阴,少数可延至3周后,但未见阳性持续1个月以上者;病毒性心肌炎时多数呈弱阳性,常于发病1个月后转阴,少数可持续3个月以上。有资料显示,对心肌病变较轻微、损伤持续时间较长者cTnI的敏感性明显高于心肌酶学。同时cTnI对心肌损伤诊断的特异性优于CK-MB。它是反映心肌损伤的高度敏感、特异性指标。

(四)超声心动图

超声心电图可显示心房和心室大小、收缩和舒张功能的受损程度、心肌阶段性功能异常和心室壁增厚(心肌水肿)及心包积液和瓣膜功能情况。超声心电图在病毒性心肌炎诊断中的重要价值在于其能很快排除瓣膜性心脏病(左心房室瓣脱垂)、心肌病(肥厚性心肌病)、心脏肿瘤(左心房黏液瘤)和先天性心脏病等心脏结构病变。

(五)放射性核素显像

放射性核素心肌灌注显像对小儿病毒性心肌炎有着较高的灵敏度和特异性。心肌的坏死、损伤及纤维化,使局部病变心肌对^{201}Tl或^{99m}Tc-MIBI的摄取减少,由于这一改变多呈灶性分布,与正常心肌相间存在,因此在心肌平面或断层显像时可见放射性分布呈"花斑"样改变。断层显像优于平面显像。^{67}Ga心肌显像是直接显示心肌炎症病灶,因^{67}Ga能被心肌炎症细胞摄取,对心肌炎的诊断具有重要意义。

(六)心肌活检

目前沿用的诊断标准是美国心脏病学会提出的 Dallas 标准,虽然它对规范心肌炎的诊断标准起了重要作用,但由于其临床阳性率过低,限制了其临床广泛使用。为此,近年来提出应用免疫组织学来诊断心肌炎,通过相应的单克隆抗体来检测心肌组织中具有各种标志的浸润淋巴细胞,可明显提高诊断阳性率。曾有学者对 359 例临床诊断病毒性心肌炎的患者依据 Dallas 标准进行病理形态学分析,发现阳性率(包括确诊和临界)仅为 10%,而应用免疫组织学分析阳性率达到 50% 以上。对心肌活检组织进行原位杂交和 PCR 方法检测,可使病毒的检出率明显提高。

(七)病毒学检查

可以通过咽拭子、粪便、血液、心包穿刺液和心肌进行病毒分离、培养、核酸和抗体检测等。

六、诊断标准

(一)临床诊断依据

(1)心功能不全、心源性休克或心脑综合征。

(2)心脏扩大(X 线、超声心动图检查具有表现之一)。

(3)心电图改变:以 R 波为主的 2 个或 2 个以上主要导联(Ⅰ、Ⅱ、aVF、V_5)的 ST-T 改变持续 4 天以上伴动态变化,窦房传导阻滞、房室传导阻滞、完全性右或左束支阻滞,成联律、多形、多源、成对或并行性期前收缩,非房室结及房室折返引起的异位性心动过速,低电压(新生儿除外)及异常 Q 波。

(4)CK-MB 升高或心肌肌钙蛋白(cTnI 或 cTnT)阳性。

(二)病原学诊断依据

1.确诊指标

自患者心内膜、心肌、心包(活检、病理)或心包穿刺液检查,发现以下之一者可确诊心肌炎由病毒引起。

(1)分离到病毒。

(2)用病毒核酸探针查到病毒核酸。

(3)特异性病毒抗体阳性。

2.参考依据

有以下之一者结合临床表现可考虑心肌炎系病毒引起。

(1)自患者粪便、咽拭子或血液中分离到病毒,且恢复期血清同抗体滴度较第一份血清升高或降低4倍以上。

(2)病程早期患者血中特异性 IgM 抗体阳性。

(3)用病毒核酸探针自患者血中查到病毒核酸。

(三)确诊依据

(1)具备临床诊断依据 2 项,可临床诊断为心肌炎。发病同时或发病前 1～3 周有病毒感染的证据支持诊断。

(2)同时具备病原学确诊依据之一,可确诊为病毒性心肌炎,具备病原学参考依据之一,可临床诊断为病毒性心肌炎。

(3)凡不具备确诊依据,应给予必要的治疗或随诊,根据病情变化,确诊或除外心肌炎。

(4)应除外风湿性心肌炎、中毒性心肌炎、先天性心脏病、结缔组织病、代谢性疾病的心肌损害、甲状腺功能亢进症、原发性心肌病、原发性心内膜弹力纤维增生症、先天性房室传导阻滞、心脏自主神经功能异常、β受体功能亢进及药物引起的心电图改变。

(四)分期

1.急性期

新发病,症状及检查阳性发现明显且多变,一般病程在半年以内。

2.迁延期

临床症状反复出现,客观检查指标迁延不愈,病程多在半年以上。

3.慢性期

进行性心脏增大,反复心力衰竭或心律失常,病情时轻时重,病程在1年以上。

七、分型

自VMC协作组首先提出VMC诊断标准以来,其后虽经全国小儿心血管会议几次修订,但始终未涉及VMC的分型问题。临床上常简单地按病情分为轻型、重型,或按病程分为急性型、迁延型、慢性型,缺乏统一标准。美国达拉斯标准曾就心肌炎的定义和病理分类进行过如下描述:心肌炎即为心肌以炎细胞浸润为特征,并有心肌细胞坏死和/或变性(但不如冠状动脉疾病的缺小性改变那么典型)。心肌炎病理类型按首次活检分为3类。①心肌炎:有炎症细胞浸润,和/或纤维化;②可疑心肌炎:病理检查为临界状态,可能需重做心内膜心肌活检(EMB);③无心肌炎:活检正常。

治疗后EMB复查,结果也可分3类。①进行性心肌炎:病变程度与首次检查相同或恶化,有或无纤维化;②消散性心肌炎:炎症浸润减轻,并有明显的修复改变;③已愈心肌炎:无炎细胞浸润或细胞坏死溢流。

(一)暴发型心肌炎

暴发型心肌炎起病急骤,先有/无短暂的非特异性临床表现,病情迅速恶化,短时间内出现严重的血流动力学改变、心源性休克、重度心功能不全等心脏受累征象。心肌活检显示广泛的急性炎细胞浸润和多发性(≥5个)心肌坏死灶。免疫抑制剂治疗不能改变自然病程,1个月内完全康复或死亡(少数)。

(二)急性心肌炎

急性心肌炎起病为非特异性临床表现,逐渐出现心功能降低征象,可有轻度左心室增大及心力衰竭表现。心肌活检早期显示Dallas病理诊断标准中的急性活动性或临界性心肌炎改变,持续3个月以上转为消散性改变,无纤维化。免疫抑制剂治疗部分有效,多数预后好,可完全康复,少数无反应者继续进展,或恶化,或转为终末期扩张型心肌病(DCM)。

(三)慢性活动型心肌炎

慢性活动型心肌炎起病不典型,以慢性心功能不全为主要临床表现,有反复性、发作性、进行性加重的特点。心肌细胞活检早期显示活动性心肌炎改变,但炎性持续(1年以上),可见巨细胞、有心肌细胞肥大和广泛纤维化。免疫抑制剂治疗无效。预后差,最终转为终末期DCM。

(四)慢性持续型心肌炎

慢性持续型心肌炎起病为非特异性临床表现,可有胸闷、胸痛、心动过速等心血管症状,但无心力衰竭,心功能检查正常。心内膜心肌活检显示持续性(1年以上)轻微炎性浸润,可有灶性心肌细胞坏死,无纤维化。免疫抑制剂治疗无效,预后较好。

上述临床病理分型是否恰当,尚待进一步探讨。

八、鉴别诊断

(一)风湿性心肌炎

风湿性心肌炎多见于 5 岁以后学龄前和学龄期儿童,有前驱感染史,除心肌损害外,病变常累及心包和心内膜,临床有发热、大关节肿痛、环形红斑和皮下小结,体检心脏增大,窦性心动过速,心前区可听到收缩期反流性杂音,偶可听到心包摩擦音。抗链"O"增高,咽拭子培养 A 族链球菌生长,红细胞沉降率增快,心电图可出现一度房室传导阻滞。

(二)β受体功能亢进症

β 受体功能亢进症多见于 6～14 岁学龄儿童,疾病的发作和加重常与情绪变化(如生气)和精神紧张(如考试前)有关,症状多样性,但都类似于交感神经兴奋性增高的表现。体检心音增强,心电图有 T 波低平倒置和 S-T 改变,普萘洛尔试验阳性,多巴酚丁胺负荷超声心动图试验心脏 β 受体功能亢进。

(三)先天性房室传导阻滞

先天性房室传导阻滞多为三度阻滞,患者病史中可有晕厥和阿-斯综合征发作,但多数患者耐受性好,一般无胸闷、心悸、面色苍白等。心电图提示三度房室传导阻滞,QRS 波窄,房室传导阻滞无动态变化。

(四)自身免疫性疾病

自身免疫性疾病多见全身型幼年类风湿关节炎和红斑狼疮。全身型幼年型类风湿性关节炎主要临床特点为发热、关节疼痛、淋巴结、肝脾大、充血性皮疹、红细胞沉降率增快、C 反应蛋白增高、白细胞增多、贫血及相关脏器的损害。累及心脏可有心肌酶谱增高,心电图异常。对抗生素治疗无效而对激素和阿司匹林等药物治疗有效。红斑狼疮多见于学龄儿童,可有发热,皮疹,血白细胞、红细胞和血小板减低,血中可查到狼疮细胞,抗核抗体阳性。

(五)皮肤黏膜淋巴结综合征

皮肤黏膜淋巴结综合征多见于 2～4 岁幼儿,发热,眼球结膜充血,口腔黏膜弥散性充血,口唇皲裂,杨梅舌,浅表淋巴结肿大,四肢末端硬性水肿,超声心动图冠状动脉多有病变。需要注意的是,重症皮肤黏膜淋巴结综合征并发冠状动脉损害严重时,可出现冠状动脉梗死心肌缺血,此时心电图可出现异常 Q 波,此时应根据临床病情和超声心动图进行鉴别诊断。

(六)癫痫

急性心肌炎合并三度房室传导阻滞发生阿-斯综合征应与癫痫区分。由于儿科惊厥很常见,年长儿发生的未明原因惊厥者常想到癫痫。这两种惊厥发作时症状不同,癫痫无明确感染史,发作时因喉痉挛缺氧而发绀,过后面色苍白。阿-斯综合征发作是心脏排血障碍脑血流中断,发作时面色苍白,无脉,弱或缓,过后面色很快转红。

(七)甲状腺功能亢进

甲状腺功能亢进儿科较为少见,由于近年来对心肌炎较为重视,因此一见到不明原因窦性心动过速,就想到心肌炎,常将甲状腺功能亢进误为心肌炎。当心脏增大时诊断为慢性心肌炎。但患者心功能指数不是减少而是增加,和心肌炎不一样。有青春发育期女孩出现不明原因窦性心动过速时,应常规除外甲状腺功能亢进。

九、治疗

本症目前尚无特殊治疗。应结合患者病情采取有效的综合措施,可使大部患者痊愈或好转。

(一)休息

急性期应卧床休息至热退 3～4 周,有心功能不全或心脏扩大者更应强调绝对卧床休息,以减轻心脏负荷及减少心肌耗氧量。

(二)抗生素的应用

细菌感染是病毒性心肌炎的重要条件因子之一,为防止细常感染,急性期可加用抗生素,青霉素 1～2 周。

(三)维生素 C 治疗

大剂量高浓度维生素 C 缓慢静脉推注,能促进心肌病变恢复。用 10%～12.5%溶液,每次 100～200 mg/kg,静脉注射,在急性期用于重症病例,每天1次,疗程 15 天～1 个月;抢救心源性休克时,第一天可用 3～4 次。

(四)心肌代谢酶活性剂

多年来常用的如极化液、能址合剂及 ATP 等均因难进入心肌细胞内,故疗效差,近年来多推荐下列药物。

1.辅酶 Q_{10}

辅酶 Q_{10}存在于人细胞线粒体内,参与能量转换的多个酶系统,但需特殊的脱辅基酶的存在才能发挥作用,而其生物合成需 2～3 个月时间。剂量:1 mg(kg・d)口服。

2.1,6-二磷酸果糖(FDP)

1,6-二磷酸果糖是一种有效的心肌代谢酶活性剂,有明显的保护心肌的作用,减轻心肌所致的组织损伤。剂量为 0.7～1.6 mL/kg 静脉注射,最大量不超过 2.5 mL/kg(75 mg/mL),静脉注射速度10 mL/min,每天 1 次,每 10～15 天为 1 个疗程。

(五)免疫治疗

1.肾上腺皮质激素

应用激素可抑制体内干扰素的合成,促使病毒增殖及病变加剧,故对早期一般病例不主张应用。仅限于抢救危重病例及其他治疗无效的病例可试用,一般起病 10 天内尽可能不用。口服泼尼松每天 1～1.5 mg/kg,用 3～4 周,症状缓解后逐渐减量停药。对反复发作或病情迁延者,依据近年来对本病发病机制研究的进展,可考虑较长期的激素治疗,疗程不少于半年,对于急重抢救病例可采用大剂量,如地塞米松每天 0.3～0.6 mg/kg,或氢化可的松每天 15～20 mg/kg,静脉滴注。环孢霉素 A,环磷酰胺目前尚无肯定疗效。

2.抗病毒治疗

动物试验中联合应用利巴韦林和干扰素可提高生存率,目前欧洲正在进行干扰素治疗心肌炎的临床试验,其疗效尚待确定。

3.丙种球蛋白

动物及临床研究均发现丙种球蛋白对心肌有保护作用。从 1990 年开始,在美国波士顿及洛杉矶儿童医院已将静脉注射丙种球蛋白作为病毒性心肌炎治疗的常规用药。

(六)控制心力衰竭

心肌炎患者对洋地黄耐受性差,易出现中毒而发生心律失常,故应选用快速作用的洋地黄制剂。病重者用地高辛静脉滴注,一般病例用地高辛口服,饱和量用常规的 2/3 量,心衰不重,发展不快者,可用每天口服维持量法。

(七)抢救心源性休克

镇静;吸氧;扩容,为维持血压,恢复循环血量,可先用 2∶1 液,10 mL/kg;有酸中毒者可用 5% NaHCO₃ 5 mL/kg 稀释成等渗液均匀滴入。其余液量可用 1/2～1/3 张液体补充,见尿补钾;激素;升压药,常用多巴胺和多巴酚丁胺各 7.5 μg/(kg·min),加入 5% 葡萄糖维持静脉滴注,根据血压调整速度,病情稳定后逐渐减量停药;改善心功能;改善心肌代谢;应用血管扩张剂硝普钠,常用剂量为 5～10 mg 溶于 5% 葡萄糖注射液 100 mL 中,开始 0.2 μg/(kg·min)滴注,以后每隔 5 分钟增加 0.1 μg/kg,直到获得疗效或血压降低,最大剂量不超过每分钟 4～5 μg/kg。

(八)重症暴发性心肌炎

重症暴发性心肌炎(FM)起病急,病情重,变化快,约占急性心肌炎总数的 4.6%,预后较差,急性期病死率可高达 10%～20%。该病如能被迅速识别,同时给予强化支持、对症治疗,超过 90% 者可以完全恢复而很少遗留后遗症。

1.机械辅助支持治疗

对于 FM 至今无特效治疗,一般都是采用对症及支持疗法。有血流动力学不稳定或反复心力衰竭发作者应积极给予一线支持治疗。正性肌力药物使用的同时合并或不合并使用激素对心肌的恢复提供了可能,但也可导致血流动力学的失代偿,甚至死亡。因此,在急性期,特别是对于难治性心力衰竭患者,目前建议可进行机械辅助支持,包括经主动脉内球囊反搏、经皮心肺支持系统,心室辅助装置包括左心室辅助装置或双心室辅助装置、体外膜肺氧合。

(1)经主动脉内球囊反搏(IABP):IABP 是通过动脉系统,在左锁骨下动脉和肾动脉开口近端的降主动脉内置入 1 根装有气囊的导管,导管的远端连接反搏仪。在心脏舒张期气囊充气,收缩期气囊排气,从而起到辅助心脏泵的作用,使被抑制或缺血的心肌重新恢复功能。

1)IABP 的适应证包括左心室泵衰竭、心源性休克、顽固的不稳定型心绞痛、急性心肌梗死、心肌梗死并发症(室间隔穿孔、二尖瓣反流及乳头肌断裂)、心肌缺血引发的顽固心律失常、体外循环脱机困难、冠状动脉搭桥/换瓣手术或 PTCA 后发生意外的患者。

2)IABP 的临床应用指征:心脏指数＜2 L/min,平均动脉压＜8.0 kPa(60 mmHg),左心房压＞2.7 kPa(20 mmHg),尿量＜20 mL/h,外周循环差,四肢发凉者。

3)禁忌证:主动脉瓣关闭不全、主动脉瘤、窦瘤破裂及主动脉大动脉有病理改变或大动脉有损伤者,全身有出血倾向、脑出血者、不可逆脑损害者、心室颤动及终末期心肌病者、内脏畸形纠正不满意者;周围血管疾病放置气囊导管有困难者,恶性肿瘤有远处转移者。对于经过积极治疗血流动力学仍不稳定患者,建议尽早应用 IABP 辅助。

(2)经皮心肺支持系统(PCPS):PCPS 是一种近年来开展的有效的床旁辅助循环支持系统,是体外循环(心肺转流)的形式之一。该系统通过经皮穿刺方法建立管路,用氧合器对红细胞进行氧合,替代肺的功能;用离心泵产生循环动力,替代左心室的收缩功能,以帮助患者度过危险期。

1)适应证:心脏术后低心排、肺动脉栓塞、急性呼吸窘迫综合征、急性重症心肌炎、呼吸心搏骤停、急性心肌梗死并心源性休克、高危冠状动脉球囊扩张等。

2)禁忌证:心、肺、肝、脑等不可逆病变的终末期,多脏器功能衰竭末期,恶性肿瘤末期,不能控制的持续出血等。

(3)左心室辅助装置或双心室辅助装置(LVAD 或 Bi-VAD):心室辅助装置在过去 20 年里,已成为治疗终末期心力衰竭患者的重要选择,是在挽救等待供心时面临死亡威胁的终末期心脏病患者的过程中逐步发展和成熟起来的。在目前,应用辅助装置作为心脏移植的替代方法进而作为终末期心脏病的一种目的性治疗或心脏移植的过渡,其在临床的应用正在逐渐增多。血泵一种新的 LVAD,血泵可以减少左心室收缩负荷,并且使左心室舒张末期压力降低,而动脉压却能很好维持,从而减轻左心室做功,降低了心肌氧耗量,使受损心肌得以恢复。患有主动脉瓣病变或动脉瘤的患者,具有明确的恶病质,准备接受心脏移植的患者,修复的主动脉及主动脉闭锁性疾病患者,禁忌应用。

(4)体外膜肺氧合(ECMO):ECMO 技术是一种持续体外生命支持疗法手段,可较长时间全部或部分代替心肺功能。为心脏、肺脏病变治愈及功能的恢复争取时间,具有人工心和人工肺的功能。其总体发展始于 20 世纪 80 年代末,基本原理是一路管道将体内血液引流至储血罐,然后由机械泵将血泵入氧合器,经膜肺将血液氧合、排出二氧化碳并加温后再通过另一路管道回输体内。引流体外和泵入体内的管道之间有一备用的短路,其作用是一旦回路或机械故障时可迅速将机体与 ECMO 系统脱离,从而确保临床使用安全。ECMO 无论对成人或婴幼儿心脏术后的严重急性心肺功能障碍均可提供持续有效的呼吸循环支持。

2.非机械辅助支持治疗

在循环衰竭的 FM 患者,有很高的病死率,急性期应根据患者的具体情况、医院的具体条件、医务人员对技术掌握的熟练程度,合理的选择机械辅助支持的方式,对改善患者症状、提高生存率、缩短病程或作为移植前的过渡是非常重要的,但基础治疗亦不能忽视。在急性毒血症期间,应当强调卧床休息,限制体力活动,因其可增加病毒的复制和缩短生存时间。FM 患者应该接受标准的抗心力衰竭治疗,包括利尿剂、β 受体阻滞剂、血管紧张素转化酶抑制剂或血管紧张素 Ⅱ 受体抑制剂、正性肌力药物等,如并发心律失常则根据具体情况使用抗心律失常药物或置入起搏器、埋入式心脏复律除颤器,抗感染治疗、抗病毒治疗、营养心肌治疗、自由基清除剂、免疫调节治疗等这些措施对 FM 者亦是重要的。如果要阻断疾病的进程或可能向扩张型心肌病发展,基本的病原机制,如病毒感染或持续与自身免疫介导的心肌损伤应该重视。治疗这些首要机制的挑战在于要求对病原详细的诊断与明确导致心力衰竭的病理生理机制。因长期以来认为心肌炎的预后是与细胞免疫、体液免疫相关性的疾病,许多学者认为免疫调节治疗,尤其是免疫抑制治疗可能对其有益,支持的证据大部分来自非严格对照的临床试验。也有学者认为尽管免疫抑制剂能有效下调心肌炎所致的自身免疫损伤,但是同时也可以促进病毒的播散和心肌细胞的溶解。

FM 患者起病急、病情重,进展迅速,常有严重心律失常、心源性休克和/或心力衰竭等发生,导致急性期死亡。因此在发病早期及时识别并给予恰当的支持治疗,经随访发现其长期预后是好的。新的治疗方法,如血浆置换、在已证明免疫激活的患者应用超免疫球蛋白与免疫抑制治疗、抗细胞因子、T 细胞受体疫苗及诱导特异性自身抗原的免疫耐受也显示可以减缓疾病的发展过程并且将可能是未来治疗的方向。由于 FM 表现缺乏特异性,明确的诊断和有效治疗方法的研究仍将是今后努力的方向。

(温照星)

第八节　感染性心内膜炎

感染性心内膜炎(infectiveendocarditis,IE)为心脏内膜表面微生物感染导致的炎症反应。IE 最常累及的部位是心脏瓣膜,包括自体瓣膜和人工瓣膜,也可累及心房或心室的内膜面。近年来随着诊断及治疗技术的进步,IE 的致死率和致残率显著下降,但诊断或治疗不及时的患者,死亡率仍然很高。

一、流行病学

由于疾病自身的特点及诊断的特殊性,很难对 IE 进行注册或前瞻性研究,没有准确的患病率数字。每年的发病率为 1.9/10 万~6.2/10 万。近年来,随着人口老龄化、抗生素滥用、先天性心脏病存活年龄延长及心导管和外科手术患者的增多,IE 的发病率呈增加的趋势。

二、病因与诱因

(一)患者因素

1.瓣膜性心脏病

瓣膜性心脏病是 IE 最常见的基础病。近年来,随着风湿性心脏病发病率的下降,风湿性心脏瓣膜病在 IE 基础病中所占的比例已明显下降,占 6%～23%。与此对应,随着人口老龄化,退行性心脏瓣膜病所占的比例日益升高,尤其是主动脉瓣和二尖瓣关闭不全。

2.先天性心脏病

由于介入封堵和外科手术技术的进步,成人先天性心脏病患者越来越多,在此基础上发生的 IE 也较前增加,室间隔缺损、法洛四联症和主动脉缩窄是最常见的原因。主动脉瓣二叶钙化也是诱发 IE 的重要危险因素。

3.人工瓣膜

人工瓣膜置换者发生 IE 的危险是自体瓣膜的 5～10 倍,术后 6 个月内危险性最高,之后在较低的水平维持。

4.既往 IE 病史

既往 IE 病史是再次感染的明确危险因素。

5.近期接受可能引起菌血症的诊疗操作

各种经口腔(如拔牙)、气管、食管、胆道、尿道或阴道的诊疗操作及血液透析等,均是 IE 的诱发因素。

6.体内存在促非细菌性血栓性赘生物形成的因素

如白血病、肝硬化、癌症、炎性肠病和系统性红斑狼疮等可导致血液高凝状态的疾病,也可增加 IE 的危险。

7.自身免疫缺陷

包括体液免疫缺陷和细胞免疫缺陷,如人类免疫缺陷病毒(HIV)。

8.静脉药物滥用

静脉药物滥用者发生 IE 的危险可升高 12 倍。赘生物常位于血流从高压腔经病变瓣口或先天缺损至低压腔产生高速射流和湍流的下游,如二尖瓣关闭不全的瓣叶心房面、主动脉瓣关闭不全的瓣叶心室面和室间隔缺损的间隔右心室侧,可能与这些部位的压力下降及内膜灌注减少,有利于微生物沉积和生长有关。高速射流冲击心脏或大血管内膜可致局部损伤,如二尖瓣反流面对的左心房壁、主动脉瓣反流面对的二尖瓣前叶腱索和乳头肌及动脉导管未闭射流面对的肺动脉壁,也容易发生 IE。在压差较小的部位,如房间隔缺损、大室间隔缺损、血流缓慢(如心房颤动或心力衰竭)及瓣膜狭窄的患者,则较少发生 IE。

(二)病原微生物

近年来,导致 IE 的病原微生物谱也发生了很大变化。金黄色葡萄球菌感染明显增多,同时也是静脉药物滥用患者的主要致病菌;而草绿色链球菌感染明显减少。凝固酶阴性的葡萄球菌以往是自体瓣膜心内膜炎的次要致病菌,现在是人工瓣膜心内膜炎和院内感染性心内膜炎的重要致病菌。此外,铜绿假单胞菌、革兰阴性杆菌及真菌等以往较少见的病原微生物,也日渐增多。

三、病理

IE 特征性的病理表现是在病变处形成赘生物,由血小板、纤维蛋白、病原微生物、炎性细胞和少量坏死组织构成,病原微生物常包裹在赘生物内部。

(一)心脏局部表现

1.赘生物本身的影响

大的赘生物可造成瓣口机械性狭窄,赘生物还可导致瓣膜或瓣周结构破坏,如瓣叶破损、穿孔或腱索断裂,引起瓣膜关闭不全,急性者最终可发生猝死或心力衰竭。人工瓣膜患者还可导致瓣周漏和瓣膜功能不全。

2.感染灶局部扩散

局部扩散产生瓣环或心肌脓肿、传导组织破坏、乳头肌断裂、室间隔穿孔和化脓性心包炎等。

(二)赘生物脱落造成栓塞

1.右心 IE

右心赘生物脱落可造成肺动脉栓塞、肺炎或肺脓肿。

2.左心 IE

左心赘生物脱落可造成体循环动脉栓塞,如脑动脉、肾动脉、脾动脉、冠状动脉及肠系膜动脉等,导致相应组织的缺血坏死和/或脓肿;还可能导致局部动脉管壁破坏,形成动脉瘤。

(三)菌血症

感染灶持续存在或赘生物内的病原微生物释放入血,形成菌血症或败血症,导致全身感染。

(四)自身免疫反应

病原菌长期释放抗原入血,可激活自身免疫反应,形成免疫复合物,沉积在不同部位导致相应组织的病变,如肾小球肾炎(免疫复合物沉积在肾小球基底膜)、关节炎、皮肤或黏膜出血(小血管炎,发生漏出性出血)等。

四、分类

既往习惯按病程分类,目前更倾向于按疾病的活动状态、诊断类型、瓣膜类型、解剖部位和病原微生物进行分类。

(一)按病程分类

分为急性 IE(病程<6 周)和亚急性 IE(病程>6 周)。急性 IE 多发生在正常心瓣膜,起病急骤,病情凶险,预后不佳,有发生猝死的危险;病原微生物以金黄色葡萄球菌为主,细菌毒力强,菌血症症状明显,赘生物容易碎裂或脱落。亚急性 IE 多发生在有基础病的心瓣膜,起病隐匿,经积极治疗预后较好;病原微生物主要是条件性致病菌,如溶血性链球菌、凝固酶阴性的葡萄球菌及革兰阴性杆菌等,这些病原微生物毒力相对较弱,菌血症症状不明显,赘生物碎裂或脱落的比例较急性 IE 低。

(二)按疾病的活动状态分类

按疾病的活动状态分为活动期和愈合期,这种分类对外科手术治疗非常重要。活动期包括术前血培养阳性及发热,术中取血培养阳性,术中发现病变组织形态呈炎症活动状态,或在抗生素疗程完成之前进行手术。术后 1 年以上再次出现 IE,通常认为是复发。

(三)按诊断类型分类

按诊断类型分为明确诊断(definite IE)、疑似诊断(suspected IE)和可能诊断(possible IE)。

(四)按瓣膜类型分类

按瓣膜类型分为自体瓣膜 IE 和人工瓣膜 IE。

(五)按解剖部位分类

按解剖部位分为二尖瓣 IE、主动脉瓣 IE 及室壁 IE 等。

(六)按病原微生物分类

按照病原微生物血培养结果分为金黄色葡萄球菌性 IE、溶血性链球菌性 IE、真菌性 IE 等。

五、临床表现

(一)全身感染中毒表现

发热是 IE 最常见的症状,除有些老年或心、肾衰竭的重症患者外,几乎均有发热,与病原微生物释放入血有关。亚急性者起病隐匿,体温一般<39 ℃,午后和晚上高,可伴有全身不适、肌痛/关节痛、乏力、食欲缺乏或体重减轻等非特异性症状。急性者起病急骤,呈暴发性败血症过程,通常高热伴有寒战。其他全身感染中毒表现还包括脾大、贫血和杵状指,主要见于亚急性者。

(二)心脏表现

心脏的表现主要为新出现杂音或杂音性质、强度较前改变,瓣膜损害导致的新的或增强的杂音通常为关闭不全的杂音,尤以主动脉瓣关闭不全多见。但新出现杂音或杂音改变不是 IE 的必备表现。

(三)血管栓塞表现

血管栓塞表现为相应组织的缺血坏死和/或脓肿。

(四)自身免疫反应的表现

自身免疫反应主要表现为肾小球肾炎、关节炎、皮肤或黏膜出血等,非特异性,不常见。皮肤或黏膜的表现具有提示性,包括:①瘀点,可见于任何部位;②指/趾甲下线状出血;③Roth 斑,为视网膜的卵圆形出血斑,中心呈白色,多见于亚急性者;④Osler 结节,为指/趾垫出现的豌豆大小红色或紫色痛性结节,多见于亚急性者;⑤Janeway 损害,为手掌或足底处直径 1~4 mm 无痛性出血性红斑,多见于急性者。

六、辅助检查

(一)血培养

血培养是明确致病菌最主要的实验室方法,并为抗生素的选择提供可靠的依据。为了提高血培养的阳性率,应注意以下几个环节。

(1)采血频次:多次血培养有助于提高阳性率,建议至少送检 3 次,每次采血时间间隔至少1 小时。

(2)采血量:每次取血 5~10 mL,已使用抗生素的患者取血量不宜过多,否则血液中的抗生素不能被培养液稀释。

(3)采血时间:有人建议取血时间以寒战或体温骤升时为佳,但 IE 的菌血症是持续的,研究发现,体温与血培养阳性率之间没有显著相关性,因此不需要专门在发热时取血。高热时大部分细菌被吞噬细胞吞噬,反而影响了培养效果。

(4)采血部位:前瞻性研究表明,无论病原微生物是哪一种,静脉血培养阳性率均显著高于动脉血。因此,静脉血培养阴性的患者没有必要再采集动脉血培养。每次采血应更换穿刺部位,皮肤应严格消毒。

(5)培养和分离技术:所有怀疑 IE 的患者,应同时做需氧菌培养和厌氧菌培养;人工瓣膜置换术后、长时间留置静脉导管或导尿管及静脉药物滥用患者,应加做真菌培养。结果阴性时应延长培养时间,并使用特殊分离技术。

(6)采血之前已使用抗生素患者的处理:如果临床高度怀疑 IE 而患者已使用了抗生素治疗,应谨慎评估,病情允许时可以暂停用药数天后再次培养。

(二)超声心动图

所有临床上怀疑 IE 的患者均应接受超声心动图检查,首选经胸超声心动图(TTE);如果TTE 结果阴性,而临床高度怀疑 IE,应加做经食管超声心动图(TEE);TEE 结果阴性,而仍高度怀疑,2~7 天后应重复 TEE 检查。如果是有经验的超声医师,且超声机器性能良好,多次 TEE检查结果阴性基本可以排除 IE 诊断。

超声心动图诊断 IE 的主要证据包括赘生物,附着于瓣膜、心腔内膜面或心内植入物的致密回声团块影,可活动,用其他解剖学因素无法解释;脓肿或瘘;新出现的人工瓣膜部分裂开。

临床怀疑 IE 的患者,其中约 50% 经 TTE 可检出赘生物。在人工瓣膜,TTE 的诊断价值通常不大。TEE 又效弥补了这一不足,其诊断赘生物的敏感度为 88%~100%,特异度达91%~100%。

(三)其他检查

IE 患者可出现血白细胞计数升高,核左移;红细胞沉降率及 C 反应蛋白升高;高丙种球蛋白血症,循环中出现免疫复合物,类风湿因子升高,血清补体降低;贫血,血清铁及血清铁结合力下降;尿中出现蛋白和红细胞等。心电图和胸部 X 线片检查也可能有相应的变化,但均不具有特异性。

七、诊断和鉴别诊断

(一)诊断

首先应根据患者的临床表现筛选出疑似病例。

1.高度怀疑

(1)新出现杂音或杂音性质、强度较前改变。

(2)来源不明的栓塞事件。

(3)感染源不明的败血症。

(4)血尿、肾小球肾炎或怀疑肾梗死。

(5)发热伴以下任何一项：①心内有植入物；②有 IE 的易患因素；③新出现的室性心律失常或传导障碍；④首次出现充血性心力衰竭的临床表现；⑤血培养阳性(为 IE 的典型病原微生物)；⑥皮肤或黏膜表现；⑦多发或多变的浸润性肺感染；⑧感染源不明的外周(肾、脾和脊柱)脓肿。

2.低度怀疑

发热，不伴有以上任何一项。对于疑似病例应立即进行超声心动图和血培养检查。

1994 年，Durack 及其同事提出了 Duke 标准，给 IE 的诊断提供了重要参考。后来经不断完善形成了目前的 Duke 标准修订版，包括 2 项主要标准和 6 项次要标准。具备 2 项主要标准，或 1 项主要标准＋3 项次要标准，或 5 项次要标准为明确诊断；具备 1 项主要标准＋1 项次要标准，或 3 项次要标准为疑似诊断。

(1)主要标准。①血培养阳性：2 次血培养结果一致，均为典型的 IE 病原微生物如溶血性链球菌、牛链球菌、HACEK 菌、无原发灶的社区获得性金黄色葡萄球菌或肠球菌。连续多次血培养阳性，且为同一病原微生物，这种情况包括：至少 2 次血培养阳性，且间隔时间＞12 小时；3 次血培养均阳性或≥4 次血培养中的多数均阳性，且首次与末次血培养间隔时间至少 1 小时。②心内膜受累证据：超声心动图阳性发现赘生物，附着于瓣膜、心腔内膜面或心内植入物的致密回声团块影，可活动，用其他解剖学因素无法解释；脓肿或瘘；新出现的人工瓣膜部分裂开。

(2)次要标准。①存在易患因素：如基础心脏病或静脉药物滥用。②发热：体温＞38 ℃。③血管栓塞表现：主要动脉栓塞、感染性肺梗死、霉菌性动脉瘤、颅内出血、结膜出血及 Janeway 损害。④自身免疫反应的表现：肾小球肾炎、Osler 结节、Roth 斑及类风湿因子阳性。⑤病原微生物证据：血培养阳性，但不符合主要标准；或有 IE 病原微生物的血清学证据。⑥超声心动图证据：超声心动图符合 IE 表现，但不符合主要标准。

(二)鉴别诊断

IE 需要和以下疾病鉴别，包括心脏肿瘤、系统性红斑狼疮、Marantic 心内膜炎、抗磷脂综合征、类癌综合征、高心排血量肾细胞癌、血栓性血小板减少性紫癜及败血症等。

八、治疗

(一)治疗原则

(1)早期应用：连续采集 3～5 次血培养后即可开始经验性治疗，不必等待血培养结果。对于病情平稳的患者可延迟治疗 24～48 小时，对预后没有影响。

(2)充分用药：使用杀菌性而非抑菌性抗生素，大剂量，长疗程，旨在完全杀灭包裹在赘生物内的病原微生物。

(3)静脉给药为主：保持较高的血药浓度。

(4)病原微生物不明确的经验性治疗：急性者首选对金黄色葡萄球菌、链球菌和革兰阴性杆菌均有效的广谱抗生素，亚急性者首选对大多数链球菌(包括肠球菌)有效的广谱抗生素。

(5)病原微生物明确的针对性治疗：应根据药物敏感试验的结果选择针对性的抗生素，有条件时应测定最小抑菌浓度(minimum inhibitory concentration,MIC)以判定病原微生物对抗生素的敏感程度。

(6)部分患者需要外科手术治疗。

(二)病原微生物不明确的经验性治疗

治疗应基于临床及病原学证据。病原微生物未明确的患者,如果病情平稳,可在血培养3~5次后立即开始经验性治疗;如果过去的8天内患者已使用了抗生素治疗,可在病情允许的情况下延迟24~48小时再进行血培养,然后采取经验性治疗。《欧洲心脏协会(ESC)指南》推荐的方案以万古霉素和庆大霉素为基础。我国庆大霉素的耐药率较高,而且庆大霉素的肾毒性大,多选用阿米卡星(丁胺卡那霉素)替代庆大霉素,0.4~0.6 g分次静脉给药或肌内注射。万古霉素费用较高,也可选用青霉素类,如青霉素(320~400)×10⁴ U静脉给药,每4~6小时1次;或萘夫西林2 g静脉给药或静脉给药,每4小时1次。

病原微生物未明确的治疗流程图见图5-11,经验性治疗方案见表5-7。

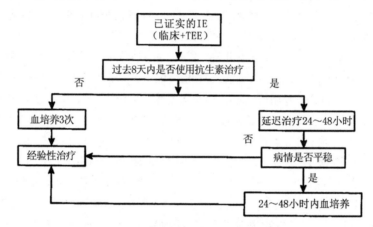

图 5-11 病原微生物未明确的治疗流程

表 5-7 经验性治疗方案

	药物	剂量	疗程
自体瓣膜 IE	万古霉素	15.0 mg/kg 静脉给药,每 12 小时一次	4~6 周
	＋庆大霉素	1.0 mg/kg 静脉给药,每 8 小时一次	2 周
人工瓣膜 IE	万古霉素	15.0 mg/kg 静脉给药,每 12 小时一次	4~6 周
	＋利福平	300~450 mg 口服,每 8 小时一次	4~6 周
	＋庆大霉素	1.0 mg/kg 静脉给药,每 8 小时一次	2 周

注:＊每天最大剂量2 g,需要监测药物浓度,必要时可加用氨苄西林。

(三)病原微生物明确的针对性治疗

1.链球菌感染性心内膜炎

根据药物的敏感性程度选用青霉素、头孢曲松、万古霉素或替考拉宁。

(1)自体瓣膜 IE 且对青霉素完全敏感的链球菌感染(MIC≤0.1 mg/L):年龄≤65 岁,血清肌酐正常的患者,给予青霉素(12~20)×10⁶ U/24 h,分 4~6 次静脉给药,疗程 4 周;加庆大霉素3 mg/(kg·d)(最大剂量 240 mg/24 h),分 2~3 次静脉给药,疗程 2 周。年龄>65 岁,或血清肌酐升高的患者,根据肾功能调整青霉素的剂量,或使用头孢曲松 2 g/24 h,每天 1 次静脉给药,疗程均为 4 周。对青霉素和头孢菌素过敏的患者使用万古霉素 3 mg/(kg·d),每天 2 次静脉给药,疗程 4 周。

(2)自体瓣膜 IE 且对青霉素部分敏感的链球菌感染(MIC 0.1~0.5 mg/L)或人工瓣膜 IE:青霉素(20~24)×10⁶ U/24 h,分 4~6 次静脉给药,或使用头孢曲松 2 g/24 h,每天 1 次静脉给药,疗程均为4周;加庆大霉素 3 mg/(kg·d),分 2~3 次静脉给药,疗程 2 周;之后继续使用头孢曲松 2 g/24 h,每天 1 次静脉给药,疗程 2 周。对这类患者也可单独选用万古霉素,3 mg/(kg·d),每天 2 次静脉给药,疗程 4 周。

(3)对青霉素耐药的链球菌感染(MIC>0.5 mg/L):治疗同肠球菌。

替考拉宁可作为万古霉素的替代选择,推荐用法为 10 mg/kg 静脉给药,每天 2 次,9 次以后改为每天 1 次,疗程 4 周。

2.葡萄球菌感染性心内膜炎

葡萄球菌感染性心内膜炎约占所有 IE 患者的 1/3,病情危重,有致死危险。90%的致病菌为金黄色葡萄球菌,其余 10%为凝固酶阴性的葡萄球菌。

(1)自体瓣膜 IE 的治疗方案有以下几种。①对甲氧西林(新青霉素)敏感的金黄色葡萄球菌(methicillin-susceptible staphylococcus aureus,MSSA)感染:苯唑西林 8~12 g/24 h,分 4 次静脉给药,疗程 4 周(静脉药物滥用患者用药 2 周);加庆大霉素 24 小时 3 mg/kg(最大剂量240 mg/24 h),分 3 次静脉给药,疗程 3~5 天。②对青霉素过敏患者 MSSA 感染:万古霉素 3 mg/(kg·d),每天 2 次静脉给药,疗程4~6 周;加庆大霉素 3 mg/(kg·d)(最大剂量240 mg/24 h),分 3 次静脉给药,疗程 3~5 天。③对甲氧西林耐药的金黄色葡萄球菌(methicillin-resistant staphylococcus aureus,MRSA)感染:万古霉素 30 mg/(kg·d),每天 2 次静脉给药,疗程 6 周。

(2)人工瓣膜 IE 的治疗方案有以下几点。①MSSA 感染:苯唑西林 8~12 g/24 h,分 4 次静脉给药,加利福平 900 mg/24 h,分 3 次静脉给药,疗程均为 6~8 周;再加庆大霉素 3 mg/(kg·d)(最大剂量240 mg/24 h),分 3 次静脉给药,疗程 2 周。②MRSA 及凝固酶阴性的葡萄球菌感染:万古霉素30 mg/(kg·d),每天 2 次静脉给药,疗程 6 周;加利福平 300 mg/24 h,分 3 次静脉给药,再加庆大霉素3 mg/(kg·d)(最大剂量 240 mg/24 h),分 3 次静脉给药,疗程均为 6~8 周。

3.肠球菌及青霉素耐药的链球菌感染性心内膜炎

与一般的链球菌不同,多数肠球菌对包括青霉素、头孢菌素、克林霉素和大环内酯类抗生素在内的许多抗生素耐药。甲氧嘧啶-磺胺异噁唑及新一代喹诺酮类抗生素的疗效也不确定。

(1)青霉素 MIC≤8 mg/L,庆大霉素 MIC<500 mg/L:青霉素 1 600 万~2 000 万 U/24 h,分4~6 次静脉给药,疗程 4 周;加庆大霉素 3 mg/(kg·d)(最大剂量 240 mg/24 h),分 2 次静脉给药,疗程 4 周。

(2)青霉素过敏或青霉素/庆大霉素部分敏感的肠球菌感染:万古霉素 30 mg/(kg·d),每天 2 次静脉给药,加庆大霉素 3 mg/(kg·d),分 2 次静脉给药,疗程均 6 周。

(3)青霉素耐药菌株(MIC>8 mg/L)感染:万古霉素 30 mg/(kg·d),每天 2 次静脉给药,加庆大霉素 3 mg/(kg·d),分 2 次静脉给药,疗程均 6 周。

(4)万古霉素耐药或部分敏感菌株(MIC 4~16 mg/L)或庆大霉素高度耐药菌株感染:需要寻求微生物学家的帮助,如果抗生素治疗失败,应及早考虑瓣膜置换。

4.革兰阴性菌感染性心内膜炎

约10％自体瓣膜 IE 和15％人工瓣膜 IE,尤其是瓣膜置换术后1年发生者多由革兰阴性菌感染所致。其中 HACEK 菌属最常见,包括嗜血杆菌、放线杆菌、心杆菌、埃肯菌和金氏杆菌。常用治疗方案为头孢曲松2 g/24 h 静脉给药,每天1次,自体瓣膜 IE 疗程4周,人工瓣膜 IE 疗程6周。也可选用氨苄西林12 g/24 h,分3～4次静脉给药,加庆大霉素3 mg/(kg·d),分2～3次静脉给药。

5.立克次体感染性心内膜炎

立克次体感染性心内膜炎可导致 Q 热,治疗选用多西环素(强力霉素)100 mg 静脉给药,每12小时1次,加利福平。为预防复发,多数患者需要进行瓣膜置换。由于立克次体寄生在细胞内,因此术后抗生素治疗还需要至少1年,甚至终身。

6.真菌感染性心内膜炎

近年来,真菌感染性心内膜炎有增加趋势,尤其是念珠菌属感染。由于单独使用抗真菌药物死亡率较高,而手术的死亡率下降,因此真菌感染性心内膜炎首选外科手术治疗。药物治疗可选用两性霉素 B 或其脂质体,1 mg/kg,每天1次,连续静脉滴注有助减少不良反应。

(四)外科手术治疗

手术指征包括以下几点。

(1)急性瓣膜功能不全造成血流动力学不稳定或充血性心力衰竭。

(2)有瓣周感染扩散的证据。

(3)正确使用抗生素治疗7～10天后,感染仍然持续。

(4)病原微生物对抗生素反应不佳,如真菌、立克次体、布鲁杆菌、里昂葡萄球菌、对庆大霉素高度耐药的肠球菌、革兰阴性菌等。

(5)使用抗生素治疗前或治疗后1周内,超声心动图探测到赘生物直径＞10 mm,可以活动。

(6)正确使用抗生素治疗后,仍有栓塞事件复发。

(7)赘生物造成血流机械性梗阻。

(8)早期人工瓣膜 IE。

九、预后

影响预后的因素不仅包括患者的自身情况及病原微生物的毒力,还与诊断和治疗是否正确、及时有关。总体而言,住院患者出院后的长期预后尚可(10年生存率81％),其中部分开始给予药物治疗的患者后期仍需要手术治疗。既往有 IE 病史的患者,再次感染的风险较高。人工瓣膜IE 患者的长期预后较自体瓣膜 IE 患者差。

(吉冬华)

第九节 急性心力衰竭

心力衰竭简称心衰,急性心力衰竭(AHF)是临床医师面临的最常见的心脏急症之一。许多国家随着人口老龄化及急性心肌梗死患者存活率的升高,慢性心衰患者的数量快速增长,同时也增加了心功能失代偿患者的数量。AHF 60%～70%是由冠心病所致,尤其是在老年人。在年轻患者,AHF 的原因更多见于扩张型心肌病、心律失常、先天性或瓣膜性心脏病、心肌炎等。

AHF 患者预后不良。急性心肌梗死伴有严重心力衰竭患者病死率非常高,12 个月的病死率 30%。据报道,急性肺水肿院内病死率为 12%,1 年病死率 40%。

一、急性心力衰竭的临床表现

AHF 是指由于心脏功能异常而出现的急性临床发作。无论既往有无心脏病病史,均可发生。心功能异常可以是收缩功能异常,亦可为舒张功能异常,还可以是心律失常或心脏前负荷和后负荷失调。它通常是致命的,需要紧急治疗。

急性心力衰竭可以在既往没有心功能异常者首次发病,也可以是慢性心力衰竭(CHF)的急性失代偿。急性心力衰竭患者的临床表现如下。

(一)基础心血管疾病的病史和表现

大多数患者有各种心脏病的病史,存在引起急性心衰的各种病因。老年人中的主要病因为冠心病、高血压和老年性退行性心瓣膜病,而在年轻人中多由风湿性心瓣膜病、扩张型心肌病、急性重症心肌炎等所致。

(二)诱发因素

常见的诱因:①慢性心衰药物治疗缺乏依从性;②心脏容量超负荷;③严重感染,尤其肺炎和败血症;④严重颅脑损害或剧烈的精神心理紧张与波动;⑤大手术后;⑥肾功能减退;⑦急性心律失常如室性心动过速(室速)、心室颤动(室颤)、心房颤动(房颤)或心房扑动(房扑)伴快速心室率、室上性心动过速及严重的心动过缓等;⑧支气管哮喘发作;⑨肺栓塞;⑩高心排血量综合征,如甲状腺功能亢进危象、严重贫血等;⑪应用负性肌力药物如维拉帕米、地尔硫䓬、β受体阻滞剂等;⑫应用非甾体抗炎药;⑬心肌缺血;⑭老年急性舒张功能减退;⑮吸毒;⑯酗酒;⑰嗜铬细胞瘤。这些诱因使心功能原来尚可代偿的患者骤发心衰,或者使已有心衰的患者病情加重。

(三)早期表现

原来心功能正常的患者出现急性失代偿的心衰(首发或慢性心力衰竭急性失代偿)伴有急性心衰的症状和体征,出现原因不明的疲乏或运动耐力明显降低及心率增加 15～20 次/分,可能是左心功能降低的最早期征兆。继续发展可出现劳力性呼吸困难、夜间阵发性呼吸困难、睡觉需用枕头抬高头部等,检查可发现左心室增大、闻及舒张早期或中期奔马律、肺动脉第二音亢进、两肺尤其肺底部有细湿啰音,还可有干性啰音和哮鸣音,提示已有左心功能障碍。

(四)急性肺水肿

起病急骤,病情可迅速发展至危重状态。突发的严重呼吸困难、端坐呼吸、喘息不止、烦躁不安并有恐惧感,呼吸频率可达 30～50 次/分;频繁咳嗽并咯出大量粉红色泡沫样血痰;听诊心率快,心尖部常可闻及奔马律;双肺满布湿啰音和哮鸣音。

(五)心源性休克

主要表现如下。

(1)持续低血压,收缩压降至 12.0 kPa(90 mmHg)以下,或原有高血压的患者收缩压降幅≥8.0 kPa(60 mmHg),且持续 30 分钟以上。

(2)组织低灌注状态,可表现:①皮肤湿冷、苍白和发绀,出现紫色条纹;②心动过速>110 次/分;③尿量显著减少(<20 mL/h),甚至无尿;④意识障碍,常有烦躁不安、激动焦虑、

恐惧和濒死感;收缩压低于 9.3 kPa(70 mmHg),可出现抑制症状如神志恍惚、表情淡漠、反应迟钝,逐渐发展至意识模糊,甚至昏迷。

(3)血流动力学障碍:肺毛细血管楔压(PCWP)≥2.4 kPa(18 mmHg),心排血指数(CI)≤36.7 mL/(s·m²)[≤2.2 L/(min·m²)]。

(4)低氧血症和代谢性酸中毒。

二、急性心力衰竭分型和分级

根据是否存在淤血(分为"湿"和"干")和外周组织低灌注情况(分为"暖"和"冷")的临床表现,可将急性心衰患者分为 4 型(表 5-8):"干暖""干冷""湿暖"和"湿冷",其中"湿暖"型最常见。大多数急性心衰患者表现为收缩压正常或升高[>18.6 kPa(140 mmHg),高血压性急性心衰],只有少数(5%～8%)表现为收缩压低(低血压性急性心衰)。低血压性急性心衰患者预后差,尤其是同时存在低灌注时。急性心肌梗死患者并发急性心衰时推荐应用 Killip 分级(表 5-9),因其与患者的近期病死率相关。

表 5-8　急性心力衰竭的临床程度分级

分级	皮肤	肺部啰音
Ⅰ级	干、暖	无
Ⅱ级	湿、暖	有
Ⅲ级	干、冷	无/有
Ⅳ级	湿、冷	有

表 5-9　急性心肌梗死的 Killip 法分级

分级	症状与体征
Ⅰ	无心衰
Ⅱ	有心衰,两肺中下部有湿啰音,占肺野下 1/2,可闻及奔马律。胸部 X 线片有肺淤血
Ⅲ	严重心衰,有肺水肿,细湿啰音遍布两肺(超过肺野下 1/2)
Ⅳ	心源性休克、低血压[收缩压<12.0 kPa(90 mmHg)]、发绀、出汗、少尿

注:1 mmHg=0.133 kPa。

Forrester 分级依据临床表现和血流动力学指标,可用于急性心肌梗死后 AHF,最适用于首次发作的急性心力衰竭。临床程度的分类法适用于心肌病患者,它主要依据临床发现,最适用于慢性失代偿性心衰。

三、急性心力衰竭的诊断

AHF 的诊断主要依据症状和临床表现,同时辅以相应的实验室检查,如 ECG、胸部 X 线片、生化标志物、多普勒超声心动图等,诊断的流程如图 5-12 所示

在急性心衰患者,需要系统地评估外周循环、静脉充盈、肢端体温。

在心衰失代偿时,右心室充盈压通常可通过中心静脉压评估。AHF 时中心静脉压升高应谨慎分析,因为在静脉顺应性下降合并右心室顺应性下降时,即便右心室充盈压很低也会出现中心静脉压的升高。

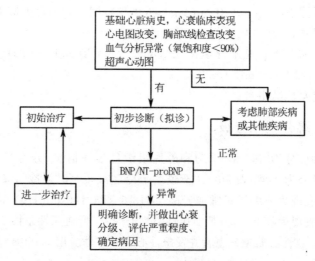

图 5-12　急性心力衰竭的诊断流程

左心室充盈压可通过肺部听诊评估,肺部存在湿啰音常提示左心室充盈压升高。进一步的确诊、严重程度的分级及随后可出现的肺淤血、胸腔积液应进行胸部 X 线检查。左心室充盈压的临床评估常被迅速变化的临床征象所误导。应进行心脏的触诊和听诊,了解有无室性和房性奔马律(S₃、S₄)。

四、实验室检查及辅助检查

(一)心电图(ECG)检查

急性心衰时 ECG 多有异常改变。ECG 可以辨别节律,可以帮助确定 AHF 的病因及了解心室的负荷情况。这在急性冠状动脉综合征中尤为重要。ECG 还可了解左右心室/心房的劳损情况、有无心包炎及既往存在的病变如左右心室的肥大。心律失常时应分析 12 导联心电图,同时应进行连续的 ECG 监测。

(二)胸部影像学检查

对于所有 AHF 的患者,胸部 X 线检查和其他影像学检查宜尽早完成,以便及时评估已经存在的肺部和心脏病变(心脏的大小及形状)及肺淤血的程度。它不但可以用于明确诊断,还可用于了解随后的治疗效果。胸部 X 线片还可用作左心衰竭的鉴别诊断,除外肺部炎症或感染性疾病。胸部 CT 或放射性核素扫描可用于判断肺部疾病和诊断大的肺栓塞。CT、经食管超声心动图可用于诊断主动脉夹层。

(三)实验室检查

AHF 时应进行一些实验室检查。动脉血气分析可以评估氧合情况(氧分压 PaO₂)、通气情况(二氧化碳分压 PaCO₂)、酸碱平衡(pH)和碱缺失,在所有严重 AHF 患者应进行此项检查。脉搏血氧测定及潮气末二氧化碳测定等无创性检测方法可以替代动脉血气分析,但不适用于低心排血量及血管收缩性休克状态。静脉血氧饱和度(如颈静脉内)的测定对于评价全身的氧供需平衡很有价值。

血浆脑钠尿肽(B 型钠尿肽,BNP)是在心室室壁张力增加和容量负荷过重时由心室释放的,现在已用于急诊室呼吸困难的患者作为排除或确立心力衰竭诊断的指标。BNP 对于排除心衰有着很高的阴性预测价值。如果心衰的诊断已经明确,升高的血浆 BNP 和 N 末端脑钠尿肽前体(NT-proBNP)可以预测预后。

(四)超声心动图检查

超声心动图对于评价基础心脏病变及与 AHF 相关的心脏结构和功能改变是极其重要的,同时对急性冠状动脉综合征也有重要的评估值。

多普勒超声心动图应用于评估左右心室的局部或全心功能改变、瓣膜结构和功能、心包病变、急性心肌梗死的机械性并发症和比较少见的占位性病变。通过多普勒超声心动图测定主动脉或肺动脉的血流时速曲线可以估测心排血量。多普勒超声心动图还可估计肺动脉压力(三尖瓣反流射速),同时可监测左心室前负荷。

(五)其他检查

在涉及与冠状动脉相关的病变,如不稳定型心绞痛或心肌梗死时,血管造影是非常重要的,现已明确血运重建能够改善预后。

五、急性心力衰竭患者的监护

急性心力衰竭患者应在进入急诊室后就尽快地开始监护,同时给予相应的诊断性检查以明确基础病因。

(一)无创性监护

在所有的危重患者,必须监测的项目有血压、体温、心率、呼吸、心电图。有些实验室检查应重复做,如电解质、肌酐、血糖及有关感染和代谢障碍的指标。必须纠正低钾或高钾血症。如果患者情况恶化,这些指标的监测频率也应增加。

1.心电监测

在急性失代偿阶段 ECG 的监测是必需的(监测心律失常和 ST 段变化),尤其是心肌缺血或心律失常是导致急性心衰的主要原因时。

2.血压监测

开始治疗时维持正常的血压很重要,其后也应定时测量(如每 5 分钟测量 1 次),直到血管活性药、利尿剂、正性肌力药剂量稳定时。在并无强烈的血管收缩和不伴有极快心率时,无创性自动袖带血压测量是可靠的。

3.血氧饱和度监测

脉搏血氧计是测量动脉氧与血红蛋白结合饱和度的无创性装置(SaO_2)。通常从联合血氧计测得的 SaO_2 的误差在 2% 之内,除非患者处于心源性休克状态。

4.心排血量和前负荷

可应用多普勒超声的方法监测。

(二)有创性监测

1.动脉置管

置入动脉导管的指征是因血流动力学不稳定需要连续监测动脉血压或需进行多次动脉血气分析。

2.中心静脉置管

中心静脉置管联通了中心静脉循环,所以可用于输注液体和药物,也可监测中心静脉压(CVP)及静脉氧饱和度(SvO_2)(上腔静脉或右心房处),后者用以评估氧的运输情况。

在分析右心房压力时应谨慎,避免过分注重右心房压力,因为右心房压力几乎与左心房压力无关,因此也与 AHF 时的左心室充盈压无关。CVP 也会受到重度三尖瓣关闭不全及呼气末正压通气(PEEP)的影响。

3.肺动脉导管

肺动脉导管(PAC)是一种漂浮导管,用于测量上腔静脉(SVC)、右心房、右心室、肺动脉压力、肺毛细血管楔压及心排血量。现代导管能够半连续性地测量心排血量及混合静脉血氧饱和度、右心室舒张末容积和射血分数。

虽然置入肺动脉导管用于急性左心衰竭的诊断通常不是必需的,但对于伴发有复杂心肺疾病的患者,它可以用来鉴别是心源性机制还是非心源性机制。对于二尖瓣狭窄、主动脉瓣关闭不全、高气道压或左心室僵硬(如左心室肥厚、糖尿病、纤维化、使用正性肌力药、肥胖、缺血)的患者,肺毛细血管楔压并不能真实反映左心室舒张末压。

建议 PAC 用于对传统治疗未产生预期疗效的血流动力学不稳定的患者,以及合并淤血和低灌注的患者。在这些情况下,置入肺动脉导管以保证左心室最恰当的液体负荷量,并指导血管活性药物和正性肌力药的使用。

六、急性心力衰竭的治疗

(一)临床评估

对患者均应根据上述各种检查方法及病情变化做出临床评估,包括:①基础心血管疾病;②急性心衰发生的诱因;③病情的严重程度和分级,并估计预后;④治疗的效果。此种评估应多次和动态进行,以调整治疗方案。

(二)治疗目标

(1)控制基础病因和矫治引起心衰的诱因:应用静脉和/或口服降压药物以控制高血压;选择有效抗生素控制感染;积极治疗各种影响血流动力学的快速性或缓慢性心律失常;应用硝酸酯类药物改善心肌缺血。糖尿病伴血糖升高者应有效控制血糖水平,又要防止出现低血糖。对血红蛋白含量<60 g/L 的严重贫血者,可输注浓缩红细胞悬液或全血。

(2)缓解各种严重症状。①低氧血症和呼吸困难:采用不同方式的吸氧,包括鼻导管吸氧、面罩吸氧及无创或气管插管的呼吸机辅助通气治疗。②胸痛和焦虑:应用吗啡。③呼吸道痉挛:应用支气管解痉药物。④淤血症状:利尿剂有助于减轻肺淤血和肺水肿,也可缓解呼吸困难。

(3)稳定血流动力学状态,维持收缩压≥12.0 kPa(90 mmHg),纠正和防止低血压可应用各种正性肌力药物。血压过高者的降压治疗可选择血管扩张药物。

(4)纠正水、电解质紊乱和维持酸碱平衡。

(5)保护重要脏器如肺、肾、肝和大脑,防止功能损害。

(6)降低死亡危险,改善近期和远期预后。

(三)急性心力衰竭的处理流程

急性心力衰竭按图 5-13 的流程处理。

1.急性心力衰竭的一般处理

(1)体位:静息时明显呼吸困难者应半卧位或端坐位,双腿下垂以减少回心血量,降低心脏前负荷。

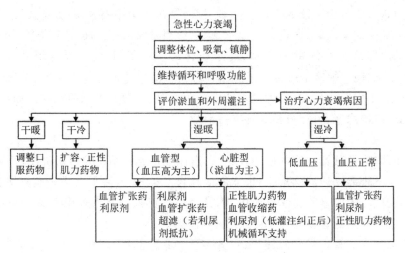

图 5-13 急性心力衰竭的处理流程

(2)四肢交换加压:四肢轮流绑扎止血带或血压计袖带,通常同一时间只绑扎三肢,每隔15~20分钟轮流放松一肢。血压计袖带的充气压力应较舒张压低 1.3 kPa(10 mmHg),使动脉血流仍可顺利通过,而静脉血回流受阻。此法可降低前负荷,减轻肺淤血和肺水肿。

(3)吸氧:适用于低氧血症和呼吸困难明显(尤其指端血氧饱和度<90%)的患者。应尽早采用,使患者 $SaO_2 \geqslant 95\%$(伴 COPD 者 $SaO_2 > 90\%$),可采用不同的方式。①鼻导管吸氧:低氧流量(1~2 L/min)开始,如仅为低氧血症,动脉血气分析未见二氧化碳潴留,可采用高流量给氧6~8 L/min。酒精吸氧可使肺泡内的泡沫表面张力降低而破裂,改善肺泡的通气。方法是在氧气通过的湿化瓶中加 50%~70%乙醇或有机硅消泡剂,用于肺水肿患者。②面罩吸氧:适用于伴呼吸性碱中毒患者。必要时还可采用无创性或气管插管呼吸机辅助通气治疗。

(4)做好救治的准备工作:至少开放 2 条静脉通道,并保持通畅。必要时可采用深静脉穿刺置管,以随时满足用药的需要。血管活性药物一般应用微量泵泵入,以维持稳定的速度和正确的剂量。固定和维护好漂浮导管、深静脉置管、心电监护的电极和导联线、鼻导管或面罩、导尿管及指端无创血氧仪测定电极等。保持室内适宜的温度、湿度,灯光柔和,环境幽静。

(5)饮食:进易消化食物,避免一次大量进食,在总量控制下,可少量多餐(6~8 次/天)。应用襻利尿剂情况下不要过分限制钠盐摄入量,以避免低钠血症,导致低血压。利尿剂应用时间较长的患者要补充多种维生素和微量元素。

(6)出入量管理:肺淤血、体循环淤血及水肿明显者应严格限制饮水量和静脉输液速度,对无明显低血容量因素(大出血、严重脱水、大汗淋漓等)者的每天摄入液体量一般宜在 1 500 mL 以内,不要超过 2 000 mL。保持每天水出入量负平衡约 500 mL/d,严重肺水肿者的水负平衡为1 000~2 000 mL/d,甚至可达 3 000~5 000 mL/d,以减少水、钠潴留和缓解症状。3~5 天后,如淤血、水肿明显消退,应减少水负平衡量,逐渐过渡到出入水量大体平衡。在水负平衡下应注意防止发生低血容量、低血钾和低血钠等。

2.根据临床分型确定治疗方案

根据急性心衰临床分型确定治疗方案,同时治疗心衰病因。①"干暖":最轻的状态,机体容量状态和外周组织灌注尚可,只要调整口服药物即可。②"干冷":机体处于低血容量状态、出现外周组织低灌注,首先适当扩容,如低灌注仍无法纠正可给予正性肌力药物。③"湿暖":分为血管型和心脏型两种,前者由液体血管内再分布引起,高血压为主要表现,首选血管扩张药,其次为利尿剂;后者由液体潴留引起,淤血为主要表现,首选利尿剂,其次为血管扩张药,如利尿剂抵抗可行超滤治疗。④"湿冷":最危重的状态,提示机体容量负荷重且外周组织灌注差,如收缩压≥12.0 kPa(90 mmHg),则给予血管扩张药、利尿剂,若治疗效果欠佳可考虑使用正性肌力药物;如收缩压,则首选正性肌力药物,若无效可考虑使用血管收缩药,当低灌注纠正后再使用利尿剂。对药物治疗无反应的患者,可行机械循环支持治疗。

3.药物治疗

(1)AHF时吗啡及其类似物的使用:吗啡一般用于严重AHF的早期阶段,特别是患者不安和呼吸困难时。吗啡能够使静脉扩张,也能使动脉轻度扩张,并降低心率。应密切观察疗效和呼吸抑制的不良反应。伴明显和持续低血压、休克、意识障碍、COPD等患者禁忌使用。老年患者慎用或减量。也可应用哌替啶50～100 mg肌内注射。

(2)AHF治疗中血管扩张药的使用:对大多数AHF患者,血管扩张药常作为一线药,它可以用来开放外周循环,降低前及或后负荷。

酸酯类药物:急性心衰时此类药在不减少每搏心排血量和不增加心肌氧耗情况下能减轻肺淤血,特别适用于急性冠状动脉综合征伴心衰的患者。临床研究已证实,硝酸酯类静脉制剂与呋塞米合用治疗急性心衰有效;应用大剂量硝酸酯类药物联合小剂量呋塞米的疗效优于单纯大剂量的利尿剂。静脉应用硝酸酯类药物应十分小心滴定剂量,经常测量血压,防止血压过度下降。硝酸甘油静脉滴注起始剂量5～10 μg/min,每5～10分钟递增5～10 μg/min,最大剂量100～200 μg/min;亦可每10～15分钟喷雾一次(400 μg),或舌下含服,每次0.3～0.6 mg。硝酸异山梨酯静脉滴注剂量5～10 mg/h,亦可舌下含服,每次2.5 mg。

硝普钠(SNP):适用于严重心衰。临床应用宜从小剂量10 μg/min开始,可酌情逐渐增加剂量至50～250 μg/min。由于其强效降压作用,应用过程中要密切监测血压,根据血压调整合适的维持剂量。长期使用时其代谢产物(硫代氰化物和氰化物)会产生毒性反应,特别是在严重肝肾衰竭的患者应避免使用。减量时,硝普钠应该缓慢减量,并加用口服血管扩张药,以避免反跳。AHF时硝普钠的使用尚缺乏对照试验,而且在AMI时使用,病死率增高。在急性冠状动脉综合征所致的心衰患者,因为SNP可引起冠状动脉窃血,故在此类患者中硝酸酯类的使用优于硝普钠。

重组人利钠肽(奈西立肽):这是一类新的血管扩张药肽类,近期被用以治疗AHF。它是人脑钠尿肽(BNP)的重组体,是一种内源性激素物质。它能够扩张静脉、动脉、冠状动脉,由此降低前负荷和后负荷,在无直接正性肌力的情况下增加心排血量。慢性心衰患者输注奈西立肽对血流动力学产生有益的作用,可以增加钠排泄,抑制肾素-血管紧张素-醛固酮和交感神经系统。它和静脉使用硝酸甘油相比,能更有效地促进血流动力学改善,并且不良反应更少。近期的两项研究(VMAC和PROACTION)表明,该药的应用可以带来临床和血流动力学的改善,推荐应用于急性失代偿性心衰。国内一项Ⅱ期临床研究提示,该药较硝酸甘油静脉制剂能够更显著降低PCWP,缓解患者的呼吸困难。应用方法:先给予负荷剂量1.5 μg/kg,静脉缓慢推注,继以0.007 5～0.015 0 μg/(kg·min)静脉滴注;也可不用负荷剂量而直接静脉滴注。该药对于急性心衰患者安全,可明显改善患者血流动力学和呼吸困难的相关症状。疗程一般为3～7天。

乌拉地尔:该药具有外周和中枢双重扩血管作用,可有效降低血管阻力,降低后负荷,增加心排血量,但不影响心率,从而减少心肌耗氧量。适用于高血压心脏病、缺血性心肌病(包括急性心肌梗死)和扩张型心肌病引起的急性左心衰竭;可用于 CO 降低、PCWP>2.4 kPa(18 mmHg)的患者。通常静脉滴注 100~400 μg/min,可逐渐增加剂量,并根据血压和临床状况予以调整。伴严重高血压者可缓慢静脉注射12.5~25.0 mg。

应用血管扩张药的注意事项:下列情况下禁用血管扩张药物:①收缩压<12.0 kPa(90 mmHg),或持续低血压并伴症状尤其有肾功能不全的患者,以避免重要脏器灌注减少;②严重阻塞性心瓣膜疾病患者,如主动脉瓣狭窄、二尖瓣狭窄患者,有可能出现显著的低血压,应慎用;③梗阻性肥厚型心肌病。

(3)急性心力衰竭时血管紧张素转化酶抑制剂(ACEI)/ARB/ARNI 的使用:急性心力衰竭时 ACEI/ARB/ARNI 的使用:从小剂量开始,逐渐增至推荐的目标剂量或可耐受的最大剂量。开始应用及调整剂量后1~2周,应监测血压、肾功能和血钾。ARNI 有 ARB 和脑啡肽酶抑制剂的作用,后者可升高利钠肽、缓激肽和肾上腺髓质素及其他内源性血管活性肽的水平。ARNI 的代表药物是沙库巴曲缬沙坦钠。PARADIGM-HF 试验显示,与依那普利相比,沙库巴曲缬沙坦钠使主要复合终点(心血管死亡和心衰住院)风险降低 20%,包括心脏性猝死减少 20%。若能够耐受 ACEI/ARB,推荐以 ARNI 替代 ACEI/ARB,以进一步减少心衰的发病率及死亡率。

不良反应包括低血压、肾功能恶化和高钾血症等,极少数患者也会发生血管神经性水肿。

(4)利尿剂使用注意事项如下。

1)适应证:AHF 和失代偿心衰的急性发作,伴有液体潴留的情况是应用利尿剂的指征。利尿剂缓解症状的益处及其在临床上被广泛认可,无须再进行大规模的随机临床试验来评估。

2)作用效应:静脉使用襻利尿剂也有扩张血管效应,在使用早期(5~30 分钟)它降低肺阻抗的同时也降低右心房压和肺毛细血管楔压。如果快速静脉注射大剂量(>1 mg/kg)时,就有反射性血管收缩的可能。它与慢性心衰时使用利尿剂不同,在严重失代偿性心衰使用利尿剂能使容量负荷恢复正常,可以在短期内减少神经内分泌系统的激活。特别是在急性冠状动脉综合征的患者,应使用低剂量的利尿剂,最好已给予扩血管治疗。

3)实际应用:静脉使用襻利尿剂(呋塞米、托拉塞米),它有强效快速的利尿效果,在 AHF 患者优先考虑使用。在入院以前就可安全使用,应根据利尿效果和淤血症状的缓解情况来选择剂量。开始使用负荷剂量,然后继续静脉滴注呋塞米或托拉塞米,静脉滴注比一次性静脉注射更有效。噻嗪类和螺内酯可以联合襻利尿剂使用,低剂量联合使用比高剂量使用一种药更有效,而且继发反应也更少。将襻利尿剂和多巴酚丁胺、多巴胺或硝酸盐联合使用也是一种治疗方法,它比仅仅增加利尿剂更有效,不良反应也更少。

利尿剂反应不佳或抵抗的处理:①增加襻利尿剂剂量;②静脉推注联合持续静脉滴注:静脉持续和多次应用可避免因为襻利尿剂浓度下降引起的钠水重吸收;③2 种及以上利尿剂联合使用,如在襻利尿剂基础上加噻嗪类利尿剂,也可加用血管加压素 V2 受体拮抗剂;④应用增加肾血流的药物,如小剂量多巴胺或重组人利钠肽,改善利尿效果和肾功能、提高肾灌注,但益处不明确;⑤纠正低血压、低氧血症、代谢性酸中毒、低钠血症、低蛋白血症、感染等,尤其注意纠正低血容量;⑥超滤治疗。

4)不良反应、药物的相互作用:虽然利尿剂可安全地用于大多数患者,但它的不良反应也很常见,甚至可威胁生命,包括神经内分泌系统的激活,特别是肾素-血管紧张素-醛固酮系统和交感神经系统的激活;低血钾、低血镁和低氯性碱中毒可能导致严重的心律失常;可以产生肾毒性及加剧肾衰竭。过度利尿可过分降低静脉压、肺毛细血管楔压及舒张期灌注,由此导致每搏输出量和心排血量下降,特别见于严重心衰和以舒张功能不全为主的心衰或缺血所致的右心室功能障碍。

(5)β受体阻滞剂使用注意事项如下。

1)适应证和基本原理:NYHA 心功能Ⅳ级患者应在血流动力学稳定后使用。因 β 受体阻滞剂的负性肌力作用可能诱发和加重心衰,治疗心衰的生物学效应需持续用药 2~3 个月才逐渐产生,故起始剂量须小,每隔 2~4 周可剂量加倍,逐渐达到目标剂量或最大可耐受剂量,并长期使用。静息心率降至 60 次/分左右的剂量为 β 受体阻滞剂应用的目标剂量或最大耐受剂量。急性心肌梗死患者没有明显心衰或低血压,使用 β 受体阻滞剂能限制心肌梗死范围,减少致命性心律失常,并缓解疼痛。

2)当患者出现缺血性胸痛对阿片制剂无效、反复发生缺血、高血压、心动过速或心律失常时,可考虑静脉使用 β 受体阻滞剂。在 Gothenburg 美托洛尔研究中,急性心肌梗死后早期静脉使用美托洛尔或安慰剂,接着口服治疗 3 个月。美托洛尔组发展为心衰的患者明显减少。如果患者有肺底部啰音的肺淤血征象,联合使用呋塞米,美托洛尔治疗可产生更好的疗效,降低病死率和并发症。

实际应用:滴定的剂量及过程需个体化,要密切观察心率、血压、体重、呼吸困难、淤血的症状及体征。有液体潴留或最近曾有液体潴留的患者,必须同时使用利尿剂。突然停药会导致病情恶化。在慢性心衰急性失代偿期,可继续维持使用;心动过缓(50~60 次/分)和血压偏低[收缩压 11.3~12.0 kPa(85~90 mmHg)]的患者可减少剂量;严重心动过缓(<50 次/分)、严重低血压(收缩压)和休克患者应停用,但在出院前应再次启动 β 受体阻滞剂治疗。

但是,对急性心肌梗死伴发急性心衰患者,病情稳定后,应早期使用 β 受体阻滞剂。对于慢性心衰患者,在急性发作稳定后(通常 4 天后),应早期使用 β 受体阻滞剂。

在大规模临床试验中,比索洛尔、卡维地洛或美托洛尔的初始剂量很小,然后逐渐缓慢增加到目标剂量。应个体化增加剂量。β 受体阻滞剂可能过度降低血压,减慢心率。一般原则:在服用 β 受体阻滞剂的患者由于心衰加重而住院,除非必须用正性肌力药物维持,否则应继续服用 β 受体阻滞剂。但如果疑为 β 受体阻滞剂剂量过大(如有心动过缓和低血压)时,可减量继续用药。

(6)正性肌力药:此类药物适用于低心排血量综合征,如伴症状性低血压或 CO 降低伴有循环淤血的患者,可缓解组织低灌注所致的症状,保证重要脏器的血液供应。血压较低和对血管扩张药物及利尿剂不耐受或反应不佳的患者尤其有效。使用正性肌力药有潜在的危害性,因为它能增加耗氧量、增加钙负荷,所以应谨慎使用。

对于失代偿的慢性心衰患者,其症状、临床过程和预后很大程度上取决于血流动力学。所以,改善血流动力学参数成为治疗的目的。在这种情况下,正性肌力药可能有效,甚至挽救生命。但它改善血流动力学参数的益处,部分被它增加心律失常的危险抵消了。而且在某些病例,由于过度增加能量消耗引起心肌缺血和心衰的慢性进展。但正性肌力药的利弊比率,不同的药并不相同。对于那些兴奋 β_1 受体的药物,可以增加心肌细胞胞内钙的浓度,可能有更高的危险性。有关正性肌力药用于急性心衰治疗的对照试验研究较少,特别对预后的远期效应的评估更少。

1)洋地黄类:此类药物能轻度增加 CO 和降低左心室充盈压;对急性左心衰竭患者的治疗有一定帮助。一般应用毛花苷 C 0.2~0.4 mg 缓慢静脉注射,2~4 小时后可以再用 0.2 mg,伴快速心室率的房颤患者可酌情适当增加剂量。

2) 多巴胺:小剂量<2 $\mu g/(kg \cdot min)$ 的多巴胺仅作用于外周多巴胺受体,直接或间接降低外周阻力。在此剂量下,对于肾脏低灌注和肾衰竭的患者,它能增加肾血流量、肾小球滤过率、利尿和增加钠的排泄,并增强对利尿剂的反应。大剂量>2 $\mu g/(kg \cdot min)$ 的多巴胺直接或间接刺激 β 受体,增加心肌的收缩力和心排血量。当剂量>5 $\mu g/(kg \cdot min)$ 时,它作用于 α 受体,增加外周血管阻力。此时,虽然它对低血压患者很有效,但它对 AHF 患者可能有害,因为它增加左心室后负荷,增加肺动脉压和肺阻力。

多巴胺可以作为正性肌力药[>2 $\mu g/(kg \cdot min)$]用于 AHF 伴有低血压的患者。当静脉滴注低剂量≤3 $\mu g/(kg \cdot min)$ 时,它可以使失代偿性心衰伴有低血压和尿量减少的患者增加肾血流量,增加尿量。但如果无反应,则应停止使用。

3) 多巴酚丁胺:多巴酚丁胺的主要作用在于通过刺激 β_1 受体和 β_2 受体产生剂量依赖性的正性变时、正性变力作用,并反射性地降低交感张力和血管阻力,其最终结果依个体而不同。小剂量时,多巴酚丁胺能产生轻度的血管扩张反应,通过降低后负荷而增加射血量。大剂量时,它可以引起血管收缩。心率通常呈剂量依赖性增加,但增加的程度弱于其他儿茶酚胺类药物。但在房颤的患者,心率可能增加到难以预料的水平,因为它可以加速房室传导。全身收缩压通常轻度增加,但也可能不变或降低。心衰患者静脉滴注多巴酚丁胺后,观察到尿量增多,这可能是它提高心排血量而增加肾血流量的结果。

多巴酚丁胺用于外周低灌注(低血压、肾功能下降)伴或不伴有淤血或肺水肿、使用最佳剂量的利尿剂和扩血管剂无效时。

多巴酚丁胺常用来增加心排血量。它的起始静脉滴注速度为 2~3 $\mu g/(kg \cdot min)$,可以逐渐增加到 20 $\mu g/(kg \cdot min)$。无须负荷量。静脉滴注速度根据症状、尿量反应或血流动力学监测结果来调整。它的血流动力学作用和剂量成正比,在静脉滴注停止后,它的清除也很快。

在接受 β 受体阻滞剂治疗的患者,需要增加多巴酚丁胺的剂量,才能恢复它的正性肌力作用。

单从血流动力学看,多巴酚丁胺的正性肌力作用增加了磷酸二酯酶抑制剂(PDEI)作用。PDEI 和多巴酚丁胺的联合使用能产生比单一用药更强的正性肌力作用。

长时间地持续静脉滴注多巴酚丁胺(24~48 小时)会出现耐药,部分血流动力学效应消失。长时间应用应逐渐减量。

静脉滴注多巴酚丁胺常伴有心律失常发生率的增加,可来源于心室和心房。这种影响呈剂量依赖性,可能比使用 PDEI 时更明显。在使用利尿剂时应及时补钾。心动过速时使用多巴酚丁胺要慎重,多巴酚丁胺静脉滴注可以促发冠心病患者的胸痛。现在还没有关于 AHF 患者使用多巴酚丁胺的对照试验,一些试验显示它增加不利的心血管事件。

4) 磷酸二酯酶抑制剂:米力农和依诺昔酮是两种临床上使用的Ⅲ型磷酸二酯酶抑制剂(PDEI)。在 AHF 时,它们能产生明显的正性肌力、松弛性及外周扩血管效应,由此增加心排血量和搏出量,同时伴随有肺动脉压、肺毛细血管楔压的下降,全身和肺血管阻力下降。它在血流动力学方面,介于纯粹的扩血管剂(如硝普钠)和正性肌力药(如多巴酚丁胺)之间。因为它们的作用部位远离 β 受体,所以在使用 β 受体阻滞剂的同时,PDEI 仍能够保留其效应。

Ⅲ型 PDEI 用于低灌注伴或不伴有淤血,使用最佳剂量的利尿剂和扩血管剂无效时应用。

当患者在使用 β 受体阻滞剂时,和/或对多巴酚丁胺没有足够的反应时,Ⅲ型 PDEIs 可能优于多巴酚丁胺。

由于其过度的外周扩血管效应可引起的低血压,静脉推注较静脉滴注时更常见。有关 PDEI 治疗对 AHF 患者的远期疗效目前数据尚不充分,但人们已提高了对其安全性的重视,特别是在缺血性心脏病心衰患者。

5)左西孟旦:这是一种钙增敏剂,通过结合于心肌细胞上的肌钙蛋白 C 促进心肌收缩,还通过介导 ATP 敏感的钾通道而发挥血管舒张作用和轻度抑制磷酸二酯酶的效应。其正性肌力作用独立于 β 肾上腺素能刺激,可用于正接受 β 受体阻滞剂治疗的患者。左西孟旦的乙酰化代谢产物,仍然具有药理活性,半衰期约 80 小时,停药后作用可持续 48 小时。

临床研究表明,急性心衰患者应用本药静脉滴注可明显增加 CO 和每搏输出量,降低 PCWP、全身血管阻力和肺血管阻力;冠心病患者不会增加病死率。用法:首剂 $12 \sim 24 \ \mu g/kg$ 静脉注射(>10 分钟),继以 $0.1 \ \mu g/(kg \cdot min)$ 静脉滴注,可酌情减半或加倍。对于收缩压 $<13.3 \ kPa(100 \ mmHg)$ 的患者,不需要负荷剂量,可直接用维持剂量,以防止发生低血压。

在比较左西孟旦和多巴酚丁胺的随机对照试验中,已显示左西孟旦能改善呼吸困难和疲劳等症状,并产生很好的结果。不同于多巴酚丁胺的是,当联合使用 β 受体阻滞剂时,左西孟旦的血流动力学效应不会减弱,甚至会更强。

在大剂量使用左西孟旦静脉滴注时,可能会出现心动过速、低血压,对收缩压 $<11.3 \ kPa$ $(85 \ mmHg)$ 的患者不推荐使用。在与其他安慰剂或多巴酚丁胺比较的对照试验中显示,左西孟旦并没有增加恶性心律失常的发生率。

(7)抗凝治疗:抗凝治疗(如低分子肝素)建议用于深静脉血栓和肺栓塞发生风险较高且无抗凝治疗禁忌证的患者。

4.非药物治疗

(1)IABP:临床研究表明,这是一种有效改善心肌灌注同时又降低心肌耗氧量和增加 CO 的治疗手段。

IABP 的适应证:①急性心肌梗死或严重心肌缺血并发心源性休克,且不能由药物治疗纠正;②伴血流动力学障碍的严重冠心病(如急性心肌梗死伴机械并发症);③心肌缺血伴顽固性肺水肿。

IABP 的禁忌证:①存在严重的外周血管疾病;②主动脉瘤;③主动脉瓣关闭不全;④活动性出血或其他抗凝禁忌证;⑤严重血小板缺乏。

(2)机械通气。急性心衰者行机械通气的指征:①出现心跳呼吸骤停而进行心肺复苏时;②合并Ⅰ型或Ⅱ型呼吸衰竭。机械通气的方式有下列两种。

1)无创呼吸机辅助通气:这是一种无须气管插管、经口/鼻面罩给患者供氧、由患者自主呼吸触发的机械通气治疗。分为持续气道正压通气(CPAP)和双相间歇气道正压通气(BiPAP)两种模式。

作用机制:通过气道正压通气可改善患者的通气状况,减轻肺水肿,纠正缺氧和二氧化碳潴留,从而缓解Ⅰ型或Ⅱ型呼吸衰竭。

适用对象:Ⅰ型或Ⅱ型呼吸衰竭患者经常规吸氧和药物治疗仍不能纠正时应及早应用。主要用于呼吸频率≤25 次/分、能配合呼吸机通气的早期呼吸衰竭患者。在下列情况下应用受限:不能耐受和合作的患者、有严重认知障碍和焦虑的患者、呼吸急促(频率>25 次/分)、呼吸微弱和呼吸道分泌物多的患者。

2)气道插管和人工机械通气:应用指征为心肺复苏时、严重呼吸衰竭经常规治疗不能改善者,尤其是出现明显的呼吸性和代谢性酸中毒并影响到意识状态的患者。

(3)血液净化治疗要点,包括其机制、适应证、不良反应和处理。

1)机制:此法不仅可维持水、电解质和酸碱平衡,稳定内环境,还可清除尿毒症毒素(肌酐、尿素、尿酸等)、细胞因子、炎症介质及心脏抑制因子等。治疗中的物质交换可通过血液滤过(超滤)、血液透析、连续血液净化和血液灌流等来完成。

2)适应证:本法对急性心衰有益,但并非常规应用的手段。出现下列情况之一时可以考虑采用:①高容量负荷如肺水肿或严重的外周组织水肿,且对襻利尿剂和噻嗪类利尿剂抵抗;②低钠血症(血钠<110 mmol/L)且有相应的临床症状,如神志障碍、肌张力减退、腱反射减弱或消失、呕吐及肺水肿等,在上述两种情况应用单纯血液滤过即可;③肾功能进行性减退,血肌酐>500 μmol/L或符合急性血液透析指征的其他情况。

3)不良反应和处理:建立体外循环的血液净化均存在与体外循环相关的不良反应,如生物不相容、出血、凝血、血管通路相关并发症、感染、机器相关并发症等。应避免出现新的内环境紊乱,连续血液净化治疗时应注意热量及蛋白的丢失。

(4)心室机械辅助装置:急性心衰经常规药物治疗无明显改善时,有条件的可应用此种技术。此类装置有体外膜式氧合(ECMO)、心室辅助泵(如可置入式电动左心辅助泵、全人工心脏)。根据急性心衰的不同类型,可选择应用心室辅助装置,在积极纠治基础心脏病的前提下,短期辅助心脏功能,可作为心脏移植或心肺移植的过渡。ECMO可以部分或全部代替心肺功能。临床研究表明,短期循环呼吸支持(如应用 ECMO)可以明显改善预后。

(吉冬华)

第六章

消化内科常见疾病

第一节　Barrett 食管

Barrett 食管(Barrett's esophagus,BE)是指食管的复层鳞状上皮被化生的柱状上皮所替代的一种病理现象。长度大于 3 cm 的称为长节段 BE(long segment Barrett esophagus,LSBE),短于此长度标准的即为短节段 BE(short segment Barrett esophagus,SSBE)。为避免胃食管交界处正常柱状上皮被误诊为 SSBE,SSBE 限定为内镜下食管外观异常(内衬柱状上皮)小于 3 cm,活检见有肠化生者。因 BE 与食管腺癌的发生密切相关,为食管癌前病变之一,近年在临床上受到广泛重视。

一、流行病学

因 BE 本身不引起症状,目前其确切发病率仍不详,通常所说发病率为内镜检查资料。BE 的内镜检出率为 0.3%~2%,在因胃食管反流症状而行内镜检查的患者中发现率为 8%~20%,其结果差异较大是因为不同的研究中 BE 的诊断标准不尽相同。一美国的资料报道,临床(内镜及活检)发现的 BE 为22.6 例/10 万人,经尸检得出的 BE 患病率为 376 例/10 万人,后者约高17 倍,说明可能人群中大部分 BE 死前未被发现。BE 多见于中老年,平均发病年龄55 岁,也可发生于青少年和儿童,西方学者认为在儿童期还有一发病高峰。男性患者明显多于女性,男女之比为(2~4):1。BE 主要见于白种人,在黑人和亚洲人中较少见,但近年随生活方式的改变,其发病率亦在上升。

食管腺癌除极少数发生于异位胃黏膜或黏膜下腺体外,绝大多数发生于 BE。研究报道 BE 中腺癌的发生率为 2%~9%,也有认为高达 15%,发生年龄 39~81 岁,平均为 60 岁,前瞻性研究结果为 BE 患者每年腺癌发生率 1/50~1/208,比一般人群高出 30~40 倍。随 BE 患者反流症状严重程度、发生频率和持续时间的增加,发生食管腺癌的危险性也升高。

二、病因及发病机制

BE 的病因尚不清楚,目前主要有两种学说,即先天性与获得性学说,赞同后者的学者较多,但也可能两种情况均参与了 BE 的发生。

(一)先天性学说

认为 BE 是由胚胎期食管上皮发育障碍引起。食管在形成初期表面为单层柱状上皮,大约从胚胎第 16 周起逐渐为复层鳞状上皮所取代,至出生前完成。若在这一过程中出现障碍,即可导致 BE 的形成。在儿童期发现较多 BE 支持这一理论。但该学说尚不能解释 BE 上皮中存在着肠型杯状细胞,因在胚胎初期及胎儿食管上皮中并无此种细胞。

(二)获得性学说

认为 BE 的形成是胃肠内容物反流持续刺激食管黏膜而发生的适应性变化,可造成胃食管反流的各因素均是 BE 的病因,另外不良的饮食习惯、吸烟、饮酒等可能与 BE 的发生也有一定关系。

三、病理

BE 大体所见可类似胃黏膜,有或深或浅的腺体开口小凹,也可呈绒毛状,类似小肠黏膜。BE 主要组织学改变为正常食管复层鳞状上皮由柱状上皮取代,黏膜固有层常有充血、水肿、炎细胞浸润及纤维化,但黏膜下及肌层结构正常。

四、临床表现

BE 患者的症状主要是由于反流性食管炎及其伴随病变引起,化生黏膜本身不引起症状。大多数患者有胃灼热、胸痛、反酸等胃食管反流症状,但症状发生率较之无 BE 的胃食管反流患者相对为低,可能是柱状上皮对消化液的刺激不如鳞状上皮敏感。吞咽困难也是常见症状,其中食管痉挛所致吞咽困难可缓解,而 BE 溃疡瘢痕狭窄、慢性食管炎引起管壁纤维化或发生于 BE 的腺癌所致的吞咽困难则为进行性的。

BE 可并发出血及穿孔。贫血约见于 1/3 的病例,一般为长期少量出血,出血量大者与溃疡侵蚀较大血管有关。BE 溃疡致食管下段穿孔可形成纵隔脓肿或食管瘘,从而引起相应症状,如穿入呼吸道可引起慢性咳嗽、呛咳或咯血。急性穿孔的病情凶险,可致休克。亦有溃疡穿入主动脉,引起致命性大出血的报道。但总的说来 BE 发生出血及穿孔并不多见。BE 患者发生腺癌的临床表现与食管鳞状上皮癌相似。

BE 无体征,偶可见由并发症引起的消瘦,面色苍白等。

五、诊断

(一)内镜诊断

可直接观察食管黏膜并通过活检确定其病理类型、是否伴异型增生或癌变,为确诊 BE 的手段。据报道内镜检测 BE 的敏感性为 82%～90%,特异性为 81%。SSBE 面积很小,位于齿状线附近时内镜下常易漏诊,LSBE 的内镜诊断准确率为 55%,而 SSBE 仅为 25%。

BE 在内镜下的典型表现为食管下段粉红或白色的光滑鳞状上皮中出现柱状上皮区,呈天鹅绒样红色斑块,常较正常胃黏膜更红,亦可光滑或可呈结节状,与鳞状上皮分界明显。黏膜多见充血水肿,可伴有糜烂,甚至形成"打洞样"深溃疡,其底部覆有炎性坏死物构成的假膜,其内镜下表现与胃溃疡的特点相似。据报道 BE 患者中约 40% 发生食管狭窄,多见于鳞柱状上皮交界处,常较短,程度轻重不等,也可沿食管纵轴走行。早期狭窄仅为黏膜炎症所致,经药物治疗可缓解,但常复发,复发时若因 BE 的扩大出现齿状线上移,狭窄的位置也可向近端移动。一旦黏膜下层受累,出现纤维增生,则狭窄变为不可逆。发生于柱状上皮节段中的狭窄常由溃疡瘢痕或并发腺癌引起。病变后期食管呈高度狭窄,内镜不易通过。

总之,Barrett 食管的内镜下观察要点如下。

(1)鳞-柱状上皮交界(SCJ)内镜检查标志:食管鳞状上皮表现为淡粉色光滑上皮,胃柱状上皮表现为橘红色上皮,鳞-柱状上皮交界处构成的齿状 Z 线,即为 SCJ(图 6-1)。

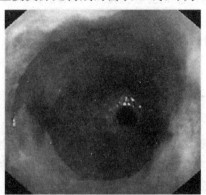

图 6-1 食管鳞-柱状上皮交界

(2)胃食管结合处(GEJ)内镜检查标志:GEJ 为管状食管与囊状胃的交界,其内镜下定位的标志为食管下端纵行栅栏样血管末梢或最小充气状态下胃黏膜皱襞的近侧缘。

(3)能明确区分 SCJ 及 GEJ 对于识别 BE 十分重要,因为在解剖学上 GEJ 与内镜观察到的 SCJ 并不一致且反流性食管炎黏膜在外观上可与 BE 混淆,所以确诊 BE 需要病理活检证实。

(4)BE 在内镜下的典型表现是 GEJ 的近端出现橘红色柱状上皮,即 SCJ 与 GEJ 分离。色素与放大内镜检查有助于对灶状肠上皮化生的定位,并能指导活检。

(二)病理学诊断

BE 的确诊要靠组织学检查发现柱状上皮,所以内镜检查时活检甚为重要。

1.活检取材

首先取材部位应正确,位置不当可致 BE 的假阳性或假阴性诊断。有时在内镜下准确定位较困难,解剖标志(如腹膜折返或食管壁内肌束不同等)在临床上是无用的;齿状线(即鳞柱状上皮交界线)与 LES 之间并不一定完全吻合,尤其是全周型 BE 时齿状线明显上移,食管下段炎症可致齿状线模糊不清,均不能表示胃食管的真正交界。目前多以胃黏膜皱襞消失处之上数毫米至 1 cm 为胃食管交界标志。另外在胃 His 角水平有一条横行黏膜皱襞,为胃食管的肌肉交界在腔内的表现,也可表示胃食管交界。

推荐使用四象限活检法,即常规从 GEJ 开始向上以 2 cm 的间隔分别在 4 个象限取活检,对怀疑有 BE 癌变者应每隔 1 cm 进行 4 个象限取活检,每间隔 1~2 cm 内各取一块活检,对有溃疡、糜烂、斑块、小结节狭窄及其他腔内异常者,均要取活检进行病理学检查。

2.病理染色

活检标本除行常规 HE 染色外,还应行阿尔辛蓝黏液组化染色,以提高肠腺化生的检出率。病理检查不易区分 SSBE 与贲门肠化生,近来有报道应用胞浆结构蛋白标志物 CK7 和 CK20 免疫组化染色来进行鉴别,发现在 94% 的食管腺癌和 100% 的 LSBE 标本中可以测到浅表腺体 CK20 染色,浅表和深层腺体 CK7 浓染,称为 Barrett CK7/20 型,而胃贲门肠化生或胃癌患者中则不能见到这种表现。但此 CK 染色法还有待证实。

染色法检查:若 BE 病灶无法确定时,可从内镜活检孔向可疑病变区喷洒染料进行染色检查。2%～2.5% Lugol 碘液可将鳞状上皮染成棕黑色,柱状上皮区不着色,而 1%～2% 亚甲蓝(美蓝)或靛卡红则只在肠化上皮区染色,在这些特定部位取活检可提高肠化生上皮的检出率。

3.组织分型

(1)胃底型:与胃底上皮相似,可见主细胞和壁细胞,但 BE 上皮萎缩较明显,腺体较少且短小。此型多分布在 BE 的远端近贲门处。

(2)贲门型:与贲门上皮相似,有胃小凹和黏液腺,但无主细胞和壁细胞。

(3)特殊肠化生型:又称Ⅲ型肠化生或不完全小肠化生型,分布于鳞状细胞和柱状细胞交界处。具有不完全小肠或结肠表型,表面有微绒毛和隐窝,杯状细胞是其特征性细胞。

4.异型增生

(1)低度异型增生:组织结构正常,细胞核增大浓染,但胞核不超过细胞大小的 1/2,可见有丝分裂象。杯状细胞和柱状细胞的黏蛋白减少,并可见到萎缩的杯状细胞。

(2)高度异型增生:腺体结构发生改变,可有分支出芽,呈绒毛状伸向黏膜表面。细胞核浓染并超过细胞大小的 1/2。可不规则地分层,有丝分裂多见,杯状细胞和柱状细胞通常缺失,黏液产生缺失或减少,这种异常可延伸至黏膜表面。

5.分型

(1)按化生的柱状上皮长度分类:分为长段 BE 和短段 BE。①长段 BE(LSBE):化生的柱状上皮累及食管全周且长度≥3 cm。②短段 BE(SSBE):化生的柱状上皮未累及食管全周或虽累及全周但长度<3 cm。

(2)按内镜下形态分类:分为全周型、岛型和舌型。①全周型:红色黏膜由胃向食管延伸,累及全周,与胃黏膜无明显界限,不伴食管炎或狭窄时多单纯表现为齿状线上移,但形状不规则,呈波浪状或指状,不对称或有中断,BE 黏膜内有时可见鳞状上皮岛。②岛型:齿状线以上出现一处或多处斑片状红色黏膜,与齿状线不相连。岛型 BE 与胃黏膜异位的表现有时极为相似,后者为食管鳞状上皮中存在的直径常小于 1 cm 的红色孤立胃黏膜岛,与周围的黏膜分界清楚,半数为多发,但位置较 BE 为高,常位于环咽肌附近,活检为正常胃底或胃窦型黏膜。③舌型:齿状线局限性舌形向上突出,红色黏膜呈半岛状。舌型 BE 若长度很短内镜下常不易发现。

(3)布拉格 C&M 分类法:C 代表全周型的化生黏膜的长度,M 代表化生黏膜最大长度。例如,C3-M5 表示为食管圆周段柱状上皮为 3 cm,非圆周段或舌状延伸段在 GEJ 上方 5 cm;C0-M3表示无全周段上皮化生,舌状伸展为 GEJ 上方 3 cm。此种分级对≥1 cm 化生黏膜有较高敏感性;而对<1 cm 者则敏感性较差。

(三)X 线检查

食管吞钡透视检查是普遍应用的方法,可见到食管裂孔疝、食管溃疡、狭窄及钡剂反流,但对 BE 上皮本身的诊断率较低。BE 上皮的绒毛结构可在气钡双重造影下表现为食管下段黏膜呈网格状或颗粒状改变,但敏感性和特异性均不强。Barrett 溃疡通常位于食管后壁,呈深的纵长形火山口状,直径多大于 1 cm,其轮廓清晰,边缘规则而平。

(四)食管测压和食管 pH 及胆汁监测

BE 多存在食管运动功能障碍和食管廓清能力低下、食管酸及十二指肠内容物反流增加,但是否与无 BE 的反流性食管炎有区别仍有争议。近年十二指肠内容物(主要为胆汁和胰液)食管反流在 BE 发生中的作用受到广泛重视。

黏膜电位差测定：柱状上皮的黏膜电位差(大于－25 mV)明显高于正常鳞状上皮黏膜电位差[(－15±5)mV]，据此可识别 Barrett 黏膜。但因食管炎症、溃疡或腺癌时电位差与 BE 有较大重叠，目前应用较少。

(五)超声内镜(EUS)

EUS 检查能清楚显示食管壁及其周围组织的结构和层次，对食管肿瘤的定性和分期具有重要作用，但对 BE 及异型增生的诊断作用还有待于进一步研究。文献报道 EUS 下 BE 患者的食管壁较对照组为厚。Adrain 等发现以黏膜的第二层低回声层比第一层高回声层更厚为诊断 BE 的标准，发现所有 BE 及对照组均可正确诊断，但异型增生患者不能鉴别出。说明目前的 EUS 技术还不能很好地预测 BE 黏膜内肿瘤的发生。

六、治疗

BE 治疗的目的是减轻反流，消除症状，治疗食管炎及防治并发症，而不是治疗 Barrett 化生本身。主要治疗措施如下。

(一)改变生活方式及药物治疗

改变生活方式包括体位方法、减肥、避免饱餐及进食一些可引起反流的食物和药物等，可减轻症状，减少反流的发生。药物治疗适应证为有反流症状，或内镜下有食管炎或糜烂、溃疡表现的良性 BE 患者。常用药物有抑酸剂及促动力剂。症状较轻者可单用 H_2 受体阻滞剂，症状较重或改善不明显者可加量或改用质子泵抑制剂，亦可一开始即选用质子泵抑制剂，症状控制后逐渐减量或改用低效药物。加用胆汁吸附剂(如铝碳酸镁)减少十二指肠胃食管反流可能对 BE 有益。症状或食管炎反复的患者应维持治疗。一般认为药物可改善症状及治疗食管炎，但不能消除 Barrett 上皮，最近有报道奥美拉唑减少酸反流后，BE 上皮可部分或完全恢复到正常鳞状上皮，但结果有待证实。

(二)内镜介入治疗

近来，BE 内镜治疗发展非常迅速，并得到了广大医务人员和患者的认可。内镜治疗的安全性和有效性报道 BE 患者为 BE 治疗提供了乐观的前景。

内镜治疗的适应证：伴有异型增生和黏膜内癌的 BE 患者，超声内镜检查可排除淋巴结转移。内镜治疗方法主要有氩等离子凝固术、高频电治疗、激光治疗、射频消融、光动力治疗、内镜下黏膜切除术和冷冻消融等。

1.热烧灼治疗 Barrett 食管

(1)氩离子凝固：APC 技术是将电极产生的电能通过以1~2 L/min 的速度喷射的电离氩气传递至靶组织表面，引起大范围的靶组织非接触性损伤。一旦组织表面的黏膜炭化凝固，氩气将会停止释放，所以组织损伤的深度仅是 1~3 mm。APC 设备便宜，便于操作，可在各类内镜单位开展。

许多单位都对 APC 治疗 Barrett 食管的有效性进行评价，并且大多数研究均联用了 PPIs。但有五个研究是联用手术治疗控制反流。

内镜下 Barrett 黏膜完全消除的成功率是 60%~100%。在再生的鳞状上皮黏膜下，存在腺体和持续性肠化生的报道是 0~44%。长期随访内镜治疗成功的患者中有 0~68%会出现肠化生复发。此外，有报道内镜治疗已清除 BE 的患者，再生的鳞状上皮仍会出现新生腺癌。Kahaleh 等采用多变量分析发现短段 Barrett 食管(short-segment BE)的识别和酸暴露的正常化是长期维持上皮再生仅有的可预料的独立因素。

APC 治疗 BE 并发症较少,主要有胸部不适、疼痛恐怖,可抑酸、止痛等对症治疗。发热、出血、狭窄、穿孔甚至死亡,但发生严重并发症的概率<1%。

(2)电凝及热探头治疗:电凝法为经活检钳道送入电凝电极,将电极接触 BE 黏膜后接通高频交流电源,电流通过组织致其发热而坏死。报道多极电凝法较单极电凝效果好。热探头法为经活检钳道插入高温的探头,因通过热传导发挥作用,损伤较小,不易粘连。

多极电凝治疗(MPEC)是利用电能升高组织的温度,引起组织凝固、坏死。该技术需电极通过内镜通道,并和组织直接接触,直至组织出现白色凝块。

MPEC 报道的并发症包括暂时性的疼痛恐怖、吞咽困难、胸痛、发热、出血、狭窄等,但并无穿孔的报道。

(3)激光凝固法:经内镜导入激光照射 BE 黏膜,光能在组织内转变为热能使 BE 上皮凝固坏死。常用的有 Nd∶YAG 激光、KTP 激光等。还有文献报道用氩光束等离子凝固法(ABPC)治疗 BE。

激光热凝是利用光能切除病变组织。氩激光、钕-钇铝石榴石(Nd∶YAG)激光和三磷酸钾盐(KTP∶YAG)激光常用于治疗 Barrett 黏膜。Nd∶YAG 激光与氩激光、KTP∶YAG 激光相比,有较强的穿透能力。激光的光导纤维通过内镜活检通道进行操作。KTP∶YAG 和氩激光属于可见光光谱区,Nd∶YAG 激光属于红外线光谱区,均需要瞄准器进行操作。激光可通过接触式和非接触式的方法传递能量至靶组织。

多个研究报道地激光照射首次切除的成功率是 22%~100%,复发率是 0~85%。激光照射相关的并发症包括胸骨后疼痛、吞咽困难、吞咽疼痛、恶心、呕吐、发热、上腹部疼痛、咽喉痛、头痛、食管狭窄、出血和穿孔。

(4)射频消融:BARRX 系统包括射频发生器和专用治疗性气囊导管。利用内镜使导管定位于需要治疗的部位后,射频能量短时、可控地释放以清除薄层 Barrett 黏膜,而不会破坏食管黏膜下层。虽然最近美国 FDA 批准了频率 510 kHz 的射频清除 Barrett 黏膜,但还没有该治疗方法有效性的报道。

总之,APC、电凝、激光以及射频消融治疗 Barrett 黏膜均有研究。大部分报道入选的 BE 患者均无异型增生或仅为低级别上皮内瘤变(LGD),但仍有部分研究入选的患者包括 HGD。结果显示各个研究报道地鳞状上皮再生率变化很大。而且鳞状上皮黏膜下肠化生率很高,这将增加 Barrett 黏膜的随访监测的难度。长期随访还显示 Barrett 黏膜的复发率很高。鉴于以上原因,同时考虑操作相关的并发症,使得 Barrett 黏膜的热烧灼治疗在临床上的常规应用仍有问题需要解决。

2.光化疗

光动力治疗(PDT)是采用光敏剂、特定波长的非产热光源和氧化物引起组织损伤。光敏剂在组织内被非产热光源直接照射后激活,并产生不稳定、高活性的氧化物造成局部组织损伤。

血卟啉衍生物(HpD)、卟菲尔钠(porfimer sodium、光敏素)、5-氨基乙酰丙酸(5-ALA)和间-四氢氯苯(mTHPC)是 BE 治疗常用的光敏剂。光敏素是一种较纯的 HpD,是在美国唯一批准用于治疗 BE 的光敏剂。光敏素一般在波长 630 nm 的光照射前 48 小时静脉注射 2.0 mg/kg。光敏素在组织的分布没有特异性,可造成食管全层组织坏死引起狭窄。光敏素可在体内存留 3 个月左右,为了防止光敏素激活,患者应避免阳光直射或强光照射。

5-ALA 是在欧洲常用的光敏剂。5-ALA 是一种口服的光敏剂前体药物,本身没有光敏物质。在体内 5-ALA 转化为光敏物质原卟啉Ⅸ,原卟啉Ⅸ几乎集中于黏膜内,仅造成组织表面黏膜的损伤,而减少了狭窄和穿孔的风险。5-ALA 口服 4~6 小时后予以波长 514 nm 或 635 nm 的光照射,其光敏性将在24~48 小时衰减。而在美国 5-ALA 应用于治疗消化道疾病还未商品化。mTHPC 是第二代光敏剂,通过静脉给药,可被波长 514 nm 或 652 nm 的光激活。与光敏素比较,mTHPC 对瘤组织有高选择性,在皮肤中的衰减周期 2~3 周。在欧洲已用于治疗头颈部的早期癌,并开始治疗 Barrett 食管。

PDT 对 LGD 和 HGD 的疗效。在一项研究中,平均随访观察 19 个月,HGD 和 LGD 的患者中有 44%~50%可完全清除 Barrett 黏膜。经 PDT 后,34%的患者形成狭窄,6%的患者鳞状上皮黏膜下可出现腺体和早期癌变。另一项研究平均随访50.7 个月,HGD 和 LGD 的患者中有 54%~71%可完全清除 Barrett 黏膜,30%的患者发生狭窄,4.9%的患者鳞状上皮黏膜下可出现腺体增生,4.6%的患者可出现鳞状上皮黏膜下腺癌。

Mayoclinic 研究者也报道了采用光敏素和 HpD 的治疗,BE 合并 HGD 的患者的 Barrett 黏膜完全消除率分别是 56%和 35%,狭窄的发生率分别是 25%和 27%,鳞状上皮黏膜下腺体再生分别是0 和4%。对于 BE 合并 HGD 或 LGD 完全去除 Barrett 黏膜是可能的。然而,食管狭窄的发生率为 25%~34%,而且治疗后仍有发生食管腺癌的风险。5-ALA 治疗 BE 的安全性和有效性的研究也有报道。Ackroyd 等对 BE 合并 LGD 的一项随机、双盲、安慰剂对照试验显示与 33%使用安慰剂治疗的患者相比 5-ALA 治疗的患者未再发异型增生。随访 24 个月,未发现食管狭窄等短期或长期并发症。Ackroyd 还报道了另一项研究,平均随访 53 个月,97%的患者 LGD 消失,无患者出现狭窄。还没有所有患者均能完全清除 Barrett 黏膜的研究的报道。另一些研究对 BE 合并 HGD 的治疗也报道了相似的结果。HGD 异型增生的程度可减轻,并且无狭窄发生。研究显示 5-ALA 治疗不能完全清除 Barrett 黏膜。mTHPC 的治疗有两个研究,共 13 例患者。结果显示 mTHPC 可清除 Barrett 黏膜,减轻异型增生的程度,降低狭窄的发生率。

总之,PDT 可清除 Barrett 黏膜,减轻异型增生的程度。然而,还没有证据显示 PDT 可降低食管腺癌的发生率和死亡率。食管狭窄的并发症和治疗后应避免 3 个月光照的缺点使得 PDT 不易被患者接受。新一代的光敏剂需对异型增生和瘤组织有高选择性,并能快速激活,减少皮肤的光敏毒性。

3.内镜下黏膜切除术(EMR)和黏膜剥脱术(ESD)

内镜下黏膜切除术和黏膜剥脱术是从黏膜下层的中层或深层完全切除病变黏膜。可治愈起源于黏膜且未发生淋巴结转移的癌症,切除的标本还可进行组织病理学分期,评价治疗效果。

常见方法:①注射、切除;②注射、抬起、切除;③吸引帽辅助的 EMR,套扎;④ESD(图 6-2)。

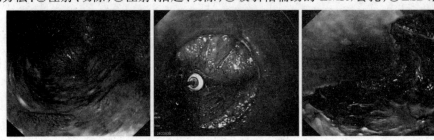

图 6-2　内镜下黏膜切除术和黏膜剥脱术

近年进行内镜介入治疗 BE 的报道逐渐增多,目的为消除 BE 上皮(尤其伴异型增生者),恢复正常鳞状上皮,治愈 BE。内镜下 BE 切除法主要包括内镜下激光治疗、光动力疗法(PDT)、电凝法、热探头及液氮冷冻治疗等,应同时用质子泵抑制剂进行强抑酸治疗,或用在抗反流手术后。原理为用内镜介入治疗使 BE 上皮坏死脱落,在无酸的环境内由鳞状上皮修复。

4.内镜下行气囊或探条扩张术

对于并发食管狭窄的 BE 患者,可在内镜下行气囊或探条扩张术,但对狭窄明显,探条不易通过者,忌勉强扩张,以防食管破裂。

(三)手术治疗

对内科正规治疗后症状或食管炎仍不缓解或易复发者应行抗反流手术,近年运用腹腔镜行抗反流手术逐渐增多,可降低费用及手术风险。有严重出血、溃疡、狭窄、穿孔及恶变等并发症的 BE 患者需采取手术治疗,主要方式为病变食管切除术。BE 伴重度异型增生但未发现明确癌变者的处理尚有争议,有人主张立即行食管切除,但此手术有一定并发症及死亡率,也有人主张密切随访,因全身疾病而不能手术的患者可行内镜下切除治疗。但总的说来内镜下 BE 切除目前经验仍较少,若切除不完全可能刺激病变,其疗效及安全性尚待大量研究证实。

(林 勇)

第二节 消化性溃疡

消化性溃疡主要指发生在胃和十二指肠的慢性溃疡,即胃溃疡(GU)和十二指肠溃疡(DU),因溃疡形成与胃酸/胃蛋白酶的消化作用有关而得名。溃疡的黏膜缺损超过黏膜肌层,不同于糜烂。

一、流行病学

消化性溃疡是全球性常见病。西方国家资料显示,自 20 世纪 50 年代以后,消化性溃疡发病率呈下降趋势。我国临床统计资料提示,消化性溃疡患病率在近十多年来亦开始呈下降趋势。本病可发生于任何年龄,但中年最为常见,DU 多见于青壮年,而 GU 多见于中老年,后者发病高峰比前者约迟 10 年。男性患病比女性较多。临床上,DU 比 GU 为多见,两者之比为(2~3):1,但有地区差异,在胃癌高发区 GU 所占的比例有所增加。

二、病因和发病机制

在正常生理情况下,胃十二指肠黏膜经常接触有强侵蚀力的胃酸和在酸性环境下被激活、能水解蛋白质的胃蛋白酶。此外,还经常受摄入的各种有害物质的侵袭,但却能抵御这些侵袭因素的损害,维持黏膜的完整性,这是因为胃十二指肠黏膜具有一系列防御和修复机制。目前认为,胃十二指肠黏膜的这一完善而有效的防御和修复机制,足以抵抗胃酸/胃蛋白酶的侵蚀。一般而言,只有当某些因素损害了这一机制才可能发生胃酸/胃蛋白酶侵蚀黏膜而导致溃疡形成。近年的研究已经明确,幽门螺杆菌和非甾体抗炎药是损害胃十二指肠黏膜屏障从而导致消化性溃疡发病的最常见病因。少见的特殊情况,当过度胃酸分泌远远超过黏膜的防御和修复作用也可能导致消化性溃疡发生。现将这些病因及其导致溃疡发生的机制分述如下。

(一)幽门螺杆菌

确认幽门螺杆菌为消化性溃疡的重要病因主要基于两方面的证据：①消化性溃疡患者的幽门螺杆菌检出率显著高于对照组的普通人群，在 DU 的检出率约为 90%、GU 为 70%～80%（幽门螺杆菌阴性的消化性溃疡患者往往能找到 NSAIDs 服用史等其他原因）；②大量临床研究肯定，成功根除幽门螺杆菌后溃疡复发率明显下降，用常规抑酸治疗后愈合的溃疡年复发率为50%～70%，而根除幽门螺杆菌可使溃疡复发率降至 5% 以下，这就表明去除病因后消化性溃疡可获治愈。至于何以在感染幽门螺杆菌的人群中仅有少部分人（约 15%）发生消化性溃疡，一般认为，这是幽门螺杆菌、宿主和环境因素三者相互作用的不同结果。

幽门螺杆菌感染导致消化性溃疡发病的确切机制尚未阐明。目前比较普遍接受的一种假说试图将幽门螺杆菌、宿主和环境 3 个因素在 DU 发病中的作用统一起来。该假说认为，胆酸对幽门螺杆菌生长具有强烈的抑制作用，因此正常情况下幽门螺杆菌无法在十二指肠生存，十二指肠球部酸负荷增加是 DU 发病的重要环节，因为酸可使结合胆酸沉淀，从而有利于幽门螺杆菌在十二指肠球部生长。幽门螺杆菌只能在胃上皮组织定植，因此在十二指肠球部存活的幽门螺杆菌只有当十二指肠球部发生胃上皮化生才能定植下来，而据认为十二指肠球部的胃上皮化生是十二指肠对酸负荷的一种代偿反应。十二指肠球部酸负荷增加的原因，一方面与幽门螺杆菌感染引起慢性胃窦炎有关，幽门螺杆菌感染直接或间接作用于胃窦 D、G 细胞，削弱了胃酸分泌的负反馈调节，从而导致餐后胃酸分泌增加；另一方面，吸烟、应激和遗传等因素均与胃酸分泌增加有关。定植在十二指肠球部的幽门螺杆菌引起十二指肠炎症，炎症削弱了十二指肠黏膜的防御和修复功能，在胃酸/胃蛋白酶的侵蚀下最终导致 DU 发生。十二指肠炎症同时导致十二指肠黏膜分泌碳酸氢盐减少，间接增加十二指肠的酸负荷，进一步促进 DU 的发生和发展过程。

对幽门螺杆菌引起 GU 的发病机制研究较少，一般认为是幽门螺杆菌感染引起的胃黏膜炎症削弱了胃黏膜的屏障功能，胃溃疡好发于非泌酸区与泌酸区交界处的非泌酸区侧，反映了胃酸对屏障受损的胃黏膜的侵蚀作用。

(二)非甾体抗炎药(NSAIDs)

NSAIDs 是引起消化性溃疡的另一个常见病因。大量研究资料显示，服用 NSAIDs 患者发生消化性溃疡及其并发症的危险性显著高于普通人群。临床研究报道，在长期服用 NSAIDs 患者中 10%～25% 可发现胃或十二指肠溃疡，有 1%～4% 的患者发生出血、穿孔等溃疡并发症。NSAIDs 引起的溃疡以 GU 较 DU 多见。溃疡形成及其并发症发生的危险性除与服用 NSAIDs 种类、剂量、疗程有关外，尚与高龄、同时服用抗凝血药、糖皮质激素等因素有关。

NSAIDs 通过削弱黏膜的防御和修复功能而导致消化性溃疡发病，损害作用包括局部作用和系统作用两方面，系统作用是主要致溃疡机制，主要是通过抑制环加氧酶（COX）而起作用。COX 是花生四烯酸合成前列腺素的关键限速酶，COX 有两种异构体，即结构型 COX-1 和诱生型 COX-2。COX-1 在组织细胞中恒量表达，催化生理性前列腺素合成而参与机体生理功能调节；COX-2 主要在病理情况下由炎症刺激诱导产生，促进炎症部位前列腺素的合成。传统的NSAIDs 如阿司匹林、吲哚美辛等旨在抑制COX-2 而减轻炎症反应，但特异性差，同时抑制了COX-1，导致胃肠黏膜生理性前列腺素 E 合成不足。后者通过增加黏液和碳酸氢盐分泌、促进黏膜血流增加、细胞保护等作用在维持黏膜防御和修复功能中起重要作用。

NSAIDs 和幽门螺杆菌是引起消化性溃疡发病的两个独立因素，至于两者是否有协同作用则尚无定论。

(三)胃酸/胃蛋白酶

消化性溃疡的最终形成是由于胃酸/胃蛋白酶对黏膜自身消化所致。因胃蛋白酶活性是 pH 依赖性的,在 pH>4 时便失去活性,因此,在探讨消化性溃疡发病机制和治疗措施时主要考虑胃酸。无酸情况下罕有溃疡发生及抑制胃酸分泌药物能促进溃疡愈合的事实均确证胃酸在溃疡形成过程中的决定性作用,是溃疡形成的直接原因。胃酸的这一损害作用一般只在正常黏膜防御和修复功能遭受破坏时才能发生。

DU 患者中约有 1/3 存在五肽胃泌素刺激的最大酸排量(MAO)增高,其余患者 MAO 多在正常高值,DU 患者胃酸分泌增高的可能因素及其在 DU 发病中的间接及直接作用已如前述。GU 患者基础酸排量(BAO)及 MAO 多属正常或偏低。对此,可能解释为 GU 患者多伴多灶萎缩性胃炎,因而胃体壁细胞泌酸功能已受影响,而 DU 患者多为慢性胃窦炎,胃体黏膜未受损或受损轻微因而仍能保持旺盛的泌酸能力。少见的特殊情况如胃泌素瘤患者,极度增加的胃酸分泌的攻击作用远远超过黏膜的防御作用,而成为溃疡形成的起始因素。近年来,非幽门螺杆菌、非 NSAIDs(也非胃泌素瘤)相关的消化性溃疡报道有所增加,这类患者病因未明,是否与高酸分泌有关尚有待研究。

(四)其他因素

下列因素与消化性溃疡发病有不同程度的关系。

(1)吸烟:吸烟者消化性溃疡发生率比不吸烟者高,吸烟影响溃疡愈合和促进溃疡复发。吸烟影响溃疡形成和愈合的确切机制未明,可能与吸烟增加胃酸分泌、减少十二指肠及胰腺碳酸氢盐分泌、影响胃十二指肠协调运动、黏膜损害性氧自由基增加等因素有关。

(2)遗传:遗传因素曾一度被认为是消化性溃疡发病的重要因素,但随着幽门螺杆菌在消化性溃疡发病中的重要作用得到认识,遗传因素的重要性受到挑战。例如,消化性溃疡的家族史可能是幽门螺杆菌感染的"家庭聚集"现象;O 型血胃上皮细胞表面表达更多黏附受体而有利于幽门螺杆菌定植。因此,遗传因素的作用尚有待进一步研究。

(3)急性应激可引起应激性溃疡已是共识。但在慢性溃疡患者,情绪应激和心理障碍的致病作用却无定论。临床观察发现长期精神紧张、过劳,确实易使溃疡发作或加重,但这多在慢性溃疡已经存在时发生,因此情绪应激可能主要起诱因作用,可能通过神经内分泌途径影响胃十二指肠分泌、运动和黏膜血流的调节。

(4)胃十二指肠运动异常:研究发现部分 DU 患者胃排空增快,这可使十二指肠球部酸负荷增大;部分 GU 患者有胃排空延迟,这可增加十二指肠液反流入胃,加重胃黏膜屏障损害。但目前认为,胃肠运动障碍不大可能是原发病因,但可加重幽门螺杆菌或 NSAIDs 对黏膜的损害。

概言之,消化性溃疡是一种多因素疾病,其中幽门螺杆菌感染和服用 NSAIDs 是已知的主要病因,溃疡发生是黏膜侵袭因素和防御因素失平衡的结果,胃酸在溃疡形成中起关键作用。

三、病理

DU 发生在球部,前壁比较常见;GU 多在胃角和胃窦小弯。组织学上,GU 大多发生在幽门腺区(胃窦)与泌酸腺区(胃体)交界处的幽门腺区一侧。幽门腺区黏膜可随年龄增长而扩大(假幽门腺化生和/或肠化生),使其与泌酸腺区之交界线上移,故老年患者 GU 的部位多较高。溃疡一般为单个,也可多个,呈圆形或椭圆形。DU 直径多<10 mm,GU 要比 DU 稍大。亦可见到直

径＞2 cm的巨大溃疡。溃疡边缘光整、底部洁净,由肉芽组织构成,上面覆盖有灰白色或灰黄色纤维渗出物。活动性溃疡周围黏膜常有炎症水肿。溃疡浅者累及黏膜肌层,深者达肌层甚至浆膜层,溃破血管时引起出血,穿破浆膜层时引起穿孔。溃疡愈合时周围黏膜炎症、水肿消退,边缘上皮细胞增生覆盖溃疡面,其下的肉芽组织纤维转化,变为瘢痕,瘢痕收缩使周围黏膜皱襞向其集中。

四、临床表现

上腹痛是消化性溃疡的主要症状,但部分患者可无症状或症状较轻以致不为患者所注意,而以出血、穿孔等并发症为首发症状。典型的消化性溃疡有如下临床特点:①慢性过程,病史可达数年至数十年;②周期性发作,发作与自发缓解相交替,发作期可为数周或数月,缓解期亦长短不一,短者数周、长者数年;发作常有季节性,多在秋冬或冬春之交发病,可因精神情绪不良或过劳而诱发;③发作时上腹痛呈节律性,表现为空腹痛即餐后 2～4 小时和/或午夜痛,腹痛多为进食或服用抗酸药所缓解,典型节律性表现在 DU 多见。

(一)症状

上腹痛为主要症状,性质多为灼痛,亦可为钝痛、胀痛、剧痛或饥饿样不适感。多位于中上腹,可偏右或偏左。一般为轻至中度持续性痛。疼痛常有典型的节律性如上述。腹痛多在进食或服用抗酸药后缓解。

部分患者无上述典型表现的疼痛,而仅表现为无规律性的上腹隐痛或不适。具或不具典型疼痛者均可伴有反酸、嗳气、上腹胀等症状。

(二)体征

溃疡活动时上腹部可有局限性轻压痛,缓解期无明显体征。

五、特殊类型的消化性溃疡

(一)复合溃疡

复合溃疡指胃和十二指肠同时发生的溃疡。DU 往往先于 GU 出现。幽门梗阻发生率较高。

(二)幽门管溃疡

幽门管位于胃远端,与十二指肠交界,长约 2 cm。幽门管溃疡与 DU 相似,胃酸分泌一般较高。幽门管溃疡上腹痛的节律性不明显,对药物治疗反应较差,呕吐较多见,较易发生幽门梗阻、出血和穿孔等并发症。

(三)球后溃疡

DU 大多发生在十二指肠球部,发生在球部远段十二指肠的溃疡称球后溃疡。多发生在十二指肠乳头的近端。具 DU 的临床特点,但午夜痛及背部放射痛多见,对药物治疗反应较差,较易并发出血。

(四)巨大溃疡

巨大溃疡指直径＞2 cm 的溃疡。对药物治疗反应较差、愈合时间较慢,易发生慢性穿透或穿孔。胃的巨大溃疡注意与恶性溃疡鉴别。

(五)老年人消化性溃疡

近年,老年人发生消化性溃疡的报道增多。临床表现多不典型,GU 多位于胃体上部甚至胃底部,溃疡常较大,易误诊为胃癌。

(六)无症状性溃疡

约15%的消化性溃疡患者可无症状,而以出血、穿孔等并发症为首发症状。可见于任何年龄,以老年人较多见;NSAIDs引起的溃疡近半数无症状。

六、实验室和其他检查

(一)胃镜检查

胃镜检查是确诊消化性溃疡首选的检查方法。胃镜检查不仅可对胃十二指肠黏膜直接观察、摄像,还可在直视下取活组织作病理学检查及幽门螺杆菌检测,因此胃镜检查对消化性溃疡的诊断及胃良、恶性溃疡鉴别诊断的准确性高于X线钡餐检查。例如,在溃疡较小或较浅时钡餐检查有可能漏诊;钡餐检查发现十二指肠球部畸形可有多种解释;活动性上消化道出血是钡餐检查的禁忌证;胃的良、恶性溃疡鉴别必须由活组织检查来确定。

内镜下消化性溃疡多呈圆形或椭圆形,也有呈线形,边缘光整,底部覆有灰黄色或灰白色渗出物,周围黏膜可有充血、水肿,可见皱襞向溃疡集中。内镜下溃疡可分为活动期(A)、愈合期(H)和瘢痕期(S)3个病期,其中每个病期又可分为1和2两个阶段。

(二)X线钡餐检查

X线钡餐检查适用于对胃镜检查有禁忌或不愿接受胃镜检查者。溃疡的X线征象有直接和间接两种:龛影是直接征象,对溃疡有确诊价值;局部压痛、十二指肠球部激惹和球部畸形、胃大弯侧痉挛性切迹均为间接征象,仅提示可能有溃疡。

(三)幽门螺杆菌检测

幽门螺杆菌检测应列为消化性溃疡诊断的常规检查项目,因为有无幽门螺杆菌感染决定治疗方案的选择。检测方法分为侵入性和非侵入性两大类。前者需通过胃镜检查取胃黏膜活组织进行检测,主要包括快吠塞米素酶试验、组织学检查和幽门螺杆菌培养;后者主要有 ^{13}C 或 ^{14}C 尿素呼气试验、粪便幽门螺杆菌抗原检测及血清学检查(定性检测血清抗幽门螺杆菌IgG抗体)。

快吠塞米素酶试验是侵入性检查的首选方法,操作简便、费用低。组织学检查可直接观察幽门螺杆菌,与快吠塞米素酶试验结合,可提高诊断准确率。幽门螺杆菌培养技术要求高,主要用于科研。 ^{13}C 或 ^{14}C 尿素呼气试验检测幽门螺杆菌敏感性及特异性高而无须胃镜检查,可作为根除治疗后复查的首选方法。

应注意,近期应用抗生素、质子泵抑制剂、铋剂等药物,因有暂时抑制幽门螺杆菌作用,会使上述检查(血清学检查除外)呈假阴性。

(四)胃液分析和血清胃泌素测定

胃液分析和血清胃泌素测定一般仅在疑有胃泌素瘤时做鉴别诊断之用。

七、诊断和鉴别诊断

慢性病程、周期性发作的节律性上腹疼痛,且上腹痛可为进食或抗酸药所缓解的临床表现是诊断消化性溃疡的重要临床线索。但应注意,一方面有典型溃疡样上腹痛症状者不一定是消化性溃疡,另一方面部分消化性溃疡患者症状可不典型甚至无症状。因此,单纯依靠病史难以做出可靠诊断。确诊有赖胃镜检查。X线钡餐检查发现龛影亦有确诊价值。

鉴别诊断本病主要临床表现为慢性上腹痛,当仅有病史和体检资料时,需与其他有上腹痛症状的疾病如肝、胆、胰、肠疾病和胃的其他疾病相鉴别。功能性消化不良临床常见且临床表现与消化性溃疡相似,应注意鉴别。如做胃镜检查,可确定有无胃十二指肠溃疡存在。

胃镜检查如见胃十二指肠溃疡,应注意与引起胃十二指肠溃疡的少见特殊病因或以溃疡为主要表现的胃十二指肠肿瘤鉴别。其中,与胃癌、胃泌素瘤的鉴别要点如下。

(一)胃癌

内镜或 X 线检查见到胃的溃疡,必须进行良性溃疡(胃溃疡)与恶性溃疡(胃癌)的鉴别。Ⅲ型(溃疡型)早期胃癌单凭内镜所见与良性溃疡鉴别有困难,放大内镜和染色内镜对鉴别有帮助,但最终必须依靠直视下取活组织检查鉴别。恶性溃疡的内镜特点:①溃疡形状不规则,一般较大;②底凹凸不平、苔污秽;③边缘呈结节状隆起;④周围皱襞中断;⑤胃壁僵硬、蠕动减弱(X 线钡餐检查亦可见上述相应的 X 线征)。活组织检查可以确诊,但必须强调,对于怀疑胃癌而一次活检阴性者,必须在短期内复查胃镜进行再次活检;即使内镜下诊断为良性溃疡且活检阴性,仍有漏诊胃癌的可能,因此对初诊为胃溃疡者,必须在完成正规治疗的疗程后进行胃镜复查,胃镜复查溃疡缩小或愈合不是鉴别良、恶性溃疡的最终依据,必须重复活检加以证实。

(二)胃泌素瘤

胃泌素瘤亦称 Zollinger-Ellison 综合征,是胰腺非 β 细胞瘤分泌大量胃泌素所致。肿瘤往往很小(直径<1 cm),生长缓慢,半数为恶性。大量胃泌素可刺激壁细胞增生,分泌大量胃酸,使上消化道经常处于高酸环境,导致胃十二指肠球部和不典型部位(十二指肠降段、横段、甚或空肠近端)发生多发性溃疡。胃泌素瘤与普通消化性溃疡的鉴别要点是该病溃疡发生于不典型部位,具难治性特点,有过高胃酸分泌(BAO 和 MAO 均明显升高,且 BAO/MAO>60%)及高空腹血清胃泌素(>200 pg/mL,常>500 pg/mL)。

八、并发症

(一)出血

溃疡侵蚀周围血管可引起出血。出血是消化性溃疡最常见的并发症,也是上消化道大出血最常见的病因(约占所有病因的 50%)。

(二)穿孔

溃疡病灶向深部发展穿透浆膜层则并发穿孔。溃疡穿孔临床上可分为急性、亚急性和慢性 3 种类型,以第一种常见。急性穿孔的溃疡常位于十二指肠前壁或胃前壁,发生穿孔后胃肠的内容物漏入腹腔而引起急性腹膜炎。十二指肠或胃后壁的溃疡深至浆膜层时已与邻近的组织或器官发生粘连,穿孔时胃肠内容物不流入腹腔,称为慢性穿孔,又称为穿透性溃疡。这种穿透性溃疡改变了腹痛规律,变得顽固而持续,疼痛常放射至背部。邻近后壁的穿孔或游离穿孔较小,只引起局限性腹膜炎时称亚急性穿孔,症状较急性穿孔轻而体征较局限,且易漏诊。

(三)幽门梗阻

幽门梗阻主要是由 DU 或幽门管溃疡引起。溃疡急性发作时可因炎症水肿和幽门部痉挛而引起暂时性梗阻,可随炎症的好转而缓解;慢性梗阻主要由于瘢痕收缩而呈持久性。幽门梗阻临床表现为餐后上腹饱胀、上腹疼痛加重,伴有恶心、呕吐,大量呕吐后症状可以改善,呕吐物含发酵酸性宿食。严重呕吐可致失水和低氯低钾性碱中毒。可发生营养不良和体重减轻。体检可见胃型和胃蠕动波,清晨空腹时检查胃内有振水声。进一步做胃镜或 X 线钡剂检查可确诊。

（四）癌变

少数 GU 可发生癌变，DU 则否。GU 癌变发生于溃疡边缘，据报道癌变率在 1% 左右。长期慢性GU 病史、年龄在 45 岁以上、溃疡顽固不愈者应提高警惕。对可疑癌变者，在胃镜下取多点活检做病理检查；在积极治疗后复查胃镜，直到溃疡完全愈合；必要时定期随访复查。

九、治疗

治疗的目的是消除病因、缓解症状、愈合溃疡、防止复发和防治并发症。针对病因的治疗如根除幽门螺杆菌，有可能彻底治愈溃疡病，是近年消化性溃疡治疗的一大进展。

（一）一般治疗

生活要有规律，避免过度劳累和精神紧张。注意饮食规律，戒烟、酒。服用 NSAIDs 者尽可能停用，即使未用亦要告诫患者今后慎用。

（二）治疗消化性溃疡的药物及其应用

治疗消化性溃疡的药物可分为抑制胃酸分泌的药物和保护胃黏膜的药物两大类，主要起缓解症状和促进溃疡愈合的作用，常与根除幽门螺杆菌治疗配合使用。现就这些药物的作用机制及临床应用分别简述如下。

1.抑制胃酸药物

溃疡的愈合与抑酸治疗的强度和时间成正比。抗酸药具中和胃酸作用，可迅速缓解疼痛症状，但一般剂量难以促进溃疡愈合，故目前多作为加强止痛的辅助治疗。H_2 受体阻滞剂（H_2RA）可抑制基础及刺激的胃酸分泌，以前一作用为主，而后一作用不如 PPI 充分。使用推荐剂量各种 H_2RA 溃疡愈合率相近，不良反应发生率均低。西咪替丁可通过血-脑屏障，偶有精神异常不良反应；与雄激素受体结合而影响性功能；经肝细胞色素 P450 代谢而延长华法林、苯妥英钠、茶碱等药物的肝内代谢。雷尼替丁、法莫替丁和尼扎替丁上述不良反应较少。已证明 H_2RA 全天剂量于睡前顿服的疗效与 1 天 2 次分服相仿。由于该类药物价格较 PPI 便宜，临床上特别适用于根除幽门螺杆菌疗程完成后的后续治疗，及某些情况下预防溃疡复发的长程维持治疗。质子泵抑制剂（PPI）作用于壁细胞胃酸分泌终末步骤中的关键酶H^+/K^+-ATP酶，使其不可逆失活，因此抑酸作用比 H_2RA 更强且作用持久。与 H_2RA 相比，PPI 促进溃疡愈合的速度较快、溃疡愈合率较高，因此特别适用于难治性溃疡或 NSAIDs 溃疡患者不能停用 NSAIDs 时的治疗。对根除幽门螺杆菌治疗，PPI 与抗生素的协同作用较 H_2RA 好，因此是根除幽门螺杆菌治疗方案中最常用的基础药物。使用推荐剂量的各种 PPI，对消化性溃疡的疗效相仿，不良反应均少。

2.保护胃黏膜药物

硫糖铝和胶体铋目前已少用作治疗消化性溃疡的一线药物。枸橼酸铋钾（胶体次枸橼酸铋）因兼有较强抑制幽门螺杆菌作用，可作为根除幽门螺杆菌联合治疗方案的组分，但要注意此药不能长期服用，因会过量蓄积而引起神经毒性。米索前列醇具有抑制胃酸分泌、增加胃十二指肠黏膜的黏液及碳酸氢盐分泌和增加黏膜血流等作用，主要用于 NSAIDs 溃疡的预防，腹泻是常见不良反应，因会引起子宫收缩，故孕妇忌服。

（三）根除幽门螺杆菌治疗

对幽门螺杆菌感染引起的消化性溃疡，根除幽门螺杆菌不但可促进溃疡愈合，而且可预防溃疡复发，从而彻底治愈溃疡。因此，凡有幽门螺杆菌感染的消化性溃疡，无论初发或复发、活动或静止、有无并发症,均应予以根除幽门螺杆菌治疗。

1.根除幽门螺杆菌的治疗方案

已证明在体内具有杀灭幽门螺杆菌作用的抗生素有克拉霉素、阿莫西林、甲硝唑(或替硝唑)、四环素、呋喃唑酮、某些喹诺酮类如左氧氟沙星等。PPI及胶体铋体内能抑制幽门螺杆菌,与上述抗生素有协同杀菌作用。目前尚无单一药物可有效根除幽门螺杆菌,因此必须联合用药。应选择幽门螺杆菌根除率高的治疗方案力求一次根除成功。研究证明以PPI或胶体铋为基础加上两种抗生素的三联治疗方案有较高根除率。这些方案中,以PPI为基础的方案所含PPI能通过抑制胃酸分泌提高口服抗生素的抗菌活性从而提高根除率,再者PPI本身具有快速缓解症状和促进溃疡愈合作用,因此是临床中最常用的方案。而其中,又以PPI加克拉霉素再加阿莫西林或甲硝唑的方案根除率最高。幽门螺杆菌根除失败的主要原因是患者的服药依从性问题和幽门螺杆菌对治疗方案中抗生素的耐药性。因此,在选择治疗方案时要了解所在地区的耐药情况,近年世界不少国家和我国一些地区幽门螺杆菌对甲硝唑和克拉霉素的耐药率在增加,应引起注意。呋喃唑酮(200 mg/d,分2次)耐药性少见、价廉,国内报道用呋喃唑酮代替克拉霉素或甲硝唑的三联疗法亦可取得较高的根除率,但要注意呋喃唑酮引起的周围神经炎和溶血性贫血等不良反应。治疗失败后地再治疗比较困难,可换用另外两种抗生素(阿莫西林原发和继发耐药均极少见,可以不换)如PPI加左氧氟沙星(500 mg/d,每天1次)和阿莫西林,或采用PPI和胶体铋合用再加四环素(1 500 mg/d,每天2次)和甲硝唑的四联疗法。

2.根除幽门螺杆菌治疗结束后的抗溃疡治疗

在根除幽门螺杆菌疗程结束后,继续给予一个常规疗程的抗溃疡治疗(如DU患者予PPI常规剂量,每天1次,总疗程2~4周,或H_2RA常规剂量、疗程4~6周;GU患者PPI常规剂量、每天1次、总疗程4~6周,或H_2RA常规剂量、疗程6~8周)是最理想的。这在有并发症或溃疡面积大的患者尤为必要,但对无并发症且根除治疗结束时症状已得到完全缓解者,也可考虑停药以节省药物费用。

3.根除幽门螺杆菌治疗后复查

治疗后应常规复查幽门螺杆菌是否已被根除,复查应在根除幽门螺杆菌治疗结束至少4周后进行,且在检查前停用PPI或铋剂2周,否则会出现假阴性。可采用非侵入性的^{13}C或^{14}C尿素呼气试验,也可通过胃镜在检查溃疡是否愈合的同时取活检做尿素酶和/或组织学检查。对未排除胃恶性溃疡或有并发症的消化性溃疡应常规进行胃镜复查。

(四)NSAIDs溃疡的治疗、复发预防及初始预防

对服用NSAIDs后出现的溃疡,如情况允许应立即停用NSAIDs,如病情不允许可换用对黏膜损伤少的NSAIDs如特异性COX-2抑制剂(如塞来昔布)。对停用NSAIDs者,可予常规剂量常规疗程的H_2RA或PPI治疗;对不能停用NSAIDs者,应选用PPI治疗(H_2RA疗效差)。因幽门螺杆菌和NSAIDs是引起溃疡的两个独立因素,因此应同时检测幽门螺杆菌,如有幽门螺杆菌感染应同时根除幽门螺杆菌。溃疡愈合后,如不能停用NSAIDs,无论幽门螺杆菌阳性还是阴性都必须继续PPI或米索前列醇长程维持治疗以预防溃疡复发。对初始使用NSAIDs的患者是否应常规给药预防溃疡的发生仍有争论。已明确的是,对于发生NSAIDs溃疡并发症的高危患者,如既往有溃疡病史、高龄、同时应用抗凝血药(包括低剂量的阿司匹林)或糖皮质激素者,应常规予抗溃疡药物预防,目前认为PPI或米索前列醇预防效果较好。

（五）溃疡复发的预防

有效根除幽门螺杆菌及彻底停服 NSAIDs,可消除消化性溃疡的两大常见病因,因而能大大减少溃疡复发。对溃疡复发同时伴有幽门螺杆菌感染复发(再感染或复燃)者,可予根除幽门螺杆菌再治疗。下列情况则需用长程维持治疗来预防溃疡复发:①不能停用 NSAIDs 的溃疡患者,无论幽门螺杆菌阳性还是阴性(如前述);②幽门螺杆菌相关溃疡,幽门螺杆菌感染未能被根除;③幽门螺杆菌阴性的溃疡(非幽门螺杆菌、非 NSAIDs 溃疡);④幽门螺杆菌相关溃疡,幽门螺杆菌虽已被根除,但曾有严重并发症的高龄或有严重伴随病患者。长程维持治疗一般以 H_2RA 或 PPI 常规剂量的半量维持,而 NSAIDs 溃疡复发的预防多用 PPI 或米索前列醇,已如前述。

（六）外科手术指征

由于内科治疗的进展,目前外科手术主要限于少数有并发症者,包括:①大量出血经内科治疗无效;②急性穿孔;③瘢痕性幽门梗阻;④胃溃疡癌变;⑤严格内科治疗无效的顽固性溃疡。

十、预后

由于内科有效治疗的发展,预后远较过去为佳,病死率显著下降。死亡主要见于高龄患者,死亡的主要原因是并发症,特别是大出血和急性穿孔。

（林　勇）

第三节　急性胃炎

急性胃炎是由多种不同的病因引起的急性胃黏膜炎症,包括急性单纯性胃炎、急性糜烂出血性胃炎和吞服腐蚀物引起的急性腐蚀性胃炎与胃壁细菌感染所致的急性化脓性胃炎。其中,临床意义最大和发病率最高的是以胃黏膜糜烂、出血为主要表现的急性糜烂出血性胃炎。

一、流行病学

迄今为止,目前国内外尚缺乏有关急性胃炎的流行病学调查。

二、病因

急性胃炎的病因众多,大致有外源性和内源性两大类,包括急性应激、化学性损伤(如药物、酒精、胆汁、胰液)和急性细菌感染等。

（一）外源性因素

1.药物

各种非甾体抗炎药(NSAIDs),包括阿司匹林、吲哚美辛、吡罗昔康和多种含有该类成分复方药物。另外,糖皮质激素和某些抗生素及氯化钾等均可导致胃黏膜损伤。

2.酒精

主要是大量酗酒可致急性胃黏膜胃糜烂甚至出血。

227

3.生物性因素

沙门菌、嗜盐菌和葡萄球菌等细菌或其毒素可使胃黏膜充血水肿和糜烂。幽门螺杆菌感染可引起急、慢性胃炎,发病机制类似,将在慢性胃炎节中叙述。

4.其他

某些机械性损伤(包括胃内异物或胃柿石等)可损伤胃黏膜。放射疗法可致胃黏膜受损。偶可见因吞服腐蚀性化学物质(强酸或强碱或甲酚及氯化汞、砷、磷等)引起的腐蚀性胃炎。

(二)内源性因素

1.应激因素

多种严重疾病如严重创伤、烧伤或大手术及颅脑病变和重要脏器功能衰竭等可导致胃黏膜缺血、缺氧而损伤。通常称为应激性胃炎,如果系脑血管病变、头颅部外伤和脑手术后引起的胃十二指肠急性溃疡称为 Cushing 溃疡,而大面积烧灼伤所致溃疡称为 Curling 溃疡。

2.局部血供缺乏

局部血供缺乏主要是腹腔动脉栓塞治疗后或少数因动脉硬化致胃动脉的血栓形成或栓塞引起供血不足。另外,还可见于肝硬化门静脉高压并发上消化道出血者。

3.急性蜂窝织炎或化脓性胃炎

此两者甚少见。

三、病理生理学和病理组织学

(一)病理生理学

胃黏膜防御机制包括黏膜屏障、黏液屏障、黏膜上皮修复、黏膜和黏膜下层丰富的血流、前列腺素和肽类物质(表皮生长因子等)和自由基清除系统。上述结果破坏或保护因素减少,使胃腔中的 H^+ 逆弥散至胃壁,肥大细胞释放组胺,则血管充血甚或出血、黏膜水肿及间质液渗出,同时可刺激壁细胞分泌盐酸、主细胞分泌胃蛋白酶原。若致病因子损及腺颈部细胞,则胃黏膜修复延迟、更新受阻而出现糜烂。

严重创伤、大手术、大面积烧伤、脑血管意外和严重脏器功能衰竭及休克或者败血症等所致的急性应激的发生机制:急性应激→皮质-垂体前叶-肾上腺皮质轴活动亢进、交感-副交感神经系统失衡→机体的代偿功能不足→不能维持胃黏膜微循环的正常运行→黏膜缺血、缺氧→黏液和碳酸氢盐分泌减少及内源性前列腺素合成不足→黏膜屏障破坏和氢离子反弥散→降低黏膜内 pH→进一步损伤血管与黏膜→糜烂和出血。

NSAIDs 所引起者则为抑制环加氧酶(COX)致使前列腺素产生减少,黏膜缺血缺氧。氯化钾和某些抗生素或抗肿瘤药等则可直接刺激胃黏膜引起浅表损伤。

乙醇可致上皮细胞损伤和破坏,黏膜水肿、糜烂和出血。另外,幽门关闭不全、胃切除(主要是 BillrothⅡ式)术后可引起十二指肠-胃反流,则此时由胆汁和胰液等组成的碱性肠液中的胆盐、溶血磷脂酰胆碱、磷脂酶 A 和其他胰酶可破坏胃黏膜屏障,引起急性炎症。

门静脉高压可致胃黏膜毛细血管和小静脉扩张及黏膜水肿,组织学表现为只有轻度或无炎症细胞浸润,可有显性或非显性出血。

(二)病理学改变

急性胃炎主要病理和组织学表现以胃黏膜充血、水肿,表面有片状渗出物或黏液覆盖为主。黏膜皱襞上可见局限性或弥漫性陈旧性或新鲜出血与糜烂,糜烂加深可累及胃腺体。

显微镜下则可见黏膜固有层多少不等的中性粒细胞、淋巴细胞、浆细胞和少量嗜酸性粒细胞浸润,可有水肿。表面的单层柱状上皮细胞和固有腺体细胞出现变性与坏死。重者黏膜下层亦有水肿和充血。

对于腐蚀性胃炎若接触了高浓度的腐蚀物质且长时间,则胃黏膜出现凝固性坏死、糜烂和溃疡,重者穿孔或出血甚至腹膜炎。

另外少见的化脓性胃炎可表现为整个胃壁(主要是黏膜下层)炎性增厚,大量中性粒细胞浸润,黏膜坏死。可有胃壁脓性蜂窝织炎或胃壁脓肿。

四、临床表现

(一)症状

部分患者可有上腹痛、腹胀、恶心、呕吐和嗳气及食欲缺乏等。如伴胃黏膜糜烂出血,则有呕血和/或黑便,大量出血可引起出血性休克。有时上腹胀气明显。细菌感染导致者可出现腹泻等。并有疼痛、吞咽困难和呼吸困难(由于喉头水肿)。腐蚀性胃炎可吐出血性黏液,严重者可发生食管或胃穿孔,引起胸膜炎或弥漫性腹膜炎。化脓性胃炎起病常较急,有上腹剧痛、恶心和呕吐、寒战和高热,血压可下降,出现中毒性休克。

(二)体征

上腹部压痛是常见体征,尤其多见于严重疾病引起的急性胃炎出血者。腐蚀性胃炎因口腔黏膜、食管黏膜和胃黏膜都有损害,口腔、咽喉黏膜充血、水肿和糜烂。化脓性胃炎有时体征酷似急腹症。

五、辅助检查

急性糜烂出血性胃炎的确诊有赖于急诊胃镜检查,一般应在出血后 24～48 小时内进行,可见到以多发性糜烂、浅表溃疡和出血灶为特征的急性胃黏膜病损。黏液糊或者可有新鲜或陈旧血液。一般急性应激所致的胃黏膜病损以胃体、胃底部为主,而 NSAIDs 或酒精所致的则以胃窦部为主。注意 X 线钡剂检查并无诊断价值。出血者做呕吐物或大便隐血试验,红细胞计数和血红蛋白测定。感染因素引起者,做白细胞计数和分类检查、大便常规检查和培养。

六、诊断和鉴别诊断

主要由病史和症状做出拟诊,经胃镜检查可得以确诊。但吞服腐蚀物质者禁忌胃镜检查。有长期服用 NSAIDs、酗酒及临床重危患者,均应想到急性胃炎的可能。对于鉴别诊断,腹痛为主者,应通过反复询问病史与急性胰腺炎、胆囊炎和急性阑尾炎等急腹症甚至急性心肌梗死相鉴别。

七、治疗

(一)基础治疗

基础治疗包括给予镇静、禁食、补液、解痉、止吐等对症支持治疗。此后给予流质或半流质饮食。

(二)针对病因治疗

针对病因治疗包括根除幽门螺杆菌、去除 NSAIDs 或乙醇等诱因。

（三）对症处理

表现为反酸、上腹隐痛、烧灼感和嘈杂者,给予 H_2 受体拮抗药或质子泵抑制剂。以恶心、呕吐或上腹胀闷为主者可选用甲氧氯普胺、多潘立酮或莫沙必利等促动力药。以痉挛性疼痛为主者,可给予莨菪碱等药物进行对症处理。

有胃黏膜糜烂、出血者,可用抑制胃酸分泌的 H_2 受体阻滞剂或质子泵抑制剂外,还可同时应用胃黏膜保护药如硫糖铝或铝碳酸镁等。

对于较大量的出血则应采取综合措施进行抢救。当并发大量出血时,可以冰水洗胃或在冰水中加去甲肾上腺素(每 200 mL 冰水中加 8 mL),或同管内滴注碳酸氢钠,浓度为 1 000 mmol/L,24 小时滴 1 L,使胃内 pH 保持在 5 以上。凝血酶是有效的局部止血药,并有促进创面愈合作用,大剂量时止血作用显著。常规的止血药,如卡巴克络、抗血栓溶芳酸和酚磺乙胺等可静脉应用,但效果一般。内镜下止血往往可收到较好效果。

其他具体的药物请参照"慢性胃炎"和"消化性溃疡"的部分章节。

八、并发症的诊断、预防和治疗

急性胃炎的并发症包括穿孔、腹膜炎、水、电解质紊乱和酸碱失衡等。为预防细菌感染者选用抗生素治疗,因过度呕吐致脱水者及时补充水和电解质,并适时检测血气分析,必要时纠正酸碱平衡紊乱。对于穿孔或腹膜炎者,则必要时行外科治疗。

九、预后

病因去除后,急性胃炎多在短期内恢复正常。相反病因长期持续存在,则可转为慢性胃炎。由于绝大多数慢性胃炎的发生与幽门螺杆菌感染有关,而幽门螺杆菌自发清除少见,故慢性胃炎可持续存在,但多数患者无症状。流行病学研究显示,部分幽门螺杆菌相关性胃窦炎(<20%)可发生十二指肠溃疡。

（孙　恬）

第四节　慢性胃炎

慢性胃炎是由各种病因引起的胃黏膜慢性炎症。根据新悉尼胃炎系统和我国 2006 年颁布的《中国慢性胃炎共识意见》标准,由内镜及病理组织学变化,将慢性胃炎分为非萎缩性(浅表性)胃炎及萎缩性胃炎两大基本类型和一些特殊类型胃炎。

一、流行病学

幽门螺杆菌感染为慢性非萎缩性胃炎的主要病因。大致上说来,慢性非萎缩性胃炎发病率与幽门螺杆菌感染情况相平行,慢性非萎缩性胃炎流行情况因不同国家、不同地区幽门螺杆菌感染情况而异。一般幽门螺杆菌感染率发展中国家高于发达国家,感染率随年龄增加而升高。我国属幽门螺杆菌高感染率国家,估计人群中幽门螺杆菌感染率为 40%～70%。慢性萎缩性胃炎是原因不明的慢性胃炎,在我国是一种常见病、多发病,在慢性胃炎中占 10%～20%。

二、病因

(一)慢性非萎缩性胃炎的常见病因

1.幽门螺杆菌感染

幽门螺杆菌感染是慢性非萎缩性胃炎最主要的病因,两者的关系符合 Koch 提出的确定病原体为感染性疾病病因的 4 项基本要求,即该病原体存在于该病的患者中,病原体的分布与体内病变分布一致,清除病原体后疾病可好转,在动物模型中该病原体可诱发与人相似的疾病。

研究表明,80%~95%的慢性活动性胃炎患者胃黏膜中有幽门螺杆菌感染,5%~20%的幽门螺杆菌阴性率反映了慢性胃炎病因的多样性;幽门螺杆菌相关胃炎者,幽门螺杆菌胃内分布与炎症分布一致;根除幽门螺杆菌可使胃黏膜炎症消退,一般中性粒细胞消退较快,但淋巴细胞、浆细胞消退需要较长时间;志愿者和动物模型中已证实幽门螺杆菌感染可引起胃炎。

幽门螺杆菌感染引起的慢性非萎缩性胃炎中,胃窦为主全胃炎患者胃酸分泌可增加,十二指肠溃疡发生的危险度较高;而胃体为主全胃炎患者胃溃疡和胃癌发生的危险性增加。

2.胆汁和其他碱性肠液反流

幽门括约肌功能不全时含胆汁和胰液的十二指肠液反流入胃,可削弱胃黏膜屏障功能,使胃黏膜遭到消化液的刺激作用,产生炎症、糜烂、出血和上皮化生等病变。

3.其他外源性因素

酗酒、服用 NSAIDs 等药物、某些刺激性食物等均可反复损伤胃黏膜。这类因素均可各自或与幽门螺杆菌感染协同作用而引起或加重胃黏膜慢性炎症。

(二)慢性萎缩性胃炎的主要病因

1973 年,Strickland 将慢性萎缩性胃炎分为 A、B 两型,A 型是胃体弥漫性萎缩,导致胃酸分泌下降,影响维生素 B_{12} 及内因子的吸收,因此常合并恶性贫血,与自身免疫有关;B 型在胃窦部,少数人可发展成胃癌,与幽门螺杆菌、化学损伤(胆汁反流、非皮质激素消炎药、吸烟、酗酒等)有关,在我国,80%以上的属于第二类。

胃内攻击因子与防御修复因子失衡是慢性萎缩性胃炎发生的根本原因。具体病因与慢性非萎缩性胃炎相似。包括幽门螺杆菌感染;长期饮浓茶、烈酒、咖啡,食用过热、过冷、过于粗糙的食物,可导致胃黏膜的反复损伤;长期大量服用非甾体抗炎药如阿司匹林、吲哚美辛等可抑制胃黏膜前列腺素的合成,破坏黏膜屏障;烟草中的尼古丁不仅影响胃黏膜的血液循环,还可导致幽门括约肌功能紊乱,造成胆汁反流;各种原因的胆汁反流均可破坏黏膜屏障造成胃黏膜慢性炎症改变。比较特殊的是壁细胞抗原和抗体结合形成免疫复合体在补体参与下,破坏壁细胞;胃黏膜营养因子(如胃泌素、表皮生长因子等)缺乏;心力衰竭、动脉粥样硬化、肝硬化合并门静脉高压、糖尿病、甲状腺病、慢性肾上腺皮质功能减退、尿毒症、干燥综合征、胃血流量不足及精神因素等均可导致胃黏膜萎缩。

三、病理生理学和病理学

(一)病理生理学

1.幽门螺杆菌感染

幽门螺杆菌感染途径为粪-口或口-口途径,其外壁靠黏附素而紧贴胃上皮细胞。

幽门螺杆菌感染的持续存在,致使腺体破坏,最终发展成为萎缩性胃炎。而感染幽门螺杆菌后胃炎的严重程度则除了与细菌本身有关外,还决定与患者机体情况和外界环境。如带有空泡毒素(VacA)和细胞毒相关基因(CagA)者,胃黏膜损伤明显较重。患者的免疫应答反应强弱、其胃酸的分泌情况、血型、民族和年龄差异等也影响胃黏膜炎症程度。此外,患者饮食情况也有一定作用。

2.自身免疫机制

研究早已证明,以胃体萎缩为主的 A 型萎缩性胃炎患者血清中,存在壁细胞抗体(PCA)和内因子抗体(IFA)。前者的抗原是壁细胞分泌小管微绒毛膜上的质子泵 H^+/K^+-ATP 酶,它破坏壁细胞而使胃酸分泌减少。而 IFA 则对抗内因子(壁细胞分泌的一种糖蛋白),使食物中的维生素 B_{12} 无法与后者结合被末端回肠吸收,最后引起维生素 B_{12} 吸收不良,甚至导致恶性贫血。IFA 具有特异性,几乎仅见于胃萎缩伴恶性贫血者。

造成胃酸和内因子分泌减少或丧失,恶性贫血是 A 型萎缩性胃炎的终末阶段,是自身免疫性胃炎最严重的标志。当泌酸腺完全萎缩时称为胃萎缩。

另外,近年发现幽门螺杆菌感染者中也存在着自身免疫反应,其血清抗体能与宿主胃黏膜上皮及黏液起交叉反应,如菌体 LewisX 和 LewisY 抗原。

3.外源性损伤因素破坏胃黏膜屏障

碱性十二指肠液反流等,可减弱胃黏膜屏障功能。致使胃腔内 H^+ 通过损害的屏障,反弥散入胃黏膜内,使炎症不易消散。长期慢性炎症,又加重屏障功能的减退,如此恶性循环使慢性胃炎久治不愈。

4.生理因素和胃黏膜营养因子缺乏

萎缩性变化和肠化生等皆与衰老相关,而炎症细胞浸润程度与年龄关系不大。这主要是老龄者的退行性变-胃黏膜小血管扭曲,小动脉壁玻璃样变性,管腔狭窄导致黏膜营养不良、分泌功能下降引起的。

新近研究证明,某些胃黏膜营养因子(胃泌素、表皮生长因子等)缺乏或胃黏膜感觉神经终器对这些因子不敏感可引起胃黏膜萎缩。如手术后残胃炎原因之一是 G 细胞数量减少,而引起胃泌素营养作用减弱。

5.遗传因素

萎缩性胃炎、维生素 B_{12} 吸收不良的患病率和 PCA、IFA 的阳性率很高,提示可能有遗传因素的影响。

(二)病理学

慢性胃炎病理变化是由胃黏膜损伤和修复过程所引起。病理组织学的描述包括活动性慢性炎症、萎缩和化生与异型增生等。此外,在慢性炎症过程中,胃黏膜也有反应性增生变化,如胃小凹上皮过形成、黏膜肌增厚、淋巴滤泡形成、纤维组织和腺管增生等。

近几年对于慢性胃炎尤其是慢性萎缩性胃炎的病理组织学,有不少新的进展。以下结合2006 年9 月中华医学会消化病学分会的"全国第二届慢性胃炎共识会议"中制订的慢性胃炎诊治的共识意见,论述以下关键进展问题。

1.萎缩的定义

1996 年,新悉尼系统把萎缩定义为"腺体的丧失",这是模糊而易产生歧义的定义,反映了当时肠化是否属于萎缩,病理学家有不同认识。其后国际上一个病理学家的自由组织——萎缩联谊会(Atrophy Club 2000)进行了 3 次研讨会,并在 2002 年发表了对萎缩的新分类,12 位学者中有 8 位也曾是悉尼系统的执笔者,故此意见可认为是悉尼系统的补充和发展,有很高的权威性。

萎缩联谊会把萎缩新定义为"萎缩是胃固有腺体的丧失",将萎缩分为 3 种情况:无萎缩、未确定萎缩和萎缩,进而将萎缩分两个类型:非化生性萎缩和化生性萎缩。前者特点是腺体丧失伴有黏膜固有层中的纤维化或纤维肌增生;后者是胃黏膜腺体被化生的腺体所替换。这两类萎缩的程度分级仍用最初悉尼系统标准和新悉尼系统的模拟评分图,分为 4 级,即无、轻度、中度和重度萎缩。国际的萎缩新定义对我国来说不是新的,我国学者早年就认为"肠化或假幽门腺化生不是胃固有腺体,因此尽管胃腺体数量未减少,但也属萎缩",并在"全国第一届慢性胃炎共识会议"中做了说明。

对于上述第 2 个问题,答案显然是肯定的。这是因为多灶性萎缩性胃炎的胃黏膜萎缩呈灶状分布,即使活检块数少,只要病理活检发现有萎缩,就可诊断为萎缩性胃炎。在此次全国慢性胃炎共识意见中强调,需注意取材于糜烂或溃疡边缘的组织易存在萎缩,但不能简单地视为萎缩性胃炎。此外,活检组织太浅、组织包埋方向不当等因素均可影响萎缩的判断。

"未确定萎缩"是国际新提出的观点,认为黏膜层炎症很明显时,单核细胞密集浸润造成腺体被取代、移置或隐匿,以致难以判断这些"看来似乎丧失"的腺体是否真正丧失,此时暂先诊断为"未确定萎缩",最后诊断延期到炎症明显消退(大部分在幽门螺杆菌根除治疗 3~6 个月后),再取活检时做出。对萎缩的诊断采取了比较谨慎的态度。

目前,我国共识意见并未采用此概念。因为:①炎症明显时腺体被破坏、数量减少,在这个时点上,病理按照萎缩的定义可以诊断为萎缩,非病理不能。②一般临床希望活检后有病理结论,病理如不做诊断,会出现临床难做出诊断、对治疗效果无法评价的情况。尤其是在临床研究上,设立此诊断项会使治疗前或后失去相当一部分统计资料。慢性胃炎是个动态过程,炎症可以有两个结局:完全修复和不完全修复(纤维化和肠化),炎症明显期病理无责任预言今后趋向哪个结局。可以预料对萎缩采用的诊断标准不一,治疗有效率也不一,采用"未确定萎缩"的研究课题,因为事先去除了一部分可逆的萎缩,萎缩的可逆性就低。

2.肠化分型的临床意义与价值

用 AB-PAS 和 HID-AB 黏液染色能区分肠化亚型,然而,肠化分型的意义并未明了。传统观念认为,肠化亚型中的小肠型和完全型肠化无明显癌前病变意义,而大肠型肠化的胃癌发生危险性增高,从而引起临床的重视。支持肠化分型有意义的学者认为化生是细胞表型的一种非肿瘤性改变,通常在长期不利环境作用下出现。这种表型改变可以是干细胞内出现体细胞突变的结果,或是表现遗传修饰的变化导致后代细胞向不同方向分化的结果。胃内肠化生部位发现很多遗传改变,这些改变甚至可出现在异型增生前。他们认为肠化生中不完全型结肠型者,具有大多数遗传学改变,有发生胃癌的危险性。但近年,越来越多的临床资料显示其预测胃癌价值有限而更强调重视肠化范围,肠化分布范围越广,其发生胃癌的危险性越高。10 多年来罕有从大肠型肠化随访发展成癌的报道。另一方面,从病理检测的实际情况看,肠化以混合型多见,大肠型肠化的检出率与活检块数有密切关系,即活检块数越多,大肠型肠化检出率越高。客观地讲,该型肠化生的遗传学改变和胃不典型增生(上皮内瘤)的改变相似。因此,对肠化分型的临床意义和价值的争论仍未有定论。

3.关于异型增生

异型增生(上皮内瘤变)是重要的胃癌癌前病变,分为轻度和重度(或低级别和高级别)两级。异型增生和上皮内瘤变是同义词,后者是 WHO 国际癌症研究协会推荐使用的术语。

4.萎缩和肠化发生过程是否存在不可逆转点

胃黏膜萎缩的产生主要有两种途径：一是干细胞区室和/或腺体被破坏；二是选择性破坏特定的上皮细胞而保留干细胞。这两种途径在慢性幽门螺杆菌感染中均可发生。

萎缩与肠化的逆转报道已经不在少数，但是否所有病患均有逆转可能，是否在萎缩的发生与发展过程中存在某一不可逆转点。这一转折点是否可能为肠化生，已明确幽门螺杆菌感染可诱发慢性胃炎，经历慢性炎症→萎缩→肠化→异型增生等多个步骤最终发展至胃癌（Correa 模式）。可否通过根除幽门螺杆菌来降低胃癌发生危险性始终是近年来关注的热点。多数研究表明，根除幽门螺杆菌可防止胃黏膜萎缩和肠化的进一步发展，但萎缩、肠化是否能得到逆转尚待更多研究证实。

Mera 和 Correa 等最新报道了一项长达 12 年的大型前瞻性随机对照研究，纳入 795 例具有胃癌前病变的成人患者，随机给予他们抗幽门螺杆菌治疗和/或抗氧化治疗。他们观察到萎缩黏膜在幽门螺杆菌根除后持续保持阴性 12 年后可以完全消退，而肠化黏膜也有逐渐消退的趋向，但可能需要随访更长时间。他们认为通过抗幽门螺杆菌治疗来进行胃癌的化学预防是可行的策略。

但是，部分学者认为在考虑萎缩的可逆性时，需区分缺失腺体的恢复和腺体内特定细胞的再生。在后一种情况下，干细胞区室被保留，去除有害因素可使壁细胞和主细胞再生，并完全恢复腺体功能。当腺体及干细胞被完全破坏后，腺体的恢复只能由周围未被破坏的腺窝单元来完成。

当萎缩伴有肠化生时，逆转机会进一步减小。如果肠化生是对不利因素的适应性反应，而且不利因素可以被确定和去除，此时肠化生有可能逆转。但是，肠化生还有很多其他原因，如胆汁反流、高盐饮食、酒精。这意味着即使在幽门螺杆菌感染个体，感染以外的其他因素亦可以引发或加速化生的发生。如果肠化生是稳定的干细胞内体细胞突变的结果，则改变黏膜的环境也许不能使肠化生逆转。

1992—2002 年的 34 篇文献里，根治幽门螺杆菌后萎缩可逆和无好转的基本各占一半，主要由于萎缩诊断标准、随访时间和间隔长短、活检取材部位和数量不统一所造成。建议今后制订统一随访方案，联合各医疗单位合作研究，使能得到大宗病例的统计资料。根治幽门螺杆菌可以产生某些有益效应，如消除炎症，消除活性氧所致的 DNA 损伤，缩短细胞更新周期，提高低胃酸者的泌酸量，并逐步恢复胃液维生素 C 的分泌。在预防胃癌方面，这些已被证实的结果可能比希望萎缩和肠化生逆转重要得多。

实际上，国际著名学者对有否此不可逆转点也有争论。如美国的 Correa 教授并不认同它的存在，而英国 Aberdeen 大学的 Emad Munir El-Omar 教授则强烈认为在异型增生发展至胃癌的过程中有某个节点，越过此则基本处于不可逆转阶段，但至今为止尚未明确此点的确切位置。

四、临床表现

流行病学研究表明，多数慢性非萎缩性胃炎患者无任何症状。少数患者可有上腹痛或不适、上腹胀、早饱、嗳气、恶心等非特异性消化不良症状。某些慢性萎缩性胃炎患者可有上腹部灼痛、胀痛、钝痛或胀闷且以餐后为著，食欲缺乏、恶心、嗳气、便秘或腹泻等症状。内镜检查和胃黏膜组织学检查结果与慢性胃炎患者症状的相关分析表明，患者的症状缺乏特异性，且症状之有无及严重程度与内镜所见及组织学分级并无肯定的相关性。

伴有胃黏膜糜烂者，可有少量或大量上消化道出血，长期少量出血可引起缺铁性贫血。胃体萎缩性胃炎可出现恶性贫血，常有全身衰弱、疲软、神情淡漠、隐性黄疸，消化道症状一般较少。

体征多不明显,有时上腹轻压痛,胃体胃炎严重时可有舌炎和贫血。

慢性萎缩性胃炎的临床表现不仅缺乏特异性,而且与病变程度并不完全一致。

五、辅助检查

(一)胃镜及活组织检查

1.胃镜检查

随着内镜器械的长足发展,内镜观察更加清晰。内镜下慢性非萎缩性胃炎可见红斑(点状、片状、条状),黏膜粗糙不平,出血点/斑,黏膜水肿及渗出等基本表现,尚可见糜烂及胆汁反流。萎缩性胃炎则主要表现为黏膜色泽白,不同程度的皱襞变平或消失。在不过度充气状态下,可透见血管纹,轻度萎缩时见到模糊的血管,重度时看到明显血管分支。内镜下肠化黏膜呈灰白色颗粒状小隆起,重者贴近观察有绒毛状变化。肠化也可以呈平坦或凹陷外观的。如果喷撒亚甲蓝色素,肠化区可能出现被染上蓝色,非肠化黏膜不着色。

胃黏膜血管脆性增加可致黏膜下出血,谓之壁内出血,表现为水肿或充血胃黏膜上见点状、斑状或线状出血,可多发、新鲜和陈旧性出血相混杂。如观察到黑色附着物常提示糜烂等致出血。

值得注意的是,少数幽门螺杆菌感染性胃炎可有胃体部皱襞肥厚,甚至宽度达到 5 mm 以上,且在适当充气后皱襞不能展平,用活检钳将黏膜提起时,可见帐篷征,这是和恶性浸润性病变鉴别点之一。

2.病理组织学检查

萎缩的确诊依赖于病理组织学检查。萎缩的肉眼与病理之符合率仅为 $38\%\sim78\%$,这与萎缩或肠化甚至幽门螺杆菌的分布都是非均匀的,或者说多灶性萎缩性胃炎的胃黏膜萎缩呈灶状分布有关。当然,只要病理活检发现有萎缩,就可诊断为萎缩性胃炎。但如果未能发现萎缩,却不能轻易排除之。如果不取足够多的标本或者内镜医师并未在病变最重部位(这也需要内镜医师的经验)活检,则势必可能遗漏病灶。反之,当在糜烂或溃疡边缘的组织活检时,即使病理发现了萎缩,却不能简单地视为萎缩性胃炎,这是因为活检组织太浅、组织包埋方向不当等因素均可影响萎缩的判断。还有,根除幽门螺杆菌可使胃黏膜活动性炎症消退,慢性炎症程度减轻。一些因素可影响结果的判断:①活检部位的差异。②幽门螺杆菌感染时胃黏膜大量炎症细胞浸润,形如萎缩;但根除幽门螺杆菌后胃黏膜炎症细胞消退,黏膜萎缩、肠化可望恢复。然而在胃镜活检取材多少问题上,病理学家的要求与内镜医师出现了矛盾。从病理组织学观点来看,5块或更多则有利于组织学的准确判断,然而,就内镜医师而言,考虑到患者的医疗费用,主张 2～3 块即可。

(二)幽门螺杆菌检测

活组织病理学检查时可同时检测幽门螺杆菌,并可在内镜检查时多取 1 块组织做快速尿素酶检查以增加诊断的可靠性。其他检查幽门螺杆菌的方法:①胃黏膜直接涂片或组织切片,然后以 Gram 或 Giemsa 或 Warthin-Starry 染色(经典方法),甚至 HE 染色,免疫组化染色则有助于检测球形幽门螺杆菌。②细菌培养:金标准;需特殊培养基和微需氧环境,培养时间3～7 天,阳性率可能不高但特异性高,且可做药物敏感试验。③血清幽门螺杆菌抗体测定:多在流行病学调查时用。④尿素呼气试验:是一种非侵入性诊断法,口服 ^{13}C 或 ^{14}C 标记的尿素后,检测患者呼气中的 $^{13}CO_2$ 或 $^{14}CO_2$ 量,结果准确。⑤聚合酶联反应法(PCR 法):能特异地检出不同来源标本中的幽门螺杆菌。

根除幽门螺杆菌治疗后,可在胃镜复查时重复上述检查,亦可采用非侵入性检查手段,如 ^{13}C

或^{14}C尿素呼气试验、粪便幽门螺杆菌抗原检测及血清学检查。应注意,近期使用抗生素、质子泵抑制剂、铋剂等药物,因有暂时抑制幽门螺杆菌作用,会使上述检查(血清学检查除外)呈假阴性。

(三)X线钡剂检查

X线钡剂检查主要是很好地显示胃黏膜相的气钡双重造影。对于萎缩性胃炎,常常可见胃皱襞相对平坦和减少。但依靠X线诊断慢性胃炎价值不如胃镜和病理组织学。

(四)实验室检查

1.胃酸分泌功能测定

非萎缩性胃炎胃酸分泌常正常,有时可以增高。萎缩性胃炎病变局限于胃窦时,胃酸可正常或低酸,低酸是由于泌酸细胞数量减少和H^+向胃壁反弥散所致。测定基础胃液分泌量(BAO)及注射组胺或五肽胃泌素后测定最大泌酸量(MAO)和高峰泌酸量(PAO)以判断胃泌酸功能,有助于萎缩性胃炎的诊断及指导临床治疗。A型慢性萎缩性胃炎患者多无酸或低酸,B型慢性萎缩性胃炎患者可正常或低酸,往往在给予酸分泌刺激药后,亦不见胃液和胃酸分泌。

2.胃蛋白酶原(PG)测定

胃体黏膜萎缩时血清PGⅠ水平及PGⅠ/Ⅱ比例下降,严重者可伴餐后血清G-17水平升高;胃窦黏膜萎缩时餐后血清G-17水平下降,严重者可伴PGⅠ水平及PGⅠ/Ⅱ比例下降。然而,这主要是一种统计学上的差异。

日本学者发现无症状胃癌患者,本法85%阳性,PGⅠ或比值降低者,推荐进一步胃镜检查,以检出伴有萎缩性胃炎的胃癌。该试剂盒用于诊断萎缩性胃炎和判断胃癌倾向在欧洲国家应用要多于我国。

3.血清胃泌素测定

如果以放射免疫法检测血清胃泌素,则正常值应低于100 pg/mL。慢性萎缩性胃炎胃体为主者,因壁细胞分泌胃酸缺乏、反馈性地G细胞分泌胃泌素增多,致胃泌素中度升高。特别是当伴有恶性贫血时,该值可达1 000 pg/mL或更高。注意此时要与胃泌素瘤相鉴别,后者是高胃酸分泌。慢性萎缩性胃炎以胃窦为主时,空腹血清胃泌素正常或降低。

4.自身抗体

血清PCA和IFA阳性对诊断慢性胃体萎缩性胃炎有帮助,尽管血清IFA阳性率较低,但胃液中IFA的阳性,则十分有助于恶性贫血的诊断。

5.血清维生素B_{12}浓度和维生素B_{12}吸收试验

慢性胃体萎缩性胃炎时,维生素B_{12}缺乏,常低于200 ng/L。维生素B_{12}吸收试验(Schilling试验)能检测维生素B_{12}在末端回肠吸收情况且可与回盲部疾病和严重肾功能障碍相鉴别。同时服用^{58}Co和^{57}Co(加有内因子)标记的氰钴素胶囊。此后收集24小时尿液。如两者排出率均>10%则正常,若尿中^{58}Co排出率低于10%,而^{57}Co的排出率正常则常提示恶性贫血;而两者均降低的常常是回盲部疾病或者肾衰竭者。

六、诊断和鉴别诊断

(一)诊断

鉴于多数慢性胃炎患者无任何症状,或即使有症状也缺乏特异性体征,因此根据症状和体征难以做出慢性胃炎的正确诊断。慢性胃炎的确诊主要依赖于内镜检查和胃黏膜活检组织学检查,尤其是后者的诊断价值更大。

按照悉尼胃炎标准要求,完整的诊断应包括病因、部位和形态学三方面。例如,诊断为"胃窦为主慢性活动性幽门螺杆菌胃炎"和"NSAIDs 相关性胃炎"。当胃窦和胃体炎症程度相差 2 级或以上时,加上"为主"修饰词,如"慢性(活动性)胃炎,胃窦显著"。当然这些诊断结论最好是在病理报告后给出,实际的临床工作中,胃镜医师可根据胃镜下表现给予初步诊断。病理诊断则主要依据新悉尼胃炎系统,如图 6-3 所示。

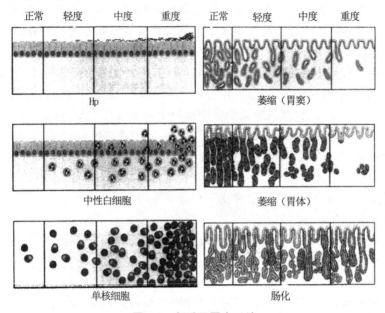

图 6-3　新悉尼胃炎系统

对于自身免疫性胃炎诊断,要予以足够的重视。因为胃体活检者甚少,或者很少开展 PCA和 IFA 的检测,诊断该病者很少。为此,如果遇到以全身衰弱和贫血为主要表现,而上消化道症状往往不明显者,应做血清胃泌素测定和/或胃液分析,异常者进一步做维生素 B_{12} 吸收试验,血清维生素 B_{12} 浓度测定可获确诊。注意不能仅仅凭活检组织学诊断本病,特别标本数少时,这是因为幽门螺杆菌感染性胃炎后期,胃窦肠化,幽门螺杆菌上移,胃体炎症变得显著,可与自身免疫性胃炎表现相重叠,但后者胃窦黏膜的变化很轻微。另外,淋巴细胞性胃炎也可出现类似情况,而其并无泌酸腺萎缩。

A 型、B 型萎缩性胃炎特点见表 6-1。

表 6-1　A 型和 B 型慢性萎缩性胃炎的鉴别

项 目	A 型慢性萎缩性胃炎	B 型慢性萎缩性胃炎
胃窦	正常	萎缩
胃体	弥漫性萎缩	多样性
血清胃泌素	明显升高	不定,可以降低或不变
胃酸分泌	降低	降低或正常
自身免疫抗体(内因子抗体和壁细胞抗体)阳性率	90%	10%
恶性贫血发生率	90%	10%
可能的病因	自身免疫,遗传因素	幽门螺杆菌、化学损伤

(二)鉴别诊断

1.功能性消化不良

2006 年,《中国慢性胃炎共识意见》将消化不良症状与慢性胃炎做了对比:一方面慢性胃炎患者可有消化不良的各种症状;另一方面,一部分有消化不良症状者如果胃镜和病理检查无明显阳性发现,可能仅仅为功能性消化不良。当然,少数功能性消化不良患者可同时伴有慢性胃炎。这样在慢性胃炎与消化不良症状功能性消化不良之间形成较为错综复杂的关系。但一般说来,消化不良症状的有无和严重程度与慢性胃炎的内镜所见或组织学分级并无明显相关性。

2.早期胃癌和胃溃疡

几种疾病的症状有重叠或类似,但胃镜及病理检查可鉴别。重要的是,如遇到黏膜糜烂,尤其是隆起性糜烂,要多取活检和及时复查,以排除早期胃癌。这是因为即使是病理组织学诊断,也有一定局限性。主要原因:①胃黏膜组织学变化易受胃镜检查前夜的食物(如某些刺激性食物加重黏膜充血)性质、被检查者近日是否吸烟、胃镜操作者手法的熟练程度、患者恶心反应等诸种因素影响。②活检是点的调查,而慢性胃炎病变程度在整个黏膜面上并非一致,要多点活检才能做出全面估计,判断治疗效果时,尽量在黏膜病变较重的区域或部位活检,如是治疗前后比较,则应在相同或相近部位活检。③病理诊断易受病理医师主观经验的影响。

3.慢性胆囊炎与胆石症

其与慢性胃炎症状十分相似,同时并存者也较多。对于中年女性诊断慢性胃炎时,要仔细询问病史,必要时行胆囊 B 超检查,以了解胆囊情况。

4.其他

慢性肝炎和慢性胰腺疾病等,也可出现与慢性胃炎类似症状,在详询病史后,行必要的影像学检查和特异的实验室检查。

七、预后

慢性萎缩性胃炎常合并肠上皮化生。慢性萎缩性胃炎绝大多数预后良好,少数可癌变,其癌变率为 1%~3%。目前认为慢性萎缩性胃炎若早期发现,及时积极治疗,病变部位萎缩的腺体是可以恢复的,其可转化为非萎缩性胃炎或被治愈,改变了以往人们对慢性萎缩性胃炎不可逆转的认识。根据萎缩性胃炎每年的癌变率为 0.5%~1%,那么,胃镜和病理检查的随访间期定位多长才既提高早期胃癌的诊断率,又方便患者和符合医药经济学要求。这也一直是不同地区和不同学者分歧较大的问题。在我国,城市和乡村有不同胃癌发生率和医疗条件差异。如果纯粹从疾病进展和预防角度考虑,一般认为,不伴有肠化和异型增生的萎缩性胃炎可 1~2 年做内镜和病理随访 1 次;活检有中重度萎缩伴有肠化的萎缩性胃炎 1 年左右随访 1 次。伴有轻度异型增生并剔除取于癌旁者,根据内镜和临床情况缩短至 6~12 个月随访 1 次;而重度异型增生者需立即复查胃镜和病理,必要时手术治疗或内镜下局部治疗。

八、治疗

慢性非萎缩性胃炎的治疗目的是缓解消化不良症状和改善胃黏膜炎症。治疗应尽可能针对病因,遵循个体化原则。消化不良症状的处理与功能性消化不良相同。无症状、幽门螺杆菌阴性的非萎缩性胃炎无须特殊治疗。

(一)一般治疗

慢性萎缩性胃炎患者,不论其病因如何,均应戒烟、忌酒,避免使用损害胃黏膜的药物如 NSAIDs 等,及避免对胃黏膜有刺激性的食物和饮品,如过于酸、甜、咸、辛辣和过热、过冷食物,浓茶、咖啡等,饮食宜规律,少吃油炸、烟熏、腌制食物,不食腐烂变质的食物,多吃新鲜蔬菜和水果,所食食品要新鲜并富于营养,保证有足够的蛋白质、维生素(如维生素 C 和叶酸等)及铁质摄入,精神上乐观,生活要规律。

(二)针对病因或发病机制的治疗

1.根除幽门螺杆菌

慢性非萎缩性胃炎的主要症状为消化不良,其症状应归属于功能性消化不良范畴。目前,国内外均推荐对幽门螺杆菌阳性的功能性消化不良行根除治疗。因此,有消化不良症状的幽门螺杆菌阳性慢性非萎缩性胃炎患者均应根除幽门螺杆菌。另外,如果伴有胃黏膜糜烂,也该根除幽门螺杆菌。大量研究结果表明,根除幽门螺杆菌可使胃黏膜组织学得到改善;对预防消化性溃疡和胃癌等有重要意义;对改善或消除消化不良症状具有费用-疗效比优势。

2.保护胃黏膜

关于胃黏膜屏障功能的研究由来已久。1964 年,美国密歇根大学 Horace Willard Davenport 博士首次提出"胃黏膜具有阻止 H^+ 自胃腔向黏膜内扩散的屏障作用"。1975 年,美国密歇根州 Upjohn公司的A.Robert博士发现前列腺素可明显防止或减轻 NSAIDs 和应激等对胃黏膜的损伤,其效果呈剂量依赖性。从而提出细胞保护的概念。1996 年,加拿大的 Wallace 教授较全面阐述胃黏膜屏障,根据解剖和功能将胃黏膜的防御修复分为 5 个层次——黏液-HCO_3^- 屏障、单层柱状上皮屏障、胃黏膜血流量、免疫细胞-炎症反应和修复重建因子作用等。至关重要的上皮屏障主要包括胃上皮细胞顶膜能抵御高浓度酸、胃上皮细胞之间紧密连接、胃上皮抗原呈递,免疫探及并限制潜在有害物质,并且它们大约每 72 小时完全更新一次。这说明它起着关键作用。

近年来,有关前列腺素和胃黏膜血流量等成为胃黏膜保护领域的研究热点。这与 NSAIDs 药物的广泛应用带来的不良反应日益引起学者的重视有关。美国加州大学戴维斯分校的 Tarnawski教授的研究显示,前列腺素保护胃黏膜抵抗致溃疡及致坏死因素损害的机制不仅是抑制胃酸分泌。当然表皮生长因子(EGF)、成纤维生长因子(bFGF)和血管内皮生长因子(VEGF)及热休克蛋白等都是重要的黏膜保护因子,在抵御黏膜损害中起重要作用。

然而,当机体遇到有害因素强烈攻击时,仅依靠自身的防御修复能力是不够的,强化黏膜防卫能力,促进黏膜的修复是治疗胃黏膜损伤的重要环节之一。具有保护和增强胃黏膜防御功能或者防止胃黏膜屏障受到损害的一类药物统称为胃黏膜保护药。包括铝碳酸镁、硫糖铝、胶体铋剂、地诺前列酮、替普瑞酮、吉法酯、谷氨酰胺类、瑞巴派特等药物。另外,吉法酯能增加胃黏膜更新,提高细胞再生能力,增强胃黏膜对胃酸的抵抗能力,达到保护胃黏膜作用。

3.抑制胆汁反流

促动力药如多潘立酮可防止或减少胆汁反流;胃黏膜保护药,特别是有结合胆酸作用的铝碳酸镁制剂,可增强胃黏膜屏障、结合胆酸,从而减轻或消除胆汁反流所致的胃黏膜损害。考来烯胺可络合反流至胃内的胆盐,防止胆汁酸破坏胃黏膜屏障,方法为每次 3~4 g,每天 3~4 次。

(三)对症处理

消化不良症状的治疗由于临床症状与慢性非萎缩性胃炎之间并不存在明确关系,因此症状治疗事实上属于功能性消化不良的经验性治疗。慢性胃炎伴胆汁反流者可应用促动力药(如多潘立酮)和/或有结合胆酸作用的胃黏膜保护药(如铝碳酸镁制剂)。

(1)有胃黏膜糜烂和/或以反酸、上腹痛等症状为主者,可根据病情或症状严重程度选用抗酸药、H_2 受体拮抗药或质子泵抑制剂(PPI)。

(2)促动力药如多潘立酮、马来酸曲美布汀、莫沙必利、盐酸伊托必利主要用于上腹饱胀、恶心或呕吐等为主要症状者。

(3)胃黏膜保护药如硫糖铝、瑞巴派特、替普瑞酮、吉法酯、依卡倍特适用于有胆汁反流、胃黏膜损害和/或症状明显者。

(4)抗抑郁药或抗焦虑治疗:可用于有明显精神因素的慢性胃炎伴消化不良症状患者,同时应予耐心解释或心理治疗。

(5)助消化治疗:对于伴有腹胀、食欲缺乏等消化不良症状而无明显上述胃灼热、反酸、上腹饥饿痛症状者,可选用含有胃酶、胰酶和肠酶等复合酶制剂治疗。

(6)其他对症治疗:包括解痉止痛、止吐、改善贫血等。

(7)对于贫血,若为缺铁,应补充铁剂。大细胞贫血者根据维生素 B_{12} 或叶酸缺乏分别给予补充。

(孙　恬)

第五节　急性病毒性肝炎

急性病毒性肝炎(acute viral hepatitis,AVH)是指由嗜肝病毒引起的以急性肝脏损害为主的一种感染性疾病,包括甲、乙、丙、丁、戊型肝炎。甲型肝炎和戊型肝炎是自限性疾病,但丙型肝炎及乙型肝炎则可转为慢性感染。其他病毒感染偶然情况下可累及肝脏如巨细胞病毒、疱疹病毒、柯萨奇病毒、腺病毒等,分别称之为巨细胞病毒性肝炎、疱疹病毒性肝炎、柯萨奇病毒性肝炎、腺病毒性肝炎等。

一、诊断

(一)急性无黄疸型肝炎
应根据流行病学史、临床症状、体征、实验室检查及病原学检测结果综合判断,并排除其他疾病。

1.流行病学史

如密切接触史和注射史等。密切接触史是指与确诊病毒性肝炎患者(特别是急性期)同吃、同住、同生活或经常接触肝炎病毒污染物(如血液、粪便)或有性接触而未采取防护措施者。注射史是指在半年内曾接受输血、血液制品及未经严格消毒的器具注射药物、免疫接种和针刺治疗等。

2.症状

指近期内出现的、持续几天以上无其他原因可解释的症状,如乏力、食欲减退、恶心、腹胀等。

3.体征

指肝大并有压痛、肝区叩击痛,部分患者可有轻度脾大。

4.实验室检查

主要指血清 ALT、AST 升高。

5.病原学检测阳性

凡实验室检查阳性,且流行病学史、症状和体征三项中有两项阳性或实验室检查及体征(或实验室检查及症状)均明显阳性,并排除其他疾病者可诊断为急性无黄疸型肝炎。凡单项血清 ALT 升高,或仅有症状、体征,或有流行病学史及 2～4 项中有任一项阳性者,均为疑似病例。对疑似病例应进行动态观察或结合其他检查(包括肝组织病理学检查)做出诊断。疑似病例如病原学诊断阳性,且除外其他疾病者可确诊。

(二)急性黄疸型肝炎

凡符合急性肝炎诊断条件,血清胆红素超过正常值上限,或尿胆红素阳性,并排除其他原因引起的黄疸,可诊断为急性黄疸型肝炎。

二、鉴别诊断

(一)其他病毒所致的肝炎

如巨细胞病毒、EB 病毒感染等,应根据原发病的临床特点和病原学、血清学检查结果进行鉴别。

传染性单核细胞增多症是由人疱疹Ⅳ型病毒(EBV)引起的全身性单核吞噬细胞反应。多见于青少年。发热、咽峡炎、皮疹、全身性淋巴结肿大、脾大。约半数患者有轻微黄疸。外周血白细胞数正常或增高,异型淋巴细胞占 10%～50%。血清 ALT 多明显增高,但不及病毒性肝炎。抗 EBV-IgM 是特异性的血清标志物,可结合 EBV-DNA 检测,明确诊断。

巨细胞病毒(CMV)在新生儿期常为隐性感染,婴儿期可引起致死性肺炎。成人感染可有非常不同的临床表现:类似传染性单核细胞增多症,但常无咽峡炎和颈后淋巴结肿大。发热是较显著的症状,可持续至黄疸后不退。黄疸继续 2～3 周,甚至长达 3 个月。ALT 和 ALP 增高,消化道症状和血清转氨酶增高都不及病毒性肝炎明显。外周血有不典型淋巴细胞。偶尔发生致死性的大块肝细胞坏死;有时引起肉芽肿性肝炎。可伴长期不明热,偶有胆汁淤滞。可自尿或唾液分离病毒,或 PCR 检测病毒核酸。血清抗 CMV-IgM 阳性。肝组织见腺泡内淋巴细胞和多形核细胞灶性聚集,肝细胞核内有 CMV 包涵体。

(二)感染中毒性肝炎

如肾综合征出血热、恙虫病、伤寒、钩端螺旋体病、阿米巴肝病、急性血吸虫病等,主要依据原发病的临床特点和实验室检查加以鉴别。

(三)药物性肝损害

有使用肝毒性药物的病史,停药后肝功能可逐渐恢复,肝炎病毒标志物阴性。

(四)溶血性黄疸

常有药物或感染等诱因,表现为贫血、腰痛、发热、血红蛋白尿、网织红细胞升高,黄疸大多较轻,主要为间接胆红素升高,尿胆红素不升高,而尿胆原明显升高。

(五)肝外梗阻性黄疸

常见病因有胆石症、胰头癌、壶腹周围癌、肝癌、胆管癌等。有原发病症状,体征,肝功能损害较轻,以直接胆红素增高为主,多伴有血清转肽酶和碱性磷酸酶升高。粪便呈浅灰色或白陶土色,尿胆红素升高,尿胆原减少或缺如。影像学检查可见肝内外胆管扩张。

三、治疗原则

(一)一般处理

1.休息

急性肝炎的早期,应住院或就地隔离并卧床休息;恢复期逐渐增加活动,但要避免过劳,以利康复。

2.饮食

早期宜进食清淡易消化食物,补充足够热量和维生素;恢复期要避免过食,碳水化合物摄取要适量,以避免发生脂肪肝。绝对禁酒,不饮含有酒精的饮料、营养品及药物。

(二)药物治疗

急性病毒性肝炎治疗的最重要的一条原则就是大多数病例应当给予支持疗法。患者有明显食欲缺乏、频繁呕吐并有黄疸时,除休息及营养外,可静脉补液及应用保肝、抗炎、退黄等药物。根据不同病情,可采用相应的中医中药治疗。

1.急性甲型肝炎

不存在慢性感染,预后良好,发展至重型肝炎者较少。主要采取支持与对症治疗。密切观察老年、妊娠、手术后或免疫功能低下患者的病情,若出现病情转重,应及时按重型肝炎处理。年龄大于40岁的患者和有慢性肝病基础的患者是发生暴发性肝衰竭的高危人群。口服避孕药物和激素替代治疗者,应当停用,以防止发生淤胆性肝炎;一般多不主张应用肾上腺皮质激素。

2.急性乙型肝炎

应区别是急性乙型肝炎或是慢性乙型肝炎急性发作,前者处理同甲型肝炎,后者按慢性乙型肝炎治疗。既往健康的成人在发生乙肝病毒(HBV)急性感染后95%~99%可以自发恢复,一般不需要抗病毒治疗。对于出现凝血功能障碍,重度黄疸,或肝性脑病的患者应住院治疗。对老年,合并其他疾病或不能耐受口服药物治疗者,也要考虑住院。对疑诊的急性乙型肝炎病例,其HBsAg在急性发病的3~6个月内清除。目前如果不经过随访,不可能将急性乙肝同慢性乙肝的急性发作区别开来,因此随访对所有的病例都是必需的。是否应该应用非核苷反转录酶抑制剂(NNRTI)抗病毒治疗尚无共识,大多数患者并没有用药的指征,但是在某些特定的患者是有指征的。

(1)HBV感染所致暴发型肝炎。

(2)重度急性乙肝。满足下列任意两个标准:①肝性脑病;②血清胆红素>10.0 ULN;③国际标准化比值(INR)>1.6,特别是逐渐上升者。

(3)病程延长者(如症状持续或症状出现后胆红素升高>10.0 ULN超过4周)。

(4)免疫功能不全者,伴有丙型肝炎病毒(HCV)或丁型肝炎病毒(HDV)感染,或有基础肝脏疾病。

这些NNRTI用药指征概述了急性乙型肝炎和慢性乙型肝炎再激活的鉴别。干扰素因为有增加肝脏炎症坏死的风险,尽量避免应用。可以给予替诺福韦,替比夫定和恩替卡韦单药治疗。当患者病情好转,HBsAg清除后可以终止治疗。

3.急性丙型肝炎

因急性丙型肝炎容易转为慢性,确诊为急性丙型肝炎者应争取早期抗病毒治疗。方案与慢性丙型肝炎的初次治疗相同(见慢性丙型肝炎的初次治疗)。其他方案:PEG-IFN联合或不联合

RBV,快速病毒学应答的基因 2/3 型患者疗程 16 周,基因 1 型患者疗程 24 周。急性期无应答的丙型肝炎患者要根据病情给予重复抗病毒治疗。

4.丁型肝炎

同乙型肝炎治疗。

5.急性戊型肝炎

同甲型肝炎。对于妊娠特别是晚期妊娠合并戊型肝炎、老年戊型肝炎、慢性肝病合并戊型肝炎、乙型肝炎或丙型肝炎重叠感染戊型肝炎病毒(HEV)者,有较高的肝衰竭发生率和病死率,在临床治疗中应对这类患者高度重视,监测、护理和治疗措施应强于普通戊型肝炎患者。若病情出现恶化,应及时按肝衰竭处理。妊娠特别是晚期妊娠合并戊型肝炎患者消化道症状重,产后大出血多见,必要时终止妊娠。国外已有器官移植患者感染 HEV 后出现慢性化的个别报道,对这类患者是否需要抗病毒治疗和抗病毒治疗能否改善患者预后目前尚缺乏循证医学依据。

(三)其他治疗

急性病毒性肝炎总体预后良好,但一些特殊情况如妊娠、老年、存在基础疾病或肝炎病毒重叠/共同感染时,发生急性肝衰竭机会增多。原位肝移植对急性肝衰竭是最好的选择,但多种原因使得临床应用受限。包括血浆置换、分子循环再吸附等在内的人工肝支持治疗,可以迅速清除患者体内代谢毒素和致病因子,改善机体内环境,有利于损伤肝细胞的修复。详见人工肝治疗部分。

近年来干细胞移植治疗急性肝衰竭受到广泛重视。已有较多基础及临床研究证实,干细胞除了可少量分化为相应组织细胞(如肝细胞)外,尚可合成多种生长因子、细胞因子,对肝脏内局部微环境产生营养性旁分泌作用,包括抗炎、刺激内源性细胞增殖和血管增生等。干细胞可以采用自体骨髓/外周血或脐血/脐带间充质干细胞。不同来源的干细胞作用相似,但急性肝衰竭患者病情重,通常有出血倾向或其他并发症,自体干细胞采集受限,脐血/脐带间充质干细胞可能更适合,由于急性肝衰竭时,肝脏的结构基本完整,一般通过静脉移植就可达到治疗目的。需要指出的是,目前干细胞治疗的病例数量仍较少并且多缺乏对照,缺乏远期疗效和安全性分析,应权衡利弊,慎重选择。

（刘 兵）

第六节 慢性乙型病毒性肝炎

慢性乙型病毒性肝炎(chronic hepatitis B,CHB)简称慢性乙型肝炎,是由乙型肝炎病毒(HBV)感染引起的以肝损害为主的传染病,主要经血液(如输血、不安全注射等)、母婴及性接触传播。临床表现多样,可无明显症状,亦可有乏力、食欲下降、腹胀、尿色加深等症状。影响 HBV 感染慢性化的最主要因素是感染时的年龄。HBV 感染的自然史人为地划分为 4 期:免疫耐受期、免疫清除期、低(非)复制期及再活动期。

世界卫生组织报道,全球约 20 亿人曾感染 HBV,2.4 亿人为 HBV 感染者。2006 年我国乙型肝炎血清流行病学调查结果显示,我国 1～59 岁人群乙型肝炎表面抗原(HBsAg)携带率是7.18%,5 岁以下儿童是 0.96%。由于人口基数大,HBV 感染是严重危害人民健康的重要公共卫生问题。近年伴随着抗 HBV 药物的研发与上市,CHB 患者抗病毒治疗有了较多选择,但方案选择不当或耐药处理不当会严重影响疗效。

一、诊断

既往有乙型肝炎史或发现 HBsAg 阳性>6 个月,现 HBsAg 和/或 HBV DNA 阳性,可诊断为慢性感染。根据感染者的临床表现、血清学、病毒学、生物化学、影像学等辅助检查,将慢性感染分为 6 种情况。

(一)慢性 HBV 携带者

免疫耐受期的 HBsAg、HBeAg 和 HBV DNA 阳性者,1 年内连续随访 3 次,每次至少间隔 3 个月,均显示血清 ALT 和 AST 在正常范围,HBV DNA 常处于高水平,肝组织学检查无病变或轻微。

(二)HBeAg 阳性慢性乙型肝炎

血清 HBsAg、HBeAg、HBV DNA 阳性,ALT 持续或反复异常,或肝组织学检查示肝炎病变。

(三)HBeAg 阴性慢性乙型肝炎

血清 HBsAg、HBV DNA 阳性,持续 HBeAg 阴性,ALT 持续或反复异常,或肝组织学示肝炎病变。

(四)非活动性 HBsAg 携带者

血清 HBsAg 阳性、HBeAg 阴性、抗-HBe 阳性或阴性,HBV DNA 定量低于检测下限,1 年内连续随访 3 次以上,每次至少隔 3 个月,ALT 和 AST 均在正常范围。肝组织学检查示:组织学活动指数(HAI)评分<4 或根据其他的半定量计分系统判定病变轻微。

(五)隐匿性慢性乙型肝炎

血清 HBsAg 阴性,血清和/或肝组织中 HBV DNA 阳性,并有慢性乙型肝炎的临床表现。除 HBV DNA 阳性外,患者可有血清抗-HBs、抗-HBe 和/或抗-HBc 阳性,有约 20% 隐匿性 CHB 患者的血清学标志物均阴性。诊断主要通过血清 HBV DNA 检测,尤其对抗-HBc 持续阳性者更是这样。

(六)乙型肝炎肝硬化

HBV 相关肝硬化临床诊断的必备条件。

(1)组织学或临床显示存在肝硬化的证据。

(2)有病因学明确的 HBV 感染证据。通过病史或相应的检查已明确或排除其他常见原因,如酒精、其他嗜肝病毒感染等。

临床将肝硬化(liver cirrhosis,LC)分为代偿期和失代偿期。代偿期影像学、生物化学或血液学检查示肝细胞合成功能障碍,或有门静脉高压症存在的证据,或组织学符合 LC 诊断,无食管胃底静脉曲张破裂出血、腹水或肝性脑病等症状或严重并发症;失代偿期者可出现肝性脑病、食管胃底静脉曲张破裂出血、腹水等并发症。

为准确预测患者疾病进展、判断死亡风险,可按五期分类法评估并发症。

1 期:无静脉曲张、腹水。

2 期:有静脉曲张,无出血、腹水。

3 期:有腹水,无出血,伴或不伴静脉曲张。

4期：有出血，伴或不伴腹水。

5期：脓毒血症。

1、2期为代偿期，3期到5期为失代偿期。各期肝硬化1年病死率分别<1%、3%～4%、20%、50%和>60%，肝硬化患者预后和死亡风险与并发症的出现密切相关。

二、鉴别诊断

(一)其他病毒导致的肝炎

如甲型、丙型、戊型肝炎、传染性单核细胞增多症等，可据原发病的临床特点、病原学及血清学检查鉴别。

(二)感染中毒性肝炎

如麻疹、伤寒等，主要据原发病的临床特点及实验室结果鉴别。

(三)肝豆状核变性(Wilson病)

血清铜、铜蓝蛋白降低，角膜出现KF环有鉴别意义。

(四)自身免疫性肝病

主要有原发性胆汁性肝硬化(PBC)、自身免疫性肝炎(AIH)。PBC主要影响肝内胆管；AIH主要破坏肝细胞。检查主要据自身抗体和肝组织学诊断。

(五)药物性肝炎

有损肝药物史，停药后肝炎可逐渐恢复。

(六)酒精性肝病

患者有长期大量饮酒史。

(七)脂肪性肝病

多为肥胖者。血清甘油三酯常升高，B超检查有助于诊断，FIBROSCAN可评价肝脏脂肪化程度。

(八)原发性肝癌

主要依据影像学、肝脏肿瘤标志物等检查鉴别。

三、实验室检查

(一)生化学检查

1.血清丙氨酸氨基转移酶(ALT)、天门冬氨酸氨基转移酶(AST)

最常用，其水平可反映肝细胞损伤程度。

2.血清胆红素

其水平与胆汁代谢、排泄程度相关，升高主要因为肝细胞损害、肝内外胆管阻塞和溶血。肝衰竭者血清胆红素可进行性升高，每天上升≥1倍正常值上限(ULN)，且可出现胆红素升高与ALT和AST下降的"胆酶分离"现象。

3.血清蛋白和球蛋白

反映肝脏合成功能，CHB、肝硬化和肝衰竭者可有血清蛋白下降。随着肝损害加重，清蛋白/球蛋白比值可逐渐下降或倒置(<1)。

4.凝血酶原时间(PT)及凝血酶原活动度(PTA)

PT是反映肝脏凝血因子合成功能的重要指标，PTA是PT测定值的常用表示方法，对判断疾病进展及预后有较大价值,近期内 PTA 进行性降至 40% 以下为肝衰竭的重要诊断标准之一,<20% 者提示预后不良。亦有用国际标准化比值(INR)来表示此项指标者,INR 值的升高同 PTA 值的下降有同样意义。

5.血清胆碱酯酶

血清胆碱酯酶可反映肝脏合成功能,对了解肝脏应急功能和贮备功能有参考价值。

6.血清 γ-谷氨酰转肽酶(GGT)

健康人血清中 GGT 主要来自肝脏。此酶在急性肝炎、慢性活动性肝炎及肝硬化失代偿时可轻中度升高。各种原因导致的肝内外胆汁淤积时可显著升高。

7.血清碱性磷酸酶(ALP)

经肝胆系统排泄。当 ALP 产生过多或排泄受阻时,血中 ALP 可发生变化。

8.血清总胆汁酸(TBA)

健康人周围血液中血清胆汁酸含量极低,当肝细胞损害或肝内、外阻塞时,胆汁酸代谢异常,TBA 升高。

9.血清甲胎蛋白(AFP)

血清 AFP 及其异质体是诊断 HCC 的重要指标。应注意其升高的幅度、动态变化及其与 ALT 和 AST 的消长关系,并结合临床表现和肝脏影像学检查综合分析。患者 AFP 可轻度升高,若过度升高应注意排除肝癌。

(二)HBV 血清学检查

HBV 血清学标志包括 HBsAg、抗-HBs、HBeAg、抗-HBe、抗-HBc 和抗-HBcIgM,建议进行定量检测。

HBsAg 阳性表示 HBV 感染;抗-HBs 为保护性抗体,阳性表示对 HBV 有免疫,见于乙型肝炎康复及接种乙型肝炎疫苗者;抗 HBc-IgM 阳性多见于急性乙型肝炎及 CHB 急性发作;抗-HBc总抗体主要是 IgG 型抗体,只要感染过 HBV,此抗体为阳性。血清 HBsAg 定量检测可用于预测疾病进展、抗病毒疗效和预后。

(三)HBV DNA、基因型和耐药突变检测

1.血清 HBV DNA 定量检测

主要用于判断 HBV 感染的病毒复制水平,可用于抗病毒治疗适应证的选择及疗效判断。目前 CobasTaq-ManPCR 检测是国际公认的稳定性、灵敏性较高的方法,检测值以 IU/mL 表示。

2.HBV 基因分型和耐药突变株检测

常用方法:①基因型特异性引物聚合酶链反应(PCR)法;②基因序列测定法;③线性探针反向杂交法。怀疑耐药者,如有条件者建议行耐药检测,确定突变位点和模式,进行针对性的治疗,对于原发无应答、部分病毒学应答或病毒学突破者,耐药检测有助于指导方案调整。

(四)肝纤维化非侵袭性诊断

1.APRI 评分

天门冬氨酸氨基转移酶(AST)和血小板(PLT)比率指数(aspartate aminotransferase-to-platelet ratio index,APRI)可用于肝硬化评估。成人中 APRI 评分>2,预示患者已经发生肝硬化。APRI 计算公式为 $[(AST/ULN)\times100/PLT(\times10^9/L)]$。

2.FIB-4 指数

基于 ALT、AST、PLT 和患者年龄的 FIB-4 指数可用于 CHB 患者肝纤维化诊断和分期。

FIB-4＝(年龄×AST)/(血小板×ALT 的平方根)。

3.瞬时弹性成像(transient elastography,TE)

一种较为成熟的无创检查,优势为操作简便,且可重复,能够较准确识别轻度肝纤维化和进展性肝纤维化或早期肝硬化;但受肥胖、操作者的经验、胆汁淤积、肝脏炎症坏死等多种因素影响。

TE 的临床应用:胆红素正常,没有进行抗病毒治疗者,肝硬度测定值(LSM)≥17.5 kPa 可诊断肝硬化,LSM≥12.4 kPa(ALT<2×ULN 时为 10.6 kPa)可诊断为进展性肝纤维化,LSM<10.6 kPa可排除肝硬化,LSM≥9.4 kPa 可诊断显著肝纤维化,LSM<7.4 kPa 可排除进展性肝纤维化,LSM 7.4～9.4 kPa 可考虑肝活检。转氨酶及胆红素均正常者,LSM≥12.0 kPa 诊断肝硬化,LSM≥9.0 kPa 诊断进展性肝纤维化,LSM<9.0 kPa 排除肝硬化,LSM<6.0 kPa 排除进展性肝纤维化,LSM 6.0～9.0 kPa 可考虑肝活检。

(五)影像学检查

主要目的是监测 CHB 的临床进展、了解有无肝硬化、占位性病变和鉴别其性质,尤其是监测和诊断 HCC。

1.腹部超声检查

最常用的方法,操作简便、直观、无创、价廉,可判断肝和脾脏大小及形态、肝内重要血管情况和肝内有无占位性病变。但检查容易受解剖部位、仪器设备、操作者经验等因素限制。

2.电子计算机断层成像(CT)

诊断和鉴别诊断的重要影像学方法,可用于观察肝脏形态、了解有无肝硬化、发现占位性病变并鉴别性质,其动态增强多期扫描对 HCC 的诊断有高度敏感性和特异性。

3.磁共振(MRI 或 MR)

组织分辨率高,可多方位、多序列成像,无放射性辐射,对肝组织结构变化显示和分辨率优于 CT 和腹部超声。动态增强多期扫描及特殊增强剂显像对鉴别良恶性肝内占位病变优于 CT。

(六)电子胃镜检查

慢性肝病尤其是肝硬化经常并发胃黏膜病变、食管胃底静脉曲张和出血。胃镜检查可直观其病变情况,并行镜下曲张静脉套扎等治疗。

(七)病理学检查

肝活检目的是评价患者肝脏病变程度、排除其他疾病、判断预后和监测治疗应答。

CHB 的病理学特点是:不同程度的汇管区及周围炎症,浸润的炎细胞以单核细胞为主(主要包括淋巴细胞及少数浆细胞和巨噬细胞),炎细胞聚集常引起汇管区扩大,可引起界板肝细胞凋亡和坏死而形成界面炎,称碎屑样坏死。小叶内肝细胞可发生变性、坏死、凋亡,并可见毛玻璃样肝细胞、凋亡小体。少数 CHB 可无肝纤维化形成,但多数常因病毒持续感染、炎症活动导致细胞外基质过度沉积,呈不同程度的汇管区纤维性扩大、间隔形成,Masson 三色染色及网状纤维染色有助于肝纤维化程度的评价。

免疫组织化学染色法可检测肝组织内 HBsAg 和 HBcAg 的表达。如需要,可采用核酸原位杂交法或 PCR 法行肝组织内 HBV DNA 或 cccDNA 检测。

CHB 肝组织炎症坏死的分级和纤维化程度的分期,推荐采用国际上常用的 Metavir 评分系统。

四、治疗与监测

CHB 治疗的总体目标:最大限度地长期抑制 HBV,减轻肝细胞炎症坏死和肝纤维化,延缓和减少肝衰竭、肝脏失代偿、肝硬化、HCC 及其并发症的发生,从而改善生活质量和延长存活时间。

CHB 的治疗主要包括抗病毒、免疫调节、抗纤维化、抗氧化、抗炎、对症治疗,其中抗病毒治疗最关键,只要有适应证且条件允许,就应尽早开始规范的抗病毒治疗。治疗过程中,对于部分合适的患者,应尽可能追求临床治愈,即停止治疗后仍有持续的病毒学应答、HBsAg 消失、ALT 复常、肝脏组织学改善。

(一)抗 HBV 治疗

1.适应证

HBeAg 阳性患者,发现 ALT 水平升高后,建议观察 3~6 个月,如未发生自发性 HBeAg 血清学转换,建议抗病毒治疗。

(1)推荐抗病毒治疗的人群需满足的条件如下。①HBV DNA 水平:HBeAg 阳性者,HBV DNA≥20 000 IU/mL(相当于 10^5 拷贝/毫升);HBeAg 阴性者,HBV DNA≥2 000 IU/mL(相当于 10^4 拷贝/毫升)。②ALT 水平:一般需 ALT 持续升高≥2×ULN;如用干扰素治疗,ALT≤10×ULN,血清 TBIL<2×ULN。

(2)达不到上述治疗标准、持续 HBV DNA 阳性、有以下情形之一者,建议考虑抗病毒治疗:①有明显肝脏炎症(2 级以上)/纤维化,特别是肝纤维化 2 级以上。②ALT 持续处于 1~2×ULN,尤其年龄>30 岁者,建议行肝活检或无创性检查,明确纤维化情况后抗病毒。③ALT 持续正常(每 3 个月检查 1 次)、年龄>30 岁、有肝硬化/HCC 家族史,建议行肝活检或无创性检查,明确肝脏纤维化情况后抗病毒。④有肝硬化证据时,应积极抗病毒治疗。开始治疗前应排除合并其他因素导致的 ALT 升高。

2.抗病毒药物及方案选择

α 干扰素(IFN-α)和核苷(酸)类似物(NAs)是目前批准治疗 HBV 的两类药物,均可用于无肝功能失代偿患者的初始治疗。干扰素为基础的治疗常用于年轻患者,优先选择聚乙二醇干扰素(PEG-IFN-α)。普通或 PEG-IFN-α 规范治疗无应答者,若有治疗指征,可选用 NAs 再治疗。NAs 包括拉米夫定(LAM)、阿德福韦酯(ADV)、恩替卡韦(ETV)、替比夫定(LdT)、替诺福韦酯(TDF),优先考虑抗病毒疗效好、低耐药的药物,建议 ETV 或 TDF。NAs 规范治疗后原发无应答者(治疗至少 6 个月时血清 HBV DNA 下降幅度<2log),应改变方案治疗。

(1)干扰素:包括普通 IFN-α、聚乙二醇干扰素,用法及注意事项如下。

1)普通 IFN-α:3~5 mU,每周 3 次或隔天 1 次,皮下注射,疗程一般 6~12 个月。可据患者应答和耐受情况适当调整剂量及疗程。如有应答,为提高疗效可延长疗程;若经过 24 周治疗未发生 HBsAg 定量下降、HBV DNA 较基线下降<2log,建议停 IFN-α,改用 NAs 治疗。

2)聚乙二醇干扰素(PEG-IFN-α-2a 和 PEG-IFN-α-2b):PEG-IFN-α-2a 180 μg(如用 PEG-IFN-α-2b,1.0~1.5 μg/kg 体重),每周 1 次,皮下注射,推荐疗程 1 年。剂量及疗程可据患者应答及耐受性等调整,延长疗程可减少停药复发。若 24 周治疗后 HBsAg 定量仍>20 000 IU/mL,建议停止治疗。

3)治疗前预测因素:HBeAg 阴性患者无有效的治疗前预测病毒学应答的因素。有以下因素的 HBeAg 阳性者,接受 PEG-IFN-α 治疗 HBeAg 血清学转换率较高:①基因型为 A/B 型;②高 ALT 水平;③基线 HBsAg 低水平;④HBV DNA<2×10^8 IU/mL;⑤肝组织炎症坏死 G2 以上。有抗病毒指征的患者中,相对年轻者、希望近年内生育者、期望短期完成治疗者、初次抗病毒治疗者,可优先考虑 PEG-IFN-α 治疗。

4)治疗过程中的预测因素:HBeAg 阳性者,治疗 24 周 HBsAg 和 HBV DNA 定量水平是治疗应答的预测因素。接受 PEG-IFN-α 治疗,如果 24 周 HBsAg<1 500 IU/mL,继续单药治疗至 48 周可获得较高 HBeAg 血清学转换率。若经过 24 周治疗 HBsAg 定量仍>20 000 IU/mL,建议停止 PEG-IFN-α 治疗,改用 NAs 治疗。HBeAg 阴性 CHB,治疗过程中 HBsAg 下降、HBV DNA 水平是停药后持续病毒学应答的预测因素。如果经过 12 周治疗,HBsAg 未下降、HBV DNA 较基线下降<2log 10 IU/mL,考虑停止 PEG-IFN-α 治疗。

5)禁忌证:绝对禁忌证包括妊娠或短期内有妊娠计划、精神病病史(精神分裂症或严重抑郁症等)、未能控制的癫痫、失代偿期肝硬化、未控制的自身免疫性疾病、有严重感染,视网膜疾病,心力衰竭和慢性阻塞性肺部等基础疾病。

相对禁忌证包括甲状腺疾病,既往抑郁症史,未控制的糖尿病、高血压,治疗前中性粒细胞计数<1.0×10^9/L 和/或血小板计数<50×10^9/L。

6)监测与处置:IFN-α 治疗者,每月监测全血细胞计数和血清 ALT 水平。12 和 24 周时评估血清 HBV DNA 水平以评价初始应答。①HBeAg 阳性者:治疗 12 周、24 周、48 周、治疗后 24 周时监测 HBeAg 和 HBeAb。较理想的转归是 HBeAg 发生血清学转换且血清 ALT 正常、实时 PCR 法检测不到血清 HBV DNA。如发生 HBeAg 血清学转换,须长期随访。如果 HBV DNA 检测不到,发生 HBeAg 血清学转换后 6 个月须监测 HBsAg。如出现原发无应答,需考虑停止干扰素治疗,换用 NAs。②HBeAg 阴性者:48 周治疗期间,需监测药物安全性和有效性,病毒学应答(HBV DNA<10^3 拷贝/毫升)与肝病缓解相关。如果检测不到 HBV DNA,6 个月后应检测 HBsAg。

7)不良反应处理。①流感样症状:发热、乏力、头痛、肌痛等,可睡前注射 IFN-α,或注射同时服用解热镇痛药。②一过性外周血细胞减少:如中性粒细胞绝对计数≤0.75×10^9/L 和/或血小板<50×10^9/L,需降低 IFN-α 剂量,1～2 周后复查,如恢复,则可逐渐增加至原量。中性粒细胞绝对计数≤0.5×10^9/L 和/或血小板<25×10^9/L,应暂停 IFN-α。对中性粒细胞明显降低者,可试用粒细胞或粒细胞巨噬细胞集落刺激因子(G/GM-CSF)治疗。③精神异常:可表现为抑郁、妄想、重度焦虑等。症状严重者及时停药。④自身免疫现象:部分患者可出现自身抗体,少部分患者会出现甲状腺疾病、糖尿病、血小板减少、银屑病、白斑、类风湿关节炎和系统性红斑狼疮样综合征等,应请相关科室医师会诊,严重者停药。⑤其他少见的不良反应:间质性肺炎、肾脏损害、心血管并发症、听力下降等,应停止治疗。

(2)核苷(酸)类似物(NAs):用法用量及注意事项如下。

1)治疗中的疗效预测和优化治疗:首选高基因耐药屏障的药物;如果应用低基因耐药屏障的药物,应该进行优化治疗或联合治疗。

2)治疗策略。①HBeAg 阳性患者:对于 ALT 升高者,建议先观察 3～6 个月,如未发生自发 HBeAg 血清学转换且 ALT 持续升高,考虑抗病毒治疗。药物选择:初治者,优先选用 ETV、TDF 或 PEG-IFN。已经开始服用 LAM、LdT 或 ADV 治者:如治疗 24 周后病毒定量>300 拷贝/毫升,改用 TDF 或加用 ADV 治疗。NAs 的总疗程建议至少 4 年,在达到 HBV DNA 低于检测下限、

ALT 复常、HBeAg 血清学转换后,再巩固治疗至少 3 年(每隔 6 个月复查一次)仍保持不变者,可考虑停药,但延长疗程可减少复发。②HBeAg 阴性患者:抗病毒疗程宜长,停药后肝炎复发率高。药物选择:初治者优先选用 ETV、TDF 或 PEG-IFN。已经服用 LAM、LdT 或 ADV 者:建议在抗病毒治疗过程中按照"路线图"概念指导用药,提高疗效、降低耐药。疗程:达到 HBsAg 消失、HBV DNA 低于检测下限,巩固治疗 1 年半(至少 3 次复查,每次间隔 6 个月)仍保持不变时,可考虑停药。③代偿期和失代偿期肝硬化:中国和亚太肝病指南均建议对于病情已进展至肝硬化者,需长期抗病毒治疗。药物选择:初治者优先推荐 ETV 和 TDF。IFN 禁用于失代偿性者,对代偿期者也慎用。④美国肝病指南建议:年龄>40 岁、ALT 正常、HBV DNA 升高(>100×10^4 IU/mL)、肝活检示有明显炎症坏死或纤维化者进行抗病毒治疗。⑤抗病毒治疗过程中的患者随访(表 6-2)。

表 6-2　抗病毒治疗过程中的检查项目及频率

检查项目	干扰素治疗患者建议监测频率	核苷类药物治疗患者建议监测频率
血常规	治疗第 1 个月每 1~2 周检测 1 次,以后每月检测 1 次至治疗结束	每 6 个月检测 1 次至治疗结束
血生化指标	每月检测 1 次至治疗结束	每 3~6 个月检测 1 次至治疗结束
HBV DVA	每 3 个月检测 1 次至治疗结束	每 3~6 个月检测 1 次至治疗结束
HBsAg/抗-HBs/HBeAg/抗-HBe	每 3 个月检测 1 次	每 6 个月检测 1 次至治疗结束
甲胎蛋白(AFP)	每 6 个月检测 1 次	每 6 个月检测 1 次至治疗结束
肝硬度测定(ISM)	每 6 个月检测 1 次	每 6 个月检测 1 次至治疗结束
甲状腺功能和血糖	每 3 个月检测 1 次,如治疗前已存在甲状腺功能异常或已患糖尿病,建议每月检查甲状腺功能和血糖水平	根据既往病情决定
精神状态	密切观察,定期评估精神状态;对出现明显抑郁症状和有自杀倾向的患者,应立即停止治疗并密切监护	根据既往病情决定
腹部超声	每 6 个月检测 1 次,肝硬化患者每 3 个月检测 1 次,如超声发现异常,建议行 CT 或 MRI 检查	每 6 个月检测 1 次至治疗结束
其他检查	根据患者病情决定	服用 LdT 的患者,应每 3~6 个月检测 CK;服用 TDF/ADV 者应每 3~6 个月检测肌苷和血磷

治疗期间至少每 3 个月检测 ALT、HBeAg、HBsAg 和 HBV DNA,如用 ADV、TDF 还应监测肾功能(胱抑素 C、血肌酐、尿素氮、血清磷、尿微量蛋白);应用 LdT,须监测肌酸激酶。

NAs 经肾代谢,推荐对肌酐清除率降低者调整剂量。服用肾毒性药物者和服用 ADV/TDF 者,应监测肾毒性,及时调整药物剂量。

LdT 可致肌肉损害(表现为肌酸激酶升高,严重者伴肌肉酸痛甚至横纹肌溶解),故合并肌炎者应避免使用该药。接受 Peg-IFN 联合 LdT 治者,可发生周围神经病变,应避免联合应用。

曾有 HIV 阳性者服用 TDF 发生骨矿物质密度下降的报道,但须进行长期研究。

慢性 HBV 感染无论处在何种疾病状态，一般 3～6 个月应检测肝脏肿瘤标志物及影像学检查，以期早发现 HCC。

3）治疗结束后的随访：目的是评估停药者抗病毒治疗的长期疗效，监测疾病进展及 HCC 的发生。HCC 筛查建议选择敏感方法，如磁共振检查（MRI），钆塞酸二钠为造影剂的强化 MRI 检查对发现早期肝癌有较高的敏感性和特异性。

不论患者治疗过程中是否获得应答，停药后 3 个月内应每月检测肝功、HBV 血清学标志物及 HBV DNA；后每 3 个月检测肝功能、HBV 血清学标志物及 HBV DNA，至少随访 1 年时间，以便及时发现肝炎复发、肝功能恶化。对于持续 ALT 正常且 HBV DNA 低于检测下限者，至少每年检测 HBV DNA、肝功能、AFP 和腹部彩超（US）检查。对于 ALT 正常、HBV DNA 阳性者，建议每 6 个月检测 ALT、HBV DNA、AFP、US。对于肝硬化者，应每 3 个月检测 AFP 和 US，必要时行 CT/MRI 检查，以便早期发现 HCC。对肝硬化者还应每 1～2 年进行胃镜检查，观察食管胃底静脉曲张的有无及进展情况。

4）耐药管理：大多数接受 NAs 治疗者需长期治疗，这将增加病毒耐药风险。①耐药预防：选择强效、低耐药的药物，可预防耐药。建议避免单药序贯治疗，因可筛选出多种 NAs 耐药变异株。起始即选择两种以上药物同时使用联合治疗可能预防或延迟耐药，但何种药物联用能实现最优效价比，尚待进一步明确。②耐药预测：多种因素可能与 NAs 耐药发生相关，包括 NAs 种类、初始治疗时 HBV DNA 定量、ALT 水平、肝纤维化或肝硬化基础、曾接受 NAs 治疗等。研究显示早期病毒学应答情况是预测耐药发生率的重要指标。③挽救治疗：通常病毒学突破先于生物化学突破，在生物化学突破前进行挽救治疗可免于发生肝炎突发、肝病恶化，建议及时检测耐药位点，据耐药类型实施挽救治疗（表 6-3）。

表 6-3　NAs 耐药挽救治疗推荐表

耐药种类	推荐药物
LAM/LdT 耐药	换用 TDF 或加 ADV
ADV 耐药，之前未使用 LAM	换用 ETV 或 TDF
治疗 LAM/LdT 耐药时出现对 ADV 耐药	换用 TDF 或 ETV 加 ADV
ETV 耐药	换用 TDF 或加 ADV
发生多药耐药突变（A181T＋N236T＋M204T）	ETV＋TDF 或 ETV＋ADV

5）特殊人群。①无应答及应答不佳者：普通或 PEG-IFN-α 规范治疗无应答者，可选用 NAs 再治疗。使用耐药基因屏障低的 NAs 治疗后原发无应答或应答不佳者，依从性良好的情况下，应及时调整方案治疗。②化疗和免疫抑制剂治疗者：慢性感染者接受肿瘤化疗或免疫抑制治疗，尤其是大剂量类固醇过程中，有 20%～50% 的患者可出现不同程度的乙型肝炎再活动，重者出现急性肝衰竭甚至死亡。高病毒载量是发生乙型肝炎再活动最重要的危险因素。预防性抗病毒治疗可明显降低乙型肝炎再活动。建议选用强效低耐药的 ETV 或 TDF 治疗。所有因其他疾病而接受化疗或免疫抑制剂治疗者，起始治疗前都应常规筛查 HBsAg、抗-HBc 和 HBV DNA，在开始免疫抑制剂及化疗药物前一周开始应用抗 HBV 治疗。HBsAg 阴性、抗-HBc 阳性者，若使用 B 细胞单克隆抗体等，可考虑预防应用抗 HBV 药物。化疗和免疫抑制剂治疗停止后，应继续 NAs 治疗超过 6 个月。NAs 停用后可出现复发，甚至病情恶化，应注意随访和监测。③HBV 和 HCV 合并感染者的治疗：综合患者血清 ALT 水平、HBV DNA 水平、HCV RNA 水平，采取

不同方案。对 HBV DNA 低于检测下限，HCV RNA 可检出者参照抗 HCV 方案。HBV DNA 和 HCV RNA 均可检出，先用标准剂量 PEG-IFN-α 和利巴韦林治疗 3 个月，如 HBV DNA 下降 ＜2log 10 IU/mL，建议加用 ETV 或 TDF 治疗；或换用抗 HCV 直接抗病毒药物并加用 ETV 或 TDF 治疗。④ HBV 和 HIV 合并感染者的治疗：近期不需要进行抗逆转录病毒治疗 (antiretroviral therapy，ART)（CD4[+]T 淋巴细胞＞500/μL）者，如符合 CHB 抗病毒治疗标准，建议选择 PEG-IFN-α 或 ADV 抗 HBV 治疗。一过性或轻微 ALT 升高（1～2×ULN）者，建议肝活检或无创肝纤维化评估。CD4[+]T 淋巴细胞≤500/μL 时，无论 CHB 处于何种阶段，均应开始 ART，优先选用 TDF 加 LAM，或 TDF 加恩曲他滨（FTC）。正在接受 ART 且治疗有效者，若 ART 方案中无抗 HBV 药物，可加用 NAs 或 PEG-IFN-α 治疗。需要改变 ART 方案时，除非患者已获得 HBeAg 血清学转换、并完成足够的巩固治疗，不应当在无有效药物替代前中断抗 HBV 的有效药物。⑤乙型肝炎导致的肝衰竭：HBsAg 阳性和/或 HBV DNA 阳性的急性和亚急性肝衰竭患者应尽早选择 NAs 治疗，建议选择 ETV 或 TDF，疗程应持续至 HBsAg 发生血清学转换。慢加急或亚急性肝衰竭及慢性肝衰竭者，HBV DNA 阳性就需治疗。肝脏移植者 HBsAg 和/或 HBV DNA 阳性都应治疗，首选 ETV 或 TDF。肝衰竭者抗病毒治疗中应注意监测血浆乳酸水平。⑥乙型肝炎相关 HCC：建议选择 NAs 治疗，优先考虑 ETV 或 TDF 治疗。因外科手术切除、肝动脉化疗栓塞、放疗或消融等治疗可导致 HBV 复制活跃。研究显示，HCC 肝切除术时 HBV DNA 水平是预测术后复发的独立危险因素之一，抗 HBV 治疗可显著延长 HCC 患者的无复发生存期、提高总体生存率。⑦肝移植者：建议尽早应用强效、低耐药的 NAs 治疗，以防止移植肝再感染 HBV，且应终身使用抗 HBV 药物以防乙型肝炎复发。移植肝 HBV 再感染低风险者（移植前患者 HBV DNA 不可测）可在移植前直接应用 ETV 或 TDF 治疗，术后无须使用 HBIG。移植肝 HBV 再感染高风险者，术中无肝期给予 HBIG，移植后方案为 NAs 联合低剂量 HBIG，其中选择 ETV 或 TDF 联合低剂量 HBIG 能更好抑制术后乙型肝炎复发，已选择其他 NAs 者需密切监测耐药发生，及时调整方案。⑧妊娠相关情况处理：有生育要求者，若有治疗适应证，尽量孕前应用 IFN 或 NAs 治疗，以期孕前 6 个月完成治疗。治疗期间应采取可靠避孕措施。对于妊娠期间的 CHB 患者，ALT 轻度升高可密切观察，肝脏病变较重者，在与患者充分沟通并权衡利弊后，可以使用 TDF 或 LDT 抗病毒治疗。意外妊娠者，如应用 IFN-α 治疗，建议终止妊娠；如应用 NAs，服用妊娠 B 级药物（LdT 和 TDF）或 LAM，在充分沟通、权衡利弊的情况下，可继续治疗；应用 ETV 和 ADV，在充分沟通、权衡利弊的情况下，需换用 TDF 或 LdT 治疗，可继续妊娠。免疫耐受期妊娠者血清 HBV DNA 高载量是母婴传播的高危因素之一，新生儿标准乙型肝炎免疫预防及母亲有效的抗 HBV 治疗可显著降低母婴传播发生率。妊娠中后期如检测 HBV DNA 载量＞2×10[6] IU/mL，与患者充分沟通知情同意基础上，可于妊娠第 24～28 周开始给予 TDF、LdT 或 LAM 治疗。建议产后停药，停药后可母乳喂养。男性抗病毒治疗者的生育问题：应用 IFN-α 治疗者，停药后 6 个月可考虑生育；应用 NAs 治疗者，在与患者充分沟通的前提下可考虑生育。⑨肾损害者：推荐使用 LdT 或 ETV 治疗。NAs 治疗是 HBV 相关肾小球肾炎治疗的关键，推荐使用强效、低耐药的药物。对于存在肾损害风险者，NAs 多数以药物原型经肾脏清除，因此，用药时需据患者肾功能受损程度确定给药间隔和/或剂量调整（具体参考相关药品说明书）。已存在肾脏疾病及其高风险者，尽量避免选择 ADV/TDF。有研究提示 LdT 可能有改善估算肾小球滤过率（estimated glomerular filtration rate，eGFR）的作用，机制不明。

（二）其他免疫调节治疗

免疫调节治疗有望成为治疗 HBV 的重要手段,但目前缺乏疗效确切的特异性疗法。胸腺肽 α1 可增强机体非特异性免疫功能,有抗病毒适应证、不能耐受或不愿接受 IFN 或 NAs 治疗者,如有条件,可选择胸腺肽 α1 1.6 mg,皮下注射,每周 2 次,疗程 6 个月。胸腺肽 α1 联合其他抗 HBV 药物的疗效需大样本、随机、对照的临床研究验证。

（三）抗炎、抗氧化治疗

抗炎、抗氧化药物种类包括甘草酸制剂、水飞蓟宾制剂、五味子制剂、多不饱和卵磷脂制剂、营养支持药物等,其主要通过保护肝细胞膜及细胞器等起作用,改善肝脏生物化学指标,但不能取代抗病毒治疗。ALT 明显升高者或肝组织学明显炎症坏死者,抗病毒治疗基础上可适当应用抗炎保肝药物,不宜同时应用多种药物,以免加重肝脏负担,或因药物相互作用发生不良反应。

（四）抗纤维化治疗

有研究表明,经 IFN-α 或/和 NAs 治疗后,肝组织病理学可见纤维化甚至肝硬化减轻。因此,抗病毒治疗是抗纤维化治疗的基础。多个抗肝纤维化的中药方剂(如扶正化瘀胶囊、复方鳖甲软肝片等)研究显示有一定疗效,但需要进一步进行大样本、随机、双盲临床试验,并进行肝组织学检查,以进一步确定其疗效。

（五）最新研究进展及未来展望

1.替诺福韦艾拉酚胺富马酸(tenofovir alafenamide fumarate,TAF)

TAF 是一种核苷酸反转录酶抑制物,也是一种新的 TDF 前体,前期试验证实其安全性和耐受性较好,在降低 HBV DNA 方面与 TDF 相似。在新试验中,TAF 的剂量被确定为每天剂量 25 mg,以进一步观察疗效与安全性。

2.关于 NAs 和 IFN-α 联合/序贯方案

研究包括 IFN-α 联合 LAM、ADV、ETV、TDF 治疗,但需要进一步研究其确切疗效及进行成本收益分析。

3.新的治疗方法及免疫调节治疗

(1)目前有希望药物的作用机制是通过直接作用于 HBV 感染肝细胞,通过诱导 cccDNA 降解或抑制 HBV 进入或抑制病毒蛋白表达而发挥作用。目前已有多种药物在进行研究,如 Bay41-4109、GLS4、NVR-1221 等,而环孢素类似物(钠牛磺胆酸盐协同转运肽抑制剂)未来可能会成为抗 HBV 的药物。

(2)免疫调节治疗:治疗性疫苗试图通过恢复获得性的免疫起作用,其他研究试图通过刺激肝内固有免疫抗病毒,但尚需进一步研究其疗效和安全性。

（刘　兵）

第七节　自身免疫性肝病

自身免疫性肝炎(autoimmune hepatitis,AIH)是一种原因不明的慢性进行性肝脏炎症性疾病,具有典型的自身免疫性疾病特征和自身免疫调节紊乱的自身免疫性炎症疾病。AIH 多好发于女性,具有遗传易感性,以自身抗体和高 γ-球蛋白血症为特征,汇管区大量淋巴细胞和浆细胞浸润及门静脉周围炎是其典型病理组织学特征。

一、流行病学

AIH 流行病学资料有限。根据现有调查,该病患病率在不同地域之间存在差异,其在欧美人群中的发病率为 1/10 万～2/10 万,患病率为 10/10 万～20/10 万,目前在亚洲人群中的流行病学资料较少,但有研究提示亚洲人较欧美人群 AIH 患病率可能更高、预后更差。AIH 多见于女性,男女比例为 1∶4,在任何年龄均可发病,但主要累及中年女性。

二、病因和发病机制

AIH 的发病机制尚未完全阐明,但目前已证实,由于遗传易感性及环境诱发因素共同作用引起自身免疫耐受缺失,产生免疫调节功能紊乱,从而导致肝脏炎症性坏死,并最终进展为肝硬化。

(一)遗传因素

目前的研究证实,有多种基因与 AIH 的发病有关,其中一些基因决定了疾病的遗传易感性和抵抗力,另一些则与疾病的进展有关。基因的多态性也表明 AIH 是一种复杂的遗传性疾病,在这些基因的表达和相互作用下,机体对环境诱发因素(如病毒或药物代谢或肝毒性物质等)产生自身免疫反应并进行调节。更重要的是单独一个等位基因不足以决定 AIH 的进展,而是多个等位基因的相互之间复杂的作用影响着 AIH 的遗传易感性、抵抗力和预后。

(二)环境因素

当人接触病原体、药物和外源性化学物质时,可增加患某种免疫性疾病的风险,这可能是先天的,也可以是诱导的。HLA-DR-DQ 等位基因之间的密切联系与抗原提呈 CD4$^+$ T 细胞结合和对合抗原有关,这表明 AIH 可被特定抗原诱导产生 II 类 HLA 分子。研究通过分析 AIH 患者肝内 T 细胞的 toll 受体发现,T 细胞只被一部分特定的抗原活化。病毒感染、药物或暴露于外源性物质为 AIH 诱发因素,主要通过分子模仿或提呈自身抗原导致凋亡小体形成。

(三)性别

AIH 具有强烈的女性易患因素,女性与男性的比例为 4∶1。因此,女性可能诱导 AIH 发生,但并未证实性别差异在 AIH 发病机制中的作用。X 连锁遗传性免疫功能异常患者具有破坏性的严重症状,但与自身免疫疾病无关。统计研究发现,小儿和成人 AIH 患者男女比例是相同的,且绝经后 AIH 的发病率增加,反驳了雌激素是 AIH 主要的危险因素的说法。与男性不同,女性患者在雌激素和催乳素、生长激素、黄体酮、睾酮等激素的共同影响下会产生更强烈的免疫反应。女性妊娠期间,也可诱导或加重自身免疫疾病。有关研究表明,胎儿微嵌合体能持续存在妊娠后多年,它可能会破坏机体自身的免疫耐受,然而目前还没有任何证据证明它与 AIH 的发病机制有关。总而言之,女性患者固有和适应性免疫反应更加强烈,即 AIH 女性患者的自身抗原能更好地启动免疫反应和降低免疫调节应答。

(四)病毒感染

许多证据表明,肝脏病毒感染可能是 AIH 易感人群自身免疫反应的触发因素。关于乙型肝炎病毒、丙型肝炎病毒、人类抗核抗体和抗平滑肌抗体的蛋白质分子模拟已经被辨认,并能解释这些病毒感染患者自身抗体产生的原因。但这些的结果并不意味着 HBV 或 HCV 肝炎患者免疫介导肝细胞破坏的发病机制与 AIH 相关自身抗原免疫机制相同。自身抗体可能是病毒感染的附带反应,用于平衡感染引起的固有免疫反应和适应性免疫反应。由于甲、乙、丙等病毒感染引起肝细胞坏死,抗原提呈细胞摄取凋亡肝细胞,凋亡小泡聚集有细胞器膜的自身抗体可以解释随后发生的Ⅱ类 HLA 分子提呈多种肝细胞自身抗原现象。HLA-DR 或 DQ 等位基因具有提呈抗原功能,此类基因患者的抗原受体(TCR)不仅能够识别受体,而且能导致免疫调节失调,此时若感染肝炎病毒可能会诱发 AIH 的产生。

(五)药物和肝毒性物质

药物和肝毒性物质为 AIH 的诱发因素。目前药物诱发 AIH 的发病机制有两个假说:危险示意学说和 Pichler 学说。危险示意学说指在药物代谢过程中形成药物蛋白复合物,这些复合物在肝细胞损害或应激时可触发"报警信号"导致免疫反应的发生。Pichler 学说提出了"药物和抗原特异性免疫受体的药理相互作用"的方式,即药物可直接结合在 TCR 和 MHC 分子上,触发 TCR 信号和上调共刺激分子表达。

三、病理

AIH 的典型病理表现为汇管区大量炎性细胞浸润,并向周围肝实质侵入形成界面性肝炎。AIH 患者肝组织活检可见活动性病变,大量的肝细胞损伤,在汇管区、界面和肝实质深部有密集的淋巴细胞和浆细胞浸润,形成明显的界面性炎症,并与临床症状的严重程度相一致。当病情进展时,桥接坏死常见,可有炎性细胞和塌陷网状支架包绕变形肝细胞形成玫瑰花结样改变。汇管区的炎性细胞浸润,包括淋巴细胞、部分浆细胞、活化的巨噬细胞和少量的嗜酸性粒细胞。肝小叶界面性肝炎表现为淋巴细胞、巨噬细胞和少量浆细胞的浸润。免疫组化分析表明,汇管区的炎性细胞浸润 T 淋巴细胞以 α/βT 细胞受体,$CD4^+$ T 细胞为主,而 CD8 CTLs 细胞为界面性肝炎中门静脉周围炎的主要炎性细胞。

四、临床表现

多数 AIH 患者起病隐匿,无特异性的临床症状和体征。主要临床表现为乏力、恶心、呕吐、食欲减退、上腹部不适等,少数患者可出现皮疹及不明原因发热。部分患者可呈急性甚至暴发性发作。急性 AIH 的临床表现类似于其他急性肝炎,常表现为疲劳、乏力,可伴黄疸、关节痛或血清学变化。在这些患者中必须早期识别并及时治疗,避免进展为急性肝衰竭。

部分患者无明显临床症状和体征,仅表现为肝功能异常。约 30% 的患者起病时就已进展至肝硬化阶段,故此类患者(尤其是年老者)可出现腹水、脾大等肝硬化失代偿期的表现。部分患者可能伴发多种自身免疫性疾病,并导致多脏器受损,甲状腺疾病和关节炎是最常伴发的自身免疫性疾病,多见于女性患者。

(一)分型

AIH 根据血清学自身抗体和临床表现的不同可分为 3 型。

1.1 型

本型最常见的 AIH 类型。血清免疫球蛋白水平升高,抗核抗体(ANA)和平滑肌抗体(SMA)阳性,肝活检示门静脉区浆细胞浸润是 1 型 AIH 的诊断基础。其他可能出现的自身抗体包括核周型中性粒细胞胞浆抗体(pANCA)和去唾液酸糖蛋白受体抗体(抗 ASGPR)。pANCA 可见于 50%～90% 的 1 型 AIH 患者中,但在 2 型 AIH 患者中缺如。1 型 AIH 占 AIH 患者的 80.8%,70% 的患者为女性,且年龄<40 岁,多数患者对免疫抑制剂的治疗效果好,停药

后不易复发。

2.2 型

2 型较 1 型 AIH 少见,以Ⅰ型抗肝肾微粒体抗体(抗-LKM1)为特征性抗体,其他可出现阳性的自身抗体还包括抗-ASGPR 及 1 型肝细胞溶质抗原抗体(抗-LC1)。2 型 AIH 主要发生于儿童,患者年龄多<14 岁,主要分布于西欧,预后较 1 型 AIH 差,病情进展快,易形成肝硬化。

3.3 型

可溶性肝抗原抗体/肝胰抗原抗体(抗-SLA/抗-LP)是此型的特征性抗体,占原因不明的慢性肝炎患者的 18%~33%,且无器官和种属特异性,是目前发病及研究较少的亚型。由于多数阳性患者同时具有1 型或 2 型 AIH 抗体,国际上对该分型仍存在争议。

(二)重叠综合征

临床上慢性肝脏疾病常伴有自身免疫现象,除自身免疫性肝炎外,乙型、丙型肝炎也可出现自身免疫现象,同时 AIH 经常与原发性胆汁性肝硬化(PBC)、原发性肝硬化性胆管炎(PSC)共同发病,造成诊断上的困难。但临床上由于不适当使用干扰素可能使自身免疫性肝炎病情恶化,而盲目使用免疫抑制剂又可能加重病毒血症,故区分自身免疫性肝炎与病毒性肝炎、PBC、PSC 的重叠表现尤为重要。

1.AIH/PBC 重叠综合征

PBC 是一种肝内小胆管慢性非化脓性炎症而导致的胆汁淤积性疾病,其主要表现为乏力和瘙痒,部分患者可有右上腹不适,以 ALP、GGT 升高为主,线粒体抗体(AMA)滴度>1∶40 及相应的组织学病理学特点,三者具备时可作出确诊性诊断。当 AIH 与 PBC 重叠时,可表现为抗核抗体(ANA)及抗线粒体抗体(AMA)阳性,ALT、AST、碱性磷酸酶(ALP)及 GGT 均升高,而肝组织活检可既有 AIH 的特征也有 PBC 的特征。

2.AIH/PSC 重叠综合征

PSC 是一种进展性胆汁淤积性肝病,PSC 主要表现为胆管的进行性纤维增生性炎症,可侵犯整个肝内外胆管系统,引起胆汁淤积、肝纤维化和肝硬化。PSC 的诊断主要依赖独特的胆管影像学改变,表现为肝内外胆管受累,其组织学特征是纤维性闭塞性胆管炎,抗丙酮酸脱氢酶复合物 E_2 亚单位抗体是诊断 PSC 的特异性指标。当 AIH 与 PSC 重叠时,可有 AIH 的自身抗体出现,肝组织活检表现出 AIH 和 PSC 的特征,胆管造影提示 PSC 的特征。

五、辅助检查

(一)实验室检查

1.生化检查

AIH 表现为长期的血清 ALT 和/或 AST 异常,通常血清 γ-球蛋白和免疫球蛋白 IgG 水平升高。部分患者可有胆红素升高,ALP 一般正常或轻度升高,对 ALP 高于正常上限 2 倍者须考虑其他诊断或是否存在重叠综合征。

2.自身抗体

自身抗体的检测对于 AIH 的诊断具有重要意义。多数抗体单独检测结果不足以支持 AIH 诊断。因此,这些结果的应用需要结合临床证据和其他的实验室检查结果。ANA、SMA 和抗-LKM1辅助诊断 AIH 意义极其重要,对疑似病例应首先进行这 3 种抗体检测。当这些抗体阴性时,可进一步检测抗-SLA/抗-LP、抗-LC1、pANCA 和抗-ASGRP 等以排除 AIH。

(1)ANA:是 AIH 中最常见的自身抗体(阳性率 75%),ANA 泛指抗各种核成分的抗体,是一种广泛存在的自身抗体,出现于 1 型自身免疫性肝炎。ANA 的性质主要是 IgG,也有 IgM 和 IgA,甚至 IgD 和 IgE。ANA 可以与不同来源的细胞核起反应,无器官特异性和种属特异性。但这些抗体对肝病诊断特异性及预后价值不大。但 20%~30% 的 1 型 AIH 患者两者抗体阴性。典型 1 型 AIH 的 ANA 阳性滴度明显升高(成人≥1∶80,儿童≥1∶40)。但诸多疾病,如类风湿关节炎、桥本甲状腺炎及药物等均可有 ANA 阳性。ANA 至今仍是诊断 AIH 敏感性最高的标志性抗体,应用免疫荧光染色法检测显示主要以核膜型或胞质型为主。在 AIH 中 ANA 滴度一般较高,通常超过 1∶160(间接免疫荧光法),但其滴度与病程、预后、病情进展、疾病活动度以及是否需要进行肝移植没有相关性。ANA 亚型对 1 型 AIH 的诊断价值有限,在慢性肝炎、其他自身免疫性疾病甚至健康老年人群中亦可有一定的阳性表现。

(2)抗平滑肌抗体(SMA):在 AIH 阳性率高达 90%,并常与 ANA 同时出现,SMA 针对的是胞浆骨架蛋白,如肌动蛋白、肌钙蛋白、原肌球蛋白、肌动蛋白的聚合体形式(F-肌动蛋白),自身免疫性肝炎可出现高滴度的 SMA。在自身免疫性肝炎中,抗平滑肌抗体的主要靶抗原为 F-肌动蛋白,与肝细胞质膜有密切关系是型 AIH 的特异性指标。也可见于多种肝脏疾病或风湿性疾病等。高效价的 SMA 与 ANA 同时出现(即呈阳性)是诊断型 AIH 最重要的参考指标,其阳性率高达 92.2%,此类抗体灵敏度较高,但特异性差。单一的自身抗体检测不能诊断 AIH,需结合其他临床指标才能诊断。SMA 亦无器官和种属特异性,在传染性单核细胞增多症和其他病因导致的肝病及感染性和类风湿关节炎中,这些患者血清中可呈阳性表现。AIH 患者在使用免疫抑制剂治疗病情缓解后,血清 ANA 或 SMA 滴度也常随之降低,甚至消失。但抗体水平与疾病的预后无关。

(3)抗-LKM1:为 2 型 AIH 特异性抗体,敏感性为 90%,在 AIH 中检出率较低(约 10%)。2 型 AIH 较少见,在欧洲约占 AIH 的 20%,在美国约占 AIH 的 4%,主要以抗 LKM1 阳性为特征。该型主见于女性和儿童,也见于成人,约占 20%。目前只有该型自身靶抗原已被确定,多认为细胞色素单氧化酶 P4502D6(CYP2D6)是 AIH 的特异性自身靶抗原,体外研究也表明抗 LKM1 可抑制该酶活性,用 P4502D6 作抗原可诱导建立 AIH 动物模型。新近有报道针对 CYP2D6(245~254)靶点的 CD8+T 细胞免疫反应可能是 2 型 AIH 的免疫反应方式。

(4)LC1:是 2 型 AIH 中还常存在的另外一种自身抗体,属器官特异性而非种属特异性自身抗体,在 2 型 AIH 患者阳性率约为 30%,可与抗 LKM1 同时存在,也可作为唯一的自身抗体出现。临床抗 LC1 多见于年龄<20 岁的年轻 AIH 患者,年龄>40 岁的 AIH 患者少见。该抗体滴度与 2 型 AIH 的疾病活动性具有相关性,对疾病的早期治疗有很大帮助,为 AIH 疾病活动标志及预后指标。抗 LC1 阳性患者一般病变相对较重。抗 LC1 浓度常与 AST 水平相平行,是判断疾病活动度的一个敏感指标。

(5)抗 SLA/LP:识别的自身抗原 SLA 是肝细胞浆内一种可溶性的、相对分子量为 50 kDa 的蛋白分子,可能是一种转运核蛋白复合物。抗 SLA/LP 对 AIH 具有很强的特异性,其检测有助于 AIH 患者的诊断及治疗,但其阳性率仅 10%~30%。此抗体阳性 AIH 患者肝脏病变常较为严重且进展快,停药更易复发。

(二)肝组织活检

AIH 组织学诊断典型的 AIH 病理改变主要表现为门静脉界面性炎症(又称碎屑样坏死),汇管和汇管周围区可见淋巴浆细胞显著浸润,并侵及肝小叶的实质,炎性细胞围绕于坏死肝细胞,最终导致肝纤维化和肝硬化。

六、诊断

AIH 临床表现多变,任何肝功能异常者均应考虑存在本病的可能。AIH 的诊断无特异性指标,患者以往病史、酒精摄入史、药物服用史及肝炎暴露史的全面回顾对于 AIH 的诊断至关重要,此外还应进一步除外病毒性和代谢性肝病,在排除其他可能导致肝损伤的病因后,确诊主要是基于生化、免疫以及组织学的特征性表现。

七、鉴别诊断

(一)病毒性肝炎

患者临床症状及组织学变化及血生化表现与 AIH 类似,常出现高球蛋白血症,同时常在血清中监测出 ANA、SMA、抗-LKM1、抗-SLA/抗-LP 等自身抗体,尤其是丙型病毒性肝炎。这类患者临床、血清学、组织学不能与 AIH 鉴别,此时病毒核酸监测有重要的鉴别价值。

(二)原发性胆汁性肝硬化

原发性胆汁性肝硬化(PBC)与 AIH 鉴别主要依据生化、组织学、免疫学特点。PBC 患者 ALP 或 GGT 显著升高,是正常的 4～5 倍或更高,ALT、AST 轻度升高,肝内胆汁淤积,胆红素升高,以结合胆红素为主,高胆固醇血症(80％的患者),IgM 增高,ANA 阳性,肝脏病理检查胆管破坏、减少。但当 PBC 患者 AMA 阴性,胆汁淤积不显著,病变早期胆管损伤不明显时,两者鉴别很难。这类患者可通过糖皮质激素诊断性治疗和随访观察,以资鉴别。

(三)药物性肝炎

慢性药物性肝炎也会有 AIH 的特点,如高球蛋白血症和自身抗体。仔细询问服药史及肝外表现如发热、皮疹、关节痛淋巴结肿大、血常规嗜酸性粒性细胞增多。肝组织学显示肝小叶或腺泡的区带坏死、微泡脂肪肝、嗜酸性粒细胞有助于诊断。

(四)非酒精性脂肪性肝炎

非酒精性脂肪性肝炎患者血清中出现 ANA 等自身抗体时,通过生化和免疫学很难与 AIH 鉴别,此时肝脏病理检查是必要的。非酒精性肝炎患者活检表现为严重的脂肪变性、多形核白细胞浸润、中心区纤维化。

八、治疗

(一)治疗的目标

改变疾病自然进程,治疗的基本原则:改善临床症状,缓解生化指标异常,减轻肝脏炎症,阻止肝纤维化进展。治疗之后能长期维持缓解状态。国际自身免疫性肝炎小组(IAIHG)有过两种关于治疗缓解的定义:①血清 AST 下降至正常上限两倍以内;②血清 AST 完全下降至正常范围以内。在 2010 年美国肝病研究学会(AASLD)的指南中,明确将后者作为达到缓解的目标。

(二)药物治疗

1.治疗指征

(1)ALT 和 AST 水平高于参考范围上限 10 倍者。

(2)血清 ALT 和 AST 水平高于参考范围上限 5 倍,同时血清丙种球蛋白水平高于参考范围上限至少 2 倍者。

（3）肝组织学检查示桥接坏死或多小叶坏死者。

不符合上述 3 项标准的患者应根据其临床判断进行个体化治疗；界面性肝炎且组织学检查不存在桥接坏死或多小叶坏死者不需要治疗；有临床症状的 AIH 患者也需结合生化和组织学特点考虑进行免疫抑制治疗。

免疫抑制剂是治疗 AIH 首选药物。最常用的免疫抑制剂为糖皮质激素（泼尼松或泼尼松龙），可单独应用也可与硫唑嘌呤联合应用。联合用药可最大限度地减少糖皮质激素的不良反应，更适用于存在激素治疗潜在危险者，但长期应用硫唑嘌呤应警惕骨髓抑制和增加并发肿瘤的危险。目前英国胃肠病学会推荐的治疗方案主要包括初始治疗和长期治疗。

2.初始治疗

中重度肝内炎症的 AIH 患者（定义为存在下列一个或以上表现：血清 AST＞5 倍正常上限，血清球蛋白＞2 倍正常上限，肝组织学存在桥接样坏死）应接受免疫抑制治疗，其生存益处已在之前的临床试验中得到证明。

虽不满足上述标准，但下列患者仍应考虑免疫抑制治疗：①患者有临床症状；②肝活检证实肝硬化的 AIH 患者，由于这是预后不佳的特征；③年轻患者，希望能够防止其在今后的数十年间进展为肝硬化。中重度 AIH、年轻患者、存在临床症状、已进展至肝硬化、肝组织学显示轻度活动的 AIH 患者均建议行免疫抑制治疗。尚未有证据表明在老年、无临床症状的轻度 AIH 患者中行免疫抑制治疗是有益的。不建议在无生化或组织学证据提示疾病活动的患者中使用免疫抑制剂。综合考虑疗效及不良反应之间的利弊，已有多项临床试验表明，对大多数 AIH 患者而言，泼尼松龙/硫唑嘌呤联合治疗为最佳治疗方案。泼尼松龙＋硫唑嘌呤联合治疗时，前者有时以＞30 mg/d 作为初始剂量。AASLD 亦将其作为推荐剂量，甚至可根据情况加至 1 mg/(kg·d)＋硫唑嘌呤联合治疗。若血清转氨酶水平在随后的 2～3 个月内下降，则泼尼松龙可逐渐减至 10 mg/d。上述疗法可能会带来较严重的激素相关不良反应，尤其在老年、体弱的 AIH 患者中更为明显。然而，在非肝硬化患者中却能更快地使血清转氨酶恢复正常。

（1）AIH 的初始治疗建议：泼尼松龙＋硫唑嘌呤联合治疗。目前尚未有足够证据支持其他药物作为 AIH 的一线治疗。推荐泼尼松龙初始剂量为 30 mg/d（4 周内逐渐减至 10 mg/d）联合硫唑嘌呤 1 mg/(kg·d) 治疗，硫唑嘌呤的剂量一般以 50 mg/d 为宜，偶可加量至 75 mg/d，注意观察血常规改变。高初始剂量的泼尼松龙[至 1 mg/(kg·d)]通常来说较低剂量者能更快地使血清转氨酶复常。年老体弱者慎用。当血清转氨酶下降后，应将泼尼松龙的剂量逐渐降至 10 mg/d。已存在血白细胞计数减少的患者建议行巯基嘌呤甲基转移酶（TPMT）检测。治疗无反应或疗效不佳者，在征询专科医师的意见后可考虑提高激素剂量（包括甲泼尼龙）＋硫唑嘌呤 2 mg/(kg·d) 联合治疗，或者换用他克莫司。

（2）非肝硬化患者若无法耐受泼尼松龙，可换用布地奈德。无法耐受硫唑嘌呤者，单用泼尼松龙（较高剂量）依然有效但更有可能带来相关不良反应。此类患者推荐单用泼尼松龙初始剂量为 60 mg/d，4 周内减至 20 mg/d。此外，也可考虑使用泼尼松龙 10～20 mg/d＋吗替麦考酚酯联合治疗。

（3）在患者能够耐受的前提下，硫唑嘌呤 1 mg/(kg·d)＋泼尼松龙 5～10 mg/d（允许存在不良反应）的联合治疗应持续至少 2 年并且至少在血清转氨酶恢复正常后继续治疗 1 年。泼尼松龙＋硫唑嘌呤联合治疗 2 年仍未达到缓解的患者，建议继用泼尼松龙（5～10 mg/d）＋高剂量的硫唑嘌呤[2 mg/(kg·d)]，12～18 个月后肝活检复查。或者可考虑换用其他免疫抑制剂。

激素服用过程中患者需额外补充维生素 D 和钙剂,建议每 1～2 年进行一次骨密度扫描,发现骨量减少和骨质疏松时应积极治疗。肝活检以明确肝组织炎症是否达到缓解对于今后的治疗有着极大价值。

3.长期治疗

AIH 是一种慢性复发性疾病,甚至在成功治疗诱导缓解后仍有进展至肝硬化、肝衰竭而需行肝移植。大多数儿童或青年时期发病的患者可带病生存 50 年以上。AIH 长期治疗的目的主要在于降低疾病的复发,减少患者因肝病死亡或行肝移植,并降低泼尼松龙相关的骨质疏松、糖尿病和肥胖,硫唑嘌呤相关的骨髓抑制、潜在的致癌风险,以及其他免疫抑制剂的相关不良反应。

有 50%～90% 的患者在达到生化和组织学缓解而停药后的 12 个月内复发。根据 IAIHG 的标准,复发定义:血清 ALT>3 倍正常值上限。

(1)单用较高剂量的硫唑嘌呤 2 mg/(kg·d)维持,可降低泼尼松龙撤药后的复发率。上述疗法在长期治疗中被证实是安全的(未在我国患者中证实)。是否使用硫唑嘌呤维持及如何治疗首次复发取决于对复发可能性、肝病严重程度及可预见不良反应的综合判断。

(2)复发患者应如同初发时再次接受治疗。在可耐受的前提下,一旦达到缓解应给予硫唑嘌呤维持。以硫唑嘌呤维持治疗的患者复发,当再次缓解时建议以低剂量的泼尼松龙(联合硫唑嘌呤)行长期维持治疗。不能耐受硫唑嘌呤的患者可考虑以吗替麦考酚酯维持治疗。

(3)泼尼松龙+硫唑嘌呤联合治疗仍未能达到生化或组织学上完全缓解的患者,吗替麦考酚酯的疗效也是有限的。可考虑试用环孢素、布地奈德、地夫可特、他克莫司或环磷酰胺,但上述疗效尚未被证实。AIH 肝硬化患者以及正常已缓解的患者,无论男女,均应每 6 个月检测 1 次血 AFP 和腹部超声检查以除外肝细胞癌。

在治疗期间,需监测转氨酶、胆红素和血清丙种球蛋白水平以评价病情变化。多数患者上述指标可在 2 周内开始得到改善,组织学上的改善滞后于临床及实验室检查 3～6 个月。

4.特殊情况下的治疗

AIH 患者妊娠过程中,小剂量的泼尼松龙或硫唑嘌呤免疫抑制治疗是可行的。若停药,则应在患者分娩后及时加用免疫抑制剂以降低复发风险。

5.治疗相关不良反应

血细胞减少、恶心、情绪不稳定、高血压、外形改变、糖尿病是最常见的剂量相关不良反应,将药物减量后上述临床症状可得到改善。严重的不良反应包括精神病、严重血细胞减少、有临床症状的骨量减少伴或不伴椎体压缩性骨折,一旦出现上述临床症状需要立即停用相关药物,对于这些患者可单独应用可耐受的泼尼松或硫唑嘌呤以抑制炎症反应。部分学者建议自身免疫性肝炎患者在开始应用硫唑嘌呤前检测自身硫嘌呤甲基转移酶(TPMT)基因型或表现型从而避免出现硫唑嘌呤相关不良反应。但此项技术尚未在临床广泛开展,同时也有报道显示硫唑嘌呤在用于自身免疫性肝炎治疗时剂量相对较小(50～150 mg),测定 TPMT 基因型或表现型并不能预测是否出现药物相关毒性。

6.治疗失败与反应不完全

治疗失败是指患者虽能耐受治疗并有较好的依从性,但血清 AST 水平或胆红素水平仍进行性升高超过治疗前水平的 67%,并不包括治疗期间出现的不良反应。尽管治疗的各个阶段均可出现临床表现和/或生化指标恶化,但治疗失败最常发生在治疗的前 2 个月。此情况应停止原方案,改为单用泼尼松60 mg/d或泼尼松 30 mg/d 联合硫唑嘌呤 150 mg/d,持续应用此剂量至少1 个月。若生化指标有改善再试行减量,且应在定期监测的生化指标的指导下缓慢进行,每月泼尼松减量 10 mg,硫唑嘌呤减量 50 mg 直至达到标准维持量。若在减量的任何阶段出现生化指标的反复应继续应用上一剂量的药物 1 个月。70%的患者可在两年内病情好转,恢复应用常规方案维持治疗,20%的患者可达到组织学缓解,大多数患者需要长期维持治疗。在高剂量治疗期间一旦出现肝功能失代偿表现(肝性脑病、腹水、静脉曲张出血)则需要进行肝移。

(三)肝移植

尽管免疫抑制治疗在阻止自身免疫性肝炎进展中通常是非常有效的,但是小部分患者仍可能需要肝移植治疗。有些患者因治疗得太晚而不能阻止那些会降低寿命的相关并发症的发生(如肝细胞肝癌),其他患者会出现顽固性症状,如肝性脑病,另一些患者可能治疗无效。小部分患者因未依从治疗而发展成终末期肝病。在这些情况下,肝移植仍然是唯一的治疗方法,以增加生命时间或生活质量,或两者兼而有之。

自身免疫性肝炎患者肝移植后 5 年生存率为 80%～90%。肝移植后虽然只有一半患者能够回到全职岗位,但总体来说患者的生活质量通常还是很好的。肝移植后最佳的免疫抑制治疗仍未确定。自身免疫性肝患者肝移植后发生急性细胞排斥和胆管消失的风险更大。

九、预后

AIH 若不予治疗,可进展为肝硬化,甚至引起肝衰竭导致死亡。多数患者对免疫抑制剂治疗应答良好,约 80%患者可获得缓解,病情缓解后可保持良好的生活质量。缓解患者的 10 年及20 年生存率超过 80%。

(刘 兵)

第八节 酒精性肝病

一、概述

正常人 24 小时内体内可代谢酒精 120 g,而酒精性肝病(ALD)是由于长期大量饮酒,超过机体的代谢能力所导致的疾病。临床上分为轻症酒精性肝病(AML)、酒精性脂肪肝(AFL)、酒精性肝炎(AH)、酒精性肝纤维化(AF)和酒精性肝硬化(AC)不同阶段。严重酗酒时可诱发广泛肝细胞坏死甚至急性肝功能衰竭。因饮酒导致的 ALD 在西方国家已成为常见病、多发病,占中年人死因的第 4 位。我国由酒精所致肝损害的发病率亦呈逐年上升趋势,酒精已成为继病毒性肝炎后导致肝损害的第二大病因,严重危害人民健康。

ALD 的发病机制较为复杂,目前尚不完全清楚。可能与酒精及其代谢产物对肝脏的毒性作用、氧化应激、内毒素、细胞因子(TNF-α、TGF-β 等)产生异常、免疫异常、蛋氨酸代谢异常、酒精代谢相关酶类基因多态性、细胞凋亡等多种因素有关。

二、诊断

(一)酒精性肝病临床诊断标准

(1)有长期饮酒史,一般超过 5 年,折合酒精量男性不低于 40 g/d,女性不低于 20 g/d,或 2 周内有大量饮酒史,折合酒精量超过 80 g/d。但应注意性别、遗传易感性等因素的影响。酒精量换算公式:酒精量(g)=饮酒量(mL)×酒精含量(%)×0.8。

(2)临床症状为非特异性,可无症状,或有右上腹胀痛、食欲缺乏、乏力、体重减轻、黄疸等;随着病情加重,可有神经精神、蜘蛛痣、肝掌等症状和体征。

(3)血清天冬氨酸氨基转移酶(AST)、丙氨酸氨基转移酶(ALT)、γ-谷氨酰转肽酶(GGT)、总胆红素(TBIL)、凝血酶原时间(PT)和平均红细胞容积(MCV)等指标升高,禁酒后这些指标可明显下降,通常4 周内基本恢复正常,AST/ALT>2,有助于诊断。

(4)肝脏 B 超或 CT 检查有典型表现。

(5)排除嗜肝病毒的感染、药物和中毒性肝损伤等。

符合第(1)、(2)、(3)项和第(5)项或第(1)、(2)、(4)项和第(5)项可诊断酒精性肝病;仅符合第(1)、(2)项和第(5)项可疑诊酒精性肝病。

(二)临床分型诊断

1.轻症酒精性肝病

肝脏生物化学、影像学和组织病理学检查基本正常或轻微异常。

2.酒精性脂肪肝

影像学诊断符合脂肪肝标准,血清 ALT、AST 可轻微异常。

3.酒精性肝炎

血清 ALT、AST 或 GGT 升高,可有血清 TBIL 增高。重症酒精性肝炎是指酒精性肝炎中,合并肝性脑病、肺炎、急性肾衰竭、上消化道出血,可伴有内毒素血症。

4.酒精性肝纤维化

症状及影像学无特殊。未做病理检查时,应结合饮酒史、血清纤维化标志物(透明质酸、Ⅲ 型胶原、Ⅳ 型胶原、层粘连蛋白)、GGT、AST/ALT、胆固醇、载脂蛋白-A1、TBIL、α_2 巨球蛋白、铁蛋白、稳态模式胰岛素抵抗等改变,这些指标十分敏感,应联合检测。

5.酒精性肝硬化

有肝硬化的临床表现和血清生物化学指标的改变。

三、鉴别诊断

鉴别诊断见表6-4。

表 6-4　酒精性肝病的鉴别诊断

疾病	病史	病毒学检查
非酒精性肝病	好发于肥胖、2 型糖尿病患者	肝炎标志物阴性
病毒性肝炎	无长期饮酒史	肝炎标志物阳性
酒精性肝病	有长期饮酒史	肝炎标志物阴性

四、治疗

(一)治疗原则

治疗包括戒酒、改善营养、治疗肝损伤、防治并发存在的其他肝病、阻止或逆转肝纤维化的进展、促进肝再生、减少并发症、提高生活质量、终末期肝病进行肝移植等措施。

1.戒酒

戒酒是 ALD 治疗的最关键措施,戒酒或显著减少酒精摄入可显著改善所有阶段患者的组织学改变和生存率;Child A 级的 ALD 患者戒酒后 5 年生存率可超过 80%;Child B、C 级患者在戒酒后也能使 5 年生存率从 30%提高至 60%,除戒酒以外尚无 ALD 特异性治疗方法。戒酒过程中应注意戒断综合征(包括酒精依赖者,神经精神症状的出现与戒酒有关,多呈急性发作过程,常有四肢抖动及出汗等症状,严重者有戒酒性抽搐或癫痫样痉挛发作)的发生。

2.营养支持

ALD 患者同时也需良好的营养支持,因其通常并发热量、蛋白质缺乏性营养不良,而营养不良又可加剧酒精性肝损伤。因此,宜给予富含优质蛋白和 B 族维生素、高热量的低脂饮食,必要时适当补充支链氨基酸为主的复方氨基酸制剂。酒精性肝病的饮食治疗可参考表 6-5。

表 6-5　ALD 患者的饮食指导原则

1.蛋白质＝1.0～1.5/kg 体重
2.总热量＝1.2～1.4(休息状态下的能量消耗最少)126 kJ/kg 体重
3.50%～55%为糖类,最好是复合型糖类
4.30%～35%为脂肪,最好不饱和脂肪酸含量高并含有足量的必须脂肪酸
5.营养最好是肠内或口服(或)经小孔径喂食给予;部分肠道外营养为次要选择;全肠外营养为最后的选择
6.水、盐摄入以保持机体水、电解质平衡
7.多种维生素及矿物质
8.支链氨基酸的补充通常并不需要
9.许多患者能耐受标准的氨基酸补充
10.若患者不能耐受标准氨基酸补充仍可补充支链氨基酸
11.避免仅仅补充支链氨基酸,支链氨基酸并不能保持氮的平衡
12.有必要补充必需氨基酸,必需氨基酸指正常时可从前体合成而在肝硬化患者不能合成,包括胆碱、胱氨酸、氨基乙磺酸、酪氨酸

3.维生素及微量元素

慢性饮酒者可能因摄入不足、肠道吸收减少、肝内维生素代谢障碍、疾病后期肠道黏膜屏障衰竭等导致维生素(维生素 B_1、维生素 B_6、维生素 A、维生素 E、叶酸等)、微量元素(锌、硒)的严重缺乏。因此适量补充上述维生素和微量元素是必需的,尤其是补充维生素 B_1(目前,推荐应用脂溶性维生素 B_1 前体苯磷硫胺)和补锌在预防和治疗 ALD 非常重要。而维生素 E 是临床上使用较早的抗氧化剂,脂溶性的维生素 E 可以在细胞膜上积聚,结合并清除自由基,减轻肝细胞膜及线粒体膜的脂质过氧化。Sokol 等发现维生素 E 能明显减轻胆汁淤积时疏水性胆汁酸所引起的肝细胞膜脂质过氧化,从而减轻肝细胞损伤。

(二)药物治疗

1.非特异性抗感染治疗

(1)糖皮质激素:多项随机对照研究和荟萃分析,使用糖皮质激素治疗 ALD 仍有一些争议,对于严重急性肝炎(AH)患者,糖皮质激素是研究得最多也可能是最有效的药物。然而,接受激素治疗的患者病死率仍较高,特别在伴发肾衰竭的患者。激素是否能延缓肝硬化进展及改善长期生存率尚不明确。并发急性感染、胃肠道出血、胰腺炎、血糖难以控制的糖尿病者为应用皮质激素的禁忌证。

(2)己酮可可碱(PTX):PTX 是一种非选择性磷酸二酯酶抑制剂,具有拮抗炎性细胞因子的作用,可降低 TNF-α 基因下游许多效应细胞因子的表达。研究表明 PTX 可以显著改善重症AH 患者的短期生存率,但在 PTX 成为 AH 的常规治疗方法之前,还需进行 PTX 与糖皮质激素联合治疗或用于对皮质激素有禁忌证的 AH 患者的临床试验。

2.保肝抗纤维化

(1)还原型谷胱甘肽:还原型谷胱甘肽由谷氨酸、半胱氨酸组成,具有广泛的抗氧化作用,可与酒精的代谢产物乙醛、氧自由基结合,使其失活,并加速自由基的排泄,抑制或减少肝细胞膜及线粒体膜过氧化脂质形成,保护肝细胞。此外,还可以通过 γ-谷氨酸循环,维护肝脏蛋白质合成。目前临床应用比较广泛。

(2)多稀磷脂酰胆碱(易善复):多稀磷脂酰胆碱是由大豆中提取的磷脂精制而成,其主要活性成分是 1,2-二亚油酰磷脂酰胆碱(DLPC)。DLPC 可将人体内源性磷脂替换,结合并进入膜成分中,增加膜流动性,同时还可以维持或促进不同器官及组织的许多膜功能,包括可调节膜结合酶系统的活性;能抑制细胞色素 $P4502E_1$($CYP2E_1$)的含量及活性,减少自由基;可增强过氧化氢酶活性、超氧化物歧化酶活性和谷胱甘肽还原酶活性。研究表明,多稀磷脂酰胆碱可提高 ALD患者治疗的有效率,改善患者的症状和体征,并提高生存质量,但不能改善患者病理组织学,只能防止组织学恶化的趋势。常用多稀磷脂酰胆碱500 mg 静脉给药。

(3)丙硫氧嘧啶(PTU):多个长期疗效的观察研究提示 PTU 对重度 ALD 有一定效果,而对于轻、中度 ALD 无效。Rambaldi A 通过随机、多中心、双盲、安慰剂对照的临床研究,发现 PTU与安慰剂相比,在降低病死率、减少并发症及改善肝脏组织学等方面没有显著差异。由于 PTU能引起甲状腺功能减退,因此应用 PTU 治疗 ALD 要慎重选择。

(4)腺苷蛋氨酸:酒精通过改变肠道菌群,使肠道对内毒素的通透性增加,同时对内毒素清除能力下降,导致高内毒素血症,激活库弗细胞释放 TNF-α、TGF-β、IL-1、IL-6、IL-8 等炎症细胞因子,使具有保护作用的 IL-10 水平下调。腺苷蛋氨酸能降低 TNF-α 水平,下调TGF-β 的表达,抑制肝细胞凋亡和肝星状细胞的激活,提高细胞内腺苷蛋氨酸/S-腺苷半胱氨酸比值,并能够去除细胞内增加的 S-腺苷半胱氨酸,提高肝微粒体谷胱甘肽贮量从而阻止酒精性肝损发生,延缓肝纤维化的发生和发展的作用。

(5)硫普罗宁:含有巯基,能与自由基可逆性结合成二硫化合物,作为一种自由基清除剂在体内形成一个再循环的抗氧化系统,可有效清除氧自由基,提高机体的抗氧化能力,调节氧代谢平衡,修复乙醇引起的肝损害,对抗酒精性肝纤维化。临床试验显示,硫普罗宁在降酶、改善肝功能方面疗效显著,对抗酒精性肝纤维化有良好的作用。

(三)肝移植

晚期 ALD 是原位肝移植的最常见指征之一。Child C 级酒精性肝硬化患者的 1 年生存率为

50%～85%,而 Child B 级患者 1 年生存率为 75%～95%。因此,如果不存在其他提示病死率增高的情况如自发性细菌性腹膜炎、反复食管胃底静脉曲张出血或原发性肝细胞癌等,肝移植应限于 Child C 级肝硬化患者。虽然大多数移植中心需要患者在移植前有一定的戒酒期(一般为6个月),但移植后患者再饮酒的问题及其对预后的影响仍值得重视。目前,统计的移植后再饮酒的比例高达 35%。大多数移植中心为戒酒后 Child-Pugh 积分仍较高的患者提供肝移植治疗。多项研究显示,接受肝移植的酒精性肝硬化患者的生存率与其他病因引起的肝硬化患者相似,5 年和 10 年生存率介于胆汁淤积性肝病和病毒性肝病之间。移植后生活质量的改善也与其他移植指征相似。

(刘 兵)

第九节 非酒精性脂肪性肝病

非酒精性脂肪性肝病(NAFLD)是一种无过量饮酒和其他明确的肝损害因素所致,以肝实质细胞脂肪变性为特征的临床病理综合征。组织学上,NAFLD 分为非酒精性脂肪肝(NAFL)和非酒精性脂肪性肝炎(NASH)两种类型。NAFL 指存在大泡为主脂肪变,无肝细胞损伤,多为良性、非进展性。NASH 指肝脏脂肪变性,合并炎症和肝细胞损伤,伴或不伴纤维化,可进展为肝硬化、肝衰竭和肝癌。

一、流行病学

不同种族、不同年龄组男女均可发病。欧美等发达国家普通成人中 NAFLD 患病率高达 20%～40%,亚洲国家为 12%～30%。肥胖症患者 NAFLD 患病率为 60%～90%,NASH 为 20%～25%。2 型糖尿病和高脂血症患者 NAFLD 患病率分别为 28%～55% 和 27%～92%。近年来中国患病率不断上升,呈低龄化趋势,发达城区成人 NAFLD 患病率在 15% 左右。绝大多数 NAFLD 患者与代谢危险因素有关。

二、病因与发病机制

NAFLD 主要分为原发性和继发性两大类,通常所指的 NAFLD 是原发性的,与胰岛素抵抗和遗传易感性相关;而继发性 NAFLD 包括了由药物(胺碘酮、他莫昔芬等的使用)、广泛小肠切除、内分泌疾病等病因所致的脂肪肝。此外,NAFLD 与一些少见的脂质代谢病和存在严重胰岛素抵抗的罕见综合征有关。

本病病因复杂。发病机制中,"二次打击"或"多重打击"学说已被广泛接受。初次打击主要指胰岛素抵抗引起的肝细胞内脂质,特别是三酰甘油异常沉积,引起线粒体形态异常和功能障碍。第二次打击主要为反应性氧化代谢产物增多,形成脂质过氧化产物,导致损伤肝细胞内磷脂膜氧化,溶酶体自噬异常,凋亡信号通路活化;内质网应激,炎症因子通路活化,促进脂肪变性。"多重打击"学说即遗传因素(家族聚集、种族等)、环境因素(胰岛素抵抗、肠道菌群紊乱、脂肪细胞因子失调、氧化应激等)共同导致 NAFLD 的发生和进展。

三、病理

推荐 NAFLD 的病理学诊断和临床疗效评估参照美国国立卫生研究院 NASH 临床研究网病理工作组指南,常规进行 NAFLD 活动度积分(NAS)和肝纤维化分期。

(一)NAS 评分

NAS(0～8 分)评分如下。①肝细胞脂肪变:0 分,<5%;1 分,5%～33%;2 分,34%～66%;3 分,>66%。②小叶内炎症(20 倍镜计数坏死灶):0 分,无;1 分,<2 个;2 分,2～4 个;3 分,>4 个。③肝细胞气球样变:0 分,无;1 分,少见;2 分,多见。NAS 为半定量评分系统,NAS<3 分可排除 NASH,NAS>4 分则可诊断 NASH,介于两者之间者为 NASH 可能。规定不伴有小叶内炎症、气球样变和纤维化,但肝脂肪变>33%者为 NAFL,脂肪变达不到此程度者仅称为肝细胞脂肪变。

(二)肝纤维化分期

肝纤维化分期(0～4 期)如下。①0 期:无纤维化;②1 期:肝腺泡 3 区轻～中度窦周纤维化或仅有门脉周围纤维化;③2 期:腺泡 3 区窦周纤维化合并门脉周围纤维化;④3 期:桥接纤维化;⑤4 期:高度可疑或确诊肝硬化,包括 NASH 合并肝硬化、脂肪性肝硬化以及隐源性肝硬化(因为肝脂肪变和炎症随着肝纤维化进展而减轻)。

四、临床表现

非酒精性脂肪性肝病起病隐匿,发病缓慢,常无症状。少数患者可有乏力、肝区隐痛或上腹胀痛等非特异症状。严重脂肪性肝炎可出现黄疸、食欲减退、恶心、呕吐等症状。部分患者可有肝大。失代偿期的肝硬化患者临床表现与其他原因所致的肝硬化相似。

查体可见 30%～100%的患者存在肥胖,50%患者有肝大,表面光滑,边缘圆钝,质地正常,无明显压痛。进展至肝硬化时,患者可出现黄疸、水肿、肝掌、蜘蛛痣等慢性肝病体征及门静脉高压体征。

五、实验室检查

血清转氨酶(ALT/AST)上升 2～5 倍常见于 NASH 患者,但不是反映 NAFLD 严重程度。30%NAFLD 患者碱性磷酸酶(ALP)、γ-谷氨酰转肽酶(GGT)可升高 2～3 倍。肝硬化和肝衰竭时,可出现血清蛋白和凝血酶原时间异常,常早于血清胆红素的升高。30%～50%的 NASH 患者存在血糖增高或糖耐量异常。20%～80%的患者存在高脂血症。近年来,细胞角蛋白片段作为诊断 NASH 的新型标志物被广泛研究。

六、辅助检查

(一)超声检查

当肝脂肪沉积超过 30%时,可检出脂肪肝,肝脂肪含量达 50%以上时,超声诊断敏感性可达90%。弥漫性脂肪肝表现为肝脏近场回声弥漫性增强,强于肾脏回声,远场回声逐渐衰减,肝内管道结构显示不清。

(二)CT 检查

弥漫性脂肪肝表现为肝的密度(CT 值)普遍降低,严重脂肪肝 CT 值可变为负值。增强后肝内血管显示非常清楚,其形态走向均无异常。0.7＜肝/脾 CT 比值≤1.0 为轻度;肝/脾比值0.5＜CT比值≤0.7 为中度;肝/脾 CT 比值≤0.5 者为重度脂肪肝。CT 诊断脂肪肝的特异性优于 B 超。

(三)MRI 检查

MRI 检查主要用于鉴别超声与 CT 上难以区分的局灶性脂肪肝、弥漫性脂肪肝伴正常肝岛与肝脏肿瘤。MRI 波谱分析、二维磁共振成像是目前无创性诊断研究的热点。

(四)肝活组织检查

肝活组织检查指征:①经常规检查和诊断性治疗仍未能确诊的患者;②存在脂肪性肝炎和进展期肝纤维化风险,但临床或影像学缺乏肝硬化证据者;③鉴别局灶性脂肪性肝病与肝肿瘤、某些少见疾病如血色病、胆固醇酯贮积病和糖原贮积病;④血清铁蛋白和铁饱和度持续增高者推荐进行肝活检,尤其是存在血色沉着病 C282Y 基因纯合子或杂合子突变的患者。

七、诊断

明确 NAFLD 的诊断必须符合以下 3 项条件:①无饮酒史或饮酒折合乙醇量每周＜140 g(女性每周＜70 g);②除外病毒性肝炎、药物性肝病、Wilson 病、全胃肠外营养、自身免疫性肝病等可导致脂肪肝的特定疾病;③肝脏组织学表现符合脂肪性肝病的病理学诊断标准。

鉴于肝组织学诊断有时难以获得,NAFLD 工作组定义:①肝脏影像学表现符合弥漫性脂肪肝的诊断标准并无其他原因可供解释;②有代谢综合征相关组分如肥胖、2 型糖尿病、高脂血症的患者出现不明原因 ALT/AST/GGT 持续增高半年以上,减肥或改善胰岛素抵抗后,异常酶谱和影像学脂肪肝改善甚至恢复正常者可明确 NAFLD 的诊断。

八、鉴别诊断

(一)酒精性肝病

酒精性肝病和 NAFLD 在组织学特征、临床特点和实验室检查存在一定的重叠。故而应重视病史、体检信息的采集。NAFLD 常为肥胖和/或糖尿病,高血脂患者,AST/ALT 比值＜1,而酒精性肝病则一般病情较重,血清胆红素水平较高,AST/ALT 比值＞2;酒精性肝病常见组织学表现如 Mallory 小体、胆管增生、巨大线粒体等在 NAFLD 中常不明显;酒精性肝病一般发生于每天摄入乙醇量超过 40 g(女性 20 g)的长期酗酒者,无饮酒史或每周摄入乙醇量＜140 g 基本可以排除酒精性肝病。但是每周摄入乙醇介于少量(男性每周＜140 g,女性每周＜70 g)和过量(男性每周＞280 g,女性每周＞140 g)之间的患者,其血清酶学异常和脂肪肝原因常难以界定,需考虑酒精滥用和代谢因素共存可能。

(二)NASH

NASH 需与慢性病毒性肝炎(特别是丙型肝炎)、自身免疫性肝炎、早期 Wilson 病等可导致脂肪肝的肝病相鉴别。NASH 肝细胞损害、炎症和纤维化主要位于肝小叶内,且病变以肝腺泡3 区为重;其他疾病的肝组织学改变主要位于门静脉周围等特征,病史资料、肝炎病毒标志、自身抗体和铜蓝蛋白等检测有助于相关疾病的明确诊断。NASH 如存在血清铁及铁饱和持续性增高,需与血色病相鉴别。

(三)其他原因导致的脂肪肝

还需除外药物、全胃肠外营养、炎症性肠病、甲状腺功能减退、库欣综合征、β 脂蛋白缺乏血症及一些与胰岛素抵抗有关的综合征导致脂肪肝的特殊情况。

九、治疗

治疗的首要目标是改善胰岛素抵抗,防治代谢综合征和终末期靶器官病变;次要目标是减少肝脏脂肪沉积,避免"多重打击"导致 NASH 和肝功能失代偿。治疗包括病因治疗、饮食控制、运动疗法和药物治疗。

(一)病因治疗

针对原发病和危险因素予以治疗,如减肥、合理控制血糖和血脂、纠正营养失衡等。

(二)控制饮食和适量运动

控制饮食和适量运动是治疗关键。建议低热量低脂平衡饮食,肥胖成人每天热量摄入需减少 500～1 000 kcal。中等量有氧运动(每周至少 150 分钟)。体重至少下降 3％～5％才能改善肝脂肪变,达到 10％可改善肝脏炎症坏死程度。

(三)药物治疗

(1)改善胰岛素抵抗,纠正糖脂代谢紊乱:噻唑烷二酮类,可改善胰岛素抵抗,可用来治疗肝活检证实 NASH 的脂肪性肝炎。二甲双胍并不能改善 NAFLD 患者肝组织学损害,不推荐用于 NASH 的治疗。

如无明显肝功能异常、失代偿期肝硬化,NAFLD 患者可安全使用血管紧张素 Ⅱ 受体阻断药降血压,他汀类、依折麦布调脂治疗。Omega-3 可作为 NAFLD 患者高三酰甘油一线治疗药物。

(2)抗氧化剂:维生素 E 800 U/d 可作为无糖尿病的 NASH 成人的一线治疗药物。但尚未推荐用于合并糖尿病和肝硬化的 HASH 患者。

(3)护肝抗炎药:无足够证据推荐 NAFLD/NASH 患者常规使用护肝药物。可以根据疾病的活动度、病期、药物的效能选择以下药物:磷脂、还原型谷胱甘肽、水飞蓟宾等。

(4)中医药治疗:常用中药有丹参、泽泻、决明子、山楂、柴胡等。

(四)外科手术

(1)BMI＞40 kg/m² ,或＞35 kg/m² 伴有并发症如难以控制的 2 型糖尿病可以考虑减肥手术。

(2)肝衰竭晚期 NASH 患者推荐进行肝移植。然而部分患者肝移植后容易复发,并迅速进展至 NASH 和肝硬化,可能与遗传及术后持续性高脂血症、糖尿病和糖皮质激素治疗等有关。BMI＞40 kg/m² 不宜做肝移植。

(刘 兵)

第十节 肝 脓 肿

一、化脓性肝脓肿

(一)流行病学

细菌性肝脓肿是一种严重感染,其发病率为 15/10 万～44.9/10 万接诊患者。此前一系列研究显示,男性发病率更高,但最近的报道性别分布无差异。好发年龄在60～70岁。在一系列相关研究中,单发和多发脓肿发生率分别为58%和42%,66%在右叶,8%在左叶,26%在两叶。孤立的肝脓肿常位于右叶,而多发性脓肿常发生在两叶。

(二)病因

肝脓肿形成机制包括来自胆道或腹部感染的传播、血行感染、不明原因或隐源性病因。目前,继发于胆道梗阻的胆道感染是造成化脓性肝脓肿的主要原因,而胆道梗阻的原因存在地理差异:西方国家主要由胆道恶性肿瘤引起,而在亚洲国家胆石症及肝内胆管结石更为常见。还有部分患者找不到明显的细菌入侵途径,称为隐源性肝脓肿。其中1/3的病例可能是隐源性。近年来,肝脓肿患者的平均年龄有所提高,且更多见于良性或恶性胆道梗阻和肝外恶性肿瘤的患者,虽然抗生素逐步升级,但是病死率反而更高。

以下腹腔内疾病可能会导致肝脓肿的发生,包括憩室炎、阑尾炎、肠穿孔和炎症性肠病。肝脓肿可在肝细胞癌动脉栓塞化疗后形成。多发性肝脓肿与胆道疾病如结石和胆管癌有关。肝脓肿形成的基础疾病是糖尿病、恶性肿瘤和高血压。本病可来自胆道疾病、门静脉血行感染、肝动脉血行感染或开放性肝损伤时直接感染。

(三)微生物学

肝脓肿可以掺杂各种细菌感染,其可以通过菌血症直接损害肝脏或相邻部位的扩散形成。最常见的病原菌是大肠埃希菌、肺炎克雷伯杆菌、链球菌和厌氧菌。类杆菌属是厌氧菌中最常见的。也有关于米勒链球菌的报道。脓肿穿刺液中往往可见不止一种病原体生长,即使血培养结果只有一种病原体。细菌和念珠菌的耐药率在增加,最有可能继发于胆道支架的置入和长期抗生素使用。

继发于致命的肺炎克雷伯杆菌的肝脓肿的特异性综合征,已报道主要集中在南亚、东亚地区,可波及眼睛和中枢神经系统。这种感染是由有更高耐吞噬性的荚膜 K_1/K_2 菌株引起。在感染的患者中糖尿病的患病率较高。

(四)临床表现

早期多为非特异性的前驱症状,精神萎靡、呕吐、贫血、体重下降。头痛、肌肉及关节疼痛等。随后可以出现寒战、高热及肝区疼痛等不适,但疼痛可能不局限于右上腹,常伴血清碱性磷酸酶的升高。低清蛋白血症,白细胞计数增多以及谷丙转氨酶水平的增高也较常见。值得注意的是,这些症状并不常见于老年人和免疫抑制的患者。体征,如肝大(50%),摩擦音(50%),呼吸系统表现(50%),黄疸(25%)可扪及肿块(25%),或脾大(25%)比较常见,可能对诊断有帮助。所谓的经典三联征:黄疸、发热、腹部压痛则比较罕见。邻近膈肌的肝脓肿可以引起胸膜炎性胸痛、咳嗽及呼吸困难,当这些症状与上诉非特异性症状同时存在时,容易导致诊断困难。腹腔内并发症包括脓肿破溃入腹腔,胆道或胃肠道,门静脉或肠系膜静脉血栓形成。据报道如果发展为败血症、肝脏和多器官衰竭和肠系膜静脉血栓形成的患者致死率高。该病死率比多发性肝脓肿更高。恶性肿瘤被认为是病死率的另一个独立的危险因素。

(五)诊断

用腹部CT进行影像学和超声检查至关重要。B超的阳性诊断率高达75%～95%,为初步诊断的首选方法。超声的表现根据脓肿的分期略有不同,早期为模糊的高回声景象,随着脓肿的逐渐成熟和脓腔的形成,可见低回声或无回声的肿块。应当注意脓腔脓液非常稠厚时,可能与肝脏的实质性包块混淆。此外,超声还可以显示胆道结石及胆管扩张,肝内胆管结石,因此对于肝脓肿有很大的病因诊断鉴别价值。CT 对于鉴别诊断肝脏其他性质的包块具有重要的诊断价值，其敏感性高达 95%。对比增强检查，门静脉期可见显著的环形强化的脓肿壁及无明显强化的中央脓腔。CT 是诊断脓肿内气体的最灵敏的方法。MRI 与 CT 或者超声相比，在诊断肝脓肿不具有优越性。腹部平片及胸部 X 线检查对诊断肝脓肿无特异价值。胸部 X 线片可显示肺不张、胸腔积液或右侧膈肌抬高。实验室检查有白细胞计数升高、贫血、低清蛋白血症、转氨酶及碱性磷酸酶升高等。持续的高血糖提示患者可能并存糖尿病，或者由于脓毒症导致血糖控制不佳。

（六）治疗

1.引流脓腔

有效治疗肝脓肿需要充分引流。在 20 世纪 50～70 年代，手术引流很常见。部分是因为缺乏敏感的放射学工具进行诊断，虽然其也能找到脓肿来源并提供明确的脓肿引流位置。

然而，在 20 世纪 70 年代，敏感的成像技术的发展使术前诊断成为可能，并允许对病变进行定向穿刺引流。这也可以帮助鉴别脓肿的原因。

目前，经皮置管引流联合抗生素已经成了化脓性肝脓肿的一线及最重要的治疗方法，可有效治疗 76%～91% 的病例。抽吸脓腔内脓液进行诊断及细菌培养的同时，需放置引流管进行持续引流或者一次性将脓液抽吸干净。经皮细针穿刺的成功率高，微创且住院时间短，但有很大的可能需要再次进行抽吸。当细针穿刺一次不能成功地将所有的脓液抽吸干净时，应进行置管引流。更典型的，可放置一个 8～12F 的法式经皮胆道引流管。在平均 5 天后可看到脓肿的大小显著地减少（小于原来的 50%），引流管可以在 2～4 周后移除，但有些医师倾向于保持导管的放置，直到完全消除，一般要 15 周。过早地拔除引流管与复发有关。

初次直接进行经皮置管引流的适应证：脓液稠厚不适合细针吸引；脓腔直径＞5 cm；脓腔壁厚，不适合穿刺；多房性肝脓肿。多发性脓肿不是经皮置管引流的禁忌证，但这种情况应该每个脓腔放置相应的引流管。尽管两者的成功率均很高，但还是将近 10% 的患者操作失败。引流不成功或者失败的主要原因：导管口径过细，脓液稠厚；导管的位置不适合引流；导管过早移除；脓腔的纤维包裹壁非常厚，导管置管困难。

2.合理的抗生素治疗

抗生素的选择要通过培养和药敏结果来定，包括第三代头孢菌素、头孢西丁、替卡西林-克拉维酸、哌拉西林-他唑巴坦、氨苄西林-舒巴坦、环丙沙星、左氧氟沙星、亚胺培南和美罗培南。在未确定致病菌之前，首选覆盖革兰阳性需氧菌和厌氧菌的广谱抗生素，如阿莫西林、氨基苷类加甲硝唑；或者三代头孢菌素加甲硝唑等药物，然而该方案不能覆盖肠球菌。此外，氨基苷类抗生素应谨慎使用，因为对于胆道疾病的患者，特别是伴有败血症、脱水和高龄的患者，肾毒性的风险很大。具体的方案与地区的细菌及药敏谱有关。抗生素的持续时间还没有具体的规定，但通常为 4～6 周，而且应该根据对治疗的反应进行个体化治疗。当患者情况稳定，并已进行过引流后，静脉注射抗生素可以换成口服。在多个小型肝脓肿不便于引流时，抗生素可能是唯一的选择。此外，需要及时发现及解除胆道梗阻，梗阻的持续存在会影响抗生素的效果。

二、阿米巴肝脓肿

（一）流行病学

阿米巴病是地方病，在温带和热带气候可发现，如印度、埃及和南非。每年有 4 万～10 万人死于阿米巴病。在美国,阿米巴病的患者为到流行国家的移民和游客。感染途径通常为摄入污染的食物或水果。男同性恋者之间的传播明显增加。据美国方面的报道,34 000 的人类免疫缺陷病毒(HIV)阳性患者中只有 2 例患有溶组织内阿米巴病。日本、韩国、澳大利亚和我国台湾地区报告表明男性同性恋中的发病率显著增高。发病率的增加很可能是由于肛门-口交和这种寄生虫在亚太地区流行率的增加。

(二)病因

滋养体附着,然后侵入结肠上皮细胞进入黏膜下层,通过各种蛋白水解酶和炎性细胞作用,形成"烧瓶样溃疡",这会导致腹泻和肠道组织的破坏。滋养体通过门静脉循环到达肝脏,从而导致脓肿的形成。

(三)微生物学

阿米巴痢疾有两种形式。囊肿是摄入的形式,能动滋养体在回肠末端或结肠形成。溶组织内阿米巴可以通过分子技术与大肠埃希菌毒蛾进行鉴别,后者不具有致病性。

(四)临床表现

阿米巴感染后可无症状,但每年有 4%～10% 的无症状患者将会发展为侵袭性疾病。肝脓肿是最常见的肠外表现。患者可有或无阿米巴性结肠炎的表现,可能要经过数月甚至数年后才会演变为肝脓肿。症状和体征包括腹泻(可能带血)、腹痛与压痛、肝脏肿大、发热、咳嗽、体重减轻、碱性磷酸酶增加和白细胞计数增多。通常在肝右叶会形成单一性脓肿;不太常见于肝左叶脓肿。细菌双重感染和败血症可能会发生,所以需要用抗生素对抗肠道微生物和葡萄球菌。蔓延到邻近部位可能会引起膈肌、膈下区、胸膜、肺和心包的感染,导致瘘的形成和脓性分泌物的积聚。

(五)诊断

含滋养体的红细胞可诊断阿米巴感染。滋养体可在肝脓肿的边缘发现,但通常不是在中央坏死的部分。超声和 CT 下表现为肿块性质。当溶组织内阿米巴存在时,血清学检查呈阳性,但当大肠埃希菌存在时,血清学检查为阴性。间接血凝试验在阿米巴病患者中阳性率几乎达到100%。在溶组织内阿米巴感染率低的地区,阳性结果支持急性感染诊断;而在高患病率地区,阳性结果可能意味着既往感染,而不是急性期感染。粪便抗原-酶联免疫吸附试验现在可用于诊断溶组织内阿米巴,具有非常良好的灵敏度和特异度。聚合酶链反应(PCR)测试目前只用于研究,还不能用于常规临床诊断。鉴别化脓性和阿米巴肝脓肿可能比较困难。在 577 例肝脓肿病例中,细菌性肝脓肿的高危因素包括年龄＞50、多发性脓肿、肺部表现和间接血凝试验滴度＜256 IU。

(六)治疗

甲硝唑是首选药物。当脓肿体积很大或呈多发性脓肿时,可合并使用氯喹来抗滋养体。除在比较复杂的病例外,很少建议行手术引流。双碘喹啉、巴龙霉素和二氯尼特,是消除肠道溶组织内阿米巴和防止复发所必需的。

(孙　恬)

第十一节 肝 硬 化

一、病因和发病机制

(一)病因

引起肝硬化的原因很多,在国内以乙型病毒性肝炎所致的肝硬化最为常见。在国外特别是北美西欧则以酒精中毒最多见。

1.病毒性肝炎

在我国占首位的是病毒性肝炎后肝硬化,约占肝硬化的 70%,乙型与丙型、丁型肝炎可以发展成肝硬化。急性或亚急性肝炎如有大量肝细胞坏死和纤维化可以直接演变为肝硬化,但是更重要的演变方式是经过慢性肝炎阶段。从病毒性肝炎发展至肝硬化病程可长达 20~30 年。

2.慢性酒精性中毒

慢性酒精性中毒指长期饮酒其代谢产物乙醛对肝的影响,导致肝血管、肝细胞受损,纤维化程度升高,最终导致肝硬化。一般每天摄入乙醇 50 g,10 年以上者 8%~15%可导致肝硬化。酒精可加速肝硬化的程度。

3.肝内外胆道梗阻及胆汁淤积

肝血液回流受阻,肝遗传代谢性疾病,非酒精性脂肪肝炎,自身免疫性肝病,药物性肝损伤等诸多因素,均有可能导致肝硬化。

4.化学药物或毒物

长期反复接触某些化学毒物,如磷、砷、四氯化碳等,或者长期服用某些药物,如四环素、甲基多巴等,均可引起中毒性肝炎,最后演变为肝硬化。

5.遗传和代谢疾病

由遗传性和代谢性疾病的肝病变逐渐发展而成肝硬化,称为代谢性肝硬化。在我国以肝豆状核变性最为常见。

(二)发病机制

肝硬化的主要发病机制是进行性纤维化,上述各种病因引起广泛的肝细胞坏死,导致正常肝小叶结构破坏。肝内星状细胞激活,细胞因子生成增加,胶原合成增加,降解减少,肝窦毛细血管化、纤维组织弥漫增生、纤维间隔血管交通吻合支产生及再生结节压迫,使肝内血液循环进一步障碍,肝逐渐变形、变硬,功能进一步减退,形成肝硬化。由于弥漫性屏障的形成,降低了肝细胞的合成功能,影响了门静脉血流动力学,造成肝细胞缺氧和营养供给障碍,加重细胞坏死。此外,门静脉小分支与肝静脉小分支之间通过新生血管或扩张的肝窦等发生异常吻合,门静脉与肝动脉之间也有侧支形成。这是发生肝功能不全和门静脉高压症的基础。

二、临床表现

(一)症状

肝硬化往往起病缓慢,症状隐匿,可能隐伏数年至十数年之久(平均 3~5 年),我国以 20~

50岁男性为主,青壮年患者的发病多与病毒性肝炎有关。随着病情的发展到后期可出现黄疸、腹水及消化道和肝性脑病等并发症。根据肝功能储备情况,临床将肝硬化分为代偿性肝硬化和失代偿性肝硬化两类,两类肝硬化的临床症状各不相同。

1.代偿性肝硬化

代偿性肝硬化指早期肝硬化无症状者,占30%～40%,可有轻度乏力、食欲缺乏或腹胀症状。常在体格检查或因其他疾病行剖腹术时才发现。部分慢性肝炎患者行活检时诊断此病。

2.失代偿性肝硬化

失代偿性肝硬化指中晚期肝硬化,有明显肝功能异常及失代偿征象。

(1)一般症状:包括食欲减退、体重减轻、乏力、腹泻、腹痛、皮肤瘙痒等。

(2)腹水:患者主诉腹胀,少量腹水常用超声或CT诊断,中等以上腹水在临床检查时可发现,后者常伴有下肢水肿。

(3)黄疸:常表现为巩膜皮肤黄染、尿色深、胆红素尿。这是由于肝细胞排泌胆红素功能衰竭,是严重肝功能不全的表现。

(4)发热:常为持续性低热,体温38.0～38.5℃,除酒精性肝硬化患者要考虑酒精性肝炎外,其余均应鉴别发热是由肝硬化本身还是细菌感染引起。

(5)贫血与出血倾向:由于上述原因患者可有不同程度的贫血,黏膜、指甲苍白或指甲呈匙状。

(6)神经精神症状:如出现嗜睡、兴奋和木僵等症状,应考虑肝性脑病的可能。

(二)体征

除上述症状外,有患者可表现为男性乳房发育,蜘蛛痣、肝掌和体毛分布改变,腹部检查除腹水外可见静脉和胸腔静脉显露及怒张,血流以脐为中心向四周流向。脾一般为中度肿大,有时为巨脾。

(三)并发症

肝硬化往往因并发症死亡,主要并发症有肝性脑病、上消化道大量出血、感染、原发性肝癌、肝肾综合征、肝肺综合征、门静脉血栓的形成等。

三、诊断要点

应详细询问肝炎史、饮酒史、药物史、输血史及家族遗传性病史。根据症状做相关检查以排除及确定病因诊断。

(一)症状

代偿性肝硬化无明显症状,失代偿性肝硬化则主要有食欲减退、体重减轻、乏力、腹泻、腹痛、皮肤瘙痒、腹水、黄疸、发热、精神神经症状。

(二)体征

除上述症状外,有患者可表现为男性乳房发育,蜘蛛痣、肝掌和体毛分布改变,腹部检查除腹水外可见静脉和胸腔静脉显露及怒张,血流以脐为中心向四周流向,脾大等。

(三)实验室检查

1.血常规检查

在肝功能代偿期,血常规多在正常范围内。在失代偿期,由于出血、营养失调和脾功能亢进等因素发生轻重不等的贫血。在脾功能亢进时,血白细胞及血小板均降低,其中以血小板降低尤为明显。

2.尿液检查

尿常规检查时,乙型肝炎肝硬化合并乙肝相关性肾炎时尿蛋白阳性。由于肝功能减退,肝不能将来自肠道的尿胆原变为直接胆红素,故尿中尿胆原增加,腹水患者尿钠排出降低,肝肾综合征时<10 mmol,尿钠/尿钾<1。

3.肝功能试验

肝硬化初期肝功能检查多无特殊改变或仅有慢性肝炎的表现,如转氨酶升高等。随着肝硬化发展、肝功能储备减少,则可有肝硬化相关的变化,如 AST>ALT,清蛋白降低、胆碱酯酶活力降低、胆红素升高等。

(四)影像学检查

1.B超检查

B超检查见肝脏缩小,肝表面明显凸凹不平,锯齿状或波浪状,肝边缘变钝,肝实质回声不均、增强,呈结节状,门静脉和脾门静脉内径增宽,肝静脉变细、扭曲,粗细不均,腹腔内可见液性暗区。

2.CT 扫描

CT 扫描诊断肝硬化的敏感性与 B 超检查所见相似,但对早期发现肝细胞癌更有价值。

3.MRI 扫描

对肝硬化的诊断价值与 CT 扫描相似,但在肝硬化合并囊肿、血管瘤或肝细胞癌时,MRI 检查具有较大的鉴别诊断价值。

(五)上消化道内镜或钡餐 X 线食管造影检查

上消化道内镜或钡餐 X 线食管造影检查可发现食管胃底静脉曲张的有无及严重程度。

(六)病理学检查

肝穿病理学检查仍为诊断肝硬化的金标准,特别是肝硬化前期。早期肝硬化如不做肝穿病理检查,临床上往往不易确定。肝组织学检查对肝硬化的病因诊断亦有较大帮助。

四、治疗原则

肝硬化的治疗应该是综合性的,首先应去除各种导致肝硬化的病因,如酒精性肝硬化者必须戒酒,乙型肝硬化者可抗病毒治疗,肝豆状核变性可行排铜治疗。

(一)一般治疗

肝硬化患者一般全身营养状况差,支持疗法目的在于恢复全身情况,供给肝脏足够的营养以有利于肝细胞的修复再生。

1.休息

代偿期的肝硬化患者可适当工作或劳动,应注意劳逸结合,以不感疲劳为度。肝硬化失代偿期应停止工作,休息乃至卧床休息。

2.饮食

肝硬化患者的饮食原则上应是高热量、高蛋白、维生素丰富而易消化的食物。严禁饮酒,动物脂肪不易摄入过多。如肝功能严重减退或有肝性脑病先兆时应严格限制蛋白食物。有腹水者应予少钠盐或无钠盐饮食。

(二)药物治疗

1.乙肝肝硬化患者抗病毒治疗

HBeAg 阳性者 HBV DVA$\geq 10^5$ 拷贝/毫升，HBe Ag 阴性者 HBV DVA$\geq 10^4$ 拷贝/毫升，ALT 正常或升高，需用核苷类似物抗病毒治疗。目前可供使用的药物有拉米夫定、阿德福韦酯、替比夫定和恩替卡韦。

2.抗纤维化药物

目前尚无有效地逆转肝纤维化的方法，活血化瘀的中药，如丹参、桃仁提取物、虫草菌丝及丹参黄芪的复方制剂或干扰素-γ 和 α 用于早期肝硬化治疗，有一定的抗纤维化作用。

3.保护肝细胞的药物

保护肝细胞的药物用于转氨酶及胆红素升高的肝硬化患者。常用药物有下面几种。

(1)甘草酸：有免疫调节、抗感染、抗纤维化、保护肝细胞作用。宜用于早期肝硬化患者。

(2)谷胱甘肽：是由谷氨酸、胱氨酸、甘氨酸组成的含巯基胱肽物质。能提供巯基、半胱氨酸维护细胞正常代谢，与毒性物质结合，起解毒作用。

4.维生素类

B 族维生素有防止脂肪肝和保护肝细胞的作用。维生素 C 有促进代谢和解毒作用。慢性营养不良者可补充维生素 B_{12} 和叶酸。维生素 E 有抗氧化和保护肝细胞的作用，已用于酒精性肝硬化患者的治疗。有凝血障碍者可注射维生素 K_1。

(三)腹水的处理

治疗腹水不但可以减轻症状，还可防止腹水所引发的一系列并发症，如 SBP、肝肾综合征等。主要治疗措施及药物有以下几方面。

1.限制钠和水的摄入

这是腹水的基础治疗，部分中重度腹水患者可发生自发性利尿，腹水消退。钠摄入量每天 60～90 mg，有稀释性低钠血症者应同时限制水摄入。

2.利尿剂

对腹水较大或基础治疗无效者应使用利尿剂。临床常用的利尿剂有螺内酯和呋塞米。利尿剂的使用应从小剂量开始。

3.提高胶体血浆渗透压

每周定期输注清蛋白或血浆，可通过提高胶体渗透压促进腹水消退。

4.放腹水

对于一些时间长的顽固性腹水可通过该法进行，同时补充蛋白以增加有效血容量。

（孙　恬）

第十二节　克罗恩病

克罗恩病(CD)是一种贯穿肠壁各层的慢性增殖性、炎症性疾病，可累及从口腔至肛门的各段消化道，呈节段性或跳跃式分布，但好发于末端回肠、结肠及肛周。临床以腹痛、腹泻、腹部包块、瘘管形成和肠梗阻为主要特征，常伴有发热、营养障碍及关节、皮肤、眼、口腔黏膜、肝脏等的肠外表现。

本病病程迁延,有终身复发倾向,不易治愈。任何年龄均可发病,20～30岁和60～70岁是2个高峰发病年龄段。无性别差异。

本病在欧美国家多见。近10多年来,日本、韩国、南美本病发病率在逐渐升高。我国虽无以人群为基础的流行病学资料,但病例报道却在不断增加。

一、病因及发病机制

本病病因尚未明了,发病机制亦不甚清楚,推测是由肠道细菌和环境因素作用于遗传易感人群,导致肠黏膜免疫反应过高导致。

(一)遗传因素

传统流行病学研究显示:①不同种族CD的发病率有很大的差异。②CD有家族聚集现象,但不符合简单的孟德尔遗传方式。③单卵双生子中CD的同患率高于双卵双生子。④CD患者亲属的发病率高于普通人群,而患者配偶的发病率几乎为零。⑤CD与特纳综合征、海-普二氏综合征及糖原贮积病Ⅰb型等罕见的遗传综合征有密切的联系。

上述资料提示该病的发生可能与遗传因素有关。进一步的全基因组扫描结果显示易感区域分布在1、3、4、5、6、7、10、12、14、16、19号及X染色体上,其中16、12、6、14、5、19及1号染色体被分别命名为IBD1-7,候选基因包括CARD15、DLG5、SLC22A4和SLC22A5、IL-23R等。

目前,多数学者认为CD符合多基因病遗传规律,是许多对等位基因共同作用的结果。具有遗传易感性的个体在一定环境因素作用下发病。

(二)环境因素

在过去的半个世纪里,CD在世界范围内迅速增长,不仅发病率和流行情况发生了变化,患者群也逐渐呈现低龄化趋势,提示环境因素对CD易患性的影响越来越大。研究显示众多的环境因素与CD密切相关,有的是诱发因素,有的则起保护作用,如吸烟、药物、饮食、地理和社会状况、应激、微生物、肠道通透性和阑尾切除术。目前只有吸烟被肯定与CD病情的加重和复发有关。

(三)微生物因素

肠道菌群是生命所必需,大量微生物和局部免疫系统间的平衡导致黏膜中存在大量的炎症细胞,形成"生理性炎症"现象,有助于机体免受到达肠腔的有害因素的损伤。这种免疫平衡有赖于生命早期免疫耐受的建立,遗传易感性等因素可致黏膜中树突状细胞、Toll样受体(TLRs)、T效应细胞等的改变而参与疾病的发生与发展。小肠腺隐窝潘氏细胞和其分泌产物(主要为防御素)对维持肠道的内环境的稳定起着重要作用,有研究指出CD是一种防御素缺乏综合征。

多项临床研究亦支持肠道菌群在CD的发病机制中的关键环节,如一项研究显示小肠病变的CD患者切除病变肠段后行近端粪便转流可预防复发,而将肠腔内容物再次灌入远端肠腔可诱发炎症。

(四)免疫因素

肠道免疫系统是CD发病机制中的效应因素,介导对病原微生物反应的形式和结果。CD患者的黏膜T细胞对肠道来源和非肠道来源的细菌抗原的反应增强,前炎症细胞因子和趋化因子的产生增多,如IFN-7、IL-12、IL-18等,而最重要的是免疫调节性细胞因子的变化。CD是典型的Th_1反应,黏膜T细胞的增殖和扩张程度远超过溃疡性结肠炎,而且对凋亡的抵抗力更强。

最近有证据表明 CD 不仅与上述继发免疫反应有关,也可能与天然免疫的严重缺陷有关。如携带 NOD2 变异的 CD 患者,其单核细胞对 MDP 和 TNF-α 的刺激所产生的 IL-1β 和 IL-8 显著减少。这些新发现表明 CD 患者由于系统性的缺陷导致了天然免疫反应的减弱,提示它们可能同时存在天然免疫和继发性免疫缺陷,但两者是否相互影响或如何影响仍不清楚。

二、诊断步骤

(一)起病情况

大多数病例起病隐袭。在疾病早期症状多为不典型的消化道症状或发热、体重下降等全身症状,从发病至确诊往往需数月至数年的时间。少数急性起病,可表现为急腹症,酷似急性阑尾炎或急性肠梗阻。

(二)主要临床表现

克罗恩病以透壁性黏膜炎症为特点,常导致肠壁纤维化和肠梗阻,穿透浆膜层的窦道造成微小的穿孔和瘘管。

克罗恩病可累及从口至肛周的消化道的任一部位。近 80% 的患者小肠受累,通常是回肠远端,且 1/3 的患者仅表现为回肠炎;近 50% 的患者为回结肠炎;近 20% 的患者仅累及结肠,尽管这一表型的临床表现与溃疡性结肠炎相似,但大致一半的患者无直肠受累;小部分患者累及口腔或胃十二指肠;个别患者可累及食管和近端小肠。

克罗恩病因其透壁性炎症及病变累及范围广泛的特点,临床表现较溃疡性结肠炎更加多样化。克罗恩病的临床特征包括疲乏、腹痛、慢性腹泻、体重下降、发热、伴或不伴血便。约 10% 的患者可无腹泻症状。儿童克罗恩病患者常有生长发育障碍,而且可能先于其他各种症状。部分患者可伴有瘘管和腹块,症状取决于病变的部位和严重程度。

许多患者在诊断前多年即表现出各种各样的症状。研究显示,患者在诊断为克罗恩病前平均 7.7 年即已出现类似于肠易激综合征的各种非特异性消化道症状,而病变局限于结肠者从出现症状到获得诊断的时间最长,平均 4.9~11.4 年。

1.回肠炎和结肠炎

腹泻、腹痛、体重下降、发热是大多数回肠炎、回结肠炎和结肠型克罗恩病患者的典型的临床表现。腹泻可由多种原因引致,包括分泌过多、病变黏膜的吸收功能受损、回肠末端炎症或切除所致胆盐吸收障碍、回肠广泛病变或切除所致脂肪泻。小肠狭窄部位的细菌生长过度、小肠结肠瘘、广泛的空肠病变亦可导致脂肪泻。回肠炎患者常伴有小肠梗阻和右下腹包块;局限于左半结肠的克罗恩病患者可出现大量血便,症状类似溃疡性结肠炎。

2.腹痛

不论病变的部位何在,痉挛性腹痛是克罗恩病的常见症状。黏膜透壁性炎症所致纤维性缩窄导致小肠或结肠梗阻。病变局限于回肠远端的患者在肠腔狭窄并出现便秘、腹痛等早期梗阻征象前可无任何临床症状。

3.血便

尽管克罗恩病患者常有大便潜血阳性,但大量血便者少见。

4.穿孔和瘘管

透壁的炎症形成穿透浆膜层的窦道,致肠壁穿孔,常表现为急性、局限性腹膜炎,患者急起发热、腹痛、腹部压痛及腹块。肠壁的穿透亦可表现为无痛性的瘘管形成。瘘管的临床表现取决于病变肠管所在位置和所累及的邻近组织或器官。胃肠瘘常无症状或有腹部包块;肠膀胱瘘将导致反复的复杂的泌尿道感染,伴有气尿;通向后腹膜腔的瘘管可导致腰大肌脓肿和/或输尿管梗阻、肾盂积水;结肠阴道瘘表现为阴道排气和排便;另外还可出现肠皮肤瘘管。

5.肛周疾病

约 1/3 的克罗恩病患者出现肛周病变,包括肛周疼痛、皮赘、肛裂、肛周脓肿及肛门直肠瘘。

6.其他部位的肠道炎症

临床表现随病变部位而异。如口腔的阿弗他溃疡或其他损伤致口腔和牙龈疼痛;极少数患者因食管受累而出现吞咽痛和吞咽困难;约 5% 的患者胃十二指肠受累,表现为溃疡样病损、上腹痛和幽门梗阻的症状;少数近端小肠病变的患者可出现类似口炎样腹泻的症状并伴有脂肪吸收障碍。

7.全身症状

疲乏、体重下降和发热是主要的全身症状。体重下降往往是由于患者害怕进食后的梗阻性疼痛而减少摄入所致,亦与吸收不良有关。克罗恩病患者常出现原因不明的发热,发热可能是由于炎症本身所致,亦可能是由穿孔后并发肠腔周围的感染导致。

8.并发症

克罗恩病的并发症包括局部并发症、肠外并发症及与吸收不良相关的并发症。

(1)局部并发症:与炎症活动性相关的并发症包括肠梗阻、大出血、急性穿孔、瘘管和脓肿的形成、中毒性巨结肠。CT 检查是检出和定位脓肿的主要手段,并可在 CT 的引导下对脓肿进行穿刺引流及抗生素的治疗。

(2)肠外并发症:包括眼葡萄膜炎和巩膜外层炎;皮肤结节性红斑和脓皮坏疽病;大关节炎和强直性脊柱炎;硬化性胆管炎;继发性淀粉样变,可导致肾衰竭;静脉和动脉血栓形成。

(3)吸收不良综合征:胆酸通过肠肝循环在远端回肠吸收,回肠严重病变或已切除将导致胆酸吸收障碍。胆酸吸收不良影响结肠对脂肪及水、电解质的吸收而产生脂肪泻或水样泻;小肠广泛切除后所致短肠综合征亦可引起腹泻。胆酸吸收不良致胆酸和胆固醇比例失调,胆汁更易形成胆石。脂肪泻可致严重的营养不良、凝血功能障碍、低血钙及抽搐、骨软化症、骨质疏松。

克罗恩病患者易发生骨折,且与疾病的严重度相关。骨质的丢失主要与激素的使用及体能活动减少、雌激素不足等所致维生素、钙的吸收不良有关。脂肪泻和腹泻可促进草酸钙和尿酸盐结石的形成。维生素 B_{12} 在远端回肠吸收,严重的回肠病变或回肠广泛切除可导致维生素 B_{12} 吸收不良产生恶性贫血。因此,应定期监测回肠型克罗恩病及回肠切除术后患者的血清维生素 B_{12} 水平,根据维生素 B_{12} 吸收试验的结果决定患者是否需要终身给予维生素 B_{12} 的替代治疗。

(4)恶性肿瘤:与溃疡性结肠炎相似,病程较长的结肠型克罗恩病患者罹患结肠癌的风险增加。克罗恩病患者患小肠癌的概率亦高于普通人群。有报道称,克罗恩病患者肛门鳞状细胞癌、十二指肠肿瘤和淋巴瘤的概率增加,但是 IBD 患者予硫唑嘌呤或巯嘌呤(6-MP)治疗后罹患淋巴瘤的风险是否增加则尚无定论。

(三)体格检查

体格检查可能正常或呈现一些非特异性的症状,如面色苍白、体重下降,抑或提示克罗恩病的特征性改变,如肛周皮赘、窦道、腹部压痛性包块。

(四)辅助检查

1.常规检查

全血细胞计数常提示贫血;活动期白细胞计数增高。血清蛋白常降低。粪便隐血试验常呈阳性。有吸收不良综合征者粪脂含量增加。

2.抗体检测

炎症性肠病患者的血清中可出现多种自身抗体。其中一些可用于克罗恩病的诊断和鉴别诊断。抗 OmpC 抗体阳性提示可能为穿孔型克罗恩病。抗中性粒细胞胞质抗体(P-ANCA)和抗酿酒酵母菌抗体(ASCA)的联合检测用于炎症性肠病的诊断,克罗恩病和溃疡性结肠炎的鉴别诊断。

3.C 反应蛋白(CRP)

克罗恩病患者的 CRP 水平通常升高,且高于溃疡性结肠炎的患者。CRP 的水平与克罗恩病的活动性有关,也可作为评价炎症程度的指标。

CRP 的血清学水平有助于评价患者的复发风险,高水平的 CRP 提示疾病活动或合并细菌感染,CRP 水平可用于指导治疗和随访。

4.血沉(ESR)

ESR 通过血浆蛋白浓度和血细胞比容来反映克罗恩病肠道炎症,精确度较低。ESR 虽然可随疾病活动而升高,但缺乏特异性,不足以与 UC 和肠道感染鉴别。

5.回结肠镜检查

对于疑诊克罗恩病的患者,应进行回肠结肠镜检查和活检,观察回肠末端和每个结肠段,寻找镜下证据,是建立诊断的第一步。克罗恩病镜下最特异性的表现是节段性改变、肛周病变和卵石征。

6.肠黏膜活检

其目的通常是为进一步证实诊断而不是建立诊断。显微镜下特征为局灶的(不连续的)慢性的(淋巴细胞和浆细胞)炎症和斑片状的慢性炎症,局灶隐窝不规则(不连续的隐窝变形)和肉芽肿(与隐窝损伤无关)。回肠部位病变的病理特点除上述各项外还包括绒毛结构不规则。如果回肠炎和结肠炎是连续性的,诊断应慎重。"重度"定义:溃疡深达肌层,或出现黏膜分离,或溃疡局限于黏膜下层,但溃疡面超过 1/3 结肠肠段(右半结肠,横结肠,左半结肠)。

近 30%的克罗恩病患者可见特征性肉芽肿样改变,但肉芽肿样改变还可见于耶尔森菌属感染性肠炎、贝赫切特综合征、结核及淋巴瘤。因此,这一表现既不是诊断所必需也不能用于证实诊断是否成立。

7.胃肠道钡餐

胃肠道钡餐有助于全面了解病变在胃、肠道节段性分布的情况、狭窄的部位和长度。气钡双重造影虽然不能发现早期微小的病变,但可显示阿弗他样溃疡,了解病变的分布及范围、肠腔狭窄的程度,发现小的瘘管和穿孔。

典型的小肠克罗恩病的 X 线改变包括结节样改变、溃疡、肠腔狭窄(肠腔严重狭窄或痉挛时可呈现"线样征")、鹅卵石样改变、脓肿、瘘管、肠襻分离(透壁的炎症和肠壁增厚所致)。胃窦腔的狭窄及十二指肠节段性狭窄提示胃十二指肠克罗恩病。

8.胃十二指肠镜

常规的胃十二指肠镜检查仅在有上消化道症状的患者中推荐使用。累及上消化道的克罗恩病几乎总是伴有小肠和大肠的病变。当患者被诊断为"未定型大肠炎"时,胃黏膜活检可能有助于诊断,局部活动性胃炎可能是克罗恩病特点。

9.胶囊内镜

胶囊内镜为小肠的可视性检查提供了另一手段,可用于有临床症状、疑诊小肠克罗恩病、排除肠道狭窄、回肠末端内镜检查正常或不可行及胃肠道钡餐或 CT 未发现病变的患者。

禁忌证包括胃肠道梗阻、狭窄或瘘管形成、起搏器或其他植入性电子设备及吞咽困难者。

10.其他

当怀疑有肠壁外并发症时,包括瘘管或脓肿,可选用腹部超声、CT 和/或 MRI 进行检查。腹部超声检查是诊断肠壁外并发症的最简单易行的方法,但对于复杂的克罗恩病患者,CT 和 MRI 检查的精确度更高,特别是对于瘘管、脓肿和蜂窝织炎的诊断。

三、诊断对策

(一)诊断要点

克罗恩病的诊断主要根据临床、内镜、组织学、影像学和/或生化检查的综合分析来确立诊断。患者具备上述的临床表现,特别是阳性家族史时应注意是否患克罗恩病。

详细的病史应该包括关于症状始发时各项细节问题,包括近期的旅行、食物不耐受、与肠道疾病患者接触史、用药史(包括抗生素和非甾体抗炎药)、吸烟史、家族史及阑尾切除史;详细询问夜间症状、肠外表现(包括口、皮肤、眼睛、关节、肛周脓肿或肛裂)。

体格检查时应注意各项反映急性和/或慢性炎症反应、贫血、体液丢失、营养不良的体征,包括一般情况、脉搏、血压、体温、腹部压痛或腹胀、可触及的包块、会阴和口腔的检查及直肠指检。测量体重,计算体重指数。

针对感染性腹泻的微生物学检查应包括艰难梭状芽孢杆菌。对有外出旅行史的患者可能要进行其他的粪便检查,而对于病史符合克罗恩病的患者,则不必再进行额外的临床和实验室检查。

完整的诊断应包括临床类型、病变分布范围及疾病行为、疾病严重程度、活动性及并发症。

(二)鉴别诊断要点

克罗恩病因其病变部位多变及疾病的慢性过程,需与多种疾病进行鉴别。许多患者病程早期症状轻微且无特异性,常被误诊为乳糖不耐受或肠易激综合征。

1.结肠型克罗恩病需与溃疡性结肠炎鉴别

克罗恩病通常累及小肠而直肠免于受累,无大量血便,常见肛周病变、肉芽肿或瘘管形成。10%～15%炎症性肠病患者仅累及结肠,如果无法诊断是溃疡性结肠炎还是克罗恩病,可诊断为未定型结肠炎。

2.急性起病的新发病例

应排除志贺氏菌、沙门菌、弯曲杆菌、大肠埃希菌及阿米巴等感染性腹泻。近期有使用抗生素的患者应注意排除艰难梭状芽孢杆菌感染,而使用免疫抑制剂的患者则应排除巨细胞病毒感染。应留取患者新鲜大便标本进行致病菌的检查,使用免疫抑制剂的患者需进行内镜下黏膜活检。

3.其他

因克罗恩病有节段性病变的特点,阑尾炎、憩室炎、缺血性肠炎、合并有穿孔或梗阻的结肠癌均可出现与克罗恩病相似的症状。耶尔森菌属感染引起的急性回肠炎与克罗恩病急性回肠炎常常难以鉴别。

肠结核与回结肠型克罗恩病症状相似,常造成诊断上的困难,但以下特征可有助于鉴别。①肠结核多继发于开放性肺结核;②病变主要累及回盲部,有时累及邻近结肠,但病变分布为非节段性;③瘘管少见;④肛周及直肠病变少见;⑤结核菌素试验阳性等。对鉴别困难者,建议先行抗结核治疗并随访观察疗效。

淋巴瘤、慢性缺血性肠炎、子宫内膜异位症、类癌均可表现为与小肠克罗恩病难以分辨的症状及 X 线特征,小肠淋巴瘤通常进展较快,必要时手术探查可获病理确诊。

(三)临床类型

新近颁布的蒙特利尔分型较为完整地描述了克罗恩病的年龄分布、病变部位及疾病行为。

1.诊断年龄(A)

A1:16 岁或更早;A2:17～40 岁;A3:40 岁以上。

2.病变部位(L)

L1:末端回肠;L2:结肠;L3:回结肠;L4:上消化道;L1+L4:回肠+上消化道;L2+L4:结肠+上消化道;L3+L4:回结肠+上消化道。

3.疾病行为(B)

B1:非狭窄,非穿透型;B2:狭窄型;B3:穿透型;P:肛周病变;B1p:非狭窄,非穿透型+肛周病变;B2p:狭窄型+肛周病变;B3p:穿透型+肛周病变。

B1 型应视为一种过渡的分型,直到诊断后再随访观察一段时期。这段时期的长短可能因研究不同而有所变化(如 5～10 年),但应该被明确规定以便确定 B1 的分型。

(四)CD 疾病临床活动性评估(《ACG 指南》,2001)

1.缓解期

无临床症状及炎症后遗症的 CD 患者,也包括内科治疗和外科治疗反应良好的患者;激素维持治疗下持续缓解的患者为激素依赖型缓解。

2.轻至中度

无脱水、全身中毒症状,无中度及中度以上腹痛或压痛,无腹部痛性包块,无肠梗阻,体重下降不超过 10%。

3.中至重度

对诱导轻至中度疾病缓解的标准治疗(5-氨基水杨酸,布地奈德或泼尼松)无反应,或至少满足下列一项者:中度及中度以上腹痛或压痛,间歇性轻度呕吐(不伴有肠梗阻),脱水/瘘管形成,体温高于37.5 ℃,体重下降超过 10%或血红蛋白<100 g/L。

4.重度至暴发

对标准剂量激素治疗呈现激素抵抗,症状持续无缓解者或至少满足下列一项者:腹部体征阳性、持续性呕吐、脓肿形成、高热、恶病质或肠梗阻。

为便于对疾病活动性和治疗反应进行量化评估,临床上常采用较为简便实用的 Harvey 和 Bradshow 标准计算 CD 活动指数(CDAI)。见表6-6。

表 6-6　简化 CDAI 计算法

项目	计分
1.一般情况	0:良好;1:稍差;2:差;3:不良;4:极差
2.腹痛	0:无;1:轻;2:中;3:重
3.腹泻稀便	每天 1 次记 1 分
4.腹块(医师认定)	0:无;1:可疑;2:确定;3:伴触痛
5.并发症(关节痛、虹膜炎、结节性红斑、坏疽性脓皮病、阿弗他溃疡、裂沟、新瘘管及脓肿等)	每个 1 分

注:低于 4 分为缓解期;5～8 分为中度活动期;高于 9 分为重度活动期。

四、治疗对策

(一)治疗原则

克罗恩病治疗方案选择取决于疾病严重程度、部位和并发症。尽管有总体治疗方针可循,但必须建立以患者对治疗的反应和耐受情况为基础的个体化治疗。治疗目标是诱导活动性病变缓解和维持缓解。外科手术在克罗恩病治疗中起着重要的作用,经常为药物治疗失败的患者带来持久和显著的效益。

(二)药物选择

1.糖皮质激素

迄今为止仍是控制病情活动最有效的药物,适用于活动期的治疗,使用时主张初始剂量要足、疗程偏长、减量过程个体化。常规初始剂量为泼尼松 40～60 mg/d,病情缓解后一般以每周 5 mg 的速度将剂量减少至停用。临床研究显示长期使用激素不能减少复发,且不良反应大,因此不主张应用皮质激进行长期维持治疗。

回肠控释剂布地奈德口服后主要在肠道起局部作用,吸收后经肝脏首关效应迅速灭活,故全身不良反应较少。布地奈德剂量为每次 3 mg,每天 3 次,视病情严重程度及治疗反应逐渐减量,一般在治疗 8 周后考虑开始减量,全疗程一般不短于 3 个月。

建议布地奈德适用于轻、中度回结肠型克罗恩病,系统糖皮质激素适用于中重度克罗恩病或对相应治疗无效的轻、中度患者。对于病情严重者可予氢化可的松或地塞米松静脉给药;病变局限于左半结肠者可予糖皮质激素保留灌肠。

2.氨基水杨酸制剂

氨基水杨酸制剂对控制轻、中型活动性克罗恩病患者的病情有一定的疗效。柳氮磺胺吡啶适用于病变局限于结肠者;美沙拉嗪对病变位于回肠和结肠者均有效,可作为缓解期的维持治疗。

3.免疫抑制剂

硫唑嘌呤或巯嘌呤适用于对糖皮质激素治疗效果不佳或对糖皮质激素依赖的慢性活动性病例。加用该类药物后有助于逐渐减少激素的用量乃至停用,并可用于缓解期的维持治疗。剂量为硫唑嘌呤2 mg/(kg·d)或巯嘌呤 1.5 mg/(kg·d),显效时间需 3～6 个月,维持用药一般 1～4 年。严重的不良反应主要是白细胞计数减少等骨髓抑制的表现,发生率约为 4%。

硫唑嘌呤或巯嘌呤无效时可选用甲氨蝶呤诱导克罗恩病缓解,有研究显示,甲氨蝶呤每周

25 mg肌内注射治疗可降低复发率及减少激素用量。甲氨蝶呤的不良反应有恶心、肝酶异常、机会感染、骨髓抑制及间质性肺炎。长期使用甲氨蝶呤可引起肝损害,肥胖、糖尿病、饮酒是肝损害的危险因素。使用甲氨蝶呤期间必须戒酒。

研究显示静脉使用环孢素治疗克罗恩病疗效不肯定,口服环孢素无效。少数研究显示静脉使用环孢素对促进瘘管闭合有一定的作用。他可莫司和麦考酚吗乙酯在克罗恩病治疗中的疗效尚待进一步研究。

4.生物制剂

英夫利昔单抗是一种抗肿瘤坏死因子-α(TNF-α)的单克隆抗体,其用于治疗克罗恩病的适应证:①中、重度活动性克罗恩病患者经充分的传统治疗,即糖皮质激素及免疫抑制剂(硫唑嘌呤、巯嘌呤或甲氨蝶呤)治疗无效或不能耐受者。②克罗恩病合并肛瘘、皮瘘、直肠阴道瘘,经传统治疗(抗生素、免疫抑制剂及外科引流)无效者。

推荐以 5 mg/kg 剂量(静脉给药,滴注时间不短于 2 小时)在第 0、2、6 周作为诱导缓解,随后每隔 8 周给予相同剂量以维持缓解。原来对治疗有反应随后又失去治疗反应者可将剂量增加至10 mg/kg。

对初始的 3 个剂量治疗到第 14 周仍无效者不再予英夫利昔单抗治疗。治疗期间原来同时应用糖皮质激素者可在取得临床缓解后将激素减量至停用。已知对英夫利昔单抗过敏、活动性感染、神经脱髓鞘病、中至重度充血性心力衰竭及恶性肿瘤患者禁忌使用。药物的不良反应包括机会感染、输注反应、迟发型超敏反应、药物性红斑狼疮、淋巴瘤等。

其他生物疗法还有骨髓移植、血浆分离置换法等。

5.抗生素

某些抗菌药物,如甲硝唑、环丙沙星等对治疗克罗恩病有一定的疗效,甲硝唑对有肛周瘘管者疗效较好。长期大剂量应用甲硝唑会出现诸如恶心、呕吐、食欲缺乏、金属异味、继发多发性神经系统病变等不良反应,因此,仅用于不能应用或不能耐受糖皮质激素者、不愿使用激素治疗的结肠型或回结肠型克罗恩病患者。

6.益生菌

部分研究报道益生菌治疗可诱导活动性克罗恩病缓解并可用于维持缓解的治疗,但尚需更多设计严谨的临床试验予以证实。

(三)治疗计划及治疗方案的选择

由于克罗恩病病情个体差异很大,疾病过程中病情变化也很大,因此治疗方案必须视疾病的活动性、病变的部位、疾病行为及对治疗的反应及耐受性来制订。

1.营养疗法

高营养低渣饮食,适当给予叶酸、维生素 B_{12} 等多种维生素及微量元素。要素饮食在补充营养的同时还可控制病变的活动,特别适用于无局部并发症的小肠克罗恩病。完全胃肠外营养仅用于严重营养不良、肠瘘及短肠综合征的患者,且应用时间不宜过长。

2.活动性克罗恩病的治疗

(1)局限性回结肠型:轻、中度者首选布地奈德口服每次 3 mg,每天 3 次。轻度者可予美沙拉嗪,每天用量3～4 g。症状很轻微者可考虑暂不予治疗。中、重度患者首选系统作用糖皮质激素治疗,重症病例可先静脉用药。有建议对重症初发病例开始即用糖皮质激素加免疫抑制剂(如硫唑嘌呤)的治疗。

(2)结肠型：轻、中度者可选用氨基水杨酸制剂(包括柳氮磺胺吡啶)。中、重度必须予系统作用糖皮质激素治疗。

(3)存在广泛小肠病变：该类患者疾病活动性较强，对中、重度病例首选系统作用糖皮质激素治疗。常需同时加用免疫抑制剂。营养疗法是重要的辅助治疗手段。

(4)根据治疗反应调整治疗方案。轻、中度回结肠型病例对布地奈德无效，或轻、中度结肠型病例对氨基水杨酸制剂无效，应重新评估为中、重度病例，改用系统作用糖皮质激素治疗。激素治疗无效或依赖的病例，宜加用免疫抑制剂。

上述治疗依然无效或激素依赖，或对激素和/或免疫抑制剂不耐受者考虑予以英夫利昔单抗或手术治疗。

3.维持治疗

克罗恩病复发率很高，必须予以维持治疗。推荐方案有以下几点。

(1)所有患者必须戒烟。

(2)氨基水杨酸制剂可用于非激素诱导缓解者，剂量为治疗剂量，疗程一般为2年。

(3)由系统激素诱导的缓解宜采用免疫抑制剂作为维持治疗，疗程可达4年。

(4)由英夫利昔单抗诱导的缓解目前仍建议予英夫利昔单抗规则维持治疗。

4.外科手术

内科治疗无效或有并发症的病例应考虑手术治疗，但克罗恩病手术后复发率高，故手术的适应证主要针对其并发症，包括完全性纤维狭窄所致机械性肠梗阻、合并脓肿形成或内科治疗无效的瘘管、脓肿形成。

急诊手术指征为暴发性或重度性结肠炎、急性穿孔、大量的危及生命的出血。

5.术后复发的预防

克罗恩病术后复发率相当高，但目前缺乏有效的预防方法。预测术后复发的危险因素包括吸烟、结肠型克罗恩病、病变范围广泛(>100 cm)、因内科治疗无效而接受手术治疗的活动性病例、因穿孔或瘘而接受手术者、再次接受手术治疗者等。

对于术后易复发的高危病例的处理：术前已服用免疫抑制剂者术后继续治疗；术前未用免疫抑制剂者术后应予免疫抑制剂治疗；甲硝唑对预防术后复发可能有效，可以在术后与免疫抑制剂合用一段时间。建议术后3个月复查内镜，吻合口的病变程度对术后复发可预测术后复发。对中、重度病变的复发病例，如有活动性症状应予糖皮质激素及免疫抑制剂治疗；对无症状者予免疫抑制剂维持治疗；对无病变或轻度病变者可予美沙拉嗪治疗。

五、病程观察及处理

(一)病情观察要点

在诊治过程中应密切观察患者症状、体征、各项活动性指标和严重度的变化，以便及时修正诊断，或对病变严重程度和活动度做出准确的评估，判断患者对治疗的反应及耐受性，以便于调整治疗方案。

(二)疗效判断标准

临床将克罗恩病活动度分为轻度、中度和重度。大多数临床试验将患者克罗恩病活动指数(CDAI)>220定义为活动性病变。现在更倾向于CDAI联合CRP高于10 mg/L来评价CD的活动。

"缓解"标准为 CDAI 低于 150,"应答"为 CDAI 指数下降超过 100。"复发"定义:确诊为克罗恩病的患者经过内科治疗取得临床缓解或自发缓解后,再次出现临床症状,建议采用 CDAI 高于 150 且比基线升高超过 100。经治疗取得缓解后,3 个月内出现复发称为早期复发。复发可分为稀发型(≤1 次/年)、频发型(≥2 次/年)或持续发作型。

"激素抵抗"指泼尼松龙用量达到 0.75 mg/(kg·d),持续 4 周,疾病仍然活动者。"激素依赖"为下列两项符合一项者:①自开始使用激素起 3 个月内不能将激素用量减少到相当于泼尼松龙10 mg/d(或布地奈得 3 mg/d),同时维持疾病不活动。②停用激素后 3 个月内复发者。在确定激素抵抗或依赖前应仔细排除疾病本身特殊的并发症。

"再发"定义为外科手术后再次出现病损(复发是指症状的再次出现)。"形态学再发"指手术彻底切除病变后新出现的病损。通常出现在"新"回肠末端和/或吻合口,可通过内镜、影像学检查及外科手术发现。

"镜下再发"目前根据 Rutgeerts 标准评估和分级,分为:0 级,没有病损;1 级,阿弗他口疮样病损,少于 5 处;2 级,阿弗他口疮样病损,多于 5 处,病损间黏膜正常,或跳跃性大的病损,或病损局限于回结肠吻合口(<1 cm);3 级,弥漫性阿弗他口疮样回肠炎,并黏膜弥漫性炎症;4 级,弥漫性回肠炎症并大溃疡、结节样病变或狭窄。

"临床再发"指手术完全切除大体病变后,症状再次出现。"局限性病变"指肠道 CD 病变范围<30 cm,通常是指回盲部病变(<30 cm 回肠伴或不伴右半结肠),也可以是指孤立的结肠病变或近端小肠的病变。"广泛性的克罗恩病"肠道克罗恩病受累肠段超过 100 cm,无论定位于何处。这一定义是指节段性肠道炎症性病变的累积长度。

六、预后评估

本病以慢性渐进型多见,虽然部分患者可经治疗后好转,部分患者亦可自行缓解,但多数患者反复发作,迁延不愈,相当一部分患者在其病程中因并发症而需进行 1 次以上的手术治疗,预后不佳。发病 15 年后约半数尚能生存。急性重症病例常伴有毒血症和并发症,近期病死率达3%~10%。近年来发现克罗恩病癌变的概率增高。

(孙 恬)

第七章

神经内科常见疾病

第一节 癫 痫

一、概念和特点

癫痫是由不同病因导致脑部神经元高度同步化异常放电所引起的,以短暂性中枢神经系统功能失常为特征的慢性脑部疾病,是发作性意识丧失的常见原因。因异常放电神经元的位置和异常放电波及的范围不同,患者可表现为感觉、运动、意识、精神、行为、自主神经功能障碍。每次发作或每种发作的过程称为痫性发作。

癫痫是一种常见病,流行病学调查显示其发病率为 5‰~7‰,全国有 650 万~910 万患者。癫痫可见于各个年龄组,青少年和老年是癫痫发病的 2 个高峰年龄段。

二、病理生理

癫痫的病理改变呈现多样化,我们通常将癫痫病理改变分为两类,即引起癫痫发作的病理改变和癫痫发作引起的病理改变,这对于明确癫痫的致病机制以及寻求外科手术治疗具有十分重要的意义。

海马硬化肉眼可见海马萎缩、坚硬,组织学表现为双侧海马硬化病变多呈现不对称性,往往发病一侧有明显的海马硬化表现,而另一侧海马仅有轻度的神经元脱失。镜下典型表现是神经元脱失和胶质细胞增生,且神经元的脱失在癫痫易损区更为明显。

三、发病机制

神经系统具有复杂的调节兴奋和抑制的机制,通过反馈活动,使任何一组神经元的放电频率不会过高,也不会无限制地影响其他部位,以维持神经细胞膜电位的稳定。无论是何种原因引起的癫痫,其电生理改变是一致的,即发作时大脑神经元出现异常的、过度的同步性放电。其原因为兴奋过程的过盛、抑制过程的衰减和/或神经膜本身的变化。脑内最重要的兴奋性递质为谷氨酸和天门冬氨酸,其作用是使钠离子和钙离子进入神经元,发作前,病灶中这两种递质显著增加。不同类型癫痫的发作机制可能与异常放电的传播有关:异常放电被局限于某一脑区,表现为局灶性发作;异常放电波及双侧脑部,则出现全面性癫痫;异常放电在边缘系统扩散,引起复杂部分性发作,异常放电传至丘脑神经元被抑制,则出现失神发作。

四、病因与诱因

癫痫病根据其发病原因的不同通常分原发性(也称特发性)癫痫、继发性(也称症状性)癫痫及隐源性癫痫。

原发性癫痫病指病因不清楚的癫痫,目前临床上倾向于由基因突变和某些先天因素所致,有明显遗传倾向。继发性癫痫病是由多种脑部器质性病变或代谢障碍所致,这种癫痫病比较常见。

(一)年龄

特发性癫痫与年龄密切相关。婴儿痉挛症在 1 岁内起病,6～7 岁为儿童失神发作的发病高峰期,肌阵挛发作在青春期前后起病。

(二)遗传因素

在特发性和症状性癫痫的近亲中,癫痫的患病率分别为 1％～6％和 1.5％,高于普通人群。

(三)睡眠

癫痫发作与睡眠-觉醒周期关系密切,全面强直-阵挛发作常发生于晨醒后,婴儿痉挛症多于醒后和睡前发作。

(四)环境因素

睡眠不足、疲劳、饥饿、便秘、饮酒、情绪激动等均可诱发癫痫发作,内分泌失调、电解质紊乱和代谢异常均可影响神经元放电阈值而导致癫痫发作。

五、临床表现

(一)共性

所有癫痫发作都有的共同特征,包括发作性、短暂性、重复性、刻板性。

(二)个性

不同类型癫痫所具有的特征,如全身强直-阵挛性发作的特征是意识丧失、全身强直性收缩后有阵挛的序列活动;失神发作的特征是突然发生、迅速终止的意识丧失;自动症的特征是伴有意识障碍的,看似有目的,实际无目的的行动,发作后遗忘是自动症的重要特征。

评估癫痫的临床表现时,需了解癫痫整个发作过程如发作方式、发病频率、发作持续时间,包括当时环境,发作时姿态,面色、声音、有无阵挛性抽搐和喷沫,有无自主神经症状、自动症或行为、精神失常及发作持续时间等。

癫痫每次发作及每种发作的短暂过程称为痫性发作。依据发作时的临床表现和脑电图特征可将痫性发作分为不同临床类型(表 7-1)。

1.部分性发作

部分性发作包括单纯部分性发作、复杂部分性发作、部分性继发全身性发作 3 类。

(1)单纯部分性发作:除具有癫痫的共性外,发作时意识始终存在,发作后能复述发作的生动细节是单纯部分性发作的主要特征。①运动性发作:身体某一局部发生不自主抽动,多见于一侧眼睑、口角、手指或足趾也可波及一侧面部肢体。②感觉性发作:一侧肢体麻木感和针刺感,多发生于口角、手指、足趾等部位,特殊感觉性发作可表现为视觉性(闪光、黑蒙)、听觉性、嗅觉性和味觉性发作。③自主神经性发作:全身潮红、多汗、呕吐、腹痛、面色苍白、瞳孔散大等。④精神性发作:各种类型的记忆障碍(似曾相识、强迫思维)、情感障碍(无名恐惧、忧郁、愤怒等)、错觉(视物变形、声音变强或变弱)、复杂幻觉等。

表 7-1　国际抗癫痫联盟癫痫发作分类

分类	发作形式
部分性发作	单纯部分性:无意识障碍
	复杂部分性:有意识障碍
	部分性继发全身发作:部分性发作起始发展为全面性发作
全面性发作	失神发作
	强直性发作
	阵挛性发作
	强直性阵挛性发作
	肌阵挛发作
	失张力发作
不能分类的发作	起源不明

(2)复杂部分性发作:占成人癫痫发作的 50% 以上,有意识障碍,发作时对外界刺激无反应,以精神症状及自动症为特征,病灶多在颞叶,故又称颞叶癫痫。①自动症:指在癫痫发作过程中或发作后意识模糊状态下出现的具有一定协调性和适应性的无意识活动。自动症均在意识障碍的基础上发生,表现为反复咀嚼、舔唇、或反复搓手、不断穿衣、解衣扣,也可表现为游走、奔跑、乘车上船,还可以出现自言自语、唱歌、或机械重复原来的动作。②仅有意识障碍。③先有单纯部分性发作,继之出现意识障碍。④先有单纯部分性发作,后出现自动症。

(3)部分性继发全身性发作:先出现部分性发作,随之出现全身性发作。

2.全面性发作

最初的症状学和脑电图提示发作起源于双侧脑部者,这种类型的发作多在发作初期就有意识丧失。

(1)强直-阵挛发作:意识丧失和全身抽搐为特征,表现全身骨骼肌持续性收缩,四肢强烈伸直,眼球上翻,呼吸暂停,喉部痉挛,发出叫声,牙关紧闭,意识丧失。持续 10～20 秒出现细微的震颤,继而出现连续、短促、猛烈的全身屈曲性痉挛,阵挛的频率达到高峰后逐渐减慢至停止,一般持续 30 秒左右。阵挛停止后有 5～8 秒的肌肉弛缓期,呼吸先恢复,心率、血压、瞳孔等恢复正常,可发现大小便失禁,5～10 分钟意识才完全恢复。

(2)强直性发作:表现为与强直-阵挛性发作中强直期的表现,常伴有明显的自主神经症状如面色苍白等。

(3)阵挛性发作:类似全身强直-阵挛性发作中阵挛期的表现。

(4)失神发作:儿童期起病,青春期前停止发作。发作时患者意识短暂丧失,停止正在进行的活动,呼之不应,两眼凝视不动,可伴咀嚼、吞咽等简单的不自主动作,或伴失张力如手中持物坠落等。发作过程持续 5～10 秒,清醒后无明显不适,继续原来的活动,对发作无记忆。每天发作数次至数百次不等。

(5)肌阵挛发作:是头、颈、躯干和四肢突然短暂单次或反复肌肉抽动,累及一侧或两侧肢体的某一肌肉的一部分或整块肌肉,甚至肌群。发作常不伴有意识障碍,睡眠初醒或入睡过程易犯,还可呈成串发作。累及全身时常突然倒地或从椅子中弹出。

(6)失张力发作:部分或全身肌肉张力突然降低导致垂颈、张口、肢体下垂和跌倒。持续数秒至1分钟。

六、辅助检查

脑电图、脑电地形图、动态脑电图监测:可见明确病理波、棘波、尖波、棘-慢波或尖-慢波。如为继发性癫痫应进一步行头颅 CT、头颅 MRI、MRA、DSA、PET 等检查评估,发现相应的病灶。

脑电生理检查是诊断癫痫的首选检查,脑电图检查(EEG)是将脑细胞微弱的电活动放大 10^6 倍而记录下来,癫痫波常为高波幅的尖波、棘波、尖慢波或棘慢综合波。

应用视频脑电图系统可进行较长时间的脑电图记录和患者的临床状态记录,使医师能直接观察到脑电图上棘波发放的情况及患者临床发作的情况,可记录到多次睡眠 EEG,尤其是在浅睡状态下发现异常波较清醒状态可提高 80%,为癫痫的诊断、致痫灶的定位及癫痫的分型提供可靠的依据。

影像学检查是癫痫定位诊断的最佳手段。CT 和 MRI 检查可以了解脑组织形态结构的变化,进而作出病变部位和性质的诊断。

七、治疗

(一)治疗原则

药物治疗为主,达到控制发作或最大限度地减少发作次数;没有或只有轻微的不良反应;尽可能不影响患者的生活质量。

(二)病因治疗

有明确病因者首先进行病因治疗,如手术切除颅内肿瘤、药物治疗寄生虫感染、纠正低血糖、低血钙等。

(三)发作时治疗

立即让患者就地平卧;保持呼吸道通畅,吸氧;防止外伤及其他并发症;应用地西泮或苯妥英钠预防再次发生。

发作间歇期治疗:服用抗癫痫药物。

八、护理评估

(一)一般评估

1.生命体征

癫痫发作时心率增快,血压升高。由于患者意识障碍,牙关紧闭,呼吸道分泌物增多等因素影响,很可能导致呼吸减慢甚至暂停,引起缺氧。

2.患者主诉

(1)诱因:发病前有无疲劳、饥饿、便秘、经期、饮酒、感情冲动、一过性代谢紊乱和变态反应等因素影响;过去是否患者什么重要疾病,如颅脑外伤、脑炎、脑膜炎、心脏疾病;家族成员是否有癫痫患者或与之相关疾病者。

(2)发作症状:发作时有无意识障碍、时间和地点的定向障碍、记忆丧失,身体或局部的不自主抽动程度及持续时间。

（3）发病形式：发作的频率，持续时间及复发的时间，症状的部位、范围、性质、严重程度等。

（4）既往检查、治疗经过及效果，是否有遵医嘱治疗。目前情况包括使用药物的名称、剂量、用法和有无不良反应。

3.相关记录

患者年龄、性别、体重、体位、饮食、睡眠、皮肤、出入量、NIHSS 评分、GCS 评分、Norton 评分、吞咽功能障碍评定、癫痫发作评估表等记录结果。

（二）身体评估

1.头颈部

患者意识是否清楚，是否存在感觉异常和幻觉现象。眼睑是否抬起，眼球是否上窜或向一侧偏转，两侧瞳孔是否散大、瞳孔对光反射是否消失；角膜反射是否正常。面部表情是否淡漠、颜色是否发绀，有无面肌抽动。有无牙关紧闭，口舌咬伤，吞咽困难、饮水呛咳，有无声音嘶哑或其他语言障碍。咽反射是否存在或消失。

2.胸部

肺部听诊是否异常，防止舌后缀或口鼻分泌物阻塞呼吸道。

3.腹部

患者有无腹胀，有无大、小便失禁，并观察大小便的颜色、量和性质，听诊肠鸣音有无减弱。

4.四肢

四肢有无震颤、抽搐、肌阵挛等不自主运动或瘫痪，四肢有无外伤等。四肢肌力及肌张力，痛刺激有无反应。抽搐后肢体有无脱臼。

（三）心理-社会评估

癫痫是一种慢性疾病，且顽固性癫痫长期反复发作，严重影响日常工作学习，降低生活质量，加之担心随时可能发作，患者不但忍受着躯体的痛苦，还受着家庭的歧视、社会的偏见，而这一切深深地影响患者的身心健康，患者有时会感到恐惧、焦虑、紧张、情绪不稳等，因此对癫痫患者进行社会心理评估，进行思想上的疏导，使其生活在一个良好的生活环境里，从而保持愉快的心情、良好的情绪以积极的态度面对疾病。

目前癫痫患者社会心理评估主要包括语言能力测试、记忆能力测试、智力水平测试，以及生活质量评估。

（四）用药评估

癫痫患者用药评估包含以下几个方面：用药依从性（包括漏服情况和按时用药情况）、对药品知识的知晓程度、患者用药的合理性（包括平均用药品种数和按等间隔用药情况）、癫痫症状的控制情况，以治疗前 3 个月内患者的各种发作类型发作频度记录为基线，与治疗后 6 个月的发作频度进行比较，以发作频度减少 50％为有效标准、患者用药的安全性（包括出现药品不良反应和血药浓度监测）情况、患者的复诊率以及对用药教育的满意度。

九、主要护理诊断/问题

（1）有窒息的危险：与癫痫发作时意识丧失、喉痉挛、口腔和气道分泌物增多有关。

（2）有受伤的危险：与癫痫发作时意识突然丧失，判断力失常有关。

（3）知识缺乏：缺乏长期、正确服药的知识。

(4)气体交换受损:癫痫持续状态、喉头痉挛所致呼吸困难或肺部感染有关。

(5)潜在并发症:脑水肿、酸中毒、水电解质紊乱。

十、护理措施

(一)保持呼吸道通畅

置患者于头低侧卧位或平卧位头偏向一侧;松开领带和衣扣,解开腰带;取下活动性义齿,及时清除口腔和鼻腔分泌物;立即放置压舌板,必要时用舌钳将舌拖出,防止舌后坠阻塞呼吸道;癫痫持续状态者插胃管鼻饲,防止误吸,必要时备好床旁吸引器和气管切开包。

(二)病情观察

密切观察生命体征及意识、瞳孔变化,注意发作过程中有无心率增快、血压升高、呼吸减慢或暂停、瞳孔散大、牙关紧闭、大小便失禁等;观察并记录发作的类型、发作频率与发作持续时间;观察发作停止后患者意识完全恢复的时间,有无头痛、疲乏及行为异常。

(三)发作期安全护理

告知患者有前驱症状时立即平卧;活动状态时发作,陪伴者应立即将患者缓慢置于平卧位,防止外伤,切忌用力按压患者抽搐肢体,以防骨折和脱臼;将压舌板或筷子、纱布、手绢、小布卷等置于患者口腔一侧上下臼齿之间,防止舌、口唇和颊部咬伤;用棉垫或软垫对跌倒时易擦伤的关节加以保护;癫痫持续状态、极度躁动或发作停止后意识恢复过程中有短时躁动的患者,应由专人守护,加保护性床栏,必要时用约束带适当约束。遵医嘱立即缓慢静脉注射地西泮,快速静脉滴注甘露醇,注意观察用药效果和有无出现呼吸抑制,肾脏损害等不良反应。

(四)发作间期安全护理

给患者创造安全、安静的休息环境,保持室内光线柔和,无刺激;床两侧均安装带床栏套的床栏;床旁桌上不放置热水瓶,玻璃杯等危险物品。对于有癫痫发作病史并有外伤病史的患者,在病室内显著位置放置"谨防跌倒,小心舌咬伤"的警示牌,随时提醒患者、家属及医护人员做好防止发生意外的准备。

(五)心理护理

对癫痫患者心理问题疏导应从其原因入手,建立良好的沟通,通过鼓励、疏导的方式解除其精神负担,进行情感交流,提高自尊和自信,以积极配合治疗。同时消除患者家属的偏见和歧视,使患者得到家庭的支持,以提高治疗效果。

(六)健康教育

1.服药指导

讲解按医嘱规范用药的重要意义,特别强调按期限、按时间、按用量服药对病情控制的重要性,擅自停、换药物和私自减量对机体的危害,强化患者或家属重视疾病及服药,积极配合治疗,如有漏服,一般在下一次服药时补上。定期检测血药浓度,并调整药物剂量。

2.生活指导

对患者和家属进行癫痫知识的宣教,如疾病的病因、发病机制、症状、治疗等,宣教中与患者建立良好的护患关系,进行全程健康教育、个体化教育。癫痫患者生活中要注意生活规律、注意休息、保持充足的睡眠、适当运动、增强机体抵抗力,避免剧烈运动,尽量避免疲劳和减少参加一些带电磁辐射的娱乐活动。不宜从事高空、水上作业、驾驶等带有危险性的工作。饮食宜清淡,不吃辛辣刺激性食物和兴奋性食品如可乐、浓茶等,戒烟酒,保持大便通畅。告知患者外出时随身携带写有姓名、年龄、所患疾病、住址、家人联系方式的信息卡。在病情未得到良好控制时,室外活动或外出就诊时应有家属陪伴,佩戴安全帽。特发性癫痫且有家族史的女患者,婚后不宜生育,双方均有癫痫,或一方有癫痫,另一方有家族史者不宜结婚。

3.就诊指标

患者出现意识障碍,精神障碍,某一局部如眼睑、口唇、面部甚至四肢肌肉不自主抽动,口吐白沫等症状时应立即就诊;服药期间应定期复诊,查血常规、肝功能和血药浓度,监控药物疗效及不良反应,调整用药。

十一、护理效果评估

(1)患者呼吸道通畅,无窒息发生。

(2)患者无跌倒、无损伤发生。

(3)患者癫痫控制良好,且无药物不良反应发生。

(王旭静)

第二节 偏 头 痛

偏头痛是一类发作性且常为单侧的搏动性头痛。发病率各家报告不一,Solomon 描述约 6％的男性,18％的女性患有偏头痛,男女之比为 1∶3;Wilkinson 的数字为约 10％的英国人口患有偏头痛;Saper 报告在美国约有 2 300 万人患有偏头痛,其中男性占 6％,女性占 17％。偏头痛多开始于青春期或成年早期,约 25％的患者于 10 岁以前发病,55％的患者发生在 20 岁以前,90％以上的患者发生于 40 岁以前。在美国,偏头痛造成的社会经济负担为 10 亿～17 亿美元。在我国也有大量患者因偏头痛而影响工作、学习和生活。多数患者有家庭史。

一、病因与发病机制

偏头痛的确切病因及发病机制仍处于讨论之中。很多因素可诱发、加重或缓解偏头痛的发作。通过物理或化学的方法,学者们也提出了一些学说。

(一)激发或加重因素

对于某些个体而言,很多外部或内部环境的变化可激发或加重偏头痛发作。

(1)激素变化:口服避孕药可增加偏头痛发作的频度;月经是偏头痛常见的触发或加重因素("周期性头痛");妊娠、性交可触发偏头痛发作("性交性头痛")。

(2)某些药物:某些易感个体服用硝苯地平、硝酸异山梨酯或硝酸甘油后可出现典型的偏头痛发作。

(3)天气变化:特别是天气转热、多云或天气潮湿。

(4)某些食物添加剂和饮料:最常见者是酒精性饮料,如某些红葡萄酒;奶制品,奶酪,特别是硬奶酪;咖啡;含亚硝酸盐的食物,如汤、热狗;某些水果,如柑橘类水果;巧克力("巧克力性头痛");某些蔬菜;酵母;人工甜食;发酵的腌制品如泡菜;味精。

(5)运动:头部的微小运动可诱发偏头痛发作或使之加重,有些患者因惧怕乘车引起偏头痛发作而不敢乘车;踢足球的人以头顶球可诱发头痛("足球运动员偏头痛");爬楼梯上楼可出现偏头痛。

(6)睡眠过多或过少。

(7)一顿饭漏吃或延后。

(8)抽烟或置身于烟中。

(9)闪光、灯光过强。

(10)紧张、生气、情绪低落、哭泣("哭泣性头痛");很多女性逛商场或到人多的场合可致偏头痛发作;国外有人骑马时尽管拥挤不到一分钟,也可使偏头痛加重。

在激发因素中,剂量、联合作用及个体差异尚应考虑。如对于敏感个体,吃一片橘子可能不致引起头痛,而吃数枚橘子则可引起头痛。有些情况下,吃数枚橘子也不引起头痛发作,但如同时有月经的影响,这种联合作用就可引起偏头痛发作。有的个体在商场中待一会儿即出现发作,而有的个体仅于商场中久待才出现偏头痛发作。

偏头痛尚有很多改善因素。有人于偏头痛发作时静躺片刻,即可使头痛缓解。有人于光线较暗淡的房间闭目而使头痛缓解。有人于头痛发作时喜以双手压迫双颞侧,以期使头痛缓解,有人通过冷水洗头使头痛得以缓解。妇女绝经后及妊娠 3 个月后偏头痛趋于缓解。

(二)有关发病机制的几个学说

1.血管活性物质

在所有血管活性物质中,5-HT 学说是学者们提及最多的一个。人们发现偏头痛发作期血小板中5-HT浓度下降,而尿中 5-HT 代谢物 5-HT 羟吲哚乙酸增加。脑干中 5-HT 能神经元及去甲肾上腺素能神经元可调节颅内血管舒缩。很多 5-HT 受体拮抗剂治疗偏头痛有效。以利血压耗竭 5-HT 可加速偏头痛发生。

2.三叉神经血管脑膜反应

曾通过刺激啮齿动物的三叉神经,可使其脑膜产生炎性反应,而治疗偏头痛药物麦角胺,双氢麦角胺、舒马曲坦等可阻止这种神经源性炎症。在偏头痛患者体内可检测到由三叉神经所释放的降钙素基因相关肽(CGRP),而降钙素基因相关肽为强烈的血管扩张剂。双氢麦角胺、舒马曲坦既能缓解头痛,又能降低降钙素基因相关肽含量。因此,偏头痛的疼痛是由神经血管性炎症产生的无菌性脑膜炎。Wilkinson 认为三叉神经分布于涉痛区域,偏头痛可能就是一种神经源性炎症。Solomon 在复习儿童偏头痛的研究文献后指出,儿童眼肌瘫痪型偏头痛的复视源于海绵窦内颈内动脉的肿胀伴第Ⅲ对脑神经的损害。另一种解释是小脑上动脉和大脑后动脉肿胀造成的第Ⅲ对脑神经的损害,也可能为神经的炎症。

3.内源性疼痛控制系统障碍

中脑水管周围及第四脑室室底灰质含有大量与镇痛有关的内源性阿片肽类物质,如脑啡肽、β-内啡肽等。正常情况下,这些物质通过对疼痛传入的调节而起镇痛作用。虽然报告的结果不一,但多数报告显示偏头痛患者脑脊液或血浆中 β-内啡肽或其类似物降低,提示偏头痛患者存在内源性疼痛控制系统障碍。这种障碍导致患者疼痛阈值降低,对疼痛感受性增强,易于发生疼痛。鲑钙紧张素治疗偏头痛的同时可引起患者血浆 β-内啡肽水平升高。

4.自主功能障碍

自主功能障碍很早即引起了学者们的重视。瞬时心率变异及心血管反射研究显示,偏头痛患者存在交感功能低下。24 小时动态心率变异研究提示,偏头痛患者存在交感、副交感功能平衡障碍。也有学者报道偏头痛患者存在瞳孔直径不均,提示这部分患者存在自主功能异常。有人认为在偏头痛患者中的猝死现象可能与自主功能障碍有关。

5.偏头痛的家族聚集性及基因研究

偏头痛患者具有肯定的家族聚集性倾向。遗传因素最明显,研究较多的是家族性偏瘫型偏头痛及基底型偏头痛。有先兆偏头痛比无先兆偏头痛具有更高的家族聚集性。有先兆偏头痛和偏瘫发作可在同一个体交替出现,并可同时出现于家族中,基于此,学者们认为家族性偏瘫型偏头痛和非复杂性偏头痛可能具有相同的病理生理和病因。Baloh 等报告了数个家族,其家族中多个成员出现偏头痛性质的头痛,并有眩晕发作或原发性眼震,有的晚年继发进行性周围性前庭功能丧失,有的家族成员发病年龄趋于一致,如均于 25 岁前出现症状发作。

有报告,偏瘫型偏头痛家族基因缺陷与 19 号染色体标志点有关,但也有发现有的偏瘫型偏头痛家族与 19 号染色体无关,提示家族性偏瘫型偏头痛存在基因的变异。与 19 号染色体有关的家族性偏瘫型偏头痛患者出现发作性意识障碍的频度较高,这提示在各种与 19 号染色体有关的偏头痛发作的外部诱发阈值较低是由遗传决定的。Ophoff 报告 34 例与 19 号染色体有关的家族性偏瘫型偏头痛家族,在电压闸门性钙通道 α_1 亚单位基因代码功能区域存在 4 种不同的错义突变。

有一种伴有发作间期眼震的家族性发作性共济失调,其特征是共济失调。眩晕伴以发作间期眼震,为显性遗传性神经功能障碍,这类患者约有 50% 出现无先兆偏头痛,临床症状与家族性偏瘫型偏头痛有重叠,二者亦均与基底型偏头痛的典型状态有关,且均可有原发性眼震及进行性共济失调。Ophoff 报告了2 例伴有发作间期眼震的家族性共济失调家族,存在 19 号染色体电压依赖性钙通道基因的突变,这与在家族性偏瘫型偏头痛所探测到的一样。所不同的是其阅读框架被打断,并产生一种截断的 α_1 亚单位,这导致正常情况下可在小脑内大量表达的钙通道密度的减少,由此可能解释其发作性及进行性加重的共济失调。同样的错义突变如何导致家族性偏瘫型偏头痛中的偏瘫发作尚不明确。

Baloh 报告了 3 个伴有双侧前庭病变的家族性偏头痛家族。家族中多个成员经历偏头痛性头痛、眩晕发作(数分钟),晚年继发前庭功能丧失。晚期,当眩晕发作停止,由于双侧前庭功能丧失导致平衡障碍及走路摆动。

6.血管痉挛学说

颅外血管扩张可伴有典型的偏头痛性头痛发作。偏头痛患者是否存在颅内血管的痉挛尚有争议。以往认为偏头痛的视觉先兆是由血管痉挛引起的,现在有确切的证据表明,这种先兆是由于皮层神经元活动由枕叶向额叶的扩布抑制(3 mm/min)造成的。血管痉挛更像是视网膜性偏头痛的始动原因,一些患者经历短暂的单眼失明,于发作期检查,可发现视网膜动脉的痉挛。另外,这些患者对抗血管痉挛剂有反应。与偏头痛相关的听力丧失和/或眩晕可基于内听动脉耳蜗和/或前庭分支的血管痉挛来解释。血管痉挛可导致内淋巴管或囊的缺血性损害,引起淋巴液循环损害,并最终发展成为水肿。经颅多普勒(TCD)脑血流速度测定发现,不论是在偏头痛发作期还是发作间期,均存在血流速度的加快,提示这部分患者颅内血管紧张度升高。

7.离子通道障碍

很多偏头痛综合征所共有的临床特征与遗传性离子通道障碍有关。偏头痛患者内耳存在局部细胞外钾的积聚。当钙进入神经元时钾退出。因为内耳的离子通道在维持富含钾的内淋巴和神经元兴奋功能方面是至关重要的,脑和内耳离子通道的缺陷可导致可逆性毛细胞除极及听觉和前庭症状。偏头痛中的头痛则是继发现象,这是细胞外钾浓度增加的结果。偏头痛综合征的很多诱发因素,包括紧张、月经,可能是激素对有缺陷的钙通道影响的结果。

8.其他学说

有人发现偏头痛于发作期存在血小板自发聚集和黏度增加。另有人发现偏头痛患者存在TXA_2、PGI_2平衡障碍、P物质及神经激肽的改变。

二、临床表现

(一)偏头痛发作

Saper在描述偏头痛发作时将其分为五期来叙述。需要指出的是,这五期并非每次发作所必备的,有的患者可能只表现其中的数期,大多数患者的发作表现为两期或两期以上,有的仅表现其中的一期。另一方面,每期特征可以存在很大不同,同一个体的发作也可不同。

1.前驱期

60%的偏头痛患者在头痛开始前数小时至数天出现前驱症状。前驱症状并非先兆,不论是有先兆偏头痛还是无先兆偏头痛均可出现前驱症状。可表现为精神、心理改变,如精神抑郁、疲乏无力、懒散、昏昏欲睡,也可情绪激动。易激惹、焦虑、心烦或欣快感等。尚可表现为自主神经症状,如面色苍白、发冷、厌食或明显的饥饿感、口渴、尿少、尿频、排尿费力、打哈欠、颈项僵硬、恶心、肠蠕动增加、腹痛、腹泻、心慌、气短、心率加快,对气味过度敏感等,不同患者前驱症状具有很大的差异,但每例患者每次发作的前驱症状具有相对稳定性。这些前驱症状可在前驱期出现,也可于头痛发作中,甚至持续到头痛发作后成为后续症状。

2.先兆

约有20%的偏头痛患者出现先兆症状。先兆多为局灶性神经症状,偶为全面性神经功能障碍。典型的先兆应符合下列4条特征中的3条,即重复出现,逐渐发展、持续时间不多于1小时,并跟随出现头痛。大多数病例先兆持续5～20分钟。极少数情况下先兆可突然发作,也有的患者于头痛期间出现先兆性症状,尚有伴迁延性先兆的偏头痛,其先兆不仅始于头痛之前,尚可持续到头痛后数小时至7天。

先兆可为视觉性的、运动性的、感觉性的,也可表现为脑干或小脑性功能障碍。最常见的先兆为视觉性先兆,约占先兆的90%,如闪电、暗点、单眼黑蒙、双眼黑蒙、视物变形、视野外空白等。闪光可为锯齿样或闪电样闪光、城垛样闪光。视网膜动脉型偏头痛患者眼底可见视网膜水肿,偶可见樱红色黄斑。仅次于视觉现象的常见先兆为麻痹,典型的是影响一侧手和面部,也可出现偏瘫,称为偏瘫型偏头痛。如果优势半球受累,可出现失语。数十分钟后出现对侧或同侧头痛,多在儿童期发病。偏瘫型偏头痛患者的局灶性体征可持续7天以上,甚至在影像学上发现脑梗死。偏头痛伴迁延性先兆和偏头痛性偏瘫以前曾被划入"复杂性偏头痛"。偏头痛反复发作后出现眼球运动障碍称为眼肌瘫痪型偏头痛。多为动眼神经麻痹所致,其次为滑车神经和展神经麻痹。多有无先兆偏头痛病史,反复发作者麻痹可经久不愈。如果先兆涉及脑干或小脑,则这种状况被称为基底型偏头痛,又称基底动脉型偏头痛。可出现头晕、眩晕、耳鸣、听力障碍、共济失调、复视,视觉症状包括闪光、暗点、黑蒙、视野缺损、视物变形。双侧损害可出现意识抑制,后者尤见于儿童。尚可出现感觉迟钝,偏侧感觉障碍等。

偏头痛先兆可不伴头痛出现,称为偏头痛等位症。多见于儿童偏头痛。有时见于中年以后,先兆可为偏头痛发作的主要临床表现而头痛很轻或无头痛。也可与头痛发作交替出现,可表现为闪光、暗点、腹痛、腹泻、恶心、呕吐、复发性眩晕、偏瘫、偏身麻木及精神心理改变。如儿童良性发作性眩晕、前庭性梅尼埃病、成人良性复发性眩晕。有跟踪研究显示，为数不少的以往诊断为梅尼埃病的患者，其症状大多数与偏头痛有关。有报告描述了一组成人良性复发性眩晕患者，年龄在7～55岁，晨起发病症状表现为反复发作的头晕、恶心、呕吐及大汗，持续数分钟至4天不等。发作开始及末期表现为位置性眩晕，发作期间无听觉症状。发作间期几乎所有患者均无症状，这些患者眩晕发作与偏头痛有着几个共同的特征，包括可因酒精、睡眠不足、情绪紧张造成及加重，女性多发，常见于经期。

3.头痛

头痛可出现于围绕头或颈部的任何部位，可位颞侧、额部、眶部。多为单侧痛，也可为双侧痛，甚至发展为全头痛，其中单侧痛者约占2/3。头痛性质往往为搏动性痛，但也有的患者描述为钻痛。疼痛程度往往为中、重度痛，甚至难以忍受。往往是晨起后发病，逐渐发展，达高峰后逐渐缓解。也有的患者于下午或晚上起病，成人头痛大多历时4小时至3天，而儿童头痛多历时2小时至2天。尚有持续时间更长者，可持续数周。有人将发作持续3天以上的偏头痛称为偏头痛持续状态。

头痛期间不少患者伴随出现恶心、呕吐、视物不清、畏光、畏声等，喜独居。恶心为最常见伴随症状，达一半以上，且常为中、重度恶心。恶心可先于头痛发作，也可于头痛发作中或发作后出现。近一半的患者出现呕吐，有些患者的经验是呕吐后发作即明显缓解。其他自主功能障碍也可出现，如尿频、排尿障碍、鼻塞、心慌、高血压、低血压，甚至可出现心律失常。发作累及脑干或小脑者可出现眩晕、共济失调、复视、听力下降、耳鸣、意识障碍。

4.头痛终末期

此期为头痛开始减轻至最终停止这一阶段。

5.后续症状期

为数不少的患者于头痛缓解后出现一系列后续症状。表现怠倦、困钝、昏昏欲睡。有的感到精疲力竭、饥饿感或厌食、多尿、头皮压痛、肌肉酸痛。也可出现精神心理改变，如烦躁、易怒、心境高涨或情绪低落、少语、少动等。

(二)儿童偏头痛

儿童偏头痛是儿童期头痛的常见类型。儿童偏头痛与成人偏头痛在一些方面有所不同。性别方面，发生于青春期以前的偏头痛，男女患者比例大致相等，而成人期偏头痛，女性比例大大增加，约为男性的3倍。

儿童偏头痛的诱发及加重因素有很多与成人偏头痛一致，如劳累和情绪紧张可诱发或加重头痛，为数不少的儿童可因运动而诱发头痛，儿童偏头痛患者可有睡眠障碍，而上呼吸道感染及其他发热性疾病在儿童比成人更易使头痛加重。

在症状方面，儿童偏头痛与成人偏头痛亦有区别。儿童偏头痛持续时间常较成人短。偏瘫型偏头痛多在儿童期发病，成年期停止，偏瘫发作可从一侧到另一侧，这种类型的偏头痛常较难控制。反复的偏瘫发作可造成永久性神经功能缺损，并可出现病理征，也可造成认知障碍。基底动脉型偏头痛，在儿童也比成人常见，表现闪光、暗点、视物模糊、视野缺损，也可出现脑干、小脑及耳症状，如眩晕、耳鸣、耳聋、眼球震颤。在儿童出现意识恍惚者也成人多，尚可出现跌倒发作。有些偏头痛儿童尚可仅出现反复发作性眩晕，而无头痛发作。一个平时表现完全正常的儿童可突然恐惧、大叫、面色苍白、大汗、步态蹒跚、眩晕、旋转感，并出现眼球震颤，数分钟后可完全缓解,恢复如常,称之为儿童良性发作性眩晕,属于一种偏头痛等位症。这种典型眩晕发作始于4岁以前,可每天数次发作,其后发作次数逐渐减少,多数于7~8岁以后不再发作。与成人不同,儿童偏头痛的前驱症状常为腹痛,有时可无偏头痛发作而代之以腹痛、恶心、呕吐、腹泻,称为腹型偏头痛等位症。在偏头痛的伴随症状中,儿童偏头痛出现呕吐较成人更加常见。

儿童偏头痛的预后较成人偏头痛好。6年后约有一半儿童不再经历偏头痛,约1/3的偏头痛得到改善。而始于青春期以后的成人偏头痛常持续几十年。

三、诊断与鉴别诊断

(一)诊断

偏头痛的诊断应根据详细的病史做出,特别是头痛的性质及相关的症状非常重要。如头痛的部位、性质、持续时间、疼痛严重程度、伴随症状及体征、既往发作的病史、诱发或加重因素等。

对于偏头痛患者应进行细致的一般内科查体及神经科检查,以除外症状与偏头痛有重叠、类似或同时存在的情况。诊断偏头痛虽然没有特异性的实验室指标,但有时给予患者必要的实验室检查非常重要,如血、尿、脑脊液及影像学检查,以排除器质性病变。特别是中年或老年期出现的头痛,更应排除器质性病变。当出现严重的先兆或先兆时间延长时,有学者建议行颅脑 CT 或 MRI 检查。也有学者提议当偏头痛发作每月超过 2 次时,应警惕偏头痛的原因。

国际头痛协会(IHS)头痛分类委员会于 1962 年制定了一套头痛分类和诊断标准,这个旧的分类与诊断标准在世界范围内应用了 20 余年,至今我国尚有部分学术专著仍在沿用或参考这个分类。1988 年国际头痛协会头痛分类委员会制定了新的关于头痛、脑神经痛及面部痛的分类和诊断标准。目前临床及科研多采用这个标准。本标准将头痛分为 13 个主要类型,包括了总数129 个头痛亚型。其中常见的头痛类型为偏头痛、紧张型头痛、丛集性头痛和慢性发作性偏头痛,而偏头痛又被分为 7 个亚型(表 7-2~表 7-5)。这 7 个亚型中,最主要的两个亚型是无先兆偏头痛和有先兆偏头痛,其中最常见的是无先兆偏头痛。

表 7-2　偏头痛分类

无先兆偏头痛
有先兆偏头痛
偏头痛伴典型先兆
偏头痛伴迁延性先兆
家族性偏瘫型偏头痛
基底动脉型偏头痛
偏头痛伴急性先兆发作
眼肌瘫痪型偏头痛
视网膜型偏头痛
可能为偏头痛前驱或与偏头痛相关联的儿童期综合征
儿童良性发作性眩晕
儿童交替性偏瘫
偏头痛并发症
偏头痛持续状态
偏头痛性偏瘫
不符合上述标准的偏头痛性障碍

表 7-3 国际头痛协会(1988)关于无先兆偏头痛的定义

无先兆偏头痛

诊断标准：

1.至少 5 次发作符合第 2～4 项标准

2.头痛持续 4～72 小时(未治疗或没有成功治疗)

3.头痛至少具备下列特征中的 2 条

(1)位于单侧

(2)搏动性质

(3)中度或重度(妨碍或不敢从事每天活动)

(4)因上楼梯或类似的日常体力活动而加重

4.头痛期间至少具备下列 1 条

(1)恶心和/或呕吐

(2)畏光和畏声

5.至少具备下列 1 条

(1)病史、体格检查和神经科检查不提示器质性障碍

(2)病史和/或体格检查和/或神经检查确实提示这种障碍(器质性障碍)，但被适当的观察所排除

(3)这种障碍存在，但偏头痛发作并非在与这种障碍有密切的时间关系上首次出现

表 7-4 国际头痛协会(1988)关于有先兆偏头痛的定义

有先兆偏头痛

先前用过的术语:经典型偏头痛,典型偏头痛;眼肌瘫痪型、偏身麻木型、偏瘫型、失语型偏头痛

诊断标准：

1.至少 2 次发作符合第 2 项标准

2.至少符合下列 4 条特征中的 3 条

(1)一个或一个以上提示局灶大脑皮质或脑干功能障碍的完全可逆性先兆症状

(2)至少一个先兆症状逐渐发展超过 4 分钟,或 2 个或 2 个以上的症状接着发生

(3)先兆症状持续时间不超过 60 分钟,如果出现 1 个以上先兆症状,持续时间可相应增加

(4)继先兆出现的头痛间隔期在 60 分钟之内(头痛尚可在先兆前或与先兆同时开始)

3.至少具备下列 1 条

(1)病史:体格检查及神经科检查不提示器质性障碍

(2)病史和/或体格检查和/或神经科检查确实提示这障碍,但通过适当的观察被排除

(3)这种障碍存在,但偏头痛发作并非在与这种障碍有密切的时间关系上首次出现

有典型先兆的偏头痛

诊断标准：

1.符合有先兆偏头痛诊断标准,包括第 2 项全部 4 条标准

2.有一条或一条以上下列类型的先兆症状

(1)视觉障碍

(2)单侧偏身感觉障碍和/或麻木

(3)单侧力弱

(4)失语或非典型言语困难

表 7-5 国际头痛协会(1988)关于儿童偏头痛的定义

1.至少 5 次发作符合第(1)、(2)项标准

    (1)每次头痛发作持续 2～48 小时

    (2)头痛至少具备下列特征中的 2 条

        ①位于单侧

        ②搏动性质

        ③中度或重度

        ④可因常规的体育活动而加重

2.头痛期间内至少具备下列 1 条

    (1)恶心和/或呕吐

    (2)畏光和畏声

国际头痛协会的诊断标准为偏头痛的诊断提供了一个可靠的、可量化的诊断标准,对于临床和科研的意义是显而易见的,有学者特别提到其对于临床试验及流行病学调查有重要意义。但临床上有时遇到患者并不能完全符合这个标准,对这种情况学者们建议随访及复查,以确定诊断。

由于国际头痛协会的诊断标准掌握起来比较复杂,为了便于临床应用,国际上一些知名的学者一直在探讨一种简单化的诊断标准。其中 Solomon 介绍了一套简单标准,符合这个标准的患者 99% 符合国际头痛协会关于无先兆偏头痛的诊断标准。这套标准较易掌握,供参考。

(1)具备下列 4 条特征中的任何 2 条,即可诊断无先兆偏头痛:①疼痛位于单侧。②搏动性痛。③恶心。④畏光或畏声。

(2)另有 2 条符加说明:①首次发作者不应诊断。②应无器质性疾病的证据。

在临床工作中尚能遇到患者有时表现为紧张型头痛,有时表现为偏头痛性质的头痛,为此有学者查阅了国际上一些临床研究文献后得到的答案是紧张型头痛和偏头痛并非是截然分开的,其临床上确实存在着重叠,故有学者提出二者可能是一个连续的统一体。有时遇到有先兆偏头痛患者可表现为无先兆偏头痛,同样,学者们认为二型之间既可能有不同的病理生理,又可能是一个连续的统一体。

(二)鉴别诊断

偏头痛应与下列疼痛相鉴别。

1.紧张型头痛

紧张型头痛又称肌收缩型头痛。临床特点:头痛部位较弥散,可位于前额、双颞、顶、枕及颈部。头痛性质常呈钝痛,头部压迫感、紧箍感,患者常述犹如戴着一个帽子。头痛常呈持续性,可时轻时重。多有头皮、颈部压痛点,按摩头颈部可使头痛缓解,多有额、颈部肌肉紧张。多少伴有恶心、呕吐。

2.丛集性头痛

丛集性头痛又称组胺性头痛,Horton 综合征。表现为一系列密集的、短暂的、严重的单侧钻痛。与偏头痛不同,头痛部位多局限并固定于一侧眶部、球后和额颞部。发病时间常在夜间,并使患者痛醒。发病时间固定,起病突然而无先兆,开始可为一侧鼻部烧灼感或球后压迫感,继之出现特定部位的疼痛,常疼痛难忍,并出现面部潮红,结膜充血、流泪、流涕、鼻塞。为数不少的患者出现 Horner 征,可出现畏光,不伴恶心、呕吐。诱因可为发作群集期饮酒、兴奋或服用扩血管

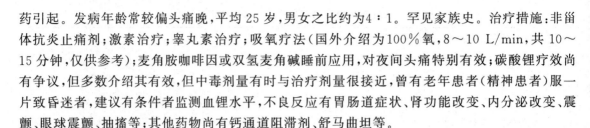

药引起。发病年龄常较偏头痛晚,平均 25 岁,男女之比约为4∶1。罕见家族史。治疗措施:非甾体抗炎止痛剂;激素治疗;睾丸素治疗;吸氧疗法(国外介绍为100％氧,8～10 L/min,共 10～15 分钟,仅供参考);麦角胺咖啡因或双氢麦角碱睡前应用,对夜间头痛特别有效;碳酸锂疗效尚有争议,但多数介绍其有效,但中毒剂量有时与治疗剂量很接近,曾有老年患者(精神患者)服一片致昏迷者,建议有条件者监测血锂水平,不良反应有胃肠道症状、肾功能改变、内分泌改变、震颤、眼球震颤、抽搐等;其他药物尚有钙通道阻滞剂、舒马曲坦等。

3.痛性眼肌麻痹

痛性眼肌麻痹又称 Tolosa-Hunt 综合征,是一种以头痛和眼肌麻痹为特征,涉及特发性眼眶和海绵窦的炎性疾病。病因可为颅内颈内动脉的非特异性炎症,也可能涉及海绵窦。常表现为球后及眶周的顽固性胀痛、刺痛,数天或数周后出现复视,并可有第Ⅲ、Ⅳ、Ⅵ对脑神经受累表现,间隔数月数年后复发,需行血管造影以排除颈内动脉瘤。皮质激素治疗有效。

4.颅内占位所致头痛

占位早期,头痛可为间断性或晨起为重,但随着病情的发展,多成为持续性头痛,进行性加重,可出现颅内高压的症状与体征,如头痛、恶心、呕吐、视盘水肿,并可出现局灶症状与体征,如精神改变、偏瘫、失语、偏身感觉障碍、抽搐、偏盲、共济失调、眼球震颤等,典型者鉴别不难。但需注意,也有表现为十几年的偏头痛,最后被确诊为巨大血管瘤者。

四、防治

(一)一般原则

偏头痛的治疗策略包括 2 个方面:对症治疗及预防性治疗。对症治疗的目的在于消除、抑制或减轻疼痛及伴随症状。预防性治疗用来减少头痛发作的频度及减轻头痛严重性。对偏头痛患者是单用对症治疗还是同时采取对症治疗及预防性治疗,要具体分析。一般说来,如果头痛发作频度较小,疼痛程度较轻,持续时间较短,可考虑单纯选用对症治疗。如果头痛发作频度较大,疼痛程度较重,持续时间较长,对工作、学习、生活影响较明显,则在给予对症治疗的同时,给予适当的预防性治疗。总之,既要考虑到疼痛对患者的影响,又要考虑到药物不良反应对患者的影响,有时还要参考患者个人的意见。Saper 的建议是每周发作 2 次以下者单独给予药物性对症治疗,而发作频繁者应给予预防性治疗。

不论是对症治疗还是预防性治疗均包括两个方面,即药物干预及非药物干预。

非药物干预方面,强调患者自助。嘱患者详细记录前驱症状、头痛发作与持续时间及伴随症状,找出头痛诱发及缓解的因素,并尽可能避免。如避免某些食物,保持规律的作息时间、规律饮食。不论是在工作日,还是周末抑或假期,坚持这些方案对于减轻头痛发作非常重要,接受这些建议对 30％的患者有帮助。另有人倡导有规律的锻炼,如长跑等,可能有效地减少头痛发作。认知和行为治疗,如生物反馈治疗等,已被证明有效,另有患者于头痛时进行痛点压迫,于凉爽、安静、暗淡的环境中独处,或以冰块冷敷均有一定效果。

(二)药物对症治疗

偏头痛对症治疗可选用非特异性药物治疗,包括简单的止痛药,非甾体抗炎药及麻醉剂。对于轻、中度头痛,简单的镇痛药及非甾体抗炎药常可缓解头痛的发作。常用的药物有脑清片、对乙酰氨基酚、阿司匹林、萘普生、吲哚美辛、布洛芬、罗通定等。麻醉药的应用是严格限制的,Saper 提议主要用于严重发作,其他治疗不能缓解,或对偏头痛特异性治疗有禁忌或不能忍受的情况下应用。偏头痛特异性 5-HT 受体拮抗剂主要用于中、重度偏头痛。偏头痛特异性 5-HT 受体拮抗剂结合简单的止痛剂,大多数头痛可得到有效的治疗。

5-HT 受体拮抗剂治疗偏头痛的疗效是肯定的。麦角胺咖啡因既能抑制去甲肾上腺素的再摄取,又能拮抗其与 β 肾上腺素受体的结合,于先兆期或头痛开始后服用 1 片,常可使头痛发作终止或减轻。如效不显,于数小时后加服 1 片,每天不超过 4 片,每周用量不超过 10 片。该药缺点是不良反应较多,并且有成瘾性,有时剂量会越来越大。常见不良反应为消化道症状、心血管症状,如恶心、呕吐、胸闷、气短等。孕妇、心肌缺血、高血压、肝肾疾病等忌用。

麦角碱衍生物酒石酸麦角胺,舒马曲坦和二氢麦角胺为偏头痛特异性药物,均为 5-HT 受体拮抗剂。这些药物作用于中枢神经系统和三叉神经中受体介导的神经通路,通过阻断神经源性炎症而起到抗偏头痛作用。

酒石酸麦角胺主要用于中、重度偏头痛,特别是当简单的镇痛治疗效果不足或不能耐受时。其有多项作用:既是 5-HT$_{1A}$、5-HT$_{1B}$、5-HT$_{1D}$ 和 5-HT$_{1F}$ 受体拮抗剂,又是 α-肾上腺素受体拮抗剂,通过刺激动脉平滑肌细胞 5-HT 受体而产生血管收缩作用;它可收缩静脉容量性血管、抑制交感神经末端去甲肾上腺素再摄取。作为 5-HT$_1$ 受体拮抗剂,它可抑制三叉神经血管系统神经源性炎症,其抗偏头痛活性中最基础的机制可能在此,而非其血管收缩作用。其对中枢神经递质的作用对缓解偏头痛发作亦是重要的。给药途径有口服、舌下及直肠给药。生物利用度与给药途径关系密切。口服及舌下含化吸收不稳定,直肠给药起效快,吸收可靠。为了减少过多应用导致麦角胺依赖性或反跳性头痛,一般每周应用不超过 2 次,应避免大剂量连续用药。

Saper 总结酒石酸麦角胺在下列情况下慎用或禁用:年龄 55～60 岁(相对禁忌);妊娠或哺乳;心动过缓(中至重度);心室疾病(中至重度);胶原-肌肉病;心肌炎;冠心病,包括血管痉挛性心绞痛;高血压(中至重度);肝、肾损害(中至重度);感染或高热;败血症;消化性溃疡性疾病;周围血管病;严重瘙痒。另外,该药可加重偏头痛造成的恶心、呕吐。

舒马曲坦亦适用于中、重度偏头痛发作。作用于神经血管系统和中枢神经系统,通过抑制或减轻神经源性炎症而发挥作用。曾有人称舒马曲坦为偏头痛治疗的里程碑。皮下用药 2 小时,约 80% 的急性偏头痛有效。尽管 24～48 小时内 40% 的患者重新出现头痛,这时给予第 2 剂仍可达到同样的有效率。口服制剂的疗效稍低于皮下给药,起效亦稍慢,通常在 4 小时内起效。皮下用药后 4 小时给予口吸制剂不能预防再出现头痛,但对皮下用药后 24 小时内出现的头痛有效。

舒马曲坦具有良好的耐受性,其不良反应通常较轻和短暂,持续时间常在 45 分钟以内。包括注射部位的疼痛、耳鸣、面红、烧灼感、热感、头晕、体重增加、颈痛及发音困难。少数患者于首剂时出现非心源性胸部压迫感,仅有很少患者于后续用药时再出现这些症状。罕见引起与其相关的心肌缺血。

Saper 总结应用舒马曲坦注意事项及禁忌证:年龄超过 60 岁(相对禁忌证);妊娠或哺乳;缺血性心肌病(心绞痛、心肌梗死病史、记录到的无症状性缺血);不稳定型心绞痛;高血压(未控制);基底型或偏瘫型偏头痛;未识别的冠心病(绝经期妇女,男性>40 岁,心脏病危险因素如高血压、高脂血症、肥胖、糖尿病、严重吸烟及强阳性家族史);肝肾功能损害(重度);同时应用单胺氧化酶抑制剂或单胺氧化酶抑制剂治疗终止后 2 周内;同时应用含麦角胺或麦角类制剂(24 小时内),首次剂量可能需要在医师监护下应用。

酒石酸双氢麦角胺的效果超过酒石酸麦角胺。大多数患者起效迅速,在中、重度发作特别有用,也可用于难治性偏头痛。与酒石酸麦角胺有共同的机制,但其动脉血管收缩作用较弱,有选择性收缩静脉血管的特性,可静脉注射、肌内注射及鼻腔吸入。静脉注射途径给药起效迅速。肌内注射生物利用度达 100％。鼻腔吸入的绝对生物利用度 40％,应用酒石酸双氢麦角胺后再出现头痛的频率较其他现有的抗偏头痛剂小,这可能与其半衰期长有关。

酒石酸双氢麦角胺较酒石酸麦角胺具有较好的耐受性、恶心和呕吐的发生率及程度非常低,静脉注射最高,肌内注射及鼻吸入给药低。极少成瘾和引起反跳性头痛。通常的不良反应包括胸痛、轻度肌痛、短暂的血压上升。不应给予有血管痉挛反应倾向的患者,包括已知的周围性动脉疾病,冠状动脉疾病(特别是不稳定性心绞痛或血管痉挛性心绞痛)或未控制的高血压。注意事项和禁忌证同酒石酸麦角胺。

(三)药物预防性治疗

偏头痛的预防性治疗应个体化,特别是剂量的个体化。可根据患者体重,一般身体情况、既往用药体验等选择初始剂量,逐渐加量,如无明显不良反应,可连续用药 2～3 天,无效时再接用其他药物。

1.抗组织胺药物

苯噻啶为一有效的偏头痛预防性药物。可每天 2 次,每次 0.5 mg 起,逐渐加量,一般可增加至每天 3 次,每次 1.0 mg,最大量不超过 6 mg/d。不良反应为嗜睡、头晕、体重增加等。

2.钙通道拮抗剂

氟桂利嗪,每晚 1 次,每次 5～10 mg,不良反应有嗜睡、锥体外系反应、体重增加、抑郁等。

3.β受体阻滞剂

普萘洛尔,开始剂量 3 次/天,每次 10 mg,逐渐增加至 60 mg/d,也有介绍 120 mg/d,心率＜60 次/分者停用。哮喘、严重房室传导阻滞者禁用。

4.抗抑郁剂

阿米替林每天 3 次,每次 25 mg,逐渐加量。可有嗜睡等不良反应,加量后不良反应明显。氟西汀每片 20 mg,每晨 1 片,饭后服,该药初始剂量及有效剂量相同,服用方便,不良反应有睡眠障碍、胃肠道症状等,常较轻。

5.其他

非甾体抗炎药,如萘普生;抗惊厥药,如卡马西平、丙戊酸钠等;舒必利、硫必利;中医中药(辨证施治、辨经施治、成方加减、中成药)等皆可试用。

(四)关于特殊类型偏头痛

与偏头痛相关的先兆是否需要治疗及如何治疗,目前尚无定论。通常先兆为自限性的、短暂的,大多数患者于治疗尚未发挥作用时可自行缓解。如果患者经历复发性、严重的、明显的先兆,考虑舌下含化尼非地平,但头痛有可能加重,且疗效亦不肯定。给予舒马曲坦及酒石酸麦角胺的疗效亦尚处观察之中。

(五)关于难治性、严重偏头痛性头痛

这类头痛主要涉及偏头痛持续状态,头痛常不能为一般的门诊治疗所缓解。患者除持续的进展性头痛外尚有一系列生理及情感症状,如恶心、呕吐、腹泻、脱水、抑郁、绝望,甚至自杀倾向。用药过度及反跳性依赖、戒断症状常促发这些障碍。这类患者常需收入急症室观察或住院,以纠正患者存在的生理障碍,如脱水等;排除伴随偏头痛出现的严重的神经内科或内科疾病;治疗纠正药物依赖;预防患者于家中自杀等。应注意患者的生命体征,可做心电图检查。药物可选用酒石酸双氢麦角胺、舒马曲坦、阿片类及止吐药,必要时亦可谨慎给予氯丙嗪等。可选用非肠道途

径给药,如静脉或肌内注射给药。一旦发作控制,可逐渐加入预防性药物治疗。

(六)关于妊娠妇女的治疗

Schulman建议给予地美罗注射剂或片剂,并应限制剂量。还可应用泼尼松,其不易穿过胎盘,在妊娠早期不损害胎儿,但不宜应用太频。如欲怀孕,最好尽最大可能不用预防性药物并避免应用麦角类制剂。

(七)关于儿童偏头痛

儿童偏头痛用药的选择与成人有很多重叠,如止痛药物、钙通道阻滞剂、抗组胺药物等,但也有人质疑酒石酸麦角胺药物的疗效。如能确诊,重要的是对儿童及其家长进行安慰,使其对本病有一个全面的认识,以缓解由此带来的焦虑,对治疗当属有益。

五、护理

(一)护理评估

1.健康史

(1)了解头痛的部位、性质和程度:询问是全头疼还是局部头疼;是搏动性头疼还是胀痛、钻痛;是轻微痛、剧烈痛还是无法忍受的疼痛。偏头疼常描述为双侧颞部的搏动性疼痛。

(2)头疼的规律:询问头疼发病的急缓,是持续性还是发作性,起始与持续时间,发作频率,激发或缓解的因素,与季节、气候、体位、饮食、情绪、睡眠、疲劳等的关系。

(3)有无先兆及伴发症状:如头晕、恶心、呕吐、面色苍白、潮红、视物不清、闪光、畏光、复视、耳鸣、失语、偏瘫、嗜睡、发热、晕厥等。典型偏头疼发作常有视觉先兆和伴有恶心、呕吐、畏光。

(4)既往史与心理社会状况:询问患者的情绪、睡眠、职业情况及服药史,了解头疼对日常生活、工作和社交的影响,患者是否因长期反复头疼而出现恐惧、忧郁或焦虑心理。大部分偏头疼患者有家族史。

2.身体状况

检查意识是否清楚,瞳孔是否等大等圆、对光反射是否灵敏;体温、脉搏、呼吸、血压是否正常;面部表情是否痛苦,精神状态怎样;眼睑是否下垂、有无脑膜刺激征。

3.主要护理问题及相关因素

(1)偏头疼:与发作性神经血管功能障碍有关。

(2)焦虑:与偏头疼长期、反复发作有关。

(3)睡眠形态紊乱:与头疼长期反复发作和/或焦虑等情绪改变有关。

(二)护理措施

1.避免诱因

告知患者可能诱发或加重头疼的因素,如情绪紧张、进食某些食物、饮酒、月经来潮、用力性动作等;保持环境安静、舒适、光线柔和。

2.指导减轻头疼的方法

如指导患者缓慢深呼吸,听音乐,练气功,生物反馈治疗,引导式想象,冷、热敷及理疗,按摩,指压止痛法等。

3.用药护理

告知止痛药物的作用与不良反应,让患者了解药物依赖性或成瘾性的特点,如大量使用止痛剂,滥用麦角胺咖啡因可致药物依赖。指导患者遵医嘱正确服药。

(王旭静)

第八章

风湿免疫科常见疾病

第一节 系统性红斑狼疮

系统性红斑狼疮(systemic lupus erylhematosus,SLE)是一种累及多系统、多器官的自身免疫性炎症性结缔组织病,临床表现复杂多样,病程迁延反复,及早诊断和治疗可改善本病的预后。本病发作时期以青壮年为多见,20～40岁发病者约占半数,女性明显多于男性,更年期前男女之比为1:9。

一、病因及发病机制

(一)病因

1.遗传

流行病学及家系调查资料表明SLE患者第1代亲属中患SLE的风险是无SLE患者家庭的8倍,单卵孪生发病率为14％～57％,而异卵孪生发病率为3％,近亲发病率为5％～12％,不同人种发病率有差异。这些均表明本病与遗传有关。

2.环境

约1/3的SLE患者对日光过敏。某些药物可引发狼疮样综合征,这些药物按化学结构可以分为以下四类。①芳香胺类:普鲁卡因胺、磺胺嘧啶和β受体阻滞剂等。②肼类:肼屈嗪和异烟肼等。③巯基化合物:卡托普利、青霉胺、丙硫氧嘧啶及甲硫氧嘧啶等。④苯类:氯丙嗪、苯妥英钠等。某些食物成分(如苜蓿芽)可诱发SLE。

3.性激素

提示本病与雌激素有关的理由:①本病育龄期女性的发病率比同龄男性的高9～15倍。②青春期前和绝经期后的女性发病率显著减少,略高于男性。③SLE患者不论男女,体内雌二醇的代谢产物16α羟基雌酮显著增高。④女性避孕药有时可诱发狼疮样综合征。⑤雌性NZB-SLE模型小鼠阉割可使病情缓解,而雄性SLE模型小鼠阉割可使病情加重。

4.感染

近年来引起关注的逆转录病毒被认为是SLE的可能病因。已发现SLE小鼠和患者体内存在多种抗逆转录病毒抗体。SLE易感染鼠能够自发产生抗逆转录病毒gp70糖蛋白抗体,形成

gp70-抗 gp70 免疫复合物,参与 SLE 肾炎的发生。

(二)发病机制

(1)致病性自身抗体:①以 IgG 型为主,与自身抗原有很高的亲和力。②抗血小板抗体及抗红细胞抗体导致血小板和红细胞破坏,临床出现血小板减少和溶血性贫血。③抗 SSA 抗体经胎盘进入胎儿心脏引起新生儿心脏传导阻滞。④抗磷脂抗体引起抗磷脂抗体综合征(血栓形成、血小板减少、习惯性自发性流产),抗核糖体抗体又与 NP-SLE 相关。

(2)致病性免疫复合物:SLE 是一个免疫复合物病。免疫复合物(IC)由自身抗体和相应自身抗原相结合而成,IC 能够沉积在组织造成组织的损伤。

(3)T 细胞和 NK 细胞功能失调:SLE 患者的 CD8$^+$T 细胞和 NK 细胞功能失调,不能产生抑制 CD4$^+$T 细胞的作用,因此,在 CD4$^+$T 细胞的刺激下,B 细胞持续活化而产生自身抗体。T 细胞的功能异常以致新抗原不断出现,使自身免疫持续存在。

二、病理

光镜下的病理变化:①结缔组织的纤维蛋白样变性,由免疫复合物和纤维蛋白构成沉积于结缔组织所致。②结缔组织的基质发生黏液性水肿。③坏死性血管炎。疣状心内膜炎是心瓣膜的结缔组织反复发生纤维蛋白样变性,而形成的疣状赘生物,是 SLE 特征性的病理表现之一。

其他特征性病理表现:①苏小紫小体。由抗核抗体与细胞核结合,使之变性形成嗜酸性团块。②"洋葱皮样"病变。小动脉周围出现向心性的纤维组织增生。但是上述特征性的病理表现阳性率不高。SLE 免疫病理包括皮肤狼疮带试验,表现为皮肤的表真皮交界处有连续的免疫球蛋白 IgG 和补体(C_{3c}·C_{1q}等)沉积,对 SLE 具有一定的特异性。狼疮性肾炎的肾脏免疫荧光亦多呈现多种免疫球蛋白和补体成分沉积,被称为"满堂亮"。

三、临床表现

(一)一般表现

系统性红斑狼疮的临床表现一般无特异性,常易与感染、劳累、精神因素等原因引起疾病的临床表现相混淆。应特别注意的是,系统性红斑狼疮发病或复发常存在某些诱因(如感染、药物、日晒、劳累、心理压力、创伤及妊娠、分娩等),这些因素本身引起的临床表现常与系统性红斑狼疮的早期表现相互交织在一起,往往需借助有关实验室检查才能加以鉴别。

1.起病

多数患者起病隐匿,一般先累及一个系统或器官,以后逐渐扩展到多个系统。约 50% 的患者以关节痛为首发症状,20%~40% 的患者首先出现皮肤表现,16%~20% 患者以水肿、蛋白尿为首发症状;约 10% 的患者起病急,发病前常有感染、用药不当、妊娠、分娩、应激状态及精神创伤等诱因;少数患者起病急骤,可在数天内迅速出现少尿、无尿等急性肾衰竭体征,也可出现抽搐、昏迷、精神失常等狼疮脑病表现,以及心力衰竭、多器官出血等临床危急情况。

2.发热

绝大多数系统性红斑狼疮患者病程中有发热表现,各种热型均可见到,其中以不规则热与间歇热常见。发热患者中约 40% 表现为高热,40% 为中度发热,20% 为长期低热。起病初期的发热大多数和病情活动性有关。系统性红斑狼疮病情活动性引起的发热一般不伴有寒战,而感染(特别是细菌感染)常伴有寒战,因此寒战是鉴别发热原因最有价值的临床表现,同时周围血常规中中性粒细胞增多也是判断感染发生的重要线索。由系统性红斑狼疮病情活动性引起的发热常伴有皮疹、关节炎、浆膜炎,以及血白细胞减低、血沉增快、蛋白尿和低补体血症等表现。在发热原因未确定之前,应该谨慎使用甾体抗炎药、糖皮质激素等来退热,以不影响病情判断为度。

3.食欲下降及消瘦

50%~70%的系统性红斑狼疮患者在发病前数月出现食欲下降、厌食等症状,常发生隐匿,缓慢加重,容易误诊为功能性消化不良或慢性胃炎等消化系统疾病。

4.全身不适与疲乏

全身不适与疲乏是系统性红斑狼疮患者常见的非特异性主观症状,尤其是在病情活动期更为常见,可达80%。但疾病早期出现的周身不适与疲乏往往与劳累、感染、精神因素、低热、贫血及慢性炎症等因素有关。

(二)肌肉骨骼系统表现

肌肉骨骼系统是系统性红斑狼疮最常累及的部位,半数左右的患者以关节肌肉症状为首发表现,整个病程中常累及90%以上的患者。肌肉骨骼系统表现往往与病情活动性有关。

1.关节病变

主要表现为关节疼痛、肿胀与僵硬。最常受累的关节包括近端指间关节、腕关节、膝关节,其次是踝关节、肘关节与肩关节,少数患者可累及远端指间关节、下颌关节、跖趾关节、髋关节及脊柱关节。起病初期可不对称性累及单个关节,随着病情的发展,可逐渐对称性累及多个关节。46%~73%的患者伴有不同程度的晨僵,常反复发作。如不及时治疗,关节病变可进行性加重。关节病变根据性质不同可分为炎症性关节病变、晶体性关节病变与感染性关节病变,其中以炎症性关节病变最为常见,但确切机制尚不清楚。

(1)炎症性关节病变。①临床表现:22%~35%患者出现近端指间关节肥厚并向尺侧偏斜,部分关节可出现半脱位,拇指指间关节可出现过度伸展畸形,类似于类风湿性关节炎表现。关节畸形一般不伴有疼痛,也无明显活动性炎症存在。畸形发生可能为关节囊、韧带和肌腱发生病变使关节的稳定性受到破坏所致。3%~14%的患者的关节表现类似于慢性风湿热患者发生的Jaccoud关节炎,称为Jaccoud征。②X线检查:多显示为对称性周围关节炎,其特征性表现为软组织肿胀和非侵袭性轴线异常,一般无关节间隙狭窄及骨质侵蚀性变化,偶见呈"虫蚀样"改变的轻度骨质侵蚀、关节狭窄、囊性样变及缺血性骨病表现。

(2)晶体性关节病变:部分老年系统性红斑狼疮患者可发生急性痛风性关节炎,这些患者通常无明显的病情活动,但常伴有狼疮肾炎或糖尿病肾病。痛风发作的主要表现与一般痛风相似,糖皮质激素治疗不能防止痛风发作。利尿剂可能为诱发因素,亦有报道二氢焦磷酸钙和羟磷灰石为致病因素。

(3)感染性关节病变:系统性红斑狼疮患者皮肤黏膜的屏障功能下降,非特异性细胞免疫功能亦有不同程度的减低,加上长期应用糖皮质激素及细胞毒免疫抑制剂,抗感染能力进一步下降,故容易发生细菌、真菌和病毒感染而引起感染性关节病变。病变以化脓性多见,常由局部感染蔓延所致,亦可发生于全身感染之后,少数患者伴发髋关节结核、脊椎结核。有狼疮性关节滑膜炎、骨坏死及进行关节内注射药物的患者容易发生感染性关节病变,故进行关节腔穿刺时应特别注意无菌操作。其临床表现较一般感染性关节炎轻微,易与原发性感染混淆。X线检查可见关节积液,关节软骨及骨组织可有不同程度的破坏。关节液的病原生物学检查是可靠的确诊依据,必要时可作关节镜活检。

(4)其他类型关节病变：少数患者可发生吸收性关节病变，组织病理学检查常可见到关节结构内有脂肪和纤维组织增生，一般无炎症细胞浸润。临床一般表现为受累关节程度不等的疼痛，可伴有晨僵，严重者可出现关节活动受限，少数患者可无症状。

2.皮下结节

系统性红斑狼疮患者亦可出现皮下结节，其发生率为5%～12%。多数发生在手关节，但直径在20 mm以上的较大结节则多出现在手和肘关节的伸侧，一般无明显压痛，多附于骨膜上。组织病理学检查可见其中心为坏死组织，周围包绕大量上皮细胞，与类风湿结节相似。皮下结节的发生与发展常与类风湿性关节炎样表现、血清类风湿因子滴度以及系统性红斑狼疮的病情活动性有关，常随病情的缓解而消失。

3.肌腱病变

约10%的患者可出现肌腱附着点炎，主要表现为附着于骨部位的肌腱、韧带或关节囊的炎症，如跟腱炎、跖筋膜炎、上髁炎、坐骨结节炎及颈、胸、腰椎棘突等部位肌腱附着点炎症，少数患者可发生髌下韧带、股四头肌腱及跟腱等部位的肌腱自发性断裂。这些部位的肌腱自发性断裂好发于男性，其发生与长期口服糖皮质激素、关节腔局部用药、Jaccoud综合征及病程较长有一定关系。肌腱断裂可在轻微活动之后发生，常表现为局部突发疼痛和活动困难或活动时突然跌倒，几乎都发生在负重部位的肌腱，以单侧多见，亦可双侧同时发生，多见于病情缓解期。组织病理学表现为慢性退行性改变，血管周围有单核细胞浸润，肌肉内有空泡形成，部分病程长的患者可见新生血管，可用磁共振成像协助诊断。少数系统性红斑狼疮患者的滑膜炎可诱发腕管综合征，可出现桡侧三个半手指的感觉异常，常有刺痛、麻木和局部肿胀，多有进行性肌力减退，可伴有大鱼际肌萎缩和拇指无力，屈腕及伸腕时疼痛加剧，指压试验阳性。

4.肌肉病变

40%～80%患者有肌肉疼痛、无力和肌肉压痛，以三角肌、股四头肌等四肢大肌群的症状较为突出，但有些患者的肌痛是由附近关节病变的牵涉痛所致，应注意识别。肌肉病变一般可分为炎症性肌病和药物相关性肌炎两种情况。

(1)炎症性肌病：发生率为5%～11%，其临床表现与多发性肌炎相似，但一般仅有轻度或中度炎症表现。血清肌酸磷酸激酶、门冬氨酸氨基转移酶、乳酸脱氢酶、醛缩酶等多有轻、中度增高，血肌红蛋白水平也可增高。肌电图可有肌原性改变。肌肉活检可见肌束及其血管周围有单核细胞浸润，但肌束萎缩少见。免疫组化研究发现，肌纤维膜和血管基底膜上有免疫球蛋白和补体沉积，炎性渗出物中血管黏附分子-1水平增高。一般而言，糖皮质激素对炎症性肌病治疗效果较好。

(2)药物相关性肌炎：发生率约为8%，常见诱发药物为糖皮质激素和抗疟药，尤以前者多见。一般发生在药物治疗过程中，多数起病隐匿，但也可急性起病。主要表现为肌痛、肌无力，常由近端肌群开始，渐累及远端肌群，部分患者最终可累及全身肌肉。患者血清肌酶一般无改变，肌电图亦表现为肌原性损害，肌肉活检显示肌纤维肿胀，可有空泡出现、肌纤维变细等变化。一般而言，糖皮质激素对药物相关性肌炎治疗无效。

5.软组织钙化

临床上偶尔可见到系统性红斑狼疮患者的软组织有钙化现象，多发生于皮下、关节周围、血管壁和肌肉，皮下及其深部软组织可出现线状、片层状或结节样钙化，尤以下肢为多见，关节周围组织钙化可单发或多发，可伴有邻近皮肤炎症、溃疡与坏死。系统性红斑狼疮患者膝关节周围肌腱上可见羟基磷灰石、尿酸盐沉积。这种软组织钙化可能与局部组织酸碱度改变和碱性磷酸酶水平的增高有关,但其确切机制尚不清楚,部分患者软组织钙化可能与合并甲状旁腺功能亢进有关。

6.骨骼病变

5%～10%患者出现有临床症状的无菌性骨坏死,此为系统性红斑狼疮致残的主要原因之一,放射学检查阳性而无临床症状的骨坏死发生率可高达25%。骨坏死好发于负重部位,如股骨头、股骨髁、胫骨平台、距骨,也可发生于肱骨头、舟状骨、掌骨等部位。常见临床表现为受累关节的疼痛,通常发生隐匿,逐渐加重,可伴有关节僵硬和活动受限。

系统性红斑狼疮患者发生的骨坏死与原发病有关,中小血管炎可累及骨骼,引起骨的血供减少或中断,继而导致邻近的骨组织充血,骨矿物质丢失,骨小梁变细,若受压力影响可出现骨萎缩。长期应用糖皮质激素可能是引起骨坏死的另一个重要原因,多数患者在出现骨坏死前两年内都有大剂量应用糖皮质激素史,长期应用糖皮质激素可引起骨质疏松,骨骼强度下降而易发生微小骨折,同时药物可直接作用于成骨细胞,使其修复能力下降。此外,糖皮质激素还可作用于骨髓内脂肪细胞,引起细胞肥大,使骨髓内压增高,造成骨血流障碍,从而发生局部缺血,骨细胞受损,最终发生骨坏死。

骨坏死最早的X线表现是受累部位的斑点样改变,病变可逐渐增大、融合,继而发生软骨下骨的萎陷,在X线片上可见典型半月征;如果病变继续发展,X线片则可呈现出关节腔狭窄、关节面变平,骨赘形成等;在病变的终末期,X线片上可见整个关节的退化性改变。若做CT检查,除可更清晰显示和准确定位上述病变之外,还可发现部分患者病变的股骨头有星号征,可能系坏死区有新骨形成,引起局灶部位的均匀性或不均匀性信号强度减弱所致。磁共振成像检查可清晰显示病变关节周围的软组织、关节软骨、纤维软骨,以及关节滑膜病变的范围、关节纤维化的程度等表现。

(三)心、肺表现

1.心脏病变

心脏病变的发生率为50%～74%,可累及心包、心肌、瓣膜等,少数患者甚至发生全心炎症。有研究表明随着患者生存期的延长,以前不太常见的心脏病变(如动脉粥样硬化和随之发生的冠状动脉疾病)将逐渐成为患者主要死亡原因之一。

(1)心包病变:最常见的心脏病变。其主要临床表现有发热、心前区疼痛、心包摩擦音、心电图ST段弓背向下型抬高以及T波变化,但发生大量心包积液而出现心脏压塞征者较为少见。系统性红斑狼疮引起的心包积液外观通常呈草绿色或血清样渗出液,心包穿刺液亦可呈血性,白细胞计数显著增多,其中以多形核白细胞为多见。如果在心包积液离心沉淀物中找到狼疮细胞将有助于系统性红斑狼疮的诊断。

(2)心肌病变:既往尸检资料显示,40%～50%患者存在心肌病变,但生前仅7.8%～14%被查知,大多数患者则无任何心肌炎表现。当系统性红斑狼疮患者出现与体征不相符的心悸、胸闷、心动过速、心脏浊音界扩大、心功能不全、室性心律失常以及传导阻滞等表现时,要考虑到系统性红斑狼疮累及心肌的可能。结合胸部X线片、心电图、超声心动图以及心肌酶谱检查结果,一般不难作出诊断。若有心力衰竭表现,需与肾脏损害引起的继发性高血压所导致的心力衰竭相鉴别。

(3)瓣膜病变:Libman-Sacks心内膜炎是系统性红斑狼疮的特征性瓣膜病变,其发生机制目前仍不清楚。尸检发现，Libman-Sacks 心内膜炎的疣状赘生物直径多在 $1\sim4$ mm,单个似豌豆状或多个聚集成球状,有时呈桑葚状紧密黏附于心内膜下,赘生物黏着的部位通常在心脏瓣膜的边缘,瓣膜的两面均可有赘生物粘着,但在腱索、乳头肌、心室壁以及心房内膜较少发现。Libman-Sacks 心内膜炎的赘生物一般变化不大,仅有小部分继续发展成需进行瓣膜置换术的反流性损伤。

(4)心律失常:普通心电图检查的检出率约 25%。各种心律失常均可发生,其中以窦性心动过速、窦性心动过缓最为常见,其次是房性期前收缩、室性期前收缩,亦有发生阵发性室上性心动过速、心房颤动、一度和二度房室传导阻滞、左束支和/或右束支传导阻滞,但高度房室传导阻滞者并不多见。系统性红斑狼疮患者分娩的新生儿可发生先天性完全性心脏传导阻滞。

系统性红斑狼疮引起的心律失常多为暂时性,随着病情的缓解自行消失,其发生原因可能与冠脉血管炎症引起的暂时性心脏传导系统血液供应不足有关,此外心包病变、心肌病变和心内膜病变均可累及心脏的传导系统而引起心律失常。组织病理学检查发现系统性红斑狼疮的心脏传导系统可发生纤维素样变性和纤维性瘢痕,亦可见炎性淋巴细胞浸润。

(5)冠状动脉病变:随着患者生存时间的延长,冠心病的发生率也相应增高,由冠状动脉病变引起的心肌梗死、严重心律失常等心血管并发症已成为影响系统性红斑狼疮患者生存质量的重要原因之一。系统性红斑狼疮患者发生冠心病可能与系统性红斑狼疮本身及其所引起的肾损害和血脂异常、长期应用糖皮质激素引起的脂质代谢紊乱等有一定关系。

(6)高血压:大约 25% 的患者有程度不等的高血压,尤以动脉血压增高为著。肾脏病变是系统性红斑狼疮患者发生高血压的主要原因,此外糖皮质激素的应用也是重要危险因素之一。长期高血压可引起心肌肥厚,诱发心力衰竭。

(7)充血性心力衰竭:Badui 等报道,10% 患者可发生充血性心力衰竭,通常与高血压以及糖皮质激素的应用有关,此外发热、感染、贫血、尿毒症和过早发生的冠心病、心包病变、心脏瓣膜病变以及肺动脉高压等因素在其发生、发展过程中也起到一定的作用。Crozier 等应用超声心动图检查发现,多数系统性红斑狼疮患者心脏收缩期与舒张期功能均有程度不等的减退,即使无心脏肥大、心肌肥厚和心力衰竭表现,因心脏的冠脉储备下降亦可出现心脏舒张功能障碍。心脏舒张功能受损,特别是等容舒张期显著延长在病情处于活动期的系统性红斑狼疮患者中更为常见,并且这种心脏舒张功能的异常经治疗后可以恢复正常。有学者发现,心肌功能障碍更常见于血清中有高滴度抗心磷脂抗体的系统性红斑狼疮患者。

(8)心脏病变对预后的影响:系统性红斑狼疮心脏病变已成为危及患者生存的重要原因之一,15% 的死亡患者与心脏病变有关,主要原因有冠心病猝死、心内膜病变和/或心律失常引起的顽固性心力衰竭、心包炎继发感染等。

2.肺部病变

前瞻性研究结果显示,系统性红斑狼疮发病时仅 3% 的患者累及肺部,但随着病程发展,$50\%\sim60\%$ 的患者可出现肺部受累,其病变包括胸膜病变、肺实质浸润性病变与肺间质纤维化、肺出血、阻塞性毛细支气管炎、肺不张、肺栓塞、肺动脉高压、呼吸肌及膈肌功能失调等。

(1)胸膜病变:是系统性红斑狼疮患者最常见的肺部病变,17% 的初发患者胸膜受累,处于病程中的患者可上升到 50%,发生于病程各个阶段。双侧胸膜同时受累多见,亦可为单侧病变。主要表现为病变侧胸痛,常伴有发热,胸痛常随呼吸运动或体位的变化而加重。体检及胸片或 B 超检查可发现有少量或中等量积液征象,少数患者表现为大量积液。

系统性红斑狼疮病变本身引起的胸腔积液多为渗出液,外观透明、微黄,有时为浑浊液或血性液,有核细胞数为$(0.23 \sim 15) \times 10^9/L$,急性期以中性粒细胞占优势,随病情进展渐变为淋巴细胞为主,积液沉渣涂片有时可见狼疮细胞,具有诊断价值。胸腔积液中抗核抗体(anti-nucleus antigen,ANA)可为阳性,其效价与血抗核抗体效价之比$\geq 1:9$,补体C_3、C_4可减低,并可检出免疫复合物。积液的葡萄糖含量可略低于血糖,细菌学检查为阴性。

除系统性红斑狼疮本身引起胸膜炎外,狼疮累及肾脏及其他脏器及继发感染等情况也可出现胸腔积液,但无狼疮性胸膜病变的表现。系统性红斑狼疮引起的胸膜病变通常对非甾体抗炎药或小剂量糖皮质激素敏感,积液多可自行吸收;大量胸腔积液引起呼吸困难或积液性质不明者,可行穿刺抽液以确定积液的性质,解除呼吸困难。

(2)肺实质浸润性病变。①急性狼疮性肺炎发病较急,绝大多数患者伴有病情活动性表现,主要为咳嗽、胸闷、呼吸急促、发热,严重者可出现呼吸困难、低氧血症甚至急性呼吸窘迫综合征。体检时在双肺底部都可闻及湿啰音,胸部X线检查可见双肺弥漫性病变,肺底尤为显著,部分患者肺部病变表现为节段性、游走性的特点。肺组织病理检查可见肺泡内透明膜形成,间质水肿并有淋巴细胞浸润,有时可见到苏木素小体,部分患者可见有肺泡水肿、肺泡内出血。电镜下可见肺间质内和毛细血管壁内有致密物沉积。急性狼疮性肺炎不易与系统性红斑狼疮继发细菌性肺炎相鉴别,如无确切证据排除感染,应同时进行抗感染治疗。②慢性狼疮性肺炎可由急性狼疮性肺炎演变而来,亦可发生于病程较长、治疗不当的系统性红斑狼疮患者,有症状的慢性狼疮性肺炎并不常见,主要表现为活动后胸闷、气喘、呼吸困难以及呼吸音减低与肺部细湿啰音。胸部X线检查可见肺部呈弥漫性颗粒状、网状或网状结节样改变,两下肺较为显著;对于病程较长和肺部病变发展迅速的患者可出现双肺蜂窝状改变,并常有肺底部盘状不张与膈肌上抬。患者肺功能检查均有限制性通气障碍和肺弥散功能减低。若行肺部高吸收薄层计算机扫描(HRCT)可发现无症状的慢性肺间质性肺病患者。肺活检显示肺泡壁增厚、水肿,肺间质有单个核细胞浸润。慢性狼疮性肺炎患者容易发生肺部感染,并反复、迁延,难以治愈,常死于肺部感染诱发的呼吸衰竭。

(3)肺出血:较少见,其发生率为1.6%,一旦发生,其病死率高达90%。当病情急性发作时,患者可突然出现咳嗽、痰中带血和胸闷、心悸、气急与呼吸困难,有些患者可突发大咯血。实验室检查可有血红蛋白与血细胞比容下降等,血气分析可有低氧血症。胸片显示双肺野有浸润性病变。肺活检可见弥漫性肺泡出血,肺泡内有完整的红细胞以及含有含铁血黄素的巨噬细胞,少数患者还可见有肺泡隔增厚、透明膜形成及肺泡内有纤维素沉着,但通常无明显血管炎表现。若对肺活检组织进行免疫荧光检查则可发现肺泡隔和肺泡壁内有免疫球蛋白及补体沉积。电镜下可见肺泡毛细血管内有电子致密物沉积。

(4)肺动脉高压症:好发于18~49岁的年轻女性,男女性别比为1:10。肺动脉高压一般在系统性红斑狼疮确诊后2~5年发生,其临床表现与原发性肺动脉高压基本相似。①临床表现:多数患者病情出现隐匿,进展缓慢。常见的临床表现为活动后气急、胸闷、胸痛、呼吸困难及慢性干咳。体检常见肺动脉瓣第二心音亢进、三尖瓣听诊区有收缩期杂音。严重患者可有肝大、下肢浮肿、腹水征阳性等右心衰竭表现。心电图有右心室肥大伴劳损的表现。胸片示有肺动脉段明显突出、右下肺动脉干扩张、右心室扩大而肺野异常清晰。肺功能检查常呈限制性通气功能障碍,但与肺动脉高压的严重程度不成比例。肺血管造影可见中心肺动脉干呈对称性扩张,外周血管远端呈剪枝样改变。超声心动图及右心导管检查显示,多数患者为轻度肺动脉高压症。发生肺动脉高压的系统性红斑狼疮患者中63%合并肾脏病变,63%~75%存在雷诺征,80%类风湿因子阳性,25%以上的患者抗核糖核蛋白抗体阳性,血液中狼疮抗凝物与抗心磷脂抗体的阳性率亦高于无肺动脉高压症的系统性红斑狼疮患者。②组织病理变化:与原发性肺动脉高压症相似。镜下可见肺动脉平滑肌细胞中度肥大和内膜纤维化,少数患者可见有血管炎与血栓形成。免疫病理学检测可见肺动脉壁有 IgG、IgM 与补体 C_3 沉积,用酸性缓冲液洗脱出的免疫球蛋白沉积物中含有 DNA 与抗 DNA 复合物。

(5)肺栓塞:有报道系统性红斑狼疮患者肺栓塞发生率为6%~9%。如患者突然发生气急、胸痛和呼吸困难时除应怀疑发生了胸膜炎或肺炎外,还应考虑肺栓塞,可行血管造影术以确诊并确定栓塞部位、范围,但确定栓子性质较困难。

(6)膈肌功能失调:系统性红斑狼疮患者可出现呼吸困难、肺活量降低,同时伴有膈肌抬高和膈肌运动减弱,Hoffbrand 等将之命名为肺减缩综合征。本病一般发展缓慢,常于肺功能检查时发现,部分患者的表现是可逆的。

(7)其他肺部表现:少数无明显肺实质病变的急性系统性红斑狼疮患者可出现可逆性的低氧血症,部分患者中可出现轻度胸膜症状,以应用糖皮质激素治疗者多见。此外少数系统性红斑狼疮患者还可能发生气道阻塞,肺活检表明小支气管与细支气管发生急性炎症,终末支气管黏膜上皮细胞增生,支气管周围有淋巴细胞浸润。由坏死组织碎屑、少量纤维蛋白和支气管分泌物组成的黏稠栓子可导致细支气管部分或完全阻塞,患者可发生机化性肺炎。

(四)皮肤和皮下血管表现

皮肤、黏膜及皮下血管病变是系统性红斑狼疮最常见的临床表现之一,其发生率为55%~85%,仅次于关节病变。系统性红斑狼疮引起的皮肤、黏膜及皮下血管病变多种多样,病变涉及的范围可局限于某一局部,也可侵及全身,颊部红斑、盘状红斑、光过敏以及口腔溃疡等是诊断系统性红斑狼疮的重要依据之一。25%~40%的患者可首先出现皮肤病变,多数患者在起病时出现,少数患者可发生于其他系统病变出现数月至数年后。系统性红斑狼疮的皮肤表现往往与其他系统、器官病变存在一定相关性,皮肤病变的加重往往提示病情活动性增加或恶化。

1.皮肤表现

(1)颊部红斑:22%~68%的系统性红斑狼疮患者在其病程中可出现颊部红斑,其中40%患者可为首发表现。本症的基本表现形式可为颊部毛细血管扩张、水肿性红斑、散在分布的斑点状皮疹以及盘状红斑。颊部红斑可突然出现,多先在颊部出现小片状水肿性淡红色、鲜红色或紫色斑疹,逐渐增大,并可延及鼻梁,典型者与鼻根部红斑相连,形成蝴蝶状红斑,称之为"蝶形红斑",可见于1/3~1/2的患者。部分患者颊部红斑形状不规则,边缘模糊,皮疹表面可有糜烂、渗出并有鳞屑和痂附着,类似于湿疹;皮损处可严重水肿,出现类似于皮肌炎的眶周水肿和蜂窝织炎样表现;少数患者皮疹类似于药物诱发的变应性皮疹;长期应用糖皮质激素治疗者可出现痤疮和酒渣鼻样表现。多数皮疹可持续数天、数周,随病情缓解而逐渐消退,愈后一般不留瘢痕,但病情复发时可再次出现。部分患者出现色素沉着,少数患者出现局部皮肤萎缩、变薄。

(2)盘状红斑:盘状红斑可先于或与其他临床表现同时出现,多发生于面颊部,亦可发生于颈部、耳轮、手背及前胸部等暴露区域,呈片状或散在分布。初发时多为绿豆至黄豆大小的圆形、类圆形丘疹,亦可呈环形,上覆少量鳞屑,病情进展后皮疹可增多、扩大,上覆增厚的鳞屑并黏附于皮疹基底部,不易脱落,若用力撕脱则可见皮损基底部的扩张毛孔,鳞屑背面也可见有突起的角质栓。皮损外周稍高于中心,周边色素较深而中心色素减退或缺失,基底部萎缩伴毛细血管扩张。皮损呈向心性扩展,边缘融合成不规则的形状。多数患者无明显感觉,少数可有不同程度的瘙痒或烧灼感,日晒后皮损加重,愈后常遗留有瘢痕及色素沉着。皮损活检可见角化过度,毛囊角栓,基底细胞水肿伴空泡形成。盘状红斑的出现常与病情活动性有关,但一般认为伴有盘状红斑的系统性红斑狼疮患者病情较轻,肾脏受累者较少,预后较好。

(3)脱发:脱发是系统性红斑狼疮患者常见的临床表现之一,发生率为24%~70%。系统性红斑狼疮引起的脱发不仅可发生于头发,亦可见于眉毛、睫毛和阴毛。大致可分为下列几种形式。①斑片状脱发:继发于头皮斑丘疹后的脱发可为一过性,但若继发于盘状红斑,则可因瘢痕破坏毛囊导致永久性斑秃。②弥漫性稀发:常在梳发时发现有大量头发脱落,是最常见的形式,可继发于各种刺激,亦可发生于病情活动期或糖皮质激素与细胞毒药物治疗过程中。诱因去除或病情稳定后可重新长出新发。③狼疮发:特征性的表现之一,常发生于病情活动期。表现为头发干枯、无光泽,脆性增加而易折断,头发通常只有数厘米长,尤以前额部和顶部头发较为明显。④全秃:少数患者可出现全秃或仅留有发际,其病因不明,但需排除环磷酰胺等细胞毒药物引起的脱发。

(4)光过敏:对日光或紫外线过敏是系统性红斑狼疮患者常见的临床表现,也是系统性红斑狼疮诊断的主要依据之一,其发生率为11%~58%。

有研究发现引起系统性红斑狼疮患者光过敏的主要是波长为290~320 nm的紫外线B,有些患者对波长为320~400 nm的紫外线A也过敏。光过敏常发生于暴露部位,部分患者可向非暴露部位蔓延。皮疹多为红色斑疹、丘疹,部分皮疹融合成片,有时可出现多形红斑、荨麻疹样皮损,少数患者还可出现大疱性皮疹;局部可有灼热感、瘙痒或刺痛;皮损的严重程度与日光或紫外线照射的强度、距离、照射时间以及处理是否及时有关。

(5)紫癜:9%~21%的系统性红斑狼疮患者可出现瘀斑、出血点等皮肤出血表现。皮肤出血性损害最常见的原因是使用了糖皮质激素,因为糖皮质激素可引起皮肤萎缩及增加皮肤血管的脆性;非甾体抗炎镇痛药可影响血小板的功能,也可诱发皮肤出血;少数未经治疗的患者出现皮肤瘀点、瘀斑和血肿可能与疾病本身引起的血小板减少或皮肤血管炎有关;发生于下肢的紫癜应与长期应用抗疟药物引起的皮肤色素变化进行鉴别。此外还应排除血栓性血小板减少性紫癜(thromotic thrombocytopenic purpura,TTP)、抗磷脂综合征、特发性血小板减少性紫癜(idiopathic thrombocytopenic purpura,ITP)、冷球蛋白血症等疾病。

(6)色素变化:Dubois等报道8%的系统性红斑狼疮患者存在弥漫性色素沉着,5%的患者存在局限性色素沉着,5%的患者存在皮肤色素减退,多为继发性,好发于各种原发皮损所在部位,并在原有皮损消退后数月内逐渐出现,常为持续性,部分局限性色素增加可在数年内缓慢消退。患者在其他皮损出现之前,偶尔会出现原发性皮肤色素减退。此外长期应用抗疟药物和糖皮质激素治疗的患者亦可引起皮肤色素的变化,应予以鉴别。

(7)亚急性皮肤型红斑狼疮:约10%的系统性红斑狼疮患者伴有亚急性皮肤型红斑狼疮皮损,半数左右亚急性皮肤型红斑狼疮患者表现以皮损和关节症状为主、内脏病变较轻,较少累及肾脏。亚急性皮肤型红斑狼疮皮肤损害多分布在面颊部、鼻、耳轮、上胸、前臂伸侧、手背等暴露部位,腰以下皮肤罕有皮损,偶见唇和颊部黏膜受累。其基本表现为水肿性红斑,可分为两种类型,即环形红斑型和丘疹鳞屑型,多数患者以一种类型皮损为主,可扩大成形状不规则的斑片,上覆鳞屑,类似于异常型银屑病样皮损,皮损处无毛囊栓塞、角化过度,也无皮肤萎缩与瘢痕形成,可持续数周或数月后消退,留有暂时性色素沉着和毛细血管扩张。

(8)狼疮性脂膜炎:又称深部红斑狼疮,是系统性红斑狼疮的少见皮损,见于 2%～3%的系统性红斑狼疮患者。局部外伤与药物注射可能与这种皮损的发生有关。好发于中青年女性患者,可在系统性红斑狼疮的其他系统表现出现前数年发生;皮损好发于面部、臀部和臂部,亦可见于颈部、肩部、上肢、胸部、背部、小腿和大腿,偶见于乳房;分布多不对称,数目不定,大小不等,小者如蚕豆大小,大者直径可达10 cm;皮损部位皮肤可呈红色或淡红色,有时病变上方有色素沉着;病变位于真皮深层或皮下脂肪组织,呈结节或斑块,质地坚实,一般无明显移动性,多数有触痛;一般呈慢性经过,有的结节持续不变,而在其他部位发生新的皮损,有的结节逐渐扩大,或与邻近结节融合形成斑块,有的结节上方皮肤可发生萎缩、角化过度、毛细血管扩张或演变成典型的盘状红斑皮损,有的结节坏死吸收而使其上面的组织塌陷形成萎缩性瘢痕;较少发生皮肤溃疡。病变组织活检可见脂肪小叶或小叶间隔脂膜炎和钙质沉积,以脂肪玻璃样坏死为主,常伴有结节状或片状淋巴细胞浸润,皮肤血管内皮细胞肿胀,血管周围亦有玻璃样变性与淋巴细胞浸润。

(9)大疱性红斑狼疮:大疱性皮损仅见于 0.2%～0.4%的系统性红斑狼疮患者。其基本病变为大小不等的水疱样皮损,疱液起初清亮,渐变为浑浊,少数可为血性。皮损好发于暴露部位,如面部、颈部、上肢等,也可蔓及全身。有时皮损可集中于某一部位形成类似于疱疹性皮炎,但并无明显瘙痒。皮肤活检可见表皮下囊泡内含有细胞核碎片、中性粒细胞和微小脓肿及皮乳头顶端的纤维蛋白,类似于疱疹样皮炎的病理变化。本症需与寻常性天疱疮、疱疹性皮炎、大疱性类天疱疮、大疱性表皮松解症、大疱性多形红斑等大疱性皮肤病,以及血卟啉症、皮肤迟发性超敏反应、严重感染等疾病进行鉴别。

(10)红斑性天疱疮:1926 年 Senear 等报道了一组同时具有红斑狼疮和天疱疮两种疾病特征的患者,其面部皮损类似红斑狼疮,而胸部、背上部等处皮损则类似于天疱疮,组织病理表现类似于天疱疮(棘层松解)。后经免疫病理研究证实此类患者在真皮-表皮连接处有免疫球蛋白与补体沉积,并检出循环抗核抗体与抗细胞间成分抗体,对未受累的非暴露部位皮肤进行皮肤狼疮带试验亦获得阳性结果。

(11)其他皮肤病变:系统性红斑狼疮还可出现其他一些皮肤病变,如关节周围或上肢伸侧面的类风湿结节样疼痛性皮下结节,后者常与骨膜相连而固定。皮肤萎缩与瘢痕形成常与慢性皮损及长期应用糖皮质激素治疗有关。皮肤黏蛋白沉积症是一种较为罕见的结节性皮肤病变,可能与患者皮肤内粘蛋白增多形成结节样病变有关,分布于躯干及四肢皮肤,质地坚实,局部无压痛,其上方皮肤正常,与病情活动性有关,病情缓解后部分可自行消退。多形性红斑常发生于寒冷季节,好发于手、足和面部皮肤,初为圆形或类圆形鲜红色丘疹,直径数毫米,后逐渐扩大、融合成轻度压痛的斑块,顶端可出现水疱、瘀点,消退后可遗留有色素沉着。红斑肢痛症表现为患肢皮肤充血,皮温增高,环境温度增高后肢痛加重,降低患肢皮温后肢痛减轻。少数患者还可出现指甲的片状出血、指甲远端明显增厚,有的还可有杵状指等表现。亦有报道系统性红斑狼疮患者可出现上皮细胞瘤、皮肤纤维瘤等病变,并认为与长期应用糖皮质激素有关。患者皮肤易受各种细菌、真菌、病毒及昆虫感染,这与患者免疫力下降有关。此外,系统性红斑狼疮患者还可合并有脂溢性皮炎、湿疹、玫瑰糠疹、鱼鳞病、扁平苔藓、红斑痤疮等皮肤病,这些皮肤病的发生与系统性红斑狼疮的关系尚不清楚。

2.血管性病变

约有半数系统性红斑狼疮患者可出现血管性病变,大部分是由与病情活动性密切相关的小血管和毛细血管炎症所致,亦可由血管痉挛引起。常见血管性病变有血管炎性皮损、雷诺现象、甲周红斑、网状青斑、冻疮样皮损和毛细血管扩张。

(1)血管炎性皮损:Grigor 等报道其发生率为 18％～70％,其表现多种多样,可为出血点、瘀斑,亦可为隆起性紫癜、无瘙痒性荨麻疹,有时还可出现大疱性皮损、结节性红斑、瘀血疼痛性荨麻疹、肢体溃疡和网状青斑等表现,发生于肢端者可表现为手掌和指(趾)端的红色压痛性坚实的斑片。血管炎性皮损与其他病情活动性表现(如低补体血症、血沉增快、蛋白尿等)有关,是病情活动性的重要标志之一。

(2)网状青斑:发生率约为 10％,常由于真皮乳头层下的小动脉升支痉挛,使皮肤血流紊乱,浅层水平静脉血管丛血流增多,引起皮肤表面出现特征性的网状紫红色斑影。多分布在大腿、上肢及关节附近,以膝、踝和肘关节处多见,常于受寒后出现或加重。

(3)萎缩性白斑:为少见血管性病变,常由严重的皮肤血管病变所致。表现为皮肤青斑伴有痛性溃疡,溃疡愈合后病变处色素减退、局部毛细血管扩张,并有萎缩性瘢痕形成。

(4)雷诺现象:发生率为 10％～45％,其中约 2％的患者为首发表现。典型的雷诺现象可分为缺血、缺氧淤血与充血 3 个时相。①缺血相是小至中等大小的动脉痉挛引起,可见甲床、手指、足趾苍白,并伴有局部的疼痛。②缺氧淤血相是局部组织缺血缺氧,局部代谢产物积聚,静脉血管有不同程度的扩张引起,上述部位皮肤变为紫色。③充血相是当局部二氧化碳等代谢产物蓄积到一定程度时,引起痉挛的动脉血管扩张,局部供血、供氧增加,原呈紫色的皮肤变为鲜红色,并伴有肢端疼痛。雷诺现象可由寒冷、感染、吸烟及情绪变化等因素诱发,持续数分钟至数小时不等,如持续时间较长可引起肢端皮肤坏死甚至肢体坏疽。

(5)毛细血管扩张:系统性红斑狼疮患者常并发有局部毛细血管扩张,多见于颊部、大小鱼际、甲周及指(趾)末端。发生于指甲皱襞后部及相邻皮肤的毛细血管扩张常伴有甲周红斑,指尖则多为扁平或多角形的丛状毛细血管扩张,手掌常表现为丘疹性毛细血管扩张。皮肌炎、硬皮病与类风湿性关节炎等自身免疫性疾病亦可引起毛细血管扩张,毛细血管扩张还需与肝硬化引起的面部毛细血管扩张及肝掌进行鉴别。

(6)甲周红斑:甲周红斑为具有一定特异性的系统性红斑狼疮急性皮损,常与病情活动性有关,发生率为 10％～50％,是指甲基底部的血管扩张及血管炎所致。甲床微血管显微镜检查可发现患者的毛细血管襻迂曲、扩张、血流缓慢,部分可有瘀血和出血。

(7)冻疮样皮损:发生率为 10％左右,多分布于四肢末端、面部及耳郭等部位,亦可发生于肘、膝关节、小腿。常表现紫红色或暗红色结节或丘疹,边缘不清,部分皮损可融合成斑块,局部水肿使皮肤紧张发亮,有压痛,并可伴有毛细血管扩张。有的皮损可发生溃疡,愈后遗留有萎缩性瘢痕。

(8)皮肤溃疡与坏疽:与严重的皮肤血管炎有关,常发生于四肢末端、踝关节及小腿。这些患者血清中抗核抗体、抗 DNA 及 IgG 的滴度较高而补体水平下降。直接免疫荧光法可在受累组织周围的血管壁中检出 IgG、补体、纤维蛋白原与纤维蛋白,提示免疫病理损伤参与病变的发生过程。

3.黏膜病变

7％～40％的系统性红斑狼疮患者可出现黏膜病变,可累及全身各处黏膜,但以口腔和鼻腔黏膜溃疡多见。黏膜病变通常与病情活动性有关,是系统性红斑狼疮诊断的主要依据之一。

(1)口腔溃疡:系统性红斑狼疮引起的口腔溃疡以颊部与硬腭黏膜受累最为明显,其次是唇部黏膜。损害初发为小瘀点,逐渐发展成一个直径 10～20 mm 的溃疡,单纯由系统性红斑狼疮引起者一般无明显疼痛,如继发感染,则可出现灰白色分泌物附着,周围有红晕,受刺激后常有明显疼痛。口腔溃疡有时可累及咽部与口唇,引起咽痛、吞咽困难和唇炎。

(2)鼻腔溃疡:约 20% 的患者发生,溃疡常位于鼻中隔前部,多为双侧性,偶可引起鼻腔出血和鼻中隔穿孔,患者可无症状。

(3)其他黏膜病变:系统性红斑狼疮偶可引起处女膜、外阴部及阴道溃疡,但通常与口腔溃疡同时存在,亦有系统性红斑狼疮患者并发有肛周溃疡、结肠溃疡与上消化道溃疡的报道,但难以排除是否与应用糖皮质激素和非甾体抗炎镇痛药有关。

(五)头颈部表现

1.口腔

干燥综合征(sjögren's syndrome,SS)是一种慢性、伴有淋巴细胞增生的自身免疫性疾病,以唾液腺、泪腺中淋巴细胞和浆细胞进行性浸润为特征,可引起口腔干燥、唾液腺肿大及眼干燥等临床表现。干燥综合征常伴有自身抗体产生(如抗核抗体、类风湿因子、抗 Ro/SSA 抗体及抗 La/SSB 抗体),可引起多系统损害从而发生肺脏、肾脏、神经系统等表现。约 20% 的系统性红斑狼疮患者并发干燥综合征,一般发生于系统性红斑狼疮晚期,但也有患者先出现原发性干燥综合征,若干年以后才发生系统性红斑狼疮。

原发性干燥综合征(primary sjögren's syndrome,PSS)与系统性红斑狼疮继发干燥综合征有时很难区别,特别是轻型及早期患者,其起病常隐匿,合并有口、眼干燥症状出现,很少累及肾脏、中枢神经及血液系统,补体水平正常,具有低水平的抗 dsDNA 及抗 Sm 抗体,预后通常较好。抗 Ro/SSA 抗体、抗 La/SSB 抗体的阳性率在系统性红斑狼疮患者为 15%～35%,而在原发性干燥综合征患者中可在 40%～90%。α-Fordin抗原在原发性干燥综合征患者中阳性率为 60%～70%,而在系统性红斑狼疮中阳性率很低,此抗体的检测可能为两者的鉴别提供一定的帮助。

2.眼

系统性红斑狼疮患者眼部表现多种多样,轻重程度不等。结膜炎发生率为 10%,可出现在疾病的不同时期,球结膜组织中免疫荧光染色阳性有助于诊断。1%～2% 的患者并发虹膜炎,儿童常见,还可出现脉络膜及视网膜血管炎,表现为视力下降,眼底检查可发现视网膜血管周围有渗出物,其中视网膜血管炎的发生可能与免疫复合物介导的炎症反应(通常是急性病变)有关,还可能与抗磷脂抗体有关。应该指出的是某些用于治疗红斑狼疮的药物也可引起眼部病变,如抗疟药可导致黄斑变性,糖皮质激素可引起青光眼或白内障。

3.耳

系统性红斑狼疮很少累及听觉器官。

4.喉

系统性红斑狼疮极少累及喉部,其临床表现差异较大,可仅表现为声带轻度溃疡和水肿,但亦可能因为坏死性血管炎而导致上呼吸道严重损害甚至危及生命。某些表现如声音嘶哑、呼吸困难及声带麻痹,用糖皮质激素治疗有效。

(六)免疫器官和血液学表现

1.淋巴结肿大

系统性红斑狼疮患者淋巴结肿大发生率约为 50%,儿童比成人更常见。淋巴结肿大以颈部及腋窝多见,亦可见全身性淋巴结肿大,肺门淋巴结肿大少见。肿大的淋巴结常质地柔软、无粘连、无压痛,可从米粒大小到 3～4 cm。组织病理学检查可发现肿大淋巴结呈弥漫性反应性增生,并可见淋巴滤泡增生及程度不同的坏死区,偶见苏木素小体,免疫组织学特征为淋巴结呈滤泡和类皮质样增殖并伴有坏死区,坏死区内以 CD11b$^+$、CD15$^+$组织细胞和 CD8$^+$、CD3$^+$淋巴细胞为主,无坏死的滤泡间区以 T 细胞为主,而淋巴滤泡内以 B 细胞为主。

2.脾脏

10％～20％的系统性红斑狼疮患者有脾大,常伴有肝大。特征性组织病理学改变是脾滤泡动脉出现同心状胶原纤维硬化环,形成洋葱皮样改变,有时还可见脾梗死和血栓形成。约 5％的系统性红斑狼疮患者伴脾功能低下,可发生肺炎球菌和沙门菌败血症,其机制不清,尸检显示脾脏萎缩,没有血管炎证据。

3.胸腺

纵隔充气造影术显示系统性红斑狼疮患者胸腺萎缩。活动期系统性红斑狼疮患者胸腺激素活性降低。

4.血液学变化

系统性红斑狼疮患者血液学改变常是首发的主要临床表现。

(1)贫血:发生率约为 50％,有报道可达 78％。大多为轻至中等程度的贫血,其轻重、病程长短和病情严重程度有关,通常是正细胞正色素性贫血。系统性红斑狼疮患者的贫血根据其发生机制分为非免疫性贫血和免疫性贫血,以前者常见。①非免疫性贫血:包括慢性病性贫血、缺铁性贫血、铁粒幼细胞性贫血、肾性贫血及药物性贫血等。其中慢性病性贫血最常见,通常进展缓慢,多为正细胞正色素性贫血,血清铁浓度下降,总铁结合力正常或降低,运铁蛋白饱和度减少,骨髓象正常,骨髓铁贮存正常,网织红细胞计数偏低。其发生机制仍不清楚,可能与单核巨噬细胞系统铁释放障碍、对促红细胞生成素反应性降低、铁利用障碍以及白介素对红细胞生成的抑制作用有关。系统性红斑狼疮患者还可并发缺铁性贫血,主要原因是服用非甾体抗炎药及月经量过多。②免疫性贫血:包括自身免疫性溶血性贫血(autoimmune hemolytic anemia,AIHA)、药物引起的溶血性贫血和再生障碍性贫血等,由细胞和血清因素引起的红细胞生成障碍是其最重要的发病机制。自身免疫性溶血性贫血发生率为 7％～15％,可为系统性红斑狼疮首发表现,也可出现在系统性红斑狼疮诊断前几个月或更长时间。自身免疫性溶血性贫血的发生是由于自身抗体和/或补体结合患者红细胞,导致后者被脾脏巨噬细胞识别、吞噬及破坏。根据自身抗体作用于红细胞所需温度不同分为温抗体型(37 ℃)和冷抗体型(4 ℃),前者较常见,其抗体主要为 IgG。临床表现除有头晕、乏力发热外,还有溶血的证据(包括黄疸和酱油色尿),多进展缓慢,偶见进展迅速发生溶血危象。外周血检查可见红细胞大小不一,严重时可见有核红细胞、多染性红细胞、点彩红细胞和 Howell-Jolly 小体。骨髓增生活跃,网织红细胞计数增加,而血清结合珠蛋白水平下降,Coombs 试验阳性。糖皮质激素治疗常有较好疗效。

(2)血小板异常:系统性红斑狼疮并发血小板减少并不少见,发生率报道不一,为 7％～52％。多为轻度减少,可能是系统性红斑狼疮病情活动的一个指标。一般无明显出血症状,当血小板≤50×10^9/L 时可有自发性出血,表现为皮肤瘀点瘀斑、鼻衄、牙龈出血,女性还可有月经量过多,严重时可发生颅内出血危及生命。实验室检查除血小板减少外,还可有出血时间延长、血块退缩不良、束臂试验阳性。

约 3％的系统性红斑狼疮患者是以特发性血小板减少性紫癜为首发表现。系统性红斑狼疮合并血小板减少常伴有抗 Ro/SSA 阳性,因此对于特发性血小板减少性紫癜伴有高滴度抗核抗体和抗 Ro/SSA 阳性患者应警惕进展为系统性红斑狼疮的可能。免疫性血小板减少的治疗仍主要采用糖皮质激素。极少数系统性红斑狼疮患者可在其病程不同阶段合并血栓性血小板减少性紫癜,其临床特征为发热、肾功能减退、微血管病性溶血性贫血、血小板减少和神经系统异常,常可危及生命。其发病机制不清,主要组织病理学基础是微血管血栓形成,可能与外周血中存在血小板聚集因子、循环免疫复合物、血管内皮损伤、纤溶系统功能障碍等因素有关。另外有学者认为抗血小板抗体及抗磷脂抗体的存在也可能是重要发病机制。治疗方法主要是糖皮质激素和血浆置换。

部分系统性红斑狼疮患者可能存在血小板功能异常,包括血小板黏附、聚集和释放功能的异常。最常见的血小板功能异常是对低浓度胶原无聚集反应,对腺苷二磷酸、肾上腺素则缺乏第二相聚集波,可能与抗血小板抗体或某些药物有关。

(3)白细胞异常:白细胞减少在系统性红斑狼疮患者较常见,发生率可达 50%。一般为轻度减少,白细胞计数常在 $(2.5 \sim 3.5) \times 10^9/L$,少于 $2.0 \times 10^9/L$ 者少见。白细胞减少多发生在病情活动期,常伴有皮疹、抗 DNA 抗体滴度增高、贫血、乏力、关节炎和血沉增快等表现。外周血白细胞减少的原因较为复杂,可能与药物、骨髓增生减低、抗核抗体及抗中性粒细胞抗体有关。

系统性红斑狼疮伴淋巴细胞减少是最常见的血液学改变,外周淋巴细胞绝对值减少的发生率为 70%~90%,比白细胞减少更常见。其发生机制不清,可能与抗淋巴细胞抗体、淋巴细胞分布及功能异常有关。系统性红斑狼疮伴中性粒细胞减少不如淋巴细胞减少常见,但可有中性粒细胞功能异常,可能有体液和细胞因素参与。

对于外周血白细胞减少的患者,糖皮质激素治疗有效,白细胞多能恢复正常。对于白细胞极度减少的患者,用甲泼尼松静脉注射并皮下注射重组人粒细胞集落刺激因子,可获得满意的疗效。

(4)骨髓异常:系统性红斑狼疮患者骨髓涂片检查常正常。但骨髓在系统性红斑狼疮的发病中也是靶器官,自身抗体和细胞因子对骨髓前体细胞存在抑制作用。系统性红斑狼疮患者极少合并骨髓纤维化。糖皮质激素和免疫抑制剂治疗对部分患者有效,但只有极少数患者纤维化被逆转。

(七)消化系统表现

系统性红斑狼疮患者消化系统表现很常见,既可以是首发表现也可以出现于疾病进展过程中。此外几乎所有治疗狼疮的药物都存在胃肠道不良反应。

1.口腔

Bazin 于 1861 年首次描述了红斑狼疮的口腔症状,系统性红斑狼疮患者中,7%~52% 有口腔疾病。口腔溃疡是美国风湿病学会建议修订后的系统性红斑狼疮诊断标准之一。口腔病损大体分为红斑型、铁饼状和溃疡型。口腔黏膜、硬腭及朱红线是最易受累的部位。铁饼状病灶发生在红斑中央,并有被放射状条纹和体表毛细血管围绕的白斑存在。红斑病灶常伴有硬腭水肿和瘀斑。溃疡易发生于病灶,且不明显,直径通常有 1~2 cm,1/3 的患者可蔓延至咽部。三种病灶都可以共存或彼此融合,从而导致水肿和瘀斑。

2.食管

持续性咽喉炎很常见,吞咽困难发生率为 1%~6%,尤其多见于伴有雷诺现象者。雷诺现象与食管蠕动迟缓明显相关,在混合性结缔组织病中,食管蠕动迟缓更常见,系统性红斑狼疮组仅有轻度的食管下端括约肌压力下降。食管运动功能障碍可引起弥漫性痉挛,导致胸痛,食管蠕动停止的患者上消化道X摄片可见食管张力缺乏和食管扩张。食管蠕动迟缓或蠕动停止的发生可能与食管肌肉炎症、缺血或是血管炎有关。采用少食多餐、避免饭后平卧、服用抗酸药物及H_2受体拮抗剂可缓解症状。

3.胃及肠道

胃肠道症状在系统性红斑狼疮患者中比较常见。

系统性红斑狼疮患者可出现厌食、恶心、呕吐、腹痛,常与服用水杨酸类药物、非甾体抗炎药、抗疟药、糖皮质激素及细胞毒药物有关。消化性溃疡的发生率为0.5%～4%,严重者可并发出血和穿孔。肠梗阻可能由于抗磷脂综合征引发的潜在脉管炎和高凝性疾病所致。少数系统性红斑狼疮患者合并溃疡性结肠炎,临床表现为持续性腹泻、腹痛和血便,常出现在系统性红斑狼疮确诊前,糖皮质激素治疗有效。极少数患者可出现胶原性肠炎,患者有水样腹泻,但内镜检查及X线摄片均正常,组织病理学特征是结肠表面上皮有淋巴细胞浸润。

患者若出现严重腹泻和明显的低蛋白血症(<0.8 g/dL)而不伴有蛋白尿,应警惕蛋白丢失性肠病的可能性。本病多见于年轻女性患者,可能为系统性红斑狼疮首发表现。钡剂灌肠可见钡剂呈毛刺样、团块状和节段性分布。组织病理学检查可见明显的绒毛萎缩、炎性细胞浸润及不伴血管炎的黏膜下水肿。血液检查可见淋巴细胞计数正常,血清胆固醇水平增高,血清补体水平下降,抗RNP抗体阳性。粪便中标记的清蛋白排泄量增加是诊断本病最佳指标。蛋白丢失性肠病发病机制不明,可能与血管损伤、细菌过度增殖、脂肪吸收不良、胆盐代谢异常、血栓形成、肠系膜血管炎等有关。

4.腹水和腹膜炎

8%～11%的系统性红斑狼疮患者出现腹水,可能是系统性红斑狼疮的首发表现。Schousboe等人将系统性红斑狼疮患者的腹水分为急性和慢性两类,引起急性腹水的原因有狼疮性腹膜炎、梗死、内脏穿孔、胰腺炎和肠系膜血管炎,导致慢性腹水的原因有狼疮性腹膜炎、充血性心力衰竭、心包炎、肾病综合征、肝静脉闭塞综合征、蛋白丢失性肠病、肝硬化和结核等。多数患者腹水量较少,常为渗出性,腹膜组织可有免疫复合物沉积以及炎性细胞浸润,腹水检查可出现抗核抗体、抗DNA抗体及补体水平降低。糖皮质激素治疗有效,若合并感染则应使用大剂量抗生素。

5.胰腺炎

胰腺炎是系统性红斑狼疮的一种严重并发症,发生于极少数患者,是病情活动性表现。表现为剧烈上腹疼痛并可放射至背部、恶心呕吐、血淀粉酶水平增高。其原因可能为胰腺血管炎,但也有人认为与噻嗪类利尿药和硫唑嘌呤的联合使用有关。应立即停用可疑药物、禁食、静脉水化疗法,必要时使用抗生素。

6.肠系膜炎和肠血管炎

肠系膜炎或肠血管炎是系统性红斑狼疮最严重的并发症之一,发生率不高但可危及生命,常见于病情活动期。表现为持续性腹部绞痛、呕吐和发热,腹部有广泛性压痛和反跳痛,严重者可出现肠梗阻和/或肠穿孔。实验室检查无特异性。肠系膜血管炎组织病理学改变与结节性多动脉炎相似,最常累及结肠和小肠黏膜下血管,可引起组织缺血、肠黏膜糜烂、溃疡或穿孔。治疗宜选用甲泼尼龙,肠穿孔或肠段坏死者需手术治疗。

7.肝脏

系统性红斑狼疮常累及肝脏,肝大发生率为10%～31%,尸检发现肝大可达50%。1%～

4%患者可见黄疸,常与溶血性贫血、病毒性肝炎、肝硬化、胆道梗阻和胰腺疾病等有关。肝血管炎罕见,但抗磷脂抗体阳性的患者可有肝静脉血栓形成,发生 Budd-Chiari 综合征。肝功能试验多异常,肝酶水平升高的发生率为 30%~60%。

少数患者可出现自身免疫性肝炎,其组织病理学改变包括门静脉周围组织坏死及大量淋巴细胞和浆细胞浸润,类似于慢性活动性肝炎。通常见于年轻和中年妇女,起病隐匿,开始仅有乏力、厌食、低热,随着病情进展出现肝大、脾大、黄疸、肝硬化和肝功能衰竭,实验室检查可发现肝脏酶学指标增高、γ-球蛋白增加、胆红素增加、清蛋白下降、凝血酶原时间延长,而肝炎病毒检测呈阴性,血清中出现狼疮细胞及抗核抗体,30%患者出现抗线粒体抗体及抗平滑肌抗体。糖皮质激素是治疗免疫性肝炎的主要药物,目前免疫性肝炎的预后已大为改观,但也有进展为肝癌的报道。

8.其他

(1)脂肪吸收不良:系统性红斑狼疮患者常因固体脂肪吸收不良导致腹泻,同时可伴有碳水化合物吸收不良。患者会出现水样便,体重减轻,粪便脂肪含量持续升高,病理学检查可发现免疫复合物。对于此类患者,除使用抗生素、类固醇激素治疗外,还需要低脂、低胆固醇、高脂溶性维生素膳食。

(2)结肠受累:主要特征是厌食、恶心、呕吐、发热、心动过速及下腹部柔韧。腹痛不易定位,肠道穿孔患者中部分可闻及肠鸣音。治疗与处理对那些有肠内脉管炎患者有用。

(3)感染性腹泻:感染已成为导致系统性红斑狼疮患者死亡主要因素,细菌感染是最主要形式之一。早期内镜与典型样品的收集在诊断中有重要意义。放射学对结肠扩充症无特征性诊断意义,区分由系统性红斑狼疮引起的局部缺血性大肠炎和由阿米巴引起的急性大肠炎很重要,以便采取不同的治疗方法。

(4)恶性肿瘤:系统性红斑狼疮会使恶性肿瘤的危险性增加,包括乳腺癌、子宫颈癌和淋巴瘤,在女性人群中乳腺癌的发生率占主要地位。

(5)其他自身免疫性疾病:与正常人群比较,系统性红斑狼疮患者的器官特异性自身免疫性疾病的发生率更高,如自身免疫性甲状腺疾病、1 型糖尿病。

(八)内分泌系统与泌尿生殖系统表现

性激素紊乱在系统性红斑狼疮的发生过程中的作用很大。雌激素参与发病,而雄激素则为一种保护性因子。此外甲状腺功能紊乱、肾上腺皮质功能不全、糖尿病、泌尿生殖系统异常在系统性红斑狼疮中均可出现。

1.性激素异常

雌激素对免疫系统的作用是多方面的,雌激素可以抑制细胞介导的免疫、NK 细胞的功能以及肿瘤细胞的免疫监视,也可抑制 Ts 细胞。理论上 Ts 细胞可提高 Th 细胞的活性、也可促进B 细胞的成熟,导致免疫球蛋白产生增加。因此性激素紊乱可引起临床多种异常表现。

(1)月经紊乱:系统性红斑狼疮性激素含量的变化表现为睾酮(testosterone,T)降低,卵泡刺激素(follicle-stimulating hormone,FSH)、促黄体生成素(luteinzing Hormone,LH)升高,雌二醇(estradiol,E_2)水平变化不确定,但 E_2/T 比值升高,且活动期患者升高更为明显。卵巢功能紊乱引起 E_2 水平升高,可出现月经紊乱等症状。卵巢功能早衰,则 E_2 水平下降,可出现闭经。

(2)妊娠与疾病活动性:多数研究表明性激素对自身免疫的影响对系统性红斑狼疮患者的妊娠不利。但对妊娠与非妊娠的系统性红斑狼疮患者的疾病严重度、临床表现类型进行对照研究的结果不多见。目前建议处于疾病活动期系统性红斑狼疮患者不宜妊娠。

(3)外源性性激素与血栓形成:外源性性激素与血液高凝状态有关,在口服某些孕激素的患者中并发症增加。明确的高凝状态增加仅见于第三代孕激素如去氧孕烯或孕二烯酮。服用复合剂型口服避孕药(oral contraceptives,OCs)可增加静脉血栓的危险,但静脉血栓的发作类型与心肌梗死发作不相关可能与抗磷脂抗体相关。雌激素和抗磷脂抗体的某些生物学特性与血栓形成相关。动脉系统血栓形成与血小板有关,凝血系统功能紊乱则与静脉系统血栓形成相关。雌激素可以增加凝血因子Ⅶ、Ⅸ、Ⅹ、Ⅻ以及凝血酶原的浓度,降低纤维蛋白原的浓度,雌激素及抗磷脂抗体均可抑制内皮细胞前列环素的形成。合成的雌激素比天然的雌激素更具有促凝活性的作用。雌激素对凝血系统的影响是剂量依赖性的,如低于50 $\mu g/d$的雌二醇几乎不影响凝血活性。尽管有报道称低剂量复合剂型口服避孕药不增加血栓形成危险,但抗磷脂抗体阳性的患者应尽可能避免使用含雌激素复合剂型口服避孕药。

2.高泌乳素血症

20%以上的系统性红斑狼疮患者有高泌乳素血症。许多研究证实活动期系统性红斑狼疮患者血清泌乳素(prolactin,PRL)水平高于静止期,高水平的泌乳素可能是系统性红斑狼疮的活动性指标之一,与疾病的严重程度相关。动物试验表明,给一组雌性 B/W 鼠注射溴隐亭,使泌乳素降低,导致发病延迟,存活时间明显延长;另一组动物植入同基因型的垂体腺组织,使血清泌乳素升高,结果病情较重,病死率增高。系统性红斑狼疮患者泌乳素升高的机制不清,可能与炎症反应对垂体的分泌影响有关。多种细胞因子可以影响垂体激素的释放,也可发现脑脊液中泌乳素与一些细胞因子平行升高。此外部分高泌乳素患者血清中可发现抗泌乳素的自身抗体,且与泌乳素的水平相关,但其致病机理尚待进一步研究。

3.甲状腺疾病

系统性红斑狼疮患者中出现甲状腺功能异常者并不少见。据统计甲状腺功能亢进者占0.9%~2.8%,而甲状腺功能减退者更多见,为0.9%~23.6%,均远远高于自然人群的发病率。系统性红斑狼疮的免疫功能紊乱导致大量自身抗体,包括抗甲状腺球蛋白抗体、抗甲状腺微粒体抗体,相关抗体作用于甲状腺滤泡细胞引发甲亢或甲减。

系统性红斑狼疮与甲状腺疾病伴发的特点如下:①甲状腺功能亢进可先于系统性红斑狼疮出现,系统性红斑狼疮可由抗甲状腺药物引发,也可有系统性红斑狼疮先于甲状腺疾病出现,疾病进展最终大多表现为甲减。②系统性红斑狼疮患者甲状腺疾病发生率高于普通人群。③甲状腺疾病症状可被红斑狼疮症状所掩盖或混淆。④临床上常忽视甲状腺疾病存在的情况,由于没有检测,实际上促甲状腺激素升高及甲减的情况可能更多。⑤血清甲状腺素水平的降低程度与系统性红斑狼疮疾病严重程度有一定相关性。⑥随着疾病的进展及治疗,系统性红斑狼疮伴发的甲状腺功能异常也随之变化。

4.糖尿病

部分 1 型糖尿病和胰岛素受体抗体阳性者有非典型的无脏器损害的系统性红斑狼疮。

5.肾上腺皮质功能不全

主要因为突然停止了糖皮质激素治疗。另外继发于皮质梗死的肾上腺皮质功能不全也可发生,有时甚至可在抗凝治疗的过程中发生。淀粉样变及肾上腺出血引发的皮质功能不全罕见。未见自身免疫性肾上腺炎合并系统性红斑狼疮的报道。

6.泌尿生殖道

(1)狼疮性膀胱炎:间质性膀胱炎在系统性红斑狼疮中并不常见,可能与免疫复合物介导的膀胱血管炎有关,常伴有吸收不良性腹泻和高滴度的抗核抗体。系统性红斑狼疮膀胱病变常由脊髓病变、炎症性多发性神经病变、使用环磷酰胺等所致。大剂量皮质激素膀胱内滴入疗法可治疗患者单纯性膀胱炎。

（2）不孕和男性性功能障碍:不同种类的抗精子抗体可不同程度地影响女性受孕,在男性输精管结扎术后此类抗体滴度较高。另外也有关于系统性红斑狼疮可出现睾丸或阴茎血管炎的报道。

四、实验室检查及其他检查

(一)一般检查
血沉增快,血清清蛋白降低,α_2 球蛋白和 γ 球蛋白增高,纤维蛋白原增高,冷球蛋白和冷凝集素可增高。

(二)免疫球蛋白检查
活动期 IgG、IgA 和 IgM 均增高,尤以 IgG 增高显著。

(三)狼疮细胞检查
在患者血液、骨髓、浆膜腔积液和脑脊液中可检出狼疮细胞,约 80％ 活动性 SLE 患者狼疮细胞呈阳性。其他疾病如约 10％ 硬皮病、RA 等也可查见该细胞。

(四)自身抗体检查
（1）抗核抗体:一组对细胞或细胞质内核酸和核蛋白的自身抗体。95％ 以上的病例呈阳性反应,但特异性差,仅为 65％。其他结缔组织病也可出现。鉴于正常人和某些疾病中也可能出现低滴度的抗核抗体。因此血清效价≥1:80 意义较大。

（2）抗 dsDNA 抗体:特异性高达 95％,阳性率约为 70％。其是诊断 SLE 的标记抗体之一,本抗体滴定度高者常有肾损害,预后差。

（3）抗 Sm 抗体:特异性高达 99％,阳性率约为 30％。其是诊断 SLE 的标记抗体之一。

（4）抗核蛋白抗体、抗蛋白抗体、抗 SSA 抗体、抗 SSB 抗体:均可在 SLE 患者体内出现。

（5）抗磷脂抗体:包括抗心磷脂抗体、狼疮抗凝物等,阳性率为 50％～60％。

（6）类风湿因子:20％～40％ 的病例呈阳性。

(五)补体检查
CH_{50}（总补体）、C_3、C_4 减低,尤其在活动期,以 C_3、C_4 减低明显,阳性率为 75％～90％。

(六)皮肤狼疮带试验
用免疫荧光法检测皮肤真皮和表皮交界处是否有免疫球蛋白沉积带。SLE 约 50％ 病例的皮肤狼疮带试验呈阳性。

(七)肾活检
对狼疮肾炎的诊断、治疗和估计预后均有价值,尤其对狼疮肾炎的治疗具有重要指导意义。

五、诊断与鉴别诊断

(一)诊断
1.系统性红斑狼疮的诊断标准
系统性红斑狼疮是一种多系统受累的全身性疾病,临床表现复杂,临床诊断较为困难,由于临床医师认识不足造成的误诊现象十分常见。本病的诊断强调对病史、临床表现及实验室检查进行综合分析,分类标准的应用对系统性红斑狼疮的诊断起到了很大的帮助。此前广泛采用美国风湿病学会 1997 年推荐的分类标准,其敏感性及特异性均在 96% 左右,对指导临床诊断有较大实用价值。目前普遍使用的 SLE 疾病分类标准包括:1997 年 ACR 标准、2012 年 SLICC 标准和 2019 年 EULAR/ACR 分类标准。现在最常用的是 2019 年欧洲风湿病学会(European League Against Rheumatism,EULAR)/ACR 联合发布的 SLE 分类标准。分类标准的变迁,体现以下几个方面的更新:①重视肾脏病理;②重视免疫学指标;③重视早期诊断;④重视更新流行病方法学。2012 年 SLICC 分类标准与 1997 年 ACR 分类标准相比,灵敏度增加(94%),而特异度不变(92%);2019 年 EULAR/ACR 标准的灵敏度和特异度分别为 96% 和 93%。

2.病情活动性评估

系统性红斑狼疮是一种慢性疾病,随着早期诊断及治疗手段的不断改善,10 年存活率患者已超过 80%,在病程中常存在病情活动与缓解交替的情况,因此如何正确评估系统性红斑狼疮病情活动性,选择合适的时机给予适当的治疗,对控制病情、改善预后十分重要。目前有多种判断系统性红斑狼疮病情活动性的标准,具体应用时应结合情况进行全面综合评估。

3.抗核抗体阴性的系统性红斑狼疮

抗核抗体阳性是系统性红斑狼疮分类标准项中的一项,系统性红斑狼疮患者抗核抗体阳性率可达 90%,对系统性红斑狼疮的诊断价值较高,但某些系统性红斑狼疮患者的抗核抗体阳性可延迟出现,少数确诊的系统性红斑狼疮患者也可出现抗核抗体阴性。

抗核抗体阴性的患者可归于以下几类:①疾病早期。②以前抗核抗体阳性治疗后转阴。③抗磷脂抗体综合征。④真正的抗核抗体阴性,这一部分系统性红斑狼疮病例不足 2%。

(二)鉴别诊断

1.混合性结缔组织病

混合性结缔组织病被定义为具有硬皮病、系统性红斑狼疮和皮肌炎相交叉的特征,但又不能独立诊断为上述各个疾病。大多数情况下混合性结缔组织病的临床表现介于系统性红斑狼疮与弥散性硬皮病之间,100% 的患者抗核抗体阳性,肌炎与雷诺征表现较多,儿童混合性结缔组织病肾炎及关节畸形多见,中枢神经系统累及时预后较差。多数人支持混合性结缔组织病为独立的疾病,其与系统性红斑狼疮的鉴别要点如下。

(1)皮肤:多数患者可见手部皮肤硬化,但很少累及腕以上。50% 的患者存在狼疮样皮肤改变,包括脱发、色素沉着、毛细血管扩张和皮肤血管炎,85% 的患者有雷诺征。70% 混合性结缔组织病患者和 28% 系统性红斑狼疮患者皮损可见细胞核斑点型 IgG 沉积。

(2)关节肌肉:炎性关节多见,约 25% 的患者可有关节侵蚀的 X 线表现,45%～88% 的患者可见晨起弥漫性手指软组织肿胀。多数患者发病时有类风湿性关节炎样表现,畸形性关节炎比系统性红斑狼疮多见。50% 的患者肌酶升高,肌电图及肌活检发现介于系统性红斑狼疮与多发性肌炎之间。

(3)心、肺系统:约 1/3 的患者存在心包炎,儿童多见,心肌炎在成人患者少见。80% 患者肺部受累,间质纤维化、呼吸困难、弥散功能下降常见。

(4)胃肠系统:食管蠕动能力下降常见,有时有吞咽困难。

(5)神经系统:神经系统损害常轻微,发生率为 10%～15%,常见三叉神经痛、血管性头痛,部分患者中枢神经系统表现类似于系统性红斑狼疮。

(6)血液系统:中度贫血,白细胞下降常见,血小板下降少见,约 10% 的患者抗磷脂抗体阳性,溶血性贫血少见。

(7)肾脏:10%～40%的成人患者及40%的儿童患者存在免疫复合物介导的肾炎,成人患者多为膜型、系膜型。

(8)组织病理学:炎症较系统性红斑狼疮轻,动脉及小动脉内膜增殖,中层肥厚明显。

(9)血清学及免疫学指标:大部分患者抗核抗体为斑点型(抗 RNP 阳性),如抗 Sm 阳性应考虑为系统性红斑狼疮,22%～93%的患者类风湿因子阳性、12%～100%的患者抗 dsDNA 抗体阳性,3%～39%的患者存在低补体血症。

大多数混合性结缔组织病患者对非甾体抗炎药、抗疟药、柳氮磺吡啶等反应较好,但多系统受累时仍需激素治疗。混合性结缔组织病是一个变化的动态综合征,盘状狼疮或特发性雷诺征进展为混合性结缔组织病并不少见。

2.类风湿性关节炎

类风湿性关节炎与系统性红斑狼疮两者有许多共同的临床及血清学指标重叠。当类风湿性关节炎仅有骨破坏、抗核抗体阴性时易于鉴别,而当出现关节外表现、抗核抗体阳性时则难以与系统性红斑狼疮进行鉴别。类风湿性关节炎的关节外表现包括浆膜炎、皮肤血管炎、皮下结节、贫血、干燥综合征等及其他可见于系统性红斑狼疮的表现。Felty 综合征患者抗核抗体阳性、肝大、脾大、关节炎、白细胞下降、皮肤血管炎多见,易误诊为系统性红斑狼疮,鉴别要点为前者常见于中年男性、抗粒细胞抗体阳性、补体升高、抗 dsDNA 抗体阴性,循环冷球蛋白多阳性,无中枢神经系统及肾脏损害。

3.其他自身免疫性疾病

(1)硬皮病:与系统性红斑狼疮相比,硬皮病家族发病率比较低,临床上多见指端硬化、毛细血管扩张、钙化及伴急性肾衰竭的恶性高血压,多数患者对激素及细胞毒药物反应很差。系统性红斑狼疮与硬皮病较少有同一的表现,两者并存少见,但少数系统性红斑狼疮患者可合并局限性硬皮病、线状硬皮病,少数硬皮病患者可以演变为系统性红斑狼疮。硬皮病伴自身免疫性溶血性贫血、高水平的抗 dsDNA 抗体、狼疮肾炎及盘状狼疮均有报道。

(2)多发性肌炎、皮肌炎:与系统性红斑狼疮相比,女性患者较少(66%),多发性皮肌炎患者很少有自身免疫病家族史。临床表现可有特征性皮损(如 Gottron 征),可合并恶性病变,浆膜炎少见,肾炎、肝炎及血液系统异常常阙如。部分系统性红斑狼疮患者可存在轻度皮肌炎和高于正常 2～3 倍的肌酶水平,其对低剂量激素有效(狼疮肌病)。

(3)系统性血管炎。①结节性多动脉炎:较少见,少数误诊为系统性红斑狼疮。结节性多动脉炎多见于男性,各年龄段发病率相近,皮肤血管炎更突出,存在神经系统病变与肠受累、哮喘等。实验室检查有嗜酸性粒细胞增多、抗核抗体阴性、狼疮细胞少见等特点。②变应性血管炎:与早期系统性红斑狼疮很相似,但是病程常有自限过程,抗核抗体阴性,少有严重的内脏受累。③白塞病:常表现为葡萄膜炎、口腔、外阴溃疡、中枢神经系统受累,其滑膜炎表现与系统性红斑狼疮相似,但抗核抗体阴性,有种族差异,有 HLA 相关性。有人认为抗核抗体阴性的系统性红斑狼疮即为白塞病。④大血管炎:系统性红斑狼疮一般不累及大血管。大动脉炎多见于年轻女性,日本人多见,也见于其他亚裔妇女。

(4)结晶性关节病:29%的系统性红斑狼疮患者存在高尿酸血症,且常伴发于肾炎尿毒症、化疗后,但临床痛风少见。

(5)纤维肌痛综合征:约 22%的系统性红斑狼疮患者存在纤维肌痛综合征,精神紧张、身体创伤、激素剂量突然改变、疲劳均可诱发,其压痛点疼痛、非恢复性睡眠与狼疮早期发病时的表现很难鉴别,实验室检查无异常发现。

(6)硬化症:系统性红斑狼疮与硬化症都存在高球蛋白血症、皮肤试验反应下降、淋巴细胞反应上升、淋巴细胞数下降、抗体依赖的细胞毒反应缺损、循环免疫复合物上升、冷球蛋白血症及抗淋巴细胞抗体等表现。52%的硬化症患者可有抗核抗体阳性,但很少有两者并存的报道。

(7)淀粉样变:系统性红斑狼疮伴淀粉样变的报道有所增多,两者可并存。

(8)强直性脊柱炎:有强直性脊柱炎和系统性红斑狼疮合并的病例,由于部分系统性红斑狼疮患者也可有骶髂关节炎及 HLA-B27 阳性,所以两者鉴别有时相当困难。

4.感染性疾病

(1)麻风:系统性红斑狼疮患者很少发生,但本病可引起破坏性关节炎、皮疹、神经病变、脱发,使诊断混淆。3%～36%的患者可出现抗核抗体阳性或类风湿因子阳性,但未发现其他抗体阳性。

(2)结核:系统性红斑狼疮与结核在肺及中枢神经系统的表现有重叠,均可有发热、失重、不适等症状。约 5%的系统性红斑狼疮患者可伴发结核。

(3)病毒感染:病毒感染表现可以与狼疮的极度疲劳、发热等初发症状相似,而系统性红斑狼疮患者也易罹患病毒感染,因此两者可同时存在。病毒感染可引起低滴度的抗核抗体阳性,某些病毒感染常引起一过性亚临床异常自身免疫状态,而出现抗 DNA 抗体、抗淋巴细胞抗体,易与系统性红斑狼疮混淆。

5.其他

(1)吡咯紫质沉着症:与系统性红斑狼疮均可有发热、皮疹、光敏感、白细胞下降、贫血、关节痛、中枢神经系统症状等表现。

(2)血管免疫母细胞淋巴腺病:属一种病因未明的高免疫状态,其 T 淋巴细胞调控失常、T 抑制细胞减少导致 B 淋巴细胞经抗原刺激启动后过度增殖,表现为发热、皮疹、多克隆高球蛋白血症、Coombs 试验阳性的自身免疫性溶血性贫血、肝大、脾大、淋巴结大、药物过敏,可出现干燥综合征、多关节炎、类似系统性红斑狼疮的多种抗核抗体阳性。

(3)肾上腺皮质瘤:可表现为坏死性血管炎、雷诺征、冷球蛋白血症、抗核抗体阳性、梅毒血清学试验假阳性、循环免疫复合物水平上升等,肿瘤切除后病变可逆转。

此外,雷诺症、原发性胆汁性肝硬化、炎性肠病、梅毒、镰状细胞贫血、自身免疫性溶血性贫血、干燥综合征、血栓性血小板减少性紫癜、慢性活动性肝炎、甲状腺炎、重症肌无力、克兰费尔特(Klinerfelter)综合征、天疱疮等也需与系统性红斑狼疮鉴别。慢性肉芽肿性疾病的皮肤损害与盘状损害很相似,也可伴发系统性红斑狼疮;金属铊中毒可导致抗核抗体形成,临床表现很类似于系统性红斑狼疮;唐氏综合征的炎性关节病与系统性红斑狼疮相似;肌萎缩侧索硬化、Hunter 综合征、Osler-Weber-Pendu 及 Werner's 综合征伴系统性红斑狼疮也均有报道。

六、治疗

系统性红斑狼疮(systemic lupus erythematosus,SLE)具有多种临床表现,治疗方法因此较为复杂和灵活。为了使治疗更有效,应该掌握一些治疗方法如非甾体抗炎免疫药、抗疟药、糖质激素、免疫抑制剂和抗风湿植物药在治疗系统性红斑狼疮中的作用机制、药理效应、临床应用及不良反应;同时要了解该病新的治疗方法和非药物治疗。临床试验证明非甾体抗炎免疫药对系统性红斑狼疮患者的发热、关节痛、浆膜炎有一定疗效；抗疟药对无器官损伤的狼疮患者有较好的疗效；当活动性系统性红斑狼疮累及心脏、肾脏、血液系统和中枢神经系统时需全身性应用糖皮质激素；免疫抑制剂对重症活动性狼疮肾炎有较好疗效。此外治疗系统性红斑狼疮还应遵循个体化原则、标本兼顾原则、早期彻底治疗原则、权衡利弊等原则。

（一）治疗原则

用药应个体化。迄今为止，SLE 的治疗尚无固定模式，治疗方案的选定要因人、因何脏器损害、因病变程度而定，SLE 治疗的目的主要是维持器官功能，防止脏器损伤。或使脏器的损伤减轻到最小限度，同时预防或延缓活动期的发生。对于无主要器官受累的轻度 SLE，常用非甾体抗炎药、抗疟药、糖皮质激素治疗。对于中重度 SLE，大部分临床专家认为应先给予一段时间的强化免疫抑制剂诱导治疗，通过抑制免疫反应来终止损伤，恢复脏器功能，缓解病情；再进行长期的低强度维持治疗，采用不良反应小、使用方便的药物巩固疗效，防止复发。

（二）一般疗法和局部处理

临床医师必须对刚确诊为系统性红斑狼疮患者的配偶和家庭成员进行必要的指导。有研究表明，不同的环境会导致系统性红斑狼疮患者不同的治疗结果。患者与医师间要保持长久的联系，定期复诊，按医嘱服药，医师应给予患者及时的医疗服务。对系统性红斑狼疮患者的治疗应制定一项长期个体化的治疗计划，患者如有新的症状或疗效不满意应及时向医师说明，不要轻信广告宣传，随意终止治疗，以免造成疾病复发。

1.一般性治疗

（1）休息和疲倦：至少一半 SLE 患者表现为疲倦，且其可为最顽固的症状。首先应排除疲倦的可逆因素，如贫血、发热、感染、甲状腺功能低下、激素缺乏、高糖血症和药物并发症等。SLE 的疲倦可能与细胞因子功能障碍和炎症有关。过分卧床休息可加重疲倦和骨质疏松与肌肉萎缩的发生。患者应保持一定的活动，也应避免过度活动。

疲倦的治疗：应仔细寻找疲倦的原因。因为食欲低下、月经增多和使用水杨酸制剂、非类固醇抗炎药（NSAIDs）所致的出血，患者常表现有缺铁性贫血。如疲倦由肺实质病变所致，则可予以吸氧；如继发于炎症，可予以消炎药。除皮质类固醇之外，抗疟药阿的平（Atabrine）、氯喹（Plaquenil）也可刺激皮质分泌和减轻轻度狼疮患者的疲倦症状。许多患者虽然 SLE 活动性得以控制和血液检查正常（除 ANA 阳性之外），但仍诉很疲倦，应排除抑郁、纤维肌痛、情感压力等原因。

（2）运动、物理治疗和康复：患者应保持体力活动而避免过度卧床休息。运动的目的是强化肌肉、改善耐力。可鼓励患者作游泳、行走、骑车运动。约 10％的患者有关节变形，可予以运动治疗，以尽可能抑制其加重；与 SLE 相关的腕管综合征可使用夹板治疗。晚期患者可行外科矫正。

（3）吸烟：吸烟可升高血压和加重雷诺（Raynauds）现象。据报道，吸烟可促使 SLE 的发生和加重皮肤狼疮活动。因此，患者应禁烟。

（4）天气：大气压力会加重患者有炎症的关节硬化和疼痛。

（5）疼痛处理：SLE 患者中，疼痛的处理日趋需要。使用抗炎药物（如水杨酸制剂、NSAIDs、皮质类固醇）处理疼痛较为有效。对无效的某些长期疼痛患者，可采用针刺、经皮电神经刺激、生物反馈、心理咨询、身体治疗等。

（6）压力和创伤作用：许多研究表明，情感压力和创伤会影响免疫系统，如引起淋巴细胞有丝分裂反应、淋巴细胞细胞毒性降低,自然杀伤细胞活性、皮肤同种移植排斥、移植物抗宿主反应增强和超敏反应推迟。研究表明,压力可促使 SLE 的发病和加重 SLE 的活动性,但尚有争议,一般认为,减轻情感压力,对 SLE 的处理有帮助。目前尚没有证据表明,身体创伤与 SLE 发病和加重有关。但许多研究认为,DLE 发病部位与既往创伤史有关。

(7)饮食和维生素:SLE 患者饮食应富有营养,每天三餐。有报道,酒和牛奶摄入可降低 SLE 的发病率。服用大量皮质类固醇和血压升高的患者,应限制盐摄入。有肾脏损害的某些患者,应限盐、钾和蛋白质。利尿患者要注意补钾,贫血患者应补铁。服用皮质类固醇能增加血脂水平和诱导药物性糖尿病,如发生这些情况,应考虑低脂肪或糖尿病饮食。可适当补充维生素,但不要过量。维生素 B_{12} 和叶酸能用于治疗特异类型贫血;维生素 E 可改善伤口愈合;维生素 B_6 有利尿作用,并可作为腕管综合征的辅助治疗。对皮质类固醇诱导的骨质疏松症,可补充维生素 D 和钙。

(8)避光和防晒剂:SLE 患者,有一半以上为光敏感。其发生机制尚有争议,可能与紫外线(UV)光对皮肤 DNA 的作用有关,其可增强抗原性,UV 光由三个光谱组成,其中两个光谱与 SLE 有关。UVA 光(320~400 nm)和药物诱导的光敏反应(光敏作用)与推迟晒黑有关,该光谱在白天是恒定的。UVB 光(290~320 nm)在 SLE 中最为重要,其在中午(10:00~15:00)更为明显和易于引起光毒作用。

数百种药物能引起光敏和/或光毒作用,这些药物最常见为吩噻嗪、四环素、磺胺类、甲氨蝶呤、补骨脂素、苯妥英钠等。某些香水、汞蒸气灯、氙弧光灯、钙碘化物光源、彩色电视机、卤素灯和复印机含有光的化学物质有时亦可引起光敏感或光毒作用。穿长袖和厚质衣服,对防止 UV 放射是可行办法。

虽然 UV 光对狼疮皮损最具损害,但是热度和红外线也可加重狼疮皮损。红外线诱导狼疮活动,表现为短期红斑的显著增加,工作在热炉、烘箱或熔炉附近的一些患者中可观察到。DLE 和 SLE 的一个特征是,皮肤烧伤和烫伤部位常常是 DLE 的定位损伤。

防晒剂能吸收 UV 光的化学试剂,其为乳膏、油、洗剂、酒精或凝胶。这些化学试剂(如氨基苯甲酸酯)能阻滞 UVA 和/或 UVB 的吸收。门诊患者应使用高 SPF 值(至少 15)的防晒剂。在狼疮皮损部位和可能引起烧伤的部位使用防晒剂,并在暴露阳光前 30 分钟使用。美容剂亦可应用于防晒剂表面。司机应注意保护左侧面颊和左臂外侧,可通过保护窗户关闭或有色窗户而得以保护。海拔高度越高,则 UV 放射强度越高,如海拔 5 000 米高度的 UV 强度较海平面高出 20%,值得患者注意。多云天气只减弱 UV 强度 20%~40%。

防晒剂阻滞皮肤维生素 D 激活,而需要口服补充。UV 光眼过敏者,可佩戴具保护作用的特别镜片。对 UV 光肯定敏感的红斑患者,出外可戴宽边帽子或遮伞和穿长袖衣服。蝶形红斑常由阳光所加重,可使用防晒剂和抗疟药保护之。

只是短暂暴露阳光,并不一定会加重病损。对限制阳光暴露问题,应因人而异。临床医师应对之作出判断,使患者的生活方式尽可能少被打扰。

抗疟药治疗可增强患者对阳光暴露的耐受性,疾病缓解(自发或药物诱导)也可使患者对阳光敏感得以耐受。因此,须对限制阳光暴露的程度经常重新评估。NSAIDs 甚至也有光保护作用。

2.盘状红斑狼疮和系统性红斑狼疮的局部处理

盘状红斑狼疮或系统性红斑狼疮患者的皮肤病损或顽固性皮损,可采用局部治疗。最有效、安全和瘢痕最少的局部治疗方式,是使用各种类固醇制剂,其可为氟化或非氟化的制剂,分为低、中、高效力。大多数非氟化类固醇包括氢化可的松乳膏或软膏,应用时其含量少于 1%。该类制剂较氟化制剂便宜和效力弱。而氟化制剂刺激性强,可引起皮肤萎缩、色素脱落、条纹、痤疮、毛囊炎和念珠菌双重感染。氟化类固醇一次用于皮肤表面 2 周以上,常会有不良反应。研究发现,0.05%倍他米松乳膏或软膏,是治疗盘状红斑的最有效试剂,与抗疟药合用疗效更佳。这些软膏直接用于皮损之处,每天 3~4 次,通常几天内即有效,但停药后数天至数周可复发。如皮损为老化、硬化和慢性瘢痕,则须合用封闭疗法或皮内注射。对顽固性皮损,开始以中效,而逐步用高效类固醇乳膏或软膏。软膏一般用于干性皮肤,而乳膏用于油性皮肤。对狼疮黏膜损害可使用丙酮曲安西龙软膏,睡前使用,2~3 次/天,可有效。全身性抗疟药对狼疮黏膜损害更为有效。

(三)药物治疗

目前还没有根治的办法,但恰当的治疗可以使大多数患者病情缓解。强调早期诊断和早期治疗,以避免或延缓不可逆的组织脏器的病理损害。SLE 是一种高度异质性的疾病,临床医师应根据病情的轻重程度,掌握好治疗的风险与效益之比。既要清楚药物的不良反应,又要明白药物给患者带来的生机。

1.轻型 SLE 的药物治疗

患者虽有疾病活动,但症状轻微,仅表现为光过敏、皮疹、关节炎或轻度浆膜炎,而无明显内脏损害。药物治疗包括以下几种。

(1)非甾体抗炎药(NSAIDs):可用于控制关节炎。应注意消化道溃疡、出血,肾和肝功能等方面的不良反应。

(2)抗疟药:可控制皮疹和减轻光过敏,常用氯喹 0.25 g,每天 1 次,或羟氯喹 0.2~0.4 g/d。主要不良反应是眼底病变。用药超过 6 个月者,应每半年检查眼底。有心动过缓或有传导阻滞者禁用抗疟药。

(3)沙利度胺:对抗疟药不敏感的顽固性皮损可选择,常用量 50~100 mg/d,1 年内有生育意向的患者忌用。

(4)小剂量激素:控制关节炎、皮疹、几腔溃疡等,脸部应尽量避免使用强效激素类外用药。

(5)权衡利弊,必要时可用硫唑嘌呤、甲氨蝶呤等免疫抑制剂。应注意轻型 SLE 可因过敏、感染、妊娠生育、治疗不当等而加重病情。

2.对中度活动型 SLE 的治疗

个体化糖皮质激素治疗是必要的,通常泼尼松剂量 0.5~1 mg/(kg·d)。需要联用其他免疫抑制剂。

(1)甲氨蝶呤(MTX):为二氢叶酸还原酶拮抗剂,通过抑制核酸的合成发挥细胞毒作用。剂量 7.5~15 mg,每周 1 次。主要用于关节炎、肌炎、浆膜炎和皮肤损害为主的 SLE。其不良反应有胃肠道反应、口腔黏膜糜烂、肝功能损害、骨髓抑制,偶见甲氨蝶呤导致的肺炎和肺纤维化。

(2)硫唑嘌呤:为嘌呤类似物,可通过抑制 DNA 合成发挥淋巴细胞的细胞毒作用。用法 1~2.5 mg/(kg·d),常用剂量 50~100 mg/d。不良反应包括骨髓抑制、胃肠道反应、肝功能损害等。少数对硫唑嘌呤极敏感者短期用药就可出现严重脱发和造血危象、引起严重粒细胞和血小板缺乏症,轻者停药后血常规多在 2~3 周内恢复正常,重者则需按粒细胞缺乏或急性再生障碍性贫血处理,以后不宜再用。

3.重型 SLE 及狼疮性肾炎(LN)的治疗

治疗主要分 2 个阶段,即诱导缓解和巩固治疗。诱导缓解目的在于迅速控制病情,阻止或逆转内脏损害,力求疾病完全缓解,但应注意过分免疫抑制诱发的并发症,尤其是感染。常用药物包括以下几种。

(1)糖皮质激素:通常是泼尼松 1 mg/kg,每天 1 次,病情稳定后 2 周或疗程 8 周内,开始以每 1～2 周减 10% 的速度缓慢减量,减至泼尼松 0.5 mg/(kg·d)后,减药速度按病情适当调慢;如果病情允许,泼尼松维持治疗的剂量尽量<10 mg。在减药过程中,如果病情不稳定,可暂时维持原剂量不变或酌情增加剂量或加用免疫抑制剂联合治疗。可选用的免疫抑制剂如环磷酰胺、硫唑嘌呤、吗替麦考酚酯、甲氨蝶呤等,联合应用以便更快地诱导病情缓解和巩固疗效,并避免长期使用较大剂量激素导致的严重不良反应。SLE 的激素疗程长,避免使用对该病影响较大的地塞米松等长效和超长效激素。激素的不良反应除感染外,还包括高血压、高血糖、高血脂、低钾血症、骨质疏松、无菌性骨坏死、白内障、体重增加、水钠潴留等。

(2)环磷酰胺(CTX):是主要作用于 S 期的细胞周期非特异性烷化剂,通过影响 DNA 合成发挥细胞毒作用。其对体液免疫的抑制作用较强,能抑制 B 细胞增殖和抗体生成,且抑制作用较持久,是治疗重症 SLE 的有效药物之一,尤其是在 LN 和血管炎的患者中,环磷酰胺与激素联合治疗能有效地诱导疾病缓解,阻止和逆转病变的发展,改善远期预后。

目前采用美国国立卫生院(NIH)经典的激素联合 CTX 方案:0.5～1.0 g/m² 体表面积,加入生理盐水 250 mL 中静脉滴注,每 3～4 周 1 次。多数患者 6～12 个月后病情缓解,而在巩固治疗阶段,常需要继续 CTX 冲击治疗,延长用药间歇期至约 3 个月 1 次,维持 1～2 年。欧洲抗风湿病联盟推出的 CTX 小剂量、短程(0.5 g,2 周 1 次)诱导方案,疗效与大剂量冲击相似,但不良反应较少,主要有白细胞减少、性腺抑制(尤其是女性的卵巢功能衰竭)、胃肠道反应、脱发、肝功能损害,少见远期致癌作用(主要是淋巴瘤等血液系统肿瘤)、出血性膀胱炎等。

(3)霉酚酸酯(MMF):为次黄嘌呤单核苷酸脱氢酶抑制剂,可抑制嘌呤从头合成途径,从而抑制淋巴细胞活化。激素联合 MMF 也成为常用的诱导方案之一,治疗 LN 有效。能够有效地控制Ⅳ型 LN 活动;其不良反应总体低于 CTX,但尚不能替代 CTX。其常用剂量为 1～2 g/d,分 2 次口服,也有感染风险。

(4)环孢素:可特异性抑制 T 淋巴细胞产生白细胞介素-2(IL-2),发挥选择性的细胞免疫抑制作用。是一种非细胞毒免疫抑制剂。对 LN(特别是 V 型 LN)有效,环孢素剂量 3～5 mg/(kg·d),分 2 次口服。用药期间注意肝肾功能及高血压、高尿酸血症、高血钾等,有条件应监测血药浓度,调整剂量,血肌酐较用药前升高 30% 时,需要减药或停药。环孢素对 LN 的总体疗效不如 CTX 冲击疗法,对血液系统累及的治疗有其优势。

LN 诱导缓解的标志为:在治疗 6 个月内尿蛋白定量(24 小时)<1 g 和血清肌酐水平下降至正常;并可预示较好的预后。如诱导治疗效果不理想,应及时调整方案。在维持治疗阶段,有证据显示,由 CTX 换为 MMF 或硫唑嘌呤的序贯治疗方案,在保证巩固疗效的基础上安全性更好,值得推荐。

4.SLE 合并血小板减少性紫癜的治疗

血小板<50×10⁹/L 通常是判定轻重的临界线,血小板>50×10⁹/L 也成为可以接受的治疗目标;临床不宜过分追求血小板的完全正常化。血小板<20×10⁹/L 有自发出血倾向,需要积极治疗。常用激素剂量:1～2 mg/(kg·d)。静脉输注大剂量人静脉用免疫球蛋白(IVIG)对重症血小板减少性紫癜有效,可按 0.4 g/(kg·d)。静脉滴注。连续 3～5 天为 1 个疗程。值得一提的是,IVIG 一方面对 SLE 本身具有免疫治疗作用,另一方面具有非特异性的抗感染作用,可

以对大剂量免疫抑制所致的免疫力挫伤起到一定的保护作用,成为重症狼疮治疗的重要组成部分。长春新碱(VCR)每周1~2 mg,静脉滴注,总量一般不超过6 mg。环孢素由于无明显骨髓抑制作用,是常用的联合治疗药物。无骨髓增生低下者,还可试用CTX、硫唑嘌呤等其他免疫抑制剂。内科保守治疗无效,可考虑脾切除。

5.SLE合并肺动脉高压的治疗

SLE合并肺动脉高压发生率为5％~14％,是SLE严重的并发症。应根据心脏彩色多普勒超声和/或右心导管肺动脉测压,并结合心功能分级(参照纽约心脏协会的心功能评定标准)和6分钟步行距离进行评估。肺动脉高压的定义为平均肺动脉压静息状态>3.3 kPa(25 mmHg)或运动状态>4.0 kPa(30 mmHg),重度肺动脉高压压力>9.3 kPa(70 mmHg)。如合并有明确的其他引起肺动脉高压的疾病,应给予相应处理(改善左心功能、瓣膜手术、氧疗、抗凝、抗感染)。对SLE引起的肺动脉高压,除了前述的激素、CTX等基础治疗外,还可选择使用钙通道阻滞剂、前列环素类似物、内皮素受体阻滞剂、5-磷酸二酯酶抑制剂治疗。

6.狼疮危象的治疗

治疗的目的在于挽救生命、保护受累脏器、防止后遗症。通常需要大剂量甲泼尼龙冲击治疗,针对受累脏器的对症治疗和支持治疗,以帮助患者渡过危象。后续治疗可按照重型SLE的原则,继续诱导缓解和维持巩固治疗。大剂量甲泼尼龙冲击治疗:甲泼尼龙500~1 000 mg,每天1次,加入5％葡萄糖250 mL缓慢静脉滴注1~2小时,连续3天为1个疗程,疗程间隔期5~30天,间隔期和冲击后需给予泼尼松0.5~1 mg/(kg·d),疗程和间隔期长短视具体病情而定。甲泼尼龙冲击疗法对狼疮危象常具有立竿见影的效果,疗程多少和间隔期长短应视病情而异。甲泼尼龙冲击疗法只能解决急性期的症状,疗效不能持久,必须与其他免疫抑制剂,如CTX冲击疗法配合使用,否则病情容易反复。需强调的是,在大剂量冲击治疗前、中、后应密切观察有无感染发生。

(1)急进性肾小球肾炎:表现为急性进行性少尿、水肿、蛋白尿或血尿、低蛋白血症、贫血、肾功能进行性下降、血压增高、高血钾、代谢性酸中毒等。B超示肾脏体积常增大,肾脏病理往往呈新月体肾炎。治疗包括纠正水电解质、酸碱平衡紊乱,低蛋白血症,防治感染,纠正高血压、心力衰竭等并发症,保护重要脏器,必要时需要透析支持治疗。在评估SLE活动性和全身情况及有无治疗反应指征的同时,应抓住时机行肾脏穿刺,判断病理类型和急慢性指标,制订治疗方案。对明显活动、非肾脏纤维化或硬化等不可逆病变为主的患者,应积极使用激素[泼尼松≥1 mg/(kg·d)],或使用大剂量甲泼尼龙冲击疗法,同时用CTX冲击治疗。

(2)神经精神狼疮:必须除外化脓性脑膜炎、结核性脑膜炎、隐球菌性脑膜炎、病毒性脑膜炎等中枢神经系统感染。弥漫性神经精神狼疮在控制SLE的基础药物上强调对症治疗,包括抗精神病药物;癫痫大发作或癫痫持续状态时需积极抗癫痫治疗,注意加强护理。抗心磷脂抗体相关神经精神狼疮,应加用抗凝、抗血小板聚集药物。有全身血管炎表现的明显活动证据,应用大剂量甲泼尼龙冲击治疗。中枢狼疮包括横贯性脊髓炎在内,可试用地塞米松10 mg或联用甲氨蝶呤10 mg鞘内注射,每周1次,共2~3次。

(四)其他治疗

国内有临床试验提示来氟米特对增生性LN有效;国内外的研究进展提示利妥昔(抗CD20单克隆抗体)对部分难治性重型SLE有效,并可望成为新的SLE诱导缓解药物;血浆置换、自体干细胞移植不宜列入SLE诊疗常规。应视患者具体情况选择应用。

(五)妊娠生育

妊娠生育曾经被列为 SLE 的禁忌证。而今大多数 SLE 患者在疾病控制后,可以安全地妊娠生育。一般来说,在无重要脏器损害、病情稳定 1 年或 1 年以上,细胞毒免疫抑制剂(环磷酰胺、甲氨蝶呤等)停药半年。激素仅用小剂量维持时(≤10 mg/d)方可怀孕。非缓解期的 SLE 妊娠生育,存在流产、早产、死胎和诱发母体病情恶化的危险。因此病情不稳定时不应怀孕。SLE 患者妊娠后,需要产科和风湿科医师双方共同随访诊治。出现病情活动时,还可以根据病情需要加大激素剂量,泼尼松经过胎盘时被灭活,但是地塞米松和倍他米松可以通过胎盘屏障,影响胎儿,故不宜选用;但在妊娠后期促胎肺成熟时可选用地塞米松。妊娠前 3 个月至妊娠期应用环磷酰胺、甲氨蝶呤等免疫抑制剂,可影响胎儿生长发育,导致畸胎。对于有习惯性流产病史和抗磷脂抗体阳性的孕妇,主张口服低剂量阿司匹林(50～100 mg/d)和/或小剂量低分子肝素抗凝,防止流产或死胎。

七、预后

SLE 的预后与过去相比已有显著提高,1 年存活率 96％,5 年存活率 90％,10 年存活率已超过 80％。急性期患者的死亡原因主要是 SLE 的多脏器严重损害和感染,尤其是伴有严重神经精神狼疮和急进性 LN 者;慢性肾功能不全和药物(尤其是长期使用大剂量激素)的不良反应,包括冠心病等,是 SLE 远期死亡的主要原因。

(崔　娜)

第二节　类风湿关节炎

类风湿关节炎(rheumatoid arthritis,RA)是一种原因不明的,以慢性、进行性、侵袭性关节炎为主要表现的全身性自身免疫性疾病。炎症性疾病,主要病变部位在关节滑膜,也可累及关节外的其他器官和系统。它可发生在任何年龄,发病高峰年龄为 30～50 岁。其患病率随年龄的增加而增加,随着人口老龄化,老年 RA 越来越受到人们的关注。

通常人们把 60 岁以上的 RA 患者称为老年 RA,这其中又分两种情况:一种是 60 岁以后发病的 RA,称为老年发病的类风湿关节炎(elderly-onset rheumatoid arthritis,EORA);另一种是 60 岁以前发病,携带疾病进入老年,即非老年发病的类风湿关节炎(NEORA)。老年类风湿关节炎在临床表现、诊断和治疗等方面都有与非老年类风湿关节炎不同的特点,尤其 EORA 更是如此(表 8-1)。

一、流行病学

RA 是全球性疾病,发病率在 0.01％～0.05％,患病率为 0.18％～1.07％。不同地区和人群之间,其发病率和患病率存在着人种和地区差异。发病率和患病率的种族差异表现为印第安人高于白种人,白种人高于亚洲黄种人;发达国家较高,发展中国家较低。中国 RA 患病率为 0.32％～0.36％。

本病可发生于任何年龄,发病高峰在 30～50 岁。女性多发,男女之比约为 1∶3。

表 8-1　EORA 与 NEORA 临床特点的比较

	EORA	NEORA
发病年龄	＞60 岁	30～50
受累关节数	寡关节	多关节
受累部位	大中关节为主	小关节
关节炎发作类型	急起发作常见	缓慢发作
RF	少见	多见
性别差异	1：1～1：2	1：2～1：4
ESR(CRP)升高	++	+
HLA 分型	DRB1＊01	DRB1＊04
糖皮质激素疗效	++	+

　　RA 的发病率随年龄增长而增加,老年发病的 RA 约占老年人群的 2％,占 RA 患者的10％～33％。与 60 岁前发病的 RA 相比,老年发病的 RA 性别差异变小,男女之比为1：1.5～1：2。

二、病因

　　RA 的病因目前尚不明确,有研究认为遗传易感者在反复感染诱导下,发生自身免疫反应,内分泌和环境因素则增加了这种易感性。

(一)感染因素

　　包括多种致病微生物,如病毒、细菌、支原体和寄生虫等。有研究显示,EB 病毒和结核分枝杆菌的某些蛋白结构均与 HLA-DR1＊0404 等亚型有共同的氨基酸序列,可能通过"分子模拟",引发机体的自身免疫反应,诱发 RA 的发生。此外,77％的 RA 患者滑膜中有细小病毒 B19 基因,活动性滑膜炎患者的滑膜组织大多表达 B19 抗原 VP-1,而骨关节炎及健康对照组无 VP-1表达。近来有人用 B19 病毒成分直接免疫小鼠,诱导了小鼠关节炎的发生,这为 B19 病毒感染与 RA 发病的关系提供了佐证。其他与 RA 有关联的病毒包括巨细胞病毒、肝炎病毒及多种逆转录病毒如慢病毒、Ⅰ型人 T 细胞病毒(HTLA-1)、Ⅰ型和Ⅱ型人类免疫缺陷病毒(HIV-1)等。

(二)遗传因素

　　单卵双生子同患 RA 的概率为 27％,而在异卵双生子则为 13％,均远高于普通人群。显示遗传因素在本病的发生当中具有重要作用。大量研究显示,人类白细胞抗原(HLA)表型与 RA发病有着密切关系,在白种人,近 80％的 RA 患者表达 HLA-DR1 和 HLA-DR4 亚型。此外,某些 HLADR1、HLAⅢ类抗原及 T 细胞受录基因均可能与 RA 的免疫学异常有关。

　　老年发病的 RA 的易感 HLA 表型可能有所不同。有研究显示老年发病的 RA 与HLA-DRB1＊01关联度更大,而非青年发病的 RA 常见的 HLADRB1＊04。

(三)内分泌因素

　　本病男女发病比率 1：3,更年期女性的发病率明显高于同龄男性及老年女性,80 岁后男女发病率相似。显示性激素参与了 RA 的发生、发展。除性激素外,泌乳素、下丘脑-垂体-肾上腺轴和皮质醇均可能对 RA 的发生和演变产生影响。

（四）其他因素

寒冷、潮湿、疲劳、外伤、吸烟及精神刺激等因素均可诱导 RA 的发病。

三、临床表现

RA 作为一种全身性自身免疫性疾病，临床表现虽然以关节症状为主，但全身表现及脏器受累亦不少见。大多数 RA 隐匿起病，即起病缓慢，发病初期症状不典型，可表现为一个或几个关节的僵硬、肿胀或疼痛。有 8％～15％ 的 RA 呈快速起病，几天或数周内出现典型的关节症状。这种起病方式虽然可见于各个年龄段人群的患者，但以老年人为主。有 15％～20％ 的患者起病介于前两者之间称为亚急性起病。RA 的病程大致可分为三类，第一类为进展型，最常见，占 65％～70％，自发病以后，临床表现没有明显的自发缓解征象，病情持续发展；除关节症状外，部分患者可伴有乏力、体重下降、低热、肌肉酸痛等全身症状，需要长期持续治疗。第二类为间歇型，即病情呈间歇性发作，两次发作之间可有数个月的缓解期，占 15％～20％。第三类则为长期临床缓解，两次急性发作之间病情缓解可长达数年甚至数十年之久，约占 10％。

（一）关节表现

RA 的关节症状表现多样，早期主要表现为关节的滑膜炎症，因此与其他关节病相比均具有炎症性（红、肿、热、痛）关节病的共同点。主要受累关节为有滑膜的可动关节，以手、腕、足小关节受累多见，也可出现肩、肘、膝、髋等大关节炎症。各关节受累频率从高到低依次为掌指、腕、近端指间关节、跖趾、肩、膝、踝、肘、颈及下颌关节。

典型关节表现为缓慢起病的对称性、多小关节炎症。而在老年起病的 RA 患者中，急起、单关节或少关节炎更为常见。RA 的关节症状通常有以下几种表现形式。

1.晨僵

是指患者清晨出现关节部位的发紧和僵硬感，这种感觉在活动后可明显改善。晨僵是许多关节炎的表现之一。但在 RA 最为突出，可持续 1 个小时以上。晨僵时间和程度可作为评价病情活动和观察病情变化的指标。

2.关节痛及压痛

关节痛及压痛常常是 RA 发病的最早症状。多呈持续性、对称性，常见部位是近端指间关节、掌指关节、腕关节，也可累及肘、膝、足等。

3.关节肿胀

关节肿常呈对称性，可见于任何关节，但以双手近端指间关节、掌指关节及腕关节受累最为常见。主要是由于关节腔积液、滑膜增生及组织水肿而致。

4.关节畸形

常出现于病程中晚期，由于滑膜增生、软骨破坏，或关节周围肌肉萎缩及韧带牵拉的综合作用引起关节半脱位或脱位。关节畸形最常见于近端指间关节、掌指关节及腕关节，如屈曲畸形、强直、天鹅颈样畸形及钮孔花畸形等。

5.骨质疏松

骨质疏松在本病非常常见，并随病程迁延而增多。其原因可能与失用、成骨细胞功能降低、溶骨作用增强有关。

6.关节功能障碍

由于关节炎症的持续存在，导致受累关节局部的损害和修复反复进行，最终使增生的滑膜发生纤维化及钙化,导致关节强直,初期以纤维化强直为主,晚期则为骨性强直,关节功能完全丧失。

RA 最常侵袭四肢远端小关节。90％的 RA 患者有手关节受累,并为本病的首发症状。手关节炎多累及近端指间关节,呈现为近端指间关节的梭形肿胀,而远端指间关节较少受累(＜5％)。脊柱除颈椎受累多见外,其余胸、腰及骶髂关节极少受累;关节症状多呈对称性,也可表现为不对称。不同关节的表现如下。

(1)手的关节:绝大部分 RA 患者以手部关节病变为首发症状。典型表现为掌指关节、近端指间关节对称性肿胀,半数以上患者出现近端指间关节、掌指关节和腕关节受累。近端指间关节软组织梭形肿胀最为常见,发病 2 年内出现概率高达 99％;掌指关节,特别是第二、三掌指关节长期肿胀十分常见。远端指间关节很少受累。指关节病变易造成各种畸形,如鹅颈指、掌指关节向掌侧半脱位和尺偏移。手的屈肌腱鞘炎亦十分常见,约可累及半数 RA 患者,炎症和周围粘连均可限制近端指间关节的活动,使握力大为减退。少数患者可有雷诺现象,一些患者有掌红斑,手指及甲皱可见血管炎。

(2)腕关节:几乎所有的 RA 患者都有腕关节受累。最早受累的部位多为尺骨远端的滑囊,出现局部软组织肿胀和压痛;腕背侧由于尺侧伸肌腱和指总伸肌腱鞘炎或腕关节的滑膜炎引起的弥漫性软组织肿胀和压痛是 RA 的特征性表现。掌侧滑膜肥厚和腱鞘炎可压迫腕横韧带下的正中神经,引起腕管综合征,表现为拇指,第二、三指及第四指桡侧感觉异常和迟钝,并有手部刺痛和灼痛。在病变晚期,由于桡腕、腕间和/或腕掌关节的强直,整个腕关节僵硬强直,活动受限。

(3)肘关节:20％～60％的 RA 患者可有肘关节受累。疾病早期肘关节仅占 15％～20％,且多为缓慢起病,表现为关节自发痛和活动痛,持物时加重,程度多不严重;渐出现关节肿胀,中后期出现关节活动受限。伸展受限是早期表现,但肘的功能基本正常。随疾病进展,屈曲功能也受损,这时患者的自理能力将受很大影响。有时在鹰嘴和桡骨头之间的陷窝处可看到和触摸到肘关节积液,同时可有关节周围囊肿,囊肿破裂可引起前臂炎性反应。如滑膜炎持续存在,肱尺关节将首先出现侵蚀性改变,继而桡骨头移向肱骨小头,表现为桡肱关节和尺肱关节有压痛和活动障碍,肘屈曲挛缩十分常见。

(4)肩关节:也常受到累及,受累关节无明显肿胀,多表现为肩关节疼痛,尤其是夜间痛。发病初期多为间断性,随疾病进展而转为持续性,并逐渐出现关节运动障碍。由于手、腕、肘的适应机制,在很长时期内患者的自理能力不受影响。所以肩关节受累的症状只有到疾病晚期才显现出来。肩关节是由盂肱关节、肩锁关节及喙锁关节构成,各关节均可发生炎症。盂肱关节炎可引起喙突外侧肿胀,当邻近的肩峰下滑囊也发生炎症时,全肩肿大。由于疼痛迫使关节活动减少,导致肌群虚弱无力及萎缩。

(5)膝关节:膝关节是较易受累的大关节,少部分患者以膝关节炎为首发症状。由于膝关节是负重关节,所以受累早期即有明显疼痛和肿胀,出现股四头肌萎缩,关节伸屈困难,而迅速影响功能,后期关节固定屈曲挛缩。通常膝关节皮肤温度较低,如发现膝关节皮肤温度与大小腿处皮温相等,说明膝关节有炎症存在。膝关节滑膜渗出液多于 5 mL 就可出现膝关节积液如关节积液量大,屈膝时腔内压力增高,迫使滑液后移,形成腘窝囊肿,引起膝后部疼痛和发胀,并可触及有弹性的软组织肿块;当压力继续增大,腘窝囊肿破裂,滑液沿腓肠肌下流,可产生膝后部及小腿肚的突然疼痛,伴局部红肿、热、痛。B 超检查及关节造影可证实腘窝囊肿及破裂的诊断。

(6)足和踝:踝关节受累在疾病早期或轻型 RA 患者中少见,多见于严重进展型 RA。表现为踝前后囊性肿胀。踝关节的稳定依靠韧带的完整，当连接胫骨、腓骨和距骨的韧带被侵蚀而变得松弛时，可出现足内翻和足外翻。偶有跟腱类风湿结节，并可引起跟腱断裂。约1/3的RA患者发生足关节病变，其中跖趾关节的滑膜炎最为常见，早期表现为肿胀压痛，随病情进展可出现跖骨头半脱位，趾外翻以及足趾外侧偏移和爪样足变形。

(7)颈椎：RA对脊柱的影响，几乎均局限于颈椎，且发病率很高，有人报道早期大约为25%，随着病情的发展最终可有60%～70%的患者出现颈椎受累的症状。主要的常见症状为颈项痛，头向肩部旋转活动时疼痛加重，肩或臂部感觉异常。X线检查可见颈椎间盘关节骨和软骨被破坏，关节间隙狭窄。寰枢关节为最易受累的颈椎关节，可发生向前、向后及竖直方向的半脱位。发生半脱位时，患者常感从颈部向枕部的放射性疼痛，手部感觉减退，转头时症状加重。查体可见枕颈椎前凸消失，颈部被动活动受限。脊髓受压是半脱位的严重并发症，其受压程度与脊髓腔的容积有关。脊髓受压的表现：①严重颈部疼痛，常向枕部放射；②括约肌失控，如尿失禁或尿潴留；臂和腿活动能力减退；③手或脚刺痛和/或麻木；④腿不自主跳动；⑤吞咽困难、眩晕、抽搐、构音障碍、眼球震颤或半身不遂等。偶有突发死亡。

(二)关节外表现

RA虽以关节受累为特征，但关节外表现也是RA全身表现的一部分。某些全身表现如乏力、发热、消瘦、贫血等可先于关节表现出现于发病的早期。同时，关节外表现往往与关节症状伴发，有些关节外受累会导致严重的后果，甚至危及患者的生命。

1.类风湿结节

有15%～20%的类风湿因子阳性的RA患者有类风湿结节，类风湿因子阴性的患者很少有类风湿结节。结节呈圆形或椭圆形，质地较硬，直径自数毫米至数厘米不等，一个或数个位于皮下，常附着于骨膜上。多见于关节隆突部及经常受压处，如前臂尺侧及鹰嘴突处，亦可见于枕部及前额。腱鞘结节也较常见，可发生在踝周围腱鞘，足跟腱鞘及掌屈肌腱鞘，严重时可妨碍腱鞘内肌腱的活动。偶见于胸膜、脑膜、鼻梁、耳部、巩膜、肺和心脏等处。经治疗病情缓解后，结节可软化、缩小乃至消失。

2.血管炎

类风湿血管炎的发生率低于1%，是重症RA的表现之一，患者多伴有淋巴结病变及骨质破坏。常见于病情严重，有类风湿结节、高滴度类风湿因子、血沉快、贫血、血小板增多、补体低的患者。病理改变是坏死性血管炎，主要累及病变组织的小动脉，亦可侵犯微静脉。皮肤表现是血管炎最常见的关节外表现。主要包括下肢皮肤溃疡、瘀点或紫癜、指(趾)端梗死、坏疽，其次为非特异性斑丘疹或结节红斑等。血管炎也可累及内脏，如心、肺、肠道、肾、胰、脾、淋巴结及睾丸等，导致相应器官动脉炎。

3.血液系统表现

贫血是RA关节外表现较为常见的症状，大多为轻度、正细胞正色素性贫血。贫血与RA的活动性，特别与关节炎的严重程度有关。部分患者可出现血小板、嗜酸性粒细胞增多，可能与疾病活动有关。

活动期RA患者可有淋巴结肿大，肿大淋巴结可活动，常无压痛，常见于腋窝、腹股沟和滑车上，随疾病控制，淋巴结可缩小。

4.肺及胸膜表现

10%～30%的本病患者可出现肺部病变，较常见的有肺间质纤维化、胸膜炎，也可见结节性肺病、肺血管炎和肺动脉高压。

5.心脏病变

心血管疾病是 RA 患者的主要死因之一,约占 50%。急慢性 RA 炎症均可引起心脏损害。心脏病变可分为心包炎、偶见传导障碍。心包炎最常见,发生率可达 10%。心肌炎、心内膜炎及心脏瓣膜病变也不少见,但多无临床表现。另外,本病也是早发动脉粥样硬化和心血管疾病的独立危险因素。

6.肾脏病变

肾脏损害少见,而且相对轻微,进展缓慢,常表现为单纯镜下血尿或蛋白尿或两者兼有,偶见肾病综合征。病变中系膜增生性肾小球肾炎最常见,占 25%～50%,淀粉样变占5%～15%。

7.眼部干燥性角结膜炎

眼部干燥性角结膜炎是最常见的眼部受累表现,见于 10%～35% 的 RA 患者,其严重程度不一定与 RA 相平行。需要注意是否有继发性干燥综合征发生。眼部其他病变有巩膜炎和浅层巩膜炎,与血管炎、关节炎活动相关,需要积极救治。

8.其他

本病也可因血管炎、淀粉样变而引起消化系统、肝脏、脾脏、胰腺等损害。

9.几个特殊类型的 RA

(1)Felty 综合征:是指 RA 伴有脾大及粒细胞减少的三联征。见于 1% 的 RA 患者,多伴有贫血、血小板减少、血沉增快、RF 及 HLA-DR4 阳性。部分病例可为 ANA 或抗组蛋白抗体阳性。

(2)反复型风湿症:是一种反复急性发作的关节炎。以单个或少数关节起病,可在几小时内达高峰,持续数小时至数天,发作间期关节完全正常。部分 RF、ACPA 阳性,血沉增快。HLA-DR4 阳性者的患者可转变成典型 RA。

(3)缓解型血清阴性对称性滑膜炎伴凹陷性水肿综合征(syndrome of remitting seronegative symmetric synovitis with pitting edema,RS3PE):该病多见于老年人,其特征是突发的对称性手背凹陷性水肿、腕关节滑囊炎及手指屈肌腱鞘炎。病变亦可累及足和踝关节。RS3PE 患者的 RF 多为阴性,亦无X线片可见的关节破坏。部分病例表达 HLA-B7。

四、诊断

RA 诊断主要根据病史及典型的临床表现,对中晚期患者,诊断一般不难。2010 年美国风湿病学会及欧洲抗风湿病联盟(EULAR)共同推出的新的 RA 分类标准(表 8-2)。

表 8-2　2010 年 ACR/EULAR 标准

2010 年 ACR/EULAR 标准
关节受累(0～5 分)
1 个大中关节(0 分)
2～10 个大中关节(1 分)
1～3 个小关节(2 分)
4～10 个小关节(3 分)
>10 个关节且至少有 1 个小关节(5 分)

2010 年 ACR/EULAR 标准
自身抗体(0~3分)
RF 和 ACPA 均阴性(0 分)
RF 和 ACPA 阳性(2 分)
RF 和 ACPA 强阳性(3 分)
急性相反应物(0~1分)
ESR 和 CRP 均正常(0 分)
ESR 和 CRP 增高(1 分)
病程(0~1分)
<6 周(0 分)
≥6 周(1 分)
总积分达到或超过 6 分,诊断为 RA
当 1 个或 1 个以上关节肿胀,排除其他疾病所致,摄影学有典型的 RA 侵蚀可诊断为 RA,无须采用本分类标准

注:关节受累:评估时关节肿胀和压痛,不包括远端指间关节、拇腕掌关节和第 1 跖趾关节小关节,包括掌指关节、近端指间关节、第 2~5 跖趾关节、拇指掌关节和腕关节;

中、大关节:指肩、肘、髋、膝、踝关节;

ACPA:抗环瓜氨酸肽抗体;阳性:超过正常值 3 倍以内;强阳性:超过正常值 3 倍以上。

五、鉴别诊断

(一)强直性脊柱炎

本病主要侵犯脊柱、骶髂关节。以周围关节受累为首发症状者,需与 RA 相鉴别。特点:①青年男性较为多见;②主要侵犯骶髂关节及脊柱,外周关节受累多以下肢关节为主,常有跟腱炎;③90%以上患者 HLA-B27 阳性;④类风湿因子阴性;⑤骶髂关节及脊柱的 X 线改变有助于鉴别。

(二)骨性关节炎

该病为退行性骨关节病,中老年人多发,主要累及膝、脊柱等负重关节,近端指间关节和腕关节受累较少,手部可见 Heberden 结节和 Bouchard 结节。血沉、类风湿因子、ACPA 均为正常,X 线可见到关节间隙狭窄、关节边缘呈唇样增生或骨疣形成。

(三)银屑病关节炎

多关节炎型常有手关节受累,与 RA 相似。银屑病关节炎以手指远端指间关节受累为主,有特征性皮疹和指甲病变,类风湿因子阴性,可有 HLA-B27 阳性。

(四)痛风

痛风性关节炎有时与 RA 相似,如关节炎反复发作,有皮下结节(痛风石)。但痛风性关节炎多见于男性,好发部位为第一跖趾关节或跗关节,也可侵犯踝、膝、肘、腕及手关节。发病急骤,在数小时内出现红、肿、热、痛。伴有高尿酸血症。

(五)系统性红斑狼疮

少数以双手或腕关节炎为首发症状,并可出现近端指间关节肿胀和晨僵。但这些患者多伴有发热、光过敏、面部蝶形红斑等症状,检查可发现血细胞减少、蛋白尿、抗核抗体、抗 ENA 抗体阳性等。

六、治疗

RA 目前尚无法根治，发病初期 2～3 年的致残率较高，如不及早合理治疗，3 年内关节破坏达 70％。因此积极治疗关节炎症，控制临床症状，防止关节破坏，保护关节功能，最大限度地提高患者的生活质量，是现阶段 RA 的治疗目标。及早、联合应用改善病情的抗风湿药物，控制 RA 病变的进展，根据患者的病情特点、对药物的反应及不良反应等选择个体化治疗方案，并适时开展功能锻炼，保护关节功能是 RA 治疗的基本原则。

RA 的治疗主要包括一般治疗，药物和外科治疗等。

（一）一般治疗

在关节肿痛明显者应强调休息及关节制动，而在关节肿痛缓解后应注意关节的功能锻炼。此外，理疗、外用药对缓解关节症状有一定作用。

（二）药物治疗

治疗 RA 的常用药物分为五大类，即非甾类抗炎药（nonsteroid antiinflammatory drugs，NSAIDs）、改善病情的抗风湿药（disease modifying antirheumatic drugs，DMARDs）、糖皮质激素、生物制剂和植物药。

1. NSAIDs

主要通过抑制环氧化酶活性，减少炎症性前列腺素合成而具有抗炎、止痛、退热、消肿作用。由于其同时对生理性前列腺素的抑制，故可出现相应的不良反应。其中胃肠道不良反应最常见，如恶心、呕吐、腹痛、腹泻、腹胀、食欲不佳，严重者有消化道溃疡、出血、穿孔等；其他不良反应如肝肾损害、骨髓造血障碍也不罕见，少数患者可发生变态反应（皮疹、哮喘）及耳鸣、听力下降、无菌性脑膜炎等。使用时应避免两种或以上的 NSAIDs 联合应用，因为联用不会增加药效，但不良反应增加；如因疗效不佳更换品种时，应至少观察两周以上；用药时应严密监测不良反应的发生，即采取相应措施。

老年患者由于脏器功能减退，或者罹患其他慢性疾病，长期应用 NSAIDs 更易引起严重消化系统不良反应，肾脏损害发生率较高；此外，还可能诱发和加重心力衰竭。因此，使用时更应慎重选择。开始用药后，应定期监测血象、肝肾功能等指标，发现不良反应及时调整用药。在老年患者合用胃黏膜保护剂，如 H_2 受体阻断剂、质子泵抑制剂或前列腺素制剂等是较好的选择。另外，选用环氧合酶-2 选择性抑制剂，如美洛昔康、塞来昔布等，可明显减少消化道不良反应，对老年患者较为适用。如果患者存在需抗血小板治疗的基础疾病如心脑血管病时，必要时应合用小剂量阿司匹林。以下是常用的几种非甾体抗炎药。

（1）布洛芬：布洛芬有较强的解热镇痛和抗炎作用，胃肠道的不良反应少。治疗剂量为 1.2～2.4 g/d，分次服用。

（2）双氯芬酸：其解热镇痛和抗炎作用比吲哚美辛强 2.5 倍，是阿司匹林的 30～50 倍。口服剂量为 75～150 mg/d，分次服用。

（3）萘丁美酮：是一种长效抗风湿药物。萘丁美酮具有 COX-2 倾向性抑制的特性，胃肠不良反应较轻。每天用量 1 000 mg。

（4）美洛昔康：该药是一种与吡罗昔康类似的烯醇氨基甲酰。本药有明显的 COX-2 选择性，为 COX-2 倾向性抑制剂。其用法为每天 7.5～22.5 mg。该药的胃肠道不良反应较少。

（5）依托度酸：是另一种倾向性 COX2 抑制剂，胃肠道不良反应较少，每天剂量 200～400 mg，分 2 次口服。

（6）塞来昔布：是以 1,5-双吡醇为基础结构的化合物，为选择性 COX2 抑制剂。胃肠道不良反应较轻，每天剂量 200～400 mg。

2.DMARDs

该类药物起效较 NSAID 慢，对疼痛的缓解作用较差。临床症状的明显改善需 1～6 个月，故又称慢作用药。它虽不具备即刻止痛和抗炎作用，但起效后抗炎效果持久，有减缓关节的侵蚀、破坏、改善和延缓病情进展的作用。

该类药物多为免疫抑制剂或免疫调节剂，临床多主张尽早采用几种药物联合治疗的方案，以达到增加疗效，减少不良反应，早期达到缓解病情发展的目的。一般首选甲氨蝶呤，并且将它作为联合治疗的基本药物。以下为几种常用药物。

（1）甲氨蝶呤（methotrexate，MTX）：目前国内外治疗 RA 的首选药物之一。可减少核蛋白合成，从而抑制细胞增殖和复制；另外可抑制白细胞的趋向性，有直接的抗炎作用。口服 60% 吸收，每天给药可导致明显的骨髓抑制和毒性作用，故多采用每周 1 次给药。常用剂量为每周 7.5～25 mg。甲氨蝶呤的不良反应有恶心、口炎、腹泻、脱发、皮疹、肝酶升高，少数出现骨髓抑制，听力损害和肺间质变。也可引起流产、畸胎和影响生育力。服药期间，应定期查血常规和肝功能。

老年患者，由于肾小球清除率下降，药物从肾脏清除延缓，用药剂量过大易引起药物不良反应，如胃肠道症状、肝损害、骨髓抑制等。因此，有人推荐先予较小剂量每周 5 mg，随访 2 个月，如无不良反应，再增加剂量至每周 7.5 mg。长期应用较大剂量的 MTX 易导致肺间质纤维化，在老年患者尤为常见，选用前及服药过程中应注意肺部变化。

（2）柳氮磺吡啶（sulfasalazine，SSZ）：该药能减轻关节局部炎症和晨僵，可使血沉和 C 反应蛋白下降，并可减缓滑膜的破坏。本品一般从小剂量开始，逐渐递增至每天 2～3 g。用药 4～8 周后起效，如 4 个月内无明显疗效，应改变治疗方案。柳氮磺吡啶的不良反应有恶心、腹泻、皮疹、肝酶升高；偶有白细胞、血小板减少，对磺胺过敏者禁用。

老年患者易发生胃肠道反应，可同时加服碳酸氢钠，可碱化尿液，促进药物排泄；合并营养不良者易出现叶酸缺乏，应适当补充。

（3）羟氯喹（hydroxychloroquine，HCQ）：治疗早期 RA 的首选药物之一。该药起效慢，服用后 3～4 个月疗效达高峰，至少连服 6 个月后才能宣布无效，有效后可减量维持。常用剂量为羟氯喹 0.2～0.4 g/d。可由小剂量开始，1～2 周后增至足量。不良反应有恶心、呕吐、头痛、肌无力、皮疹及白细胞减少，偶有视网膜病变，本药有蓄积作用。

老年患者羟氯喹的剂量不超过 6 mg/(kg·d) 时不良反应较少，为一种较安全的药物，但其视网膜毒性有待进一步研究，建议服药半年左右复查眼底；为防止心肌损害，用药前后应查心电图；对于有窦房结功能不全、心率缓慢、传导阻滞等心脏病患者应禁用。

（4）来氟米特（leflunomide，LEF）：为一种新的抗代谢性免疫抑制剂，可明显减轻关节肿痛、晨僵并增加握力，且可使血沉及 C 反应蛋白水平下降。其用量为 10～20 mg/d。主要不良反应有腹泻、瘙痒、高血压、肝酶增高、皮疹、脱发和一过性白细胞下降等，服药初期应定期查肝功能和白细胞计数。因有致畸作用，故孕妇禁服。

（5）青霉胺（D-penicillamine）：一般每天口服 125～250 mg，然后增加至每天 250～500 mg。

一般用药 2～3 个月见效,见效后可逐渐减至维持量 250 mg/d。青霉胺不良反应较多,长期大剂量应用可出现肾损害和骨髓抑制等,如及时停药多数能恢复。其他不良反应有恶心、呕吐、厌食、皮疹、口腔溃疡、嗅觉丧失、淋巴结肿大、关节痛、偶可引起自身免疫病,如重症肌无力、多发性肌炎、系统性红斑狼疮及天疱疮等。治疗期间应定期查血、尿常规和肝肾功能。

老年患者服用青霉胺后皮疹及味觉障碍发生率较高,应予注意;适当减小剂量,250 mg/d 可有效减少不良反应,而疗效相当。

(6)环孢素 A(cyclosporin A,CsA):主要优点为无骨髓抑制作用,用于重症 RA。常用剂量为 2.5～5.0 mg/(kg·d),维持量是 2～3 mg/(kg·d)。主要不良反应有高血压、肝肾毒性、神经系统损害、继发感染、肿瘤及胃肠道反应、齿龈增生、多毛等。不良反应的严重程度、持续时间均与剂量和血药浓度有关。服药期间应查血常规、血肌酐和血压等。

环孢素因可有明显肾毒性,且单一用药效果欠佳而不推荐用于老年患者。

(7)金制剂:早期 RA 治疗效果较好。国内只有口服金制剂,初始剂量为 3 mg/d,2 周后增至 6 mg/d 维持治疗。常见的不良反应有皮疹、瘙痒、腹泻和口炎,个别患者可见肝、肾损伤,白细胞减少、嗜酸性粒细胞增多、血小板减少或全血细胞减少,再生障碍性贫血等。为避免不良反应,应定期查血、尿常规及肝、肾功能。孕妇、哺乳期妇女不宜使用。

3.糖皮质激素(glucocorticoid,简称激素)

一般不作为治疗 RA 的首选药物。使用糖皮质激素的原则是小剂量、短疗程,同时应用 DMARDs 治疗。小剂量糖皮质激素(每天泼尼松 10 mg 或等效其他激素)能迅速减轻关节疼痛、肿胀,缓解多数患者的症状,并作为 DMARDs 起效前的"桥梁"作用;此外,近期的许多研究显示,小剂量(≤10 mg/d)泼尼松可明显延缓 RA 患者的病情进展和骨侵蚀,改善关节的影像学表现。但一般认为在下述四种情况可选用激素:①类风湿血管炎,包括多发性单神经炎、类风湿肺及浆膜炎等;②过渡治疗,在重症 RA 患者,可用小量激素缓解病情;③经正规 DMARDs 治疗无效的患者;④局部应用,如关节腔内注射可有效缓解关节的炎症。

对于起病较急,关节外表现较多或合并风湿性多肌痛的老年 RA 患者,激素可做为首选,以便迅速控制症状,随病情改善可将激素逐渐减量或停用。对于因为不良反应等原因不宜使用 NSAIDs 的老年患者,小剂量激素是一种较安全的一线药物。需要注意的是,应用激素的同时需要合用 DMARDs,以达到完全控制病情的目的。此外,激素可导致骨量减少,增加骨折的危险性,建议同时补钙剂及维生素 D 预防骨质疏松及缺血性骨坏死。

4.生物制剂

20 世纪 90 年代末开始在 RA 治疗中应用具有明确靶点的新型药物。其药物靶点主要集中在与 RA 发病、发展相关的细胞因子和 T、B 免疫细胞上。与传统 DMARDs 相比,生物制剂具有起效快、患者总体耐受性好,延缓、抑制骨破坏效果显著,亦称为生物 DMARDs。与传统 DMARDs 联用,疗效优于单用传统或生物 DMARDs。

目前,生物制剂的适应证国内外并无统一标准。一般常用于传统 DMARDs 无效、相对禁忌或者早期出现进行性关节破坏的患者,目前应用较多的是 TNFα 拮抗剂。

TNFα 拮抗剂应用的禁忌证包括各种活动感染、最近 12 月内的假体关节关节炎、NYHA 分级Ⅲ级以上的充血性心力衰竭、恶性肿瘤、既往脱髓鞘综合征或多发性硬化病史、妊娠或哺乳期妇女。

5.植物药

植物药在国内 RA 治疗上的应用比较广泛,对减轻关节症状,改善生存质量有其独特作用。由于缺乏科学的、大样本的对照研究,其远期效果及不良作用亟待进一步研究。目前,临床应用的从植物药提取的多种药物,如雷公藤、白芍总苷、青藤碱等,对 RA 有肯定的疗效。

(1)青藤碱:口服,每次 20～80 mg,每天 2～3 次。主要不良反应为皮疹、皮肤瘙痒,少数患者可有白血病、血小板减少,偶见胃肠不适、恶心、头痛、多汗等。孕妇、哺乳期妇女以及哮喘患者禁用。

(2)白芍总苷:口服,每次 600 mg,每天 2～3 次。可引起大便次数增多以及轻度腹痛、腹胀,偶见皮疹。

(3)雷公藤总苷:口服,每次 10～20 mg,每天 2～3 次。主要不良反应有白细胞、血小板减少,可引起月经紊乱、精子减少,可导致肝损害和消化道症状。孕妇、育龄及儿童患者忌用。

老年 RA 患者肝脏代谢功能及肾小球清除率降低,导致药物代谢动力学改变;出现关节外脏器受累的比例较青年人增多,如肺间质病变;罹患老年人常见疾病如心血管、肝肾疾病、眼部疾病、骨质疏松、糖尿病等的机会大大增加,存在和多种伴随药物相互作用等因素的影响,药物治疗的不良反应明显增加。而目前的治疗方案均来自青壮年 RA 患者的治疗。因此,在选择联合用药方案及确定药物剂量时,应充分考虑到上述影响因素,对老年患者用药,特别要注意个体化。给药时要注意治疗方案和药物品种的选择、适当调整剂量,并进行密切的临床观察。

(崔　娜)

第九章

内科常见危重症

第一节　急性呼吸窘迫综合征

临床上可将急性呼吸窘迫综合征（ARDS）的相关危险因素分为 9 类,如表 9-1 所示。其中,部分诱因易持续存在或者很难控制,是导致治疗效果不好甚至患者死亡的重要原因。严重感染、DIC、胰腺炎等是难治性 ARDS 的常见原因。

表 9-1　ARDS 的相关危险因素

1.感染	秋水仙碱
细菌(多为革兰阴性需氧菌和金黄色葡萄球菌)	三环类抗抑郁药
真菌和肺孢子菌	5.弥散性血管内凝血(DIC)
病毒	血栓性血小板减少性紫癜(TTP)
分枝杆菌	溶血性尿毒症综合征
立克次体	其他血管炎性综合征
2.误吸	热射病
胃酸	6.胰腺炎
溺水	7.吸入
碳氢化合物和腐蚀性液体	来自易燃物的烟雾
3.创伤(通常伴有休克或多次输血)	气体(二氧化氮、氨气、氯气、镉、光气、氧气)
软组织撕裂	8.代谢性疾病
烧伤	酮症酸中毒
头部创伤	尿毒症
肺挫伤	9.其他
脂肪栓塞	羊水栓塞
4.药物和化学品	妊娠物滞留体内
阿片类药物	子痫
水杨酸盐	蛛网膜或颅内出血
百草枯(除草剂)	白细胞凝集反应
副醛	反复输血
氯乙基戊烯炔醇(镇静药)	心肺分流

一、发病机制

(一)炎症细胞、炎症介质及其作用

1.中性粒细胞

中性粒细胞是 ARDS 发病过程中重要的效应细胞,其在肺泡内大量募集是发病早期的组织学特征。中性粒细胞可通过许多机制介导肺损伤,包括释放活性氮、活性氧、细胞因子、生长因子等放大炎症反应。此外,中性粒细胞还能大量释放蛋白水解酶,尤其是弹性蛋白酶,从而损伤肺组织。其他升高的蛋白酶包括胶原酶和明胶酶 A、B,同时也可检测到高水平的内源性金属酶抑制剂,如 TIMP,说明蛋白酶/抗蛋白酶平衡在中性粒细胞诱发的蛋白溶解性损伤中具有重要作用。

2.细胞因子

ARDS 患者体液中有多种细胞因子的水平升高,并有研究发现细胞因子之间的平衡是炎症反应程度和持续时间的决定因素。ARDS 患者体内的细胞因子反应相当复杂,包括促炎因子、抗炎因子及促炎因子内源性抑制剂等的相互作用。在 ARDS 患者的支气管肺泡灌洗液(BALF)中,炎症因子如 IL-Iβ、TNF-α 在肺损伤发生前后均有升高,但相关的内源性抑制剂如 IL-Iβ 受体拮抗药及可溶性 TNF-α 受体升高更为显著,提示在 ARDS 发病早期有显著的抗炎反应。

虽然一些临床研究提示,ARDS 患者 BALF 中细胞群 NF-κB 的活性升高,但是后者的活化水平似乎与 BALF 中性粒细胞的数量、IL-8 水平及病死率等临床指标并无相关性。而另一项对 15 例败血症患者外周血单核细胞细胞核提取物中 NF-κB 活性的研究表明,NF-κB 的结合活性与 APACHE-Ⅱ评分类似,可以作为评价 ARDS 预后的精确指标。虽然该试验结果提示总 NF-κB活性水平可能是决定 ARDS 预后的指标,但仍需要大量的研究证实。

3.氧化/抗氧化平衡

ARDS 患者肺部的氧气和抗氧化反应严重失衡。正常情况下,活性氧、活性氮被复杂的抗氧化系统拮抗,如抗氧化酶(超氧化物歧化酶、过氧化氢酶)、低分子清除剂(维生素 E、维生素 C 和谷酰胺)清除或修复氧化损伤的分子(多种 DNA 的蛋白质分子)。研究发现,ARDS 患者体内氧化剂增加和抗氧化剂降低几乎同时发生。

内源性抗氧化剂水平改变会影响 ARDS 的患病风险,如慢性饮酒者在遭受刺激事件(如严重创伤、胃内容物误吸)后易诱发 ARDS,但患 ARDS 风险增加的内在机制尚不明确。近年来有研究报道,慢性饮酒者 BALF 中谷胱甘肽水平约比健康正常人低 7 倍,而氧化谷酰胺比例增高,提示体内抗氧化剂(如谷胱甘肽)水平发生改变的个体可能在特定临床条件下更易发生 ARDS。

4.凝血机制

ARDS 患者凝血因子异常可导致凝血与抗凝失衡,最终造成肺泡内纤维蛋白沉积。ARDS 的高危人群及 ARDS 患者 BALF 中凝血活性增强,组织因子(外源性凝血途径中血栓形成的启动因子)水平显著升高。ARDS 发生 3 天后,凝血活性达到高峰,之后开始下降,同时伴随着抗凝活性的下降。ARDS 患者 BALF 中促进纤维蛋白溶解的纤溶酶原抑制剂-1 水平降低。败血症患者中,内源性抗凝剂如抗凝血酶Ⅲ和蛋白 C 含量降低,其低水平与较差的预后相关。

恢复凝血/抗凝平衡可能对 ARDS 有一定的治疗作用。给予严重败血症患者活化蛋白 C,病死率从 30.8%下降至 24.7%,主要不良反应是出血。活化蛋白 C 还能使 ARDS 患者血浆中 IL-6水平降低,说明它除了抗凝效果外还具有抗炎效应。但活性蛋白 C 是否对各种原因引起的

ARDS 均有效尚待进一步研究。

(二)肺泡毛细血管膜损害

1.肺毛细血管内皮细胞

肺毛细血管内皮细胞损伤是 ARDS 发病过程中的一个重要环节,对其超微结构的变化特征也早有研究。测量肺泡渗出液及血浆中的蛋白含量能够反映毛细血管通透性增高的程度,早期 ARDS 患者中水肿液/血浆蛋白之比大于 0.75,相反压力性肺水肿患者的水肿液/血浆蛋白之比小于 0.65。ARDS 患者肺毛细血管的通透性较压力性肺水肿患者高,并且上皮细胞间形成了可逆的细胞间隙。

2.肺泡上皮细胞

肺泡上皮细胞损伤在 ARDS 的形成过程中发挥了重要作用。正常肺组织中,肺泡上皮细胞是防止发生肺水肿的屏障。ARDS 发病早期,由于上皮细胞自身受损、坏死及由其损伤造成的肺间质压力增高可破坏该屏障。肺泡Ⅱ型上皮细胞可产生合成表面活性物质的蛋白和脂质成分。ARDS 患者肺泡表面活性物质减少、成分改变及其功能抑制将导致肺泡萎陷及低氧血症。肺泡Ⅱ型上皮细胞的损伤造成表面活性物质生成减少及细胞代谢障碍。此外,肺泡渗出液中存在的蛋白酶和血浆蛋白通过破坏肺泡腔中的表面活性物质使其失活。

肺泡上皮细胞在肺水肿时有主动转运肺泡腔中水、盐的作用。肺泡Ⅱ型上皮细胞通过 Na^+ 的主动运输来驱动液体的转运。大多数早期 ARDS 患者肺泡液体主动清除能力下降,且与预后呈负相关。在肺移植后肺再灌注损伤的患者中也存在类似的现象。虽然 ARDS 患者肺泡液主动清除能力下降的确切机制尚不明了,但推测其可能与肺泡上皮细胞间的紧密连接或肺泡Ⅱ型上皮细胞受损的程度有关。

二、诊断

中华医学会呼吸病分会提出的急性肺损伤/ARDS 的诊断标准。

(1)有发病的高危因素。

(2)急性起病、呼吸频数和/或呼吸窘迫。

(3)低氧血症,急性肺损伤(ALI)时 $PaO_2/FiO_2 \leqslant 40.0$ kPa(300 mmHg);ARDS 时 $PaO_2/FiO_2 \leqslant 26.7$ kPa(200 mmHg)。

(4)胸部 X 线检查见两肺浸润阴影。

(5)肺毛细血管楔压(PCWP)$\leqslant 2.4$ kPa(18 mmHg),或临床上能除外心源性肺水肿。

凡符合以上 5 项者就可以诊断为 ALI 或 ARDS。

三、治疗

ARDS 治疗的关键在于控制原发病及其病因,如处理各种创伤,尽早找到感染灶,针对病原菌应用敏感的抗生素,制止严重反应进一步对肺的损伤。更紧迫的是要及时改善患者的严重缺氧,避免发生或加重多脏器功能损害。

(一)原发病治疗

全身性感染、创伤、休克、烧伤、急性重症胰腺炎等是导致 ALI/ARDS 的常见病因。25%～50%的严重感染患者可发生 ALI/ARDS,而且在感染、创伤等导致的多器官功能障碍综合征(MODS)中,肺往往也是最早发生衰竭的器官。目前认为,感染、创伤后的全身炎症反应是导致

ARDS 的根本原因。控制原发病,遏制其诱导的全身失控性炎症反应是预防和治疗 ALI/ARDS 的必要措施。

(二)呼吸支持治疗

1.氧疗

ALI/ARDS 患者吸氧治疗的目的是改善低氧血症,使动脉血氧分压(PaO_2)达到 $8.0\sim10.7$ kPa($60\sim80$ mmHg)。可根据低氧血症改善的程度和治疗反应调整氧疗方式,首先使用鼻导管,当需要较高的吸氧浓度时,可采用可调节吸氧浓度的文丘里面罩或带贮氧袋的非重吸式氧气面罩。ARDS 患者往往低氧血症严重,大多数患者一旦诊断明确,常规的氧疗常常难以奏效,机械通气仍然是最主要的呼吸支持手段。

2.无创机械通气

无创机械通气(NIV)可以避免气管插管和气管切开引起的并发症,近年来得到了广泛的推广应用。尽管随机对照试验(RCT)证实 NIV 治疗 COPD 和心源性肺水肿导致的急性呼吸衰竭的疗效是肯定的,但 NIV 在急性低氧性呼吸衰竭中的应用却存在很多争议。迄今为止,尚无足够的资料显示 NIV 可以作为 ALI/ARDS 导致的急性低氧性呼吸衰竭的常规治疗方法。

不同的研究中 NIV 对急性低氧性呼吸衰竭的治疗效果差异较大,这可能与导致低氧性呼吸衰竭的病因不同有关。2004 年的一项荟萃分析显示,在不包括 COPD 和心源性肺水肿的急性低氧性呼吸衰竭患者中,与标准氧疗相比,NIV 可明显降低气管插管率,并有降低 ICU 住院时间及住院病死率的趋势。但分层分析显示,NIV 对 ALI/ARDS 的疗效并不明确。一项用 NIV 治疗 54 例 ALI/ARDS 患者的临床研究显示,70%的患者应用 NIV 治疗无效。逐步回归分析显示,休克、严重低氧血症和代谢性酸中毒是 ARDS 患者 NIV 治疗失败的预测指标。一项 RCT 研究显示,与标准氧疗比较,NIV 虽然在应用的第 1 小时明显改善,ALI/ARDS 患者的氧合,但不能降低气管插管率,也不能改善患者预后。可见,ALI/ARDS 患者应慎用 NIV。

预计病情能够短期缓解的早期 ALI/ARDS 患者可考虑应用无创机械通气。合并免疫功能低下的 ALI/ARDS 患者早期可首先试用无创机械通气。应用无创机械通气治疗 ALI/ARDS 应严密监测患者的生命体征及治疗反应,神志不清、休克、气道自洁能力障碍的 ALI/ARDS 患者不宜应用无创机械通气。

3.有创机械通气

(1)机械通气的时机选择:ARDS 患者经高浓度吸氧仍不能改善低氧血症时,应行气管插管进行有创机械通气。ARDS 患者呼吸功明显增加,表现为严重的呼吸困难,早期气管插管机械通气可降低呼吸功,改善呼吸困难。虽然目前缺乏 RCT 研究评估早期气管插管对 ARDS 的治疗意义,但一般认为,气管插管和有创机械通气能更有效地改善低氧血症,降低呼吸功,缓解呼吸窘迫,并能够更有效地改善患者的全身缺氧,防止肺外器官功能损害。

(2)肺保护性通气:由于 ARDS 患者大量肺泡塌陷,肺容积明显减少,常规或大潮气量通气易导致肺泡过度膨胀和气道平台压过高,加重肺及肺外器官的损伤,因此对 ARDS 患者实施机械通气时应采取肺保护性通气策略,气道平台压不应超过 3.5 kPa(26 mmHg)。

(3)肺复张:充分复张 ARDS 患者的塌陷肺泡是纠正低氧血症和保证 PEEP 效应的重要手段。为限制气道平台压而被迫采取的小潮气量通气往往不利于 ARDS 患者塌陷肺泡的膨胀,而 PEEP 维持肺复张的效应依赖于吸气期肺泡的膨胀程度。目前临床常用的肺复张手法包括控制性肺膨胀、PEEP 递增法及压力控制法(PCV 法)。其中,实施控制性肺膨胀采用恒压通气方式,推荐吸气压为 3.1～4.5 kPa(23～34 mmHg),持续时间为 30～40 秒。

(4)PEEP 的选择:ARDS 广泛肺泡塌陷不但可导致顽固的低氧血症,而且部分可复张的肺泡周期性塌陷开放而产生了剪切力,会导致或加重呼吸机相关性肺损伤。充分复张塌陷肺泡后,应用适当水平的 PEEP 防止呼气末肺泡塌陷,改善低氧血症,并避免剪切力,防治呼吸机相关性肺损伤。因此,ARDS 应采用能防止肺泡塌陷的最低 PEEP。在应使用能防止肺泡塌陷的最低PEEP,有条件的情况下,应根据静态 P-V 曲线低位转折点压力＋0.2 kPa 来确定 PEEP。

(5)自主呼吸:自主呼吸过程中膈肌主动收缩可增加 ARDS 患者肺重力依赖区的通气,改善通气血流比例失调,改善氧合。一项前瞻对照研究显示,与控制通气相比,保留自主呼吸的患者镇静剂使用量、机械通气时间和 ICU 住院时间均明显减少。因此,在循环功能稳定、人-机协调性较好的情况下,ARDS 患者机械通气时有必要保留自主呼吸。

(6)半卧位:ARDS 患者合并 VAP 往往会使肺损伤进一步恶化,故预防 VAP 具有重要的临床意义。机械通气患者平卧位易发生 VAP。研究表明,由于气管插管或气管切开导致声门的关闭功能丧失,机械通气患者胃肠内容物易返流误吸进入下呼吸道。导致 VAP<30°的平卧位是院内获得性肺炎的独立危险因素。若无禁忌证,行机械通气的 ARDS 患者应采用 30°～45°半卧位。

(7)俯卧位通气:俯卧位通气通过降低胸腔内压力梯度、促进分泌物引流和促进肺内液体移动,可明显改善氧合。因此对常规机械通气治疗无效的重度 ARDS 患者,若无禁忌证,可考虑采用俯卧位通气。

(8)镇静、镇痛与肌松:机械通气患者应考虑使用镇静、镇痛剂,以缓解焦虑、躁动、疼痛,减少过度的氧耗。合适的镇静状态、适当的镇痛是保证患者安全和舒适的基本环节。对机械通气的ARDS 患者,应制订镇静方案(镇静目标和评估),不推荐常规使用肌松剂。

4.液体通气

部分液体通气是在常规机械通气的基础上,经气管插管向肺内注入相当于功能残气量的全氟碳化合物,以降低肺泡表面张力,促进肺重力依赖区塌陷肺泡复张。

5.体外膜氧合技术(ECMO)

建立体外循环后 ECMO 可减轻肺负担,有利于肺功能恢复。

(三)ALI/ARDS 的药物治疗

1.液体管理

高通透性肺水肿是 ALI/ARDS 的病理生理特征,肺水肿的程度与 ALI/ARDS 的预后呈正相关。因此,通过积极的液体管理,改善 ALI/ARDS 患者的肺水肿具有重要的临床意义。

研究显示,液体负平衡与感染性休克患者病死率的降低显著相关,且对于创伤导致的ALI/ARDS患者,液体正平衡使患者的病死率明显增加。应用利尿剂减轻肺水肿可能改善肺部病理情况,缩短机械通气时间,进而减少呼吸机相关性肺炎等并发症的发生。但是,利尿减轻肺水肿的过程可能会导致心排血量下降,使器官灌注不足。因此,ALI/ARDS 患者的液体管理必须考虑两者的平衡,必须在保证脏器灌注的前提下进行。应实施限制性的液体管理,这样有助于改善ALI/ARDS患者的氧合和肺损伤。

对存在低蛋白血症的 ARDS 患者,可通过补充清蛋白等胶体溶液和应用利尿剂,实现液体负平衡并改善氧合。

2.糖皮质激素

全身和局部的炎症反应是 ALI/ARDS 发生和发展的重要机制。研究显示,血浆和肺泡灌洗液中的炎症因子浓度升高与 ARDS 患者的病死率呈正相关。长期以来,大量的研究试图应用糖皮质激素控制炎症反应,预防和治疗 ARDS。早期的三项多中心 RCT 研究观察了大剂量糖皮质激素对 ARDS 的预防和早期治疗作用,结果发现糖皮质激素既不能预防 ARDS 的发生,对早期 ARDS 也没有治疗作用。但对于过敏原因导致的 ARDS 患者,早期应用糖皮质激素经验性治疗可能有效。此外,感染性休克并发 ARDS 的患者如合并有肾上腺皮质功能不全,可考虑应用替代剂量的糖皮质激素。总之,不推荐常规应用糖皮质激素预防和治疗 ARDS。

3.一氧化氮吸入

一氧化氮吸入可选择性地扩张肺血管,而且一氧化氮分布于肺内通气良好的区域,可扩张该区域的肺血管,显著降低肺动脉压,减少肺内分流,改善通气血流比例失调,并且可减少肺水肿的形成。临床研究显示,一氧化氮吸入可使约 60% 的 ARDS 患者氧合改善,同时肺动脉压、肺内分流明显下降,对平均动脉压和心排血量无明显影响。但是,氧合改善效果也仅限于开始一氧化氮吸入治疗的 24～48 小时。两个 RCT 研究证实,一氧化氮吸入并不能改善 ARDS 患者的病死率,因此吸入一氧化氮不宜作为 ARDS 的常规治疗手段,仅在一般治疗无效的严重低氧血症时可考虑应用。总之,不推荐吸入一氧化氮作为 ARDS 的常规治疗。

4.肺泡表面活性物质

ARDS 患者存在肺泡表面活性物质减少或功能丧失,易引起肺泡塌陷。肺泡表面活性物质能降低肺泡表面张力,减轻肺炎症反应,阻止氧自由基对细胞膜的氧化损伤。目前,肺泡表面活性物质的应用仍存在许多尚未解决的问题,如最佳用药剂量、具体给药时间、给药间隔和药物来源等。因此,尽管早期补充肺泡表面活性物质有助于改善氧合,但还不能将其作为 ARDS 的常规治疗手段。有必要进一步开展研究,明确其对 ARDS 预后的影响。

5.前列腺素 E_1

前列腺素 E_1（PGE_1）不仅是血管活性药物,还具有免疫调节作用,可抑制巨噬细胞和中性粒细胞的活性,发挥抗炎作用。但 PGE_1 没有组织特异性,静脉注射 PGE_1 会引起全身血管舒张,导致低血压。静脉注射 PGE_1 用于治疗 ALI/ARDS 目前已经完成了多个 RCT 研究,但无论是持续静脉注射 PGE_1 还是间断静脉注射脂质体 PGE_1,与安慰剂组相比,PGE_1 组在 28 天里的病死率、机械通气时间和氧合等方面并无益处。有研究报道吸入型 PGE_1 可以改善氧合,但这需要进一步的 RCT 研究来证实。因此,只有在 ALI/ARDS 患者低氧血症难以纠正时,可以考虑吸入 PGE_1 治疗。

6.N-乙酰半胱氨酸和丙半胱氨酸

抗氧化剂 N-乙酰半胱氨酸（NAC）和丙半胱氨酸通过提供合成谷胱甘肽（GSH）的前体物质半胱氨酸来提高细胞内的 GSH 水平,依靠 GSH 氧化还原反应来清除体内的氧自由基,从而减轻肺损伤。静脉注射 NAC 对 ALI 患者可以显著改善全身氧合和缩短机械通气时间。而一项在 ARDS 患者中进行的 Ⅱ 期临床试验证实,NAC 有缩短肺损伤病程和阻止肺外器官衰竭的趋势,但不能减少机械通气时间和降低病死率。丙半胱氨酸的 Ⅱ、Ⅲ 期临床试验也证实其不能改善 ARDS 患者的预后。因此,尚无足够证据支持 NAC 等抗氧化剂用于治疗 ARDS。

7.环氧化酶抑制剂

布洛芬等环氧化酶抑制剂可抑制 ALI/ARDS 患者血栓素 A_2 的合成,对炎症反应有强烈的抑制作用。小规模临床研究发现,布洛芬可改善全身性感染患者的氧合与呼吸力学。对严重感染的临床研究也发现,布洛芬可以降低体温、减慢心率和减轻酸中毒,但是亚组分析(ARDS 患者130 例)显示,布洛芬既不能降低危重 ARDS 患者的患病率,也不能改善 ARDS 患者的 30 天生存率。因此,布洛芬等环氧化酶抑制剂尚不能用于 ALI/ARDS 的常规治疗。

8.细胞因子单克隆抗体或拮抗药

炎症性细胞因子在 ALI/ARDS 的发病中具有重要作用。在动物试验中,应用单克隆抗体或拮抗药中和肿瘤坏死因子(TNF)、白细胞介素(IL-1 和 IL-8)等细胞因子可明显减轻肺损伤,但多数临床试验获得的是阴性结果。细胞因子单克隆抗体或拮抗药是否能够用于 ALI/ARDS 的治疗,目前尚缺乏临床研究证据。因此,不推荐抗细胞因子单克隆抗体或拮抗药用于 ALI/ARDS 的治疗。

9.己酮可可碱及其衍化物利索茶碱

己酮可可碱及其衍化物利索茶碱均可抑制中性粒细胞的趋化和激活,减少促炎因子 TNFα、IL-1 和 IL-6 等释放,利索茶碱还可抑制氧自由基释放。但目前尚无 RCT 试验证实己酮可可碱对 ALI/ARDS 的疗效。因此,不推荐将己酮可可碱或利索茶碱用于 ALI/ARDS 的治疗。

10.重组人活化蛋白 C

重组人活化蛋白 C(rhAPC)具有抗血栓、抗炎和纤溶特性,已被试用于治疗严重感染。Ⅲ期临床试验证实,持续静脉注射 rhAPC 24 μg/(kg·h)×96 小时可以显著改善重度严重感染患者(APACHE Ⅱ>25)的预后。基于 ARDS 的本质是全身性炎症反应,且凝血功能障碍在 ARDS 发生中具有重要地位,因此 rhAPC 有可能成为 ARDS 的治疗手段。但目前尚无证据表明 rhAPC 可用于 ARDS 的治疗。当然,对严重感染导致的重度 ARDS 患者,如果没有禁忌证,可考虑应用 rhAPC。rhAPC 高昂的治疗费用也限制了它的临床应用。

11.酮康唑

酮康唑是一种抗真菌药,但可抑制白三烯和血栓素 A2 的合成,同时还可抑制肺泡巨噬细胞释放促炎因子,有可能用于 ARDS 的治疗。但是目前没有证据支持酮康唑可用于 ARDS 的常规治疗,同时为避免耐药,对于酮康唑的预防性应用也应慎重。

12.鱼油

鱼油富含 ω-3 脂肪酸,如二十二碳六烯酸(DHA)、二十碳五烯酸(EPA)等,也具有免疫调节作用,可抑制二十烷花生酸样促炎因子的释放,并促进 PGE_1 生成。研究显示,通过肠道为 ARDS 患者补充 EPA、γ-亚油酸和抗氧化剂,可使患者肺泡灌洗液内中性粒细胞减少,IL-8 释放受到抑制,病死率降低。对机械通气的 ALI 患者的研究也显示,肠内补充 EPA 和 γ-亚油酸可以显著改善氧合和肺顺应性,明显缩短机械通气时间,但对生存率没有影响。总之,补充 EPA 和 γ-亚油酸有助于改善 ALI/ARDS 患者的氧合,缩短机械通气时间。

(成晓明)

第二节　急性呼吸衰竭

一、病因和发病机制

急性呼吸衰竭(acute respiratory failure,ARF)是指患者既往无呼吸系统疾病,由于突发因素,在数秒或数小时内迅速发生呼吸抑制或呼吸功能突然衰竭,在海平面大气压、静息状态下呼吸空气时,由于通气和/或换气功能障碍,导致缺氧伴或不伴二氧化碳潴留,产生一系列病理生理改变的紧急综合征。

病情危重时,因机体难以得到代偿,如不及时诊断,尽早抢救,会发生多器官功能损害,乃至危及生命。必须注意在实际临床工作中,经常会遇到在慢性呼吸衰竭的基础上,由于某些诱发因素而发生急性呼吸衰竭。

(一)急性呼吸衰竭分类

一般呼吸衰竭分为通气和换气功能衰竭两大类,亦有人分为三大类,即再加上混合型呼吸衰竭。其标准如下。

换气功能衰竭(Ⅰ型呼吸衰竭)以低氧血症为主,$PaO_2 < 8.0$ kPa(60 mmHg),$PaCO_2 < 6.7$ kPa(50 mmHg),$P_{(A-a)}O_2 > 3.3$ kPa(25 mmHg),$PaO_2/PaO_2 < 0.6$。

通气功能衰竭(Ⅱ型呼吸衰竭)以高碳酸血症为主,$PaCO_2 > 6.7$ kPa(50 mmHg),PaO_2 正常,$P_{(A-a)}O_2 < 3.3$ kPa(25 mmHg),$PaO_2/PaO_2 > 0.6$。

混合型呼吸衰竭(Ⅲ型呼吸衰竭):$PaCO_2 < 8.0$ kPa(60 mmHg),$PaCO_2 > 6.7$ kPa(50 mmHg),$P_{(A-a)}O_2 > 3.3$ kPa(25 mmHg)。

急性肺损伤和急性呼吸窘迫综合征属于Ⅰ型呼吸衰竭。

(二)急性呼吸衰竭的病因

可以引起急性呼吸衰竭的疾病很多,多数是呼吸系统的疾病。

1.各种导致气道阻塞的疾病

急性病毒感染和细菌感染或烧伤等理化因子所引起的黏膜充血、水肿,造成上呼吸道(指隆突以上至鼻的呼吸道)急性梗阻。异物阻塞也可以引起急性呼吸衰竭。

2.引起肺实质病变的疾病

感染性因子引起的肺炎为此类常见疾病,误吸胃内容物、淹溺或化学毒性物质及某些药物、高浓度长时间吸氧也可引起吸入性肺损伤而发生急性呼吸衰竭。

3.肺水肿

(1)各种严重心脏病、心力衰竭引起的心源性肺水肿。

(2)非心源性肺水肿,有人称之为通透性肺水肿,如急性高山病、复张性肺水肿。急性呼吸窘迫综合征(ARDS)为此种肺水肿的代表。此类疾病可造成严重低氧血症。

4.肺血管疾病

肺血栓栓塞是可引起急性呼吸衰竭的一种重要病因,还包括脂肪栓塞、气体栓塞等。

5.胸部疾病

如胸壁外伤、连枷胸、自发性气胸或创伤性气胸、大量胸腔积液等影响胸廓运动,从而导致通气减少或吸入气体分布不均,均有可能引起急性呼吸衰竭。

6.脑损伤

镇静药和对脑有毒性的药物,电解质平衡紊乱及酸、碱中毒,脑和脑膜感染,脑肿瘤,脑外伤等均可导致急性呼吸衰竭。

7.神经肌肉系统疾病

即便是气体交换的肺本身并无病变,因神经或肌肉系统疾病造成肺泡通气不足也可发生呼吸衰竭。如安眠药物或一氧化碳、有机磷等中毒,颈椎骨折损伤脊髓等可直接或间接抑制呼吸中枢。也可因多发性神经炎、脊髓灰质炎等周围神经性病变,多发性肌炎、重症肌无力等肌肉系统疾病,造成肺泡通气不足而呼吸衰竭。

8.睡眠呼吸障碍

睡眠呼吸障碍表现为睡眠中呼吸暂停,频繁发生并且暂停时间显著延长,可引起肺泡通气量降低,导致缺氧和二氧化碳潴留。

二、病理生理

(一)肺泡通气不足

正常成人在静息时有效通气量约为 4 L/min,若单位时间内到达肺泡的新鲜空气量减少到正常值以下,则为肺泡通气不足。

由于每分钟肺泡通气量(VA)的下降,引起缺氧和二氧化碳潴留,PaO_2 下降,$PaCO_2$ 升高。同时,根据肺泡气公式:$PaO_2 = (PB - PH_2O) \cdot FiO_2 - PaCO_2/R$($PaO_2$,PB 和 PH_2O 分别表示肺泡气氧分压、大气压和水蒸气压力,FiO_2 代表吸入氧气浓度,R 代表呼吸商),由已测得的 $PaCO_2$ 值,就可推算出理论的肺泡气氧分压理论值。

通气功能障碍分为阻塞性和限制性功能障碍。阻塞性通气功能障碍多由气道炎症、黏膜充血水肿等因素引起的气道狭窄导致。由于气道阻力与管径大小呈负相关,故管越小,阻力越大,肺泡通气量越小,此为阻塞性通气功能障碍缺氧和二氧化碳潴留的主要机制。而限制性通气功能障碍主要机制则是胸廓或肺的顺应性降低导致的肺泡通气量不足,进而导致缺氧或合并二氧化碳潴留。

(二)通气/血流灌流(V/Q)失调

肺泡的通气与其灌注周围的毛细血管血流的比例必须协调,才能保证有效的气体交换。正常肺泡每分通气量为 4 L,肺毛细血管血流量是 5 L,两者之比是 0.8。如肺泡通气量与血流量的比率>0.8,示肺泡灌注不足,形成无效腔,此种无效腔效应多见于肺泡通气功能正常或增加,而肺血流减少的疾病(如换气功能障碍或肺血管疾病等),临床以缺氧为主。肺泡通气量与血流量的比率<0.8,使肺动脉的混合静脉血未经充分氧合进入肺静脉,则形成肺内静脉样分流,多见于通气功能障碍,肺泡通气不足,临床以缺氧或伴二氧化碳潴留为主。通气/血流比例失调,是引起低氧血症最常见的病理生理学改变。

(三)肺内分流量增加(右到左的肺内分流)

在肺部疾病如肺水肿、急性呼吸窘迫综合征(ARDS)中,肺泡无气所致肺毛细血管混合静脉血未经气体交换,流入肺静脉引起右至左的分流增加。动-静脉分流使静脉血失去在肺泡内进行气体交换的机会,故 PaO_2 可明显降低,但不伴有 $PaCO_2$ 的升高,甚至因过度通气反而降低,至病程晚期才出现二氧化碳蓄积。另外用提高吸入氧气浓度的办法(氧疗)不能有效地纠正此种低氧血症。

(四)弥散功能障碍

肺在肺泡-毛细血管膜完成气体交换。它由 6 层组织构成,由内向外依次:肺泡表面活性物质、肺泡上皮细胞、肺泡上皮细胞基膜、肺间质、毛细血管内皮细胞基膜和毛细血管内皮细胞。弥散面积减少(肺气肿、肺实变、肺不张)和弥散膜增厚(肺间质纤维化、肺水肿)是引起弥散量降低的最常见原因。因氧的弥散能力仅为二氧化碳的 1/20,故弥散功能障碍只产生单纯缺氧。由于正常人肺泡毛细血管膜的面积大约为 70 m^2,相当于人体表面积的 40 倍,故人体弥散功能的储备巨大,虽是发生呼吸衰竭病理生理改变的原因之一,但常需与其他 3 种主要的病理生理学变化同时发生、参与作用使低氧血症出现。吸氧可使 PaO_2 升高,提高肺泡膜两侧的氧分压时,弥散量随之增加,可以改善低氧血症。

(五)氧耗量增加

氧耗量增加是加重缺氧的原因之一,发热、寒战、呼吸困难和抽搐均将增加氧耗量。寒战耗氧量可达 500 mL,健康者耗氧量为 250 mL/min。氧耗量增加,肺泡氧分压下降,健康者借助增加肺泡通气量代偿缺氧。氧耗量增加的通气功能障碍患者,肺泡氧分压得不到提高,故缺氧也难以缓解。

总之,不同的疾病发生呼吸衰竭的途径不完全相同,经常是一种以上的病理生理学改变的综合作用。

(六)缺氧、二氧化碳潴留对机体的影响

1.对中枢神经的影响

脑组织耗氧量占全身耗量的 1/5~1/4。中枢皮质神经元细胞对缺氧最为敏感,缺氧程度和发生的急缓对中枢神经的影响也不同。如突然中断供氧,改吸纯氮 20 秒可出现深昏迷和全身抽搐。逐渐降低吸氧的浓度,症状出现缓慢,轻度缺氧可引起注意力不集中、智力减退、定向障碍;随缺氧加重,PaO_2 低于 6.7 kPa(50 mmHg)可致烦躁不安、意识恍惚、谵妄;低于 4.0 kPa(30 mmHg)时,会使意识消失、昏迷;低于 2.7 kPa(20 mmHg)则会发生不可逆转的脑细胞损伤。

二氧化碳潴留使脑脊液 H^+ 浓度增加,影响脑细胞代谢,降低脑细胞兴奋性,抑制皮质活动;随着二氧化碳的增加,对皮质下层刺激加强,引起皮质兴奋;若二氧化碳继续升高,皮质下层受抑制,使中枢神经处于麻醉状态。在出现麻醉前的患者,往往有失眠、精神兴奋、烦躁不安的先兆兴奋症状。

缺氧和二氧化碳潴留均会使脑血管扩张,血流阻力减小,血流量增加以代偿脑供氧不足。严重缺氧会发生脑细胞内水肿,血管通透性增加,引起脑间质水肿,导致颅内压增高,挤压脑组织,压迫血管,进而加重脑组织缺氧,形成恶性循环。

2.对心脏、循环的影响

缺氧可刺激心脏,使心率加快和心搏量增加,血压上升。冠状动脉血流量在缺氧时明显增加,心脏的血流量远超过脑和其他脏器。心肌对缺氧非常敏感,早期轻度缺氧即在心电图上有变化,急性严重缺氧可导致心室颤动或心脏骤停。缺氧和二氧化碳潴留均能引起肺动脉小血管收缩而增加肺循环阻力,导致肺动脉高压和增加右心负荷。

吸入气中二氧化碳浓度增加,可使心率加快,心搏量增加,使脑、冠状动脉舒张,皮下浅表毛

细血管和静脉扩张,从而使脾和肌肉的血管收缩,再加上心搏量增加,故血压仍升高。

3.对呼吸影响

缺氧对呼吸的影响远较二氧化碳潴留的影响小。缺氧主要通过颈动脉窦和主动脉体化学感受器的反射作用刺激通气,如缺氧程度逐渐加重,这种反射将变迟钝。

二氧化碳是强有力的呼吸中枢兴奋剂,吸入二氧化碳浓度增加,通气量成倍增加,急性二氧化碳潴留出现深大快速的呼吸;但当吸入二氧化碳浓度超过 12% 时,通气量不再增加,呼吸中枢处于被抑制状态。而慢性高碳酸血症,并无通气量相应增加,反而有所下降,这与呼吸中枢反应性迟钝有关;通过肾脏对 HCO_3^- 再吸收和 H^+ 排出,使血 pH 无明显下降;还与患者气道阻力增加、肺组织损害严重、胸廓运动的通气功能减退有关。

4.对肝、肾和造血系统的影响

缺氧可直接或间接损害肝功能使谷丙转氨酶上升,但随着缺氧的纠正,肝功能逐渐恢复正常。动脉血氧降低时,肾血流量、肾小球滤过量、尿排出量和钠的排出量均有增加;但当 PaO_2 <5.3 kPa(40 mmHg)时,肾血流量减少,肾功能受到抑制。

组织低氧分压可增加红细胞生成素促使红细胞增生。肾脏和肝脏产生一种酶,将血液中非活性红细胞生成素的前身物质激活成生成素,刺激骨髓引起继发性红细胞增多。有利于增加血液携氧量,但亦增加血液黏稠度,加重肺循环和右心负担。

轻度二氧化碳潴留会扩张肾血管,增加肾血流量,使尿量增加;当 $PaCO_2$ 超过 8.7 kPa(65 mmHg),血 pH 明显下降,则肾血管痉挛,血流减少,HCO_3^- 和 Na^+ 再吸收增加,使尿量减少。

5.对酸碱平衡和电解质的影响

严重缺氧可抑制细胞能量代谢的中间过程,如三羧酸循环、氧化磷酸化作用和有关酶的活动。这不但降低产生能量效率,还因产生乳酸和无机磷引起代谢性酸中毒。由于能量不足,体内离子转运的钠泵遭损害,使细胞内钾离子转移至血液,而 Na^+ 和 H^+ 进入细胞内,造成细胞内酸中毒和高钾血症。代谢性酸中毒产生的固定酸与缓冲系统中 HCO_3^- 起作用,产生碳酸,使组织二氧化碳分压增高。

pH 取决于 HCO_3^- 与碳酸的比值,前者靠肾脏调节(1~3 天),而碳酸调节靠肺(数小时)。健康人每天由肺排出碳酸达 15 000 mmol 之多,故急性呼吸衰竭二氧化碳潴留对 pH 影响十分迅速,往往与代谢性酸中毒同时存在时,因严重酸中毒引起血压下降,心律失常,乃至心脏停搏。而慢性呼吸衰竭因二氧化碳潴留发展缓慢,肾 HCO_3^- 排出减少,不致使 pH 明显降低。因血中主要阴离子 HCO_3^- 和 Cl^- 之和为常数,当 HCO_3^- 增加,则 Cl^- 相应降低,产生低氯血症。

三、临床表现

因低氧血症和高碳酸血症所引起的症状和体征是急性呼吸衰竭时最主要的临床表现。由于造成呼吸衰竭的基础病因不同,因此各种基础疾病的临床表现自然十分重要,需要注意。

(一)呼吸困难

呼吸困难是呼吸衰竭最早出现的症状。可表现为频率、节律和幅度的改变。早期表现为呼吸困难,呼吸频率可增加,深大呼吸、鼻翼翕动,进而辅助呼吸肌肉运动增强(三凹征),呼吸节律紊乱,失去正常规则的节律。呼吸频率增加(30~40 次/分)。中枢性呼吸衰竭,可使呼吸频率改变,如陈-施呼吸、比奥呼吸等。

(二)低氧血症

当动脉血氧饱和度<90％,PaO_2<6.7 kPa(50 mmHg)时,可在口唇或指甲出现发绀,这是缺氧的典型表现。但患者的发绀程度与体内血红蛋白含量、皮肤色素和心脏功能相关,所以发绀是一项可靠但不特异的诊断体征。因神经与心肌组织对缺氧均十分敏感,在机体出现低氧血症时常出现中枢神经系统和心血管系统功能异常的临床征象,如判断力障碍、运动功能失常、烦躁不安等中枢神经系统症状;缺氧严重时,可表现为谵妄、癫痫样抽搐、意志丧失以致昏迷或死亡。肺泡缺氧时,肺血管收缩,肺动脉压升高,使肺循环阻力增加,右心负荷增加,是低氧血症时血流动力学的一项重要变化。在心血管方面常表现为心率增快、血压升高;缺氧严重时,则可出现各种类型的心律失常,进而心率减慢,周围循环衰竭,甚至心搏停止。

(三)高碳酸血症

由于急性呼吸衰竭时,二氧化碳潴留进展很快,因此产生严重的中枢神经系统和心血管功能障碍。高碳酸血症出现中枢抑制之前可出现兴奋状态,如失眠,躁动,但禁忌给予镇静或安眠药。严重者可出现肺性脑病("二氧化碳麻醉"),临床表现为头痛、反应迟钝、嗜睡,以至神志不清、昏迷。急性高碳酸血症主要通过降低脑脊液pH而抑制中枢神经系统的活动。扑翼样震颤也是二氧化碳潴留的一项体征。二氧化碳潴留引起的心血管系统的临床表现因血管扩张或收缩程度而异,如多汗、球结膜充血水肿、颈静脉充盈、周围血压下降等。

(四)其他重要脏器的功能障碍

严重的缺氧和二氧化碳潴留损伤肝、肾功能,出现血清转氨酶增高,碳酸酐酶活性增加,胃壁细胞分泌增多,出现消化道溃疡、出血。当PaO_2<5.3 kPa(40 mmHg)时,肾血流减少,肾功能抑制,尿中可出现蛋白、血细胞或管型,血液中尿素氮、肌酐含量增高。

(五)水、电解质和酸碱平衡的失调

严重低氧血症和高碳酸血症常有酸碱平衡的失调,如缺氧而通气过度可发生急性呼吸性碱中毒;急性二氧化碳潴留可表现为呼吸性酸中毒。严重缺氧时无氧代谢引起乳酸堆积,肾脏功能障碍使酸性物质不能排出体外,二者均可导致代谢性酸中毒。代谢性和呼吸性酸碱失衡又可同时存在,表现为混合性酸碱失衡。

酸碱平衡失调的同时,将会发生体液和电解质的代谢障碍。酸中毒时钾从细胞内逸出,导致高血钾,pH每降低0.1血清钾大约升高0.7 mmol/L。酸中毒时发生高血钾,如同时伴有肾衰竭(代谢性酸中毒),易发生致命性高钾血症。在诊断和处理急性呼吸衰竭时均应予以足够的重视。

又如当测得的PaO_2的下降明显超过理论上因肺泡通气不足所引起的结果时,则应考虑存着除肺泡通气不足以外的其他病理生理学变化,因在实际临床工作中,单纯因肺泡通气不足引起呼吸衰竭的情况并不多见。

四、诊断

一般说来,根据急、慢性呼吸衰竭基础病史,如胸部外伤或手术后、严重肺部感染或重症革兰阴性杆菌败血症等,结合其呼吸、循环和中枢神经系统的有关体征,及时做出呼吸衰竭的诊断是可能的。但对某些急性呼吸衰竭早期的患者或缺氧、二氧化碳潴留程度不十分严重时,单依据上述临床表现做出诊断有一定困难。动脉血气分析的结果直接提供动脉血氧和二氧化碳分压水平,可作为诊断呼吸衰竭的直接依据。而且,它还有助于我们了解呼吸衰竭的性质和程度,指导氧疗、呼吸兴奋剂的使用和机械通气参数的调节,以及在纠正电解质、酸碱平衡失调方面有重要

价值,故血气分析在呼吸衰竭诊断和治疗中具有重要作用。

急性呼吸衰竭患者,只要动脉血气证实 $PaO_2 < 8.0$ kPa(60 mmHg),伴 $PaCO_2$ 正常或<4.7 kPa(35 mmHg),则诊断为Ⅰ型呼吸衰竭,若伴 $PaCO_2 > 6.7$ kPa(50 mmHg),即可诊断为Ⅱ型呼吸衰竭。若缺氧程度超过肺泡通气不足所致的高碳酸血症,则诊断为混合型或Ⅲ型呼吸衰竭。

应当强调的是,不但要诊断呼吸衰竭的存在与否,尚需要判断呼吸衰竭的性质,是急性呼吸衰竭还是慢性呼吸衰竭基础上的急性加重,更应当判别产生呼吸衰竭的病理生理学过程,明确为Ⅰ型或Ⅱ型呼吸衰竭,以利于采取恰当的抢救措施。

此外还应注意在诊治过程中,应当尽快祛除产生呼吸衰竭的基础病因,否则患者经氧疗或机械通气后因得到足够的通气量维持氧和二氧化碳分压在相对正常的水平后可再次发生呼吸衰竭。

五、治疗

急性呼吸衰竭是需要抢救的急症。对它的处理要求迅速、果断。数小时或更长时间的犹豫、观望或拖延,可以造成脑、肾、心、肝等重要脏器因严重缺氧发生不可逆性的损害。同时及时、适宜的抢救和处置才有可能为祛除或治疗诱发呼吸衰竭的基础病因争取到必要的时间。治疗措施集中于立即纠正低氧血症,行急诊插管或辅助通气和足够的循环支持。

(一)氧疗

通过鼻导管或面罩吸氧,提高肺泡氧分压,增加肺泡膜两侧氧分压差,增加氧弥散能力,以提高动脉氧分压和血氧饱和度,是纠正低氧血症的一种有效措施。氧疗作为一种治疗手段使用时,要选择适宜的吸入氧流量,应以脉搏血氧饱和度>90%为标准,并了解机体对氧的摄取与代谢及它在体内的分布,注意可能产生的氧毒性作用。

由于高浓度($FiO_2 > 21\%$)氧的吸入可以使肺泡气氧分压提高。若因 PaO_2 降低造成低氧血症或因通气/血流失调引起的 PaO_2 下降,氧疗可以改善。氧疗可以治疗低氧血症,降低呼吸功和减少心血管系统低氧血症。

根据肺泡通气和 PaO_2 的关系曲线,在低肺泡通气量时,吸入低浓度的氧气,即可显著提高 PaO_2,纠正缺氧。所以通气/血流比例失调的患者吸低浓度氧气就能纠正缺氧。

弥散功能障碍患者,因二氧化碳的弥散能力为氧弥散能力的 20 倍,需要更大的肺泡膜分压差才能增强氧的弥散能力,所以应吸入更高浓度的氧(35%～45%)才能改善缺氧。

由肺内静脉分流增加的疾病导致的缺氧,因肺泡内充满水肿液,使肺泡萎陷,尤其是在肺炎症血流增多的患者中肺内分流更多,所以需要增加外源性呼气末正压(PEEP),才可使萎陷肺泡复张,增加功能残气量和气体交换面积,提高 PaO_2、SaO_2,改善低氧血症。

(二)保持呼吸道通畅

进行各种呼吸支持治疗的首要条件是通畅呼吸道。呼吸道黏膜水肿、充血,以及胃内容物误吸或异物吸入都可使呼吸道梗阻。保证呼吸道的畅通才能保证正常通气,所以是急性呼吸衰竭处理的第一步。

1.开放呼吸道

首先要注意清除口咽部分泌物或胃内反流物,预防呕吐物反流至气管,使呼吸衰竭加重。口咽部护理和鼓励患者咳痰很重要,可用多孔导管经鼻孔或经口腔负压吸引法,清除口咽部潴留物。吸引前短时间给患者吸高浓度氧,吸引后立即重新通气。无论是直接吸引或是经人工气道吸引均需注意操作技术,管径应适当选择,尽量避免损伤气管黏膜,在气道内一次负压吸引时间不宜超过 15 秒,以免引起低氧血症、心律失常或肺不张等因负压吸引造成的并发症。此法亦能刺激咳嗽,有利于气道内痰液的咳出。对于痰多、黏稠难咳出者,要经常鼓励患者咳痰;多翻身拍背,协助痰液排出;给予祛痰药使痰液稀释。对于有严重排痰障碍者可考虑用纤维支气管镜吸痰。同时应重视无菌操作,使用一次性吸引管或更换灭菌后的吸引管。吸痰时可同时做深部痰培养以分离病原菌。

2.建立人工气道

当以上措施仍不能使呼吸道通畅时,则需建立人工气道。人工气道就是进行气管插管,即气体通过导管直接抵达下呼吸道,进入肺泡。其目的是为了解除上呼吸道梗阻,保护无正常咽喉反射患者不致误吸和进行充分有效的气管内吸引,以及为了提供机械通气时必要的通道。临床上常用的人工气道为气管插管和气管造口术后置入气管导管 2 种。

气管插管有经口和经鼻插管 2 种。前者借喉镜直视下经声门插入气管,容易成功,较为安全。后者分盲插或借喉镜、纤维支气管镜等的帮助,经鼻沿后鼻道插入气管。与经口插管比较,经鼻插管需要一定的技巧,但容易固定,负压吸引较为满意,与机械通气等装置衔接比较可靠,给患者带来的不适也较经口者轻,神志清醒患者常也能耐受。唯需注意勿压伤鼻翼组织或堵塞咽鼓管、鼻窦开口等,易造成急性中耳炎或鼻窦炎等并发症。

近年来,许多组织相容性较理想的高分子材料制成的导管与插管在临床应用,也有低压、大容量的密封气道用的气囊问世,鼻插管可保留的时间也在延长。具体对人工气道方法的选择,各单位常有不同意见,应当根据病情的需要、手术医师和护理条件的可能,以及人工气道的材料性能来考虑。肯定在 3 天(72 小时)内可以拔管时,应选用鼻或口插管,需要超过 3 周时当行气管造口置入气管导管,留置 3～21 天的情况则当酌情灵活掌握。

使用人工气道后,气道的正常防御机制被破坏,细菌可直接进入下呼吸道;声门由于插管或因气流根本不通过声门而影响咳嗽动作的完成,不能正常排痰,必须依赖气管负压吸引来清除气道内的分泌物;由于不能发音,失去语言交流的功能,影响患者的心理精神状态;人工气道本身存在着可能发生的并发症。基于以上问题,因此人工气道的建立虽是抢救急性呼吸衰竭不可少的操作,但也必须充分认识其弊端,慎重选择,尽力避免可能的并发症,及时撤管。

3.气道湿化

无论是经过患者自身气道或通过人工气道进行氧疗或机械通气,均必须充分注意到呼吸道黏膜的湿化。因为过分干燥的气体长期吸入将损伤呼吸道上皮细胞和支气管表面的黏液层,使黏膜纤毛清除能力下降,痰液不易咳出,发生肺不张,容易导致呼吸道或肺部感染。

保证患者足够的液体摄入是保持呼吸道湿化最有效的措施。目前,已有多种提供气道湿化用的湿化器或雾化器装置,可以直接使用或与机械通气机连接应用。

湿化是否充分最好的标志,是观察痰液是否容易咳出或吸出。应用湿化装置后应当记录每天通过湿化器消耗的液体量,以免湿化过量。

(三)改善二氧化碳的潴留

高碳酸血症主要是由于肺泡通气不足,只有增加通气量才能更好地排出二氧化碳,改善高碳酸血症。现多采用呼吸兴奋剂和机械通气支持,以改善通气功能。

1.呼吸兴奋剂的合理应用

呼吸兴奋剂能刺激呼吸中枢或周围化学感受器,增强呼吸驱动、呼吸频率、潮气量,改善通气,同时耗氧量和二氧化碳的产出也随之增加。故临床上应用呼吸兴奋剂时要严格掌握适应证。

常用的药物有尼可刹米(可拉明)和洛贝林,用量过大可引起不良反应,近年来在西方国家几乎被淘汰。取而代之的有多沙普仑,对外周化学感受器和延髓呼吸中枢均有作用,增加呼吸驱动和通气,对原发性肺泡低通气、肥胖低通气综合征有良好疗效,可防止慢性阻塞性肺疾病呼吸衰竭氧疗不当所致的二氧化碳麻醉。其治疗量和中毒量有较大差距故安全性大,一般用 0.5～2 mg/kg 静脉滴注,开始滴速 1.5 mg/min,以后酌情加快;其可致心律失常,长期用有肝毒性及并发消化性溃疡。阿米三嗪通过刺激颈动脉体和主动脉体的化学感受器兴奋呼吸,无中枢兴奋作用,通过对肺泡通气不良部位的血流重新分配而改善 PaO_2,阿米三嗪不用于哺乳期、孕妇和严重肝病者,也不主张长期应用以防止发生周围神经病变。

慢性阻塞性肺疾病合并意识障碍的呼吸衰竭患者 临床常见大多数慢性阻塞性肺疾病患者的呼吸衰竭与意识障碍程度呈正相关,患者意识障碍后自主翻身、咳痰动作、对呼吸兴奋剂的反应均迟钝,并易发生感染。

间质性肺疾病、肺水肿、ARDS 等疾病无气道阻塞但有呼吸中枢驱动增强,这种患者 PaO_2、$PaCO_2$ 常降低。由于患者呼吸功能已增强,故无应用呼吸兴奋剂的指征,且呼吸兴奋剂可加重呼吸性碱中毒的程度而影响组织获氧,故主要应给予氧疗。

慢性阻塞性肺疾病并发膈肌疲劳,无心功能不全和心律失常,心率≤100 次/分的呼吸衰竭可选用氨茶碱,其有舒张支气管、改善小气道通气、减少闭合气量、抑制炎性介质和增强膈肌、提高潮气量作用,已观察到血药浓度达 13 mg/L 时膈肌力量明显增强,且可加速膈肌疲劳的恢复。以上的氨茶碱综合作用使呼吸功减少、呼吸困难程度减轻,同时由于呼吸肌能力的提高对咳嗽、排痰等气道清除功能加强,还有助于药物吸入治疗,以及对呼吸机撤离的辅助作用;剂量以 5 mg/kg 于 30 分钟内静脉滴入使达有效血浓度,继以 0.5～0.6 mg/(kg·h)静脉滴注维持有效剂量,在应用中注意对心率、心律的影响,及时酌情减量和停用。

慢性阻塞性肺疾病、肺源性心脏病呼吸衰竭合并左心功能不全、肺水肿的患者,应先用强心利尿剂使肺水肿消退以改善肺顺应性,用抗生素控制感染以改善气道阻力,再使用呼吸兴奋剂才可取得改善呼吸功能的较好疗效。否则,呼吸兴奋剂虽可兴奋呼吸,但增加 PaO_2 有限,且呼吸功耗氧和生成二氧化碳量增多,反使呼吸衰竭加重。此类患者不宜应用增加心率和影响心律的茶碱类和较大剂量的阿米三嗪,小剂量阿米三嗪(<1.5 mg/kg)静脉滴注后即可达血药峰值,增强通气较差部位的缺氧性肺血管收缩,和增加通气较好部位的肺血流,从而改善换气使 PaO_2 增高,且此剂量很少发生不良反应,但剂量>1.5 mg/kg 可致全部肺血管收缩,使肺动脉压增高、右心负荷增大。

不宜使用呼吸兴奋剂的情况:①使用肌肉松弛剂维持机械通气者,如破伤风肌强直时、有意识打掉自主呼吸者。②周围性呼吸肌麻痹者:多发性神经根神经炎、严重重症肌无力、高颈髓损伤所致呼吸肌无力、全脊髓麻痹等。③自主呼吸频率>20 次/分,而潮气量不足者:呼吸频率能够增快,说明呼吸中枢对缺氧或二氧化碳潴留的反应性较强,若使用呼吸兴奋剂不但效果不佳,反而加速呼吸肌疲劳。④中枢性呼吸衰竭的早期:如安眠药中毒早期。⑤患者精神兴奋、癫痫频发者。⑥呼吸兴奋剂慎用于缺血性心脏病、哮喘状态、严重高血压及甲亢患者。

2.机械通气

符合下述条件应实施机械通气：①经积极治疗后病情仍继续恶化。②意识障碍。③呼吸形式严重异常，如呼吸频率＞35 次/分或＜8 次/分，或呼吸节律异常，或自主呼吸微弱或消失。④血气分析提示严重通气和/或氧合障碍：$PaO_2＜6.7$ kPa（50 mmHg），尤其是充分氧疗后仍＜6.7 kPa（50 mmHg）。⑤$PaCO_2$ 进行性升高，pH 动态下降。

机械通气初始阶段，可给高 FiO_2（100％）以迅速纠正严重缺氧，然后依据目标 PaO_2、PEEP 水平、平均动脉压水平和血流动力学状态，酌情降低 FiO_2 至 50％以下。设法维持 $SaO_2＞90％$，若不能达到上述目标，即可加用 PEEP、增加平均气道压，应用镇静剂或肌肉松弛剂。若适当 PEEP 和平均动脉压可以使 $SaO_2＞90％$，应保持最低的 FiO_2。

正压通气相关的并发症，包括呼吸机相关肺损伤、呼吸机相关肺炎、氧中毒和呼吸机相关的膈肌功能不全。

（四）抗感染治疗

呼吸道感染是呼吸衰竭最常见的诱因。建立人工气道机械通气和免疫功能低下的患者易反复发生感染。如果呼吸道分泌物引流通畅，可根据痰细菌培养和药物敏感试验结果选择有效的抗生素进行治疗。

（五）营养支持

呼吸衰竭患者因摄入能量不足、呼吸做功增加、发热等因素，机体处于负代谢状态，出现低蛋白血症，机体的免疫功能降低，使感染不宜控制，呼吸肌易疲劳不易恢复。可常规给予高蛋白、高脂肪和低碳水化合物，以及多种维生素和微量元素，必要时静脉内高营养治疗。

（成晓明）

第三节　重症急性胰腺炎

急性胰腺炎是指多种病因导致胰酶在胰腺内被激活后引起胰腺自身消化的炎症反应，临床上以急性腹痛及血、尿淀粉酶的升高为特点，病情轻重不等。按临床表现和病理改变，可分为轻症急性胰腺炎（MAP）和重症急性胰腺炎（SAP）。前者多见，在临床上占急性胰腺炎的 90％，预后良好；后者病情严重，常并发感染、腹膜炎和休克等，死亡率高。

一、病因和发病机制

（一）胆管疾病

胆石、蛔虫或感染致使壶腹部出口处梗阻，使胆汁排出障碍，当胆管内压超过胰管内压时，胆汁、胆红素、溶血磷脂酰胆碱及细菌毒素可逆流入胰管，或通过胆胰间淋巴系统扩散至胰腺，损害胰管黏膜屏障，进而激活胰酶，引起胰腺的自身消化。

（二）十二指肠疾病与十二指肠液反流

一些伴有十二指肠内压增高的疾病，如肠系膜上动脉压迫、环状胰腺、胃肠吻合术后输入段梗阻、邻近十二指肠乳头的憩室炎等，常有十二指肠内容物反流入胰管，激活胰酶，引起胰腺炎。

(三)大量饮酒和暴饮暴食

大量饮酒和暴饮暴食可增加胆汁和胰液分泌、引起十二指肠乳头水肿和 Oddi 括约肌痉挛；乙醇还可使胰液形成蛋白"栓子"，使胰液排出受阻，引发胰腺炎。

(四)胰管梗阻

胰管结石或蛔虫、狭窄、肿瘤、胰腺分裂症等均可引起胰管阻塞，管内压力增高，胰液渗入间质，导致急性胰腺炎。

(五)手术与外伤

腹部手术可能直接损伤胰腺或影响其血供。ERCP 检查时，可因重复注射造影剂或注射压力过高引起急性胰腺炎（发生率约 3％）。腹部钝挫伤可直接挤压胰腺组织引起胰腺炎。

(六)内分泌与代谢障碍

甲状旁腺功能亢进症、甲状旁腺肿瘤、维生素 D 过量等均可引起高钙血症，产生胰管钙化、结石形成，进而刺激胰液分泌和促进胰蛋白酶原激活而引起急性胰腺炎。高脂血症可使胰液内脂质沉着，引起血管的微血栓或损坏微血管壁，从而伴发胰腺炎。

(七)感染

腮腺炎病毒、柯萨奇病毒 B、埃可病毒、肝炎病毒感染均可伴发胰腺炎，特别是急性重型肝炎患者可并发急性胰腺炎。

(八)药物

与胰腺炎有关的药物有硫唑嘌呤、肾上腺糖皮质激素、噻嗪类利尿剂、四环素、磺胺类、甲硝唑、阿糖胞苷等，其可使胰液分泌或黏稠度增加。

另外，有 5％～25％的急性胰腺炎病因不明，称之为"特发性胰腺炎"。

急性胰腺炎的发病机制尚未完全阐明，相同的病理生理过程是胰腺消化酶被激活而造成胰腺自身消化。胰腺分泌的消化酶有两种形式：一种是有活性的酶，如淀粉酶、脂肪酶等；另一种是以前体或酶原形式存在的无活性酶，如胰蛋白酶原、糜蛋白酶原、弹性蛋白酶原、磷脂酶 A、激肽酶原等。胰液进入十二指肠后被肠酶激活，使胰蛋白酶原转变为胰蛋白酶，胰蛋白酶又引起一连串其他酶原的激活，将磷脂酶原 A、弹性蛋白酶原、激肽酶原分别激活为磷脂酶 A、弹性蛋白酶、激肽酶。磷脂酶 A 可使磷脂酰胆碱转变为溶血磷脂酰胆碱，破坏胰腺细胞和红细胞膜磷脂层，使胰腺组织坏死与溶血；弹性蛋白酶可溶解血管壁弹性纤维而致出血；激肽酶可将血中的激肽原分解为激肽和缓激肽，从而使血管扩张和通透性增加，引起水肿和休克。脂肪酶可分解中性脂肪引起脂肪坏死。激活的胰酶还可通过血行与淋巴途径到达全身，引起全身多脏器（如肺、肾、脑、心、肝）损害和出血坏死性胰腺炎。研究提示，胰腺组织损伤过程中，一系列炎性介质（如氧自由基、血小板活化因子、前列腺素、白三烯、补体、肿瘤坏死因子等）起着重要的介导作用，促进了急性胰腺炎的发生和发展。

二、临床特点

(一)症状

1.腹痛

腹痛为急性胰腺炎最主要的表现。95％的急性胰腺炎患者腹痛是首发症状，常在大量饮酒或饱餐后突然发作，程度轻重不一，可以是钝痛、钻顶或刀割样痛，呈持续性，也可阵发性加剧，不能为一般解痉药所缓解。腹痛多数位于上腹部、脐区，也可位于左右上腹部，并向腰背部放射。

弯腰或起坐前倾位可减轻疼痛。轻症者在3～5天即缓解,重症腹痛剧烈且持续时间长。由于腹腔渗液扩散,可弥漫呈全腹痛。

2.恶心、呕吐

大多数患者起病后即伴恶心、呕吐,呕吐常较频繁。患者可呕吐出食物或胆汁,呕吐后腹痛不能缓解。

3.发热

大多数患者为中度以上发热,一般持续3～5天,如发热持续不退或逐日升高,则提示为出血坏死性胰腺炎或继发感染。

4.黄疸

黄疸常于起病后1～2天出现,多为胆管结石或感染所致,随着炎症消退逐渐消失。如病后5～7天出现黄疸,应考虑并发胰腺假性囊肿压迫胆总管的可能,或由于肝损害而引起肝细胞性黄疸。

5.低血压或休克

重症患者常发生低血压或休克,表现为烦躁不安、皮肤苍白湿冷、脉搏细弱、血压下降,极少数可突然发生休克甚至猝死。

(二)体征

轻症急性胰腺炎患者腹部体征较轻,上腹有中度压痛,无或有轻度腹肌紧张和反跳痛,均有腹胀,一般无移动性浊音。重症急性胰腺炎患者上腹部压痛明显,并有腹肌紧张及反跳痛,出现腹膜炎时则全腹明显压痛、腹肌紧张,重者有板样强直。伴肠麻痹者有明显腹胀、肠鸣音减弱或消失,可叩出移动性浊音。腹水多为少量至中等量,常为血性渗液。少数重症患者两侧胁腹部皮肤可出现蓝-棕色瘀斑,称为"格林-特纳征"(Grey-Turner征);脐周皮肤呈蓝-棕色瘀斑,称为"库伦征"(Cullen征),是血液、胰酶、坏死组织穿过筋膜和肌层进入皮下组织所致。起病2～4周,因假性囊肿或胰及其周围脓肿,于上腹部可扪及包块。

(三)并发症

1.局部并发症

(1)胰腺脓肿:一般在起病后2～3周,因胰腺或胰周坏死组织继发细菌感染而形成脓肿。

(2)假性囊肿:多在起病后3～4周形成。由于胰液和坏死组织在胰腺本身或胰周围被包裹而形成囊肿,囊壁无上皮,仅为坏死、肉芽、纤维组织。囊肿常位于胰腺体、尾部,数目不等,大小不一。

2.全身并发症

重症急性胰腺炎常并发不同程度的多脏器功能衰竭(MOF),主要有以下几种。

(1)急性呼吸衰竭(呼吸窘迫综合征):呼吸衰竭可在胰腺炎发病48小时即出现,早期表现为呼吸急促,过度换气,可呈呼吸性碱中毒,动脉血氧饱和度下降,即使高流量吸氧,呼吸困难及缺氧也不易改善,乳酸血症逐渐加重;晚期二氧化碳排出受阻,呈呼吸性及代谢性酸中毒。

(2)急性肾衰竭:表现为少尿、无尿、尿素氮增高,可迅速发展成为急性肾衰竭,多发生于病程的前5天,常伴有高尿酸血症。

(3)心律失常与心功能不全:胰腺坏死可释放心肌抑制因子,抑制心肌收缩,降低血压,导致心力衰竭。患者的心电图可有各种改变,如ST-T改变、传导阻滞、期前收缩、心房颤动或心室颤动等。

（4）脑病：表现为意识障碍、定向力丧失、幻觉、躁动、抽搐等，多在起病后 3～5 天出现。若有精神症状则预后差，死亡率高。

（5）其他：如弥散性血管内凝血（DIC）、糖尿病、败血症及真菌感染、消化道出血、血栓性静脉炎等。

（四）辅助检查

1.白细胞计数

重症急性胰腺炎患者多有白细胞增多及中性粒细胞核左移。

2.淀粉酶测定

淀粉酶升高对诊断急性胰腺炎有价值，但无助于水肿型和出血坏死型胰腺炎的鉴别。

（1）血淀粉酶：血淀粉酶在起病后 6～12 小时开始升高，24 小时达高峰，常超过正常值 3 倍以上，维持 48～72 小时后逐渐下降。若淀粉酶反复升高，提示复发；若持续升高，提示有并发症。需注意的是淀粉酶升高程度与病情严重性并不一致。在重症急性胰腺炎患者中，如腺泡破坏过甚，血清淀粉酶可不高甚或明显下降。某些胰外疾病也可引起淀粉酶升高，如胆囊炎、胆石症、溃疡穿孔、腹部创伤、急性阑尾炎、肾功能不全、急性妇科疾病、肠梗阻或肠系膜血管栓塞等，均可有轻度的淀粉酶升高。

（2）尿淀粉酶：尿淀粉酶升高较血淀粉酶稍迟，多于发病后 12～24 小时开始升高，下降缓慢，可持续 1～2 周。急性胰腺炎并发肾衰竭者尿中可测不到淀粉酶。

3.血清脂肪酶的测定

急性胰腺炎时，血清脂肪酶的增高较晚于血清淀粉酶，于起病后 24～72 小时开始升高，持续 7～10 天，其对起病后就诊较晚的急性胰腺炎患者有诊断价值，而且特异性也较高。

4.血钙测定

急性胰腺炎时常发生低钙血症，低血钙的程度和临床病情严重程度相平行。若血钙低于 1.75 mmol/L，仅见于重症胰腺炎患者，为预后不良的征兆。

5.其他生化检查

急性胰腺炎时，常见暂时性血糖升高，这与胰岛素释放减少和胰高血糖素释放增加有关。持久性的血糖升高（＞10 mmol/L）反映出胰腺坏死。部分患者可出现高三酰甘油血症、高胆红素血症。胸腔积液或腹水中淀粉酶可明显升高。如出现低氧血症、低蛋白血症、血尿素氮升高等，均提示预后不良。

6.影像学检查

超声与 CT 显像对急性胰腺炎及其局部并发症有重要的诊断价值。急性胰腺炎时，超声与 CT 检查可见胰腺弥漫性增大，其轮廓及其与周围边界模糊不清，胰腺实质不均，坏死区呈低回声或低密度图像，并可清晰地显示胰内、外组织坏死的范围与扩展方向，对并发腹膜炎、胰腺囊肿或脓肿的诊断也有帮助。肾衰竭或因过敏而不能接受造影剂者可行磁共振检查。

X 线胸片可显示与胰腺炎有关的肺部表现，如胸腔积液、肺不张、急性肺水肿等。腹部平片可发现肠麻痹或麻痹性肠梗阻征象。

三、诊断和鉴别诊断

急性上腹痛，血、尿淀粉酶显著升高时，应想到急性胰腺炎的可能，但重症胰腺炎患者的淀粉酶可能正常，故诊断必须结合临床表现、必要的实验室检查和影像检查结果，并排除其他急腹症，方能确立诊断。具有以下临床表现者有助于重症胰腺炎的诊断。①症状:烦躁不安,四肢厥冷,皮肤呈斑点状等休克征象。②腹肌强直,腹膜刺激征阳性,出现 Grey-Turner 征或 Cullen 征。③实验室检查:血钙降至 2 mmol/L 以下,空腹血糖超过 11.2 mmol/L(无糖尿病史),血尿淀粉酶突然下降。④腹腔穿刺出有高淀粉酶活性的腹水。

前已述及,胰腺外疾病也可出现淀粉酶升高,许多胸腹部疾病也会出现腹痛,故在诊断急性胰腺炎时,应结合病史、体征、心电图、有关的实验室检查和影像学检查加以鉴别。

四、处理

(一)一般处理

1.监护

严密观察患者的体温、脉搏、呼吸、血压与尿量。密切观察患者的腹部体征变化,不定期检测患者的血、尿淀粉酶和电解质(K^+、Na^+、Cl^-、Ca^{2+})、血气分析、肾功能等。

2.维持血容量及水、电解质平衡

患者因呕吐、禁食、胃肠减压而丢失大量水分和电解质,需给予补充。尤其是重症急性胰腺炎患者,胰周大量渗出、有效血容量下降将导致低血容量性休克。应每天补充 3 000～4 000 mL 液体,包括晶体溶液和胶体溶液,如输新鲜血、血浆或清蛋白,注意电解质与酸碱平衡,尤其要注意纠正低钾和酸中毒。

3.营养支持

营养支持对重症胰腺炎患者尤为重要。早期应给予全胃肠外营养(TPN),如无肠梗阻,应尽早进行空肠插管,过渡到肠内营养(EN)。EN 可增强肠道黏膜屏障,防止肠内细菌移位。

4.止痛

可肌内注射哌替啶 50～100 mg 止痛,必要时可 6～8 小时重复注射。禁用吗啡,因吗啡对 Oddi 括约肌有收缩作用。

(二)抑制或减少胰液分泌

1.禁食和胃肠减压

禁食和胃肠减压可以减少胃酸和胰液的分泌,减轻呕吐与腹胀。

2.抗胆碱能药物

抗胆碱能药物如阿托品 0.5 mg,每 6 小时肌内注射 1 次,能抑制胰液分泌,并改善胰腺微循环,有肠麻痹者不宜使用。

3.制酸药

制酸药如 H_2 受体拮抗药法莫替丁静脉滴注,或质子泵抑制剂奥美拉唑 20～40 mg 静脉注射,可以减少胃酸分泌,从而间接减少胰液分泌。

4.生长抑素及其类似物奥曲肽

这类药物可抑制缩胆囊素、促胰液素和促胃液素释放,减少胰酶分泌,并抑制胰酶和磷脂酶活性。

(三)抑制胰酶活性

可抑制胰酶分泌及已释放的胰酶活性,该法适用于重症胰腺炎的早期治疗。

1.抑肽酶

抑肽酶可抑制胰蛋白酶,并抑制纤溶酶和纤溶酶原的激活因子,从而阻止纤溶酶原的活化,

可以防治纤维蛋白溶解引起的出血。

2.加贝酯

加贝酯是一种合成胰酶抑制药,具有强力抑制胰蛋白酶、激肽酶、纤溶酶、凝血酶等活性的作用,从而阻止胰酶对胰腺的自身消化作用。

(四)抗生素

因胆管感染、急性胰腺炎继发感染及肠道细菌移位,故可给予广谱抗生素。

(五)并发症的处理

急性呼吸窘迫综合征除用地塞米松、利尿剂外,还应做气管切开,并使用呼吸末正压人工呼吸器;有高血糖或糖尿病时使用胰岛素治疗;有急性肾衰竭者采用透析治疗。

(六)内镜下 Oddi 括约肌切开术(EST)

EST 适用于胆源性胰腺炎合并胆管梗阻或胆管感染者,对此类患者可行 Oddi 括约肌切开术和/或放置鼻胆管引流。

(七)手术治疗

手术治疗适应证:①急性胰腺炎诊断尚未肯定,而又不能排除内脏穿孔、肠梗阻等急腹症时,应进行剖腹探查。②合并腹膜炎,经抗生素治疗无好转者。③胆源性胰腺炎处于急性状态,需外科手术解除梗阻。④并发胰腺脓肿、感染性假性囊肿或结肠坏死者应及时手术。

(成晓明)

第四节　暴发性肝衰竭

暴发性肝衰竭(FHF)是指原来无肝炎病史,急骤发病后 8 周内肝细胞大块变性、坏死,导致肝功能衰竭的综合征。本病预后险恶,病死率可达 40% 以上。

一、病因与发病机制

(一)病因

1.病毒感染

(1)肝炎病毒:包括各型肝炎病毒,其中以乙肝病毒所致者占首位。

(2)其他病毒:如 EB 病毒、巨细胞病毒、疱疹病毒及柯萨奇病毒等。

2.药物及化学毒物

(1)药物性肝损伤最常见,如抗结核药、对乙酰氨基酚、四环素、甲基多巴、氟烷、单胺氧化酶抑制剂及磺胺药等。

(2)化学性毒物如四氯化碳、毒蕈及无机磷等。

3.代谢异常

代谢异常有急性妊娠期脂肪肝、半乳糖血症、遗传性酪氨酸血症、瑞氏(Reye)综合征及威尔逊(Wilson)病等。

4.肝脏缺血及缺氧

如各种原因所致的充血性心力衰竭、感染性休克、肝血管阻塞等。

5.肿瘤

如原发性或继发性肝癌,以后者为常见。

(二)发病机制

1.致病因素对肝细胞的损伤

(1)肝炎病毒导致肝细胞坏死:急性肝炎有 3.8%～6.7% 的患者可发生 FHF,具体取决于肝炎病毒的致病力和机体对该病毒的敏感性,相关机制:①病毒直接使肝细胞变性坏死;②机体产生的免疫抗体对病毒感染的肝细胞(靶细胞)发生免疫破坏作用。

(2)药物或毒物对肝细胞的损伤:①某些药物(如抗结核药)在肝脏内分解代谢,其代谢产物以共价键与肝细胞连接,形成新的大分子结构,是造成肝细胞坏死的重要原因之一;②酶诱导剂能增强单胺氧化酶抑制剂的肝细胞毒性作用;③四环素可结合到肝细胞的 tRNA 上,影响肝细胞的合成作用;④毒蕈含有蝇蕈碱,能抑制肝细胞的 RNA 聚合酶,从而抑制肝细胞合成蛋白质。

2.肝内代谢物浓度的影响

肝细胞大量坏死可导致肝功能严重损伤,因此与肝脏有关的许多体内代谢产物浓度也会发生显著变化,表现为内源性和外源性异常物质增多,如血氨、短链脂肪酸(SCFA)、硫醇、乳酸等毒性物质增加;反之,维持人体正常功能的物质,如支链氨基酸、α-酮戊二酸、延胡索酸及草酰乙酸减少,进而干扰脑组织代谢,可产生精神、神经症状,严重时可发生肝性脑病。

二、诊断

(一)临床表现

FHF 的临床表现取决于原发病及肝损害程度,而且常伴有多脏器功能受累。

1.神经系统障碍(脑病)

疾病早期因两侧前脑功能障碍,患者表现为性格改变和行为异常,如情绪激动、视幻觉、精神错乱、睡眠颠倒。病情加重后累及脑干功能受损,患者出现意识障碍并陷入昏迷,称为肝性脑病。

2.黄疸

患者可出现不同程度的黄疸,且呈进行性加重。

3.脑水肿

50%～80% 的患者有脑水肿表现,如呕吐,球结膜水肿,并使昏迷程度加深。当发生脑疝时,两侧瞳孔大小不等,可致呼吸衰竭而死亡。

4.出血

FHF 患者因肝功严重受损使凝血因子合成减少,故常伴有严重出血倾向,危重者可发生急性 DIC,主要表现为上消化道出血及皮肤黏膜广泛出血。发生大出血后,FHF 患者血容量减少,血氨增高,可诱发或加重肝性脑病。

5.肺部病变

FHF 患者可发生多种肺部病变,如肺部感染、肺水肿及肺不张等,其中肺水肿的发生率异常增高,可导致突然死亡。

6.肾衰竭

FHF 患者合并急性肾衰竭的发生率为 70%～80%,可出现少尿、无尿、氮质血症及电解质紊乱的表现。

7.低血压

大多数FHF患者伴有低血压,其原因是出血、感染、心肺功能不全及中枢性血管运动功能受损所致。

(二)辅助检查

1.血清转氨酶

血清转氨酶早期升高,晚期可降至正常。

2.血清胆红素

血清胆红素以结合胆红素升高为主,并出现"酶胆分离"现象,即胆红素进行性升高时转氨酶却降低,提示预后不良。

3.凝血与抗凝功能检查

可见多种凝血因子活性降低,凝血酶原时间延长,且用维生素K不能纠正。抗凝血酶Ⅲ和α血浆抑制物合成障碍,与肝脏受损程度呈正相关,可用于对预后的判断。

4.血清蛋白与前清蛋白

早期患者血清前清蛋白及清蛋白即可明显降低,可用于早期诊断。

5.血浆氨基酸

FHF患者血液中芳香族氨基酸水平显著增高,支链氨基酸水平降低。

6.甲胎蛋白

血清甲胎蛋白轻度升高。

7.影像学检查

腹部超声、CT、磁共振等检查可观察患者的肝脏萎缩和坏死程度。

8.脑压检测

FHF患者存在颅内压升高,常用持续导管测压。

(三)诊断标准

FHF早期诊断要点如下。

(1)患者无肝炎病史,体检时肝脏明显缩小,周身情况渐差。

(2)患者的神志模糊,或新近有性格、行为改变。

(3)肝功能检查异常,凝血酶原时间延长,超过对照试验3秒以上。

(4)低血糖。

(5)重度高胆红素血症。

(6)血氨升高。

(7)脑电图异常。

三、救治措施

FHF的病因复杂,病情变化多端,进展迅速,治疗上必须采取综合措施才能降低病死率,具体措施如下。

(一)严密监护及支持疗法

(1)患者应安置在监护病房,严格记录各项生命体征及精神、神经情况,预防感染,对病情变化应及时处理。

(2)补充足够的热量及营养,每天热量为1 200～1 600 kJ;必须输注10%的葡萄糖液及多种维生素,适当辅以新鲜血浆、全血和清蛋白等。

(3)维持电解质和酸碱平衡,特别应纠正低血钾,如出现稀释性低血钠应限制入水量。

(二)护肝治疗

1.胰高血糖素

胰岛素疗法可用胰高血糖素 1 mg 及正规胰岛素 8 U 溶于 10％的葡萄糖溶液 250～500 mL 中静脉滴注,每天 1 次,2 周为 1 个疗程。本疗法可阻止肝坏死,促进肝细胞再生。

2.能量合剂

能量合剂每天一剂,同时可给予肝素 250 mL。

3.六合或复方氨基酸

复方氨基酸 250 mL 或支链氨基酸 250～500 mL 静脉滴注,可调整患者体内的氨基酸失衡。

4.促肝细胞生长因子(HGF)

HGF 每天 80～120 mg,溶于 5％～10％葡萄糖溶液 250～500 mL 中静脉滴注。该药可促进肝细胞再生,保护肝细胞膜,并能增强肝细胞清除内毒素的功能。

(三)并发症的治疗

1.出血倾向

对皮肤黏膜出血可用足量维生素 K_1,输注新鲜血浆及补充凝血因子、凝血酶原复合物、酚磺乙胺等;消化道常发生急性胃黏膜病变而出血者,可用组织胺 H_2 受体阻滞剂及壁细胞质子泵阻滞剂奥美拉唑,或口服凝血酶;若发生 DIC 出血应使用肝素,每次 0.5～1 mg/kg,加入 5％～10％的葡萄糖溶液 500 mL 中静脉滴注,用试管法测定凝血时间,维持在 20～25 分钟,出血好转后停药。在肝素化的基础上给予新鲜血浆或全血。

2.脑水肿

限制输液量,常规应用脱水剂,如 20％的甘露醇 200 mL,快速静脉滴注,每 6～8 小时 1 次;或用地塞米松 5～10 mg 静脉滴注,每 8～12 小时 1 次。

3.肾衰竭

肾衰竭早期可常规使用利尿剂,如尿量仍不增加,则按功能性肾衰竭处理,或行透析疗法。

4.感染

必须尽早行抗感染治疗,应避免使用可损伤肝功能和肾功能的抗生素,如红霉素、四环素和氨基糖苷类药物。常选用氨苄西林和头孢菌素类抗生素。

5.调整免疫功能

可用胸腺素 20 mg 加入 10％的葡萄糖液内静脉滴注;或干扰素 100 万单位,每周 2～3 次,肌内注射。

(四)肝移植

肝移植是目前较新的 FHF 治疗方法,但价格昂贵、条件受限,尚难普及应用。

(成晓明)

第五节 缺血性脑卒中

缺血性脑卒中是脑血管狭窄或闭塞等各种原因使颅内动脉血流量减少,造成脑实质缺血的一类疾病,包括短暂性脑缺血发作、可逆性缺血性神经功能缺损,进展性卒中和完全性卒中。

一、病理生理

(一)脑血流量和脑缺血阈

正常成人在休息状态下脑血流量(CBF)为 $50\sim55$ mL/(100 g·min),脑白质的脑血流量为 25 mL/(100 g·min),脑灰质的血流量为 75 mL/(100 g·min)。某区域的脑血流量,称为局部脑血流量(rCBF)。

正常时,脑动、静脉之间的氧含量差约为 7% 容积,称为脑的氧抽取量,用以维持氧代谢率在正常水平。当脑血流量不能维持正常水平时,为了维持氧代谢率,必须加大氧抽取量,在脑血流量降到20 mL/(100 g·min)时,氧抽取量增至最高限度,如脑血流量继续下降,脑氧需求不再能满足,氧代谢率即会降低,脑组织就会发生缺氧。

当脑血流量降到 20 mL/(100 g·min)时,脑皮层的诱发电位和脑电波逐渐减弱,降到 $15\sim$ 18 mL/(100 g·min)时,脑皮层诱发电位和脑电图消失。此时神经轴突间的传导中断,神经功能丧失,该脑血流量阈值称为"轴突传导衰竭阈"。脑血流量降到 10 mL/(100 g·min)以下时,细胞膜的离子泵功能即发生衰弱,此时细胞内 K^+ 逸出于细胞外,Na^+ 和 Ca^{2+} 进入细胞内,细胞的完整性发生破坏,此脑血流量阈值称为"细胞膜衰竭阈"或"离子泵衰竭阈"。

脑血流量降低到缺血阈值以下并非立即发生脑梗死,决定缺血后果的关键因素是缺血的程度与缺血持续时间。在脑血流量降低到 18 mL/(100 g·min)以下时,经过一定的时间即可发生不可逆转的脑梗死,脑血流量水平越低,脑梗死发生越快。在脑血流量为 12 mL/(100 g·min)时,仍可维持 2 小时以上不致发生梗死。在 $18\sim20$ mL/(100 g·min)时,虽然神经功能不良,但仍可长时期不发生梗死。

在缺血性梗死中心的周边地带,由于邻近侧支循环的灌注,存在一个虽无神经功能但神经细胞仍然存活的缺血区,称为缺血半暗区。如果在一定的时限内提高此区的脑血流量,则有可能失神经功能恢复。

(二)脑缺血的病理生理变化

脑血流量下降导致脑的氧代谢率降低,当脑血流量降到离子泵衰竭阈以下时,如不能在短时间内增加脑血流量,即可发生一系列继发性病理改变,称为"缺血瀑布"。"缺血瀑布"一旦启动后,即一泻而下,最终导致脑梗死。

脑缺血引起的脑水肿先是细胞毒性水肿,以后发展为血管源性水肿,此过程在脑梗死后数小时至数天内完成,称为脑水肿的成熟。

二、病因

(一)脑动脉狭窄或闭塞

颅内脑组织由两侧颈内动脉和椎动脉供血,其中两侧颈内动脉供血占脑的总供血量的 $80\%\sim90\%$,椎动脉占 $10\%\sim20\%$。由于存在颅底动脉环和良好的侧支循环,在其中一条动脉发生狭窄或闭塞时,不一定出现临床缺血症状;若侧支循环不良或有多条动脉发生狭窄,使局部或全脑的脑血流量减少到脑缺血的临界水平[$18\sim20$ mL/(100 g/min)]以下时,就会产生临床脑缺血症状。全脑组织缺血的边缘状态的血流量为 31 mL/(100 g/min),此时如有全身性血压波动,即可引发脑缺血。

脑动脉粥样硬化是造成脑动脉狭窄或闭塞的主要原因,并且绝大多数累及颅外段大动脉和颅内的中等动脉,其中以颈动脉和椎动脉起始部受累的机会最多。

一般认为必须缩窄原有管腔横断面积的 80% 以上才足以使血流量减少。由于在脑血管造影片上无法测出其横断面积,只能测量其内径,所以,动脉内径狭窄超过其原有管径的 50% 时,相当于管腔面积缩窄 75%,才具有外科治疗意义。

(二)脑动脉栓塞

动脉粥样硬化斑块上的溃疡面上常附有血小板凝块、附壁血栓和胆固醇碎片。这些附着物被血流冲刷脱落后即可形成栓子,被血流带入颅内动脉时,就会发生脑栓塞,引起供血区脑缺血。

最常见的栓子来自颈内动脉起始部的动脉粥样硬化斑块,也是短暂性脑缺血发作的最常见的原因。

风湿性心瓣膜病、亚急性细菌性心内膜炎、先天性心脏病、人工瓣膜和心脏手术等形成的心源性栓子是脑动脉栓塞的另一个主要原因。少见的栓子如脓毒性栓子、脂肪栓子、空气栓子等也可造成脑栓塞。

(三)血流动力学因素

低血压、心肌梗死、严重心律失常、休克、颈动脉窦过敏、直立性低血压、锁骨下动脉盗血综合征等影响血流动力学的因素均可造成脑缺血,尤其是存在脑血管的严重狭窄或多条脑动脉狭窄时。

(四)血液学因素

口服避孕药物、妊娠、产妇、手术后和血小板增多症引起的血液高凝状态,红细胞增多症、镰状细胞贫血、巨球蛋白血症引起的血黏稠度增高均可发生脑缺血。

(五)其他因素

各种炎症、外伤、颅内压增高、脑血管本身病变、局部占位性病变、全身结缔组织疾病、变态反应及某些遗传疾病等均可影响脑血管供血,出现脑组织缺血。

三、临床分类与临床表现

(一)短暂性脑缺血发作(TIA)

短暂性脑缺血发作为脑缺血引起的短暂性神经功能缺失。特征:①发病突然。②局灶性脑或视网膜功能障碍的症状。③持续时间短暂,一般 10~15 分钟,多在 1 小时内,最长不超过24 小时。④恢复完全,不遗留神经功能缺损体征。⑤多有反复发作的病史。⑥症状多种多样,取决于受累血管的分布。短暂性脑缺血发作是脑卒中的重要危险因素和即将发生脑梗死的警告。未经治疗的短暂性脑缺血发作患者约有 1/3 在数年内有发生完全性脑梗死的可能,1/3 由于短暂性脑缺血反复发作而损害脑功能,另 1/3 可能出现自然缓解。TIA 发作后一个月内发生卒中的机会是 4%~8%;在第一年内发生的机会是12%~13%;以后 5 年则高达 24%~29%。

1.颈动脉系统短暂性脑缺血发作

主要表现为颈动脉供血区的神经功能障碍。以突然发作性一侧肢体无力或瘫痪、感觉障碍、失语和偏盲为特点,可反复发作;有的出现一过性黑蒙,表现为突然单眼失明,持续 2~3 分钟,很少超过 5 分钟,然后视力恢复。有时一过性黑蒙伴有对侧肢体运动和感觉障碍。

2.椎-基底动脉系统短暂性脑缺血发作

椎-基底动脉系统短暂性脑缺血发作的症状比颈动脉系统短暂性脑缺血发作复杂。发作性眩晕是最常见的症状,其他依次为共济失调、视力障碍、运动感觉障碍、吞咽困难、面部麻木等。有的患者还可发生"跌倒发作",即在没有任何先兆的情况下突然跌倒,无意识丧失,患者可很快自行站起来。

(二)脑血栓形成

本病好发于中年以后,50 岁以上有脑动脉硬化、高脂血症和糖尿病者最易发生。男性多于女性。占全部脑血管病的 30%～50%。部分患者起病前多有前驱症状如头晕、头痛、一过性肢体麻木无力,25%左右的患者有 TIA 病史。起病较缓慢,多在安静休息状态或夜间睡眠中发病,清晨或夜间醒来时发现偏瘫、失语等;部分患者白天发病,常先有短暂性脑缺血发作症状,以后进展为偏瘫。脑血栓患者多数发病时无意识障碍,无头痛、恶心、呕吐等症状,局灶症状可在数小时或数天内进行性加重。大面积脑梗死患者或椎-基底动脉血栓形成因累及脑干网状结构,则可出现不同程度的意识障碍,如同时合并严重脑水肿,也可伴有颅内压增高症状。

1.临床类型

临床中脑血栓形成的临床表现各异,按病程常可分为以下临床类型。

(1)可逆性缺血性神经功能缺损(reversible ischemic neurologic deficits,RIND):患者的神经症状和体征在发病后 3 周内完全缓解,不遗留后遗症,常因侧支循环代偿完善和迅速,血栓溶解或伴发的血管痉挛解除等原因未导致神经细胞严重损害。

(2)稳定型:神经症状和体征在几小时或 2～3 天达到高峰,以后不再发展,病情稳定,病初可有短暂性意识丧失。以后由于侧支循环建立,梗死区周围脑水肿消退,症状可减轻。

(3)缓慢进展型:由于血栓逐渐发展,脑缺血、水肿的范围继续扩大,症状逐渐加重,历时数天甚至数周,直到出现完全性卒中,常见于颈内动脉颅外段及颈内动脉的进行性血栓。

(4)急性暴发型:发病急骤,往往累及颈内动脉或大脑中动脉主干或多根大动脉造成大面积脑梗死,脑组织广泛水肿伴有头痛、呕吐等颅内高压症状及不同程度意识障碍,偏瘫完全、失语等,症状和体征很像脑出血,但 CT 扫描常有助于鉴别。

2.不同血管闭塞的临床特征

脑血栓形成的临床表现常与闭塞血管的供血状况直接有关,不同的脑动脉血栓形成可有不同临床症状和定位体征。

(1)颈内动脉:颈内动脉血栓的发病形式。临床表现及病程经过,取决于血管闭塞的部位、程度及侧支循环的情况。有良好的侧支循环,可不出现任何临床症状,偶尔在脑血管造影或尸检时发现。脑底动脉环完整,眼动脉与颈外动脉分支间的吻合良好,颈内动脉闭塞时临床上可无任何症状;若突然发生闭塞,则可出现患侧视力障碍和 Horner 综合征,以及病变对侧肢体瘫痪、对侧感觉障碍及对侧同向偏盲,主侧半球受累尚可出现运动性失语。检查可见患者颈内动脉搏动减弱或消失,局部可闻及收缩期血管杂音,同侧视网膜动脉压下降,颞浅动脉额支充血搏动增强。多普勒超声示颈内动脉狭窄或闭塞外,还可见颞浅动脉血流呈逆向运动,这对诊断本病有较大意义,脑血管造影可明确颈内动脉狭窄或闭塞。

(2)大脑中动脉:大脑中动脉主干或Ⅰ级分支闭塞,出现对侧偏瘫、偏身感觉障碍和同向性偏盲,优势半球受累时还可出现失语、失读、失算、失写等言语障碍。梗死面积大症状严重者可引起头痛、呕吐等颅高压症状及昏迷等。大脑中动脉深穿支闭塞,出现对侧偏瘫(上下肢瘫痪程度相同),一般无感觉障碍及偏盲,优势半球受损时可有失语。大脑中动脉皮质支闭塞:出现偏瘫(上肢重于下肢)及偏身感觉,优势半球受累可有失语,非优势半球受累可出现对侧偏侧复视症等体象障碍。

(3)大脑前动脉:大脑前动脉主干闭塞,如果发生在前交通动脉之前,因病侧大脑前动脉远端可通过前交通动脉代偿供血,可没有任何症状和体征;如血栓发生在前交通动脉之后的主干,则出现对侧偏瘫和感觉障碍(以下肢为重),可伴有排尿障碍(旁中央小叶受损),亦可出现反应迟钝、情感淡漠、欣快等精神症状及强握、吸吮反射,在优势半球者可有运动性失语。大脑前动脉皮质支闭塞常可引起对侧下肢的感觉和运动障碍,并伴有排尿障碍(旁中央小叶),亦可出现情感淡漠、欣快等精神症状及强握、吸吮反射。深穿支闭塞:由于累及纹状体内侧动脉——Huebner动脉,内囊前支和尾状核缺血,出现对侧中枢性面舌瘫及上肢瘫痪。

(4)大脑后动脉:主要供应枕叶、颞叶底部、丘脑及上部脑干。主干闭塞常引起对侧偏盲和丘脑综合征。皮质支闭塞时常可引起对侧偏盲,但有黄斑回避现象;优势半球可有失读及感觉性失语,一般无肢体瘫痪和感觉障碍。深穿支包括丘脑穿通动脉、丘脑膝状体动脉,丘脑穿通动脉闭塞由于累及丘脑后部和侧部,表现为对侧肢体舞蹈样运动,不伴偏瘫及感觉障碍。丘脑膝状体动脉闭塞时常可引起丘脑综合征,表现为对侧偏身感觉障碍如感觉异常、感觉过度、丘脑痛,轻偏瘫,对侧肢体舞蹈手足徐动症,半身投掷症,还可出现动眼神经麻痹、小脑性共济失调。

(5)基底动脉:基底动脉分支较多,主要分支包括小脑前下动脉、内听动脉、旁正中动脉、小脑上动脉等,该动脉闭塞临床表现较复杂。基底动脉主干闭塞可引起广泛脑桥梗死,出现四肢瘫痪,瞳孔缩小,多数脑神经麻痹及小脑症状等,严重者可迅速昏迷、高热以至死亡。脑桥基底部梗死可出现闭锁综合征,患者意识清楚,因四肢瘫、双侧面瘫、延髓性麻痹、不能言语、不能进食、不能做各种动作,只能以眼球上下运动来表达自己的意愿。基底动脉的分支一侧闭塞,可因脑干受损部位不同而出现相应的综合征。Weber综合征,因中脑穿动脉闭塞,病侧动眼神经麻痹,对侧偏瘫,Ciaude综合征,同侧动眼神经麻痹,对侧肢体共济失调。Millard-Gubler综合征,因脑桥旁中央支动脉闭塞,出现病侧外展神经和面神经麻痹,对侧肢体瘫痪。Foville综合征,因内侧纵束及外展神经受损,出现病侧外展和面神经麻痹,双眼向病灶侧水平凝视麻痹,对侧肢体瘫痪。内听动脉闭塞,则常引起眩晕发作,伴有恶心、呕吐、耳鸣、耳聋等症状。小脑上动脉闭塞,因累及小脑半球外侧面、小脑蚓部和中脑四叠体及背外侧,可引起同侧小脑性共济失调,对侧痛温觉减退,听力减退。

(6)椎动脉:此处闭塞为小脑后下动脉损害,典型为延髓外侧综合征或Wallenberg syndrome综合征。临床表现为突然眩晕、恶心、呕吐、眼球震颤(前庭外侧核及内侧纵束受刺激),病灶侧软腭及声带麻痹(舌咽、迷走神经疑核受损),共济失调(前庭小脑纤维受损),面部痛觉、温觉障碍(三叉神经脊束核受损),Horner综合征(延髓网状结构下行交感神经下行纤维受损),对侧半身偏身痛、温觉障碍(脊髓丘脑束受损)。偶或表现为对侧延髓综合征,因锥体梗死而发生对侧上下肢瘫痪,可有病侧吞咽肌麻痹和对侧身体的深感觉障碍。

(7)小脑梗死:表现为眩晕、恶心、呕吐、头痛、共济失调。患者有明显运动障碍而无肌力减退或锥体束征,大面积梗死可压迫脑干而出现外展麻痹、同向凝视、面瘫、锥体束征。严重颅内压增高可引起呼吸麻痹,昏迷。

(三)脑栓塞

(1)任何年龄均可发病,但以青壮年多见。多在活动中突然发病,常无前驱症状,局限性神经缺失症状多在数秒至数分钟内发展到高峰,是发病最急的脑卒中,且多表现为完全性卒中。个别病例因栓塞反复发生或继发出血,于发病后数天内呈进行性加重,或局限性神经功能缺失症状,一度好转或稳定后又加重。

(2)大多数患者意识清楚或仅有轻度意识模糊,颈内动脉或大脑中动脉主干的大面积脑栓塞可发生严重脑水肿、颅内压增高、昏迷及抽搐发作,病情危重;椎-基底动脉系统栓塞也可发生昏迷。

(3)局限性神经缺失症状与栓塞动脉供血区的功能相对应。约 4/5 的脑栓塞累及 Willis 环部,多为大脑中动脉主干及其分支,出现失语、偏瘫、单瘫、偏身感觉障碍和局限性癫痫发作等,偏瘫、多以面部和上肢为主,下肢较轻;约 1/5 发生在 Willis 环后部,即椎基底动脉系统,表现眩晕、复视、共济失调、交叉瘫四肢瘫、发音与吞咽困难等;栓子进入一侧或两侧大脑后动脉可导致同性偏盲或皮层盲;较大栓子偶可栓塞在基底动脉主干,造成突然昏迷、四肢瘫或基底动脉尖综合征。

(4)大多数患者有栓子来源的原发疾病,如风湿性心脏病、冠心病和严重心律失常等;部分病例有心脏手术、长骨骨折、血管内治疗史等;部分病例有脑外多处栓塞证据如皮肤、球结膜、肺、肾、脾、肠系膜等栓塞和相应的临床症状和体征,肺栓塞常有气急、发绀,胸痛、咯血和胸膜摩擦音等,肾栓塞常有腰痛、血尿等,其他如皮肤出血或成瘀斑,球结膜出血、腹痛、便血等。

(四)腔隙性脑梗死

老年人多见,60 岁左右。常有高血压、高血脂和糖尿病。症状突然或隐袭发生,约 30% 的患者症状可在 36 小时内逐渐加重。也有部分患者可以没有任何症状,仅在影像学检查时发现,所以有人又将其归类为无症状性脑梗死。临床上常见的腔隙综合征有纯运动卒中、纯感觉卒中、感觉运动卒中、构音障碍-手笨拙综合征、共济失调轻偏瘫综合征。

1.纯运动卒中

约占腔隙性脑梗死的 50%,有偏身运动障碍,表现为对侧面、舌瘫和肢体瘫。也可为单纯的面舌瘫或单肢瘫痪,常不伴有失语、感觉障碍或视野缺损。病灶主要在内囊、脑桥基底部,有时在放射冠或大脑脚处。

2.纯感觉卒中

约占腔隙性脑梗死的 5%,主要表现为一侧颜面、上肢和下肢感觉异常或感觉减退。病灶主要位于丘脑腹后核,也可在放射冠后方、内囊后肢、脑干背外侧部分等。

3.感觉运动卒中

约占腔隙性脑梗死的 35%,累及躯体和肢体部分的纯运动卒中伴有感觉障碍。病变部位累及内囊和丘脑,由大脑后动脉的丘脑穿通支或脉络膜动脉病变所致。

4.构音障碍-手笨拙综合征

约占腔隙性脑梗死的 10%,其临床特征为突然说话不清,一侧中枢性面舌瘫(常为右侧)伴有轻度吞咽困难及手动作笨拙,共济失调(指鼻试验欠稳),但无明显肢体瘫痪。病灶位于脑桥基底部上 1/3 和 2/3 交界处或内囊膝部上方。

5.共济失调轻偏瘫

约占腔隙性脑梗死 10%,常表现为突然一侧轻偏瘫,下肢比上肢重,伴有同侧肢体明显共济失调。病损通常在放射冠及脑桥腹侧。

此外,腔隙脑梗死还可引起许多其他临床综合征,如偏侧舞蹈性综合征、半身舞动性综合征、闭锁综合征、中脑丘脑综合征、丘脑性痴呆等。

(五)基底动脉尖综合征(TOB 综合征)

本病以老年人发病为多,发病年龄 23～82 岁,平均为 59～76 岁。症状可有眩晕、恶心、呕吐、头痛、耳鸣、视物不清、复视、肢体无力、嗜睡、意识障碍、尿失禁等。

神经系统查体可见以下表现。

1.中脑和丘脑受损的脑干首端栓塞表现

(1)双侧动眼神经瘫——出现眼球运动及瞳孔异常:一侧或双侧动眼神经部分或全部麻痹、眼球上视不能(上丘受累),瞳孔反应迟钝而调节反应存在,类似 Argyu-Robertson 瞳孔(顶盖前区病损)。

(2)意识障碍,注意行为的异常:一过性或持续数天,或反复发作(中脑及/或丘脑网状激活系统受累)。

(3)异常运动与平身投掷、偏瘫、共济运动障碍及步态不稳,癫痫发作,淡漠,记忆力定向力差(丘脑受损)。

2.大脑后动脉区梗死(枕叶、颞叶内侧面梗死)表现

视物不清,同向象限性盲或偏盲,皮质盲(双侧枕叶视区受换),Balint 综合征(注视不能症、视物失认症、视觉失用症),严重记忆障碍(颞叶内侧等)。

四、辅助检查

(一)脑血管造影

脑血管造影是诊断缺血性脑血管疾病的重要辅助检查,尤其是外科治疗中所必需的最基本的检查评估措施,它不仅能提供脑血管是否存在狭窄、部位、程度、粥样斑块、局部溃疡、侧支循环情况,而且还可发现其他病变以及评估手术疗效等。

如狭窄程度达到 50％,表示管腔横断面积减少 75％;狭窄度达到 75％,管腔面积已减少90％;如狭窄处呈现"细线征"(图 9-1),则管腔面积已减少 90％～99％。

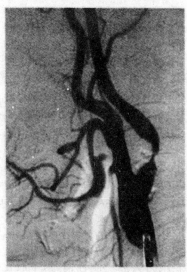

图 9-1　DSA 显示颈内动脉重度狭窄(细线征)

动脉粥样硬化上的溃疡形态可表现:①动脉壁上有边缘锐利的下陷。②突出的斑块中有基底不规则的凹陷。③当造影剂流空后在不规则基底中有造影剂残留。

颈动脉狭窄程度(%)=(1－狭窄动脉内径/正常颈内动脉管径)×100%。颈动脉狭窄可分为轻度狭窄(<30%)、中度狭窄(30%～69%)、重度狭窄(70%～99%)和完全闭塞。

(二)经颅多普勒超声(TCD)

多普勒超声可测定颈部动脉内的峰值频率和血流速度,可借以判断颈内动脉狭窄的程度。残余管腔越小其峰值频率越高,血流速度也越快。根据颈动脉峰值流速判断狭窄程度的标准见表 9-2。

表 9-2　多普勒超声探测颈内动脉狭窄程度

狭窄的百分比(%)	颈内动脉/颈总动脉峰值收缩期流速比率	峰值收缩期流速(cm/s)
41～50	<1.8	>125
60～79	>1.8	>130
80～99	>3.7	>250 或<25(极度狭窄)

颈动脉指数等于颈总动脉的峰值收缩期频率除颈内动脉的峰值收缩期频率。根据颈动脉指数也可判断颈内动脉狭窄的程度(表 9-3)。

表 9-3　颈动脉指数与颈内动脉狭窄

狭窄程度	狭窄的百分比(%)	残余管径(mm)	颈动脉指数
轻度	<40	>4	2.5～4.0
中度	40～60	2～4	4.0～6.9
重度	>60	<2	7.0～15

经颅多普勒超声(TCD)可探测颅内动脉的狭窄,如颈内动脉颅内段、大脑中动脉、大脑前动脉和大脑后动脉主干的狭窄。

(三)磁共振血管造影(MRA)

MRA 是一种无创检查方法,可显示颅内外脑血管影像。管腔狭窄 10%～69%者为轻度和中度狭窄,此时 MRA 片上显示动脉管腔虽然缩小,但血流柱的连续性依然存在。管腔狭窄 70%～95%者为重度狭窄,血流柱的信号有局限性中断,称为"跳跃征"。管腔狭窄 95%～99%者为极度狭窄,在信号局限性中断中,若血流柱很纤细甚至不能显示,称为"纤细征"。目前在MRA 像中尚难可靠地区分极度狭窄和闭塞,MRA 的另一缺点是难以显示粥样硬化的溃疡。与脑血管造影相比,MRA 对狭窄的严重性常估计过度,因此,最好与超声探测结合起来分析,可提高与脑血管造影的附和率。

(四)CT 脑血管造影(CTA)

CT 脑血管造影是另一种非侵袭性检查脑血管的方法。先静脉注入 100～150 mL 含碘造影剂,然后进行扫描和重建。与脑血管造影的诊断附和率可达 90%。其缺点是难以区分血管腔内的造影剂与血管壁的钙化,因此,对狭窄程度的估计不够准确。

(五)正电子发射计算机断层扫描(PET)

PET 即派特,在短暂性脑缺血发作(TIA)与急性脑梗死的早期定位诊断、疗效评价,以及是否需做血管重建手术及其评价等方面具有重要的诊断价值。派特主要测量的指标是局部脑血容量(CBV)、局部脑血流量(rCBF)和脑血流灌注量(PR)。在脑缺血早期的 1 小时到数天形态学发生变化之前,派特图像表现为病灶区低灌注,脑血流量减少,大脑氧摄取量增加,脑血容量增加,这在一过性脑缺血发作和半暗区组织表现非常明显;脑缺血进一步发展,脑血流量会降低,图像表现为放射性缺损。

五、诊断

缺血性脑血管疾病要根据病史、起病形式、症状持续的时间与发作频率,神经系统查体以及辅助检查,进行综合分析,做出诊断。依据脑血管造影、经颅多普勒超声、MRA、CTA 及 PET 检查,不仅可对缺血性脑血管疾病做出定性、定量诊断,还可指导选择治疗方案与判断疗效。

诊断要点:①年龄在 50 岁以上具在动脉硬化、糖尿病、高血脂者。②既往有短暂性脑缺血发作史。③多在安静状态下发病,起病缓慢。④意识多清楚,较少头痛、呕吐,有局限性神经系统体征。⑤神经影像学检查显示有脑缺血表现。

六、治疗

(一)TIA

应针对能引起 TIA 的病因与危险因素进行积极治疗,如高血压、高脂血症、糖尿病、心脏病等。

1.抗血小板聚集治疗

研究表明,抗血小板聚集能有效地防止血栓形成和微栓子的形成,减少 TIA 发作,常用:①阿司匹林,可抑制环氧化酶,抑制血小板质内花生四烯酸转化为血栓素 A_2,故能抑制血小板的释放和聚集。但使用阿司匹林剂量不宜过大,否则同时亦抑制血管内皮细胞中的前列环素的合成,不利于对血栓素 A_2 作用的对抗与平衡。阿司匹林的剂量为每天口服 $50 \sim 300$ mg 为益,有消化道溃疡病及出血性疾患者慎用。②双嘧达莫可抑制磷酸二酯酶,阻止环磷酸腺苷(CAMP)的降解,抑制 ADP 诱发血小板聚集的敏感性,而有抗血小板聚集作用。常用剂量 $25 \sim 50$ g,3 次/天,可与阿司匹林合用。急性心梗时忌用。③盐酸噻氯匹定是一新型有效的抗血小板聚集药物,疗效优于阿司匹林,常用剂量为 $125 \sim 250$ mg,1 次/天。

2.抗凝治疗

对 TIA 发作频繁,程度严重,发作症状逐渐加重,或存在进展性卒中的可能性时,尤其是椎-基底动脉系统的 TIA,如无明显的抗凝禁忌证,应在明确诊断后及早进行抗凝治疗。

常用药物:①肝素。在体内外均有迅速抗凝作用,静脉注射 10 分钟即可延长血液的凝血时间。方法:用肝素 100 mg(12 500 U)加入 10% GS 1 000 mL 中,缓慢静脉滴注(20 滴/分)维持治疗 $7 \sim 10$ 天。定期监测凝血时间,并根据其凝血时间调整滴速,使凝血酶原时间保持在正常值的 $2 \sim 2.5$ 倍,凝血酶原活动 $20\% \sim 30\%$。维持 $24 \sim 48$ 小时。②口服抗凝剂。病情较轻或肝素治疗控制病情后可用此法,华法林片首剂 $4 \sim 6$ mg,以后 $2 \sim 4$ mg/d 维持。醋硝香豆素首剂为 8 mg,以后 $2.5 \sim 5$ mg/d 维持。双香豆素乙酯,首剂 300 mg,维持量为 150 g/d。口服抗凝药一般要连用半年至 1 年,用药期间应及时查出凝血时间。抗凝治疗的禁忌证:70 岁以上者出血性疾病、血液病创口未愈、消化道溃疡活动期、严重肝肾疾病及颅内出血、妊娠者等。③低分子肝素。这是通过化学解聚或酶解聚生成的肝素片等,其大小相当于普通肝素的 1/3,其出血不良反应小,同时有促纤溶作用,增强血管内皮细胞的抗血栓作用而不干扰血管内皮细胞的其他功能。因此低分子肝素比其他肝素更安全,用法:低分子肝素 5 000 U,腹部皮下垂直注射,$1 \sim 2$ 次/天,$7 \sim$ 10 天为 1 个疗程。

3.手术治疗

经检查指之短暂性脑缺血发作是由于该部大动脉病变如动脉粥样硬化斑块致严重动脉狭窄致闭塞所引起时,为了消除微栓子来源,恢复和改善脑血流,建立侧支循环,对颈动脉粥样硬化颈动脉狭窄>70%者,可考虑手术治疗。常用方法有颈动脉内膜剥离术,颅外-颅内血管吻合术,以及近年来发展起来的颈动脉支架成形术。

4.血管扩张药物

能增加全脑的血流量,扩张脑血管,促进侧支循环。引用罂粟碱 30~60 mg加入 5%葡萄糖液体中滴注或川芎嗪 80~160 mg 加入 5%葡萄糖液体中滴注,14 天为 1 个疗程,其他如丹参、烟酸等。

(二)脑血栓形成

脑血栓形成急性期治疗原则:①要特别重视超早期和急性期处理,要注意整体综合治疗与个体化治疗相结合,针对不同病情、不同病因采取针对性措施。②尽早溶解血栓及增加侧支循环,恢复缺血区的血液供应、改善微循环,阻断脑梗死的病理生理。③重视缺血性细胞的保护治疗,应尽早应用脑细胞保护剂。④积极防治缺血性脑水肿,适时应用脱水降颅内压药物。⑤要加强监护和护理,预防和治疗并发症。⑥尽早进行康复治疗,促进神经功能恢复。⑦针对致病危险因素的治疗,预防复发。

1.一般治疗

一般治疗是急性缺血性脑血管病的基础治疗,不可忽视,否则可发生并发症导致死亡。意识障碍患者应予气道支持及辅助呼吸,定期监测 PaO_2 和 $PaCO_2$。注意防治压力性损伤及呼吸道或泌尿系统感染,维持水、电解质平衡和心肾功能,预防肺栓塞、下肢深静脉血栓形成等并发症。

2.调整血压

急性脑梗死后高血压的治疗一直存在争论,应慎用降血压药。急性脑卒中时血管自主调节功能受损,脑血流很大程度取决于动脉压,明显降低平均动脉压可能对缺血脑组织产生不利影响。Yamagnchi 提出缺血性脑卒中急性期的血压只有在平均动脉压超过 17.3 kPa(130 mmHg)或收缩压超过 29.3 kPa(220 mmHg)时才需降压,降压幅度一般降到比卒中前稍高的水平。急性缺血性脑血管病患者很少有低血压。如血压过低,应查明原因,及时给予补液或给予适当的升压药物如多巴胺、间羟胺等以升高血压。

3.防治脑水肿

脑血栓形成后,因脑缺血、缺氧而出现脑水肿,在半小时即可出现细胞毒性水肿,继而在 3~5 天出现血管源性水肿,7~10 天后水肿开始消退,2~3 周时水肿消失。大面积脑梗死或小脑梗死者可致广泛而严重的脑水肿,如不及时处理,可并发脑疝死亡。常用有效降颅内压药物为甘露醇、呋塞米、甘油果糖和清蛋白。甘露醇快速静脉注射后,因它不易从毛细血管外渗入组织,从而能迅速提高血浆渗透压,使组织间液水分向血管内转移,达到脱水作用,同时增加尿量及尿 Na^+、K^+ 的排出,尚有清除自由基的作用。通常选用 20%甘露醇 125 mL 静脉快速滴注,1 次/6~12 小时,直至脑水肿减轻。主要不良反应有循环负担而致心力衰竭或急性肺水肿,剂量过大,应用时间长可出现肾脏损害。为减少上述不良反应,可配合呋塞米使用,呋塞米常用剂量为每次 20~40 mL 静脉滴注,2~4 次/天。用药过程中注意水电解质平衡。甘油果糖具有良好的降颅内压作用,常用量 250 mL 静脉滴注,1~2 次/天;清蛋白具有提高血浆胶体渗透压作用,与甘露醇合用,取长补短,可明显提高脱水效果。用法每次 2~10 g,静脉滴注,1 次/天或 1 次/2 天,连用 7~10 天。

4.溶栓治疗

适用于超早期(发病6小时以内)及进展型卒中。应用溶栓治疗应严格掌握溶栓治疗的适应证与禁忌证。

(1)适应证:①年龄小于75岁。②对CA系梗死者无意识障碍,对VBA梗死者由于本身预后极差,对昏迷较深者也不必禁忌,而且治疗开始时间也可延长。③头颅CT排除颅内出血和与神经功能缺损相应的低密度影者。④可在发病6小时内完成溶栓。⑤患者或家属同意。

(2)禁忌证:①溶栓治疗之前瘫痪肢体肌力已出现改善。②活动性内出血和已知出血倾向。③脑出血史,近6个月脑梗死史及颅内、脊柱手术外伤史。④近半年内活动性消化溃疡或胃肠出血。⑤严重心、肝、肾功能不全。⑥正在使用抗凝剂。⑦未控制的高血压,收缩压高于26.7 kPa(200 mmHg),或舒张压高于14.7 kPa(110 mmHg)。⑧收缩压低于13.3 kPa(100 mmHg),年龄小于60岁。

(3)血栓溶解的原理:血栓溶解主要是指溶解血栓内纤维蛋白。纤维蛋白降解主要依靠纤溶酶,它产生于纤溶酶原被一系列活化因子激活时,纤溶酶原是一种相对分子质量为92 000的糖蛋白,由790个氨基酸组成,分为谷氨酸纤溶酶原和赖氨酸纤溶酶原,这两种酶原可被内源性的t-PA和外源性的尿激酶和链激酶所激活,在溶栓过程中,给予患者某些药物(如尿激酶、链激酶、t-PA等)可以促进血栓溶解,将血栓分解为可溶性纤维蛋白降解产物。

(4)常用溶栓剂及作用机制:溶栓剂共3代。①第一代:非选择性溶栓剂——链激酶(SK)、尿激酶(UK)。SK是国外应用最早、最广的一种溶栓剂,它通过与血中纤维蛋白原形成1∶1复合物,再促进游离的纤溶酶原转化为纤溶酶,因此它是间接的纤溶酶激活剂。链激酶由于抗原性较强,易引起变态反应,溶栓同时也易引起高纤溶血症,目前临床上较少使用。欧洲几项大规模临床研究结果证实,SK溶栓死亡率及出血发生率高,效果不明显,不推荐使用。UK是一种丝氨酸蛋白酶,它可使纤溶酶原中的精氨酸560-缬氨酸561化学键断裂,直接使纤溶酶原转变为纤溶酶,由于其无抗原性、无热源性、毒副反应小,且来源丰富等特点,至今仍是亚洲一些国家(如中国和日本)临床应用的主要药物。②第二代:选择性溶栓剂——重组组织型纤溶酶原激活剂(rt-PA),重组单链尿激酶型纤溶酶原激活剂(rscu-PA)ort-PA分子上有一纤维蛋白结合点,故能选择性地和血栓表层的纤维蛋白结合,所形成的复合物对纤溶酶有很高的亲和力及触酶活性,使纤溶酶原在局部转变为纤溶酶,从而溶解血栓,而很少产生全身抗凝、纤溶状态。但它价格非常昂贵,大剂量使用也会增加出血的可能性,同时由于其半衰期更短,因此有一定的血管再闭塞,使其临床应用受到一定的限制。Rscu-PA是人血、尿中天然存在的一种蛋白质,它激活与纤维蛋白结合的纤溶酶原比激活血循环中游离的纤溶酶原容易。③第三代:试图用基因工程选择技术改良天然溶栓药物的结构,以提高选择性溶栓剂效果,延长半衰期,减少剂量,这类药物有嵌合型溶栓剂(将t-PA、scu-PA二级结构进行基因工程杂交而得)单克隆抗体导向溶栓。

(5)溶栓剂量:脑梗死溶栓治疗剂量尚无统一标准,由于人体差异、给药途径的不同,剂量波动范围也较大。通常静脉溶栓剂量大,SK 150 000～500 000 U,UK 1 000 000～1 500 000 U,rt-PA 10～100 mg;动脉用药SK 6 000～250 000 U,UK 100 000～300 000 U,rt-PA 20～100 mg。

(6)溶栓治疗时间:Astrup根据动物试验首次提出了"缺血半暗带"的概念,表明缺血半暗带仅存在3～4小时,因此大多数临床治疗时间窗定在症状出现后6小时内进行。美国食品与药物管理局(FDA)批准在发病3小时内应用rt-PA。尿激酶一般在发病6小时内进行。近来有学者提出6小时的治疗时间窗也绝不是僵化的,有些患者卒中发病超过6小时,如果侧支循环好,仍可考虑延迟性溶栓。

(7)溶栓治疗的途径:溶栓治疗的途径主要有静脉和动脉用药两种。在DSA下行动脉内插管,于血栓附近注入溶栓药,可增加局部的药物浓度,减少用药剂量,直接观察血栓崩解,一旦再通即刻停止用药,便于掌握剂量,但它费时(可能延误治疗时间)、费用昂贵,需要造影仪器及训练有素的介入放射人员。因而受到技术及设备的限制。相反静脉溶栓简便易行,费用低。近来有一些学者提出将药物注入ICA,而不花更多时间将导管插入MCA或在血栓近端注药。至于何种用药途径更佳,尚未定论,Racke认为动脉、静脉用药两者疗效无明显差异。

(8)溶栓治疗脑梗死的并发症。①继发脑出血:多数文献报告,经CT证实的脑梗死后出血性梗死自然发生率为5%~10%;脑实质出血约为5%。WardLaw等综述1992年以前30多篇文献的1573例应用UK、SK、rt-PA经静脉或动脉途径溶栓治疗,出血性脑梗死发生率为10%。1781例溶栓治疗继发脑实质出血发生率为5%。当然不同给药方法和时机,出血的发生率不同,据现有资料颅内出血的发生率为4%~26%。最主要危险因素如下。溶栓治疗时机:高血压,溶栓开始前收缩压超过26.7 kPa或舒张压超过16.0 kPa。溶栓药物的剂量:脑水肿,早期脑CT检查有脑水肿或占位效应患者有增加出血性梗死的发生率。潜在的危险因素:年龄(70岁以上)、病前神经状况、联合用药(如肝素、阿司匹林等)。可能发生机制如下。继发性纤溶亢进和凝血障碍;长期缺血的血管壁已经受损,在恢复血供后由于通透性高而血液渗出;血流再灌注后可能因反射而使灌注压增高。②再灌注损伤:再灌注早期,脑组织氧利用率低,而过氧化脂质含量高,过剩氧很容易形成活性氧,与细胞膜脂质发生反应,使脑细胞损害加重。通常脑梗死发病12小时以内缺血脑组织再灌注损伤不大,脑水肿较轻,但发病12小时以后则可能出现缺血脑组织过度灌注,加重脑水肿。③血管再闭塞:脑梗死溶栓后血管再闭塞发生率为10%~20%,其发生原因目前尚不十分清楚,可能与溶栓药物的半衰期较短有关,尿激酶的半衰期为16分钟,PA仅为7分钟;溶栓治疗可能伴有机体凝血活性增高。

5.抗凝治疗

临床表现为进展型卒中的患者,可有选择地应用抗凝治疗。但有引起颅内和全身出血的危险性,必须严格掌握适应证和禁忌证。抗凝治疗包括肝素和口服抗凝剂。肝素:12 500 U加入10%葡萄糖1 000 mL中,缓慢静脉滴注(每分钟20滴),仅用1~2天,凝血酶原时间保持在正常值的2~2.5倍,凝血酶原活动度在20%~30%。但有关其疗效及安全性的确切资料有限,结果互有分歧。低分子肝素安全性增加,但其治疗急性缺血性脑血管病的疗效尚待评估,目前已有的资料难以做出肯定结论。用法:速避凝3 000~5 000 U,腹部皮下垂直注射,1~2次/天。口服抗凝剂:双香豆素乙酯300 mg,双香豆素100~200 mg或华法林4~6 mg,刚开始时每天检查凝血酶原时间及活动度,待稳定后可每周查1次,以便调整口服药物剂量。治疗期间应注意出血并发症,如有出血情况立即停用。

6.降纤治疗

降解血栓纤维蛋白原、增加纤溶系统活性及抑制血栓形成或帮助溶解血栓。适用于脑血栓形成早期,特别是合并高纤维蛋白血症患者。常用药物有巴曲酶、蛇毒降纤酶等。

7.抗血小板凝集药物

抗血小板凝集药物能降低血小板聚集和血黏度。目前常用有阿司匹林和盐酸噻氯匹定。阿司匹林以小剂量为宜,一般50~100 mg/d,盐酸噻氯匹定125~250 mg/d。

8.血液稀释疗法

稀释血液和扩充血容量可以降低血液黏稠度,改善局部微循环。常用右旋糖酐-40 或706 代血浆 500 mL,静脉滴注,1 次/天,10~14 天为 1 个疗程。心肾功能不全者慎用。

9.脑保护剂

目前临床上常用的制剂如下:①钙通道阻滞剂。能阻止脑缺血、缺氧后神经细胞内钙超载,解除血管痉挛,增加血流量,改善微循环。常用的药物有尼莫地平、尼莫地平、盐酸氟桂利嗪等。②胞磷胆碱。它是合成磷脂胆碱的前体,胆碱在磷脂酰胆碱生物合成中具有重要作用,而磷脂酰胆碱是神经膜的重要组成部分,因此具有稳定神经细胞膜的作用。胞磷胆碱还参与细胞核酸、蛋白质和糖的代谢,促进葡萄糖合成乙酰胆碱,防治脑水肿。用法:500~750 mg 加入 5% 葡萄糖液 250 mL。静脉滴注,1 次/天,10~15 天为 1 个疗程。③脑活素。主要成分为精制的必需和非必需氨基酸、单胺类神经介质、肽类激素和酶前体,它能通过血-脑屏障,直接进入神经细胞,影响细胞呼吸链,调节细胞神经递质,激活腺苷酸环化酶,参与细胞内蛋白质合成等。用法:20~50 mL 加入生理盐水 250 mL,静脉滴注,1 次/天,10~15 天为 1 个疗程。

10.外科治疗和介入治疗

半球大面积脑梗死压迫脑干,危及生命时,若应用甘露醇无效时,应积极进行去骨瓣手术减压和坏死脑组织吸出术。对急性大面积小脑梗死产生明显肿胀及脑积水者,可行脑室引流术或去除坏死组织以挽救生命。对颈动脉粥样硬化颈动脉狭窄>70% 者,可考虑手术治疗。常用的手术方法有颈动脉内膜剥离修补术,颅外-颅内血管吻合术及近年来发展起来的颈动脉支架成形术。

11.康复治疗

主张早期进行系统、规范及个体化的康复治疗。急性期一旦病情平稳,应立即进行肢体功能锻炼和语言康复训练,降低致残率。

(三)脑栓塞

(1)发生在颈内动脉前端或大脑中动脉主干的大面积脑栓塞,以及小脑梗死可发生严重的脑水肿,继发脑疝,应积极进行脱水、降颅内压治疗,必要时需要进行大颅瓣切除减压。大脑中动脉主干栓塞可立即施行栓子摘除术,据报道 70% 可取得较好疗效,亦应争取在时间窗内试验溶栓治疗,但由于出血性梗死更多见,溶栓适应证更应严格掌握。

(2)由于脑栓塞有很高的复发率,有效的预防很重要。心房颤动患者可采用抗心律失常药物或电复律,如果复律失败,应采取预防性抗凝治疗。由于个体对抗凝药物敏感性和耐受性有很大差异,治疗中要定期监测凝血功能,并随时调整剂量。在严格掌握适应证并进行严格监测的条件下,适宜的抗凝治疗能显著改善脑栓塞患者的长期预后。

(3)部分心源性脑栓塞患者发病后 3 小时内,用较强的血管扩张剂如罂粟碱点滴或吸入亚硝酸异戊酯,可收到较满意疗效,亦可用烟酸羟丙茶碱治疗发病 1 周内的轻中度脑梗死病例收到较满意疗效者。

(4)对于气栓的处理应采取头低位,左侧卧位。如系减压病应立即行高压氧治疗,可使气栓减少,脑含氧量增加,气栓常引起癫痫发作,应严密观察,及时进行抗癫痫治疗。脂肪栓的处理可用血管扩张剂,5% 硫酸氢钠注射液 250 mL 静脉滴注,2 次/天。感染性栓塞需选用有效足量的抗生素抗感染治疗。

(四)腔隙性脑梗死

该病无特异治疗其关键在于防治高血压动脉粥样硬化和糖尿病等。急性期适当的康复措施是必要的。纯感觉性卒中主要病理是血管脂肪透明变性,巨噬细胞内充满含铁血黄素,提示红细胞外渗,因此禁用肝素等抗凝剂,但仍可试用阿司匹林、双嘧达莫;纯运动型较少发生血管脂肪变性,可以应用肝素、东菱精纯克栓酶及蝮蛇抗栓酶,但应警惕出血倾向。腔隙梗死后常有器质性重症抑郁,抗抑郁药物患者常不易耐受,最近有人推荐选择性 5-羟色胺重摄取抑制剂 Ciralopram 10～14 mg/d,治疗卒中后重症抑郁安全有效,无明显不良反应。无症状型腔隙性脑梗死主要针对其危险因素:高血压、糖尿病、心律失常、高脂、高黏血症及颈动脉狭窄等,进行积极有效的治疗,对降低其复发率至关重要,对本病的预防也有极其重要的意义。

(成晓明)

第六节 脓 毒 症

脓毒症指由可疑或确诊的感染及感染所引起的全身反应共同构成的临床综合征,是机体对感染产生的有害性系统性宿主反应。脓毒症进一步发展,可进展为严重脓毒症及脓毒性休克。严重脓毒症指脓毒症合并由脓毒症导致的器官功能障碍或组织低灌注[收缩压＜12.0 kPa (90 mmHg)]或平均动脉压＜9.3 kPa(70 mmHg),或收缩压下降超过 5.3 kPa(40 mmHg),或下降超过年龄校正后正常值的 2 个标准差以上,并且除外其他导致低血压的原因。脓毒性休克指在充分液体复苏情况下仍持续存在组织低灌注(包括由感染导致的低血压、乳酸增高或少尿)。

脓毒症及其进展所致的严重脓毒症及脓毒性休克是全球面临的主要健康挑战之一,每年有数百万人罹患严重脓毒症或脓毒性休克,这一数字正在呈上升趋势。30 年前,严重脓毒症及脓毒性休克患者的病死率高达 80%,近年来随着抗感染和器官功能支持技术的飞速发展,这一数字下降至 20%～30%,但仍然是临床上病死率极高的常见重症疾病。

一、相关定义

菌血症:泛指循环血液中存在活菌,不论其数量、繁殖速度、产生毒素、持续时间及所致临床表现如何,血液中的细菌可能被机体免疫系统清除,也可能引起全身炎症反应综合征。

毒血症:指循环血液中存在大量毒素,并诱导产生大量炎症介质,从而引起寒战、高热、呼吸急促、心动过速等全身中毒反应,严重时可发生心、肝、肾等实质器官功能衰竭,甚至出现休克。毒素可来自引起各类病原体所致的感染性因素,也可来自坏死组织吸收等非感染性因素。

败血症:指菌血症或真菌血症引起的毒血症。

脓毒败血症:特殊类型的败血症,一般是指化脓性细菌感染或伴有局部化脓性病灶的败血症。

全身炎症反应综合征(SIRS):是指感染或非感染性损伤引起的全身系统性过度炎症反应。

脓毒症:指各种病原体感染引起的全身炎症反应综合征。

脓毒症、菌血症、SIRS 的关系详见图 9-2。

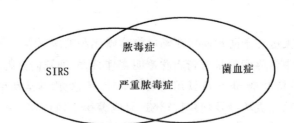

图 9-2　脓毒症、菌血症、SIRS 的关系

二、流行病学

脓毒症的发病率与其定义及诊断标准有密切的关系，在美国统计的住院患者当中，2%的患者被诊断为严重脓毒症，在这当中，一半的患者需要进入 ICU 接受治疗，占所有 ICU 患者的10%。美国的一项流行病学调查显示，每年有 75 万人罹患脓毒症，且近年来有不断升高的趋势。我国尚无准确的流行病学数据。

三、病因

所有可能导致机体感染的病原体如细菌、真菌、病毒、寄生虫等都有可能导致脓毒症的发生，临床上最常见的脓毒症病因包括细菌和真菌。引起脓毒症的常见病原体有以下几种。

(一)革兰阳性球菌

常见的引起脓毒症的革兰阳性球菌有以下几种。

1.葡萄球菌

葡萄球菌包括金黄色葡萄球菌、表皮葡萄球菌。金黄色葡萄球菌为脓毒症最常见的致病菌之一，近年来，随着有创性操作技术的增加及抗生素的滥用，该菌在医院获得性脓毒症的病原学中呈不断上升的趋势，而耐甲氧西林的金黄色葡萄球菌(MRSA)等耐药金黄色葡萄球菌的感染率也不断上升。葡萄球菌的感染来源包括伤口、静脉留置导管或针头、腔道插管感染等。

2.链球菌

临床上常见的链球菌性脓毒症多由肺炎链球菌和乙型溶血性链球菌引起。肺炎链球菌，致病力主要与荚膜中所含的多糖类抗原有关，肺炎球菌脓毒症多继发于该菌所致的肺炎，多发生于老人、婴幼儿和免疫缺陷者。乙型溶血性链球 B 族可在产妇产道中存在，新生儿分娩时获得感染可发生严重脓毒症。

3.肠球菌

该菌毒力强，对常用抗生素多耐药，易引起难治性脓毒症及严重脓毒症，应引起重视。

4.其他

炭疽杆菌、利斯特菌、梭状产气荚膜杆菌等也可引起脓毒症。

(二)革兰阴性杆菌

近年来，由于抗生素滥用及医源性介入性操作增加，革兰阴性细菌感染引起的脓毒症发病率不断上升，且耐药菌株多见。常见的革兰阴性菌有以下几种。

1.大肠埃希菌

脓毒症中最常见的革兰阴性致病菌，大肠埃希菌是人类肠道定植菌，一般不致病，但在人体正常消化道屏障受损、抵抗力下降等情况下，可引起脓毒症。

2.铜绿假单胞菌

铜绿假单胞菌为医院内感染的革兰阴性杆菌脓毒症常见的致病菌,铜绿假单胞菌脓毒症多见于全身抵抗力下降或有局部损伤的患者,如行化疗的肿瘤患者、任何原因引起的白细胞减少和大面积烧伤的患者。

3.克雷伯杆菌属

克雷伯杆菌属最为重要的是肺炎克雷伯杆菌,常引起呼吸、泌尿系统感染,进而引发脓毒症。近年来肺炎克雷伯杆菌所致的院内感染性脓毒症发生率呈上升趋势,并常对多种抗生素耐药。

4.其他

一些寄居肠道内的通常不易致病的革兰阴性杆菌包括产碱杆菌、沙雷菌属、摩拉菌属、黄色杆菌属、枸橼酸杆菌属、爱德华菌属、不动杆菌属等,在某些特殊情况下也可引起脓毒症。

(三)厌氧菌

厌氧菌包括革兰阳性的丙酸杆菌属、消化链球菌属,以及革兰阴性的类杆菌属、梭杆菌属、韦荣菌属。近年来随着厌氧菌培养技术的不断进步和广泛应用,厌氧菌感染所致脓毒血症的发现率及报告率明显增多。

(四)真菌

真菌以白色假丝酵母菌、毛霉菌及曲菌等最为常见。发生真菌脓毒血症的患者多有严重基础疾病如恶性肿瘤、血液病、糖尿病、肝及肾衰竭、重度烧伤等,或因长期大量应用广谱抗生素、肾上腺皮质激素或细胞毒性药物等,使正常菌群失调或抵抗力下降而引起二重感染。

(五)其他

如寄生虫等,较少见。

四、发病机制

病原体通过各种途径侵入血液后,其致病物质(如内毒素、外毒素等)引发机体的非特异性及特异性免疫反应,产生大量炎症介质,当机体的免疫系统未能完全消灭掉病原体时,病原体在血液或某些特定部位大量繁殖,不断释放出新的病原体、致病物质,不断放大全身炎症反应,最终导致脓毒症。

(一)病原体侵入途径

1.外来病原体

外来病原体可通过黏附于呼吸系统(最为常见)、消化系统、泌尿生殖系统等处的黏膜上皮细胞,进而侵入血液循环(常见如肺炎球菌、脑膜炎奈瑟菌、流感嗜血杆菌等);外伤、动物咬伤等直接将病原体带入血液循环中;此外,近年来医源性感染越发受到人们的关注和重视,经静脉置管、安装起搏器等有创操作可直接将病原体带入血液,引发脓毒症。

2.机体其他部位感染

机体其他部位感染病原体经局部血液循环侵入全身血液循环。

3.自然定植部位病原体

因创伤、炎症、恶性肿瘤或机体免疫力下降等原因,定植病原体突破局部屏障侵入血循环。

(二)致病物质

诱发脓毒症的各种病原体进入血循环后,其特有致病物质作用于机体各个系统,诱发 SIRS,最为常见的致病物质包括内毒素和外毒素。

1.内毒素

内毒素即细菌脂多糖(LPS),广泛存在于革兰阴性细菌、螺旋体、立克次体等微生物细胞壁中,病原菌死亡崩解后,内毒素释放入血,形成内毒素血症。LPS可刺激单核-吞噬细胞、中性粒细胞、血管内皮细胞,并作用于补体、激肽、凝血、纤溶、交感、肾上腺髓质系统,诱生肿瘤坏死因子-α(TNF-α)、白介素-1(IL-1)、IL-8等大量炎性细胞因子和炎症介质,出现发热、微循环障碍、低血压、酸中毒、弥散性血管内凝血、多器官功能障碍综合征(MODS)等脓毒症表现,进一步进展可出现脓毒性休克和多器官衰竭(MOF)。

2.外毒素

外毒素种类较多,一般为活菌体内合成后分泌至菌体外的蛋白质成分。主要由金黄色葡萄球菌、链球菌等革兰阳性菌产生,痢疾志贺菌、肠产毒型大肠埃希菌等少数革兰阴性菌也可产生。临床常见外毒素如金黄色葡萄球菌中毒性休克综合征毒素-1、肠毒素、α-溶血素、杀白细胞素、剥脱性毒素,A群链球菌致热外毒素等。外毒素经或不经抗原呈递过程,与非特异性及特异性免疫细胞表面受体结合,导致单核-吞噬细胞活化、T细胞多发性激活,释放大量IL-1、TNF-α、IL-6、IL-8等炎性细胞因子,引起SIRS。

(三)机体免疫反应

机体对于上述致病物质的宿主反应包括两个方面:促炎反应和抗炎反应。而这两种反应共同作用的最终走向、波及范围、持续时间等取决于宿主(包括遗传因素、年龄、合并基础疾病以及医疗环境等)和致病物质(微生物量、毒力等)。病原体致病物质又被称为病原体相关分子模式(PAMP)与宿主细胞表达的模式识别受体(PRR)相互作用,模式识别受体表达在细胞的多个部位,细胞膜:toll样受体(TLR),C型凝集素受体(CLR),胞核内:TLRs,胞浆内:维A酸诱导基因-1样受体(RLR),核苷酸结核寡聚域样受体(NLR)。PAMP与受体结合后,激活白细胞以及补体、凝血系统,促进炎症反应的发生;另外,PAMP与上述受体结合后,通过神经调节途径刺激肾上腺分泌儿茶酚胺类激素,诱导炎性细胞凋亡,抑制促炎基因的表达,最终抑制炎症反应的发生。机体防御免疫功能缺陷是导致脓毒症的最重要的原因。

健康者在病原菌入侵后,一般仅表现为短暂的菌血症,细菌可被人体的免疫系统迅速消灭,不引起明显症状和体征;但各种免疫防御功能缺陷者(包括局部和全身免疫屏障功能的丧失),都易发生脓毒症:①各种原因引起的中性粒细胞缺乏或减少是诱发脓毒症的重要原因,当中性粒细胞降至0.5×10⁹/L甚至更低时,脓毒症的发生率明显增高,多见于急性白血病、恶性肿瘤患者接受化疗后、骨髓移植后,以及再生障碍性贫血等患者。②肾上腺皮质激素、免疫抑制药、广谱抗生素、放疗、细胞毒类药物的应用,以及各种大手术及有创操作的开展等都是脓毒症的重要诱因。③静脉导管的留置,动脉内导管、导尿管留置;气管插管、气管切开、机械通气的应用;烧伤创面;各种插管有创检查,如内镜检查、插管造影或内引流管的安置等都可破坏局部屏障防御功能,有利于病原菌的入侵。④严重的原发疾病,如肝硬化、结缔组织病、糖尿病、尿毒症、慢性肺部疾病等。如患者同时存在两种或两种以上诱因时,发生脓毒症的风险将明显增加。在上述各种诱因中,静脉导管留置引起的葡萄球菌脓毒症,在医院内感染脓毒症中占重要地位;留置导尿管则常是大肠埃希菌脓毒症、铜绿假单胞菌脓毒症的重要诱因。

(四)脓毒性休克

脓毒性休克的血流动力学异常十分突出,急性微循环障碍和休克细胞是脓毒性休克发生发展的两大基本机制。

1.脓毒性休克微循环障碍,通常包括以下三期。

(1)脓毒性休克Ⅰ期(休克可逆期,微循环痉挛期,缺血性缺氧期):此期患者血压可不下降或仅轻微下降,但脉压明显缩小,此期积极予以液体复苏、抗感染等治疗,患者预后一般较好。

休克可逆期微循环改变的发生机制主要包括以下几个方面:①肾上腺释放大量儿茶酚胺类激素,并兴奋肾上腺素能α受体,使皮肤、四肢、腹部内脏、肾脏等的微动脉及毛细血管前括约肌强烈收缩,而微静脉收缩较弱,导致上述器官或组织微循环灌流减少,这是机体在休克早期的重要代偿机制,在有效循环血容量不足的情况下,皮肤、四肢、腹部内脏、肾脏等器官和组织的微循环灌注减少,保证了心、脑这两个最重要器官的血供。②肾上腺素能β受体兴奋,使动-静脉吻合支开放,形成动-静脉短路,导致组织灌注减少。③直捷通路开放,加重组织缺血缺氧;④血管紧张素Ⅱ、血栓素A_2(TXA$_2$)、白三烯等缩血管物质大量释放,促使微血管收缩。⑤内毒素的拟交感作用使血管强烈收缩。

上述病理生理改变一方面造成了器官和组织的灌注减少,另一方面对于机体而言有非常重要的代偿意义:①皮肤四肢和大部分内脏血管收缩,外周血管阻力增加,心肌收缩增强,得以维持血压;②血液的重分配,皮肤四肢及部分内脏微循环灌注减少,保证了心、脑等重要脏器的血供;③真毛细血管流体静压降低,促使组织液回吸收(自身输液);④肝、脾等血供丰富器官的小静脉和肌性微静脉收缩,增加回心血量(自身输血)。

(2)脓毒性休克Ⅱ期(休克进展期,微循环扩张期,淤血性缺氧期):此期患者血压下降明显,脉压缩小。

此期最主要的病理生理改变是:微血管舒张,微静脉阻力增加,微循环血液淤滞,血浆外渗,有效循环血量进一步减少,心排血量降低,血压明显下降。微血管舒张的机制包括:①经历了休克Ⅰ期的长时间缺血缺氧,机体出现酸中毒,血管平滑肌对儿茶酚胺类激素的反应性降低;②组胺、腺苷、缓激肽、一氧化氮等血管扩张物质生成增多;③细胞损伤时K^+外流增多,Ca^{2+}内流减少,血管反应性和收缩性降低。微静脉阻力增加的机制:①血容量减少等因素所致的血流缓慢使红细胞容易在微静脉聚集,血液黏滞度增高;②血管通透性增加、血浆外渗使血液黏滞度增高;③微循环灌注压下降使白细胞易于贴壁和黏附。

(3)脓毒性休克Ⅲ期(休克难治期,微循环衰竭期):此期患者血压明显下降,此时进行液体复苏等治疗效果往往不佳,此期微血管对血管活性药物失去反应,毛细血管网血液淤滞加重。凝血途径被激活,导致弥散性血管内凝血(DIC),微循环内大量微血栓形成,继之凝血因子耗竭、继发性纤溶亢进,患者多有明显的出血倾向。同时常合并出现多器官功能障碍(MODS)甚至多器官功能衰竭(MOF),休克很难纠正,患者预后不良,病死率高。

2.休克细胞

休克时发生损伤的细胞称为休克细胞,可由毒素或炎症介质直接引起,也可继发于微循环障碍。休克细胞是器官功能障碍的病理生理基础。细胞损伤最早发生于细胞膜,Na^+-K^+-ATP酶功能障碍,细胞出现水肿。线粒体在休克初期仅发生功能损害,后期可发生肿胀及结构毁损。溶酶体可发生肿胀、空泡形成最终破裂,溶酶体酶的释放可引起细胞自溶。休克细胞的死亡以坏死为主。

(五)器官功能障碍

脓毒性休克所致的器官组织微循环障碍,细胞损伤所致的屏障功能减弱,重要细胞器如线粒体损伤,以上三种主要的病理生理改变,最终导致器官组织的氧供和氧利用障碍,进一步导致器官的功能障碍甚至功能衰竭。

五、临床表现

脓毒症的主要临床表现可归纳为以下几个方面:感染相关临床表现、全身炎症反应综合征、脓毒性休克、器官功能障碍。

(一)感染相关临床表现

感染相关临床表现主要为原发感染部位表现出的症状和体征,因感染病原体及感染部位的不同而不同,常见的如呼吸系统感染引起的咳嗽咳痰,肺部湿啰音,消化系统感染引起的恶心、呕吐、腹痛、腹泻,泌尿系统感染引起的尿急、尿频、尿痛,皮肤感染引起的局部红肿热痛,感染性心内膜炎引起的活动后心累气紧,听诊心前区杂音等。

(二)全身炎症反应综合征(SIRS)

病原体及毒素入血时,患者常表现为寒战、高热,可为弛张热、间歇热、稽留热、不规则热或双峰热,严重时可有体温不升,全身不适,软弱无力,头痛,肌肉酸痛。呼吸、脉搏加快。SIRS还可表现为皮疹、肝脾大、关节症状等,皮疹以皮肤瘀点最为常见,也可为荨麻疹、脓疱疹等;肝脾多为轻度肿大,如原发感染部位为肝脏或并发中毒性肝炎时,肝脏可明显肿大,并可伴厌油、食欲减退、黄疸等不适;关节表现多为红肿热痛,功能受限。

(三)脓毒性休克

1.休克早期

面色、皮肤苍白,肢端厥冷。呼吸急促,脉搏细速,心率增快。脉压明显减小,血压正常或稍低于 12.0 kPa(90 mmHg),若并发严重液体或血液丢失,也可导致血压骤降。尿少,烦躁,焦虑,此时因脑心等重要脏器灌流尚可保证,故神志尚清。可有恶心、呕吐。眼底动脉痉挛。

2.休克中期

皮温进一步降低,甚至出现皮肤黏膜发绀,可呈花斑状。血压进行性下降,收缩压降至 10.7 kPa(80 mmHg)以下,脉压显著减小。出现明显的酸中毒。尿量更少或无尿。此期因心脑血管不能继续从自身调节及血液重分布中获得优先灌注,故出现心脑功能障碍,心率加快,心音低钝,脉搏细速,烦躁不安,嗜睡甚或神志淡漠、昏迷。

3.休克晚期

此期患者多出现顽固性低血压,皮肤黏膜发绀明显,脉搏细弱、频速,中心静脉压(CVP)降低,静脉塌陷。大量补充血容量、使用血管活性药物有可能使血压暂时回升,但已不能恢复微循环灌注。常并发 DIC、MODS 直至 MOF,此期患者病死率较高。

(四)器官功能障碍

脓毒症进一步进展,可导致单器官或多器官功能障碍甚至衰竭,常累及的器官和系统包括肾脏、呼吸系统、心脏等。

1.肾脏

尿量改变是肾脏功能障碍的最突出表现,严重者可合并血钾增高、肌酐升高等急性肾损伤(AKI)表现。

2.呼吸系统

脓毒症是急性呼吸窘迫综合征(ARDS)的重要诱因,而呼吸系统感染亦是脓毒症的主要病因。患者多出现呼吸急促甚至呼吸困难,听诊双肺底可闻及散在湿鸣音。

3.心脏

患者可出现血压进行性下降,心率增快或心率明显减慢,心律失常等心功能衰竭的表现。

六、辅助检查

(一)血液常规

大多数细菌感染时,外周血白细胞总数明显增高,中性粒细胞比例增高,明显核左移,细胞内可有中毒颗粒。某些革兰阴性菌感染及炎症反应低下者,白细胞总数可正常或降低,但中性粒细胞比例常增高。某些病毒或特殊细菌(如伤寒)感染时,白细胞计数降低。若血细胞比容和血红蛋白增高,则提示体液丢失、血液浓缩。并发出血或感染病程长时可伴贫血,休克晚期并发 DIC 时,血小板计数进行性减少。

(二)血乳酸检查

血乳酸水平是诊断脓毒症的客观标准之一,当血乳酸水平>1 mmol/L 时具有诊断价值。同时血乳酸水平是早期评估脓毒症患者疾病严重程度及衡量治疗反应的重要指标。

(三)病原学检查

1.培养及药敏试验

血液和骨髓培养及药敏试验是诊断脓毒症最重要的证据之一,应尽可能在抗感染药物应用前、寒战高热发生时留取血液或骨髓标本。静脉血每次最好能采集至少 2 份进行培养,同时送需氧和厌氧培养。2 次以上血培养或骨髓培养阳性,且为相同病原菌时可确诊菌血症,联合患者 SIRS 表现,可确诊为脓毒症。培养阳性时应进行药敏试验,测定最低抑菌浓度(MIC)和最低杀菌浓度(MBC)以指导抗菌药物的选择。

2.涂片检查

快速简便,肺结核时痰涂片抗酸染色可查见抗酸杆菌,流脑时取脑脊液涂片及革兰染色后镜检,有可能找到脑膜炎奈瑟菌。疑为隐球菌感染,可采用印度墨汁负染。

3.免疫学及分子生物学检查

免疫学及分子生物学检查适于检测生长缓慢或不易培养的病原菌。应用免疫学方法可检测病原菌特异性抗原或抗体。采用聚合酶链反应(PCR)法可检测病原体 DNA 或 RNA。

4.其他检查:

血液 1,3-β-D 葡聚糖试验有助于诊断真菌感染。

(四)炎症相关指标

测定血浆 C 反应蛋白(CRP)、降钙素原(PCT)、IL-6 等炎性因子的水平有助于判断炎症反应的强度。

(五)DIC 检查

DIC 早期凝血机制激活,呈高凝状态。在进展过程中血小板计数进行性降低。后期,凝血因子显著减少,出血时间、凝血时间、凝血酶原时间、凝血活酶时间均延长,纤维蛋白原减少,纤维蛋白降解产物(FDP)增多,血浆鱼精蛋白副凝试验阳性。纤维蛋白降解产物 D-二聚体是判断继发性纤溶亢进的重要指标。

(六)器官功能检查

血尿素氮、肌酐升高,提示肾功能受损。尿中出现蛋白、红细胞、白细胞或管型,尿相对密度(尿比重)<1.015 且固定,提示肾衰竭由功能性转为器质性。血清丙氨酸氨基转移酶(ALT)、门

冬氨酸氨基转移酶(AST)及胆红素水平升高提示肝功能受损。肌酸磷酸激酶、乳酸脱氢酶同工酶、脑钠肽(BNP)升高提示心肌受损。血气分析有助于判断水电解质酸碱平衡紊乱及缺氧及二氧化碳潴留状况等,应动态监测。

(七)其他辅助检查

必要时可进行 B 超、X 线、计算机体层摄影(CT)、磁共振成像(MRI)及心电图等检查,一方面有助于明确诊断,另一方面帮助病情判断。

七、诊断

患者明确或怀疑有感染(如存在局部感染灶、接受有创操作、合并糖尿病等基础疾病),同时患者出现 SIRS 相关临床表现,应高度怀疑脓毒症的可能性。2 次及以上血培养或骨髓培养发现同种病原体是诊断菌血症的金标准,如同时合并 SIRS 表现,可确诊为脓毒症。脓毒症合并血压下降、尿量减少、器官组织低灌注等休克表现,同时排除其他原因导致的血压下降后,可诊断为脓毒性休克。

需要注意的是:①低血压<12.0/8.0 kPa(90/60 mmHg)是休克的重要表现之一,但休克早期血压下降不明显甚至可能不下降;②相较于动脉血压下降,脉压缩小≤2.7 kPa(20 mmHg)对早期休克的及时诊断意义更大;③器官组织微循环障碍往往在血压下降之前即已存在;④DIC、MODS 及 MOF 是脓毒性休克晚期的重要并发症,但也可发生于非休克状态,应注意鉴别。

在实际临床操作中,出现 SIRS 相关临床表现的患者中,血培养或骨髓培养等病原学检查的阳性率非常低。

八、鉴别诊断

(1)非感染性疾病(如血液系统疾病、结缔组织病、肿瘤性疾病等)引起的发热、血细胞计数等临床表现与 SIRS 的临床表现非常相似。可以通过血液及骨髓涂片及培养、淋巴结或其他组织活检等进行鉴别。

(2)脓毒性休克应注意与低容量性休克、心源性休克、过敏性休克、神经源性休克、创伤性休克等相鉴别,详细询问病史,积极查找休克原因,排查感染风险及感染灶等是鉴别上述休克的重要手段。尤其应注意感染性休克与其他类型休克合并的情况,患者病情往往比较复杂,应避免感染因素被其他更明显的病因(如低容量)所掩盖。

(3)不同病原体感染的鉴别,熟练掌握各种细菌、病毒、真菌及其他特殊病原体感染的临床表现特点及其相关特异性辅助检查手段是鉴别脓毒症病因的必备条件。

九、治疗

脓毒症的治疗应牢记维护患者生命体征平稳是所有治疗手段的首要目标。具体来说,脓毒症的治疗主要包括早期复苏、原发感染灶处理、抗感染、抗炎、器官功能维护、内环境稳态维持及营养支持等其他对症支持治疗。

(一)有效的早期复苏

始终牢记维持患者生命体征平稳是脓毒症治疗的首要目标,患者的早期复苏手段依据病情严重程度不同可部分或联合采用液体疗法、血管升压药、强心治疗及必要时的血液制品的使用。对脓毒症导致的组织低灌注患者,推荐进行个体化、定量的复苏。一旦确定存在组织低灌注时应立即进行,不应延迟到患者入住重症监护病房(ICU)以后。在早期复苏的最初 6 小时内,对脓毒症导致的低灌注的复苏目标:①中心静脉压(CVP)1.1～1.6 kPa(8～12 mmHg);②平均动脉压(MAP)≥8.7 kPa(65 mmHg);③尿量≥0.5 mL/(kg·h);④中心静脉血氧饱和度≥70%,或混合静脉血氧饱和度≥65%;⑤乳酸水平降至正常。

1.液体复苏

脓毒症低灌注疑有低血容量存在时,推荐初始应用最低 30 mL/kg 的晶体液(部分可为等效清蛋白)冲击治疗,部分患者可能需要更快速度和更大量的补液。严重脓毒症及脓毒性休克的初始复苏治疗首选晶体液,当液体复苏需要大量晶体液时,可应用白蛋白。补液过程中需动态检测循环及灌注指标(如动脉血压、脉压、脉率等)。

2.血管升压药

初始应用血管升压药的目标是使平均动脉压(MAP)达 8.7 kPa(65 mmHg)。血管升压药首选去甲肾上腺素,当需要额外增加药物以维持足够血压时,可应用肾上腺素(去甲肾上腺素基础上加用或单独应用)。为将 MAP 提升至目标值或减少去甲肾上腺素的使用剂量,可在去甲肾上腺素基础上加用血管加压素(最大剂量 0.03 U/min)。注意一般不单独使用低剂量血管加压素。当患者存在低心动过速风险和绝对/相对心动过缓时,可选用多巴胺替代去甲肾上腺素。治疗期间,若条件允许,所有应用血管活性药的患者都应尽早放置动脉导管进行有创血压监测。

3.强心治疗

当患者出现以下情况时,可试验性应用多巴酚丁胺,最大剂量至 20 μg/(kg·min),或在升压药基础上加用多巴酚丁胺:①心脏充盈压增高和低心排血量提示心功能不全;②尽管循环容量充足和 MAP 达标,仍然持续存在低灌注征象。强心治疗不可过分要求心排血指数,一般不超过预期正常值。

4.血液制品的使用

当组织低灌注得到改善并且无下列情况:如心肌缺血、严重低氧血症、急性出血或缺血性心脏疾病,在血红蛋白<70 g/L 时可输注红细胞悬液使成人血红蛋白浓度达到目标值 70～90 g/L。严重脓毒症患者无明显出血时,建议血小板计数(PLT)<10×10⁹/L 时预防性输注血小板。如患者有明显出血风险,建议 PLT<20×10⁹/L 时预防性输注血小板。当有活动性出血、手术、有创性操作计划时建议维持 PLT≥50×10⁹/L,同时可使用新鲜冷冻血浆纠正实验室凝血异常。一般不使用促红细胞生成素作为严重脓毒症相关性贫血的治疗。

(二)治疗原发感染灶

积极控制或去除原发感染灶,包括引流、去除感染导管、清创、组织结构矫正等。原发病灶的治疗是及时有效地控制脓毒症的必要条件。

(三)病原学治疗(抗感染治疗)

病原学治疗是脓毒症治疗成功的根本措施,应根据不同病原体选用敏感抗感染药物,因临床上细菌及真菌感染远多于其他类型的病原体感染,故以下简单介绍细菌及真菌感染时的病原学治疗原则。

(1)因临床上很难及时拿到病原学证据及病原体药敏结果,因此早期经验性抗感染治疗非常重要,早期经验性抗感染方案应结合医院、地区的常见致病菌制定,保证覆盖多种可能的病原菌,即所谓"重拳出击"。

(2)联合用药可能获得相加或协同作用,因此临床常考虑 β 内酰胺类与氨基糖苷类抗生素的经验性联合方案。

(3)单独应用广谱青霉素类、第三或第四代头孢菌素类、碳青霉烯类等广谱和强力杀菌性抗生素也常有效，但不可无原则地作为普遍的经验性治疗方案，特别是对于严重免疫缺陷者。

(4)病原菌培养及药敏试验结果是选择抗感染药物的重要依据，但体外药敏试验与体内药物发挥的药效常存在差异，应将培养及药敏结果同患者临床表现及治疗反应相结合。

(5)抗菌药物必须足量，疗程至少 2 周，或用至体温正常、感染症状及体征消失后 7～10 天；合并感染性心内膜炎时疗程 4～6 周。

(6)若为脓毒性休克，抗菌药物常首剂加倍，多选择 2～3 种药物联用，静脉给药，尽可能在诊断后 1 小时内早期开始使用。

(7)高度怀疑或确诊真菌感染时，应及早应用广谱抗真菌药，其疗程通常为 1～3 个月或更长。

(8)合理应用抗生素，虽然反复强调早期病原学治疗应"重拳出击"，但当前抗生素滥用、不合理使用正成为全球尤其是中国医疗界面临的严峻问题。针对脓毒症患者的个体化抗感染治疗方案或许可以避免这一抗生素不合理应用的现象。对于一些常见的病原体药物选择的原则如下。

革兰阳性细菌性脓毒症：多为社区获得性感染，病原体多为不产青霉素酶的金黄色葡萄球菌或 A 群溶血性链球菌，可选用普通青霉素、一代头孢等革兰阳性敏感抗生素。对耐甲氧西林金黄色葡萄球菌(MRSA)及耐甲氧西林表葡菌(MRSE)等医院感染，可选用万古霉素、去甲万古霉素、替考拉宁、利奈唑胺等进行治疗，必要时也可选用链霉杀阳菌素类药物，如奎奴普丁/达福普汀。屎肠球菌感染可选用氨苄西林/氨基糖苷类、氨苄西林/链霉杀阳菌素或万古霉素/链霉杀阳菌素联合。

革兰阴性细菌性脓毒症：目前革兰阴性菌耐药情况严重，同时革兰阴性菌感染易早期并发脓毒性休克和 DIC，因此针对革兰阴性菌感染所致脓毒症，抗菌药物应尽早联合应用。常用联合方案有：β-内酰胺类/氨基糖苷类，β-内酰胺类/酶抑制剂，喹诺酮类/氨基糖苷类。广泛耐药的革兰阴性细菌可使用亚胺培南、多黏菌素等药物。

厌氧菌性脓毒症：常用奥硝唑或替硝唑，应注意需氧菌常与兼性厌氧菌混合感染，治疗时应兼顾需氧菌。

真菌性脓毒症：可选用氟康唑、伊曲康唑、伏立康唑、两性霉素 B、卡泊芬净等。

(四)激素

激素具有强大的抗炎作用，但同时激素也是一把双刃剑，对于成人脓毒性休克患者，如充分的液体复苏和血管升压药能够恢复血流动力学稳定(具体指标见初始复苏目标)，则不需要静脉使用糖皮质激素。如未达初始复苏目标，建议静脉应用氢化可的松 200 mg/d。当患者血流动力学稳定，不再需要血管升压药物时，可逐渐停用糖皮质激素。

(五)重要器官功能维护

1.心脏

脓毒性休克后期易并发心功能不全。救治要点如下。

(1)适当控制输液量。

(2)给予毛花苷 C 等强心苷药物。

(3)酌情使用多巴胺、多巴酚丁胺等血管活性药物。

2.肺脏

脓毒症易并发急性呼吸窘迫综合征(ARDS),此时救治要点在于及时有效的通气支持及恰当的液体复苏。具体方法及要求如下。

(1)脓毒症引发的 ARDS 患者目标潮气量为 6 mL/kg。

(2)推荐 ARDS 患者测量平台压,使肺被动充气的初始平台压目标上限为≤30 cmH₂O。

(3)使用呼气末正压(PEEP)以避免呼气末的肺泡塌陷。

(4)对脓毒症引发的中度或重度 ARDS 患者,建议使用高水平 PEEP 而非低水平 PEEP 的通气策略。

(5)对有严重难治性低氧血症的脓毒症患者建议使用肺复张手法。

(6)建议对由脓毒症引发的 ARDS,氧合指数(PaO₂/FiO₂)≤13.3 kPa(100 mmHg)时,在有操作经验的医疗机构使用俯卧位通气。

(7)脓毒症患者机械通气时保持床头抬高 30°~45°,可降低误吸风险和预防呼吸机相关肺炎(VAP)。

(8)对小部分脓毒症引发的 ARDS 患者,经详细评估,无创面罩通气(NIV)的益处超过其风险时,建议使用 NIV。

(9)对接受机械通气治疗的严重脓毒症或脓毒症休克患者,需要制定撤机方案。机械通气治疗期间应常规进行自主呼吸试验评估,当满足下列标准时可尝试终止机械通气:①可唤醒;②血流动力学稳定(未使用血管加压药物的情况下);③没有新的潜在的严重病情;④对通气和呼气末压力的需求较低;⑤对吸入氧浓度(FiO₂)的需求较低,患者基础条件能够保证氧气通过面罩或鼻导管安全输送。基于以上条件,如果患者自主呼吸试验成功,应考虑拔管。

(10)积极治疗心功能不全。

(11)适当使用镇静剂,但要避免使用神经肌肉阻滞剂。

(12)对脓毒症引发的 ARDS 患者,没有组织低灌注证据的情况下,不应大量补液,宜采用保守的而不是激进的输液策略。

(13)无特殊指征(如支气管痉挛)时,勿使用 β 受体激动剂治疗脓毒症引发的 ARDS。

(14)防治呼吸道继发感染。

3.肾脏

肾脏是休克是最易损伤的重要脏器之一,其典型表现就是尿量减少。脓毒症患者如血容量已补足,血压已基本稳定而尿量仍少,应及时利尿,可快速多次给予适量 20%甘露醇,和/或呋塞米 40~200 mg 静脉注射。严重脓毒症或脓毒性休克患者必要时予以连续性肾脏替代治疗(CRRT)或间断血液透析(IHD),以替代患者肾脏功能,稳定患者内环境。

4.脑

脓毒性休克时易发生脑水肿、颅内压增高甚至脑疝,此时应密切关注患者液体出入量,酌情考虑用甘露醇、呋塞米、糖皮质激素等。

5.胃肠道

有出血危险的严重脓毒症或脓毒性休克患者,或既往有消化道溃疡病史者,需常规予以质子泵抑制剂或 H₂ 受体阻滞剂预防应激性溃疡的发生,常用药物如奥美拉唑 20 mg,每天 2 次。若脓毒症患者已合并应激性溃疡,在加大抑酸药物(如奥美拉唑 40 mg,每天 2 次)的同时,可加用铝碳酸镁等胃黏膜保护剂。

(六)维护内环境稳定

对脓毒症患者进行复苏的过程中,应密切关注患者内环境状态,维护患者水、电解质酸碱平衡。

脓毒症患者易并发代谢性酸中毒,适当范围的酸中毒在微循环障碍时对组织细胞具有代偿性保护作用,可诱导能量节约,减轻细胞内钙离子超载引起的不良效应等,因此在 pH≥7.15 时,不推荐过度纠正酸中毒治疗。但在 pH<7.15 时应积极纠正酸中毒。首选 5%碳酸氢钠溶液,250~800 mL/d,注意治疗期间,血液中的碳酸氢盐缓冲对中和过多的酸性代谢产物后会产生大量的二氧化碳,二氧化碳最后经呼吸道排出,故在给予患者碳酸氢钠纠酸治疗的同时,必须要保证患者气道通畅,通气功能良好。

关注酸碱平衡的同时,需要关注患者电解质尤其是钾离子的水平,若患者出现高钾血症,需要警惕患者是否合并肾功能受损,此时可通过促钾离子外排、促进钾离子向细胞内转移等方法降低循环中钾离子水平,如可使用排钾利尿剂、高糖溶液+胰岛素等。必要时可予以透析治疗。

(七)防治 DIC

DIC 早期,血液处于高凝状态,宜尽早经静脉给予肝素 0.5~1 mg/kg,每 4~6 小时 1 次;同时密切监测凝血时间,使之保持在 15~30 分钟或正常的 2~3 倍。也可酌情选用双嘧达莫、小剂量阿司匹林等。DIC 消耗性低凝期,可酌情补充全血、血浆、凝血酶原复合物、纤维蛋白原、血小板等。继发纤溶亢进时,可选用 6-氨基己酸、抗纤溶芳酸等药物。治疗期间,应密切监测患者凝血功能变化。

(八)营养支持

确诊脓毒症/脓毒性休克的最初 48 小时内,在患者可以耐受的情况下,应给予经口饮食或肠内营养,不应当完全禁食或仅给予静脉输注能量物质。在病程第一周应避免给予全热量营养,建议低剂量喂养,如每天最高 2 092 kJ(500 kcal)。在确诊严重脓毒症/脓毒性休克的最初 7 天内,若患者能够耐受肠内营养,应联合使用静脉葡萄糖与肠内营养,而非单独使用全胃肠外营养或肠外营养联合肠内营养。对严重脓毒症患者,不建议使用含特殊免疫调节添加剂的营养制剂。适当补充 B 族维生素、维生素 C 及微量元素等以改善细胞代谢。

(九)对症支持治疗

高热时宜先予物理降温,必要时酌情使用退热药物。积极维持水、电解质、酸碱及能量平衡。维持血糖不超过 150 mg/mL,积极治疗基础疾病。长期卧床和某些慢性基础疾病患者合并脓毒症时易发生深静脉血栓(DVT),有脱落和突然致死的风险,可应用低分子量肝素等进行防治,但需注意患者是否合并严重凝血功能障碍及活动性出血。

十、预防

(1)积极治疗原发感染性疾病,包括及时治疗各种创伤和各类局部感染。有肝硬化、糖尿病、恶性肿瘤、器官移植、免疫抑制等严重基础疾病者,应特别警惕合并各种感染。

(2)减少医源性感染,合理掌握有创性诊疗操作的适应证,严格无菌操作,避免患者交叉感染。

(3)合理使用抗生素,减少耐药菌株的产生。

十一、预后

脓毒症的预后因患者身体状况、原发病、病原体、并发症、治疗及时性及有效性等因素的不同而有较大差异。年龄过大或过小,有严重基础疾病,耐药菌感染,并发休克或 MODS,医疗条件较差,治疗不及时者预后较差。一般情况好,无严重基础疾病,病原体对抗感染药物敏感,早期治疗及时正确者预后较好。但总体来说,脓毒症进展快,病情重,患者病死率高,临床上应加强预防,同时应提高危重患者救治水平。

十二、拓展内容

小儿严重脓毒症的治疗。

(一)初始复苏

(1)呼吸窘迫和低氧血症患儿可使用面罩给氧,或者(如果需要且可行)使用高流量鼻导管给氧,或者鼻咽持续气道正压通气。为改善循环,当无中央血管通路时,可通过外周静脉通路或者骨通路进行液体复苏和输注强心药。如果需要机械通气,建议在进行适当的心血管复苏后进行,据此治疗方式插管期间很少出现心血管不稳定。

(2)建议脓毒性休克初始复苏的目标:毛细血管充盈时间≤2 秒,相应年龄的正常血压、正常脉搏(外周和中心脉搏无差异)、肢端温暖、尿量>1 mL/(kg·h)、意识正常、SevO$_2$≥70%、心脏指数(CI)介于 3.3 L/(min·m^2)和 6.0 L/(min·m^2)。

(3)执行美国危重病医学会儿童高级生命支持指南治疗小儿脓毒性休克。

(4)对顽固性休克患儿要评估和纠正气胸、心脏压塞和内分泌急症。

(二)抗菌药物及感染源控制

(1)诊断严重脓毒症 1 小时内应经验性应用抗菌药物。尽可能在应用抗菌药物之前采集血培养,但不应导致抗菌药物应用延迟。经验药物的选择应根据流行病学及患儿特点进行选择。

(2)合并顽固性低血压的中毒性休克综合征,可应用克林霉素及抗毒素治疗。

(3)早期积极地控制感染源。

(4)如果可以耐受,推荐肠内应用抗菌药物治疗难辨梭状芽孢杆菌肠炎。疾病严重者优先选择口服万古霉素。

(三)液体复苏

在强心药和机械通气的条件下,建议对低血容量休克进行初始液体复苏,采用等张晶体液或清蛋白,5～10 分钟内弹丸注射最高达 20 mL/kg 的晶体液(或等量清蛋白)。应进行滴定治疗以逆转低血压、增加尿量、恢复正常毛细血管再充盈、外周脉搏及意识水平,但不引起肝大或啰音。如出现肝大及啰音,应使用强心药物,而非液体复苏。儿童严重溶血性贫血(严重疟疾或镰状细胞危象)无低血压者,首选输血而非晶体或清蛋白。

(四)强心药、血管加压药、扩血管药

(1)对输液无反应的患儿,可在建立中心静脉通路之前外周输注强心药。

(2)对低心排及全身血管阻力升高而血压正常的患儿在强心药基础上可加用扩血管药。

(五)体外膜肺氧合(ECMO)

建议采用 ECMO 治疗儿童难治性脓毒性休克或脓毒症相关的难治性呼吸衰竭。

(六)糖皮质激素

患儿出现输液反应、儿茶酚胺耐药休克及可疑或确诊的绝对(经典)肾上腺功能不全,建议及时应用氢化可的松治疗。

(七)血液制品和血浆治疗

(1)儿童血红蛋白(Hb)目标与成人相似。在对上腔静脉氧饱和度降低的休克(<70%)患儿进行复苏时,Hb 目标水平为 100 g/L。当休克和低氧血症稳定和恢复后,Hb 目标值可降低至>70 g/L。

(2)儿童的血小板输注目标与成人相似。

(3)患儿出现脓毒症导致的血栓性血小板减少性紫癜、进行性 DIC、继发性血栓性微血管病时,建议使用血浆纠正。

(八)机械通气

机械通气过程中需要采取肺保护策略。

(九)镇静/镇痛/药物代谢

(1)对机械通气的重症脓毒症患儿,可按镇静目标给予镇静。

(2)因严重脓毒症时药物代谢率下降,儿童发生药物相关不良反应的风险增加更加明显,需要实验室监测药物毒性。

(十)血糖控制

建议按照与成人相似的目标控制血糖≤10.0 mmol/L(180 mg/dL)。由于部分合并高血糖的患儿不能产生胰岛素,而另一部分患儿存在胰岛素抵抗,因此对于新生儿和儿童,葡萄糖应与胰岛素联合输注。

(十一)利尿剂和肾脏替代治疗

休克缓解后可使用利尿剂逆转液体超负荷,如不成功,可开始持续静-静脉血液滤过或间断血液透析以避免每天液体超负荷>10%总体质量。

(十二)营养

能够经肠道喂养的儿童应给予肠内营养,不能经肠道喂养的可给予肠外营养。

(成晓明)

第七节　多器官功能障碍综合征

多器官功能障碍综合征(MODS)是指机体受到严重感染、创伤、烧伤等打击后,同时或序贯发生两个或两个以上器官功能障碍以致衰竭的临床综合征。进一步发展为多器官功能衰竭(MOF)。病理过程具有继发性、序贯性的特点。所谓继发性表现为各受损器官功能损害多继发于同一原发病理过程。序贯性是指多从一个器官开始,随病程的进展,其他器官功能衰竭序贯发生,呈现所谓的"生物学多米诺骨牌效应"。过去曾称为多器官衰竭(MOF)或者多系统衰竭(MSOF),认为是严重感染的后果。现在已认识到 MODS 的发病基础是全身炎症反应综合征。控制原发病、改善氧代谢是 MODS 的重要治疗手段,针对导致炎症反应的不同环节,制定相应的治疗策略以调控炎症反应则是 MODS 治疗的关键。

一、多器官功能障碍综合征区别于其他器官衰竭疾病的主要临床特点

(1)MODS 患者发病前大多数器官功能良好,休克和感染是其主要病因,大多经历了 SIRS。

（2）衰竭的器官往往不是原发因素直接损伤的器官。

（3）从最初打击到远隔器官功能障碍,时间上常有几天或数周的间隔。

（4）MODS 的功能障碍与病理损害在程度上往往不相一致,病理变化也缺乏特异性,主要发现为广泛的炎症反应,而慢性器官衰竭失代偿时,以组织细胞的坏死、增生为主,伴器官的萎缩和纤维化。

（5）MODS 病情发展迅速,一般抗休克、抗感染及支持治疗难以起效,病死率很高;而慢性器官衰竭则可通过适当的治疗而反复缓解。

二、病因

MODS 的病因是复合的,易引起 MODS 的因素称为高危因素,常见的有多发伤、多处骨折、大面积烧伤、全身性感染、长时间低血压、大手术、体内有大量坏死组织、低血容量性休克、延迟复苏、急性胰腺炎、多次输血等,可分为感染性病因和非感染性病因两大类。

(一)感染

严重感染及其引起的脓毒症是 MODS 的主要原因。约70%的 MODS 是由感染所致。引起感染的病原菌主要是大肠埃希菌和铜绿假单胞菌。如急性梗阻性化脓性胆管炎、严重腹腔感染、继发于创伤后的感染等。当然,不同年龄患者感染原因也存在差异。但在临床上约半数的 MODS 患者并未找到明确的感染灶。另外在某些 MODS 患者中找不到感染灶或血细菌培养呈现阴性,有些 MODS 甚至出现在感染病原菌消灭以后,所以我们称此类 MODS 为非菌血症性的临床全身感染。

(二)非感染性病因

（1）严重的组织创伤尤其是多发伤、多处骨折、多发性创伤、大面积烧伤、挤压综合征、大面积组织损伤等。严重创伤在无感染的情况下也可发生 MODS。

（2）外科大手术:如心血管手术、胸外科手术、颅脑手术、胰十二指肠切除术等。外科手术对机体而言就是一个打击,导致机体的凝血、免疫、补体等发生过度应激或防御反应,启动 SIRS,进展出现器官功能障碍。

（3）各种类型的休克:休克尤其是休克晚期的常见并发症是 MODS,合并 DIC 时 MODS 的发生率更高。严重感染和创伤引起 MODS 也常有休克的参与。

（4）各种原因引起的低氧血症:如吸入性肺炎及急性肺损伤,急性期时可出现 SIRS 和 ARDS,主要表现为肺衰竭,最终出现其他器官的损伤而导致 MODS。

（5）心搏骤停:复苏不完全或复苏延迟。复苏后出现的多器官功能障碍即复苏后 MODS (PR-MODS/PRM)病变过程:原发病过程—心肺复苏术后—潜在氧供与氧耗失衡—相对组织低灌流—SIRS—组织缺氧—MODS。

（6）妊娠中毒症:妊娠中毒症累及心脏、肾脏等器官,引起其功能障碍。

（7）其他:如急性出血性坏死性胰腺炎、绞窄性肠梗阻、大量快速输血、输液、某些药物的长期大量使用等。

（8）有的患者可能存在一些潜在的易发因素,如高龄、免疫功能低下、营养不良、慢性疾病及器官储备功能低下等。

三、发病机制

MODS 的发病机制复杂,近年的研究涉及病理生理学、病理学、免疫学、分子生物学及分子流行病学等,认识逐步深刻,提出了"炎症反应学说""自由基学说""肠道动力学说""双相预激学说"和"缺血/再灌注假说"等。这些假说不是孤立的,很多内容相互关联、相互重叠。正常情况下,局部炎症反应对细菌清除和损伤组织修复具有保护性作用。当炎症反应异常放大或失控时,炎症反应对机体的作用从保护性转变为损害性,导致自身组织细胞死亡和器官衰竭。感染、创伤是机体炎症反应的促发因素,而机体炎症反应的失控,最终导致机体自身性破坏,是 MODS 的根本原因。炎症细胞激活和炎症介质的异常释放、组织缺氧和自由基、肠道屏障功能破坏和细菌和/或毒素移位均是机体炎症反应失控的表现,构成了 MODS 的炎症。

(一)促炎/抗炎平衡失调与 MODS

既往认为是严重感染或创伤直接导致 MOF 或 MODS,积极使用抗生素,寻找隐匿感染灶,甚至经验性治疗或早期剖腹探查,但并未获得预期疗效。大量研究发现,严重感染或创伤患者检测到大量促炎介质,如肿瘤坏死因子(TNFα)、白介素(IL-1、IL-6)、血小板活化因子(PAF)等;给动物注射内毒素或炎症介质(如 TNFα 和 IL-1 等)引起严重炎症反应,进一步诱发 MODS;给健康志愿者注射小剂量内毒素和炎症介质也可导致明显的炎症反应;注射单克隆抗体以阻断内毒素或炎症介质的效应,则可防止感染动物发生 MODS,降低病死率。提示 MODS 实质是感染和创伤等所诱发的全身过度的炎症反应及其所引起的组织器官功能受损。

感染创伤是机体炎症反应的促发因素,而机体炎症反应的失控,最终导致机体自身性破坏,是 MODS 的根本原因。如果 SIRS>CARS,即 SIRS 占优势时,可导致细胞死亡和器官功能障碍。如 CARS>SIRS,即 CARS 占优势时,导致免疫功能抑制,增加对感染的易感性。当 SIRS 与 CARS 同时并存又相互加强,则会导致炎症反应和免疫功能更为严重的紊乱,对机体产生更强的损伤,称为 MARS。过度炎症反应与免疫抑制贯穿 MODS 发生和发展的始终,恢复 SIRS 和 CARS 的动态平衡是 MODS 治疗的关键。

(二)肠道细菌/毒素移位与 MODS

MODS 时,多种病因可造成肠黏膜机械屏障结构或功能受损,大量细菌和内毒素吸收、迁移至血循环和淋巴系统,导致全身多器官功能损害;大量抗生素使肠腔正常菌群失调,同时存在的机体免疫、防御功能受损,使肠道细菌可通过肠黏膜的机械屏障进入体循环的血液中,引起全身感染和内毒素血症,因此这种肠道细菌透过肠黏膜屏障入血,经血液循环(门静脉循环或体循环)抵达远隔器官的过程称为肠道细菌移位。

(三)缺血再灌注、自由基损伤与 MODS

各种损伤导致休克和复苏引起的生命器官微循环缺血和再灌流过程,是 MODS 发生的基本环节。缺血再灌注和自由基损伤主要通过以下机制导致 MODS:①缺血缺氧致氧输送不足导致组织细胞受损和氧利用障碍;②缺血再灌注促发自由基大量释放;③血管内皮细胞与中性粒细胞互相作用,促进免疫炎症反应。缺血-再灌流损伤引起微循环血管内皮细胞的损伤,导致血管内皮细胞及多形核白细胞(PMN)与内皮细胞(EC)在多种黏附分子和炎症介质作用下产生的黏附连锁反应,在内皮细胞水平缺血再灌流假说和炎症失控假说是互相重叠的。

感染、创伤等是 MODS 的促发因素,炎症反应失控、SIRS/CARS 失衡是产生 MODS 的根本机制。组织缺氧、内皮细胞和再灌注损伤、肠道屏障功能破坏和细菌/毒素移位既是机体炎症反应失控的表现和结果;同时又是进一步促进炎性细胞激活、炎症介质释放和炎症反应加剧的重要因素;而组织缺血和内皮细胞损伤则既是肠道毒素细菌易位的基础之一,又是细菌毒素移位后产生损伤的结果。上述机制之间相互作用促进 MODS 病情进展。

(四)基因多态性与 MODS

遗传学机制的差异性是许多疾病发生、发展的内因和基础,基因多态性是决定个体对应激打击的易感性、耐受性、临床表现多样性及对治疗反应差异性的重要因素。新近研究显示,基因多态性表达与炎症反应具有相关性。另外,抗炎介质也具有基因多态性的特征。基因多态性的研究为进一步深入探索 MODS 的发病机制、寻找有效的治疗途径,开辟了新的领域和思路。

(五)二次打击学说与 MODS

创伤、感染、烧伤、休克等早期直接损伤作为第一次打击,激活了机体免疫系统,使炎性细胞处于预激活状态。当病情进展恶化或继发感染、休克等情况,则构成第二次打击。使已处于预激活状态的机体免疫系统暴发性激活,大量炎性细胞活化、炎症介质释放、炎症反应失控,导致组织器官损害。

(六)凋亡学说

MODS 时细胞的凋亡可能与下列因素相关:①各种有害因素直接或间接作用于细胞;②机体清除异常细胞,启动自杀程序,细胞发生凋亡;③机体处于一种过度炎性反应状态,凋亡性死亡可以减少因坏死引发的进一步炎症反应和周围组织的次级损伤。细胞凋亡本是一种正常的对机体有益的防御反应。但在 MODS 时,凋亡发生在不同时间、不同的脏器,凋亡的速度计数量均异常,造成了机体的进一步损伤。

四、临床表现

(一)通气功能衰竭

通气功能衰竭需要通过人工气道进行通气来维持足够的气体交换,包括改善患者的低氧血症和/或高碳酸血症。

(二)心血管系统衰竭

心血管系统衰竭主要表现为低血压、心排血量降低或血液循环量不足,需要药物或人工循环辅助装置来维持。

(三)肾衰竭

肾衰竭指肾脏调节血容量、维持电解质平衡、清除体内代谢废物的能力丧失。

(四)肝衰竭

肝衰竭目前的定义还不确切,主要表现为胆红素、转氨酶升高及晚期肝肿瘤。

(五)凝血系统衰竭

凝血系统衰竭包括弥散性血管内凝血剂广泛的出血。

(六)胃肠道衰竭

胃肠道衰竭指肠道功能丧失,不能吸收营养物质,表现为威胁生命的大出血,急性或应激性溃疡后的肠道穿孔、细菌移位或免疫功能改变等。

(七)代谢和肌肉骨骼系统衰竭

代谢和肌肉骨骼系统衰竭主要是不能合成足够的蛋白质,以预防分解合成代谢的失调,且由于骨骼肌的分解代谢亢进导致通气功能、行走功能等的丧失及压力性损伤等。

（八）免疫系统衰竭

体内免疫功能紊乱及无法控制脓毒血症。

（九）CNS衰竭

CNS衰竭指知觉减退或丧失及昏迷不醒。

五、器官功能衰竭评分标准

ICU中常用的有APACHEⅡ评分和SOFA评分及其他评分，但是任何一个MODS的诊断标准，均难以反映器官功能衰竭的病理生理内涵。MODS并不是各个单一器官功能障碍的简单叠加，器官简单叠加的MODS诊断标准也难以反映某一器官衰竭或损伤后，对机体炎症反应的刺激和放大效应。

六、治疗

MODS的病因复杂、涉及的器官和系统多，治疗往往面临很多矛盾，应遵循以下原则。

（一）积极治疗原发病

早期去除诱发MODS的病因，如严重感染的患者，积极引流感染灶和应用有效抗生素。创伤患者积极清创，预防感染的发生。休克患者，积极休克复苏，尽可能缩短休克时间。

（二）改善氧代谢，纠正组织缺氧

氧代谢障碍是MODS的特征之一，因此纠正组织缺氧是MODS的重要治疗目标。包括增加氧输送、降低氧需、改善组织细胞利用氧的能力等。

（三）改善内脏器官血流灌注

MODS和休克可导致全身血流分布异常，肠道和肾脏等内脏器官缺血，导致急性肾衰竭和肠道功能衰竭，加重MODS。改善内脏灌注是MODS治疗的重要方向。

（四）代谢支持与调理

MODS时患者处于高度应激状态，机体分解代谢明显高于合成代谢。器官及组织细胞的功能维护和组织修复有赖于细胞得到适当的营养底物，机体高分解代谢和外源性营养利用障碍，可进一步加重器官功能障碍。代谢支持和调理的目标是减轻营养底物不足，防止细胞代谢紊乱，支持器官、组织的结构功能，参与调控免疫功能，减少器官功能障碍的产生。

（五）抗凝治疗

MODS病程早期表现为促凝活性，伴随高凝的发展，血小板、各种凝血因子和抗凝物质均被严重消耗。

（六）免疫调节治疗

免疫治疗的目光更多集中于减轻严重损伤后的免疫麻痹，调解促/抗炎反应平衡，改善抗原递呈细胞功能，降低实质细胞凋亡率等，而不是简单的免疫分子的补充。但目前并无系统规范的治疗方案指导临床实践，这仍需进一步完善。

七、预防

多器官功能障碍综合征一旦发生不易控制，而且病死率相当高。因此预防更显得重要。

（1）在处理各种急症时应有整体观念，尽早做到全面的诊断和处理。

（2）特别是中枢、循环和呼吸的改变，尽早发现和处理低血容量、组织低灌流和缺氧，要注意时间性,从现场急救即重视,而且贯穿在整个治疗过程。

(3)防治感染,包括原发病即严重感染的治疗,其中有抗生素的合理使用和必要的手术引流;同时也包括某些严重创伤、大手术的并发感染的防治。

(4)尽可能改善全身情况,如营养状况、水电解质的平衡等。

(5)及早发现和治疗首先发生的器官功能衰竭,阻断其病理的连锁反应,防止多系统器官功能受损。

MODS 因其高病死率一直是危重病救治过程中的难题,随着人们对其本质的逐步认识,一些新的救治观念逐步得到接受并广泛应用,如免疫增强治疗向免疫调理治疗的转变、营养支持向营养治疗观念的转变、创伤救治时积极的液体复苏向限制性液体复苏的转变、衰竭脏器后支持为主的治疗模式向早期预防性治疗为主的治疗模式的转变,这些变化体现了 MODS 治疗上质的飞跃,必将给我们带来新的希望。同时我们更应认识到现有的知识仍需在医疗实践中不断地验证、修改和完善。

(成晓明)

第十章

内科疾病的中医治疗

第一节 心 悸

心悸是指阴阳失调,气血失和,心神失养,出现心中悸动不安,甚则不能自主的一类病证。一般多呈阵发性,每因情绪波动或劳累过度而发。心悸发作时常伴不寐、胸闷、气短,甚则眩晕、喘促、心痛、晕厥。心悸包括惊悸和怔忡。

心悸的病名首见《内经》。《素问·本病论》曰:"热生于内,气痹于外,足胫疫疼,反生心悸。"《素问·气交变大论》对心悸的临床表现及脉象的变化亦有了生动的描述,如"心儋儋大动""其动应衣""心怵惕""心下鼓""惕惕然而惊,心欲动""惕惕如人将捕之"。《素问·三部九候论》曰:"参伍不调者病……其脉乍疏乍数、乍迟乍疾者,日乘四季死。"最早认识到心悸,严重脉律失常与疾病预后的关系。在病因病机方面认识到宗气外泄,突受惊恐,复感外邪,心脉不通,饮邪上犯,皆可引起心悸。如《素问·平人气象论》曰:"乳之下,其动应衣,宗气泄也。"《素问·举痛论》曰:"惊则心无所倚,神无所归,虑无所定,故气乱矣。"《素问·痹论》曰:"脉痹不已,复感于邪,内舍于心……心痹者,脉不通,烦则心下鼓。"《素问·评热病论》曰:"诸水病者,故不得卧,卧则惊,惊则咳甚也。"汉代张仲景在《伤寒杂病论》中详述了"惊悸""心动悸""心中悸""喘悸""眩悸"的辨证论治纲领,如《伤寒论·辨太阳病脉证治》曰:"脉浮数者,法当汗出而愈。若下之,身重,心悸者,不可发汗,当自汗出乃解……伤寒二三日,心中悸而烦者,小建中汤主之","伤寒,脉结代,心动悸,炙甘草汤主之。"《金匮要略·血痹虚劳病脉证治》中提到"卒喘悸,脉浮者,里虚也";《金匮要略·痰饮咳嗽病脉证治》提到:"凡食少饮多,水停心下,甚者则悸……眩悸者,小半夏加茯苓汤主之。"《金匮要略·惊悸吐衄下血胸满瘀血病脉证治》中有"寸口脉动而弱,动即为惊,弱则为悸"。认为心悸的病因病机为惊扰、水饮、虚损、汗后受邪等,记载了心悸时结、代、促脉及其区别,所创之炙甘草汤、麻黄附子细辛汤、苓桂甘枣汤、桂甘龙牡汤、小半夏加茯苓汤等仍是目前临床辨证治疗心悸的常用方剂。

汉代以后,诸医家从心悸、惊悸、怔忡等不同方面都有所发挥,并不断补充完善了心悸的病因病机、治法方药。如宋代严用和《济生方·惊悸怔忡健忘门》首先提出怔忡病名,并对惊悸、怔忡的病因病机、病情演变、治法方药做了较详细的论述。认为惊悸乃"心虚胆怯之所致",治宜"宁其心以壮其胆气",选用温胆汤、远志丸作为治疗方剂;怔忡因心血不足所致,亦有因感受外邪及饮邪停聚而致者,惊悸不已可发展为怔忡,治疗"当随其证,施以治法"。朱丹溪认为"悸者怔忡之谓",强调了虚与痰的致病因素,如《丹溪心法·惊悸怔忡》中认为"怔忡者血虚,怔忡无时,血少者多。有思虑便动,属虚。时作时止者,痰因火动"。明代《医学正传·惊悸怔忡健忘证》认为惊悸怔忡尚与肝胆有关,并对惊悸与怔忡加以鉴别。提出"怔忡者,心中惕惕然,动摇而不得安静,无时而作者是也;惊悸者,蓦然而跳跃惊动,而有欲厥之状,有时而作者是也"。明代《景岳全书·怔忡惊恐》中认为怔忡由阴虚劳损所致,指出"盖阴虚于下,则宗气无根而气不归源,所以在上则浮撼于胸臆,在下则振动于脐旁",生动地描述了心悸重证上及喉、下及腹的临床表现。其在治疗与护理上主张"速宜节欲节劳,切戒酒色。凡治此者,速宜养气养精,滋培根本",提出左归饮、右归饮、养心汤、宁志丸等至今临床广为应用的有效方剂。清代王清任、唐容川力倡瘀血致悸理论,开启了活血化瘀治疗心悸的先河。

一、病因病机

本病的发生既有体质因素、饮食劳倦或情志所伤,亦有因感受外邪或药物中毒所致。其虚证者,多因气血阴阳亏虚,引起阴阳失调、气血失和、心神失养;实证者常见痰浊、瘀血、水饮、邪毒,而致心脉不畅、心神不宁。

(一)感受外邪

正气内虚,感受温热邪毒,首先犯肺系之咽喉,邪毒侵心,耗气伤阴,气血失和,心神失养,发为心悸;或感受风寒湿邪,痹阻血脉,日久内舍于心,心脉不畅,发为心悸。正如叶天士所说:"温邪上受,首先犯肺,逆传心包。"及《素问·痹论》所云:"脉痹不已,复感于邪,内舍于心。"

(二)情志所伤

思虑过度,劳伤心脾,心血暗耗,化源不足,心失所养,发为心悸;恚怒伤肝,肝气郁结,久之气滞血瘀,心脉不畅,发为心悸,或气郁化火,炼液成痰,痰火上扰,心神不宁,发为心悸;素体心虚胆怯,暴受惊恐,致心失神、肾失志,心气逆乱,发为惊悸,日久则稍惊即悸,或无惊亦悸。正如《素问·举痛论》所云:"惊则心无所倚,神无所归,虑无所定,故气乱矣。"

(三)饮食不节

嗜食肥甘厚味,煎炸炙赙之品,或嗜酒过度,皆可蕴热化火生痰,痰火扰心,心神不宁,发为心悸;或饮食不节,损伤脾胃,脾运呆滞,痰浊内生,心脉不畅,而发心悸。正如唐容川所云:"心中有痰者,痰入心中,阻其心气,是以跳动不安。"

(四)体质虚弱

先天心体禀赋不足,阴阳失调,气血失和,心脉不畅,发为心悸;或素体脾胃虚弱,化源不足,或年老体衰,久病失养,劳欲过度,致气血阴阳亏虚,阴阳失调,气血失和,心失所养,而发为心悸。

(五)药物所伤

用药不当,或药物毒性较剧,损及于心,而致心悸。综上所述,心悸病因不外外感与内伤,其病机则不外气血阴阳亏虚,心失濡养;或邪毒、痰饮、瘀血阻滞心脉,心脉不畅,心神不宁。其病机关键为:阴阳失调,气血失和,心神失养。其病位在心,但与肺、脾、肝、肾密切相关。

本证以虚证居多,或因虚致实,虚实夹杂。虚者以气血亏虚,气阴两虚,心阳不振,心阳虚脱,心神不宁为常见;实者则以邪毒侵心,痰火扰心,心血瘀阻,水饮凌心为常见。虚实可相互转化,如脾失健运,则痰浊内生;脾肾阳虚,则水饮内停;气虚则血瘀;阴虚常兼火旺,或夹痰热;实者日久,可致正气亏耗;久病则阴损及阳,阳损及阴,形成阴阳两虚等复杂证候。

二、诊断

(1)自觉心慌不安,神情紧张,不能自主,心搏或快速,或缓慢,或心跳过重,或忽跳忽止,呈阵发性或持续性。

(2)伴有胸闷不适,易激动,心烦,少寐,乏力,头晕等,中老年发作频繁者,可伴有心胸疼痛,甚则喘促、肢冷汗出,或见晕厥。

(3)脉象对心悸的诊断有重要意义。心悸者常见疾、促、结、代、迟、涩、雀啄等脉;听诊示心搏或快速,或缓慢,或忽跳忽止,或伴有心音强弱不匀等。

(4)发作常由情志刺激、惊恐、紧张、劳倦过度、饮酒饱食等因素而诱发。

三、相关检查

血液分析、测血压、X线胸片、心电图、动态心电图、心脏彩超检查等,有助于病因及心律失常的诊断。

四、鉴别诊断

(一)心痛

心痛除见心慌不安,脉结代外,必以心痛为主症,多呈心前区或胸骨后压榨样痛、闷痛,常因劳累、感寒、饱餐或情绪波动而诱发,多呈短暂发作。但甚者心痛剧烈不止,唇甲发绀,或手足青至节,呼吸急促,大汗淋漓,甚至晕厥,病情危笃。心痛常可与心悸合并出现。

(二)奔豚

奔豚发作之时,亦觉心胸躁动不安。《难经·五十六难》曰:"发于小腹,上至心下,若豚状,或上或下无时。"称之为肾积。《金匮要略·奔豚气病脉证治》曰:"奔豚病从少腹起,上冲咽喉,发作欲死,复还止,皆从惊恐得之。"故本病与心悸的鉴别要点为:心悸为心中剧烈跳动,发自于心;奔豚乃上下冲逆,发自少腹。

(三)卑慄

《证治要诀·怔忡》描述卑慄症状为"痞塞不欲食,心中常有所歉,爱处暗室,或倚门后,见人则惊避,似失志状"。卑慄病因为"心血不足",虽有心慌,一般无促、结、代、疾、迟等脉出现,是以神志异常为主的疾病,与心悸不难鉴别。

五、辨证论治

(一)辨证要点

1.辨虚实

心悸证候特点多为虚实相兼,故当首辨虚实。虚当审脏腑气、血、阴、阳何者偏虚,实当辨痰、饮、瘀、毒何邪为主。其次,当分清虚实之程度。正虚程度与脏腑虚损情况有关,即一脏虚损者轻,多脏虚损者重。在邪实方面,一般来说,单见一种夹杂者轻,多种合并夹杂者重。

2.辨脉象

脉搏的节律异常为本病的特征性征象,故尚需辨脉象。如脉率快速型心悸,可有一息六至之数脉,一息七至之疾脉,一息八至之极脉,一息九至之脱脉,一息十至以上之浮合脉。脉率过缓型心悸,可见一息四至之缓脉,一息三至之迟脉,一息二至之损脉,一息一至之败脉,两息一至之夺精脉。脉律不整型心悸,脉象可见有数时一止,止无定数之促脉;缓时一止,止无定数之结脉;脉来更代,几至一止,止有定数之代脉,或见脉象乍疏乍数,忽强忽弱之雀啄脉。临床应结合病史、症状,推断脉症从舍。一般认为,阳盛则促,数为阳热。若脉虽数、促而沉细、微细,伴有面浮肢肿,动则气短,形寒肢冷,舌质淡者,为虚寒之象。阴盛则结,迟而无力为虚寒,脉迟、结、代者,一般多属阴类脉。其中,结脉表示气血凝滞,代脉常表示元气虚衰、脏气衰微。凡久病体虚而脉弦滑搏指者为逆,病情重笃而脉散乱模糊者为病危之象。

3.辨病与辨证相结

合对心悸的临床辨证应结合引起心悸原发疾病的诊断,以提高辨证准确性,如功能性心律失常所引起的心悸,常表现为心率快速型心悸,多属心虚胆怯,心神不宁于活动后反而减轻为特点;冠心病心悸,多为阴虚气滞,气虚气滞,或气阴两虚,肝气郁结,久之痰瘀交阻而致;病毒性心肌炎引起的心悸,初起多为风温先犯肺卫,继之热毒逆犯于心,随后呈气阴两虚、瘀阻络脉证;风湿性心肌炎引起的心悸,多由风湿热邪杂至,合而为痹,痹阻心脉所致;病态窦房结综合征多由心阳不振,心搏无力所致;慢性肺源性心脏病所引起的心悸,则虚实兼夹为患,多心肾阳虚为本,水饮内停为标。

4.辨惊悸怔忡

大凡惊悸发病,多与情志因素有关,可由骤遇惊恐,忧思恼怒,悲哀过极或过度紧张而诱发,多为阵发性,实证居多,但也存在内虚因素。病来虽速,病情较轻,可自行缓解,不发时如常人。怔忡多由久病体虚、心脏受损所致,无精神因素亦可发生,常持续心悸,心中惕惕,不能自控,活动后加重。病来虽渐,病情较重,每属虚证,或虚中夹实,不发时亦可见脏腑虚损症状。惊悸日久不愈,亦可形成怔忡。

(二)治疗原则

心悸由脏腑气血阴阳亏虚、心神失养所致者,治当补益气血,调理阴阳,以求气血调畅,阴平阳秘,配合应用养心安神之品,促进脏腑功能的恢复。心悸因于邪毒、痰浊、水饮、瘀血等实邪所致者,治当清热解毒、化痰蠲饮、活血化瘀,配合应用重镇安神之品,以求邪去正安,心神得宁。临床上心悸表现为虚实夹杂时,当根据虚实轻重之多少,灵活应用清热解毒、益气养血、滋阴温阳、化痰蠲饮、行气化瘀、养心安神、重镇安神之法。

(三)分证论治

1.心虚胆怯

(1)主症:心悸不宁,善惊易恐,稍惊即发,劳则加重。

(2)兼次症:胸闷气短,自汗,坐卧不安,恶闻声响,失眠多梦而易惊醒。

(3)舌脉:舌质淡红,苔薄白;脉动数,或细弦。

(4)分析:心为神舍,心气不足易致神浮不敛,心神动摇,失眠多梦;胆气怯弱则善惊易恐,恶闻声响;心胆俱虚则更易为惊恐所伤,稍惊即悸;心位胸中,心气不足,胸中宗气运转无力,故胸闷气短;气虚卫外不固则自汗;劳累耗气,心气益虚,故劳则加重。脉动数或细弦为气血逆乱之象。

(5)治法:镇惊定志,养心安神。

(6)方药:安神定志丸加琥珀、磁石、朱砂。方中龙齿、琥珀、磁石镇惊宁神,朱砂、茯神、菖蒲、远志安神定惊,人参补益心气。兼见心阳不振,加附子、桂枝;兼心血不足,加熟地、阿胶;心悸气短,动则益甚,气虚明显时,加黄芪以增强益气之功;气虚自汗加麻黄根、浮小麦、瘪桃干、乌梅;气虚夹瘀者,加丹参、桃仁、红花;气虚夹湿,加泽泻,重用白术、茯苓;心气不敛,加五味子、酸枣仁、柏子仁,以收敛心气,养心安神;若心气郁结,心悸烦闷,精神抑郁,胸胁胀痛,加柴胡、郁金、合欢皮、绿萼梅、佛手。

2.心脾两虚

(1)主症:心悸气短,失眠多梦,思虑劳心则甚。

(2)兼次症:神疲乏力,眩晕健忘,面色无华,口唇色淡,纳少腹胀,大便溏薄,或胸胁胀痛,善太息。

(3)舌脉:舌质淡,苔薄白;脉细弱,或弦细。

(4)分析:心脾两虚主要指心血虚、脾气弱之气血两虚证。思虑劳心,暗耗心血,或脾气不足,生化乏源,皆可致心失血养,心神不宁,而见心悸、失眠多梦。思虑过度可劳伤心脾,故思虑劳心则甚。血虚则不能濡养脑髓,故眩晕健忘;不能上荣肌肤,故面色无华,口唇色淡。纳少腹胀,大便溏薄,神疲乏力,均为脾气虚之表现。气血虚弱,脉道失充,则脉细弱。肝气郁结则胸胁胀痛,善太息,脉弦。

(5)治法:补血养心,益气安神。

(6)方药:归脾汤。方中当归、龙眼肉补养心血;黄芪、人参、白术、炙甘草益气以生血;茯神、远志、酸枣仁宁心安神;木香行气,使补而不滞。气虚甚者重用人参、黄芪、白术、炙甘草,少佐肉桂,取少火生气之意;血虚甚者加熟地、白芍、阿胶。若心动悸脉结代,气短,神疲乏力,心烦失眠,五心烦热,自汗盗汗,胸闷,面色无华,舌质淡红少津,苔少或无,脉细数,为气阴两虚,治以益气养阴,养心安神,用炙甘草汤加减。本方益气补血,滋阴复脉。若兼肝气郁结,胸胁胀痛,泛酸、善太息,可改用逍遥散合左金丸为煎剂,以补益气血,调达肝郁,佐金以平木。

3.阴虚火旺

(1)主症:心悸少寐,眩晕耳鸣。

(2)兼次症:形体消瘦,五心烦热,潮热盗汗,腰膝酸软,咽干口燥,小便短黄,大便干结,或急躁易怒,胁肋胀痛,善太息。

(3)舌脉:舌红少津,苔少或无;脉细数或促。

(4)分析:肾阴亏虚,水不济火,以致心火亢盛,扰动心神,故心悸少寐;肾主骨生髓,腰为肾之府,肾虚则髓海不足,骨骼失养,故腰膝酸软,眩晕耳鸣;阴虚火旺,虚火内蒸,故形体消瘦,五心烦热,潮热盗汗,口干咽燥,小便短黄,大便干结;舌红少津,少苔或无苔,脉细数或促,为阴虚火旺之征。若肝气郁结,肝火内炽则急躁易怒,胁肋胀痛,善太息。

(5)治法:滋阴清火,养心安神。

(6)方药:天王补心丹或朱砂安神丸。阴虚心火不亢盛者,用天王补心丹。方中生地黄、玄参、麦冬、天冬养阴清热;当归、丹参补血养心;人参补益心气;朱砂、茯苓、远志、枣仁、柏子仁养心安神;五味子收敛心气;桔梗引药上行,以通心气。合而用之有滋阴清热,养心安神之功。汗多加山茱萸。若阴虚心火亢盛者,用朱砂安神丸。方中朱砂重镇安神;当归、生地黄养血滋阴;黄连清心泻火。合而用之有滋阴清火,养心安神之功。因朱砂有毒,不可过剂。本证亦可选用黄连阿胶汤。若肾阴亏虚,虚火妄动,梦遗腰酸者,此乃阴虚相火妄动,治当滋阴降火,方选知柏地黄丸加味,方中知母、黄柏清泻相火,六味地黄丸滋补肾阴,合而用之有滋阴降火之功。若兼肝郁,急躁易怒,胁肋胀痛,善太息,治法为养阴疏肝,可在六味地黄丸基础上加枳壳、青皮,常可获效。

4.心阳不振

(1)主症:心悸不安,动则尤甚,形寒肢冷。

（2）兼次症：胸闷气短，面色白，自汗，畏寒喜温，或伴心痛。

（3）舌脉：舌质淡，苔白；脉虚弱，或沉细无力。

（4）分析：久病体虚，损伤心阳，心失温养，则心悸不安；不能温煦肢体，故面色白，肢冷畏寒。胸中阳气虚衰，宗气运转无力，故胸闷气短。阳气不足，卫外不固，故自汗出。阳虚则无力鼓动血液运行，心脉痹阻，故心痛时作。舌质淡，脉虚弱无力，为心阳不振之征。

（5）治法：温补心阳。

（6）方药：桂枝甘草龙骨牡蛎汤。方中桂枝、炙甘草温补心阳，生龙齿、生牡蛎安神定悸。心阳不足，形寒肢冷者，加黄芪、人参、附子；大汗出者，重用人参、黄芪、浮小麦、山茱萸、麻黄根；或用独参汤煎服；兼见水饮内停者，选加葶苈子、五加皮、大腹皮、车前子、泽泻、猪苓；夹有瘀血者，加丹参、赤芍、桃仁、红花等；兼见阴伤者，加麦冬、玉竹、五味子；若心阳不振，以心动过缓为著者，酌加炙麻黄、补骨脂、附子，重用桂枝。如大汗淋漓，面青唇紫，肢冷脉微，气喘不能平卧，为亡阳征象，当急予独参汤或参附汤，送服黑锡丹，或参附注射液静脉注射或静脉点滴，以回阳救逆。

5.水饮凌心

（1）主症：心悸眩晕，肢面浮肿，下肢为甚，甚者咳喘，不能平卧。

（2）兼次症：胸脘痞满，纳呆食少，渴不欲饮，恶心呕吐，形寒肢冷，小便不利。

（3）舌脉：舌质淡胖，苔白滑；脉弦滑，或沉细而滑。

（4）分析：阳虚不能化水，水饮内停，上凌于心，故见心悸；饮溢肢体，故见浮肿。饮阻于中，清阳不升，则见眩晕；阻碍中焦，胃失和降，则脘痞，纳呆食少，恶心呕吐。阳气虚衰，不能温化水湿，膀胱气化失司，故小便不利。舌质淡胖，苔白滑，脉弦滑或沉细而滑，为水饮内停之象。

（5）治法：振奋心阳，化气利水。

（6）方药：苓桂术甘汤。本方通阳利水，为"病痰饮者，当以温药和之"的代表方剂。方中茯苓淡渗利水，桂枝、炙甘草通阳化气，白术健脾祛湿。兼见纳呆食少，加谷芽、麦芽、神曲、山楂、鸡内金；恶心呕吐，加半夏、陈皮、生姜；尿少肢肿，加泽泻、猪苓、防己、葶苈子、大腹皮、车前子；兼见肺气不宣，水饮射肺者，表现胸闷、咳喘，加杏仁、前胡、桔梗以宣肺，加葶苈子、五加皮、防己以泻肺利水；兼见瘀血者，加当归、川芎、刘寄奴、泽兰叶、益母草；若肾阳虚衰，不能制水，水气凌心，症见心悸，咳喘，不能平卧，尿少浮肿，可用真武汤。

6.心血瘀阻

（1）主症：心悸不安，胸闷不舒，心痛时作。

（2）兼次症：面色晦暗，唇甲青紫。或兼神疲乏力，少气懒言；或兼形寒肢冷；或兼两胁胀痛，善太息。

（3）舌脉：舌质紫暗，或舌边有瘀斑、瘀点；脉涩或结代。

（4）分析：心血瘀阻，心脉不畅，故心悸不安，胸闷不舒，心痛时作；若因气虚致瘀者，则气虚失养，兼见神疲乏力，少气懒言；若因阳气不足致瘀者，则阳虚生外寒而见形寒肢冷；若因肝气郁结，气滞致瘀者，则因肝郁气滞而兼见两胁胀痛，善太息；脉络瘀阻，故见面色晦暗，唇甲青紫；舌紫暗，舌边有瘀斑、瘀点，脉涩或结代，为瘀血内阻之征。

（5）治法：活血化瘀，理气通络。

（6）方药：桃仁红花煎。方中桃仁、红花、丹参、赤芍、川芎活血化瘀；延胡索、香附、青皮理气通络；生地黄、当归养血和血。合而用之有活血化瘀，理气通络之功。若因气滞而血瘀者，酌加柴胡、枳壳、郁金；若因气虚而血瘀者，去理气药，加黄芪、党参、白术；若因阳虚而血瘀者，酌加附子、桂枝、生姜;夹痰浊,症见胸闷不舒,苔浊腻者,酌加瓜蒌、半夏、胆南星;胸痛甚者,酌加乳香、没药、蒲黄、五灵脂、三七等。瘀血心悸亦可选丹参饮或血府逐瘀汤治疗。

7.痰浊阻滞

(1)主症:心悸气短,胸闷胀满。

(2)兼次症:食少腹胀,恶心呕吐,或伴烦躁失眠,口干口苦,纳呆,小便黄赤,大便秘结。

(3)舌脉:苔白腻或黄腻;脉弦滑。

(4)分析:痰浊阻滞心气,故心悸气短;气机不畅,故见胸闷胀满;痰阻气滞,胃失和降,故食少腹胀,恶心呕吐;痰郁化火,则见口干口苦,小便黄赤,大便秘结,苔黄腻等热象;痰火上扰,心神不宁,故烦躁失眠;痰多、苔腻、脉弦滑,为内有痰浊之象。

(5)治法:理气化痰,宁心安神。

(6)方药:导痰汤。方中半夏、陈皮、制南星、枳实理气化痰;茯苓健脾祛痰;远志、酸枣仁宁心安神。纳呆腹胀,兼脾虚者,加党参、白术、谷芽、麦芽、鸡内金;心悸伴烦躁口苦,苔黄,脉滑数,系痰火上扰,心神不宁,可加黄芩、苦参、黄连、竹茹,制南星易胆南星,或用黄连温胆汤;痰火伤津,大便秘结,加大黄、瓜蒌;痰火伤阴,口干盗汗,舌质红,少津,加麦冬、天冬、沙参、玉竹、石斛;烦躁不安,惊悸不宁,加生龙骨、生牡蛎、珍珠母、石决明以重镇安神。

8.邪毒侵心

(1)主症:心悸气短,胸闷胸痛。

(2)兼次症:发热,恶风,全身酸痛,神疲乏力,咽喉肿痛,咳嗽,口干渴。

(3)舌脉:舌质红,苔薄黄;脉浮数,或细数,或结代。

(4)分析:感受风热毒邪,侵犯肺卫,邪正相争,故发热恶风,全身酸痛,咽喉肿痛,咳嗽;表证未解,邪毒侵心,心体受损,耗气伤津,故心悸气短,胸闷胸痛,神疲乏力,口干口渴;舌红,苔薄黄,脉浮数,或细数,或结代,为风热毒邪袭表、侵心,气阴受损之征。

(5)治法:辛凉解表,清热解毒。

(6)方药:银翘散加减。方中金银花、连翘辛凉解表,清热解毒;薄荷、荆芥、豆豉疏风解表,透热外出;桔梗、牛蒡子、甘草宣肺止咳,利咽消肿;淡竹叶、芦根甘凉清热,生津止渴。合而用之有辛凉解表,清热解毒之功。若热毒甚,症见高热,咽喉肿痛,加板蓝根、大青叶、野菊花、紫花地丁等清热解毒之品;胸闷、胸痛者,加丹皮、赤芍、丹参等活血化瘀之品;口干口渴甚者,加生地黄、玄参;若热盛耗气伤阴,症见神疲,气短,脉细数,或结代者,合生脉散益气养阴,敛心气。若感受湿热之邪,湿热侵心,症见心悸气短,胸闷胸痛,腹泻,腹痛,恶心呕吐,腹胀纳呆,舌质红,苔黄腻者,治当清热祛湿,芳香化浊,方选甘露消毒丹或葛根芩连汤加减。若热病后期,邪毒已去,气阴两虚者,治当益气养阴,方选生脉散加味。

六、转归预后

心悸的转归预后与病因、诱因、发展趋势及发作时对血流动力学的影响密切相关。心悸因受惊而起,其病程短,病势浅,全身情况尚好,一般在病因消除或经过适当治疗或休息之后便能逐渐痊愈;但亦有惊悸日久不愈,逐渐变成怔忡。若因脏腑受损,功能失调,气血阴阳亏虚所致心悸,则病程较长,病势较重,经积极合理治疗亦多能痊愈。如出现下列情况则预后较差:心悸而汗出不止,四肢厥冷,喘促不得卧,下肢浮肿,面青唇紫,脉微欲绝者,属心悸喘脱证,预后严重;心悸而出现各种怪脉(严重心律失常之脉象);心悸突然出现昏厥抽搐者;心悸兼有真心痛者。以上情况皆是病情严重之证候,均应及时治疗和监护,密切观察病情变化。

七、临证要点

(1)在辨证论治基础上选加经现代药理研究有抗心律失常作用的中草药,可进一步提高疗效,如快速型心律失常加用益母草、苦参、黄连、莲子心、延胡索及中成药"黄杨宁"等;缓慢型心律失常加用麻黄、细辛、熟附子、桂枝及中成药"心宝"等。

(2)功能性心律失常,多为肝气郁结所致,特别是因情志而发者,当在辨证基础上加郁金、佛手、香附、柴胡、枳壳、合欢皮等疏肝解郁之品,往往取得良好效果。

(3)根据中医"久病必虚""久病入络"的理论,心悸日久当补益与通络并用。

(4)临证如出现严重心律失常,如室上性心动过速、快速心房颤动、三度房室传导阻滞、室性心动过速、严重心动过缓、病态窦房结综合征等,导致较严重的血流动力学异常者,当及时运用中、西医两法加以救治。

(5)病毒性心肌炎是近20余年来发病率较高的一种心律失常性疾病,常危及青少年的身体健康,对于这种病毒感染性心肌炎症,中医药有显著的优势。在治疗中要把握以下三点:①咽炎一天不除,病毒性心肌炎一天不辍。②气阴两虚贯穿疾病的始终。③阳气易复,阴血难复。

(陈 鑫)

第二节 胸 痹

胸痹是指以胸部闷痛,甚则胸痛彻背,短气喘息不得卧为主要临床表现的一种病证。

胸痹临床表现或轻或重,轻者仅偶感胸闷如窒或隐痛,呼吸欠畅,病发短暂轻微;重者则有胸痛,呈压榨样绞痛,严重者心痛彻背,背痛彻心,疼痛剧烈。常伴有心悸、气短、呼吸不畅,甚至喘促、悸恐不安等。多由劳累、饱餐、寒冷及情绪激动而诱发,亦可无明显诱因或安静时发病。

胸痹的临床表现最早见于《内经》。《灵枢·五邪篇》指出:"邪在心,则病心痛。"《素问·藏气法时论》亦说:"心病者,胸中痛,胁支满,胁下痛,膺背肩胛间痛,两臂内痛"。《素问·缪刺论》又有"卒心痛""厥心痛"之称。《素问·厥论篇》还说:"真心痛,手足青至节,心痛甚,旦发夕死,夕发旦死。"把心痛严重,并迅速造成死亡者,称为"真心痛",亦即胸痹的重证。汉·张仲景在《金匮要略·胸痹心痛短气病脉证治》篇说:"胸痹之病,喘息咳唾,胸背痛,短气,寸口脉沉而迟,关上小紧数,瓜蒌薤白白酒汤主之。""胸痹不得卧,心痛彻背者,瓜蒌薤白半夏汤主之。"正式提出了"胸痹"的名称,并进行专门的论述,把病因病机归纳为"阳微阴弦",即上焦阳气不足,下焦阴寒气盛,认为乃本虚标实之证。宋金元时期,有关胸痹的论述更多。如《圣济总录·胸痹门》有"胸痹者,胸痹痛之类也……胸脊两乳间刺痛,甚则引背胛,或彻背膂"的症状记载。《太平圣惠方》将心痛、胸痹并列,在"治卒心痛诸方""治久心痛诸方""治胸痹诸方"等篇中,收集治疗本病的方剂较多,组方当中,芳香、辛散、温通之品,常与益气、养血、滋阴、温阳之品相互为用,标本兼顾,丰富了胸痹的治疗内容。到了明清时期,对胸痹的认识有了进一步提高。如《症因脉治·胸痛论》:"歧骨之上作痛,乃为胸痛"。"内伤胸痛之因,七情六欲,动其心火,刑及肺金;或怫郁气逆,伤其肺道,则痰凝气结;或过饮辛热,伤其上焦,则血积于内,而闷闷胸痛矣"。又如《玉机微义·心痛》中揭示胸痹不仅有实证,亦有虚证;尤其是对心痛与胃脘痛进行了明确的鉴别。

在治疗方面,《内经》提出了针刺治疗的穴位和方法,《灵枢·五味》篇还有"心病宜食薤"的记载;《金匮要略》强调以宣痹通阳为主;《世医得效方·心痛门》提出了用苏合香丸芳香温通的方法"治卒暴心痛"。后世医家总结前人的经验,又提出了活血化瘀的治疗方法,如《证治准绳·诸痛门》提出用大剂桃仁、红花、降香、失笑散等治疗死血心痛;《时方歌括》用丹参饮治心腹诸痛;《医林改错》用血府逐瘀汤治疗胸痹心痛等。这些方法为治疗胸痹开辟了广阔的途径。

现代医学的冠状动脉粥样硬化性心脏病(心绞痛、心肌梗死)、心包炎、二尖瓣脱垂综合征、病毒性心肌炎、心肌病、慢性阻塞性肺气肿等疾病,出现胸痹的临床表现时,可参考本节进行辨证论治。

一、病因病机

胸痹发生多与寒邪内侵、饮食失调、情志失节、劳倦内伤、年迈体虚等因素有关。其病机分虚实两端,实为气滞、寒凝、血瘀、痰浊,痹阻胸阳,阻滞心脉;虚为气虚、阴伤、阳衰,脾、肝、肾亏虚,心脉失养。

(一)寒邪内侵

素体阳虚,胸阳不振,阴寒之邪乘虚而入,寒主收引,寒凝气滞,抑遏阳气,胸阳不展,血行瘀滞不畅,而发本病。如《诸病源候论》曰:"寒气客于五脏六腑,因虚而发,上冲胸间,则胸痹。"《类证治裁·胸痹》曰:"胸痹,胸中阳微不运,久则阴乘阳位,而为痹结也。"阐述了本病由阳虚感寒而发作。

(二)情志失节

郁怒伤肝,肝失疏泄,肝郁气滞,甚则气郁化火,灼津成痰;忧思伤脾,脾失健运,津液不布,遂聚成痰。气滞、痰郁交阻,既可使血行失畅,脉络不利,而致气血瘀滞,又可导致胸中气机不畅,胸阳不运,心脉痹阻,心失所养,不通则痛,而发胸痹。《杂病源流犀烛·心病源流》曰:"总之七情之由作心痛,七情失调可致气血耗逆,心脉失畅,痹阻不通而发心痛。"

(三)饮食失调

饮食不节,嗜酒或过食肥甘生冷,以致脾胃损伤,运化失健,聚湿成痰,上犯心胸,痰阻脉络,胸阳失展,气机不畅,心脉闭阻,而成胸痹。

(四)劳倦内伤

思虑过度,心血暗耗,或肾阴亏虚,不能滋养五脏之阴,水不涵木,不能上济于心,心肝火旺,使心阴内耗,阴液不足,心火燔炽,不汲肾水,脉道失润;或劳倦伤脾,脾虚转输失职,气血生化乏源,无以濡养心脉,拘急而痛;或积劳伤阳,心肾阳微,阴寒痰饮乘于阳位,鼓动无力,胸阳失展,血行涩滞,而发胸痹。

(五)年迈体虚

久病体虚,暴病伤正;或中老年人,肾气不足,精血渐衰,以致心气不足,心阳不振,肾阳虚衰,不能鼓舞五脏之阳,血脉失于温煦,痹阻不畅,心胸失养而酿成本病。

胸痹的病位在心,然其发病多与肝、脾、肾三脏功能失调有关,如肾虚、肝郁、脾失健运等。

胸痹的主要病机为心脉痹阻,病理变化主要表现为本虚标实,虚实夹杂。本虚有气虚、血虚、阳虚、阴虚,又可阴损及阳,阳损及阴,而表现出气阴两虚,气血双亏,阴阳两虚,甚至阳微阴竭,心阳外越;标实为气滞、血瘀、寒凝、痰阻,且又可相兼为病,如气滞血瘀,寒凝气滞,痰瘀交阻等。本病多在中年以后发生,发作期以标实表现为主,并以血瘀为突出特点,缓解期主要见心、脾、肾气血阴阳之亏虚,其中又以心气虚最为常见。

二、诊断要点

(一)症状

(1)以胸部闷痛为主症,多见膻中或心前区憋闷疼痛,甚则痛彻左肩背、咽喉、胃脘部、左上臂内侧等部位;呈反复发作性或持续不解,常伴有心悸、气短、自汗,甚则喘息不得卧。

(2)胸闷胸痛一般持续几秒到几十分钟,休息或服药后大多可迅速缓解;严重者可见突然发病,心跳加快,疼痛剧烈,持续不解,汗出肢冷,面色苍白,唇甲青紫,或心律失常等证候,并可发生猝死。

(3)多见于中年以上,常因情志抑郁恼怒,操劳过度,多饮暴食,气候变化等而诱发。亦有无明显诱因或安静时发病者。

(二)检查

心电图检查可见 ST 段改变等阳性改变,必要时可做动态心电图、心功能测定、运动试验、心电图等。血常规、血沉、血清酶学检查,有助于进一步明确诊断。

三、鉴别诊断

(一)胃脘痛

心在脘上,脘在心下,故有胃脘当心而痛之称,以其部位相近。尤胸痹之不典型者,其疼痛可在胃脘部,极易混淆。但胸痹以闷痛为主,为时极短,虽与饮食有关,休息、服药常可缓解;胃痛发病部位在上腹部,局部可有压痛,以胀痛为主,持续时间较长,常伴有食少纳呆、恶心呕吐、泛酸嘈杂等消化系统症状。做 B 超、胃肠造影、胃镜、淀粉酶检查,可以鉴别。

(二)悬饮

悬饮、胸痹均有胸痛。但胸痹为当胸闷痛,可向左肩或左臂内侧等部位放射,常因受寒饱餐、情绪激动、劳累而突然发作,持续时间短暂;悬饮为胸胁胀痛,持续不解,多伴有咳唾,肋间饱满,转侧不能平卧,呼吸时疼痛加重,或有咳嗽、咳痰等肺系证候。

(三)胁痛

疼痛部位在两胁部,以右胁部为主,肋缘下或有压痛点。疼痛特点或刺痛不移,或胀痛不休,或隐隐作痛,很少短暂即逝,可合并厌油腻、发热、黄疸等症。肝胆 B 超、胃镜、肝功能、淀粉酶检查有助区分。

(四)真心痛

真心痛乃胸痹的进一步发展。症见心痛剧烈,甚则持续不解,伴有肢冷汗出,面色苍白,喘促唇紫,手足青至节,脉微欲绝或结代等危重急症。

四、辨证

胸痹首先辨别虚实,分清标本。发作期以标实为主,缓解期以本虚为主。

标实应区别气滞、血瘀、寒凝、痰浊的不同。闷重而痛轻,兼见胸胁胀满,憋气,善太息,苔薄白、脉弦者,多属气滞;胸部窒闷而痛,伴唾吐痰涎,苔腻,脉弦滑或弦数者,多属痰浊;胸痛如绞,遇寒则发,或得冷加剧,伴畏寒肢冷,舌淡苔白,脉细,为寒凝心脉;刺痛固定不移,痛有定处,夜间多发,舌紫黯或有瘀斑,脉结代或涩,由心脉瘀滞所致。

本虚又应区别阴阳气血亏虚的不同。心胸隐痛而闷,因劳累而发,伴心慌、气短、乏力,舌淡胖嫩,边有齿痕,脉沉细或结代者,多属心气不足;若绞痛兼见胸闷气短,四肢厥冷,神倦自汗,脉沉细,则为心阳不振;隐痛时作时止,缠绵不休,动则多发,伴口干,舌淡红而少苔,脉细而数,则属气阴两虚表现。

胸痹的疼痛程度与发作频率及持续时间与病情轻重程度密切相关。疼痛持续时间短暂,瞬息即逝者多轻;持续时间长,反复发作者多重;若持续数小时甚至数天不休者常为重症或危候。

一般疼痛发作次数多少与病情轻重程度成正比。若疼痛遇劳发作,休息或服药后能缓解者为顺症;服药后难以缓解者常为危候。

(一)寒凝心脉

证候:卒然心痛如绞,心痛彻背,背痛彻心,心悸气短,喘不得卧,形寒肢冷,面色苍白,冷汗自出,多因气候骤冷或骤感风寒而发病或加重,苔薄白,脉沉紧或沉细。

分析:寒邪侵袭,阳气不运,气机阻痹,故见卒然心痛如绞,或心痛彻背,背痛彻心,感寒则痛甚;阳气不足,故形寒肢冷,面色苍白;胸阳不振,气机受阻,故见喘不得卧,心悸气短;苔薄白,脉沉紧或沉细,均为阴寒凝滞,阳气不运之候。

(二)气滞心胸

证候:心胸满闷,隐痛阵发,痛无定处,时欲太息,情绪波动时容易诱发或加重,或兼有脘痞胀满,得嗳气或矢气则舒,苔薄或薄腻,脉细弦。

分析:郁怒伤肝,肝失疏泄,气滞上焦,胸阳失展,心脉不和,故心胸满闷,隐痛阵发,痛无定处;情志不遂则气机郁结加重,故心痛加重,而太息则气机稍畅,心痛稍减;肝郁气结,木失条达,横逆犯脾,脾失健运则脘痞胀满;苔薄或薄腻,脉细弦为肝气郁结之象。

(三)心血瘀阻

证候:心胸剧痛,如刺如绞,痛有定处,甚则心痛彻背,背痛彻心,或痛引肩背,伴有胸闷心悸,日久不愈,可因暴怒、劳累而加重,面色晦暗,舌质暗红或紫黯,或有瘀斑,苔薄脉弦涩或促、结、代。

分析:气机阻滞,瘀血内停,络脉不通,不通则痛,故见心胸剧痛,如刺如绞,痛有定处,甚则心痛彻背,背痛彻心,或痛引肩背,伴有胸闷,日久不愈;瘀血阻塞,心失所养,故心悸不宁,面色晦暗;暴怒伤肝,气机逆乱,气滞血瘀更重,故可因暴怒而加重;舌质暗红或紫黯,或有瘀斑,苔薄,脉弦涩或促、结、代均为瘀血内阻之候。

(四)痰浊闭阻

证候:胸闷重而心痛,痰多气短,倦怠肢重,遇阴雨天易发作或加重,伴有纳呆便溏,口黏恶心,咯吐痰涎,舌体胖大且边有齿痕,苔白腻或白滑,脉滑。

分析:痰浊内阻,胸阳失展,气机痹阻,故胸闷重而疼痛,痰多气短;阴雨天湿气更甚,故遇之易发作或加重;痰浊困脾,脾气不运,故倦怠肢重,纳呆便溏,口黏恶心;咯吐痰涎,舌体胖大,有齿痕,苔白腻或滑,脉滑,均为痰浊闭阻之象。

(五)心肾阴虚

证候:心痛憋闷,灼痛心悸,五心烦热,潮热盗汗,或头晕耳鸣,腰膝酸软,口干便秘,舌红少津,苔薄或剥,脉细数或促代。

分析:心肾不交,虚热内灼,气机不利,血脉不畅,故心痛时作,灼痛或憋闷;久病或热病伤阴,暗耗心血,血虚不足以养心,则心悸;阴虚生内热,则五心烦热,潮热盗汗;肾阴虚,则见头晕耳鸣,腰膝酸软;口干便秘,舌红少苔,脉细数或促代,均为阴虚有热之象。

(六)心肾阳虚

证候:心悸而痛,胸闷气短,自汗,动则更甚,神倦怯寒,面色㿠白,四肢不温或肿胀,舌质淡胖,苔白或腻,脉沉细迟。

分析:阳气虚衰,胸阳不振,气机痹阻,血行瘀滞,血脉失于温煦,故见胸闷心痛,心悸气短,自汗,动则耗气更甚;阳虚不足以温运四肢百骸,则神倦怯寒,面色㿠白,四肢不温;肾阳虚,不能制水,故四肢肿胀;舌质淡胖,苔白或腻,脉沉细迟均为阳气虚衰之候。

(七)气阴两虚

证候:心胸隐痛,时作时休,胸闷气促,心悸自汗,动则喘息益甚,倦怠懒言,面色少华,舌质淡红,苔薄白,脉虚细缓或结代。

分析:思虑伤神,劳心过度,损伤心气,阴血亏耗,血瘀心脉,故见胸闷隐痛,时作时休,心悸气促,倦怠懒言等;心气虚,则自汗;气血不荣于上,则面色少华;淡红舌,脉虚细缓,均为气阴两虚之征。

五、治疗

本病的治疗原则应先治其标,后治其本,先从祛邪入手,然后再予扶正,必要时可根据虚实标本的主次,兼顾同治。标实当泻,针对气滞、血瘀、寒凝、痰浊而疏理气机,活血化瘀,辛温通阳,泄浊豁痰,尤重活血通脉治法;本虚宜补,权衡心脏阴阳气血之不足,有无兼见肺、肝、脾、肾等脏之亏虚,补气温阳,滋阴益肾。

(一)中药治疗

1.寒凝心脉

治法:辛温散寒,宣通心阳。

处方:枳实薤白桂枝汤合当归四逆汤加减。

两方皆能辛温散寒,助阳通脉。前方重在通阳理气,用于胸痹阴寒证,心中痞满,胸闷气短者;后方则以温经散寒为主,用于血虚寒厥证,见胸痛如绞,手足不温,冷汗自出,脉沉细者。方中桂枝、细辛温散寒邪,通阳止痛;薤白、瓜蒌化痰通阳,行气止痛;当归、芍药养血活血;芍药与甘草相配,缓急止痛;枳实、厚朴、理气通脉;大枣养脾和营。共成辛温散寒,通阳止痛之功。

若阴寒极盛之胸痹重症,胸痛剧烈,心痛彻背,背痛彻心,痛无休止,当用温通散寒之法,予乌头赤石脂丸加荜茇、高良姜、细辛等治疗。方中以乌头雄烈刚燥,散寒通络止痛;附子、干姜温阳逐寒;蜀椒温经下气开郁;为防药物过于辛散,配赤石脂入心经,而固摄收涩阳气。若痛剧而四肢不温,冷汗自出,可含化苏合香丸或麝香保心丸,以芳香化浊,温通开窍,每获即速止痛效果。

另外,可选用苏冰滴丸,每次2~4粒,每天3次。

2.气滞心胸

治法:疏调气机,活血通络。

处方:柴胡疏肝散加减。

本方疏肝理气,适用于肝气郁结、气滞上焦、胸阳失展、血脉失和之胸胁疼痛。方用四逆散去枳实,加香附、枳壳、川芎、陈皮行气疏肝,和血止痛。其中柴胡与枳壳相配可升降气机;白芍与甘草同用可缓急舒脉止痛;香附、陈皮以增强理气解郁之功;川芎为血中之气药,既可活血又能调畅气机。全方共奏疏调气机、和血通脉之功效。根据需要,还可选用木香、沉香、降香、檀香、延胡索、砂仁、厚朴等芳香理气及破气之品,但不可久用,以免耗散正气。

若气郁日久化热,出现心烦易怒,口干便秘,舌红苔黄,脉弦数等证者,用丹栀逍遥散疏肝清热;便秘严重者,用当归龙荟丸以泻郁火;如胸闷、心痛明显,为气滞血瘀之象,可合用失笑散,以增强活血行瘀,散结止痛之作用。

另外,可选用冠心苏合丸,每次 3 g,每天 2 次。

3.心血瘀阻

治法:活血化瘀,通脉止痛。

处方:血府逐瘀汤加减。

本方祛瘀通脉,行气止痛,用于胸中瘀阻,血行不畅,心胸疼痛,痛有定处,胸闷、心悸之胸痹。方中当归、川芎、桃仁、红花、赤芍活血化瘀,疏通血脉;柴胡、桔梗与枳壳、牛膝配伍,升降结合,调畅气机,开胸通阳,行气活血;生地养阴而调血燥。诸药共成祛瘀通脉、行气止痛之剂。

若瘀血痹阻重症,胸痛剧烈,可加乳香、没药、丹参、郁金、降香等加强活血理气之力;若血瘀、气滞并重,胸闷痛甚者,加沉香、檀香、荜茇等辛香理气止痛药物;若寒凝血瘀或阳虚血瘀者,症见畏寒肢冷,脉沉细或沉迟者,加肉桂、细辛、高良姜、薤白等温通散寒之品,或人参、附子等温阳益气之品;若伴有气短乏力、自汗、脉细缓或结代,乃气虚血瘀之象,当益气活血,用人参养营汤合桃红四物汤加减,重用人参、黄芪等益气祛瘀之品。

还可选用三七、苏木、泽兰、鸡血藤、益母草、水蛭、王不留行、丹皮等活血化瘀药物,加强祛瘀疗效。但破血之品应慎用,且不可久用、多用,以免耗伤正气。在应用活血、破血类药物时,必须注意有无出血倾向或征象,一旦发现,立即停用,并予以相应处理。

另外,可选用活心丸,每次含服或吞服,1～2 丸。

4.痰浊阻闭

治法:通阳化浊,豁痰宣痹。

处方:瓜蒌薤白半夏汤合涤痰汤加减。

两方均能温通豁痰,前方通阳行气,用于痰阻气滞,胸阳痹阻者;后方健脾益气,豁痰开窍,用于脾虚失运,痰阻心窍者。方中瓜蒌、薤白化痰通阳,行气止痛;半夏、胆南星、竹茹清热化痰;人参、茯苓、甘草健脾益气;石菖蒲、陈皮、枳实理气宽胸。全方共奏通阳化饮、泄浊化痰、散结止痛之功。

若痰浊郁而化热,证见咳痰黄稠,便干,苔黄腻者,可用黄连温胆汤加郁金清化痰热而理气活血;痰热兼有郁火者,加海浮石、海蛤壳、黑山栀、天竺黄、竹沥化痰火之胶结;大便干结,加生大黄通腑逐痰;痰瘀交阻,证见胸闷如窒,心胸隐痛或绞痛阵发,苔白腻,舌暗紫或有瘀斑,当通阳化痰散结,加血府逐瘀汤;若瘀浊闭塞心脉,卒然剧痛,可用苏合香丸。

5.心肾阴虚

治法:滋阴清热,养心和络。

处方:天王补心丹合炙甘草汤。

两方均为滋阴养心之剂;前方以养心安神为主,治疗心肾两虚,阴虚血少者;后方以养阴复脉见长,用于气阴两虚,心动悸,脉结代之症。方中以生地、玄参、天冬、麦冬滋水养阴以降虚火;人参、炙甘草、茯苓益助心气;桂枝、大枣补气通阳,寓从阳引阴之意;柏子仁、酸枣仁、五味子、远志交通心肾,养心安神,化阴敛汗;丹参、当归身、芍药、阿胶滋养心血而通心脉;桔梗、辰砂为引使之品。本方能使心阴复,虚火平,血脉利,则心胸灼痛得解。

若阴不敛阳,虚火内扰心神,心烦不寐,舌尖红少津者,可用酸枣仁汤清热除烦安神;若不效者,再予黄连阿胶汤,滋阴清火,宁心安神。若兼见风阳上扰,用珍珠母、灵磁石、石决明、琥珀等重镇潜阳之品,或用羚羊钩藤汤加减;心肾阴虚者,兼见头晕耳鸣,腰膝酸软,遗精盗汗,口燥咽干,用左归饮补益肾阴,填精益髓,或河车大造丸滋肾养阴清热;若心肾真阴欲竭,当用大剂西洋参、鲜生地、石斛、麦冬、山萸肉等急救真阴,并佐用生牡蛎、乌梅肉、五味子、甘草等酸甘化阴,且敛其阴。

另外,可选滋心阴口服液,每次 10 mL,每天 2 次。

6.心肾阳虚

治法:温振心阳,补益阳气。

处方:参附汤合右归饮加减。

两方均能补益阳气,前方大补元气,温补心阳;后方温肾助阳,补益精气。方中人参、姜、枣、炙甘草大补元气,以益心气复脉;附子辛热,温补真阳;肉桂振奋心阳;熟地、山萸肉、枸杞子、杜仲、山药为温肾助阳、补益精气之要药。

若兼肾阳虚,可合金匮肾气丸,或用六味地黄丸滋阴固本,从阴引阳,共为温补肾阳之剂;心肾阳衰,不能化气行水,水饮上凌心肺,加用真武汤;若阳虚欲脱厥逆者,用四逆加人参汤,温阳益气,回阳救逆;若阳虚寒凝而兼气滞血瘀者,可选用薤白、沉香、降香、檀香、香附、鸡血藤、泽兰、川芎、桃仁、红花、延胡索、乳香、没药等偏于温性的理气活血药物。

另外,可选用麝香保心丸,每次含服或吞服 1~2 粒。

7.气阴两虚

治法:益气养阴,活血通脉。

处方:生脉散合人参养营汤加减。

上方皆能补益心气。生脉散长于益心气,敛心阴,适用于心气不足,心阴亏耗者;人参养营汤补气养血,安神宁心,适用于胸闷气短,头昏神疲。方中人参、黄芪、炙甘草大补元气,通经利脉;肉桂通心阳,散寒气,疗心痛,纳气归肾;麦冬、五味子滋养心阴,收敛心气;熟地、当归、白芍养血活血。配茯苓、白术、陈皮、远志,补后天之本,滋气血生化之源,以宁心定志。

若兼见神疲乏力,纳呆,失眠多梦等,可用养心汤加半夏曲、茯苓以健脾和胃,补益心脾,养心安神;若气阴两虚,兼见口燥咽干,心烦失眠,舌红,用生脉散合归脾汤加减;兼有气滞血瘀者,可加川芎、郁金以行气活血;兼见痰浊之象者,可用茯苓、白术、白蔻仁以健脾化痰。

另外,可选用补心气口服液,每天 10 mL,每天 2 次;或滋心阴口服液,每次 10 mL,每天 2 次。

(二)针灸治疗

1.基本处方

心俞、巨阙、膻中、内关、郄门。

心俞、巨阙属俞募相配,膻中、心俞前后相配,通调心气;内关、郄门同经相配,宽胸理气,缓急止痛。

2.加减运用

(1)寒凝心脉证:加厥阴俞、通里、气海以温经散寒、宣通心阳。背俞穴、气海可加灸,余穴针用平补平泻法。

（2）气滞心胸证：加阳陵泉、太冲以疏肝理气、调畅气机，针用泻法。余穴针用平补平泻法。若脘痞胀满甚者，加中脘以健脾和中、疏导中州气机，针用平补平泻法。

（3）心血瘀阻证：加膈俞、血海、阴郄以活血化瘀、通脉止痛。诸穴针用平补平泻法。

（4）痰浊阻闭证：加太渊、丰隆、足三里、阴陵泉以通阳化浊、豁痰宣痹。诸穴针用平补平泻法。

（5）心肾阴虚证：加肾俞、太溪、三阴交、少海以滋阴清热、养心和络，针用补法。余穴针用平补平泻法。

（6）心肾阳虚证：加肾俞、气海、关元、百会、命门以振奋心肾之阳。诸穴针用补法，关元、气海、命门、背俞穴可加灸。

（7）气阴两虚证：加足三里、气海、阴郄、少海以益气养阴、活血通脉。诸穴针用补法。

3.其他

（1）耳针疗法：取胸、神门、心、肺、交感、皮质下，每次选3～5穴，用捻转手法强刺激，一般每穴捻1～2分钟，留针15～20分钟，可以每隔5分钟捻转1次。

（2）电针疗法：取内关、神门、胸上段夹脊穴，通电刺激5～15分钟，采用密波，达到有麻、电放射感即可。

（3）穴位注射疗法：取内关、郄门、间使、少海、心俞、足三里、三阴交，用复方当归（10%葡萄糖稀释）、维生素 B_{12} 0.25 mg、复方丹参注射液等，每次选2～3穴，每穴注射0.5～1 mL，隔天1次。

（4）皮内针疗法：取内关、心俞、厥阴俞、膈俞，每次选1对，埋针1～3天，冬天可延长到5～7天。

（陈　鑫）

第三节　心　衰

心衰是由不同病因引起心脉气力衰竭，心体受损，心动无力，血流不畅，逐渐引起诸脏腑功能失调，以心悸、喘促、尿少、水肿等为主要临床表现的危重病证。心衰在临床有急慢之分。其急者表现怔忡，气急，不能平卧，呈坐位，面色苍白，汗出如雨，口唇青紫，阵咳，咯出粉色泡沫样痰，脉多疾数。慢者表现心悸，短气不足以息，夜间尤甚，不能平卧或睡中憋醒，胸中如塞，口唇、爪甲发绀，烦躁，腹胀，右肋下癥块，下肢水肿。

心衰的病位在心，但与肺、脾、肝、肾有关。其发生可源于心脏本身，也可源于其他四脏，其病机关键为心肾阳虚，肺肝血瘀，为本虚标实之疾，其本虚有气虚、阳损、阴伤，或气阴两虚，或阴阳俱损。标实为气滞、血瘀、水结。治疗当标本兼治，急则治标，缓则治本。治本不外益气温阳敛阴，治标为化瘀、利水、逐饮。中医治疗在改善症状、提高生命质量、减少再住院率、降低病死率等方面具有优势。

西医学中称为心功能不全，据国外统计，人群中心衰的患病率为1.5%～2.0%，65岁以上可达6%～10%，且在过去的40年中，心衰导致的死亡人数增加了3～6倍。我国对35～74岁城市居民共15 518人随机抽样调查的结果：心衰患病率为0.9%，按计算约有400万名心衰患者，其中男性为0.7%，女性为1.0%，女性高于男性。随着年龄增高，心衰的患病率显著上升，城市高于农村，北方明显高于南方。心功能不全具备上述临床表现者，均可以参考本节辨证论治。

一、病因

(一)原发病因

1.源于心

久患心脏之疾,如心悸、心痹、心痛、克山病、心肌炎及先天性心脏病等,导致心气内虚,日久心体肿胀,若再遇外邪侵袭,或情绪刺激,或因过劳,进一步损伤心体,侵蚀心阳,心阳不振,心力乏竭,不能鼓动血液运行,使瘀血阻滞,心脉不通。一则脏腑、肌腠缺血而失养,二则迫使血中水津外渗,进而出现脏腑功能失调,水饮凌心射肺或停积局部及水湿泛溢肌肤之证候,发为心衰。

2.源于肺

久咳、久喘、久哮等肺系慢性疾病反复发作,迁延或失治,痰浊潴留,伏着于肺,肺气壅塞不畅,痰瘀阻于肺管气道,使肺气胀满不能敛降,导致肺之体用俱损,病变首先在肺,继则影响脾、肾,后期病及于心。因肺朝百脉,肺气辅佐心脏运行血脉,肺伤则不能助心主治节,致使血行不畅,血瘀肺脉,肺气更加壅塞,造成气虚血滞、血滞气郁,由肺及心,心血瘀阻不通,日久心力乏竭,心体受损,发为心衰。

3.源于肝

久患肝脏之疾,或暴怒伤肝,导致肝失疏泄之机和条达之性,肝所藏之血不能施泄于外,血结于内,引起肝气滞心气乏,鼓动无力,血液循环不畅,瘀阻于心,引发血中水津外渗而致水肿、喘咳等证候,发为心衰。

4.源于肾

肾为精血之源,又为水火既济之脏,肾脉上络于心,久患肾脏之疾,则肾体受损,肾阳受伤,命火不足,相火不发,不能蒸精化液生髓,髓少不能生血,血虚不能上奉于心,心体失养,心阳亏乏,心气内脱,心动无力,则血行不畅,瘀结于心,导致心体胀大,发为心力衰竭。

5.源于脾胃

脾胃之脉络于心,心气之源受之于脾,脾又为统血之脏。食气入胃,浊气归心。因此久患脾胃之疾,或思虑过度,或饮食不节(肥甘滋腻及长期饮酒、咸食),损伤脾胃,致使中气虚衰,中轴升降无力,引起水谷精微不能奉养于心主。元气不能上充于心,则心气内乏,鼓动无力,血瘀在心,日久心体胀大,或津血不足,心体失养,体用俱损,发为心力衰竭。

(二)诱因

1.外感

多由外感六淫之邪,袭卫束表,内迫于肺,肺失宣降,痰浊内蕴,影响辅心以治节功能,使心不主血脉,加重心力衰竭。

2.过劳

劳则气耗,心气受损,发为心力衰竭。

3.药物

某些药物如过于苦寒,过于辛温,或输液过速等均导致心气耗散,诱发心力衰竭。

二、病机

(一)发病

多以起病缓慢,逐渐加重为特点。初起见劳累后心悸,气短,疲乏无力,休息后可缓解,逐渐发展为休息时仍觉心悸不宁,喘促难卧,尿少,水肿,口唇爪甲青紫等。少数发病急,突然气急,端坐呼吸,不得卧,面色苍白,汗出如雨,口唇青黑,阵咳,咯吐粉红色泡沫样痰,脉多疾数。

(二)病位

在心,为心之体用俱病,与肺、脾、肝、肾密切相关。

(三)病性

为本虚标实之疾。虚者,以气虚、阳虚为本。病初多为气虚,病久则见阳虚,根据患者体质及原发疾病不同,少数患者可见血虚或阴虚。病变过程中,逐渐形成病理产物,为饮、为痰、为瘀、为浊,阻滞气机,发展为气滞血瘀水结之标实之疾。最终为心肾阳虚,肺肝血瘀,虚实夹杂。

(四)病势

缓慢发病者,初起时症状较轻,仅见劳累后心悸,气短,乏力,休息后症状可减轻或消失。随病情加重,出现休息状态下仍觉心悸不宁,喘促难卧,腹胀尿少,水肿,甚至神昏等。发病急骤者,突然气急呈端坐呼吸,面色苍白,汗出如雨,咯吐血色泡沫痰,唇青肢冷,救治及时,尚可转安,稍有延误,则昏厥死亡。

(五)病机转化

多种原因导致心气虚,心动无力,久之则心力内乏,乏久必竭。心气虚衰而竭,则血行不畅,引起机体内外血虚和血瘀的病理状态。血行不畅则五脏六腑失其濡养,心失所养则心气更虚,瘀阻更甚,日久则心体胀大;子盗母气,心体胀大日久则累及于肝,血瘀在肝,则肝体肿大,失其疏泄之职,气机不畅,影响脾胃升降之机,见腹胀,纳呆,便溏或便秘;瘀血在肾,则水道不通,开阖不利,形成水肿;瘀血在肺,则上焦不宣,肺气郁闭,壅塞不畅,故见咳喘,呼吸困难。

津血同源,血瘀日久导致阴津不足,出现气阴两虚,故患者表现口干,心烦。由于心气不足,血不能行全身以濡养诸脏,肾失所养而导致肾虚,肾阳虚则膀胱失其气化,水渎失司。另外,心肾阳虚,不能温煦脾胃,可使中焦运化无权,湿浊内蕴。同时"血不利则为水",水邪内泛外溢,凌心射肺,则悸喘不宁。心阳根于肾阳,阳气衰竭,心气外脱,心液随气外泄,故见喘悸不宁,烦躁不安,汗出如雨如油,四肢厥冷,尿少水肿等症。

总之,心力衰竭是全身性疾病,病初以气虚阳虚为主,偶见阴虚;病变过程中,因气虚无力运血或阴虚脉道不充,则成血瘀;阳气不足,水津失于气化,形成水肿;病延日久者,正气日衰,五脏俱败,正不胜邪,最终可致心气衰微,心阳欲脱之险证。虚和瘀贯穿疾病的始终,虚有气虚、阴虚、阳虚。瘀有因虚致瘀、因实致瘀,虚越甚,瘀越重。水是疾病发展过程中的病理产物,病越重,水越盛。

所以心肾阳虚为病之本,血瘀水停为病之标,本虚标实。又因心力衰竭患者内脏俱病,正气虚衰,每易罹受外邪,新感引动宿疾,使心力衰竭反复而逐年加重。

(六)证类病机

心力衰竭过程是因虚致实,实又可致更虚的恶性循环,以气虚阳虚为本,发展为气阴两虚、气虚血瘀、阴阳两虚、阳虚水泛、阳衰气脱等不同病理过程。

1.心气(阳)虚证

由于年老体弱,久患心脏之疾或他脏之疾累于心,使心气亏耗。心气内乏,无力帅血,心神涣散而不藏,故见心悸不安;动则气耗,故见乏力,气短不足以息,动则益甚。汗为心之液,气不固护,见汗液自出。脉道鼓动无力,则见脉弱或结或代。此候为心力衰竭早期表现。

2.气阴两虚证

心居胸中,为宗气所聚,心气亏虚,气不生津,津随气耗,出现阴虚;或心气亏乏,不能固护,营阴不能内守;或气(阳)虚日久,阳损及阴,出现气阴两虚。也可见于急性或慢性心力衰竭反复发作之人久用温阳利水之剂,耗竭阴津,致心之气阴两虚。由于心气不足,气不布津,津液不能上承,故出现口干;心阴亏虚,虚火内生,蒸津外泄,故见盗汗;扰动心神,则心烦,少寐多梦。舌红少津,脉细弱。

3.气虚血瘀证

心气虚无力推动血液运行,导致血行迟滞而形成瘀;因心肺气血不畅,上焦不宣,引起中焦枢机不转,脾失运化之力,胃失腐熟水谷之能,致使升降功能呆滞,肝之疏泄功能受阻,水渎功能不畅,而致气滞血瘀水泛。此候为心力衰竭发展的中晚期阶段,由心及于肺、脾(胃)、肾、肝、三焦,气血阴阳亏虚,瘀、水、气(滞)、痰互结。血行不利,脉络瘀滞,见口唇爪甲青紫,胁下积块;脾不运化,则纳呆,腹胀;水渎不利,则尿少水肿;水饮凌心则怔忡;射肺则咳喘不宁。本愈虚标愈实,心阳、脾阳、肾阳皆虚,患者表现畏寒肢冷,汗多,易外感;津血不行,阴液枯竭,虚热内生,则见口干不欲饮或欲饮冷,烦躁不安。舌红少津或舌淡胖,脉细涩。

4.阳虚水泛证

由于心阳不振,无力温运水湿,可致湿浊内蕴;随疾病进展,脾阳受损,不能健运,复加肺气亏虚,水道失其通调,水湿内停;后期肾阳虚衰,膀胱气化不利,水饮内泛;心阳根于肾阳,心肾阳虚,肾不纳气,心阳外越,故见心悸气喘,动则益甚;母病及子,脾失阳助,则脾不制水而反侮,中轴不运,见腹部膨胀,纳少脘闷,恶心欲吐;膀胱气化失司,津不化气而为水,见尿少水肿。阳虚不能温于四末,故见四肢厥冷。

5.阳衰气脱证

疾病发展末期,诸脏之阳皆亏,阴盛于内,阳脱于外,虚阳外越,故见喘急而悸;动荡心神,则见烦躁不安;阳虚则寒,见四肢厥冷,且逆而难复;汗为心之液,心阳衰竭,不能固守营阴,真津外泄,故见汗出如珠如油。舌脉均见阴阳离决之象。

三、诊断标准

(一)中医诊断标准

病史:原有心脏疾病,如心痛,心悸,肺心同病等,多因外感、过劳而复发或加重。

主症:心悸气短,活动后加重,乏力。

次症:咳喘不能平卧,尿少,水肿、下肢肿甚,腹胀纳呆,面色晦黯或颧紫,口唇紫黯,颈静脉怒张,胁下癥块,急者咯吐粉红色泡沫样痰,面色苍白,汗出如雨,四肢厥冷,更甚者昏厥,脉象数疾、雀啄、促、结代、屋漏、虾游。

具备病史,主证,可诊断为心衰之轻症。若在病史,主证的基础上,兼有次证 2 项者,可明确诊断。

(二)西医诊断标准

目前诊断标准尚不统一,也无特异性检查指标,但根据临床表现,呼吸困难和心源性水肿的特点,以及无创性和/或有创性辅助检查及心功能测定,一般即可做出诊断。临床诊断应包括心脏病的病因、病理解剖、病理生理、心律及心功能分级等诊断。

1.心衰的定性诊断指标

主要标准:①夜间阵发性呼吸困难或端坐呼吸;②劳累时呼吸困难和咳嗽;③颈静脉怒张;④肺部啰音;⑤心脏肥大;⑥急性肺水肿;⑦第三心音奔马律;⑧静脉压升高>1.57 kPa (16 cmH$_2$O);⑨肺循环时间>25秒;⑩肝颈静脉回流征阳性。

次要标准:①踝部水肿;②夜间咳嗽;③活动后呼吸困难;④肝大;⑤胸腔积液;⑥肺活量降低到最大肺活量的1/3;⑦心动过速(心率>120次/分)。

主要或次要标准:治疗中5天内体重下降$\geqslant4.5$ kg。

确诊必须同时具有以上2项主要标准,或者具有1项主要或2项次要标准。

2.心功能的分级标准

参照美国纽约心脏病学会修订心脏病心分级而制定。

(1)心功能Ⅰ级:患有心脏病,但体力活动不受限制,一般体力活动不引起过度的疲乏、心悸、呼吸困难或心绞痛,通常称心功能代偿期。

(2)心功能Ⅱ级:患有心脏病,体力活动轻度限制,静息时无不适,但一般体力活动可出现疲乏、心悸、呼吸困难或心绞痛,也称Ⅰ度或轻度心力衰竭。

(3)心功能Ⅲ级:患有心脏病,体力活动明显受限,休息时尚感舒适,但稍有体力活动就会引起疲乏、心悸、呼吸困难或心绞痛,也称Ⅱ度或中度心力衰竭。

(4)心功能Ⅳ级:患有心脏病,体力活动能力完全丧失,休息状态下也可有心力衰竭或心绞痛症状,任何体力活动后均可加重不适,也称Ⅲ度或重度心力衰竭。

四、鉴别诊断

(一)哮病

急性左心衰者,原有心脏之疾,如心悸(心肌炎)、真心痛等,由某种诱因引发(如过劳、情绪激动、外感等)。临床以猝然心悸,喘急不能平卧,汗出烦躁,常伴咯吐粉红色血沫痰为特征,而哮病患者多无心脏病史,多有过敏史,以反复发作为特征,发作时喉间哮鸣有声,咯出大量痰涎后则喘止。

(二)喘病

慢性心衰在活动后往往见呼吸急促,但多以短气不足以息为特征,休息可减轻或缓解,而喘病患者多有肺病史,多因外感而诱发,多伴咳嗽、咳痰。

(三)肾性水肿

慢性心衰重症阶段出现尿少,水肿,而水肿呈下垂性,卧位时腰骶部水肿,兼有纳呆、腹胀、右下腹胀痛等胃肠道症状。而肾性水肿多与外感风寒、风热有关,起病较急,面目先肿,兼有尿少、腰痛,或兼头胀头痛,借助尿常规检查可发现蛋白尿或血尿,血中尿素氮、肌酐增高。

五、证候诊断

(一)心气(阳)虚证

心悸,气短,乏力,活动后明显,休息后可减轻,纳少,头晕,自汗,畏寒,舌质淡,苔薄白,脉细弱无力。

(二)气阴两虚证

心悸气喘,动则加重,甚则倚息不得卧,疲乏无力,头晕,自汗盗汗,两颧发红,五心烦热,口干咽燥,失眠多梦,舌红,脉细数。

(三)阳虚水泛证

心悸气喘,畏寒肢冷,腰酸,尿少水肿,腹部膨胀,纳少脘闷,恶心欲吐,舌体淡胖有齿痕,脉沉细或结代。

(四)气虚血瘀证

心悸气短,活动后加重,左胸憋闷或疼痛,夜间痛甚,两颧黯红,口唇青紫,胁下癥块,舌紫黯,苔薄白,脉沉涩或结代。

(五)阳衰气脱证

喘悸不休,烦躁不安,汗出如雨或如油,四肢厥冷,尿少水肿,面色苍白,舌淡苔白,脉微细欲绝或疾数无力。

六、辨证论治

(一)辨证思路

1.辨急性与慢性

心力衰竭在临床上有急慢之分。急者可见怔忡,气急,不能平卧、呈坐状,面色苍白,汗出如雨,口唇青黑,阵咳,咯吐粉红泡沫样痰,脉多疾数。慢者可见心悸,短气不足以息,夜间尤甚,不能平卧或夜间憋醒,胸中如塞,口唇、爪甲青紫,烦躁,腹胀,右胁下癥块,下肢水肿。

2.辨原发病证

既往有无能引发心衰之病,如胸痹心痛、心痹、肺心同病、心悸、瘿病、肾脏之疾、消渴等。

原有胸痹心痛者,在心衰证候基础上常伴有胸闷,左胸膺部疼痛,向左肩背部放射,疼痛多短暂,但反复发作。多发于年老之人,平素经常胸闷,时有左胸膺部疼痛,持续时间较短,服用芳香开窍药物可缓解,多因过劳、情绪激动、饱食或寒冷刺激而诱发。或伴心悸,逐渐出现喘促不能平卧,尿少水肿,夜间憋醒,舌质青紫、苔腻、脉沉弦。

原有肺胀病者,有长期反复咳喘的病史,心衰加重多与感受外邪有关,颜面、口唇、爪甲青紫黯明显,稍有外感则咳喘发作,痰多,胸满,心悸,尿少水肿,腹胀,纳呆,口唇、颜面及爪甲紫黑,苔厚腻、脉滑数。本病病变早期在肺,继则影响脾、肾。

3.辨诱因

心衰最常见诱因为感受外邪。如出现恶寒发热,咳嗽,咯白痰者,多外感寒邪;如发热重,咯黄痰者,多感受热邪。有些药物可诱发心衰,如抗心律失常药、药物过敏、输液反应、输液速度过快等。另外,过劳及情绪刺激也可诱发心衰。

4.辨标本虚实

本虚有气虚、阳损、阴伤、气阴两虚、阴阳俱损之分。气虚者,多为心衰之初期,症见气短,乏力,活动后心悸加重;阳损者,在气虚的基础上见畏寒,肢冷,面色青灰,下肢水肿,多为心衰中期表现;阴伤者,可见形体消瘦,两颧黯红,口干,手足心热,心烦等;气阴两虚者为气虚证与阴伤证并见,多见于心肌炎之心衰;阴阳俱损为阴伤与阳损并见,为心衰之重证。标实为气滞、血瘀、水结。气滞者,症见胸闷,胁腹胀满,脘胀纳呆;血瘀者,症见面色晦黯,口唇、爪甲及舌质青紫,脉促、结、代,或涩;水结者,症见面浮水肿,呕恶脘痞,喘悸难卧,舌体胖大,边有齿痕。另外,患者反复心衰或经常应用利尿剂,使阴阳俱损,阳虚水泛,阴虚生热,水热互结,出现尿赤少、水肿、心烦、口渴、喜冷饮等寒热错杂证。

5.辨病位

心衰病位虽然在心,但常见二脏或数脏同病,虚实错杂。不论先为心病而后及于他脏,或先有肺、肾、肝、脾之病而后及心,病至心衰,多见五脏俱病,但仍以心为主,因"心为五脏六腑之大主"。心肺气虚,肾不纳气,则见心悸,咳嗽,气喘,倚息不得卧等症状;心肾阳虚,则见畏寒肢冷,水肿,心悸,短气,喘促,动则更甚等证候;心肺阴虚可见心悸,咳嗽,咯吐血痰,口干,盗汗等证候;心脾两虚可见心悸,乏力,血虚,腹胀,纳呆,不寐,便溏等证候;若肺肝脾肾同病,则形成气滞血瘀水结证候。

6.辨病情

心衰以悸、喘、肿为三大主症,其中以心悸、怔忡贯穿始终,如果单纯表现为心悸、乏力、气短者,病情相对较轻;如见有咳嗽、咳白痰者,或外邪引动内饮,或有水邪射肺,如咯粉红泡沫样痰,多为急性左心衰,病情危重;心衰出现喘或喘不能平卧者,源于病久及肺作喘或肾虚不能纳气作喘,属心衰发展至中晚期;如喘与水肿同时出现,多为心衰晚期,三焦同病,五脏受损,病情较重。

7.辨舌脉

舌体胖大或有齿痕者,多为阳虚兼水湿内蕴;舌体瘦小,质干或有裂纹,为阳衰阴竭;舌紫黯或隐青,为阳气虚衰,血行瘀阻;如兼有热象,可见红绛舌;舌苔一般为薄白苔,兼有痰饮者多为白腻苔,肺有痰热者多见黄腻或灰黄腻苔,痰湿重者可见灰腻苔。脉象沉细数或结代,为气阴两虚,脉沉数而疾无力,或涩而沉,或结或促或代,或雀啄、鱼翔,为气(阳)虚血瘀;脉微细而数,或结代、雀啄,为阳衰气脱;脉微欲绝散涩,或浮大无根,为阴竭阳绝危证。

因此治疗当标本兼顾,急则治标,缓则治本。治本不外益气温阳敛阴,治标为化瘀、利水、逐饮。

(二)分证论治

1.心气(阳)虚

症舌脉:心悸,气短,乏力,活动时明显,休息后可减轻,纳少,头晕,自汗,畏寒,舌质淡、苔薄白、脉细弱无力。

病机分析:此证型常见于各种心脏之疾导致心衰之早期,或中重度心衰经过治疗之恢复阶段,相当于心功能Ⅰ、Ⅱ级。本证主要临床表现为心悸、气短,无论是各种心脏病本身,还是他脏之疾,如肺系之疾,饮食伤脾,肝脏或肾脏之疾,首先损伤心气,使心气力不足。心气帅血以动,营运周身,今气虚不能帅血,使周身失其血之濡养,故见乏力、头晕等症。病位主要在心,可及于肺、脾。

治法:补心益气。

常用方:保元汤(《博爱心鉴》)加减。黄芪、人参、肉桂、甘草、淫羊藿、补骨脂、茯苓。加减:出现胸闷胸痛者,多由于气虚血行不畅,心脉不通所致,加丹参、川芎、赤芍或加桃红四物汤(《医宗金鉴》)、黄芪桂枝五物汤(《金匮要略》)、补阳还五汤(《医林改错》)等;形寒肢冷,胸痛者,为心阳不足,加附子、干姜、桂枝、薤白;胸胁胀满者,为气虚气滞,加醋柴胡、醋青皮;患者除心悸、气短,还见有头晕、健忘者,用归脾汤(《济生方》);心悸重,脉结代者,用炙甘草汤(《伤寒论》);动则心悸汗多者,加桂枝甘草龙骨牡蛎汤(《伤寒论》)。

常用中成药:补心气口服液每次10 mL,每天3次。补益心气,活血理气止痛,适用于心气心阳不足又兼血瘀、痰浊之心衰。福王黄芪口服液每次10～20 mL,每天2次。益气固表,利水消肿,补中益气,适用于心气亏虚之心衰。人参片每次4片,每天2次。大补元气,补益肺脾。适用于以心气不足为主要症状的心衰。黄芪注射液 20 mL 加入 5％葡萄糖注射液或 0.9％氯化钠注射液 250 mL 中,静脉滴注,每天 1 次。补益肺脾,益气升阳。用于症见气短、乏力等气虚之象者。

体针:常取心俞、神门、内关、间使、胆俞、阳陵泉、足三里、曲池等穴,每次取穴 3～5 个,每天 1 次,7 天为 1 个疗程,以补法为主。

耳针:常取心、定喘、肺、肾、神门、交感、内分泌等穴,可用针刺、按压、埋针等方法,每次 3～4 个穴位。

临证参考:心气虚贯穿于心衰的全过程,因此补益心气是此证型的主要治疗大法,补气药物首推参、芪。《万病回春》言人参"扶元气,健脾胃,进饮食,润肌肤,生精脉,补虚羸,固真气,救危急"。不同品种的人参制品,如红参、西洋参、生晒参均具强心的作用,其中红参的效果最好,一般调理每天可用 3～5 g,病情明显可用 10 g,严重者可用 15～20 g,危重患者可用到 30 g。如气虚血瘀时,黄芪与活血药同用,可起到活血而不伤血,并有养血之功。此外白术不单健脾益气,还可化痰、燥湿、行水,因此在气虚为主的心衰患者中也是常用中药。此证型常见于心衰初期或慢性心衰经治疗病情相对稳定,相当于心功能Ⅰ、Ⅱ级患者,若不伴有反复心动过速或心房纤颤,可不使用洋地黄类药物,以中药益气活血为主,可改善心功能,提高患者生活质量。

2.气阴两虚

症舌脉:心悸气喘,动则加重,甚则倚息不得卧,疲乏无力,头晕,自汗盗汗,两颧发红,五心烦热,口干咽燥,失眠多梦,舌红、少苔、脉细数或沉细。

病机分析:此证型多见于慢性反复发作之心衰患者,长期应用利尿剂或抗生素治疗,利尿剂直伤阴津,抗生素乃苦寒之品。由于阴阳相互依存,心衰日久,由气虚而损及于阴;或久用、过用温燥而伤阴;或水肿患者应用利尿之剂,使阴液亏耗。两颧红,五心烦热为阴亏虚阳上扰之证。有些患者甚则出现口干渴,渴而喜冷饮,此非实热,乃心衰日久,多脏虚损,脾不能为胃行其津液,阴虚燥热所致;津伤肠燥,还可出现大便秘结不行。

治法:益气养阴。

常用方:生脉散(《内外伤辨惑论》)加减。生晒参、麦冬、五味子、黄芪、黄精、玉竹、生地黄、阿胶、白芍。加减:若见阴阳两虚,畏寒、肢冷者,加附子、干姜、桂枝;气虚重者,重用黄芪;水肿者加泽泻、车前子、白术;腹胀者加厚朴、大腹皮、莱菔子、砂仁;心烦者加黄连;脉结代者,用炙甘草汤(《伤寒论》)。

常用中成药:参麦注射液 40～60 mL 加入 5％葡萄糖注射液 250 mL 中,静脉滴注,每天 1 次。益气固脱,滋阴生津,养心复脉。用于气阴两虚之心衰。生脉注射液 40 mL 加入 5％葡萄糖注射液 250 mL 中,静脉滴注,每天 1 次。补气养阴,生津复脉,益气强心。用于气虚津伤,脉微欲绝之心衰。补心气口服液、滋心阴口服液:每次各 10 mL,每天 3 次。两者合用益气养阴,活血通脉。用于气阴两虚之心衰。

体针:常取心俞、神门、内关、间使、厥阴俞、阳陵泉、足三里、三阴交等穴,每次取穴 3～5 个,每天 1 次,7 天为 1 个疗程,以补法为主。慢性肺心病,常取肺俞、肾俞、膻中、气海、足三里。心慌加内关。

耳针:常取心、定喘、肺、肾、神门、交感、内分泌等穴,每次 3～4 个穴位,可用针刺、按压、埋针等方法。慢性肺心病,常取心、神门、交感、肾、肾上腺等穴。

临证参考:益气养阴多用参、麦,所以人参、麦冬是本证型必不可缺的常用药物。《日华子本草》言麦冬"治五劳七伤,安魂定魄",《本草汇言》言其"主心气不足,惊悸怔忡,健忘恍惚,精神失守"。

本证型虽为气阴两虚,但气虚为始,阴虚为渐,气虚为本,故治疗上,即使阴虚较重,也不能舍其气而单补阴,益气温阳贯彻始终。此外,心阳失敛更易外散,故益气养阴之中应配以酸收,常用麦冬、五味子,一使阳气内守,温运心脉,二可防止温阳化气药物辛温伤阴散气。阴虚生热,患者常见心烦,可加黄连、生地黄。大量或长期应用利尿剂的患者,常出现口干渴而喜冷饮,可用白虎加人参汤以清热益气生津,生石膏用量可加大。大便干结者,可加大黄、元明粉急下存阴。养阴多以甘寒之品,不可过于滋腻。

3.阳虚水泛

症舌脉:心悸气喘,畏寒肢冷,腰酸,尿少水肿,咳逆倚息不得卧,腹部膨胀,或胁下积块,纳少脘闷,恶心欲吐,颈脉动,口唇爪甲青紫,舌体淡胖有齿痕、脉沉细或结代。

病机分析:本证型属本虚标实,为疾病发展至中晚期之征,相当于临床上心功能Ⅲ、Ⅳ级。心居胸中,为阳中之阳,心气心阳亏虚,出现心悸、怔忡,动则气喘。在此阳虚不单心阳虚,脾阳、肾阳皆虚,土不制水而反克,肾不制水而妄行,水邪泛滥,内蓄外溢,外溢肌肤则面浮肢肿;上凌心肺则加重心悸、喘促,甚则咳逆倚息;聚留胸腹则出现胸腔积液、腹水。诸脏皆病,三焦气化不利,津聚不行,瘀血内停,瘀于心脉则见胸中隐痛,咳唾血痰,唇甲紫黯,颈部及舌下青筋显露;瘀于肺,则短气喘促、呼吸困难;瘀于肝,则胁下积块。瘀血水饮虽继发于心气亏虚,但一旦形成又可进一步损伤阳气,形成由虚致实、由实致虚的恶性病理循环。

治法:温阳利水。

常用方:五苓散合真武汤(《伤寒论》)加减。桂枝、制附子、茯苓、白术、白芍、生姜、泽泻、猪苓、车前子、丹参、红花、益母草。加减:喘促甚者加葶苈子、桑白皮、地龙或加葶苈大枣泻肺汤(《金匮要略》);中阳不足兼痰饮者,可用苓桂术甘汤(《金匮要略》);腹胀者加大腹皮、莱菔子、厚朴;恶心呕吐者加生姜汁、半夏、旋覆花。

常用中成药:参附注射液10~20 mL加入5%葡萄糖注射液250~500 mL中,静脉滴注,每天1次。回阳救逆,益气固脱。用于心阳不振,症见四肢不温,尿少水肿者。福寿草片每次1片,每天2次。强心,利尿,镇静。用于治疗心衰水肿患者。补益强心片每次4片,每天3次。益气养阴,化瘀利水。用于治疗气阴两虚,血瘀水停所致心衰。强心力胶囊每次4粒,每天3次。温阳益气,化瘀利水。用于治疗阳气虚乏,血瘀水停所致心衰。

针灸:取心俞、神门、内关、间使、通里、少府、足三里、膻中、气海、中脘等穴,每次取穴3~5个,每天1次,7天为1个疗程,以补法为主。水肿者配太溪、三阴交。

临证参考:在此证型中,阳虚是其病机关键,喘促、水肿是其主要的临床表现,温阳是本证的主要治法。温阳药中首推刚燥之附子,因附子性温有小毒,含乌头碱,故应炙用,用时先煎30分钟。肺心病心衰时,因为心肌纤维肥大、间质水肿,对乌头碱比较敏感,临床易出现中毒,故用量宜小,但风湿性心脏病患者剂量可加大。附子温阳,大多与干姜配伍,"附子无姜不热",但如果心动过速,阴虚有热者不用干姜。附子可与桂枝相配,可以宣通阳气,以利于化水气。阳虚不单心阳不振,脾阳、肾阳也衰,但不同患者的病理转归不同,又各有偏倚。阳虚水盛而兼腹胀明显者,偏于脾阳虚,应选苓桂术甘汤(《金匮要略》),桂枝不仅能宣通阳气、利水,还能活血,用量一般10~15 g。水肿且咳逆者,可宣肺利水,加用葶苈子。此证候虽以"水"为标实之象,但利水之法各有不同,根据不同症状表现,可以配合化瘀以利水,可以行气以利水。

此证型多相当于心功能为Ⅲ、Ⅳ级的心衰患者,当水肿较重时,可配合西药强心、利尿之品治疗,当病情减轻后,再逐渐减少利尿剂用量,直至停药。现代药理研究表明很多中药具强心功效,如枳实、葶苈子、万年青、北五加皮、福寿草等,可在辨证的基础上酌情加用,但北五加皮具有强心苷作用,易出现洋地黄中毒,使用时剂量宜小。

4.气虚血瘀

症舌脉:心悸气短,活动后加重,左胸憋闷或疼痛,夜间痛甚,两颧潮红,口唇青紫,胁下癥块,或有小便少,下肢微肿,舌紫黯、苔薄白、脉沉涩或结代。

病机分析:心主血脉,血脉运行全赖心中阳气之推动,诚如《医学入门》所说:"血随气行,气行而行,气止则止,气湿则滑,气寒则凝"。气为血之帅,血为气之母,因此心衰患者自出现之始,即也存在着血行不畅,脉道不利,因虚致瘀是心衰出现瘀象的主要病机,但也可由于津液亏虚致瘀或水不行而为瘀或气滞血瘀。随病情进展,心衰反复发作,诸脏失血之濡润,首先肝血不藏,肝体不柔,出现胁下积块;心气亏虚,络脉失充,心脏失养,心脉不通,不通则痛,见胸痛;瘀血阻络,肺失宣降,则可出现胸闷、咳喘。瘀血阻碍气机,进一步加重脏腑之虚,表现为本虚标实。

治法:益气化瘀。

常用方:补阳还五汤(《医林改错》)加减。黄芪、当归、赤芍、地龙、桃仁、川芎、红花、泽兰、益母草。加减:瘀象较重者,可合用桂枝茯苓丸;心痛甚者加全瓜蒌、薤白、郁金或合用芳香化瘀类药物,如速效救心丸、心可舒、银杏叶片等;胁下癥块,加三棱、莪术。

常用中成药:冠心安口服液每次 10 mL,每天 2～3 次。宽胸散结,活血行气。用于治疗冠心病气滞血瘀型心衰。舒心口服液每次 20 mL,每天 2 次。补益心气,活血化瘀。用于治疗气虚血瘀心衰患者。丹红注射液 20 mL 加入 5%葡萄糖注射液 250 mL 中,静脉滴注,每天 1 次。益气化瘀止痛。用于治疗心血瘀阻证型各种心脏病。疏血通注射液 6 mL 加入 5%葡萄糖注射液 250 mL 中,静脉滴注,每天 1 次。活血化瘀通络。用于治疗各种血瘀型心脏病。苦碟子注射液 40 mL 加入 5%葡萄糖注射液 250 mL 中,静脉滴注,每天 1 次。化瘀止痛,用于治疗血瘀型冠心病。

针灸:取心俞、神门、内关、间使、厥阴俞、膈俞、膻中、太冲等穴,每次取穴 3～5 个,每天 1 次,7 天为 1 个疗程,以泻法为主。

临证参考:心力衰竭的患者均存在微循环改变及红细胞变形、血浆黏稠、血管外周阻力明显增高等现象,而现代研究已证实活血化瘀类中药能改善上述状况,常用药物有丹参、川芎、红花、益母草、赤芍、三七、鸡血藤等。而配伍应用具有活血化瘀功效的注射剂能明显改善心功能,如丹参注射液、川芎嗪注射液、碟脉灵注射液、银杏叶提取物注射液等。但对于血瘀较重,见胁下积块的患者,不宜用大量破瘀之品,以免络破血溢,出现咯血、便血等变证。

5.阳衰气脱

症舌脉:喘悸不休,烦躁不安,汗出如雨或如油,四肢厥冷,尿少水肿,面色苍白,舌淡苔白、脉微细欲绝或疾数无力。

病机分析:此证型多见心衰患者发展至终末阶段,也可见于暴受温邪、心脉闭塞等导致心阳暴脱,如急性感染性心肌炎、急性大面积心肌梗死等。患者不单阳衰,阴亦竭,故常表现躁动不安,乃阴不敛阳,虚阳外越之象。

治法:回阳救逆,益气固脱。

常用方:急救回阳汤(《医林改错》)加减。人参、附子、炮姜、白术、炙甘草、桃仁、红花。加减:

阴竭阳绝,兼舌干而萎,口渴者,可改用阴阳两救汤,病情转安后,可用生脉散(《内外伤辨惑论》)调治;肢冷,汗多,喘而脉微欲绝者,选参附龙牡汤(《伤寒论》)或加麻黄根、浮小麦、山萸肉。

常用中成药:参附注射液 20~50 mL 加入 5%葡萄糖注射液 100 mL 中,静脉滴注,每天 1~2 次,肢冷汗出脉微者,可直接静脉推注。益气回阳固脱。用于治疗阳衰气脱型心衰患者。

针灸:取心俞、神门、内关、三阴交、足三里、膻中、气海、关元等穴,每次取穴 3~5 个,每天 1 次,7 天为 1 个疗程,以补法并灸为主。

临证参考:此证型多属各种急慢性心衰发展至终末阶段,病情危笃,需立即急救。中西医结合治疗,优于单纯西医治疗。在强心药的应用上,虽然许多中药含有强心苷,如北五加皮等,但此时患者对上述强心药的耐受程度差异很大,不易掌握剂量,容易引起中毒,故强心剂的应用不如西药洋地黄类。在利尿剂的应用上,虽然中药利尿效果不如西药见效快,但此时由于患者心力衰竭,心排血量下降,肾血流量不足,单纯西药利尿已无效,如果配合大剂量通阳利水或化瘀利水之品,则明显增强利尿效果。阳衰气脱,出现汗出肢冷,患者往往进入休克阶段,少尿或无尿,血压下降,单纯应用西药升压药,如多巴胺、间羟胺,大剂量应用使肾血管收缩,出现尿少,四肢厥冷,长期应用还存在药物依赖,此时如配合中药参附注射液,回阳救逆,其升压作用明显增强,可减少西药升压药用量,减轻药物依赖,且增加末梢血循环,使四肢变暖,尿量增加。

七、按主症辨证论治

(一)心悸

心悸是心衰患者始终存在的症状,往往与气短并见,听诊时心率可增快,可闻及奔马律,可有心律不齐。脉诊可见促、结、代、疾、数等脉象。初期多以心气亏虚为主,疾病恢复期多以阴虚、阳浮或痰火、水饮为主。

1.心气(阳)虚

临床表现:心中悸动不安,气短,动则加剧,乏力,自汗,舌质淡或隐青、苔白滑、脉多沉细而结或代或涩。上述表现为心气不足之象,如见形寒不足,面色苍白,脉见沉迟,则为心阳不足之象。心电图多见心律不齐,各种期前收缩或传导阻滞。

辨证要点:心悸,气短,乏力,形寒。

治法:益气温阳止悸。

常用方:桂枝甘草龙骨牡蛎汤(《伤寒论》)。桂枝、炙甘草、生龙骨、生牡蛎。加减:乏力、气短明显者,可加人参、黄芪;心中空虚而悸,脉沉迟,形寒肢冷甚者,可用麻黄附子细辛汤(《伤寒论》);心虚胆怯,神不自主而悸者,可用安神定志丸(《医学心悟》)。

常用中成药:灵宝护心丹每次 3~4 丸,每天 3~4 次。强心益气、通阳复脉、芳香开窍、活血镇痛,用于缓慢型心律失常及心功能不全。

针灸:主穴内关、通里、郄门、三阴交,心神不宁加神门、间使,心阳虚衰灸关元、神阙。

临证参考:心悸是伴随心衰始终之症状,有虚实之分。言其虚,多因心气、心阴、心血之不足。心悸,乏力,气短者,属心气不足,重用参、芪。人参入脾肺二经,有大补元气、固脱生津及安神之功效。现代药理研究证实人参有强心作用,对心脏病患者,人参可通过改善心肌营养代谢而使心功能改善。黄芪入肺、脾二经,不但可以补气固表,还可利水消肿,对于心衰出现自汗、水肿者尤宜。现代药理研究证明黄芪可加强心肌收缩力,增加心排血量,减慢心率,还可直接扩张血管,利尿,减轻心脏负荷,故为救治心衰不可缺少的药物。

2.阴虚火旺

临床表现:心中悸动不安,心烦,少寐多梦,口干,脉多疾数。心电图表现多为快速型心律失常。

辨证要点:心悸,心烦,脉细数。

治法:滋阴清热,宁心安神。

常用方:天王补心丹(《摄生秘剖》)加减。生地黄、五味子、当归、天冬、麦冬、柏子仁、酸枣仁、人参、玄参、丹参、白茯苓、远志、桔梗、朱砂。加减:若热象明显者,可加黄连;心烦重者,加栀子;若阴不敛阳者,可用三甲复脉汤(《温病条辨》)。

常用中成药:稳心颗粒每次1包,每天3次。益气养阴,定悸复脉,活血化瘀。适用于各种快速性心律失常。利心丸每次3 g,每天2次。养心安神。用于快速性心律失常。

针灸:体针取穴内关、迎香、厥阴俞,强刺激。耳针取心、神门、交感,中等至强刺激。

临证参考:心衰患者在疾病发展过程中常伴有心悸不宁,临床查体时发现各种心律不齐,心阴不足患者以室性期前收缩及快速心律失常多见,此时治疗仍以纠正心衰为主,在辨证的基础上佐以安神之品。因心衰患者之阴虚多先源于气虚,故治疗时当气阴双补,以生脉散或炙甘草汤为主方。心烦少寐者,加酸枣仁、苦参或黄连之类,可泻心火,除湿热。现代药理研究认为黄连、苦参均有良好的抗期前收缩作用。

3.水饮凌心

临床表现:心悸而喘咳,眩晕,胸脘痞满,尿少或水肿,舌苔白滑,脉多弦滑。听诊双肺可闻及水泡音,心率多快,可闻及奔马律。

辨证要点:心悸,咳喘不得卧,尿少水肿。

治法:振奋心阳,化气行水。

常用方:葶苈大枣泻肺汤(《伤寒论》)。葶苈子、大枣。加减:如水饮上逆,恶心呕吐者,加半夏、陈皮、生姜以和胃降逆;如肾阳虚衰,不能制水,水气凌心,症见心悸喘咳,不能平卧,四肢不温者,选真武汤(《伤寒论》);头晕,小便不利,水肿甚者,选苓桂术甘汤(《伤寒论》)。

针灸:肺俞、合谷、三焦俞、肾俞、水分、足三里、三阴交、复溜等穴,补泻兼施。

临证参考:此证型多为心衰之重证,心悸乃由于阳虚水邪上犯于心,心阳不振,营阴内虚,水在心下,阳不归根,故头眩身动。可采用苓桂术甘汤纳气宁心的治法。温阳同时不忘利水,可加防己、车前草、木通;宗气无根,则气不归原,故应加龙骨以镇浮阳,牡蛎以抑上逆之水气;阳虚寒水所困,使血凝滞,则加泽兰、芫蔚子化瘀行水,但不宜用化瘀重剂。

(二)喘促

心衰往往伴有气促,甚则短气不足以息,故首先要辨虚实。《素问·调经论》提出:"气有余则喘咳上气,不足则息不利少气。"《景岳全书·杂证谟·喘促》说:"实喘者有邪,邪气实也;虚喘者无邪,元气虚也。实喘者长而有余,虚喘者气短而不续。实喘者胸胀气粗,声高息涌,膨膨然若不能容,唯呼出为快也;虚喘者慌张气怯,声低息短,惶惶然若气欲断,提之若不能升,吞之若不相及,劳动则甚,而唯急促似喘,但得引长一息为快也。"从以上论述看,心衰之气喘当属虚喘,乃责于肺肾,但也有由于水饮凌心射肺使肺实作喘者。

1.痰饮上凌于肺

临床表现:咳喘不能平卧,喉中痰鸣,胸高息粗,咳嗽大量黏痰或涎液,尿少水肿,舌苔多腻,脉滑数。查体双肺可闻及干湿啰音。

辨证要点:咳喘不能平卧,喉中痰鸣,咳嗽大量黏痰或涎液。

治法:祛痰利气化饮。

常用方:二陈汤(《太平惠民和剂局方》)合葶苈大枣泻肺汤(《金匮要略》)加减。半夏、陈皮、茯苓、甘草、葶苈子、瓜蒌、款冬花。加减:若痰黄者加黄芩、黄连、栀子、川贝;痰有腥味者加鱼腥草、金荞麦;痰白清稀,形寒肢冷者可合真武汤(《伤寒论》)。

针灸:定喘、列缺、尺泽、合谷、膻中、中脘、丰隆、肾俞、太溪等穴,可用泻法。

临证参考:本证型多见于慢性心衰合并肺内感染患者或急性左心衰患者,最常见于肺心病心衰患者。外邪犯肺,肺失宣降,痰浊内蓄,或久病脾虚失运,聚湿生痰,上渍于肺,或肾阳虚衰,水无所主,上凌于肺。总之,痰与饮皆为有形之实邪,故治疗当急则治标,治痰治水。

2.肺肾气虚

临床表现:喘促,气不得续,动则益甚,汗多,心悸,形寒肢冷,或尿少水肿,舌质淡、苔薄或滑,脉沉弱。

辨证要点:喘促,气不得续,动则益甚。

治法:补肾纳气。

常用方:金匮肾气丸(《金匮要略》)合生脉饮(《内外伤辨惑论》)。制附子、桂枝、熟地黄、山萸肉、山药、茯苓、牡丹皮、泽泻、人参、麦冬、五味子。加减:若尿少水肿明显者,可加牛膝、车前子;若咳喘者,可加葶苈子、生龙骨、生牡蛎;若腹胀者,加厚朴、枳实。

针灸:肺俞、定喘、膏肓俞、太渊、足三里、肾俞、气海、太溪等穴,多用补法,并灸。

临证参考:此证型多见慢性心衰患者经过治疗,病情相对稳定,但心功能较差,动则喘促,甚则尿量减少,双下肢水肿。从其脉证分析,当属虚喘范畴,治从其肾,可酌用淫羊藿、胡桃肉、补骨脂、紫石英、沉香等温肾纳气,镇摄平喘之品。心肺肾气已亏极,血行多不畅,故本证多兼瘀,可酌加桃仁、红花、川芎、泽兰、丹参等以活血。另外,病情发展至此,多属顽疾,用药宜久,故可根据病情配制成丸散之剂服用。

(三)水肿

临床表现:尿少,水肿,从下而上,多与心悸、喘促并见,形寒肢冷,苔白滑,脉沉滑。

辨证要点:悸,喘,肿,形寒肢冷。

治法:温阳利水。

常用方:五苓散(《伤寒论》)合真武汤(《伤寒论》)。桂枝、制附子、茯苓、白术、泽泻、猪苓、白芍、干姜。加减:腹胀者,加冬瓜皮、大腹皮;水肿较甚,有胸腔积液、腹水者,可加牵牛子或商陆以攻逐水邪。

针灸:腰以上肿取肺俞、三焦俞、列缺、合谷、阴陵泉,用泻法;腰以下肿取肾俞、脾俞、水分、复溜、足三里、三阴交,用补法。

临证参考:水肿的基本病机是阳气虚衰不能化水,故通阳利水是基本治法,用药宜动不宜静,宜走不宜守,宜辛温不宜阴柔。通阳利水之品首推桂枝,桂枝可宣通全身之阳气,常与茯苓配伍,代表方为五苓散(《伤寒论》)。健脾通阳应选苓桂术甘汤(《金匮要略》),白术不仅能健脾益气,还能化痰、燥湿、行水。如心衰因感受外邪而引发水肿者,应宣通肺卫以利水,选防己茯苓汤(《金匮要略》)。气虚明显而水肿者,可选春泽汤(《医方集结》)。血瘀水结者,可选桂枝茯苓丸(《金匮要略》)化瘀利水。利水药物常选利水而不伤阴之品,如茯苓、泽泻、芍药、白术等。如水邪上犯,凌于心肺者,当泻水逐饮,选葶苈大枣泻肺汤(《金匮要略》)或己椒苈黄丸(《金匮要略》),葶苈子可化痰、平喘、泻肺,防己有显著的利水作用,但近年试验研究发现防己对肾脏有毒性,故应慎用。"血不行则为水",无论气虚还是阳虚,瘀象伴随始终,化瘀可利水,常用药物如益母草、泽兰。

心衰长期应用利水药包括西药利尿剂,导致阴津枯竭,此时水肿与伤阴并见,水热互结,利尿剂已无效,滋阴有助水邪之弊,利水又恐伤阴,治疗当育阴清热利水,可用猪苓汤(《伤寒论》)。心衰后期,五脏功能均受损,水瘀互结,使三焦气机不畅,故配以行气之品,调畅三焦气机,行气以利水,可酌情加厚朴、枳壳等。

(四)多汗

临床表现:心衰患者自汗多见,在活动后如进食、排便等,大汗淋漓;也可见盗汗或冷汗。

辨证要点:汗自出或盗汗。

治法:调和营卫。

常用方:气虚自汗者,可加用玉屏风散(《丹溪心法》):黄芪、白术、防风;心阳虚者,可加用桂枝加附子汤(《伤寒论》):桂枝、附子、芍药、甘草、生姜、大枣;阴虚盗汗者,可加用当归六黄汤(《兰室秘藏》):当归、生地黄、熟地黄、黄芪、黄芩、黄连、黄柏。加减:自汗多者,可加用浮小麦、麻黄根;阳虚明显,大汗淋漓,汗出欲脱者,用大剂参附龙牡汤;阴虚明显者,可重用山萸肉,加五味子、五倍子、乌梅等以酸收。

临证参考:心衰患者汗多,乃由于心气阳虚,汗液不能自敛之故,或心阳暴脱,真津外泄所致。如出现额部冷汗如珠,四肢不温,多为脱证(心源性休克)先兆,应密切监测血压、脉搏变化。

(五)腹胀

临床表现:腹胀,食则加剧,按之较硬或按之柔软,大便干结或无。

辨证要点:腹胀,食则加剧。

治法:实则通利,虚则健运。

常用方。实证用己椒苈黄汤(《金匮要略》):防己、椒目、葶苈子、大黄;或中满分消丸(《兰室秘藏》):厚朴、枳实、黄连、黄芩、知母、半夏、陈皮、茯苓、猪苓、泽泻、砂仁、干姜、姜黄、人参、白术、炙甘草。虚证者用甘草泻心汤(《伤寒论》):甘草、半夏、黄芩、干姜、黄连、大枣。

针灸:膻中、内关、气海、阳陵泉、足三里、太冲等穴,补泻兼施。

临证参考:心衰患者多伴腹胀,当辨虚实。实则多因于中焦气机不畅,痰饮、水湿、瘀血内阻,患者表现"心下痞坚",临诊多见肋下肝大或腹水等;虚则由于中阳不足,脾不健运,自觉腹胀大,但按之柔软,相当于虚痞证。故在治疗时不要一见腹胀,就用大量行气消导之品,以免破气耗气。

八、变证治疗

心衰患者常出现咯血变证,依其临床表现可见下列 3 种证型。

(一)心肾阳虚

症舌脉:咯稀血痰,心悸胸闷,咳喘,肢冷自汗,水肿,舌淡苔白、脉沉细或结代。

病机分析:由于心肾阳虚,阴阳不相为守,卫气虚散,阴血妄行,即"阳虚阴必走"。

治法:温通阳气,收敛止血。

常用方:桂枝甘草龙骨牡蛎汤(《伤寒论》)加白及、仙鹤草、白茅根。

桂枝、甘草、龙骨、牡蛎、白及、白茅根、仙鹤草。

(二)阴虚火旺

症舌脉:咯血鲜红,心悸心烦不得眠,口干咽燥,头晕耳鸣,腰膝酸软,舌红少苔、脉细数。

病机分析：心衰日久，阳虚阴竭，阴虚于下，火亢于上，灼伤血络，故出现咯血。

治法：滋阴降火，凉血止血。

常用方：黄连阿胶汤(《伤寒论》)加侧柏叶、茜草、白茅根。

黄连、阿胶、白芍、鸡子黄、侧柏叶、茜草、白茅根。

(三)瘀血阻络

症舌脉：咯血紫黯或血块，心悸气喘，胸闷胸痛，口干，两颧潮红，唇甲发绀，舌红、脉涩。

病机分析：心衰患者因虚致瘀，瘀血阻塞脉道，血流不通，溢于脉外，则引起咯血。

治法：活血降逆止血。

常用方：血府逐瘀汤(《医林改错》)加三七、花蕊石、藕节、旋覆花。

生地黄、桃仁、红花、枳壳、赤芍、柴胡、川芎、桔梗、牛膝、甘草、三七、花蕊石、藕节、旋覆花。

九、疗效评定标准

(一)心功能疗效判定标准

按 NYHA 分级方法评定心功能疗效。

(1)显效：心功能基本控制或心功能提高 2 级以上者。

(2)有效：心功能提高 1 级，但不足 2 级者。

(3)无效：心功能提高不足 1 级者。

(4)恶化：心功能恶化 1 级或 1 级以上。

(二)心衰计分法疗效判定标准(Lee 计分系统)

(1)显效：治疗后积分减少≥75%以上者。

(2)有效：治疗后积分减少在 50%～75%者。

(3)无效：治疗后积分减少<50%者。

(4)加重：疗前积分。

(三)中医证候疗效判定标准

疗前评分与疗后评分百分数折算法：(治疗前评分－治疗后评分)/治疗前评分×100%。

(1)显效：主次症基本或完全消失，证候积分为 0 或减少≥70%。

(2)有效：治疗后证候积分减少≥30%。

(3)无效：治疗后证候积分减少不足 30%

(4)加重：治疗后积分超过治疗前的积分。

十、古训今释

(一)病名溯源

《内经》虽没有心力衰竭的病名，但有关心力衰竭时不同阶段的症状表现已有所论述。如《素问·平人气象论》曰："颈脉动，喘疾咳，曰水，……足胫肿曰水。"最早提出了与心力衰竭有关的临床表现，并名之为"水"。汉代张仲景在《金匮要略·水气病脉证并治》中明确提出"心水"之名，症见身体乏力而沉重，下肢水肿，气短，不足以息，甚则喘不得卧，心烦躁扰不安，肝大等一系列表现，在《内经》的基础上进一步认识到，其心力衰竭是由水气客于心所致。在后世的论述中，多见有心悸、怔忡、心劳、心胀的描述，如宋代陈言在《三因极一病证方论·心小肠经虚实寒热证治》说："心气郁结，怔悸，噎闷，四肢水肿，上气，喘急。"此怔悸也即怔忡。罗芷园《芷园医话·怔忡》

曰："此症原因,不外心脏衰弱……治不得法,多取死亡之转归。"明确指出怔忡是由心脏功能衰竭所致,若治疗不当,可导致死亡之危重疾病。清代何梦瑶在《医碥·悸》又说:"悸者,心筑筑之惕惕然,动而不安也。俗名心跳……一由于停饮,水停心下,心火为水所逼,不能下达而上浮,故动而不安也。必有气喘之证。肾水上浮凌心,义亦如之。"又根据其症状表现,命之为"心气虚""心气不足"。可见历代对于心水、心悸、怔忡、心劳、心胀等的描述与现代心力衰竭的症状类似。

关于"心衰"一词首见于唐代,唐代孙思邈在《备急千金要方·心脏门》中首次提出"心衰"一词,曰"心衰则伏",之后,《圣济总录·心脏门》提出"心衰则健忘",《医述·脏腑》中有"心主脉,爪甲色不华,则心衰矣"的论述。《医方辨难大成》还说:"人身主宰者心……心之气尤贵充足……人身运用者心,心之血固贵滋荣……否则,心先受病……即如怔忡之证……而心系悬悬者,即心脏之衰败也。"诸家所提到的"心衰"与今日之心衰是否同病?首先来解读孙思邈所说的"伏"之义,黄蕴兮《脉确》认为:"阴盛阳衰,四肢厥逆,六脉俱伏。"朱栋隆《四海回春》认为:"心脉无力之中,又带迟伏之脉,是心脉不足而又寒矣,即断以怔忡。"《金匮要略·水气病脉证并治》说:"热止相搏,名曰伏;沉伏相搏名曰水。沉则脉络虚,伏则小便难,虚难相搏,水走皮肤,即为水矣",是指热留于内,与水相搏,阳气不化而小便难少,出现水肿。可见"伏",一是指心阳虚衰、阴寒内盛所致;二是热水相搏出现水肿,均符合心衰之心阳虚损,鼓动无力,四肢失于温煦,小便难之表现。古人亦认为"伏"是怔忡之候、健忘之义,《圣济总录·健忘》:"健忘之本,本于心衰,血气衰少。"陈文治《诸证提纲》指出:"怔忡日久则生健忘。"皇甫中《明医指掌·惊悸怔忡健忘证》曰怔忡"日久不已,精神短少,心气空虚,神不清而生痰,痴迷心窍,则遇事多忘。……名曰健忘",符合心脏病日久不愈,心功能逐渐衰退而发展为心衰的病理转化过程;爪甲不华为心衰患者之爪甲青黯、发绀之表现,是从"心脏外证"之所见,论述心脏之衰。

以上所述对心衰症状的描述,与西医学所述心衰表现类似,但并非所有古人有关心衰的论述都等同于西医学所说的心力衰竭,如《圣济总录·心脏门》提出"心衰则健忘,不足则胸腹胁下与腰背引痛,少颜色,舌本强",并非心衰特征性改变,其他疾病如中风等内科疾病均可见到上述症状,故阅读古书时要仔细辨别。

(二)医论撮要

1.证候

"心衰"的主症为"怔忡",如《素问·至真要大论》曰:"心澹澹大动,胸胁胃脘不安,……病本于心。"《灵枢·经脉》进一步描写为"心惕惕如人将捕之"。上述表现,古医家称之为"怔忡",为心悸之严重者,即在无惊恐、过劳等诱因的情况下,自觉心中跳动不安,作无休止,程度严重。怔忡是患者的自觉症状,从外在表现上可见左乳下搏动应衣,如《素问·平人气象论》曰:"胃之大络,名曰虚里,贯膈络肺,出于左乳下,其动应手,脉宗气也。盛喘数绝者,则病在中,结而横,有积矣;绝不至曰死。乳之下,其动应衣,宗气泄也。"虚里在左乳下乳根穴处,为心尖冲动之处,其跳动轻者可以应手,为气血循行如常之证,其跳动剧甚,疾数并伴有中断而应衣者,是气血运行失常,精气外泄之表现,也为怔忡之外在表现。

心衰患者除怔忡外,还可见身重水肿,少气不足以息,甚则喘促不能平卧,右胁下癥块等。如《素问·水热穴论》说:"水病下为胕肿大腹,上为喘呼不得卧。"巢元方在《诸病源候论·水病诸候·二十四水候》中说:"夫水之病……令遍体肿满,喘息上气……目裹水肿,颈脉急动……小便不通。"这些症状描述与心衰时出现的喘不得卧,尿少,水肿相同。《金匮要略·水气病脉证并治》中"心下坚,大如盘,边如旋杯"之描述极符合今之心衰引起肝脏淤血肿大。另外,宋《太平圣惠方·治风惊悸诸方》中又补充"心气不足,惊悸汗出,烦闷……咽喉痛,口唇黑",与现代口唇发绀之体征相符。从上述诸医家的论述可确认:心衰虽以心悸气短为主症,还伴有尿少水肿,喘促不能平卧,口唇发绀,颈脉动,虚里搏动应衣,触及疾数或有不齐,足胫肿,严重者可见腹水,或见烦躁多汗。结合病名的论述,还可伴有咽干、善噫等症。

心衰的脉象变化也各不相同,有"参伍不调者"(《素问·三部九候论》),有"乍数乍疏"者(《灵枢·根结》)。《素问·平人气象论》说:"人一呼脉一动,一吸脉一动,曰少气,人一呼脉三动,一吸脉三动而躁,……人一呼脉四动以上曰死,脉绝不至曰死,乍疏乍数曰死。"我们发现心力衰竭患者不但可出现窦性心动过速,还可见各种心律失常,如各种期前收缩,房室或室内传导阻滞等,与上述脉象描述极其吻合。

2.病因

(1)邪痹心脉论:反复外感六淫及温热邪毒,循经入心,寒则伤阳,热则耗散,心气受伤,久伤不复则损,久损不复则衰。《素问·痹论》说:"风寒湿三气杂至,合而为痹……脉痹不已,复感于邪,内舍于心。"在六淫中,古人更重视寒邪伤人对心病发生的重要作用,《素问·举痛论》中"寒气客于冲脉,冲脉起于关元,随腹直上,寒气客则脉不通,脉不通则气因之,故喘动应手矣",为感受外邪,损于心脉而引起心悸、喘促等心衰表现。

(2)情志内伤论:猝受惊恐,或思虑过度,所愿不遂可引发惊悸、怔忡,心气不足,心神涣散,继而发展为心衰。明代虞抟在《医学正传·怔忡惊悸健忘证》中说:"夫怔忡惊悸之候,或因怒气伤肝,或因惊气入胆……又或遇事烦冗,思想无穷,则心君亦为之不宁,故神明不安而怔忡悸之证作矣。"在惊恐、忧思的基础上,又提出恼怒可使心君不宁而发为怔忡。

(3)水饮凌心论:心主火,主血脉,血液在脉道内正常循行,必赖于心阳之温煦与鼓动。水火相克,水饮上凌于心,必损心之阳气,上凌于肺,则肺失宣降,故见怔忡、喘促、水肿等。正如《素问·逆调论》说:"夫不得卧,卧则喘者,是水气之客也。"《金匮要略·水气病脉证并治》认为:"水在心""水停心下"可出现"心下坚筑、短气、恶心不欲饮"及暴喘满……甚者则悸,微则短气等心衰之证候,并由此而提出"心水"之名。后世医家有"心有水气""水气乘心"等相同的论述。

(4)虚损论:衰即虚损衰竭之意。心衰为久患心系疾病,渐积而成。在疾病的慢性演变过程中,必损及正气,心气虚则心动无力,久则心力内乏,乏久必竭。故心衰初期,多见心气不足,如《金匮要略·惊悸吐衄下血胸满瘀血病脉证治》说:"寸口脉动而弱,动即为惊,弱则为悸。"《中藏经·虚实大要论》《脉经》中有相同记载,《诸病源候论·五脏六腑病诸候·心病候》中又说:"心气不足则胸腹大,胁下与腰背相引痛,惊悸恍惚,少颜色,舌本强,善忧悲,是为心气之虚也。"《圣济总录·心脏门》也云:"心虚之状,气血衰少,面黄烦热,多恐悸不乐,心腹痛,难以言,时出清涎,心膈胀满,梦寝不宁,精神恍惚,皆手少阴经虚寒所致。"从上述条文可见,古人认为心气虚是心衰发生的原因之一。

综上,引起心衰的病因较多,且错综复杂,感受外邪可致正虚,正虚之人易感外邪;情志不遂使气机不畅,日久亦伤正气,或产生水饮、痰浊、血瘀等病理产物;劳倦过度,损及正气及病后失治、误治等均可单独或合并为病。

3.病机学说

(1)心脉痹阻学说:心主血脉,不论何种病因损及于心,使心不能主持脉道,运血而行,必使心之用受损,心之体受伤,体用俱损,则必见衰竭之象。如《医学衷中参西录·医论》在"论心病治法"条中说:"有非心机亢进而若心机亢进者,怔之证是也。心之本体,原长发动以运行血脉,然无病之人初不觉其动也,惟患怔仲者则时觉心中跳动不安。……此其脉象多微细,或脉搏兼数……有因心体肿胀，或有瘀滞，其心房之门户变为窄小，血之出入致有激荡之力。而心遂因之觉动者。此似心机亢进而亦非心机亢进也。其脉恒为涩象，或更兼迟。"此所论怔忡者，心跳动剧烈似心机亢进，而实则脉微细或迟，为气（阳）阴亏损之虚证，并在本虚的基础上出现"瘀滞"之病理，"脉涩曰痹"（《素问·平人气象论》），从其所见脉象也为心脉痹阻。且心衰者多伴水肿，汪昂《医方集解》说："水肿有痰阻、食积、血瘀。何以证明心衰为血脉被阻？"王焘《外台秘要·脉极论》曰："手少阴气绝则脉不通。手少阴者，心脉也，心者，脉之合也，脉不通则血不流，血不流则发色不泽，故面黑如漆紫，则血脉先死。"从中医理论已知，"气"可代表脏腑之功能，绝为衰也。可见"手少阴气绝"即心功能衰竭，其临床见面黑唇黯，为血流不畅之"瘀"象。

（2）阳虚水泛学说：古人认为心衰的病变过程与"水"有关，由"水气乘心"所致。而水之来源，多因阳气亏虚。张介宾在《景岳全书·杂证谟·肿胀》说："若病在水分则多为阴证，何也？盖水之与气，虽为同类，但阳旺则气化而水即为精，阳衰则气不化，而精即为水。故凡水病者，水即身中之血气，但其为邪为正，总在化与不化耳。水不能化，因气之虚，岂非阴中无阳乎？此水肿之病，所以多属阳虚也。……而气竭于上，所以下为肿满，上为喘急，标本俱病，危斯极矣。"水为阴邪，赖气以动，阳气虚损，气化不健，气血不归正化而为水，水气上凌心肺则怔忡、喘急，渗于肌肤则肿满。故见本虚（气阳虚）、标实（水饮内犯外溢）之危证。故成无己《伤寒明理论》说："心悸之由，不越二种：一者，气虚也；两者，停饮也。"

（3）脏腑失常学说：心衰是心系疾病后期，心之体用损伤严重时所表现的证候群。因"心为一身之主"，在心病演变过程中，必累及于他脏，或他脏病变也可累及于心。如陈士铎《辨证玉函·上症下症辨·怔忡》说："怔忡之症，本是心气之虚，如何分为上下？……肺脉属于心之上，肺气有养则清肃之令下行，足以制肝木之旺，肝木不敢下克脾土，脾土得令，自能运化以分津液而上输于心，而后心君安静无为，何致有怔忡不定之病耶？此所谓上症之源流也。因肺金失令，则肝木寡畏，以克脾土，脾土为肝所制，事肝木之不暇，又安能上奉于心乎？心无脾土之输，而木又旺，自己尊大，不顾心君之子。此心所以摇摇靡定而怔忡之症起矣。但怔忡之病，何以知之，其症必兼咳嗽，而饮食能食而不能消者是也。……其下病奈何？其症吐痰如清水，饮食知味而苦不能多，……此病乃肾水耗竭，不能输于肝木，而肝木自顾不遑，又安能上养于心乎？心血既耗，又安能下通于肾？心肾交困，怔忡时生不止。"由此可见，心衰的病变过程中，除心气内乏外，肺、脾、肝、肾均随之受累。王叔和《脉经·手少阴经病证》曰："病先发于心者。……一日之肺，喘咳，三日之肝，胁痛之满，五日之脾，闭塞不通，身痛体重。三日不已，死。"肺气失宣，郁闭不畅，津液不布，水道不通，则咳喘，甚则喘急、咳痰，尿少水肿；脾气受损，气机呆滞，运化失常，则食而不消，痰如清水；肝气不疏，藏血而不泄，故胁胀痛，胁下癥块；肾司开阖，主司二便，肾阳不足，蒸化无力，水津不化而为饮，水饮上凌于心则加重心衰，水湿泛于肌肤则水肿，水湿内停则少尿。

十一、现代研究

（一）病证名称与定义

近代医家已经提出心衰的病名，对此病的治疗报道也颇多，但多以西医病名论之，如检索近十年中医关于本病的报道多以西医"充血性心力衰竭""慢性心衰"等病名，另外也有人将此病分散于中医的"心悸""怔忡""喘证""水肿"等病证中论述。从最早张伯臾主编的《中医内科学》到目前几经改版的国家规范化教材都没有将心衰作为独立疾病来讲述，只是根据其症状表现散见于心悸病的水饮凌心候、喘病的喘脱候、水肿病的脾肾阳虚候等。在中国中医研究院广安门医院主编的《中医诊疗常规》一书中提出"心水"之名,认为心水是指心病而引起的水肿,但与肺、脾、肾关系密切,这是近代对心衰给予明确病名的书,但并没有得到公认。国家中医药管理局医政司胸痹急症协作组1992年在厦门召开的全国胸痹病(冠心病)学术研讨会上,提出"胸痹心水"之名,相当于冠心病心力衰竭,但此病名仅局限于冠心病心衰,不能囊括所有心脏病的心衰,因此未得以推广。最近有人将心衰的中医病名概之为"悸-喘-水肿联证",这种提法虽有一定见解,但也未得到推广。有学者在《悬壶漫录》中提出心衰病名,认为"本病是临床常见、多发之疾,又是危及生命之患。其临床表现为:急者昏厥,气急,不能平卧,呈坐状,面色苍白,汗出如雨,口唇青黑,阵咳,咯出粉色血沫痰,脉多疾数。慢者短气不足以息,夜间尤甚,不能平卧,胸中如塞,口唇爪甲青紫,烦躁,下肢水肿。"这是近代首见冠以"心衰"之名的著作,且对其症状的描述与西医的心力衰竭完全吻合。

(二)病因病机研究

综合各家对心衰的认识,有学者强调心衰的主要病因是内虚。主要分为心气心阳虚衰,不能运血;肺气虚衰,不能通调水道;脾虚失运,水湿内停;肾阳虚衰,膀胱气化不利等。反复发病,则形成本虚标实,产生痰、瘀、水等病理产物,故心衰的病机可用"虚、瘀、水"三者来概括。有学者认为心衰之本为心肾阳虚,而血瘀水停等则是在虚的基础上产生的病理结果,尽管心衰有左右之别,症状有喘憋、水肿之异,而其基本病机则是一致的,即虚、瘀、水,三者互为因果,由虚致实,虚实夹杂,致使虚者更虚,实者更实,形成了心衰逐渐加重的病理链,而心肾阳气亏虚是心衰各个阶段的基本病机。

有的医家从整体观出发,认为诸脏相互联系、相互影响而致心衰。有学者认为心衰发病机制以脏腑功能失调,心、肺、脾、肾阳气不足为主要病机,脏腑失调是心衰的病因,又是机体多种病变的结果。从本病的临床发展过程看,属病久沉痼,耗伤阳气,为本虚标实之疾。有学者认为心衰病位在心,但不局限于心。五脏是一个相互关联的整体,在心衰发生发展过程中,肺、脾、肾、肝都起着一定的作用,将心孤立起来就不可能正确地认识心衰的病因病机。

还有的医家认为本病发生不但阳虚,而且存在阴虚。有学者认为本病发生不单气虚阳虚,临床亦有阴血不足,不能荣养心脉,而致心功能减退者。由于慢性心功能不全多日久难愈,常存在阳损及阴,即使临床没有明显的阴虚症状,也可存在阳损及阴的潜在病机,且在病理发展过程中,因心气不能主血脉,多有瘀血滞脉、瘀血不利化水的病理改变。

总之,心衰是一本虚标实之疾,虚不外气血阴阳亏虚,大多数医家认为以心肾阳虚为主,其病变脏腑始于心及于五脏,其病理产物不外瘀、饮、痰、水。

(三)证候学与辨证规律研究

1.证候学研究

在《中医急诊医学》一书中,陈佑帮、王永炎认为心力衰竭是五脏亏虚,本虚标实之证。心悸是心衰最常见和最早出现的临床表现。心衰之喘,咳嗽短气,动则尤甚,重则喘逆倚息不得卧,呼吸短促难续,深吸为快,咯吐稀白泡沫痰,甚则粉红泡沫样痰,脉沉细或结代。心衰起病缓慢,反复出现,肿势自下而上,常兼咳喘、心悸、气短、腹胀、纳呆、乏力、肢冷。心衰患者开始以心悸为主,而后期则心悸、喘息、水肿并见。

有学者认为心衰的临床表现应有急、慢之分。急者见昏厥、气急、不能平卧,呈坐状,面色苍白,汗出如雨,口唇青黑,阵咳,咯出粉红色血沫痰,脉多疾数。慢者短气不足以息,夜尤甚,不能平卧,胸中如塞,口唇爪甲青紫,烦躁,下肢水肿。

有学者对其临床症状的观察颇为详细。柯氏认为,心衰的水肿来势比较缓慢,患者长期有轻度水肿,其水肿大多起于足跗,渐及身半以上,或早上面肿,下午足肿,卧床者主要肿于腰骶部,水肿处按之凹陷而不起。心衰的气喘有3个临床特点:平卧时无病,劳则甚;呼气吸气都感不足,声低息短,若气欲断,慌张气怯;一般情况下,咳嗽不多,痰吐甚少。柯氏除对上述三个症状进行详细描述外,还对其他症状、体征进行了辨析。如口唇发绀是心衰常见征象,原来发绀不明显,突然加重是病危重征象,而肺心病患者发绀较多,面色苍白者病情较重。风心病二尖瓣病变患者多见面颧殷红,病情加重时红色加深,切勿误认为是病情好转。危重患者临终前面红如妆,额汗如油,并非心衰所独有,但心衰出现这种现象,如及早治疗,尚有转机。心衰患者有腹部痞块,乃气滞血瘀表现。如出现指趾欠温是阳气虚衰的征象,如出现四肢冷,则阳虚较严重,如四肢逆冷过腕,达膝则更为严重。头眩与心悸并见,提示心功能欠佳。如出现恶心呕吐,可能是阳气严重虚衰,中焦阳气无力运转,阳不制阴,阴邪上逆所致,或为水饮、瘀血严重阻滞,中焦气机阻塞不通,属危重之象。出现烦躁,可能是真阳衰败、阴邪内盛、虚阳浮越的表现,是十分危重的证候。

心衰的舌脉变化多变,以柯雪帆观察最为细致。有学者认为心衰舌多胖大或有齿痕,瘦小者少见,反映心衰多有水气停留,气虚阳衰;舌面大多润滑,亦水气停留之象;如兼热象或损伤津液者,可见舌面干燥,但这并不否定其气虚阳衰的存在;舌多紫黯,大多偏淡,这是阳气虚衰,血行瘀阻的表现,如兼有热象可以出现紫红舌。舌苔一般为薄白苔,兼有痰饮者多为白腻苔,肺有痰热者,多见黄腻苔或灰黄腻苔,痰湿重者可见灰腻苔。心衰已控制而痰湿、痰热依然存在者,其腻苔仍不能化。对于心衰的脉象,有微细沉伏几乎不能按得的,有弦搏长大按之弹指的;有脉来迟缓,甚至一息不足三至的;有脉来数疾,几乎难以计数,心衰出现脉律不齐者颇多,促、结、代均可出现,更有乍疏乍数、乍大乍小,三五不调者亦颇多见。心衰的脉象与其原发心脏病关系密切。如高血压性心脏病多见弦脉、弦紧脉;肺心病多见弦滑而数的脉象;风心病二尖瓣狭窄者多见微细脉;主动脉瓣闭锁不全者脉象多见来盛去衰;冠心病大多弦而重按无力。另外,柯氏对心衰的脉象细致观察研究后认为还有一些怪脉,如"釜沸""弹石""偃刀""解索""麻促""鱼翔""虾游""雀啄"脉等,心衰如见到人迎脉明显盛大,而寸口脉却很细弱,两者差别较大甚至4倍以上者,多为危重病证。有学者认为心衰而感邪之脉象应见浮象,而阴竭阳绝危证之舌脉表现为舌绛而萎,脉微欲绝,或散涩,或浮大无根。有学者认为心衰的脉象最常见的有四类:①脉象微细而沉,非重取不能按得;②脉象虚弱;③脉象弦搏且虚大弹指;④脉象迟、数、结、代,乍疏乍数,乍大乍小,除此以外还可见到"屋漏""雀啄""虾游"等绝脉;李氏还根据脉象判断预后,脉象由数转为缓和,是病好转的标志,若虚大、弦长、弹指重按则无,此乃胃根动摇,胃气将绝之兆,治之较难,数极而人迎盛大者为难治之象。

2.辨证规律研究

目前中医对于心衰的辨证分型还没有统一的标准,《中药新药临床研究指导原则》一书中,将心力衰竭分为5个证型,即:①心气阴虚证;②心肾阳虚证;③气虚血瘀证;④阳虚水泛证;⑤心阳虚脱证。

总结近10年医家对心衰的临床辨证分型发现大致分为心气不足、心阳亏虚、心肺气虚、肾不纳气、心肾阳虚、脾肾阳虚、心阴虚损、气阴两虚、气虚血瘀、痰饮阻肺、心肝瘀血、阳气虚脱、阴阳俱衰等,对上述分型进行归纳,以心肾阳虚、脾肾阳虚、阳虚水泛、气滞血瘀、阴竭阳脱为最常见。其共同点是以脏腑辨证为中心,参以八纲及气血津液辨证。如在八纲辨证中,强调表证可加重里证(心衰),心衰过程是因虚致实,实又可致更虚的恶性循环,强调阳虚为主,日久可致阴阳两虚。

在气血津液辨证中,因心肾气(阳)虚,可致水液代谢及血行失常,从而痰饮、瘀血由生。各医家辨证虽各有不同,各有侧重,但总不离乎脏腑及气血津液两个方面。

(四)治则治法研究

1.治则

心衰是急、重、危之疾,对其病理变化,诸家皆趋向于"本虚标实",故治疗应"急则治标,缓则治本",这一治疗法则得到大家的共识。有学者本着《难经·十四难》所说"损其心者,调其营卫"的原则,认为"心衰急者,先治其标,缓者,治其本。所谓治其标者,即是调其营卫,祛邪为务,故先用辅而治之,以善呼吸之能,使清气能入,浊气能出,以利于心"。

2.治法

因本病是以气虚、阳虚、血瘀、水停为主要病机,故基本治法可概括为益气、温阳、化瘀、利水几个方面。

(1)益气活血法:益气活血法是目前治疗心衰最常用的治法。益气法可增强心肌收缩力,改善心脏泵功能,活血可改善血液流变学状态,从而降低前负荷,两者配合使用,具有协同改善心功能的作用,这一点不仅符合中医基础理论,而且经试验研究证实。在益气药中首推人参、黄芪。

(2)温阳利水法:温阳法是治疗心衰的常用法,诸多医家在温阳益气的基础上临证变能。赵锡武治心衰,心肾阳虚、痰湿阻滞者,用温阳利水、蠲饮化湿之法;心肾阳衰、肺气失宜者,用温阳纳气、清肺定喘之法;阳虚水逆、上凌心肺、肺气不宣者,治以温阳行气、养心宣肺之法。在温阳利水法治疗心衰的临床报道中,多以真武汤为主方加减治疗,常以附子、桂枝、干姜为主药。

(3)益气养阴法:有学者在治疗充血性心力衰竭时,认为患者在临床上常表现为阳气虚衰,一方面阳虚可导致阴虚,另一方面长期使用利尿药物可导致阴虚,表现少气、干咳、心烦、舌红少津等,故治疗心衰时每辅以滋阴之味。有学者认为治疗心衰重点必须调补心脾之气血阴阳,温心阳和养心阴为治疗心衰的基本原则。益气养阴主要以生脉散为主方加减。

(4)泻肺逐水法:主要用于肺水肿较重的患者,为急则治标的方法。常用药物有葶苈子、桑白皮、汉防己。此类药物大多药效峻猛,常与其他法合用,较少单独使用,对体弱者慎用。

因心衰的病理变化是一个复杂的过程,故治疗并非单守于一法,往往根据不同时期不同的病理变化选用不同的治法。

(五)辨证用药研究

1.辨证论治

根据近年发表的临床资料分析,在辨证治疗心衰的中药使用上,大多以经方为主加减,心肺气虚则多以保元汤为主,气阴两虚者多以生脉散、炙甘草汤为主,阳虚水泛者多以五苓散、真武汤、苓桂术甘汤加减,气虚血瘀者多选用补阳还五汤,水饮犯心肺者多以葶苈大枣泻肺汤为主。

2.病证结合

有学者对于心衰的治疗强调必须病证结合,灵活变通,根据心衰的不同病因适当调整治疗方案。如冠心病心衰多见气虚夹痰,痰瘀互结者可用温胆汤加人参、白术、豨莶草、田三七等;若属阴虚则用温胆汤合生脉散加减。风湿性心脏病者多有风寒湿邪伏留,反复发作特点,宜在原方基础上多加威灵仙、桑寄生、豨莶草、防己、鸡血藤、桃仁、红花。肺源性心脏病者可配合三子养亲汤、猴枣散以及海浮石等。高血压心脏病者则配合平肝潜阳之法,常用药物有决明子、石决明、代赭石、龟甲、牡蛎、钩藤、牛膝等。原有糖尿病或甲状腺功能亢进症者以生脉散加味。

有学者认为风湿性心脏病心衰,多伴房颤,容易出现不同部位的栓塞表现,治疗上要加用活血化瘀之品以防止血栓形成,有风湿活动时还要加用祛风胜湿、宣痹止痛之剂;肺源性心脏病心衰,多伴呼吸衰竭,而低氧血症所致的口唇发绀、颜面晦黯等症属瘀血范畴,因此临证时要痰瘀同治,同时肺心病心衰多以肺部感染为诱因,故酌情应用清热解毒药物,另外肺心病心衰水肿的患者不能过度应用利尿剂,以免使痰液黏稠难以咯出,多选用利水不伤阴之品,如猪苓、茯苓、泽泻、冬瓜皮、车前子、葶苈子等;冠心病心衰多伴有高脂血症,临证当加用具有降脂作用的药物,如山楂、葛根、泽泻、决明子、首乌、枸杞子、丹参、三七等。

3.中成药研究

目前很多医家根据多年临床经验,创立了很多有效的治疗心衰的方剂,且取得了较好疗效。

还有许多医家研制出各种剂型成药治疗慢性心衰,相对汤剂服用更方便,适合慢性心衰患者长期服用。有学者研制的暖心胶囊治疗气虚血瘀型心衰(由人参、附子、薏苡仁、茯苓、法半夏、橘红、三七组成)。有学者采用温肾益心丹(由真武汤加红参、丹参组成)治疗慢性心衰。有学者根据心衰的发病特点,研制了强心冲剂(由西洋参、桂枝、丹参、汉防己、葶苈子、益母草、枳壳组成)治疗慢性心衰。有学者应用强心复脉丸(由人参、附子、黄芪、当归、川芎、丹参、五味子等组成)治疗慢性心衰。有学者应用强心胶囊(由黄芪、附片、生晒参、桂枝、血竭、益母草、三七、泽兰、桑白皮、葶苈子、五加皮、关木通、车前子、枳实组成)治疗慢性心衰。上述临床研究报道均采用随机对照观察方法,其科学性较强,可信度较高。

目前有许多治疗心衰的中成药被推向了市场,且疗效肯定,尤其是在改善心功能,提高生活质量方面,优于西药治疗。如补益强心片、强心力胶囊、心宝丸等。另外,用于纠正心功能常用的注射剂有黄芪注射液、生脉注射液、参附注射液、川芎嗪注射液等。

(六)康复

慢性心衰是一种以运动能力下降、疲劳和劳力性呼吸困难为特点的综合征,以往运动训练是心衰患者的绝对禁忌证,强调心衰患者需要限制体力活动、严格卧床休息,然而长期安静休息可引起骨骼肌萎缩、运动耐力下降甚至静脉血栓形成,导致发生肺栓塞等严重并发病。近年来,对运动训练在心衰康复中的作用有了新的认识,有许多试验研究确定了运动训练的临床效果和安全性,认为运动训练是心衰综合治疗方案的一部分。运动训练早已成为心肌梗死、冠脉搭桥和心脏移植患者恢复的常规程序,目前应用于心衰患者,也取得一定效果。研究报道运动训练通过改善内皮功能和骨骼肌的生物化学和组织特征而减轻临床症状、降低心功能分级、提高运动贮量、降低再住院率,而无明显不利影响。虽然运动训练不降低心衰患者的发病率和病死率,但对于经选择的患者进行运动训练是有益的,许多试验的结果均显示了运动训练在心力衰竭患者康复中的积极作用。有学者报道对慢性心衰患者在常规药物治疗基础上实行综合康复治疗,心肺功能明显改善,步行距离延长,心肌耗氧量降低,同时减低外周血管阻力,增加骨骼肌的血流量及周围血管摄氧能力,有效地改善了运动能力,减轻了慢性心衰患者疲劳和呼吸困难的感觉,也调节焦虑、抑郁情绪,提高生存率。另外,也有研究发现,心衰患者运动后炎性细胞因子和氧化应激显著高于正常人,有学者研究证明心衰患者血浆可溶性黏附分子水平较正常升高,6分钟步行运动试验升高心衰患者血浆sICAM-1、sVCAM-1水平,接近日常生活活动强度的运动训练可降低两者水平。

(陈 鑫)

第十一章

内科疾病的临床护理

第一节 冠状动脉粥样硬化性心脏病

一、概述

冠状动脉粥样硬化性心脏病是指冠状动脉粥样硬化使血管腔狭窄或阻塞导致心肌缺血、缺氧而引起的心脏病,它和冠状动脉功能性改变一起,统称为冠状动脉性心脏病,简称冠心病,亦称缺血性心脏病。

冠心病是世界上最常见的死亡原因之一,男性多在 40~60 岁发病,女性最常在绝经期后表现症状,男性多于女性。本病的发病率按照地域不同而有很大差异。本病在欧美国家极为常见,美国冠心病死亡占人口死亡数的 1/3~1/2,占心脏病死亡数的 50%~75%,我国近 30 年来冠心病的发病率和病死率正逐渐升高,据上海两所综合性医院资料统计,20 世纪 90 年代冠心病患者已占住院心脏病患者数的 1/3。美国急性 ST 段抬高型心肌梗死 35~84 岁人群年发病率为男7.1%、女 2.2%,病死率 30%,其中 50% 在发病后 1 小时内死亡,常见死因为心律失常(心室颤动)。

冠心病的发生是多基因的遗传因素与复杂的环境因素相互作用的结果,这些因素称为冠心病的危险因素。年龄(男性≥45 岁,女性≥55 岁,或未用雌激素替代治疗的过早绝经妇女)、脂代谢异常、高血压、吸烟、糖尿病和糖耐量异常是本病最重要的危险因素;肥胖、缺少体力活动、摄入过多动物脂肪、胆固醇、糖和钠盐、遗传因素等同样增加冠心病的发生风险;近年来发现血中同型半胱氨酸增高、胰岛素抵抗增强、血中纤维蛋白原及一些凝血因子增高等也可使发生本病的风险增加。

二、冠心病的分型

1979 年 WHO 将本病分为 5 型,包括隐匿性或无症状型冠心病、心绞痛(稳定型和不稳定型)、心肌梗死(急性和陈旧性)、缺血性心肌病以及猝死。其中,不稳定型心绞痛和急性心肌梗死(ST 段抬高性及非 ST 段抬高性)具有共同的病理基础——粥样斑块不稳定,故又被统称为急性冠状动脉综合征(acute coro-nary syndrome,ACS)。

(一)无症状性心肌缺血

也称为隐匿型冠心病,是指无临床症状,但客观检查提示有心肌缺血表现的冠心病。其特点是患者有冠状动脉粥样硬化基础,但病变较轻或有较好的侧支循环,或患者痛阈较高,因此不表现出缺血相关性临床症状(如胸痛、胸闷等)。此型患者病情相对稳定,但可突然转为心绞痛发作或心肌梗死等冠心病类型。其诊断需静息时或增加负荷时出现心肌缺血心电图表现。

(二)稳定型心绞痛

也称为稳定型劳力性心绞痛,是在冠状动脉固定性严重狭窄的基础上,由于心肌负荷的增加引起心肌急剧的、暂时的缺血与缺氧的临床综合征。其特点为阵发性的前胸压榨性疼痛或憋闷感,可伴有放射痛,常发生于劳力负荷增加或情绪激动时,持续时间为数分钟,休息或含服硝酸酯类药可缓解。

(三)不稳定型心绞痛

对恶化劳力型心绞痛、卧位型心绞痛、静息型心绞痛、心肌梗死后心绞痛、混合性心绞痛的统称。此类患者冠状动脉粥样斑块不稳定,易突然发生斑块破裂并伴急性血栓形成,导致严重心肌缺血损伤甚至梗死,甚至引起严重临床后果。不稳定型心绞痛常表现:原稳定型心绞痛患者在近1个月内发作频率增加、程度加重、症状持续时间延长、诱因变化、硝酸酯类药效果变差;1个月内新发心绞痛;休息状态下发生心绞痛;变异型心绞痛(心电图可见短暂的ST段抬高)。

(四)心肌梗死

即心肌缺血性坏死。急性心肌梗死可表现为持久的胸骨后剧烈疼痛、发热,可发生心律失常、心力衰竭或休克;心电图呈进行性的特征性改变;心肌标志物(心肌酶或肌钙蛋白)增高。根据心电图ST段的抬高与否分为非ST段抬高性心肌梗死和ST段抬高性心肌梗死两种类型,其病理基础及处理方案不同。

(五)缺血性心肌病

为心肌长期供血不足导致心肌组织发生营养障碍和萎缩,或大面积心肌梗死后纤维组织增生所致。临床特点为心脏逐渐扩大,心功能逐渐减退,最终发生心力衰竭。其临床表现与扩张型心肌病相似。

(六)冠心病猝死

也被视为冠心病的一种特殊类型,好发季节为隆冬,患者年龄多不太大,半数生前无症状。在基层医务人员和群众中普及心肺复苏抢救知识对于挽救本型患者有积极意义。

本节重点介绍心绞痛和心肌梗死。

三、病因

最常见的引起冠状动脉性心脏病的病因是冠状动脉粥样硬化,占冠心病的90%左右。其他病因:①冠状动脉栓塞,如心腔内附壁血栓脱落,细菌性心内膜炎赘生物及肿瘤钙质碎片等均可栓塞于冠状动脉。②夹层动脉瘤,可表现为局限在冠状动脉的夹层动脉瘤,亦可由主动脉夹层动脉瘤伸展到冠状动脉开口。③冠状动脉炎:多发性动脉炎、系统性红斑狼疮和类风湿关节炎等结缔组织疾病及病毒感染等可侵犯冠状动脉。④先天性冠状动脉畸形,冠状动脉肌桥。⑤代谢性疾病如糖尿病和淀粉样变等可致小冠状动脉病变。⑥梅毒性主动脉炎累及冠状动脉开口。⑦外伤等。

(一)心绞痛

心绞痛是由于心肌供氧和需氧不平衡所致缺氧的结果。在心绞痛患者中,冠状动脉本身病变,特别是冠状动脉粥样硬化是最重要的病理原因,约占心绞痛患者的90%。

其次有重度主动脉瓣狭窄或关闭不全、肥厚型心肌病、先天性冠状动脉畸形、冠状动脉栓塞、严重贫血、休克、快速心律失常、心肌耗氧量增加等。常因体力劳动、情绪激动、饱餐、寒冷、阴雨天气、吸烟而诱发。

当冠状动脉的供血与心肌的需血之间发生矛盾,冠状动脉供血量不能满足心肌代谢的需要,引起心肌急剧的、暂时性的缺血缺氧时,即可发生心绞痛。心肌氧耗的多少主要由心肌张力,心肌收缩强度和心率决定,心肌能量的产生主要是要求大量的氧供,心肌平时对血液中氧的吸取已经接近最大量,氧供再需要增加时已难从血液中摄取更多的氧,只能依靠增加冠状动脉的血流量来提供。在正常情况下,冠状循环有很大的储备力量,其血流量可随身体的生理情况而有显著变化。动脉粥样硬化而致冠状动脉狭窄或部分分支闭塞时,其扩张性减弱,血流量减少,且对心肌的供血量相对固定,心肌的血液供应如减低到尚能应付心脏的水平的需要,则休息时可无症状。一旦心肌负荷突然增加,如劳累、激动、左心衰竭等,使心肌张力增加,心肌收缩力增加和心率增快等而致心肌氧耗量增加时,心肌对血液的需求增加,而冠脉的供血已不能相应增加,即可引起心绞痛。

(二)心肌梗死

本病基本病因是冠状动脉粥样硬化,造成管腔严重狭窄和心肌血液供应不足,而侧支循环尚未充分建立,在此基础上,若发生血供急剧减少或中断,使心肌严重而持久地缺血达1小时以上,即可发生心肌梗死。心肌梗死原因绝大多数是由于不稳定粥样斑块破溃,继而出血和管腔内血栓形成,使管腔闭塞。少数情况下粥样斑块内或其下发生出血或血管持续痉挛,也可使冠状动脉完全闭塞。

大量研究已证明,绝大多数的心肌梗死是由于不稳定的粥样斑块破溃,继而出血和管腔内血栓形成,而使管腔闭塞;少数情况下粥样斑块内或其下发生出血或血管持续痉挛,也可使冠状动脉完全闭塞。

促使粥样斑块破裂出血及血栓形成的诱因:休克、脱水、出血、外科手术或严重心律失常,使心排血量骤降,冠状动脉灌流量锐减;饱餐特别是进食多量脂肪后,血脂增高,血黏稠度增高;重体力活动、情绪过分激动、用力排便或血压剧升,致左心室负荷明显加重,儿茶酚胺分泌增多,心肌需氧量猛增,冠状动脉供血明显不足;晨起6时至12时交感神经活动增加,机体应激反应增强,冠状动脉张力增高。

四、临床表现

(一)心绞痛

1.症状

以发作性胸痛为主要临床表现,典型疼痛特点为胸骨体中、上段之后,或心前区界限不清,可放射至左肩、左臂尺侧;偶有至颈、咽或下颌部。胸痛常为压迫样、憋闷感或紧缩样感,也可有烧灼感。发作时,患者可不自觉停止原来的活动。体力劳动、情绪激动、饱餐、受凉、心动过速等可诱发。疼痛出现后常逐步加重,一般持续3～5分钟,休息或含服硝酸甘油可迅速缓解。

2.体征

平时一般无异常体征,心绞痛发作时常见心率加快,血压升高,面色苍白,表情焦虑,皮肤冷或出汗,有时出现第三或第四心音奔马律。

(二)心肌梗死

1.症状

(1)疼痛:是最先出现的症状,多发生于清晨,疼痛部位和性质与心绞痛相同,但诱因多不明显,且常发生于安静或睡眠时,程度较重,范围较广,持续时间可长达数小时或数天,休息和含用硝酸甘油多不能缓解。患者常烦躁不安、出汗、恐惧,或有濒死感。在我国,1/6~1/3的患者疼痛的性质及部位不典型,如少数患者无疼痛,一开始即表现为休克或急性心力衰竭。部分患者疼痛位于上腹部,被误认为胃穿孔、急性胰腺炎等急腹症;部分患者疼痛放射至下颌、颈部、背部上方,被误认为骨关节痛;少数患者在整个病程中都无疼痛或其他症状,事后才发现得过心肌梗死。

(2)全身症状:主要是发热,伴有心动过速、白细胞计数增高和红细胞沉降率增快等,由坏死物质吸收所引起。一般在疼痛发生后24~48小时出现,程度与梗死范围常呈正相关,体温一般在38 ℃左右,很少超过39 ℃,持续约1周。

(3)胃肠道症状:约1/3有疼痛的患者,在发病早期伴有频繁的恶心、呕吐和上腹部胀痛,与迷走神经受坏死心肌刺激和心排血量降低、组织灌注不足等有关。肠胀气亦不少见。重症者可发生呃逆。

(4)心律失常:见于75%~95%的患者,多发生在起病1~2天,而以24小时内最多见,可伴乏力、头晕、晕厥等症状。以室性心律失常最多,尤其是室性期前收缩,如室性期前收缩频发(每分钟5次以上),成对出现或呈短阵室性心动过速,多源性或落在前一心搏的易损期时(R-on-T),常为心室颤动的先兆。心室颤动是急性心肌梗死早期,特别是入院前主要的死因。前壁心肌梗死如发生房室传导阻滞表明梗死范围广泛情况严重,预后较差。

(5)低血压和休克:疼痛期血压下降常见,未必是休克。如疼痛缓解而收缩压仍低于10.7 KPa(80 mmHg),有烦躁不安、面色苍白、皮肤湿冷、脉细而快、大汗淋漓、尿量减少(<20 mL/h),神志迟钝,甚至晕厥者则为休克表现。休克多在起病后数小时至1周内发生,见于约20%的患者,主要是心源性,为心肌广泛(40%以上)坏死,心排血量急剧下降所致,神经反射引起的周围血管扩张属次要因素,有些患者有血容量不足的因素参与。严重的休克可在数小时内致死,一般持续数小时或数天,可反复出现。

(6)心力衰竭:主要是急性左心衰竭,可在起病最初几日内发生或在疼痛、休克好转阶段出现,为梗死后心脏收缩力显著减弱或不协调所致,发生率为32%~48%。出现呼吸困难、咳嗽、发绀、烦躁等症状,严重者可发生肺水肿,进而发生颈静脉怒张、肝大、水肿等右心衰竭表现。右心室心肌梗死者可一开始即出现右心衰竭表现,伴血压下降。

2.体征

(1)心脏体征:心脏浊音界可有轻至中度增大,心率多增快,少数也可减慢,心尖处和胸骨左缘之间扪及迟缓的收缩期膨出,是由心室壁反常运动所致,可持续几日至几周;心尖区有时可扪及额外的收缩期前的向外冲动,伴有听诊时的第四心音(即房性或收缩期前奔马律),是左心室顺应性减弱使左心室舒张末期压力升高所致。第一、二心音多减弱,可出现第四心音(房性)奔马律,少数有第三心音(室性)奔马律。10%~20%的患者在发病第2~3小时出现心包摩擦音,是反应性纤维蛋白性心包炎所致。乳头肌功能障碍或断裂引起二尖瓣关闭不全时,心尖区可出现粗糙的收缩期杂音或伴收缩中晚期喀喇音。发生室间隔穿孔者,胸骨左下缘出现响亮的收缩期杂音,常伴震颤。右心室梗死较重者可出现颈静脉怒张,深吸气时更为明显。

(2)血压:除发病极早期可出现一过性血压升高外,几乎所有患者在病程中都会有血压降低。起病前有高血压者,血压可降至正常;起病前无高血压者,血压可降至正常以下,且可能不再恢复到发病前的水平。

(3)其他:另外可有与心律失常、休克或心力衰竭有关的其他体征。

(三)与其他引起疼痛的疾病相鉴别

由于许多种疾病可以表现为胸痛,应注意与心绞痛相鉴别。引起胸痛的其他常见原因如下。

1.肋间神经痛

沿肋间隙针刺样瞬间疼痛,疼痛发作与劳累无关,但体位变化可能影响疼痛程度。

2.肋软骨膜炎

在肋软骨膜炎处有固定部位的压痛,吸气时加重。

3.胸肌纤维质炎

局部有压痛,呼吸受限,可持续数天甚至更久。

4.带状疱疹

持续痛,时轻时重,沿肋间隙皮肤有疱疹。

5.颈椎病

胸椎上段与颈椎的骨质增生刺激神经根而引起胸痛,胸痛可剧烈似心绞痛,但心电图正常,硝酸甘油无效,颈椎 X 线检查示骨质增生。

6.胸膜炎

胸痛与呼吸有关,可能有胸膜摩擦音或胸腔积液。

7.食管裂孔疝

多为烧灼样疼痛,恶心呕吐,咽下不适,心电图正常。

8.肺梗死

胸膜痛或心绞痛样胸痛,多有易发生栓塞的原发疾病,如心房颤动、血栓性静脉炎、下肢静脉曲张、恶性肿瘤、骨折及长期卧床患者。心电图可出现 SⅠ、QⅢ、TⅢ改变及右束支传导阻滞。

9.主动脉夹层

疼痛发作开始时即达高峰,为撕裂样剧痛,部位更广泛,可涉及头颈、背部、腰部和下肢,常不能被镇痛药所缓解,常伴有血压明显升高。其病情更为凶险。

10.急性心包炎

可有心包摩擦音,心电图的 ST 段抬高多呈弓背向下,在数小时或 1~2 天即下降。

五、实验室及辅助检查

(一)肌红蛋白

肌红蛋白从损伤的心肌细胞释放进入循环血液,在心肌梗死发生后几小时即可检测。再灌注发生后,血清肌红蛋白快速上升,可作为成功再灌注及判断梗死范围大小的指标。

(二)心脏特异性肌钙蛋白

正常情况下心脏肌钙蛋白 T 和心脏肌钙蛋白 I 在外周循环中不存在,故只要高于参考值上限即有价值。

(三)C反应蛋白(CRP)

正常情况下CRP以微量形式存在于健康人血清中。冠心病发生6～8小时后,CRP迅速升高,48～72小时达高峰,故CRP是冠心病的危险因子,是冠心病严重程度的预测指标。

(四)肌酸磷酸肌酶(CK)

血清CK在急性心肌梗死发生后4～8小时内超过正常范围,在2～3天内恢复正常。尽管血清CK升高是检出急性心肌梗死的敏感方法,但还存在假阳性。

(五)乳酸脱氢酶(LDH)

LDH在急性心肌梗死后24～48小时超过正常范围,3～6天达峰值,心肌梗死后8～14天恢复正常。尽管LDH具有诊断的敏感性,但缺乏特异性。

(六)纤维蛋白二聚体(D-D)

D-D在血清中的浓度变化与机体内血栓溶解密切相关,是急性心肌梗死溶栓、冠状动脉是否再通的指标。

(七)心电图检查

是临床用得最多的无创伤性检查方法。心绞痛患者约半数在静息状态下无ST段和T波改变等心肌缺血表现。心肌梗死患者应用常规心电图对确定诊断、判定梗死部位和范围及所处病程阶段很有帮助。

(八)冠状动脉内超声检查

该法是早期发现冠状动脉狭窄及观察病变进展的可靠方法。

(九)选择性冠状动脉造影

该法不仅可观察到冠状动脉粥样硬化的部位、形态和狭窄程度,而且还可了解心室壁的运动情况,被称为诊断冠心病的"金标准"。

六、诊断及鉴别诊断

(一)诊断

根据心绞痛典型的发作特点和体征,含用硝酸甘油后缓解,结合冠心病易患因素,除外其他原因所致的心绞痛,一般可以确诊。发作时心电图检查可见缺血性ST段压低、T波平坦或倒置,发作过后数分钟内可逐渐恢复。发作典型者则需作心电图负荷试验或作24小时动态心电图连续监测,如心电图出现阳性变化或负荷试验诱发心绞痛发作时亦可确诊。诊断有困难者则可考虑放射性核素检查和选择性冠状动脉造影。

根据典型的临床表现、特征性心电图、心电向量改变及实验室检查,诊断急性心肌梗死并不困难。老年患者突然发生原因不明的严重心律失常、休克、心力衰竭或较重而持久的胸闷痛者,应考虑急性心肌梗死的可能,并尽可能短期内进行心电图和血清心肌酶的动态监测,以确定诊断。

心力衰竭和心律失常型的诊断,主要依据动脉粥样硬化的证据并除外其他器质性心脏病引起的心脏扩大、心力衰竭和心律失常。

(二)鉴别诊断

1.心绞痛

(1)心脏神经症:患者常诉胸痛,可为刺痛或隐痛,持续时间数秒钟至数小时含用硝酸甘油无效或10多分钟后才见效,患者常有叹气,伴有心悸、手心和腋下多汗、失眠、注意力不集中等神经衰弱症状。

(2)急性心肌梗死:本病疼痛部位可与心绞痛相仿,但程度重,持续时间可达数小时,硝酸甘油含化不能缓解,常伴有发热、休克、心律失常及心力衰竭。心电图中面向梗死部位导联的ST段抬高,并有异常Q波。实验室检查示白细胞计数及心肌酶谱增高,红细胞沉降率增快。

(3)肋间神经痛:本病疼痛常累及1~2个肋间,为刺痛或灼痛,多为持续性发作,用力呼吸和身体转动可使疼痛加剧。

(4)其他疾病引起的心绞痛:包括严重主动脉瓣狭窄或关闭不全、风湿性或病毒性冠状动脉炎、梅毒性主动脉炎引起冠状动脉口狭窄或闭塞,肥厚型心肌病等均可引起心绞痛,主要根据其临床表现加以鉴别。

(5)消化系统疾病:诸如溃疡病、胆囊病变、食管裂孔疝、反流性食管炎等所引起的疼痛,与心绞痛十分相似,应进一步检查予以鉴别。

(6)颈椎病变:可压迫神经根引起心前区疼痛,表现为持续性钝痛伴阵发性锐痛,可向左肩及左上肢放射,在头顶部施加压力可使症状加重,限制颈部活动可使之缓解。

2.心肌梗死

(1)心绞痛:尤其是自发性心绞痛,发作性疼痛剧烈,持续时间较长,与心肌梗死的疼痛难以鉴别,但心绞痛患者血压升高或无显著改变,无心包摩擦音,无坏死物质吸收的表现,如发热、白细胞计数增多、心肌酶增高。心电图无变化或仅有暂时性ST段和T波变化。

(2)急性心包炎:尤其是急性非特异性心包炎,可有较剧烈而持久的心前区疼痛,早期即出现心包摩擦音,全身症状不如心肌梗死严重;心电图除aVR导联外,其余导联均有ST段弓背向下型抬高,T波倒置,无异常Q波出现。

(3)急性肺动脉栓塞:当发生大块肺梗死时,患者突然感觉呼吸困难,可伴剧烈咳嗽、咯血,并伴有剧烈胸痛,可发生休克,与心肌梗死症状相似。

(4)主动脉夹层分离:在心前区或胸骨区突然出现剧烈疼痛,性质为烧灼样、撕裂样或刀割样,常放射到头、颈、上肢、背、腰、中下腹甚至下肢。疼痛发作时有休克征象,但血压仍较高,两上肢血压和脉搏可有明显差别。部分患者可有暂时性偏瘫和主动脉瓣关闭不全的表现。

3.心力衰竭和心律失常型

需要与扩张型心肌病、心肌炎、高血压性心脏病等鉴别。

七、健康评估

(一)心绞痛

1.健康史

评估患者的一般情况,如年龄、职业。评估患者是否存在体力劳动、情绪激动、饱餐、寒冷、吸烟、心动过速、休克等情况。评估患者是否有血脂异常、高血压、吸烟、糖尿病和糖耐量异常或有无肥胖;缺少体力活动;进食过多的动物脂肪、胆固醇、糖和钠盐;遗传因素等。评估患者有无面色苍白、出冷汗、心率加快、血压升高。注意患者主诉有无心绞痛发作症状。

2.身体状况

(1)症状:以发作性胸痛为主要临床表现,典型的特点。①部位:主要在胸骨体中段或上段之后,可波及心前区,界限不清楚,常放射至左肩、左臂内侧达无名指和小指,或至颈、咽或下颌部。②性质:为压迫、发闷、紧缩、烧灼感,但不尖锐,不像针刺或刀割样,偶伴濒死感,发作时患者常不自觉地停止原来的活动。③持续时间:疼痛出现后常逐渐加重,3~5分钟逐渐消失,可数天或数周发作1次,也可1天内多次发作。④缓解方式:休息或含服硝酸甘油可缓解。

(2)体征:心绞痛发作时,患者面色苍白、出冷汗、心率增快、血压升高,心尖部听诊有时出现第四心音奔马律,可有暂时性心尖部收缩期杂音。

3.辅助检查

(1)心电图有无ST段及T波异常改变。

(2)24小时连续心电监测有无心肌缺血的改变。

(3)冠状动脉造影检查结果有无显示单支或多支病变。

(4)心脏标志物肌钙蛋白(cTnT)的峰值是否超过正常对照值的百分位数。

(二)心肌梗死

1.健康史

包括患者的年龄、性别、职业;有无家族史;了解患者有无肥胖、血脂异常、高血压、糖尿病等危险因素;有无摄入高脂饮食、吸烟等不良生活习惯,是否有充足的睡眠,有无锻炼身体的习惯;排便情况;了解工作与生活压力情况及性格特征等。评估患者是否有休克、脱水、出血、外科手术或严重心律失常;重体力活动、饱餐、情绪过分激动或血压剧升等。评估患者有无明显的诱因,胸痛发作的特征,尤其是起病的时间、疼痛剧烈程度、是否进行性加重,有无恶心、呕吐、乏力、头晕、呼吸困难等伴随症状,是否心律失常、休克、心力衰竭的表现。

2.身体状况

(1)症状:观察患者的精神意识状态,尤其注意有无面色苍白、表情痛苦、大汗或神志模糊、反应迟钝甚至晕厥等表现。观察体温、脉搏、呼吸、血压有无异常及其程度。

(2)体征:注意心率、心律、心音的变化,有无奔马律、心脏杂音及肺部啰音等。

3.辅助检查

(1)心电图:是否有心肌梗死的特征性、动态性变化,对心肌梗死者应加做右胸导联,判断有无右心室梗死。连续心电监测有无心律失常等。

(2)血液检查:定时抽血检测血清心肌标志物;评估血常规检查有无白细胞计数增高及血清电解质、血糖、血脂等异常。

(三)常用药物疗效评估

1.硝酸酯类

遵医嘱给予舌下含化,动态评估者胸疼是否缓解,注意血压及心电图的变化。

2.β受体阻滞剂

评估患者是否知晓本药不可以随意停药或漏服,否则可引起心绞痛加剧或心肌梗死。交代患者饭前服,以保证药物疗效及患者安全用药。用药过程中的心率、血压、心电图检测,是否有诱发心力衰竭的可能性。

3.血管紧张素转换酶抑制剂(ACEI)

本药常有刺激性干咳,具有适量降低血压作用,防止心室重构,预防心力衰竭。注意是否出现肾小球滤过率降低引起尿少;评估其有效性。出现干咳时,应评估干咳的原因,可能有以下因素引起。

(1)是ACEI本身引起。

(2)肺内感染引起,本原因引起的干咳往往伴有气促。

(3)心力衰竭时也可引起干咳。

八、护理诊断

(1)疼痛:胸痛与心肌缺血、缺氧有关。

(2)活动无耐力:与心肌供氧有关。

(3)潜在并发症:心肌梗死、心律失常、心力衰竭及猝死。

(4)焦虑:与心绞痛反复频繁发作有关。

(5)有便秘的危险:与进食少、活动少、不习惯床上排便有关。

(6)知识缺乏:缺乏控制诱发因素及预防心绞痛发作的知识。

九、护理措施

(一)心绞痛

1.病情观察

严密观察病情变化,询问诱发心绞痛的原因,评估患者疼痛的部位、性质、程度、持续时间,给予心电监护,描记疼痛发作时心电图,严密监测心率、心律、血压变化,观察患者有无面色苍白、大汗、恶心、呕吐等。密切观察应用缓解心绞痛药物后的疗效情况,必要时观察用药前后心电图的变化。

2.休息与卧位

心绞痛发作时应立即停止正在进行的活动,休息片刻即可缓解。有心功能不全和严重的心律失常时以休息为主。不稳定型心绞痛者,应卧床休息,并密切观察。心绞痛缓解期可劳逸结合,适当参加体力劳动和体育锻炼,以不发生心绞痛为宜,应以有氧运动为主,运动的强度和时间因病情和个体差异而不同,必要时在监测下进行。

3.饮食护理

以低脂、低盐清淡饮食为宜,避免食用过多动物性脂肪,多食新鲜蔬菜、水果,每餐不宜吃得过饱,特别老年人进食量要适当。提倡吃 7～8 成饱,保持大便通畅,避免过度用力,以免加重心脏负担,增加心肌耗氧量,诱发心绞痛。戒烟、限酒。

4.对症护理

(1)吸氧:鼻导管或面罩给氧 3 L/min。

(2)心绞痛发作时,立即给患者氧气吸入,并做 12 导联心电图,观察 ST-T 改变情况及有无严重的心律失常,用心电图迅速做出判断,并立即给予硝酸异山梨酯 10 mg 舌下含化,或迅速应用硝酸甘油气雾剂喷口腔 1～2 次。并报告医师,观察心绞痛缓解情况。

(3)心绞痛的治疗:首选硝酸酯类扩张血管药物,它能有效地治疗心绞痛,通过扩张全身小静脉减少回心血量,减轻心脏前负荷,扩张小动脉降低外周阻力,减轻心脏后负荷。常采用硝酸甘油、硝酸异山梨酯,舌下含化硝酸甘油 1～2 分钟生效,维持半小时。硝酸异山梨酯生效时间为 2～5 分钟,维持 2～3 小时。

5.心理护理

心绞痛发作时患者多有濒死感、恐惧、紧张,应耐心开导患者,做好解释工作,并稳定患者的情绪,让其放松紧张的心态,对病情恢复有利。安慰患者,解除紧张不安情绪,改变急躁易怒性格,保持心理平衡。告知患者及家属过劳、情绪激动、饱餐、用力排便、寒冷刺激等都是心绞痛发作的诱因,应注意避免。

6.健康教育

应嘱患者仍要按时服用长效硝酸酯类及钙离子通道阻滞、β受体阻滞剂或血管紧张素转换酶抑制剂,及调节血脂及降低血液黏稠度的药物。注意避免心绞痛的诱因,生活要有规律,忌过度疲劳,戒烟酒。遇有外出时随身携带急救药品,指导患者及家属心绞痛发作时应如何处理,如何与急救机构及附近医院联系。教会患者及家属心绞痛发作时的缓解方法,胸痛发作时应立即停止活动或舌下含服硝酸甘油。如连续含服 3 次仍不缓解,或心绞痛发作比以往频繁、程度加重、疼痛时间延长,应及时就医,警惕心肌梗死的发生。不典型心绞痛发作时,可能表现为牙痛、肩周炎、上腹痛等,为防治误诊,应尽快到医院做相关检查。

(二)心肌梗死

1.病情观察

急性心肌梗死是心血管危重疾病之一,患者情况紧急,在监护病房(CCU)进行心电图、血压、呼吸、心率、心律监测,必要时进行肺毛细血管楔压监测;监测患者的生命体征、用药后情况及时报告医师。除监测生命指征外,要对疼痛部位、疼痛性质进行观察,疼痛时是否伴有血压下降、大汗淋漓、面色苍白等症状,要及时采取措施解除疼痛,如疼痛解除后收缩压仍低于 10.7 kPa(80 mmHg),有面色苍白、皮肤湿冷则为休克,应注意尿量,并勤测血压。

心肌梗死后 24～48 小时,由于心肌坏死组织吸收可出现发热、白细胞计数增高,一般持续 1 周,发热时应注意观察是否有咳嗽、咳痰等合并上呼吸道感染情况。心肌梗死后 1 周内,尤其是 24 小时内可出现严重的心律失常,前壁心肌梗死时多发生室性心律失常,心电监测应注意室性早搏的次数、频繁程度、级别及有无室速的发生;下壁心肌梗死时特别注意心率及有无房室传导阻滞的发生。

应严密观察心肌梗死后患者呼吸困难、咳嗽、发绀、两肺底有湿啰音等心功能不全的症状和体征。发现频发期前收缩、成对出现或呈短阵室速、多源性室性期前收缩及严重的房室传导阻滞时,应立即通知医师,遵医嘱给予利多卡因等药物,警惕心室颤动或心脏停搏的发生。检测电解质和酸碱平衡状况,准备好急救药品和抢救设备如除颤器、起搏器随时准备抢救。

2.休息与卧位

对急性心肌梗死患者应就地抢救,立即安置患者绝对卧床休息,立即吸氧,及时入住 CCU 病房,严密观察病情变化;患者绝对卧床 1～2 周,开始几日翻身需有人协助,一般 4～5 天后可行翻身,可逐步抬高床头行半卧位、坐位,1～2 周内大小便均应在床上进行。保持环境安静,限制探视,并告知患者和家属休息可以降低心肌耗氧量和交感神经兴奋性,有利于缓解疼痛,以取得合作。

若病情稳定无并发症 24 小时后可允许患者坐床边椅。指导患者进行腹式呼吸、关节被动与主动运动,协助患者生活需要,在患者活动耐力范围内鼓励患者自理部分生活活动,以增加患者的自我价值感,逐渐过渡到床边活动。第 1～2 周,开始在床边病室内行走,2～3 周可在室外走廊散步作医疗体操,若有并发症,则应适当延长卧床时间。

3.饮食护理

起病后 4～12 小时内给予流质饮食,以减轻胃扩张。随后过渡到低脂、低胆固醇清淡饮食,提倡少量多餐。不易过饱,多吃新鲜蔬菜、水果以利通便。心功能不全的患者应低盐饮食。病情好转两周后可进低脂普食,热量一般控制在 1 500～2 000 cal/d(6.28～8.37 MJ)。

4.对症护理

(1)心肌梗死后由于心肌坏死物质吸收患者可发热,一般在梗死后24～48小时体温为38 ℃左右,可适当给予物理降温。

(2)对烦躁不安、恐惧者,可遵医嘱给予镇静剂。

(3)遵医嘱给予吗啡或哌替啶止痛,注意有无呼吸抑制等不良反应。给予硝酸酯类药物时应随时监测血压的变化,收缩压维持在13.3 kPa(100 mmHg)以上。

5.特殊护理

急性心肌梗死后6小时内可采用溶栓疗法,用冠状动脉内溶栓或静脉溶栓时,术前采血做血常规、血小板、凝血酶原时间、纤维蛋白原、纤维蛋白降解产物、出凝血时间、血型等检查。目前,国内常用的静脉溶栓疗法:①重组纤维蛋白溶酶原激活剂,先静脉注射10 mg继而60分钟内静脉点滴50 mg,其后120分钟内静脉点滴40 mg,共3小时。②尿激酶(100～150)×10⁴ U,30分钟内静脉点滴。③链激酶皮试阴性后150×10⁴ U,60分钟内静脉点滴。而后以肝素12 500～25 000 U/24 h持续静脉点滴48小时,后改为低分子肝素皮下注射。溶栓治疗开始时口嚼阿司匹林0.3 g,以后改为150 mg/d。

溶栓疗效的判定:①心电图抬高的ST段于2小时内回降50%;②胸痛2小时内基本消失;③2小时内出现再灌注型心律失常;④血清CK-MB酶峰值提前出现。应用溶栓疗法后复查凝血酶原时间,使之保持在正常值的1.5～2.0倍。在观察疗效的同时,注意溶栓及抗凝药的不良反应。肌内注射部位应延长加压时间,以免皮下出血及深部血肿。在合并室性心律失常时,应注意监测心律如期前收缩多少、有无室速的发生,在应用抗心律失常药时注意其不良反应。

6.心理护理

疼痛发作时应有专人陪伴,允许患者表达内心感受,给予心理支持,鼓励患者树立战胜疾病的信心。告知患者住进CCU后病情的任何变化都在医护人员的严密监护下,并能得到及时的治疗,以缓解患者的恐惧心理。简明扼要地解释疾病过程与治疗配合,说明不良情绪会增加心肌耗氧量而不利于病情的控制。医护人员应紧张有序的工作,避免忙乱给患者带来的不安全感。监护仪器的报警声应尽量调低,以免影响患者休息,增加患者心理负担。

7.健康教育

指导患者积极进行二级预防,防止再次梗死和其他心血管事件。急性心肌梗死恢复后的患者应调节饮食,可减少复发,即低饱和脂肪和低胆固醇饮食,要求饱和脂肪占总热量的7%以下,胆固醇<200 mg/d。戒烟是心肌梗死后的二级预防中的重要措施,研究表明,急性心肌梗死后继续吸烟,再梗死和死亡的危险增高22%～47%,每次随诊都必须了解并登记吸烟情况,积极劝导患者戒烟,并实施戒烟计划。

加强运动康复锻炼,与患者一起制订个体化运动处方,指导患者出院后的运动康复训练。个人卫生、家务劳动、娱乐活动等也对患者有益。无并发症的患者,心肌梗死后6～8周可恢复性生活,性生活以不出现心率、呼吸增快持续20～30分钟、胸痛、心悸持续时间不超过15分钟为度。经2～4个月体力活动锻炼后,酌情恢复部分或轻体力工作。但对重体力劳动、驾驶员、高空作业及其他精神紧张或工作量过大的工种,应予以更换。

需要采取形式多样的健康教育途径,应强调药物治疗的必要性,指导患者按医嘱服药,列举不遵医行为导致严重后果的病例,让患者认识到遵医用药的重要性,告知药物的用法、作用和不良反应,并教会患者定时测脉搏、血压,发护嘱卡或个人用药手册,定期电话随访,提高用药依从性。若胸痛发作频繁、程度较重、时间较长,服用硝酸酯制剂疗效较差时,提示急性心血管事件,应及时就医。

(黄亚平)

第二节 心 肌 炎

一、疾病概述

(一)概念和特点

心肌炎是心肌的炎症性疾病。最常见病因为病毒感染,细菌、真菌、螺旋体、立克次体、原虫、蠕虫等感染也可引起心肌炎,但相对少见。非感染性心肌炎的病因包括药物、毒物、放射、结缔组织病、血管炎、巨细胞心肌炎、结节病等。起病急缓不定,少数呈暴发性导致急性泵衰竭或猝死。病程多有自限行,但也可进展为扩张型心肌病。本节重点叙述病毒性心肌炎。

病毒性心肌炎指嗜心肌性病毒感染引起的,以心肌非特异性间质性炎症为主要病变的心肌炎。病毒性心肌炎包括无症状的心肌局灶性炎症和心肌弥漫性炎症所致的重症心肌炎。

(二)相关病理生理

病毒性心肌炎的病理改变轻重不等。轻者常以局灶性病变为主,而重者则多呈弥漫性病变。局灶性病变的心肌外观正常,而弥漫性者则心肌苍白、松软,心脏呈不同程度的扩大、增重。镜检可见病变部位的心肌纤维变性或断裂,心肌细胞溶解、水肿、坏死。间质有不同程度水肿以及淋巴细胞、单核细胞和少数多核细胞浸润。病变以左心室及室间隔最显著,可波及心包、心内膜及传导系统。慢性病例心脏扩大,心肌间质炎症浸润及心肌纤维化并有瘢痕组织形成,心内膜呈弥漫性或局限性增厚,血管内皮肿胀等变化。

(三)主要病因与诱因

近年来由于病毒学及免疫病理学的迅速发展,通过大量动物实验及临床观察,证明多种病毒皆可引起心肌炎。其中柯萨奇病毒 B_6 最常见,占30%～50%。其他如孤儿病毒、脊髓灰质炎病毒也较常见。此外,人类腺病毒、流感、风疹、单纯疱疹、肝炎病毒及 EB 病毒、巨细胞病毒和人类免疫缺陷病毒(HIV)等,都能引起心肌炎。

(四)临床表现

1.症状

病毒性心肌炎患者的临床表现取决于病变的广泛程度和部位。轻者可无症状,重者可出现心源性休克及猝死。

(1)病毒感染症状:约半数患者发病前1～3周有病毒感染前驱症状,如发热、全身倦怠、肌肉酸痛,或恶心、呕吐等消化道症状。

(2)心脏受累症状:患者常出现心悸、胸痛、呼吸困难、胸痛、乏力等表现。严重者甚至出现阿-斯综合征、心源性休克、猝死。绝大多数就诊患者以心律失常为主诉或首见症状。

2.体征

可见各种心律失常,以房性与室性期前收缩及房室传导阻滞最多见。心率可增快且与体温升高不相称。听诊可闻及第三心音、第四心音奔马律,部分患者于心尖部闻及收缩期吹风样杂音。心衰患者可有颈静脉怒张、肺部湿啰音、肝大等体征。重者可出现血压降低、四肢湿冷等心源性休克体征。

(五)辅助检查

1.血生化及心脏损伤标志物检查

红细胞沉降率加快,C反应蛋白阳性,急性期或心肌炎活动期心肌肌酸激酶、肌钙蛋白增高。

2.病原学检查

血清柯萨奇病毒IgM抗体滴度明显增高,外周血肠道病毒核酸阳性或肝炎病毒血清学检查阳性,心内膜心肌活检有助于病原学诊断。

3.胸部X线

可见心影扩大,有心包积液时可呈烧瓶样改变。

4.心电图

常见S-T、T改变,包括ST段轻度移位和T波倒置。可出现各型心律失常,特别是室性心律失常和房室传导阻滞等。

5.超声心电图检查

可正常,也可显示左心室增大,室壁运动减低,左心室收缩功能降低,附壁血栓等。合并心包炎者可有心包积液。

(六)治疗原则

急性病毒性心肌炎至今无特效治疗,一般都采用对症及支持疗法,减轻心肌负担,注意休息和营养等综合治疗为主。多年实践证明AVCM诊断后,及时给予足够的休息,并避免再次病毒感染,可较快顺利恢复,减少后遗症。

1.一般治疗

目前尚无特异性治疗,以针对左心功能不全的支持治疗为主,注意休息和营养。卧床休息应延长到症状消失,心电图恢复正常,一般需3个月左右;心脏已扩大或曾经出现过心功能不全者应延长至半年,直至心脏不再缩小。心功能不全症状消失后,在密切观察下逐渐增加活动量,恢复期仍应适当限制活动3～6个月。

2.抗病毒及免疫治疗

在心肌炎急性期,抗病毒是治疗的关键,应早期应用抗病毒药物。可抑制病毒复制。本病心肌受累之前,先有病毒血症过程,病毒在细胞内复制,可早期使用如黄芪、牛磺酸、干扰素、辅酶Q_{10}等中西医结合治疗VMC,有抗病毒、调节免疫和改善心脏功能等作用。

二、护理评估

(一)一般评估

了解患者多有无上呼吸道、肠道或其他感染史,测量体温、脉搏、呼吸、血压,观察尿量及水肿情况。

(二)身体评估

1.测量心界

轻者心脏不扩大,或有暂时性扩大,不久即恢复。心脏扩大显著反映心肌炎广泛而严重。

2.测量心率

心率增速与体温不相称,或心率异常缓慢,均为心肌炎的可疑征象。

3.听诊

(1)心尖区 S_1 可减低或分裂。心音可呈胎心样。心包摩擦音的出现提示有心包炎存在。

(2)杂音:心尖区可能有收缩期吹风样杂音或舒张期杂音,前者为发热、贫血、心腔扩大所致,后者因左心室扩大造成的相对性二尖瓣狭窄。杂音响度都不超过 3 级。心肌炎好转后即消失。

(3)心律失常:极常见,各种心律失常都可出现,以房性与室性期前收缩最常见,其次为房室传导阻滞,此外,心房颤动、病态窦房结综合征均可出现。心律失常是造成猝死的原因之一。

4.心力衰竭

重症弥漫性心肌炎患者可出现急性心力衰竭,属于心肌泵血功能衰竭,左右心同时发生衰竭,引起心排血量过低,故除一般心力衰竭表现外,易合并心源性休克。

(三)心理-社会评估

患者的焦虑、紧张程度,能否积极配合治疗,患者及家属是否存在不了解介入或手术治疗效果而产生较大的心理压力。

(四)辅助检查结果的评估

1.一般检查

(1)细胞总数 1 万~2 万之间,中性粒细胞偏高。抗"O"(ASO)大多数正常。

(2)损伤标志物:CK 及其同工酶 CK-MB、乳酸脱氢酶(LDH)、谷草转氨酶(AST 或 GOT)在病程早期可增高。肌钙蛋白也可升高,而且持续时间较长。

(3)分离:从心包、心肌或心内膜分离到病毒,或用免疫荧光抗体检查找到心肌中有特异的病毒抗原,电镜检查心肌发现有病毒颗粒,可以确定诊断;咽洗液、粪便、血液、心包液中分离出病毒,同时结合恢复期血清中同型病毒中和抗体滴度较第 1 份血清升高或下降 4 倍以上,则有助于病原诊断。

(4)测定与病毒核酸检测:病毒特异性抗体,补体结合抗体的测定以及用分子杂交法或 PCR 检测心肌细胞内的病毒核酸也有助于病原诊断。部分 VMC 患者可有抗心肌抗体出现,一般于短期内恢复,如持续提高,表示心肌炎病变处于活动期。

2.心电图

心电图在急性期有多变与易变的特点,对可疑病例应反复检查,以助诊断,其主要变化为 ST-T 改变,各种心律失常和传导阻滞。上呼吸道感染、腹泻等病毒感染后 3 周内新出现下列心律失常或心电图改变。

(1)ST-T 及 QRS 波的改变:ST 段下降(心包积液时可见抬高),T 波低平、双向或倒置。可有低电压,Q-T 间期延长。大片心肌坏死时有宽大的 Q 波,类似 MI。

(2)心律失常:除窦性心动过速、窦性心动过缓外,可见各种早搏(房性、室性、交界性)其中以室性早搏多见。室上性或室性心动过速、心房扑动或颤动,心室颤动也可见。

(3)传导阻滞:窦房、房室或室内传导阻滞颇为常见,其中以一~二度房室传导阻滞最多见。恢复期以各种类型的早搏为多见。少数慢性期患儿可有房室肥厚的改变。

3.胸部 X 线

心影正常或不同程度的增大,多数为轻度增大。若反复迁延不愈或合并心力衰竭,心脏扩大明显。后者可见心脏搏动减弱,伴肺淤血、肺水肿或胸腔少量积液。有心包炎时,有积液征。

4.超声心动图(UCG)

主要表现为：①心肌收缩功能异常；②心室充盈异常；③室壁节段性运动异常；④心脏扩大，以左心室扩大常见，多数属轻度扩大，对此类心脏扩大 UCG 较 X 线检查更为敏感。VMC 心脏扩大经治疗后，多数逐渐恢复正常，因此，系列的 UCG 随诊观察对 VMC 的病程变化了解具有很大价值。

5.心血管磁共振(CMR)

2010 年美国心脏学会基金会(ACCF)专家共识文件(ECDs)特别领导小组，联合美国放射学会(ACR)、AHA、北美心血管影像学会(NASCI)、心血管磁共振学会(SCMR)等多家学术机构共同制订并颁布了 CMR 专家共识，它可以提高 AVMC 无创检测能力。

(五)常用药物治疗效果的评估

1.抗病毒及免疫治疗

抗病毒治疗主要用于疾病早期，可抑制病毒复制。本病心肌受累之前，先有病毒血症过程，病毒在细胞内复制，可早期使用如黄芪、牛磺酸、干扰素、辅酶 Q_{10} 等中西医结合治疗 VMC，有抗病毒、调节免疫和改善心脏功能等作用。

2.心律失常的治疗

如果期前收缩无明显临床不适症状，不一定马上给予抗心律失常治疗，可以随访观察，并做好患者的解释工作，使其了解该病的预后，解除恐惧心理。

3.免疫抑制疗法

糖皮质激素治疗仍有争论。

4.改善心肌代谢及抗氧化治疗

大量研究证明，氧自由基升高与 VMC 的发病密切相关，采用抗氧化剂治疗 VMC 有肯定疗效。目前常用的药物有辅酶 Q_{10}、曲美他嗪、肌苷、ATP、1,6-二磷酸果糖等。大剂量维生素 C 清除氧自由基的疗效最为肯定，而且其酸度不影响心肌细胞代谢，也无明显毒副作用。

三、主要护理诊断/问题

(一)活动无耐力
与心肌受损、心律失常有关。

(二)体温过高
与心肌炎症有关。

(三)焦虑
与病情加重担心疾病预后有关。

(四)潜在并发症
心律失常、心力衰竭。

四、护理措施

(一)休息与活动
提供一个安静、舒适的环境，急性期需卧床休息 2～3 个月，直到状态消失，血清心肌酶、心电图等恢复正常，方可逐渐增加活动量。若出现心律失常，应延长卧床时间。心脏扩大或出现心力衰竭者应卧床休息半年。恢复期仍适当限制活动 3～6 个月。

(二)饮食

给予高热量、高蛋白、高维生素饮食,易消化的饮食,多吃新鲜蔬菜和水果,以促进心肌细胞恢复。注意进食不宜过饱、禁食用咖啡、浓茶及其他刺激性食物、心力衰竭者限制钠盐摄入、忌烟酒。保持排便通畅,必要时给予缓泻剂,避免因便秘而加重心脏负担。

(三)病情观察

密切监测生命体征,包括体温、脉搏、呼吸、血压。注意心率及心律的改变,观察有无频发室早、短暂室速、房室传导阻滞。注意有无胸闷、呼吸困难、颈静脉怒张等表现。有无咯血、肺部啰音及肺水肿等。当患者出现呼吸困难,发绀,咳粉红色泡沫状痰,双肺满布干、湿啰音,提示出现急性肺水肿。

(四)用药指导

病毒性心肌炎患者可发生心力衰竭,对于应用洋地黄的患者应特别注意其毒性反应,因为心肌炎时心肌细胞对洋地黄的耐受性差。使用糖皮质激素时,注意遵医嘱用量,不可随意增加或减少剂量,更不可随意停药或延长服用时间。

(五)心理护理

向患者耐心解释卧床休息的必要性,解释病情和治疗方案,告诉患者不良情绪会加重心脏负荷,给予心理安慰,解除患者的焦虑、恐惧心理,减轻心理压力,避免环境和精神刺激,防止情绪激动,主动配合治疗,早日康复。

(六)健康教育

1.疾病知识指导

急性心肌炎患者出院后需继续休息 3～6 个月。严重心肌炎伴心界扩大者,应休息 6～12 个月,直到症状消失。

2.饮食指导

应进食高蛋白、高维生素、清淡易消化饮食。注意补充富含维生素 C 的新鲜蔬菜、水果,戒烟酒及刺激性食物,以促进心肌代谢与修复。

3.生活与运动指导

定时排便防便秘,排便时不宜用力、屏气等。无并发症者鼓励患者适当锻炼身体以增强机体抵抗力。

4.自我检测指导

教会患者及家属测脉率、节律,发现异常随时就诊。坚持药物治疗,定期随访。

5.及时就诊的指标

(1)发现脉率、节律异常,或有胸闷、心悸等症状时。

(2)发生晕厥、血压明显降低时。

五、护理效果评估

(1)患者掌握限制最大活动量的指征,能参与制订并实施活动计划,掌握活动中自我监测脉搏和活动过量症状的方法。

(2)患者能控制情绪,心理状态稳定。

(3)患者未发生猝死或发生致命性心律失常时能得到及时发现和处理。

(黄亚平)

第三节　心包疾病

一、疾病概述

(一)概念和特点

心包疾病种类繁多,大部分是继发性心包炎,按病因可分为特发性感染、结缔组织病、全身性疾病、代谢性疾病、肿瘤、药物反应、射线照射、外伤和医源性等。按病程进展可分为急性心包炎(伴或不伴心包积液)、慢性心包积液、粘连性心包炎、亚急性渗出性缩窄性心包炎、慢性缩窄性心包炎等。临床上以急性心包炎和慢性缩窄性心包炎最为常见。

急性心包炎是由心包脏层和壁层急性炎症,可由细菌、病毒、自身免疫、物理、化学等因素引起。心包炎是某种疾病表现的一部分或为其并发症,故常被原发病所掩盖,但也可单独存在。心包炎的尸解诊断发病率为 2%～6%,而临床统计占住院病例构成为 1%,说明急性心包炎极易漏诊。心包炎发病率男性多于女性,约为 3：2。

慢性缩窄性心包炎是指心脏被致密厚实的纤维化或钙化心包所包围,使心室舒张期充盈受限而产生一系列循环障碍的病征。缩窄性心包炎发病率较低,发病年龄以 20～30 岁最多,男与女比为 2：1。

(二)相关病理生理

1.急性心包炎

心包急性炎症反应时,心包脏层和壁层出现炎性渗出,若无明显液体积聚,为纤维蛋白性心包炎。急性纤维蛋白性心包炎或少量积液不致引起心包压力升高,不影响血流动力学。但如液体迅速增多,心包无法伸展以适应其容量的变化,使心包内压力急骤上升,即可引起心脏受压,导致心室舒张期充盈受阻,并使周围静脉压升高,最终使心排血量降低,血压下降,构成急性心脏压塞的临床表现。

2.慢性缩窄性心包炎

急性心包炎后,渗出液逐渐吸收可有纤维组织增生、心包增厚粘连、壁层与脏层融合钙化,使心脏和大血管根部受限。心包缩窄使心室舒张期扩张受阻,心室舒张期充盈减少,使心搏量下降。为维持心排血量,心率增快,同时由于上、下腔静脉回流受阻,出现静脉压升高。长期缩窄,心肌可萎缩。

(三)病因

1.急性心包炎

过去常见病因为风湿热、结核和细菌感染性,近年来病毒感染、肿瘤、尿毒症性及心肌梗死性心包炎发病率明显增多。

(1)感染性:由病毒、细菌、真菌、寄生虫、立克次体等感染引起。

(2)非感染性:常见有急性非特异性心包炎、肿瘤、自身免疫(风湿热及其他结缔组织疾病、心肌梗死后综合征、心包切开后综合征及药物性)、代谢疾病、外伤或放射性等物理因素、邻近器官疾病。

2.缩窄性心包炎

继续于急性心包炎,以结构性最为常见,其次为急性非特异性心包炎、化脓性或创伤性心包炎后演变而来。放射性心包炎和心脏直视手术后引起者逐渐增多,少数与心包肿瘤有关,也有部分患者病因不明。

(四)临床表现

1.急性心包炎

(1)纤维蛋白性心包炎:心前区疼痛为主要症状。疼痛性质可尖锐,与呼吸运动有关,常因咳嗽、深呼吸、变换体位或吞咽而加重。疼痛部位在心前区,可放射到颈部、左肩、左臂及左肩胛骨,也可达上腹部。疼痛也可呈压榨样,位于胸骨后。

心包摩擦音是其典型体征,呈抓刮样粗糙音,与心音的发生无相关性。多位于心前区,以胸骨左缘第3、4肋间最为明显;坐位时身体前倾、深吸气或将听诊器胸件加压更容易听到。心包摩擦单可持续数小时或数天、数周,当积液增多时摩擦音消失,但如有部分心包粘连则仍可闻及。

(2)渗出性心包炎:临床表现取决于积液对心脏的压塞程度,轻者可维持正常的血流动力学,重者出现循环障碍或衰竭。

呼吸困难是心包积液最突出的症状,严重时患者呈端坐呼吸,身体前倾、呼吸浅速、面色苍白,可在发绀。也可因压迫气管和食管产生干咳、声音嘶哑和吞咽困难。此外还可有发冷、发热、心前区或上腹部闷胀、乏力、烦躁等症状。

心尖冲动弱或消失,心脏叩诊心浊音界扩大,心音低而遥远。大量积液时可在左肩胛骨下出现浊音及左肺受压迫所引起的支气管呼吸音,称为心包积液征(Ewart征)。大量渗液可使收缩压降低,舒张压变化不大,故脉压变小。可累及静脉回流,出现颈静脉怒张、肝大、腹水及下肢水肿等。

(3)心脏压塞:快速心包积液可引起急性心脏压塞,表现为明显心动过速、血压下降、脉压变小和静脉压明显上升,可产生急性循环衰竭、休克等。如积液较慢可出现亚急性或慢性心脏压塞,表现为体循环静脉淤血、颈静脉怒张、静脉压升高、奇脉等。

2.缩窄性心包炎

多见于急性心包炎后1年内形成。常常表现为劳力性呼吸困难、疲乏、食欲缺乏、上腹胀满或疼痛。体检可见颈静脉怒张、肝大、腹水、下肢水肿、心率增快,可见Kussmaul征;心尖冲动不明显,心浊音界不增大,心音减低,可闻及心包叩击音。心律一般为窦性,有时可有心房颤动。脉搏细弱无力,动脉收缩压降低,脉压变小。

(五)辅助检查

1.化验室检查

取决于原发病,感染性者常有白细胞计数增加、血沉增快等炎症反应。

2.X线检查

对渗出性心包炎有一定价值,可见心脏阴影向两侧增大,心脏搏动减弱或消失。成人液体量少于250 mL、儿童少于150 mL时,X经难以检出。缩窄性心包炎X线检查示心影偏小、正常或轻度增大,左右心缘变直,主动脉弓小或难以辨识,上腔静脉常扩张,有时可见心包钙化。

3.心电图

急性心包炎时心电图可出现的异常现象包括:除aVR导联以外ST段抬高,呈弓背向下型,aVR导联中ST段压低;数天后ST段回基线,出现T波低平及倒置,持续数周至数月后T波恢复正常;除aVR和V_1导联外P-R段压低,无病理性Q波,常常有窦性心动过速。心包积液时有

QRS 波低电压和电交替。缩窄性心包炎心电图中有 QRS 低电压，T 波低平或倒置。

4.超声心动图

对诊断心包积液简单易行，迅速可靠。对缩窄性心包炎的诊断价值较低，均为非特异表现。心脏压塞的特征：右心房及右心室舒张期塌陷，吸气时右心室内径增大，左心室内径减少，室间隔左移等。

5.磁共振显像

能清晰显示心包积液的容量和分布情况，并可分辨积液的性质，但费用高，少用。

6.心包穿刺

可证实心包积液的存在并对抽取液体做常规涂片、细菌培养和找肿瘤细胞等检查。心包穿刺的主要指征是心脏压塞和未能明确病因的渗出性心包炎。

7.心包镜及心包活检

有助于明确病因。

8.右心导管检查

对缩窄性心包炎可检查出血流动力学的改变。

(六)治疗原则

1.病因治疗

针对病因，应用抗生素、抗结核药物、化疗药物等。

2.对症治疗

呼吸困难者给予半卧位、吸氧；疼痛者应用镇痛剂，首选非甾体类抗炎药(NSAID)。

3.心包穿刺

可解除心脏压塞和减轻大量渗液引起的压迫症状，必要时可经穿刺在心包腔内注入抗菌药物或化疗药物等。

4.心包切开引流及心包切除术等

心包切除术是缩窄性心包炎的唯一治疗措施，切开指征由临床症状、超声心动图、心脏导管等决定。

二、护理评估

(一)一般评估

1.生命体征

体温可正常，急性非特异性心包炎和化脓性心包炎可出现高热。根据心包内渗液对心脏压塞的程度不同，可出现心率增快，血压低、脉压变小、脉搏细弱或奇脉等。

2.患者主诉

有心脏压塞时有无心前区疼痛、疲乏、劳力性呼吸困难、干咳、声音嘶哑及吞咽困难等症状，缩窄性心包炎心搏量降低时患者有厌食、上腹胀满或疼痛感。

3.相关记录

体位、心前区疼痛情况(部位、性状和持续时间、影响因素等)、皮肤、出入量等记录结果。

(二)身体评估

1.头颈部

大量渗液累及静脉回流，可出现颈静脉怒张现象。

2.胸部

心前区视诊示心尖冲动不明显。纤维蛋白性心包炎时心前区可扪及心包摩擦感;当渗出液增多时心尖冲动弱,位于心浊音界左缘的内侧或不能扪及。急性渗出性心包炎时心脏叩浊音界向两侧增大,皆为绝对浊音区。缩窄性心包炎患者心浊音界不增大。心包摩擦音是纤维蛋白性心包炎的典型表现,随着心包内渗液增多心音低而遥远,大量积液时可在左肩胛骨下出现浊音及支气管呼吸音,缩窄性心包炎患者在胸骨左缘第3、4肋间可闻及心包叩击音,发生于第二心音后0.09~0.12秒,呈拍击性质,是舒张期充盈血流因心包的缩窄而突然受阻并引起心室壁的振动所致。

3.腹部

大量心包渗液患者可有肝大、腹水或下肢水肿等(腹水较皮下水肿出现的要早而明显)。

4.其他

呼吸困难时可出现端坐呼吸、面色苍白,可有发绀。

(三)心理-社会评估

患者在疾病治疗过程中的心理反应与需求,家庭及社会支持情况,引导患者正确配合疾病的治疗与护理。

(四)辅助检查结果评估

1.心电图

心率(律)是否有改变。

2.X线检查

肺部无明显充血现象而心影显著增大是心包积液的有力证据,可与心力衰竭相区别。

三、主要护理诊断/问题

(一)气体交换受阻

与肺淤血、肺或支气和受压有关。

(二)疼痛:胸痛

与心包炎症有关。

(三)体液过多

与渗出性、缩窄性心包炎有关。

(四)体温过高

与心包炎症有关。

(五)活动无耐力

与心排血量减少有关。

四、护理措施

(一)一般护理

协助患者取舒适卧位,出现心脏压塞的患者往往被迫采用前倾端坐位。保持环境安静,注意病室的温度和湿度,避免受凉。观察患者呼吸状况、监测血压气分析结果,患者出现胸闷气急时应给予氧气吸入。控制输液速度,防止加重心脏负荷。

(二)疼痛的护理

评估疼痛情况:疼痛的部位、性质及其变化情况,是否可闻及心包摩擦音。指导患者避免用力咳嗽、深呼吸或突然改变体位等,以免引起疼痛。使用非甾体解热镇痛剂时应观察药物疗效以及患者有无胃肠道反应、出血等不良反应。若疼痛加重,可应用吗啡类药物。

(三)用药护理

使用抗菌、抗结核、抗肿瘤、镇痛等药物时监测疗效、观察不良反应是否发生。

(四)心理护理

多关心体贴患者,使患者保持良好的情绪,积极配合治疗护理。

(五)皮肤护理

有心脏压塞症状的患者常被迫采取端坐卧位,应加强骶尾部骨隆突处皮肤的护理,可协助患者定时更换前倾角度、决不按摩、防止皮肤擦伤,预防压疮。

(六)心包穿刺术的配合和护理

1.术前护理

术前常规行心脏超声检查,以确定积液量和穿刺部位,并标记好最佳穿刺点。备齐用物,向患者说明手术的意义和必要性,解除顾虑,必要时可使用少量镇静剂;如有咳嗽,可给予镇咳药物;建立静脉通道,备好抢救药品如阿托品等;进行心电、血压监测。

2.术中配合

嘱患者避免剧烈咳嗽或深呼吸,穿刺过程中如有不适应立即告知医护人员。严格无菌操作,抽液时随时夹闭胶管,防止空气进入心包腔;抽液要缓慢,第一次抽液量不超过 100 mL,以后每次抽液量不超过 300 mL,以防急性右室扩张。若抽出新鲜血液应立即停止抽吸,密切观察有无心脏压塞症状。记录抽液量、性状,并采集好标本送检。抽液过程中均应密切观察患者的反应和主诉,如有异常,及时处理。

3.术后护理

拔除穿刺针后,于穿刺部位处覆盖无菌纱布并固定。嘱患者休息,穿刺后 2 小时内继续心电、血压监测,密切观察生命体征。心包引流者需做好引流管护理,待每天引流量<25 mL 时可拔除引流管。

(七)健康教育

1.疾病知识指导

嘱患者注意休息,防寒保暖,防止呼吸道感染。加强营养,进食高热量、高蛋白、高维生素的易消化食物,限制钠盐摄入。对缩窄性心包炎患者讲明行心包切除术的重要性,解除思想顾虑,配合好治疗,以利心功能恢复。术后仍应休息半年左右。

2.用药指导与病情监测

鼓励患者坚持足够疗程药物治疗(如抗结核治疗)的重要性,不可擅自停药,防止复发。注意药物的不良反应,定期检查肝肾功能,定期随访。

五、护理效果评估

(1)患者自觉症状好转,包括呼吸困难、疼痛减轻、食欲增加、活动耐力增强等。

(2)患者心排血量能满足机体需要,心排血量减少症状和肺淤血症状减轻或消失。

(3)患者体温降至正常范围。

(4)患者焦虑感减轻,情绪稳定,能复述疾病相关知识及配合治疗护理的方法。

(5)患者能配合并顺利完成心包穿刺术。

(6)患者及早发现心脏压塞征兆,预防休克发生。

(黄亚平)

第四节　感染性心内膜炎

感染性心内膜炎指各种病原微生物(如细菌、真菌、立克次体、衣原体等)经血液直接侵犯心内膜、心瓣膜或邻近的大动脉内膜所引起的一种感染性炎症,伴赘生物形成,赘生物为大小不等、形状不一的血小板和纤维素团块,内含大量微生物和少量炎症细胞。瓣膜为最常受累部位。根据病程可分为急性和亚急性。急性感染性心内膜炎具有中毒症状明显、病程进展迅速、多见感染迁移的特征,病原菌主要为金黄色葡萄球菌。亚急性感染性心内膜炎具有中毒症状轻、病程数周至数月、少见感染迁移的特征,病原菌主要为草绿色链球菌,其次为肠球菌。临床表现差异很大,最常见表现是发热,多伴寒战、食欲减退,听诊心脏杂音,周围体征(皮肤瘀点、指和趾甲下线状出血、Osler 结节、Roth 斑、Janeway 损害)、动脉栓塞、贫血、脾大等。明确病原体,采用最有效的抗生素是治愈本病的最重要措施,有严重心脏并发症或抗生素治疗无效的患者应及时考虑外科手术治疗。

一、一般护理

(1)执行一般内科护理常规。

(2)卧位与休息:保证充足的睡眠。存在巨大赘生物者必须绝对卧床休息,防止赘生物脱落。保证室内空气新鲜,温度适宜,减少探视,避免感染。

(3)发热患者执行"发热护理常规"。

二、饮食护理

应以补充高蛋白、高热量、高维生素、易消化的食物为主,鼓励患者多饮水,如患者有心力衰竭的征象,应低钠饮食,限制水分,做好口腔护理。

三、用药护理

感染性心内膜炎治愈的关键在于清除赘生物中的病原微生物。抗感染治疗原则:①早期应用,在连续送 3~5 次血培养后即可开始治疗。②足量应用杀菌剂,联合应用 2 种具有协同作用的抗菌药物,大剂量,需要高于一般常用量,使感染部位达到有效浓度。③静脉给药,保持高而稳定的血药浓度。④长疗程,一般 4~6 周,人工瓣膜心内膜炎需 6~8 周或更长,以降低复发率。⑤病原微生物不明时,急性者选用针对金黄色葡萄球菌、链球菌和革兰阴性杆菌均有效的广谱抗生素,亚急性者选用针对大多数链球菌的抗生素。⑥已分离出病原微生物时,根据病原菌对药物的敏感程度选择抗微生物药物。抗菌药物应根据药代动力学给药,大剂量应用青霉素等药物时,宜分次静脉滴注,避免高剂量给药可能引起的中枢神经系统毒性反应。密切观察患者用药后有无不良反应,并及时处理。因长期使用大量抗生素可能带来真菌感染,应注意口腔护理,退热剂和抗生素对胃肠道有刺激,可能会出现恶心、呕吐、食欲减退等不良反应。

四、并发症护理

栓塞的护理:了解超声心动图的情况,心腔内可见巨大赘生物的患者,应绝对卧床休息,协助生活护理,观察有无栓塞征象,重点观察瞳孔、神志、肢体活动及皮肤温度等。如发现有肺栓塞、肾栓塞、脑血管栓塞、肢体血管栓塞征象时立即通知医师。

五、病情观察

(1)监测生命体征变化,每 4～6 小时监测体温一次,监测热型并记录。

(2)观察患者有无栓塞征象,观察瞳孔、意识、呼吸、肢体活动及皮肤温度等,同时观察有无气急、发绀、胸痛、腹痛、腰痛、血尿等。

(3)观察心脏有无新杂音出现或原有杂音发生改变;监测心功能情况,注意有无心力衰竭。

(4)观察有无药物过敏。

六、健康指导

(1)教会患者自我监测体温,注意有无栓塞表现。

(2)居住环境要避免潮湿、阴暗等不良条件,注意防寒保暖,预防感冒,避免到人多的公共场所。

(3)饮食规律,营养均衡,多食富含蛋白、维生素、纤维素的清淡饮食,心力衰竭时低盐饮食,保持大便通畅。

(4)注意劳逸结合,适当锻炼,提高机体抵抗力,避免诱发因素。

(5)保持口腔和皮肤清洁,减少感染。

(6)按医嘱服药,定期复诊。

(谢 婷)

第五节 心力衰竭

心力衰竭简称心衰,是指心肌收缩力下降使心排血量不能满足机体代谢的需要,器官组织血液灌注不足,同时出现肺循环和/或体循环静脉淤血表现的临床综合征,故也称充血性心力衰竭。心力衰竭临床上按发展的速度可分为急性和慢性心衰,以慢性为多;按病变的性质又可分为收缩性和舒张性心衰;按其发生的部位可分为左心衰、右心衰和全心衰;安排血量多少可分为低排血量型和高排血量型心衰。

一、慢性心力衰竭

(一)病因与发病机制

1.基本病因

(1)原发性心肌损害:冠心病心肌缺血、心肌梗死,心肌炎和心肌病,糖尿病心肌病维生素 B_1

缺乏和心肌淀粉样变性,则少见等。

(2)心脏负荷过重:①前负荷过重,主动脉瓣关闭不全、二尖瓣关闭不全、房室间隔缺损、动脉导管未闭、慢性贫血、甲亢、动静脉瘘。②后负荷过重,高血压、主动脉瓣狭窄、肺动脉高压、肺动脉瓣狭窄。

2.诱因

(1)感染:特别是呼吸道感染最常见,其次为感染性心内膜内。

(2)心律失常:心房颤动是诱发心力衰竭的最重要因素。

(3)生理或心理压力过大如过度劳累、情绪激动、精神过于紧张。

(4)心脏负担加重如妊娠和分娩。

(5)血容量增加如钠盐摄入过多、输液和输血过快过多。

(6)其他如药物使用不当、环境与气候情绪改变、合并其他疾病等。

3.发病机制

(1)心肌损害与心室重构。

(2)神经内分泌的激活。

(3)血流动力学异常。

(二)临床表现

1.左心功能不全的表现

病理基础主要是肺循环静脉淤血及心排血量降低。

(1)症状:①呼吸困难,劳力性呼吸困难是最早出现的症状,随病情进展可出现夜间阵发性呼吸困难,为左心功能不全的典型表现,严重心力衰竭时患者可出现端坐呼吸。②咳嗽、咳痰和咯血。③低心排血量症状,心、脑、肾及骨骼等脏器组织血液灌流不足所致乏力、头晕、嗜睡或失眠、尿少、夜尿等。

(2)体征:两肺底可闻及湿啰音随病情加重,可遍及全肺,有时伴有哮鸣音;心脏向左下扩大,心尖部可闻及舒张期奔马律,肺动脉瓣区第二心音亢进可出现心律失常。

2.右心功能不全的表现

病理基础主要是体循环静脉淤血。

(1)胃肠道症状:食欲缺乏、恶心、呕吐、腹痛、腹胀、尿少、夜尿等伴呼吸困难。

(2)体征:颈静脉充盈或怒张、肝大和压痛、水肿。

(3)心脏体征:右心室或全心室扩大,胸骨左缘3~4肋间闻及舒张期奔马律。

3.全心功能不全的表现

左右心力衰竭的临床表现同时存在或以一侧表现为主。因右心衰竭、右心排血量减少常可使夜间阵发性呼吸困难减轻。

4.心功能分级

Ⅰ级:体力活动不受限,日常活动不出现心悸、气短、乏力、心绞痛。

Ⅱ级:体力活动轻度受限,休息时无症状,一般日常活动即可出现心悸、气短、乏力、心绞痛。

Ⅲ级:体力活动明显受限,小于日常活动即可出现上述症状。

Ⅳ级:不能从事任何体力活动,休息时也出现上述症状,任何活动后明显加重。

(三)辅助检查

1.X 线检查

心脏扩大,左心衰竭时还有肺门阴影增大、肺纹理增粗等肺淤血征象,右心衰竭可有胸腔积液。

2.心电图

左心室肥厚劳损、右心室扩大。

3.超声心动图

测算左心室射血分数、二尖瓣前叶舒张中期关闭速度、快速充盈期和心房收缩期二尖瓣血流速度等能较好地反映左心室的收缩和舒张功能。

4.创伤性血流动力学检查

左心衰竭时肺毛细血管楔压升高,右心衰竭时中心静脉压升高。

(四)诊断要点

肺静脉淤血、体循环静脉淤血的表现明显、心脏病的体征、辅助检查结果。诊断应包括基本心脏病的病因、病理解剖和病理生理诊断及心功能分级。

(五)治疗要点

(1)去除或限制基本病因。

(2)消除诱因。

(3)减轻心脏负荷。①休息:体力休息和精神休息。②控制钠盐摄入。③利尿剂:消除水肿,减少循环血容量,减轻心脏前负荷。常用药有氢氯噻嗪和呋塞米(排钾利尿剂)、螺内酯和氨苯蝶啶(保钾利尿剂)。④血管扩张剂:扩张静脉和肺小动脉为主的药可降低心脏前负荷,常用药有硝酸甘油、硝酸异酸梨醇酯等。以扩张小静脉为主的药可降低心脏后负荷,常用药有血管紧张素转换酶抑制剂如卡托普利、依那普利和α受体阻滞剂如酚妥拉明、乌拉地尔等。同时扩张小动脉及静脉的药可同时降低心脏的前后负荷,常用药有硝普钠等。

(4)增强心肌收缩力。①洋地黄类药物:常用制剂有毒毛花苷 K、毛花苷 C、地高辛、洋地黄毒苷等。②其他正性肌力药:常用有 β 受体兴奋剂,如多巴胺和多巴酚丁胺,磷酸二酯酶抑制剂如氨力农和米力农。

二、急性心功能不全

急性心功能不全主要指急性左心衰竭,是由于某种病因使心排血量在短时间内急剧下降,甚至丧失排血功能,导致组织器官供血不足和急性淤血的综合征。

(一)病因与发病机制

1.病因

(1)急性弥漫性心肌损害。

(2)严重突发的心脏排血受阻。

(3)严重心律失常。

(4)急性瓣膜反流。

(5)高血压危象。

2.发病机制

以上病因主要导致左心室排血量急剧下降或左心室充盈障碍引起肺循环压力骤然升高而出

现的急性肺水肿,严重者伴心源性休克。

(二)临床表现

突发严重呼吸困难(呼吸频率可在 30～40 次/分),端坐呼吸,频繁咳嗽,咳大量粉红色泡沫样痰,面色青灰,口唇发绀,大汗淋漓,极度烦躁。严重者可因脑缺氧而神志模糊,心尖部可闻及舒张期奔马律,两肺满布湿啰音和哮鸣音。

(三)诊断要点

根据典型症状和体征不难做出诊断。

(四)治疗要点

(1)体位:两腿下垂坐位,减少静脉回流。

(2)吸氧:高流量酒精湿化吸氧,氧流量 6～8 L/min。

(3)镇静:吗啡 5 mg 皮下注射或静脉推注必要时隔 15 分钟重复一次,共 2～3 次。

(4)快速利尿:呋塞米快速注射。

(5)血管扩张剂:硝普钠或硝酸甘油静脉滴注。

(6)洋地黄制剂:毛花苷 C 或毒毛花苷 K 等快速制剂静脉推注。

(7)氨茶碱:0.25 g 加入 5％葡萄糖 20 mL 内静脉注射。

(8)其他:积极治疗原发病,去除诱因等。

(谢　婷)

第六节　心　律　失　常

心律失常是指心脏的频率、节律、起源部位、传导速度或激动次序的异常。按其发生原理分为冲动形成异常和冲动传导异常。心律失常患者可无临床症状,也可出现心悸、胸闷、头晕、乏力、黑蒙,严重者可出现晕厥。治疗原则以去除诱因,积极治疗原发疾病为主,有临床症状者可选用药物治疗、电复律、起搏器或射频消融治疗。

一、一般护理

(1)执行内科一般护理常规。

(2)保证患者充足的休息和睡眠。对病情不严重的心律失常患者,鼓励其正常工作和生活,采取健康的生活方式,不熬夜,劳逸结合。严重心律失常患者应卧床休息;当心律失常发作导致心悸、胸闷、头晕等不适时采取高枕卧位或半卧位,避免左侧卧位,因左侧卧位时患者常能感觉到心脏搏动而使不适感加重。

(3)给氧:根据患者心律失常的类型及缺氧症状,对伴有血流动力学障碍出现胸闷、发绀的患者,给予 2～4 L/min 的氧气吸入。

(4)保持大便通畅,心动过缓患者避免排便时屏气,以免兴奋迷走神经而加重心动过缓。

二、饮食护理

(1)给予低热量、易消化的饮食,避免饱餐及摄入浓茶、咖啡等易诱发心律失常的兴奋性食物,禁止吸烟和酗酒。

(2)合并低钾血症患者进食含钾高的食物(如橙子、香蕉等)。

三、用药护理

严格按医嘱按时按量给予抗心律失常药物,静脉注射速度宜慢(腺苷除外),一般5～15分钟内注完,静脉滴注药物时尽量用输液泵调节速度。胺碘酮静脉用药易引起静脉炎,应选择大血管,配制药物浓度不要过高,严密观察穿刺局部情况,谨防药物外渗。观察患者意识和生命体征,必要时监测心电图,注意用药前、用药过程中及用药后的心率、心律、PR间期、QT间期等变化,以判断疗效和有无不良反应。

四、并发症护理

猝死护理。

(一)评估危险因素

评估引起心律失常的原因,如有无冠心病、心力衰竭、心肌病、心肌炎、药物中毒等,有无电解质紊乱、低氧血症和酸碱平衡失调等。遵医嘱配合治疗,协助纠正诱因。

(二)心电监护

对严重心律失常患者,应持续心电监护,严密监测心率、心律、心电图、生命体征、血氧饱和度变化。早期识别易猝死型心律失常,严密监测。

(三)配合抢救

备好抗心律失常药物及其他抢救药品、除颤器、临时起搏器等。一旦发生猝死立即配合抢救。

五、病情观察

(1)对严重心律失常患者,应持续心电监护,密切监测心率、心律、血氧饱和度和血压,并及时记录病情变化,包括:心律失常的类型、发作的频率和起止方式,患者出现的症状。

(2)当出现频发、多源、成对或"R-on-T"现象的室性期前收缩、阵发性室性心动过速、窦性停搏、二度和三度房室传导阻滞等严重心律失常时,应立即通知医师处理。

(3)配合医师进行危重患者的抢救,保证各种仪器(如除颤仪、心电图机、心电监护仪、临时起搏器等)处于正常备用状态。

六、健康指导

(一)疾病知识指导

讲解心律失常的常见病因、诱因及继续按医嘱服抗心律失常药物的重要性,不可自行减量或擅自换药,教会患者观察药物疗效和不良反应,有异常时及时就诊,必要时采取介入手术的方法进行治疗。

(二)生活方式指导

鼓励患者维持正常的生活和工作,注意劳逸结合,保持乐观稳定的情绪。有晕厥史的患者避免从事驾驶、高空作业等有危险的工作,有头昏、黑蒙时立即平卧,以免晕厥发作时摔伤。

(三)家庭护理

教会患者自测脉搏的方法,以利于自我监测病情;对发生心脏骤停的患者,教会家属心肺复苏以备急用。

(谢 婷)

第七节 原发性高血压

原发性高血压是以血压升高为临床表现,伴或不伴多种心血管危险因素的综合征,通常简称为高血压,是多种心、脑血管疾病的重要病因和危险因素,影响心、脑、肾等重要脏器的结构和功能,最终导致这些器官功能衰竭。原发性高血压的病因为多因素,是遗传易感性(约占 40%)和环境因素(约占 60%)相互作用的结果。大多数起病缓慢、逐渐进展,一般缺乏特殊的临床表现,约 1/5 患者无症状,仅在测量血压时或发生心、脑、肾等并发症时才被发现。主要治疗措施为降压治疗,原则上应将目标血压降到患者能耐受的最大水平,一般主张血压应至少<18.7/12.0 kPa(140/90 mmHg),65 岁及以上老年人收缩压应控制在 20.0 kPa(150 mmHg)以下,如能耐受可进一步降低。

一、一般护理

(1)执行内科一般护理常规。

(2)高血压初期可适当休息,保证足够睡眠,安排合适的运动,如散步、打太极拳等,不宜剧烈运动。

(3)保持病室安静,避免环境嘈杂。指导患者避免脑力过度兴奋,保持稳定的心态。

(4)避免潜在的危险,如迅速改变体位、活动场所光线暗、室内有障碍物、地面光滑等,必要时加用床挡。

二、饮食护理

(1)减轻体重:尽量将体重指数(BMI)控制在<24 kg/m^2。体重降低对改善胰岛素抵抗、糖尿病、高脂血症和左心室肥厚均有益。

(2)减少钠盐摄入:每天食盐量不超过 6 g。

(3)补充钙和钾盐:多食新鲜蔬菜、牛奶可补充钙和钾。

(4)减少脂肪摄入:膳食中脂肪量应控制在总热量的 25%以下。

(5)限制饮酒。

三、用药护理

(一)血压控制目标值

目前一般主张血压控制目标值应<18.7/12.0 kPa(140/90 mmHg)。对于老年收缩期高血压患者,收缩压控制在 20.0 kPa(150 mmHg)以下,如果能耐受可降至 18.7 kPa(140 mmHg)。

(二)降压药物应用原则

(1)小剂量开始,逐步增加剂量。

(2)优先选择长效制剂。

(3)联合用药,以增加降压效果,减少不良反应。

(4)个体化:根据患者具体情况和耐受性等,选择适合患者的降压药。

(三)用药指导

(1)告知有关降压药的名称、剂量、用法、作用及不良反应,嘱患者按时按量服药。

(2)不能擅自突然停药,经治疗血压得到满意控制后,可逐渐减少剂量。如果突然停药,可导致血压突然升高,冠心病患者突然停用β受体阻滞剂可诱发心绞痛、心肌梗死等。

(3)强调长期药物治疗的重要性,用降压药物使血压降至理想水平后,应继续服用维持量,以保持血压相对稳定。

(四)观察药物不良反应

遵医嘱给予降压药物治疗,测量用药前后的血压以判断疗效,并观察药物的不良反应。如使用噻嗪类和襻利尿剂时应注意补钾,防止低钾血症;使用β受体阻滞剂时应注意患者心率,是否有心动过缓;钙通道阻滞剂硝苯地平有头痛、面色潮红、下肢水肿等不良反应,地尔硫䓬可致负性肌力作用和心动过缓;血管紧张素转换酶抑制剂可引起刺激性干咳及血管性水肿等不良反应。

四、并发症护理

高血压急症是指原发性或继发性高血压患者,在某些诱因作用下,血压突然和明显升高[一般超过 24.0/16.0 kPa(180/120 mmHg)],并伴有进行性心、脑、肾等重要靶器官功能不全的表现。

(一)避免诱因

指导患者遵医嘱服用降压药物,不可擅自增减药量,更不可突然停服,以免血压突然急剧升高。同时指导患者避免情绪激动,避免过劳和寒冷刺激。

(二)休息及用药

高血压急症时患者绝对卧床休息,抬高床头,避免一切不良刺激和不必要的活动。稳定患者情绪,必要时用镇静剂。保持呼吸道通畅,吸氧。迅速建立静脉通路,遵医嘱尽早应用降压药物,用药过程注意监测血压变化,避免出现血压骤降,初始阶段血压控制的目标为平均动脉压的降低幅度不超过治疗前水平的 25%,在其后 2～6 小时内将血压降至安全水平,一般为 21.3/13.3 kPa(160/100 mmHg)。如果临床情况稳定,在之后的 24～48 小时逐渐降低血压至正常水平。特别是应用硝普钠和硝酸甘油时,应严格遵医嘱控制滴速,密切观察药物的不良反应。

(三)其他

遵医嘱监测血压,一旦发现血压急剧升高、剧烈头痛、呕吐、大汗、视物模糊、面色及意识改变、肢体运动障碍等症状,立即通知医师。

五、病情观察

(一)血压及症状监测

观察患者血压改变,必要时进行动态血压监测。评估患者头痛、头晕程度、持续时间,是否伴有眼花、耳鸣、恶心、呕吐等症状。

(二)生命体征观察

严密观察有无呼吸困难、咳嗽、咳泡沫痰、突然胸骨后疼痛等心脏受损的表现;观察头痛性质、精神状态、视力、语言能力、肢体活动障碍等急性脑血管疾病的表现;观察有无尿量变化、有无水肿及肾功能检查结果是否异常,以便及早发现肾衰竭。

(三)防止低血压反应,避免受伤

(1)定时测量患者的血压并做好记录,患者有头晕、眼花、耳鸣、视力模糊等症状时,应嘱患者卧床休息,协助其如厕或活动,防止意外发生。

(2)告诉患者直立性低血压的表现为乏力、头晕、心悸、出汗、恶心、呕吐等,在联合用药、服首剂药物或加量时应特别注意。

(3)指导患者改变体位时动作宜缓慢,以防发生急性低血压反应。

(4)避免用过热的水洗澡或蒸气浴,防止周围血管扩张导致晕厥。

六、健康指导

(一)疾病知识指导

让患者了解控制血压的重要性和终身治疗的必要性。教会患者正确测量血压的方法,指导患者调整心态,避免情绪激动,以免诱发血压增高。

(二)指导患者正确服用药物

强调长期药物治疗的重要性。告知有关降压药物的名称、剂量、用法、作用及不良反应,并提供书面材料。指导患者不能擅自突然停药,经治疗血压得到满意控制后,可以逐渐减少剂量。

(三)合理安排运动量

根据患者年龄和血压水平选择适宜的运动方式,运动强度因人而异,常用的运动强度指标为运动时最大心率达到 170-年龄,运动频率一般每周 3~5 次,每次持续 30~60 分钟。注意劳逸结合,运动强度、时间和频率以不出现不适反应为度,避免竞技性和力量性运动。

(四)定期复诊

根据患者的总危险分层及血压水平决定复诊时间。

(谢　婷)

第八节　心　肌　病

心肌病是由遗传、感染等不同原因引起的以心肌结构及功能异常为主的一组心肌疾病。原发性心肌病分为五种类型,即扩张型心肌病、肥厚型心肌病、致心律失常型右室心肌病、限制型心肌病和未定型心肌病,临床上以扩张型心肌病最为常见。病因可能与遗传、病毒感染、自身免疫反应、药物中毒和代谢异常等有关。临床表现为心脏增大,急性或慢性心功能不全为主要特征。患者首发症状通常是活动后气促以及易于疲乏、水肿等心力衰竭的表现。治疗主要以排除病因,控制心力衰竭和心律失常,预防栓塞和猝死为主,也可考虑采取外科心脏移植手术。

一、一般护理

(1)执行一般内科护理常规。

(2)卧位与休息：无明显症状者，可从事轻体力工作，避免剧烈活动，以不引起症状为度，如有心力衰竭、严重心律失常及阵发性晕厥症状，应绝对卧床休息。心力衰竭急性加重期间，协助坐位或半坐位，以减少回心血量，定期更换体位，增加舒适度，预防压疮形成。

二、饮食护理

给予高蛋白、高维生素、高纤维、易消化饮食。高热者给予营养丰富流质或半流质饮食，心力衰竭时给予低盐饮食，每餐不宜过饱，以免增加心脏负担。记录出入量，保持大便通畅。

三、用药护理

(1)遵医嘱给予强心、利尿、抗心律失常药、抗凝剂、β受体阻滞剂、血管紧张素转化酶抑制剂（ACEI）或血管紧张素受体阻断剂（ARB）等，严密观察药物不良反应及毒性反应。使用洋地黄制剂，观察有无洋地黄中毒反应。如心率突然显著减慢或加速，由不规则转为规则，或由规则转为有特殊规律的不规则。扩张型心肌病患者对洋地黄较敏感，易中毒，必要时应使用短效制剂；肥厚型心肌病患者在使用硝酸酯类药物时需要注意除外流出道梗阻，以免使用后加重。严格控制输液速度及总量，防止急性肺水肿的发生。

(2)β受体阻滞剂：在有症状的肥厚型心肌病患者中，β受体阻滞剂是首选治疗药物，可控制心室率，降低心肌收缩力，使心室充盈及舒张末容量最大化，改善心肌顺应性。β受体阻滞剂用于扩张型心肌病伴或不伴心力衰竭的治疗，可减轻症状、预防猝死和改善预后。需从小剂量开始，逐步加量，以达到目标剂量。服药后出现心率减慢、乏力、口干、胸闷等，多数能在治疗一段时间后减轻或消失，二度、三度房室传导阻滞，心动过缓者忌用；合并支气管哮喘、心源性休克、严重心力衰竭者禁用。

(3)血管紧张素转化酶抑制剂（ACEI）或血管紧张素受体阻断剂（ARB）：ACEI具有减轻左室肥厚的作用，对心功能指标有良好改善作用，提高心排血量和运动耐量，并且能够降低肺楔压和外周血管阻力。一般从小剂量开始口服，防止首次应用时发生低血压，逐渐递增，直至达到目标剂量。不良反应主要是刺激性干咳和血管性水肿。高血钾症、双侧肾动脉狭窄而肾功能减退者禁用。血肌酐超过 3 mg/dL 患者需慎用，定期监测血肌酐及血钾水平。对于不能耐受 ACEI的患者可考虑使用 ARB。

(4)利尿剂：利尿剂能有效改善胸闷、气短和水肿症状。利尿剂应适量使用，从小剂量开始，根据尿量及体重变化调整剂量。剂量不足出现体液潴留，剂量过大则容量不足。利尿剂长期使用最常见的不良反应是电解质紊乱，特别是引起低血钾或高血钾，导致严重后果，应密切监测。

四、并发症的护理

(一)心力衰竭

扩张型心肌病的患者对洋地黄耐受性差，使用时尤应警惕发生中毒。严格控制输液速度与输液量，以免发生急性肺水肿。

(二)疼痛

观察疼痛的部位、性质、程度、持续时间、诱因等,注意胸痛时候的心率、心律、血压、心电图的变化。胸痛发作时协助患者卧床休息,安慰患者,遵医嘱给药。

五、病情观察

(1)密切观察血压、脉搏、心率、呼吸变化,观察有无发绀、呼吸困难、水肿等情况。

(2)准确记录出入量,限制摄入过多液体,定期测体重。在利尿剂应用期间,观察患者有无乏力、四肢痉挛等表现,定期复查血电解质,警惕低钾血症的发生。

(3)水肿患者,加强皮肤的护理。

六、健康指导

(1)保证充足的睡眠休息,根据心功能的分级进行活动,合理安排生活。

(2)有晕厥史者避免单独外出,以免发生意外。

(3)注意防寒保暖,防止上呼吸道感染。

(4)坚持按医嘱服用药物,不可擅自停药或增减剂量。

(5)避免不良刺激的影响,保持心情愉快。

(6)有适应证的患者可咨询医师进行器械辅助治疗或心脏移植。

(谢　婷)

第九节　心脏瓣膜病

心脏瓣膜病是由于炎症、缺血性坏死、退行性改变、黏液样变性、先天性畸形、创伤等原因引起单个或多个瓣膜的功能和/或结构异常,导致瓣膜口狭窄和/或关闭不全。瓣膜关闭不全和瓣膜口狭窄可单独发生,也可合并存在。风湿性心脏病患者中二尖瓣最常受累,其次是主动脉瓣。而老年退行性瓣膜病以主动脉瓣膜病变最为常见。患者多表现为呼吸困难、咳嗽、口唇发绀、气促、反复发作的肺部感染及心房颤动等症状。目前治疗心脏瓣膜病多以内科方式初步治疗,当内科保守治疗无法纠正血流动力学时,应进一步采取介入或外科手术干预治疗。

一、一般护理

(1)执行一般内科护理常规。

(2)卧位与休息:①在心功能代偿期,可进行日常工作,避免劳累、剧烈活动。作息规律,保证充足的睡眠,保持良好的心态。②在心功能失代偿期、有风湿活动及并发症者以卧床休息为主,出现呼吸困难时,给予半坐位或坐位;长期卧床的患者,协助生活护理,加强皮肤护理,减少机体消耗,保持病室舒适、安静、空气清新。

二、饮食护理

给予患者营养丰富的高蛋白、高维生素、清淡易消化的食物,少食多餐,避免过饱,禁食辣椒、浓茶或咖啡等。伴有心功能不全者适量限制钠盐、水的摄入,发热时鼓励患者适量喝水,预防发热所致脱水。

三、用药护理

(1)使用抗生素及抗风湿药物治疗患者,应遵医嘱正确用药,严格执行给药时间,严密观察药物疗效及有无过敏等不良反应。

(2)长期服用抗凝药物者,需监测凝血指标。注意有无出血倾向,评估栓塞风险。华法林是目前使用最普遍、研究证据最充分的口服抗凝药物。华法林通过抑制维生素 K 依赖的凝血因子的活化而发挥凝血作用,因个体基因多态性的影响、与药物和食物的相互作用等原因,剂量的个体差异极大。严密监测凝血酶原时间国际标准化比值(INR),维持在 2.0~3.0,能安全而有效地预防脑卒中的发生。

(3)服用抗心律失常药物时,注意心率、心律、脉搏的变化。

四、并发症的护理

(一)心力衰竭

检测生命体征的变化,评估患者有无呼吸困难、乏力、食欲减退、少尿、水肿等,参考本章第五节"心力衰竭"。

(二)栓塞

了解超声心动图报告,有左房内附壁血栓者应绝对卧床休息,防止血栓脱落。病情允许时协助患者翻身、床上活动,防止下肢深静脉血栓形成。

五、病情观察

(1)监测生命体征,观察有无心功能不全症状,如呼吸困难、咳嗽、发绀、水肿、腹水,观察皮肤颜色及外周动脉搏动情况等。

(2)评估患者有无栓塞的危险因素,如长期卧床、心房颤动、意识改变、运动功能障碍、突发严重的呼吸困难和胸痛等,做到及早发现,及时处理。

(3)听诊心脏各瓣膜区杂音及变化。

(4)准确监测出入量,尤其是合并心力衰竭患者,为利尿治疗提供参考。

(5)服用洋地黄类药物,注意观察洋地黄中毒症状。

六、健康指导

(1)向患者及家属介绍该病发病的基本原因、诱发因素、病程特点、治疗要点等,使患者以乐观的态度投入到疾病的治疗当中,取得患者的积极配合。

(2)教会患者自测脉搏,每次测 1 分钟。

(3)患者居住环境要避免潮湿、阴暗等不良条件,保持室内空气流通,温度适宜,注意保暖。

(4)嘱患者进食高蛋白、高维生素、富含纤维素的清淡饮食,心力衰竭时应给予低盐饮食,保持大便通畅。

(5)心功能代偿期指导患者适当锻炼,提高机体抵抗力,避免诱发因素。

(6)坚持按医嘱服用药物,不可擅自停药或增减剂量。

(谢　婷)

第十节　主动脉夹层

主动脉夹层(aortic dissection,AD)又叫主动脉夹层血肿,本病系主动脉内的血液经内膜撕裂口流入囊样变性的中层,形成夹层血肿,随血流压力的驱动,逐渐在主动脉中层内扩展,是主动脉中层的解离过程。主动脉夹层最常用的分型方法为 DeBakey 分型,根据夹层的起源及受累部位分为 3 型。Ⅰ型:夹层起源于升主动脉,扩展超过主动脉弓到降主动脉,甚至腹主动脉,此型最多见。Ⅱ型:夹层起源并局限于升主动脉。Ⅲ型:病变起源于降主动脉左锁骨下动脉开口远端,并向远端扩展,可直至腹主动脉。病变涉及升主动脉的约占夹层的 2/3,即 DeBakeyⅠ、Ⅱ型,又称 Stanford A 型,病变不涉及升主动脉的约占夹层的 1/3,即 DeBakeyⅢ型,又称 Stanford B 型。以升主动脉涉及与否的 Stanford 分型有利于治疗方法的选择。主动脉夹层凶险度远远超过任何肿瘤,破裂后引起猝死,24 小时内破裂者 50% 的患者迅速死亡,1 周内死亡率 70%,1 个月内死亡率 90%,1 年内能够幸存患者不到 1%。因此,早发现、早治疗极其重要。

一、疾病特点

(一)病因

1.高血压

长期高血压可引起平滑肌细胞肥大、变性及中层坏死。

2.主动脉中层囊样退行性病变

即胶原和弹力组织退化变质,常伴囊性改变。

3.结缔组织遗传性疾病

如马方综合征。

4.医源性损伤

如安置主动脉内球囊泵,主动脉内造影剂注射误伤内膜,妊娠,严重外伤,重体力劳动也是常见原因。

5.外伤

直接外伤可引起主动脉夹层,钝挫伤可致主动脉局部撕裂、血肿而形成主动脉夹层。

(二)症状及体征

1.疼痛

为本病突出的特征性的症状,表现为突发、急起、剧烈而持续且不能耐受的疼痛,与心肌梗死不同的是疼痛逐渐加重但不如其剧烈。

2.高血压

患者因剧痛而有休克表现,焦虑不安、大汗淋漓、面色苍白、心率加速,但血压常不低或反而升高,有 80%~90% 的远端夹层和部分近端夹层有高血压。部分原有高血压患者起病后疼痛使血压更高。低血压多数是心脏压塞或急性重度主动脉瓣关闭不全所致。两侧肢体血压及脉搏明显不对称,通常高度提示主动脉夹层。

3.其他系统损害

由于夹层血肿的扩展可压迫邻近组织或波及主动脉大分支,从而出现不同的症状与体征,致使临床表现错综复杂。

(1)心血管系统:包括最常见主动脉瓣关闭不全和心力衰竭;心肌梗死;心脏压塞。

(2)其他:神经、呼吸、消化及泌尿系统均可受累,昏迷、瘫痪,声音嘶哑,胸腹腔积血,大量咯血或呕血,这种情况常在数分钟内死亡,肠坏死急腹症,急性腰痛、血尿,急性肾衰竭或肾性高血压,下肢缺血以致坏死。

二、治疗原则

(一)非手术治疗

(1)降压可静脉滴注硝普钠。

(2)β受体阻滞剂。

(3)严密监测血流动力学指标:监测中心静脉压、肺毛细血管嵌压和心排血量。

(4)其他:绝对卧床休息,强效镇静与镇痛,必要时静脉注射较大剂量吗啡或冬眠治疗。

(二)手术治疗

外科手术治疗或介入。

三、护理措施

主动脉夹层患者,因病情复杂、病程长,靠短期住院治疗不能提高其自我管理能力。出院后患者需药物控制血压,避免剧烈运动和过度劳累,合理饮食。如得不到持续的护理指导,可能会出现依从性降低。不能按时服药,持续高血压导致其他部位血管病变,患者多数为50岁左右,手术后不适症状减轻,心存侥幸心理,过度劳累导致心功能衰竭,部分患者仍有不良饮食习惯,影响预期疗效,甚至导致再住院的风险。因此对主动脉夹层患者实施延续性护理服务尤为重要。

(一)综合护理评估

1.健康基本情况评估

(1)疼痛:升主动脉夹层多为胸前区疼痛,胸降主动脉夹层多为肩胛区和背部疼痛,腹主动脉夹层疼痛位于腰部。疼痛剧烈,难以忍受,呈撕裂、切割样疼痛。

(2)患者疾病认知度:评估患者对自身疾病的了解程度,用药情况,对治疗的依从性等。

(3)辅助检查:X线、心电图、超声心动图、CT血管造影、螺旋CT及磁共振血管造影检查、数字减影血管造影(DSA)、主动脉逆行造影。

2.疾病相关评估

(1)血压:接诊时患者血压正常或较高,外周末梢灌注差。出现心脏压塞、主动脉破裂(患者可在数分钟内死亡)、主动脉瓣关闭不全、急性心力衰竭时血压下降。如果原发病及血压控制不佳,需要评估血管破裂出血的风险。

(2)外周脉搏:相应部位的脉搏减弱或消失提示该动脉受阻。无名动脉或右锁骨下动脉阻塞表现为右上肢脉搏减弱,左锁骨下动脉受阻左上肢动脉搏动减弱,股动脉或髂动脉受阻单侧股动脉搏动减弱,阻塞部位在髂动脉分叉以上时双侧股动脉搏动减弱。入院后触摸四肢大动脉脉搏并详细记录。注意观察下肢动脉搏动,血运情况,腹部症状等,防止血栓形成或栓塞。

3.心理社会评估

评估患者对疾病的认知,对大手术的承受能力,患者接受手术的心理准备。家庭成员能否为患者提供术后照护及手术费用的承受能力。

(二)详细护理措施

制订护理方案使主动脉夹层患者术后更好地恢复,预防减少并发症的发生,指导患者或家属保留手术前后及复查的影像学资料,医护人员追踪患者术后感染指标、心功能变化,使其恢复正常生活。

1.入院时

评估患者的疼痛程度、性质、部位,了解患者对疾病及相关治疗的认知水平,由医师和护士共同参与,完成其治疗过程。

(1)治疗相关方面:评估患者的知识水平,认知能力,对疾病的了解程度,根据评估结果制订教育计划。协助患者完成相关检查,如超声心动图、心电图、X 线胸片、CT、MRI 等。鉴别诊断急性心肌梗死和急性肺栓塞。

(2)护理相关方面:指导患者戒烟。急性期患者卧床休息,缓慢改变体位。应用气垫床,预防压疮。每 2 小时协助患者进行下肢被动功能锻炼,防止血栓形成。指导患者低盐低脂易消化饮食,患者出现腹部、胸部剧烈疼痛伴有恶心、呕吐症状时禁食,疼痛缓解时给予流质饮食,血压平稳后逐渐过渡到半流质饮食。多食新鲜蔬菜、水果,保持尿便通畅。出现便秘及时处理,切忌用力排便,可用开塞露塞肛或低压灌肠,必要时用手抠出粪块。

(3)社会心理方面:主动脉夹层患者多为突发胸、背、肩胛剧烈疼痛而急诊入院,常有恐惧、焦虑、无助。入院后各种的诊疗操作及治疗,加重患者的心理负担。护理人员加强操作前的告知及操作后的宣教,根据患者性格、文化程度,给予心理疏导和关怀。

2.住院时

医疗团队由主管医师及护士组成。按照诊疗指南,对患者进行手术治疗。

(1)治疗相关方面:使用镇静药物,保证患者良好的休息和睡眠,使其情绪稳定,同时保持大便通畅。控制血压,急性期准确控制血压,给予心电监护,密切监测血压计饱和度。遵医嘱泵入降压药物。难控制型高血压选用硝普钠泵入,口服普萘洛尔或美托洛尔,使心率控制在 60~70 次/分。

(2)护理相关方面。①生命体征:每天测量四肢血压,上臂血压有明显差别或上下肢血压差距减小提示瘤体堵塞,明显升高易引起破裂。当出现洪脉、皮肤湿冷、夜间呼吸困难,高度怀疑合并左心衰及时报告医师。②神经系统:观察神志、眼球活动及肌体的肌张力等。瘤体累及交感神经节时患者出现霍纳综合征,认知障碍提示脑灌注不良,对脑缺血昏迷者做好脑组织保护,头部置冰袋或冰帽。③泌尿系统:记录出入量,预防肾衰竭。肾脏灌注不良时,监测每小时尿量,每 1~2 天检验尿常规、肾功能。腹主动脉瘤破裂时可能出现无少尿、无尿、血尿等情况。④疼痛:首发症状集中在胸腹中线,疼痛多剧烈,呈撕裂样、烧灼样,观察镇静药物的效果。⑤周围血管:观察四肢动脉(桡动脉、股动脉、足背动脉)和颈动脉波动情况,动脉搏动消失、左右搏动不对称,提示动脉堵塞或动脉夹层的扩展。⑥加强预见性观察:出现剧烈咳嗽、活动幅度过大、情绪波动、便秘等情况需提高警惕。及早发现诱因,给予处理。⑦记录 24 小时出入量,控制饮水量。术后翻身叩背 1 次/2 小时,指导患者有效咳嗽。⑧引流管妥善固定,防止拔脱。保持引流通畅,避免受压、扭曲或打折。患者清醒、循环稳定后取半坐卧位,以利呼吸和引流。减少探视防止感染。⑨早期活动,不仅对心肺功能、胃肠道功能及关节功能的恢复有积极意义,还能激励患者恢复健康的信心。根据心功能情况制订活动计划,下床活动时活动量不宜太大,以不引起胸闷、心慌等为宜。

(3)社会心理方面:护理人员向患者及家属讲解术后注意事项,随时为患者及家属提供康复指导。

3.出院前

住院治疗转到居家康复的过渡阶段,护理人员需要对患者进行详尽的康复指导,预防肺部感染、减轻心脏负担,控制血压的重要性和必要性,使其积极配合治疗。

(1)治疗相关方面:告知患者复查时间、饮食方法、活动量、保存复查资料,医师及随访护士的联系方法。建立主动脉夹层患者健康档案。

(2)护理相关方面:帮助患者制订康复计划,指导患者正确活动时间、方式、活动量,以有氧运动为主。

(3)社会心理方面:护士向患者介绍延续性护理的目的及出院后康复指导,取得患者的配合。帮助患者或其照护者了解疾病的相关知识,从而促进疾病的康复,提高患者生活质量。

4.出院后

患者手术后能改善近期预后,一般不会复发,但本病不能终生治愈,因此指导患者充分了解药物控制血压的目的,活动与疾病的关系就显得尤为重要。

(1)治疗相关方面:指导患者正确服用降压药物,避免剧烈活动及重体力劳动,保持情绪稳定。监测四肢脉搏、血压的变化,控制血压在正常范围,定期复查主动脉CT等。

(2)护理相关方面:指导患者出院后仍以休息为主,活动循序渐进,劳逸结合。低盐低脂饮食,戒烟限酒,多食新鲜水果、蔬菜及富含粗纤维的食物,以保持大便通畅。保持心情舒畅,避免情绪激动。按时服药,控制血压。教会患者自测心率、脉搏,有条件者自备血压计,定时测量,定期复诊。若出现胸、腹、腰痛症状随时就诊。

(3)社会心理方面:患者出院后的生活仍需要家人的支持和配合,指导患者家属给患者创造一个良好的身心修养环境。

(三)院外延伸护理

主动脉夹层不能终生治愈,在用药、饮食、活动量等方面的指导,对预防主动脉夹层复发至关重要,需医务人员给予连续护理。建立主动脉夹层术后患者的随访档案,可及时记录病情,有效预防其他血管发生病变。及时追踪指导,解除患者出院后遇到的难题,减少患者痛苦。主动脉夹层患者出院后,需观察伤口情况及监测血压。患者出院分别于1个月、3个月、6个月、1年及每年需要门诊复查主动脉CTA。主动脉CTA可以显示假腔闭合情况,有无内漏。每次门诊复查时需要携带之前的主动脉CTA,作为病情变化的参考。如果有伤口感染、胸背痛时,随时接受相关的检查,由随访团队追踪进行指导。

(谢　婷)

第十一节　老年慢性肺源性心脏病

一、疾病简介

患有多年慢性支气管炎的中老年人可并发阻塞性肺气肿,常可出现逐渐加重的呼吸困难,初时往往在活动后气短,渐至休息时也感气促,在寒冷季节常因呼吸道感染使症状加重,甚至发生发绀或呼吸衰竭。由于长期反复咳嗽使肺泡膨胀、压力增高、肺泡周围毛细血管受压而阻力加大,加重了心脏负担,久之可导致肺源性心脏病。

肺源性心脏病是老年常见病。简单地说就是肺源性心脏病的简称,慢性支气管炎反复发作,支气管黏膜充血、水肿,大量黏液性渗出物阻塞小气道,气道不通畅,造成肺泡间隔断裂,影响气体交换功能,就会出现肺气肿。由于支气管炎不断发作,甚至引起支气管周围炎和肺炎,炎症波及附近的肺动脉和支气管动脉,致使这些动脉的管壁增厚、管腔变得狭窄,就会引起肺动脉压力增高,进而引起右心室和右心房肥大。发展成为阻塞性肺气肿,最后导致肺源性心脏病。支气管炎→肺气肿→肺源性心脏病,这就是本病演变的 3 个阶段。

二、主要表现

(一)原有肺部疾病的表现

患者有长期的咳嗽、咯痰、气促和哮喘等症状和肺气肿体征,如桶状胸,肺部叩诊呈高清音,肺下界下移。听诊呼吸音减弱或有干、湿啰音,心浊音界不易叩出,心音遥远,某些患者可伴有杵状指。

(二)心脏受累的表现

肺部疾病累及心脏的过程是逐渐的长期的,早期仅为疲劳后感到心悸气短,以及肺动脉高压及右心室肥大,如肺动脉第二心音亢进。剑突下有较明显的心脏搏动。叩诊可能肺动脉及心浊音界扩大,但多数患者因伴有肺气肿而不易查出,随病程进展逐渐出现心悸,气急加重,或有发绀。后期可出现右心衰竭的表现,如颈静脉怒张、肝大和压痛、下肢水肿和腹水。心悸常增快,可有相对性二尖瓣关闭不全,在三尖瓣区或剑突下可闻及收缩期吹风样杂音,或心前区奔马律。

(三)呼吸衰竭的表现

病变后期如继发感染,往往出现严重的呼吸困难、咳喘加重。白黏痰增多或吐黄绿色脓痰,发绀明显,头痛,有时烦躁不安,有时神志模糊,或嗜睡,或谵语,四肢肌肉抖动既所谓“肺性脑病”;其原因是血氧减少,二氧化碳潴留中毒,酸碱平衡失调,电解质紊乱及脑组织 pH 下降等一系列内环境紊乱所致。

三、治疗要点

(一)基础疾病和发病诱因的治疗

在治疗肺实质性疾病引起的肺源性心脏病时,应积极有效地控制感染。根据临床表现和痰细菌培养及药物敏感试验结果合理选用抗生素。感染细菌不明确时应使用兼顾球菌和杆菌的抗菌药物。保持呼吸道通畅,鼓励患者咯痰,气道局部湿化或用祛痰药排痰,应用支气管扩张药,包括 β 受体激动药、茶碱及抗胆碱药物等。合理实施氧疗,合并呼吸衰竭伴中度以上二氧化碳潴留的患者宜用持续性控制性给氧,以达到既能将血氧含量提高到生命安全水平,又能避免二氧化碳过度升高对呼吸的抑制。氧流量通常控制在 0.8～1.5 L/min,使氧分压调整在 6.7～8.0 kPa(50～60 mmHg);往往病情越重,氧流量控制越严格。若在前述治疗过程中神志状态恶化,呼吸明显抑制,咳嗽反射减弱,二氧化碳分压＞9.3 kPa(70 mmHg)时,可试用呼吸兴奋药。对其效果尚有不同的看法。常用药物的疗效依次为吗乙苯吡酮、香草酸二乙胺、氨苯噻唑、巴豆丙酰胺及尼可刹米。重症呼吸衰竭患者经保守治疗 12～24 小时无效时,应及时实施机械通气治疗。经鼻腔插管比经口腔或气管切开有更多的优点,已被普遍应用。在治疗肺血管病引起的肺源性心脏病时,对肺血栓形成或栓塞患者宜应用口服抗凝药(如华法林)或肺动脉血栓摘除术治疗;活动性肺血管炎需抗炎或服用肾上腺皮质激素。

(二)肺动脉高压的降压治疗

降低肺动脉压为一辅助治疗,常用的血管扩张药有钙通道阻滞剂(硝苯地平)、肼屈嗪、肾上腺能受体阻断药(酚苄明、苄胺唑啉、妥拉唑林、哌唑嗪)、硝酸盐制剂及血管紧张素转换酶抑制剂(后者只用于缺氧性肺源性心脏病)。血管扩张药可产生某些不良反应,特别在重症患者,可引起低血压、低氧加重、矛盾性肺动脉压升高,甚至猝死,因此,应在密切监护下使用。

(三)心力衰竭的治疗

与一般心力衰竭的治疗基本相同,可慎用地高辛,使用利尿药、血管扩张药和血管紧张素转换酶抑制剂(卡托普利、依那普利)等。当并存有重度呼吸衰竭时,应侧重于使呼吸通畅,注意防止过度利尿引起排痰困难。

(四)稳定期的康复治疗

康复治疗的目的是稳定患者情绪,逆转患者的心理和心理病理状态,并尽可能提高心肺功能和生活质量。常用的疗法如下。

1.教育

对患者及其家庭成员进行有关肺源性心脏病的卫生常识教育和医护指导,以调动战胜疾病的主动精神。

2.长期家庭氧疗

每天吸氧至少15小时,长期坚持。这不仅能降低肺动脉压力,增加心排血量,缓解症状,增强体质,改善预后,甚至可使增厚的肺血管改变逆转。

3.中药扶正固本、活血化瘀治疗

常用的药物有黄芪、党参、白术、防风、茯苓、麦冬、五味子、紫河车、丹参、当归、川芎等。

4.预防感冒、及时控制肺部感染

可用肺炎球菌疫苗和流感病毒疫苗预防肺内感染,也可试服黄芪或间歇注射核酪以提高机体的免疫功能。继发于病毒感染的呼吸道细菌感染以流感嗜血杆菌、肺炎链球菌及部分革兰阴性杆菌最为常见,因此,应及时选用对这些细菌比较敏感的抗生素进行治疗。

5.改善心肺功能

常用的药物有肾上腺能受体激动药和茶碱类药物,部分患者可试用皮质激素。其他尚有气功疗法、呼吸治疗及物理治疗等。

四、护理措施

(一)心理护理

患者因长期患病,对治疗失去信心,护士应经常与患者谈心,解除对疾病的忧虑和恐惧,增强与疾病斗争的信心;同时要解决患者实际困难,使其安心治疗。

(二)生活护理

患者心肺功能代偿良好时,可让患者适当参加体能锻炼,但不易过度活动,还应注意休息。当患者出现呼吸困难、发绀、水肿等症状加重时、心肺功能失代偿时,应绝对卧床休息或半坐卧位,抬高床头减轻呼吸困难,给低流量持续氧气吸入,生活上满足患者需求,做好生活护理,加强巡视病情。

（三）基础护理

病室保持整洁、光线充足，经常开窗，空气对流，温湿度要适当。对长期卧床患者应预防压疮发生，保持皮肤清洁，每4小时按摩受压部位或给气垫床，骨突部位给棉垫圈或气圈，每天早晚用温水擦洗臀部，经常为患者翻身，更换衣服。保证营养供给，做好口腔护理，防止口腔溃疡、细菌侵入，必要时用朵贝尔液漱口。减少院内感染，提高护理质量。

（四）饮食指导

肺源性心脏病是慢性疾病，应限制钠盐摄入，鼓励患者进高蛋白、高热量、多维生素饮食，同时忌辛辣刺激性食物，戒烟、酒，出汗多时应给钾盐类食物，不能进食者可行静脉补液，速度不宜过快，以减轻心脏负担。

（五）控制感染

控制呼吸道感染是治疗肺源性心脏病的重要措施。应保持呼吸道通畅，可给氧气吸入，痰多时可行雾化吸入，无力排痰者及时吸痰，协助患者翻身；按医嘱给抗生素，注意给药方法和用药时间，输液时应现用现配，以免失去疗效；做好24小时出入量记录，对于全身水肿患者，注射针眼处应压迫片刻，以防感染。用利尿剂时，需观察有无水电解质紊乱及给药效果。

（六）密切观察病情，提高对病情的观察能力

要认真观察神志、发绀，注意体温、脉搏、呼吸、血压及心率变化，输液速度不宜过快，一般以20～30滴/分为宜，以减轻心脏负担。护士夜间加强巡视，因肺源性心脏病的死亡多发生夜间0～4时，询问病情要详细，观察有无上消化道出血及肺性脑病的征象，警惕晚期合并弥散性血管内凝血，发现情况及时报告医师，所以护士在抢救治疗肺源性心脏病患者中起着重要作用。

五、保健

（1）严寒到来时，要及时增添衣服，尽量避免着凉，不能让自己有畏寒感，外出时更要注意穿暖。因一旦受凉，支气管黏膜血管收缩，加之肺源性心脏病患者免疫功能低下，很容易引起病毒和细菌感染。一般先是上呼吸道，而后蔓延至下呼吸道，引起肺炎或支气管肺炎。此外，脚的保暖对肺源性心脏病患者也十分重要，不可忽视。

（2）多参加一些户外活动，接触太阳光。天气晴朗时早上可到空气新鲜处如公园或树林里散散步，做一些力所能及的运动，如打太极拳、做腹式呼吸运动，以锻炼膈肌功能，并要持之以恒。出了汗及时用干毛巾擦干，并及时更换内衣。研究结果表明，长期坚持力所能及的运动，可提高机体免疫功能，能改善肺功能。运动量以不产生气促或其他不适为前提。避免到空气污浊的地方去。

（3）保持室内空气流通。早上应打开窗户，以换进新鲜空气。在卧室里烧炭火或煤火尤其是缺乏排气管时，对肺源性心脏病患者不利，应尽量避免。

（4）生活要有规律。每天几点钟起床，几点钟睡觉，何时进餐，何时大便，何时外出散步，都要有规律。中午最好睡睡午觉。心情要舒畅，家庭成员要和睦相处。肺源性心脏病患者由于长期受疾病折磨，火气难免大些，应尽量克制，不要发脾气。

（5）吸烟者要彻底戒烟，甚至不要和吸烟者一起叙谈、下棋、玩牌等，因被动吸烟对肺源性心脏病患者同样有害。有痰要及时咳出，以保持气道清洁。

（6）要补充营养。肺源性心脏病患者多有营养障碍，消瘦者较多，但又往往食欲不好。原则上应少食多餐,还可适当服一些健胃或助消化药。不宜进食太咸的食品。

(7)肺源性心脏病并发下呼吸道感染的表现往往很不典型,发热、咳嗽等症状可能不明显,有时仅表现为气促加重、痰量增多或痰颜色变浓。这都应及时到医院就诊,不要耽误。

(8)自己不要滥用强心、利尿和普萘洛尔类药物。因用药不当可加重病情,甚至发生意外。

(9)有条件者可进行家庭氧疗,这对改善缺氧,提高生活质量和延长寿命都有所裨益。

(10)为提高机体免疫功能,在严寒到来之前可肌内注射卡介苗注射液,每次 1 mL,每周 2 次,共 3 个月。这样可减少感冒和上呼吸道感染发生。

(谢　婷)

第十二节　老年人低血压

一、疾病简介

什么是低血压? 无论是由于生理或病理原因造成血压收缩压低于 13.3 kPa(100 mmHg),那就会形成低血压,平时我们讨论的低血压大多为慢性低血压。慢性低血压据统计发病率为 4% 左右,老年人群中可高达 10%。慢性低血压一般可分为 3 类:①体质性低血压,一般认为与遗传和体质瘦弱有关,多见于 20~50 岁的妇女和老年人,轻者可无如何症状,重者出现精神疲惫、头晕、头痛,甚至昏厥。夏季气温较高时更明显。②直立性低血压:直立性低血压是患者从卧位到坐位或直立位时,或长时间站立出现血压突然下降超 2.7 kPa(20 mmHg),并伴有明显症状。这些症状包括头晕、视物模糊、乏力、恶心、认识功能障碍、心悸、颈背部疼痛。直立性低血压与多种疾病有关,如多系统萎缩、糖尿病、帕金森病、多发性硬化病、围绝经期障碍、血液透析、手术后遗症、麻醉、降压药、利尿药、催眠药、抗精神抑郁药等,或其他如久病卧床,体质虚弱的老年人。③继发性低血压:由某些疾病或药物引起的低血压,如脊髓空洞症、风湿性心脏病、降压药、抗抑郁药和慢性营养不良症、血液透析患者。

二、主要表现

病情轻微症状可有头晕、头痛、食欲缺乏、疲劳、脸色苍白、消化不良、晕车船等;严重症状包括直立性眩晕、四肢冷、心悸、呼吸困难、共济失调、发音含糊,甚至昏厥,需长期卧床。这些症状主要因血压下降,导致血液循环缓慢,远端毛细血管缺血,以致影响组织细胞氧气和营养的供应,二氧化碳及代谢废物的排泄。尤其影响了大脑和心脏的血液供应。长期如此使机体功能大大下降,主要危害包括视力、听力下降,诱发或加重老年性痴呆,头晕、昏厥、跌倒、骨折发生率大大增加。乏力、精神疲惫、心情压抑、忧郁等情况经常发生,影响了患者生活质量。据国外专家研究显示,低血压可能导致脑梗死和心肌梗死。直立性低血压病情严重后,患者可出现每当变换体位时血压迅速下降,发生晕厥,以致被迫卧床不起,另外诱发脑梗死、心肌缺血、给患者、家庭和社会带来严重问题。

三、治疗要点

低血压患者轻者如无任何症状,无需药物治疗。主要治疗为积极参加体育锻炼,改善体质,增加营养,多喝水,多吃汤,每天食盐略多于常人。重者伴有明显症状,必须给予积极治疗,改善症状,提高生活质量,防止严重危害发生。近年来推出 α 受体激动剂管通,具有血管张力调节功能,可增加外周动、静脉阻力,防止下肢大量血液郁滞,并能收缩动脉血管,达到提高血压,加大脑、心脏等重要脏器的血液供应,改善低血压的症状,如头晕、乏力、易疲劳等症状。其他药物还有麻黄碱、二氢麦角胺、氟氢可的松等,中药治疗等效果和负作用有待进一步考察。

四、护理措施

(1)适当增加食盐用量,同时多饮水,较多的水分进入血液后可增加血容量,从而可提高血压。

(2)增加营养,吃些有利于调节血压的滋补品,如人参、黄芪、生脉饮等。此外,适当喝些低度酒也可提高血压。

(3)加强体育锻炼,提高机体调节功能。体育锻炼无论对高血压或低血压都有好处。

(4)为防止晕倒,老年低血压患者平时应注意动作不可过快过猛,从卧位或坐位起立时,动作应缓慢一点。排尿性低血压患者还应注意,在排尿时最好用手扶住一样较牢固的东西,以防摔倒。

(5)药物治疗,可选用米多君、哌甲酯、麻黄碱等升压药及三磷腺苷、辅酶 A、B 族维生素及维生素 C,以改善脑组织代谢功能。

五、保健

(1)平时养成运动的习惯,均衡的饮食,培养开朗的个性,及足够的睡眠。所以低血压的患者,应过规律的生活。

(2)低血压患者入浴时,要小心防范突然起立而晕倒,泡温泉也尽量缩短时间。

(3)对血管扩张剂、镇静降压药等慎用。

(4)有直立性低血压的人可以穿弹性袜。夜间起床小便或早晨起床之前先宜活动四肢,或伸一下懒腰,这样活动片刻之后再慢慢起床,千万不要一醒来就猛然起床,以预防短暂性大脑缺血。也可以在站立之前,先闭合双眼,颈前屈到最大限度,而后慢慢站立起来,持续 10～15 秒后再走动,即可达到预防直立性低血压的目的。

(谢 婷)

第十三节 心脏介入诊疗护理常规

心脏介入诊疗是在影像学方法的引导下,经过穿刺体表血管,将导管送到病变部位,通过特定的心脏导管操作技术对心血管疾病进行确诊和治疗的方法,它介于内科治疗与外科手术治疗之间,是一种有创的诊治方法。包括冠状动脉造影术、经皮冠状动脉腔内成形术、支架植入术、二尖瓣球囊扩张术、射频消融术、起搏器植入术、先天性心脏病介入治疗、冠状动脉腔内溶栓术等。

冠状动脉介入诊疗包括冠状动脉造影术（coronary arterial angiography，CAG）及经皮冠状动脉介入治疗（percutaneous coronary intervention，PCI），适用于冠心病的诊断及治疗。CAG可以提供冠状动脉病变的部位、性质、范围、侧支循环状况的准确资料，有助于选择最佳治疗方案，是诊断冠心病最可靠的方法。PCI是用心导管技术疏通狭窄甚至闭塞的冠状动脉管腔，从而改善心肌血流灌注的一组治疗技术。经桡动脉途径行冠状动脉介入诊疗因穿刺损伤小、局部血管并发症少、活动不受限、住院时间短、术后易于止血等优点普遍应用于临床。

一、术前护理

（1）一般护理：完整评估患者病情，配合医师完善各项检查，签署知情同意书。做好心理护理，向患者介绍手术过程及术中配合等注意事项，消除患者紧张情绪。指导患者练习呼气、屏气、咳嗽动作，训练床上排尿。避开术侧肢体建立静脉通路。根据手术目的做好皮肤准备。

（2）穿刺桡动脉患者术侧行 Allen 试验，保证尺动脉和桡动脉间存在良好的侧支循环方可选择桡动脉介入。

（3）饮食护理：术前无须禁食，但不宜过饱，给予易消化流质食物。

（4）用药护理：①遵医嘱给予抗血小板药物，观察有无不良反应。②详细了解患者药物、食物过敏史，对过敏体质者行碘过敏试验。③术前遵医嘱给予镇静药物。

二、术后护理

（1）卧位与休息：穿刺股动脉者，平卧位 12～24 小时。卧床期间保持术侧肢体伸直，不可屈曲。穿刺桡动脉使用动脉止血压迫器者可床上活动，术侧肢体避免用力。

（2）饮食护理：在心功能许可情况下鼓励患者大量饮水，以促进造影剂排泄。饮食以清淡为主，避免油腻食物。

（3）用药护理：遵医嘱给药，严格掌握药物剂量和时间，并密切观察有无出血倾向。

（4）穿刺点护理：术后应密切观察穿刺侧肢体远端动脉搏动及血运情况，注意监测腿围、臂围的变化，观察皮肤颜色、温度、感觉变化。注意有无局部出血、血肿、渗出等情况。桡动脉穿刺使用动脉止血压迫器者，术后视出血情况逐渐放松气囊压力，术后 1～2 小时开始放气，减压过程中密切观察穿刺部位有无出血，一般 6～8 小时解除止血器的压迫，用敷料覆盖穿刺伤口。穿刺股动脉者，拔除鞘管后局部按压 10～20 分钟，止血后用弹力绷带加压包扎，沙袋压迫 6～8 小时，穿刺肢体制动 24 小时，协助床上活动。

（5）病情观察：①监测生命体征变化，观察有无血压下降、心率减慢等迷走神经反射情况，观察患者有无新发的胸痛、胸闷、憋气等不适，发现异常，及时通知医师。②观察伤口有无出血、血肿、渗出等情况，观察有无腹膜后出血或血肿、假性动脉瘤和动－静脉瘘、穿刺动脉血栓形成或栓塞、骨筋膜室综合征等。③观察有无其他部位的出血，如皮肤、牙龈、黏膜出血或血尿、黑便等。④观察患者有无腰痛、尿潴留，观察有无造影剂反应，如寒战、皮疹、皮肤发红、瘙痒等。准确记录术后 24 小时尿量，以便及早发现造影剂肾病。

三、并发症护理

（1）心律失常：血管开通后再灌注、封堵器的植入等，都可能诱发心律失常，判断诱因，执行本章第六节"心律失常"。

（2）出血：多见于动脉穿刺点出血，立即给予按压止血，协助患者平卧，监测心率、血压变化，给予氧气吸入、静脉补液，必要时加压补液及验血型备血。

（3）迷走反应：紧张、疼痛、血容量不足、尿潴留等，易诱发迷走反应。一旦发生，应立即查找原因，减少对患者的疼痛、压迫等刺激，协助患者平卧，给予氧气吸入，开放静脉通路，必要时加压补液，密切监测心率、血压变化及患者面色、神志变化，遵医嘱给予血管活性药物，观察用药后反应，做好患者心理护理。

（4）造影剂过敏：极少患者会出现皮疹或寒战感觉，遵医嘱给予地塞米松及静脉或口服补液治疗，观察皮疹转归。罕见病例，发生过敏性休克。

（5）疼痛：多见于术后平卧位引起的腰背部疼痛，协助患者活动健侧肢体，局部按摩腰背部以缓解症状。

四、健康指导

（1）遵医嘱坚持按时服用药物，了解所服药物的名称、作用、不良反应，发现出血征象及时就诊。

（2）低脂、低盐饮食，少食多餐，戒烟限酒。

（3）日常活动劳逸结合，避免情绪激动，适当参加体育锻炼，运动量以不引起心脏不适或气短为宜。

（4）按时随访，定期复查心电图、血脂、血糖等。6～9个月后复查冠脉造影，心前区如有不适及时就诊。

（谢　婷）

第十四节　心导管射频消融治疗护理常规

射频消融术是一种非外科手术消除导致快速心律失常异常电通路的方法。是在心脏电生理技术进行心内标测定位的基础上，经皮穿刺将心导管置于引起心律失常的病灶或异常传导路径区内，通过释放射频电流，促使该区域内心肌细胞发生脱水、变性、坏死，自律性和传导性能均发生改变，从而根治心律失常的一种心脏介入性治疗技术。优点是创伤小、并发症少、安全有效。适用于预激综合征合并阵发性心房颤动和快速心室率、房室折返性心动过速、房室结折返性心动过速、房速、室性期前收缩、室性心动过速、房扑、心房颤动等心律失常的治疗。

一、术前护理

（一）一般护理

做好术前宣教及心理护理，配合医师完善各项检查；房颤射频消融者，需行食管超声检查确认无心房血栓方可手术。术前指导患者练习床上大小便，对于高龄、床上排尿困难者留置尿管。

(二)皮肤准备

术前常规清洁备皮,范围包括颈部、腋下、锁骨下上胸部、双侧腹股沟及会阴部。

(三)饮食护理

术前无须禁食,手术当天以清淡流质饮食为主,不宜过饱。

(四)用药护理

术前停用抗心律失常药物 5 个半衰期以上,术前 3 天停用华法林,改低分子肝素皮下注射,如有必要术前一晚遵医嘱应用镇静剂。

(五)病情监测

建立静脉通路,注意观察生命体征变化。

二、术后护理

(一)卧位与休息

术后取平卧位,穿刺静脉者局部压迫 3～5 分钟,止血后用无菌纱布包扎,卧床 4～6 小时,如无出血,肢体关节方可屈曲活动;穿刺动脉者局部按压 10～20 分钟,止血后用弹力绷带加压包扎,沙袋压迫 6～8 小时,卧床 12～24 小时。卧床期间保持术侧肢体伸直、不可屈曲。鼓励患者活动脚趾关节和健侧肢体,减轻肢体僵硬、麻木感,避免因长期卧床发生深静脉血栓。

(二)饮食护理

给予低脂、高维生素、清淡、易消化饮食,不宜过饱。

(三)用药护理

对于年老体弱或有其他基础性疾病的患者可遵医嘱给予抗生素预防感染,并遵医嘱按常规治疗给药。

(四)病情观察

(1)术后持续心电监护,观察心律、心率、血压等的变化,监测体温。

(2)观察患者有无心慌、气急、恶心、胸痛等症状,以便早期发现气胸、心包压塞、心脏穿孔、反射性迷走神经兴奋、房室传导阻滞、室颤或其他严重心律失常等并发症的发生,及时给予对症处理。

(3)观察穿刺侧肢体远端动脉搏动及血运情况,注意监测腿围、臂围的变化,观察皮肤颜色、温度、感觉变化。注意有无局部出血、血肿、渗出等情况。

(4)观察患者有无腰痛、尿潴留或血栓形成等并发症,遵医嘱给予对症处理。

三、并发症护理

(一)出血

参考本章第十三节"心脏介入诊疗护理常规"。

(二)心律失常

密切监测心率、心律变化,观察有无传导阻滞或其他严重心律失常发生,参考本章第六节"心律失常"。

(三)心包填塞

参考本章第三节"心包疾病"。

四、健康指导

（1）指导患者自我监测心率、心律变化，如有异常，及时就诊。

（2）术后一个月内禁食用带刺、坚硬食物，防止食管损伤。

（3）术后 1～2 周即可进行相对正常的生活和工作，但应避免重体力劳动或运动，1～2 个月后可恢复完全正常的生活和工作。

（4）出院后 1～2 周复查心电图一次，以后 1～3 个月复查心电图一次直到半年，必要时复查胸片、超声心动图及动态心电图。

（谢　婷）

参 考 文 献

[1] 刘志纯,刘磊.风湿免疫病临床诊治手册[M].苏州:苏州大学出版社,2021.

[2] 梁名吉.消化内科急危重症[M].北京:中国协和医科大学出版社,2018.

[3] 付冰冰.现代风湿免疫病诊断与治疗要点[M].北京:中国纺织出版社,2021.

[4] 白国强.临床疾病内科诊疗要点[M].北京:科学技术文献出版社,2019.

[5] 黑君华.临床神经内科诊疗学[M].天津:天津科学技术出版社,2018.

[6] 刘明.临床神经内科疾病诊疗[M].武汉:湖北科学技术出版社,2018.

[7] 王为光.现代内科疾病临床诊疗[M].北京:中国纺织出版社,2021.

[8] 胡凡.神经内科临床诊疗实践[M].北京:科学技术文献出版社,2018.

[9] 王鹏.实用临床内科诊疗实践[M].北京:科学技术文献出版社,2019.

[10] 王雪涛.新编心内科疾病诊疗技术[M].汕头:汕头大学出版社,2018.

[11] 张元玲,董岩峰,赵珉.临床内科诊疗学[M].南昌:江西科学技术出版社,2018.

[12] 闫换.现代神经内科诊疗思维与实践[M].长春:吉林科学技术出版社,2019.

[13] 徐强.心血管内科诊疗学[M].长春:吉林科学技术出版社,2018.

[14] 谢斌.临床内科诊疗精粹[M].天津:天津科学技术出版社,2018.

[15] 邓辉.内科临床诊疗实践[M].汕头:汕头大学出版社,2019.

[16] 李利娟.实用消化内科诊疗进展[M].哈尔滨:黑龙江科学技术出版社,2018.

[17] 姚成增.心血管内科常见病诊疗手册[M].北京:人民卫生出版社,2018.

[18] 刘爱杰,张芙蓉,景莉,等.实用常见疾病护理[M].青岛:中国海洋大学出版社,2021.

[19] 魏丽.实用临床常见病内科诊疗技术[M].上海:上海交通大学出版社,2018.

[20] 韩桂华.消化内科疾病诊疗精粹[M].北京:中国纺织出版社,2019.

[21] 吴金明.消化内科诊疗技术及临床实践[M].北京:科学技术文献出版社,2018.

[22] 赵兴康.消化系统疾病影像诊断及介入治疗学[M].北京:科学技术文献出版社,2018.

[23] 洪涛.临床常见内科疾病诊疗学[M].上海:上海交通大学出版社,2019.

[24] 夏泉源,周丹.内科护理学[M].北京:科学出版社,2020.

[25] 李欣吉,郭小庆,宋洁,等.实用内科疾病诊疗常规[M].青岛:中国海洋大学出版社,2020.

[26] 赵鲁静.心内科疾病诊疗与新技术应用[M].北京:科学技术文献出版社,2019.

[27] 汤希雄.内科常规诊疗[M].长春:吉林科学技术出版社,2019.

[28] 曾锐.图解临床诊断思维[M].北京:人民卫生出版社,2020.

[29] 刘祖光.现代神经内科疾病诊疗新进展[M].上海:上海交通大学出版社,2019.

[30] 侯平.内科诊疗技术应用[M].沈阳:辽宁科学技术出版社,2018.

[31] 刘志勇,李灵芝,冯涛.神经内科诊疗学[M].天津:天津科学技术出版社,2019.

[32] 温华峰.实用临床内科常见病诊疗[M].北京:科学技术文献出版社,2019.

[33] 杨加明,张吉新,王季政.内科临床诊疗技术[M].天津:天津科学技术出版社,2018.

[34] 王美芝,孙永叶,隋青梅.内科护理[M].济南:山东人民出版社,2021.

[35] 刘晓晗.现代神经内科疾病诊疗学[M].长春:吉林大学出版社,2019.

[36] 毛丽燕,冯建.呼吸内科重症感染患者降钙素原和凝血功能及其与预后的关系[J].中华医院感染学杂志,2021,31(20):3130-3134.

[37] 张宇清.微量白蛋白尿在高血压患者心血管风险评估中的价值[J].中华高血压杂志,2019,27(6):585-590.

[38] 王吉耀.我国消化内科临床实践指南或共识的现状和思考[J].中华消化杂志,2019,39(9):610-612.

[39] 林晨,张春歌,姝丽雅,等.风湿免疫科长期口服糖皮质激素患者的知信行现状及药学监护[J].中国医院药学杂志,2020,40(9):1020-1026.

[40] 徐琦,陈慧.妊娠合并系统性红斑狼疮的诊治进展[J].实用妇产科杂志,2021,37(8):570-572.